カラーアトラス
## 脊椎・脊髄外科
Color Atlas of Spine Surgery

札幌医科大学整形外科教授 山下敏彦 編著

中外医学社

## 執筆者一覧 (執筆順)

| | |
|---|---|
| 長本行隆 | 大阪大学医学部整形外科 |
| 岩﨑幹季 | 大阪大学医学部整形外科准教授 |
| 今城靖明 | 山口大学大学院医学系研究科整形外科 |
| 田口敏彦 | 山口大学大学院医学系研究科整形外科教授 |
| 鈴木景子 | 埼玉医科大学整形外科 |
| 高橋啓介 | 埼玉医科大学整形外科教授 |
| 恩田　啓 | 善衆会病院整形外科部長 |
| 小谷善久 | 社会医療法人製鉄記念室蘭病院副院長・整形外科長 |
| 鐙　邦芳 | 北海道大学大学院医学研究科体幹支持再建医学分野教授 |
| 中村博亮 | 大阪市立大学医学部整形外科教授 |
| 豊田宏光 | 大阪市立大学医学部整形外科 |
| 内田研造 | 福井大学医学部器官制御医学講座整形外科学領域准教授 |
| 中嶋秀明 | 福井大学医学部器官制御医学講座整形外科学領域 |
| 杉田大輔 | 福井大学医学部器官制御医学講座整形外科学領域 |
| 馬場久敏 | 福井大学医学部器官制御医学講座整形外科学領域教授 |
| 渡辺雅彦 | 東海大学医学部外科学系整形外科学教授 |
| 持田譲治 | 東海大学医学部外科学系整形外科学教授 |
| 星地亜都司 | 自治医科大学整形外科学准教授 |
| 根尾昌志 | 大阪医科大学生体管理再建医学講座整形外科学教授 |
| 田中雅人 | 岡山大学大学院医歯薬学総合研究科生体機能再生・再建学専攻（整形外科学）准教授 |
| 竹下克志 | 東京大学医学部整形外科准教授 |
| 辻　崇 | 北里大学北里研究所病院整形外科・脊椎センター医長 |
| 千葉一裕 | 慶應義塾大学医学部整形外科准教授 |
| 青山龍馬 | 東京歯科大学市川総合病院整形外科 |
| 白石　建 | 東京歯科大学市川総合病院整形外科教授 |
| 竹林庸雄 | 札幌医科大学医学部整形外科准教授 |
| 山下敏彦 | 札幌医科大学医学部整形外科教授 |
| 相庭温臣 | 沼津市立病院整形外科医長 |
| 望月眞人 | 沼津市立病院整形外科部長 |
| 山崎正志 | 筑波大学大学院臨床医学系整形外科教授 |
| 植田尊善 | 総合せき損センター整形外科副院長 |
| 冨士武史 | 大阪厚生年金病院副院長 |
| 松尾　隆 | 南多摩整形外科病院理事長，院長 |
| 細江英夫 | 岐阜県総合医療センター脊椎脊髄外科センター部長 |

| | |
|---|---|
| 宮腰尚久 | 秋田大学大学院医学系研究科医学専攻機能展開医学系整形外科学講座准教授 |
| 平林　茂 | 帝京大学医学部整形外科教授 |
| 都築暢之 | 埼玉医科大学総合医療センター名誉教授 |
| 川原範夫 | 金沢医科大学整形外科特任教授 |
| 富田勝郎 | 金沢大学附属病院病院長 |
| 德橋泰明 | 日本大学医学部整形外科学分野教授 |
| 大島正史 | 日本大学医学部整形外科学分野 |
| 税田和夫 | 自治医科大学附属さいたま医療センター整形外科准教授 |
| 飯田尚裕 | 獨協医科大学越谷病院整形外科准教授 |
| 中村雅也 | 慶應義塾大学医学部整形外科講師 |
| 松山幸弘 | 浜松医科大学整形外科教授 |
| 野村和教 | 医療法人スミヤ角谷整形外科病院副院長（脊椎整形外科） |
| 吉田宗人 | 和歌山県立医科大学整形外科学教授 |
| 三上靖夫 | 京都府立医科大学大学院医学研究科運動器機能再生外科学（整形外科学教室）講師 |
| 長江将輝 | 京都府立医科大学大学院医学研究科運動器機能再生外科学（整形外科学教室）講師 |
| 久野木順一 | 日本赤十字社医療センター脊椎整形外科・脊椎センター部長 |
| 山田　宏 | 和歌山県立医科大学整形外科学講師 |
| 矢吹省司 | 福島県立医科大学医学部整形外科教授 |
| 出沢　明 | 帝京大学医学部附属溝口病院整形外科教授 |
| 波呂浩孝 | 山梨大学大学院医学工学総合研究部整形外科学講座教授 |
| 川上　守 | 和歌山県立医科大学附属病院紀北分院脊椎ケアセンター長 |
| 大和田哲雄 | 関西労災病院整形外科第2部長 |
| 島田洋一 | 秋田大学大学院医学系研究科医学専攻機能展開医学系整形外科学講座教授 |
| 豊根知明 | 帝京大学ちば総合医療センター整形外科教授 |
| 大鳥精司 | 千葉大学大学院医学研究院整形外科学講師 |
| 高橋和久 | 千葉大学大学院医学研究院整形外科学教授 |
| 西良浩一 | 帝京大学医学部附属溝口病院整形外科准教授 |
| 武政龍一 | 高知大学医学部整形外科講師 |
| 鈴木哲平 | 国立病院機構神戸医療センター整形外科 |
| 宇野耕吉 | 国立病院機構神戸医療センター整形外科部長 |
| 川上紀明 | 国家公務員共済組合連合会名城病院整形外科部長，脊椎脊髄センター長 |
| 高相晶士 | 北里大学医学部整形外科主任教授，北里大学医療系大学院教授 |
| 江原宗平 | 湘南藤沢徳洲会病院脊椎・側彎症外科センター副院長 |

# 序

　脊柱は，文字どおり人体の支柱である．しかし，それはまた，多くの椎骨が連なり様々な動きを織りなす運動器でもある．さらに，脊髄・神経根を内包し，人間のあらゆる運動や生命維持に不可欠な情報伝達ネットワークを形成している．

　必然的に，脊柱を対象とする脊椎・脊髄外科は，「筋・骨格外科」的側面と「神経外科」的側面を併せ持つ．その遂行のためには，解剖学（構築学），神経科学，運動学など多角的なアプローチによる病態分析と術式の工夫が要求される．それこそが，脊椎・脊髄外科の醍醐味であり面白さでもある．しかし，それはまた同時に，脊椎・脊髄手術の技術的デマンドの高さ，合併症発生リスクの高さをも意味する．

　脊椎・脊髄外科の技能をいかに後進へと教育・伝承していくかは，古今東西を問わず大きな課題である．近年，わが国でも fresh cadaver を用いた手術トレーニングの道が開けつつある．しかし，やはり手術教育の主たる場は，緊張感溢れる実際の手術の場面においてである．若い医師は，先輩術者の一挙手一投足や手術の手順・流れを学び取るとともに，術者が時につぶやくように，時に厳しい口調で語る，手術のポイント，コツ，そして警鐘といったものを脳裏に焼き付け，蓄積していく．

　本書では，そんな手術の臨場感を，できるだけ生き生きと読者が感じられるよう配慮した．各手術の執筆者は，その術式に関してわが国で最も造詣の深い先生，きわめて多くの症例数を経験されている先生にお願いした．そして，その術式に精通している先生だからこそ知るコツやピットフォール，後輩へと伝えたいメッセージを「注意ポイント」として，随所に示していただいた．もちろん，執筆者自らが作成した図や写真をふんだんに取り入れた．

　すでに刊行されている，カラーアトラス・シリーズの「手・肘の外科」と「膝・足の外科」では，項目立てが疾患単位の構成となっているが，本書の第Ⅱ～Ⅴ章では，頚椎，胸椎，腰椎，側弯症に分け，「術式単位」の構成とした．これは，脊椎・脊髄外科では，術式選択を「疾患」に対してよりも，病変の高位・部位や不安定性などの「病態」に対して行われる場合が多いことと，手術手技の解説を主眼とする編集方針によるものである．したがって，個々の脊椎・脊髄疾患の詳細については，他の成書を参照していただければ幸いである．第Ⅰ章は，「脊椎・脊髄外科総論」とし，臨床解剖や診断法，手術基本手技など臨床に直結したベーシックかつプラクティカルな項目で構成した．

　本書により，多くの若い医師が脊椎・脊髄外科に興味を持ち，脊椎・脊椎外科医を志してくれることを願いたい．そして，本書が，脊椎・脊髄手術の成績向上と合併症発生の抑制に貢献できれば，この上ない喜びである．

　最後に，本書の編集・制作に多大なるご尽力をいただいた中外医学社の関係諸氏に心より感謝申し上げる．

2012 年 9 月

札幌医科大学医学部整形外科学講座
山下 敏彦

# 目 次

## I. 脊椎・脊髄外科総論　　1

### Section 1. 脊椎・脊髄の構造と機能……〈長本行隆　岩﨑幹季〉2
1. 脊椎の構造と機能…………… 2
   a. 脊柱の構造と機能……… 2
   b. 脊柱構成要素の構造と機能……… 5
2. 脊髄・神経根の構造と機能……… 10
   a. 硬膜管および脊髄・神経根の構造……… 10
   b. 脊髄の内部構造………… 11
   c. 脊髄横断面の解剖……… 12
   d. 脊髄における伝導路…… 12
   e. 神経根の内部構造……… 14
   f. 脊髄神経根の血行……… 14
3. 各論……………………… 16
   a. 頚椎の構造と機能……… 16
   b. 胸椎の構造と機能……… 20
   c. 腰仙椎の機能解剖……… 21

### Section 2. 脊椎・脊髄のバイオメカニクス…〈今城靖明　田口敏彦〉27
2-A 脊椎のバイオメカニクス…… 27
1. 頚椎………………………… 27
   a. 上位頚椎（O-C1-C2）……… 27
   b. 下位頚椎（C3-C7）…… 28
2. 胸椎………………………… 33
3. 腰椎………………………… 36

2-B 脊髄のバイオメカニクス…… 40

### Section 3. 脊椎・脊髄疾患の診断
〈鈴木景子　高橋啓介〉43
1. 問診………………………… 43
2. 身体所見…………………… 43
3. 神経学的所見……………… 47
4. 画像診断…………………… 52
5. その他の補助的診断法…… 61

### Section 4. 脊椎・脊髄手術における周術期管理…〈恩田　啓〉62
1. 全身管理…………………… 62
   a. 栄養管理………………… 62
   b. 糖尿病…………………… 62
   c. 抗血栓薬（抗凝固薬，抗血小板薬）…………… 63
   d. 静脈血栓塞栓症（VTE）………………… 64
   e. 術後せん妄……………… 64
   f. 疼痛対策………………… 64
2. 輸血………………………… 65
3. 抗菌薬……………………… 65
4. 創管理……………………… 67

### Section 5. 脊椎・脊髄手術におけるナビゲーションシステムの応用
〈小谷善久　鐙　邦芳〉70
1. サージカルナビゲーション

の分類……………… 70
2．サージカルナビゲーション
の基本原理……… 73
3．サージカルナビゲーション
手術の実際……… 75

## Section 6．脊椎・脊髄外科の基本手技……… 87

A．手術器具の使い方

〈中村博亮　豊田宏光〉 87

1．手術刀（鋼刀メス）……… 87
2．電気メス……… 88
3．双極凝固鑷子（バイポーラ電気メス）……… 88
4．吸引管……… 88
5．剪刀（鋏）……… 88
6．鑷子（ピンセット）……… 89
7．鉗子……… 89
8．鉤，開創器……… 90
9．骨膜剝離子（コブ）……… 91
10．リウエル……… 91
11．骨ノミ，ハンマー……… 92
12．エアードリル……… 92
13．超音波メス……… 94
14．鋭匙……… 94
15．ケリソン（スタンツェ）…… 95
16．粘膜剝離子……… 96
17．髄核鉗子……… 96
18．フック……… 96
19．手術用顕微鏡……… 96
20．糸付き綿（サージカルパティー，ノイロシート®，ベンシーツ®）……… 97
21．止血剤……… 97
22．人工硬膜……… 97
23．持針器……… 98
24．縫合糸……… 98
25．縫合針……… 98
26．糸結び……… 99
27．ドレナージ……… 99
28．ステイプラー……… 99
29．縫合創の被覆……… 99

B．基本的な手術手技

〈内田研造　中嶋秀明
杉田大輔　馬場久敏〉 101

1．消毒の仕方……… 101
　a．代表的消毒薬の基礎知識……… 101
　b．術野消毒における留意点……… 101
2．脊椎手術の基本（手術体位・展開）……… 102
　a．頸椎前方アプローチ… 102
　b．頸椎後方アプローチ… 104
　c．中下位胸椎前方アプローチ……… 107
　d．腰椎前方アプローチ… 111
　e．腰椎後方アプローチ… 112
3．縫合法……… 114
　a．筋層の縫合……… 114
　b．硬膜・くも膜の縫合… 114
4．骨採取法……… 115
　a．腸骨前方からの骨採取……… 115
　b．腸骨後方からの骨採取……… 115
　c．腓骨からの骨採取…… 116
5．Halo-vest 装着法……… 117

## II. 頚椎・頚髄の外科　199

### Section 1. 上位頚椎　120
- A．頭蓋頚椎固定術　〈渡辺雅彦　持田讓治〉120
- B．環軸椎後方固定術　〈星地亜都司〉126
- C．Magerl 法　〈根尾昌志〉132
- D．軸椎歯突起前方スクリュー固定　〈田中雅人〉143

### Section 2. 中下位頚椎　152
- A-1．椎弓形成術：棘突起縦割法椎弓形成術　〈竹下克志〉152
- A-2．椎弓形成術：片開き法　〈辻　崇　千葉一裕〉163
- A-3．椎弓形成術：選択的椎弓形成術　〈青山龍馬　白石　建〉168
- B．椎間孔後方除圧術，後方ヘルニア摘出術　〈竹林庸雄　山下敏彦〉178
  - a．椎間孔後方除圧術　178
  - b．後方ヘルニア摘出術　181
- C．前方除圧・固定術　〈相庭温臣　望月眞人　山崎正志〉184
  - a．2 椎間までの前方除圧・固定術　184
  - b．3 椎間以上の前方除圧・固定術　188
  - c．連続椎体亜全摘と腓骨移植による前方除圧・固定術　190
- D-1．後方固定術：棘突起 wiring 法　〈植田尊善〉193
- D-2．後方固定術：外側塊スクリュー固定法　〈冨士武史〉198
- D-3．後方固定術：頚椎椎弓根スクリュー固定　〈鐙　邦芳〉206
- E．頚部選択的筋解離術　〈松尾　隆〉213

## III. 胸椎・胸髄の外科　219

### Section 1. 上中位胸椎　220
- 前方固定術：胸骨縦割アプローチ，開胸アプローチ　〈細江英夫〉220
  - a．胸骨縦割アプローチ　220
  - b．開胸アプローチ　225

### Section 2. 全胸椎　231
- A．椎弓切除術　〈宮腰尚久〉231
- B．後方固定術：椎弓根スクリュー固定法　〈宮腰尚久〉237
- C．段階的後方進入胸髄除圧術　〈平林　茂　都築暢之〉247
  - a．胸椎部椎弓形成術　247

　　　　　b．後方進入胸髄前方除圧・脊椎固定術（大塚法）………………………………………… 251
　D．脊髄全周性除圧術………………………………………………〈川原範夫　富田勝郎〉257
　E．Total en bloc spondylectomy（腫瘍脊椎骨全摘術）………〈德橋泰明　大島正史〉262

## Section 3. 胸腰移行椎 … 269
　A．脊柱短縮術………………………………………………………………〈税田和夫〉269
　B．前方固定術：胸膜外・後腹膜アプローチ……………………………〈飯田尚裕〉275

## Section 4. 脊髄腫瘍切除術 … 284
　A．髄内腫瘍切除術…………………………………………………………〈中村雅也〉284
　B．硬膜内髄外腫瘍切除術―特にダンベル腫瘍の安全な摘出のために
　　　　……………………………………………………………………………〈松山幸弘〉292

# Ⅳ．腰椎の外科　299

## Section 1. 後方除圧術 … 300
　A．椎間開窓術，椎弓切除術………………………………………………〈山下敏彦〉300
　　　　a．椎間開窓術……………………………………………………………………… 300
　　　　b．椎弓切除術……………………………………………………………………… 305
　B-1．内視鏡下椎弓切除術 Microendoscopic laminectomy（MEL）：
　　　片側進入両側除圧………………………………………〈野村和教　吉田宗人〉308
　B-2．内視鏡下後方除圧術 Microendoscopic muscle-preserving interlaminar
　　　decompression（ME-MILD）：正中進入法………………〈三上靖夫　長江将輝〉319
　C．外側開窓術および椎弓根内進入椎弓根部分切除術…………………〈久野木順一〉326
　D．Far-out 症候群に対する内視鏡下除圧術………………………………〈山田　宏〉332

## Section 2. 椎間板切除術 … 341
　A．Love 法，顕微鏡視下椎間板切除術……………………………………〈矢吹省司〉341
　　　　a．Love 法…………………………………………………………………………… 341
　　　　b．顕微鏡視下椎間板切除術……………………………………………………… 346
　B．内視鏡下椎間板摘出術 Microendoscopic discectomy（MED）
　　　　……………………………………………………………〈野村和教　吉田宗人〉347
　C．内視鏡下経椎間孔椎間板切除術………………………………………〈出沢　明〉358
　　　　a．経皮的内視鏡脊椎手術………………………………………………………… 358
　　　　b．腰椎経皮的内視鏡後方アプローチ…………………………………………… 362

D．経皮的椎間板内手術（経皮的椎間板切除術，椎間板内注入療法）
〈波呂浩孝〉366

Section 3．椎間固定術 …… 370
A．後側方固定術 Posterolateral fusion（PLF）：椎弓根スクリュー法
〈川上　守〉370
B．後方進入椎体間固定術 Posterior lumber interbody fusion（PLIF）
〈大和田哲雄〉380
C．経椎間孔腰椎椎体間固定術 Transforaminal lumbar interbody fusion（TLIF）
〈島田洋一〉388
D．腰椎破裂骨折に対する後方固定術：椎体内 Hydroxyapatite（HA）併用
〈豊根知明〉399
E．腰椎前方固定術 …… 〈大鳥精司　高橋和久〉405
　　a．前側法アプローチ（腹膜外路） …… 405
　　b．前方アプローチ（経腹膜法） …… 410

Section 4．分離部修復術 …… 415
低侵襲腰椎分離部修復術 …… 〈西良浩一〉415

Section 5．椎体形成術 …… 423
リン酸カルシウムセメントを用いた椎体形成術 …… 〈武政龍一〉423

# V．脊柱側弯症手術　　437

Section 1．後方固定術 …… 438
A．特発性側弯症に対する後方固定術 …… 〈鈴木哲平　宇野耕吉〉438
B．先天性側弯症に対する後方固定術 …… 〈川上紀明〉445

Section 2．前方固定術 …… 452
A．特発性側弯症に対する前方固定術 …… 〈高相晶士〉452
B．内視鏡下前方矯正固定術 …… 〈江原宗平〉462

索引 …… 469

# I

## 脊椎・脊髄外科総論

Section 1

# 脊椎・脊髄の構造と機能

## 1 脊椎の構造と機能

### a 脊柱の構造と機能

#### 1）脊柱のアライメント

脊柱は脊髄を保護する機能に加えて，支持性と可動性という相反する機能を併せもった構造体である．脊柱

図1 脊柱の構造

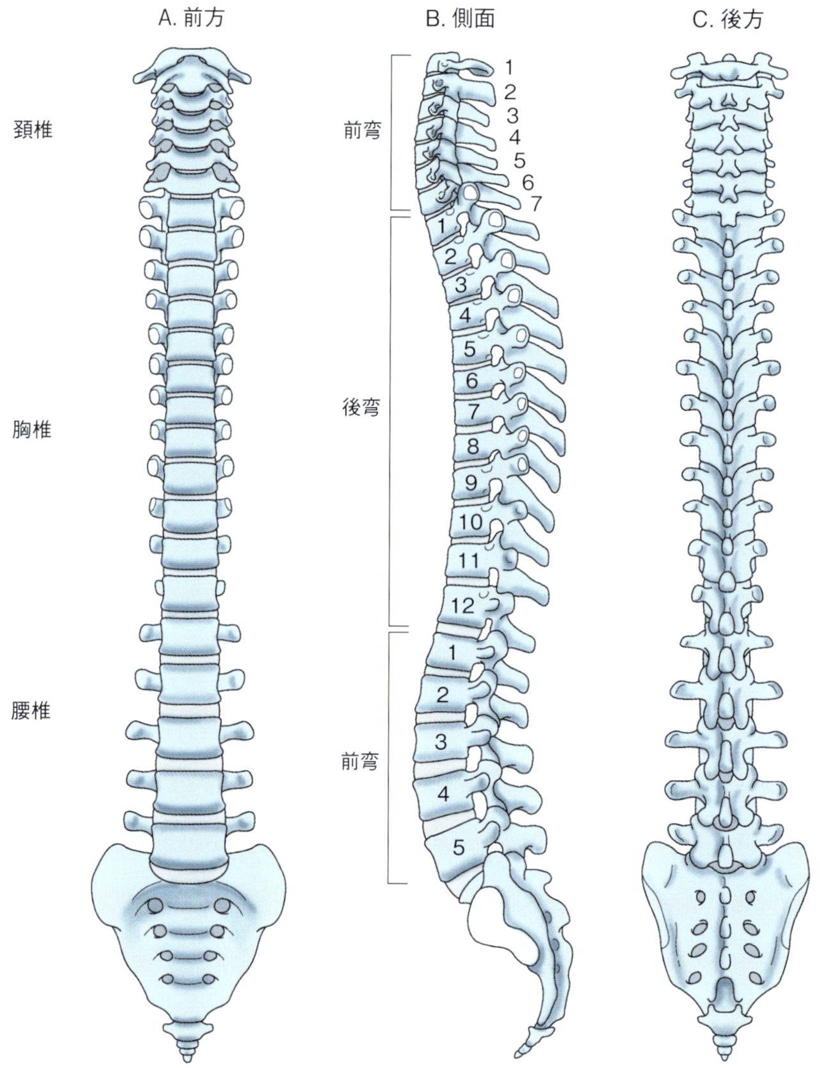

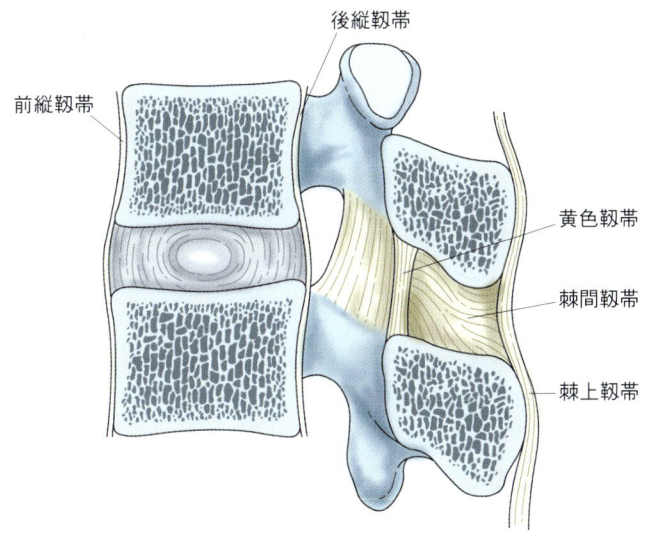

図2A 脊柱を支える靭帯

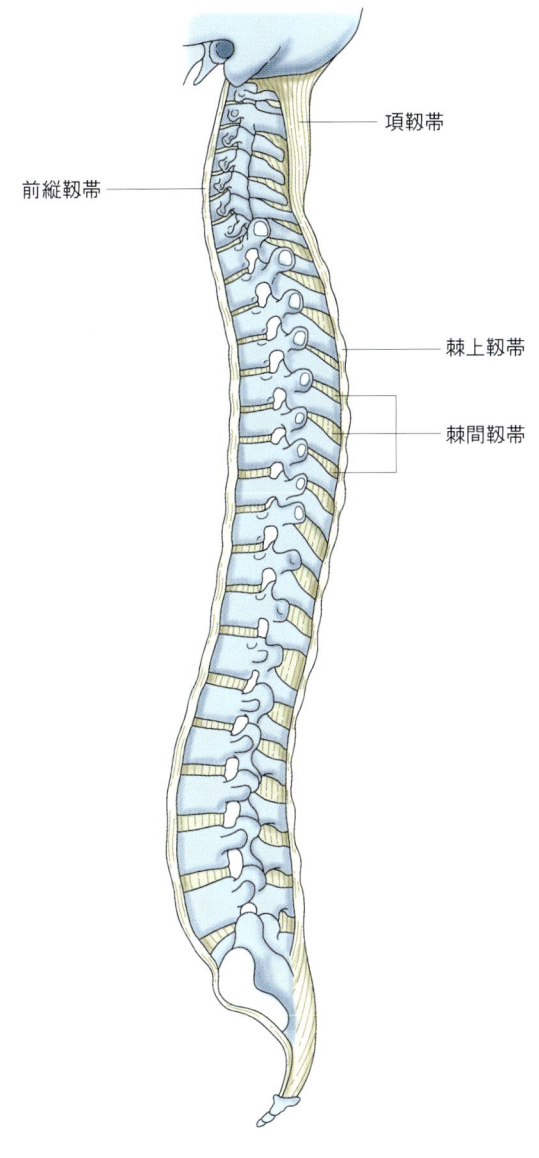

図2B 脊柱を支える靭帯

は通常，後頭骨に続き7個の椎骨からなる頚椎，12個の椎骨からなる胸椎，通常5個の椎骨からなる腰椎，5個の椎骨が癒合して一体となった仙椎，および尾椎から構成される．全体として脊柱のアライメントは前額面で直線状，矢状面で頚椎部では前弯，胸椎部で後弯，腰椎部で前弯を呈しており（図1），これら脊柱の弯曲は人類が2足歩行への進化の過程で生じたものである．脊柱にはこれら3つの弯曲が存在することで，長軸方向に加わる圧力に対する抵抗性が，まっすぐな柱と比較して10倍に増すといわれる[1]．

## 2）脊柱を支える靭帯

脊柱を支持する靭帯組織として，椎体前面に強靭な前縦靭帯が頭蓋底から仙骨まで，椎体後面には後縦靭帯が斜台から仙骨管内まで密着している．さらに脊柱管内椎弓後面には黄色靭帯が，脊柱後方には棘上靭帯と棘間靭帯が存在し，これら靭帯群は脊柱に強固な支持性を与えるとともに，可動性をも許容している（図2）．

## 3）脊柱周囲筋

脊柱周囲を取り巻く傍脊柱筋群も脊柱の支持性と可動性の付与に大きな貢献をはたしている．脊柱支持筋の低下が脊柱の後弯変形を招くことは広く知られているが，なかでも特に背筋群（脊柱後方筋群）の低下が脊柱の後弯変形と大きく関係するといわれている[2]．脊柱の支持や運動に関与する筋肉の構造は非常に複雑であり，

**図3** 脊柱後方筋群

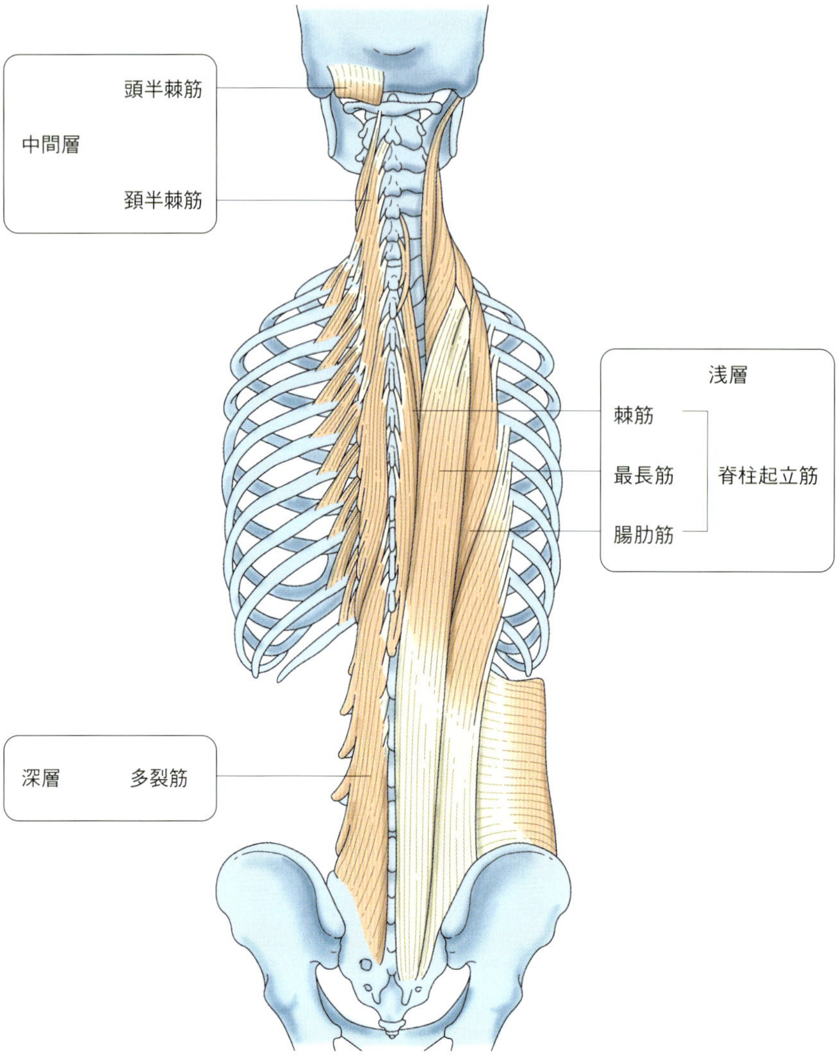

中間層
- 頭半棘筋
- 頚半棘筋

浅層　脊柱起立筋
- 棘筋
- 最長筋
- 腸肋筋

深層　多裂筋

　主に脊柱後方筋群と脊柱前方筋群に大別できる．脊椎後方手術の展開時に重要な脊柱後方筋群の構造について以下に述べる．

　脊柱後方筋群は最外層に僧帽筋，腰背筋を有し，僧帽筋はさらに下行部，中間部，上行部に分けられる．中でも僧帽筋中間部は第7頚椎〜第5胸椎の棘突起に付着し，上肢肩甲支持筋の1つとして重要な役割を占め，頚椎椎弓形成術においてこれらの筋付着部の温存が軸性疼痛の発生を抑制するという報告もあり，頚椎後方手術では可及的温存に努める[3]．さらに内側は浅層，中間層，深層に分類される（図3）．浅層は腸肋筋，最長筋，棘筋より構成され，これらは脊柱起立筋と総称される．中間層は半棘筋から構成され，これらの筋肉は横突起上縁を起始部として上内側を走り，上位椎の棘突起側面に付着する．なかでも頚半棘筋には軸椎棘突起に大きな付着部があり，後方伸筋群の中でも特に同部は頚椎のアライメント保持に重要な役割をはたしていると考えられており，頚椎後方手術の展開時において重要である．深層は多裂筋，横突間筋，回旋筋，肋骨挙筋から構成され，これらは全脊柱にわたって存在する．多裂筋は横突起より起始し2-4椎体を飛び越えて上位の棘突起に付着し，腰椎で最も発達している．横突間筋は隣接する上下の横突起を連結している．回旋筋は横突起より起始し，上位の同側椎弓尾側から棘突起基部に付着する．最外層や浅層の筋群は主に伸展に関与するが，中間層や深層の筋群では脊柱の回旋や側屈にも関与している．

**図4** FSU（functioal spinal unit）：脊柱運動の基本単位

（White AA. et al. Clinical biomechanics of the spine. 2nd ed. Philadelphia: Lippincott Williams & Wilkins; 1990）[4]

**図5** 椎間板の構造

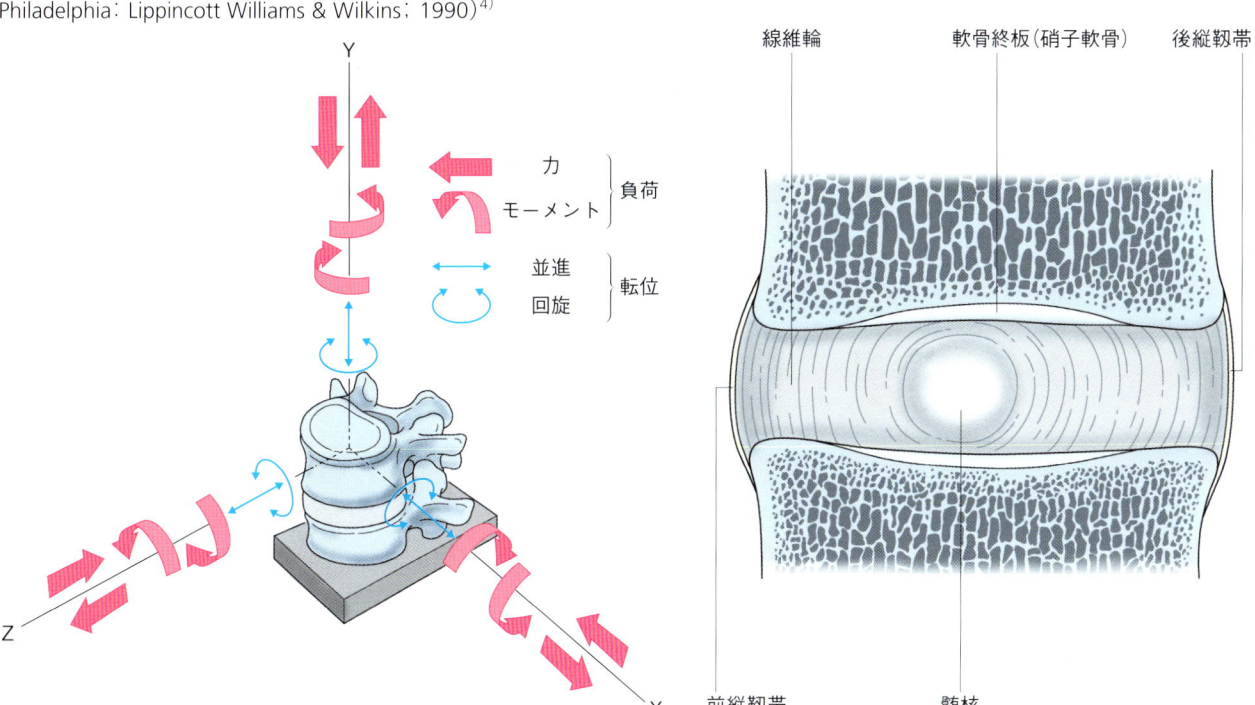

## b 脊柱構成要素の構造と機能

### 1）Functional spinal unit（FSU）

隣接する2個の椎骨とそれらを連結する椎間板，椎間関節，靱帯は脊柱運動の基本単位であり functional spinal unit（FSU）あるいは motion segment とよばれる（図4）[4]．椎間板と両側の椎間関節は，併せて three-joint complex よばれ，互いに連携することで椎間可動性を獲得している．この概念では，構成要素の1つが機能不全を起こすと，残り全ての構成要素に影響を及ぼして機能不全が生じるとするもので，この three-joint complex は脊椎変性進展のメカニズムを説明する概念の一つとして重要である[5]．一方で椎間の安定には前方要素として椎間板，前および後縦靱帯，後方要素として黄色靱帯，棘上，棘間靱帯が重要である．これら FSU の構成要素は C2/3 から L5/S まで共通しているが，鉤状突起の有無，椎間関節形態の相違，肋骨の有無など様々な要因が各 FSU の運動性や支持性に違いをもたらしている．各構成要素についてはさらに以下で各論的に説明する．

### 2）椎間板

椎間板は人体最大の無血管組織として知られ，C2/3 間から L5/S1 間の隣接する椎体間に介在する円板状の組織で，その大部分は線維軟骨から構成されている．椎間板は頚椎，胸椎，腰椎でそれぞれ大きさ，形は異なるが，いずれも基本的な構造は同じである．その構成要素は，外側の強固な線維輪と内側の髄核，そして隣接する椎体を強固に連結する硝子軟骨組織である終板である（図5）．線維輪は髄核の外側に同心円状の層板とよばれるコラーゲン線維から構成され，各層における線維方向は一定で走行，互いに交差しており（図6），前方で厚く，後方で薄い構造になっている．このため頚椎や腰椎では生理的前弯が形成され，張力や回旋力に対する抵抗性が生み出されている[6]．後方線維輪では層板同士の結合も弱いため脆弱で，退行性変化は同部に亀裂が生じで始まることが多い．髄核は椎間板体積の40-60％を占め，髄核細胞が産生する細胞外基質の主成分は，プロテオグリカンとⅡ型コラーゲンであり，コラーゲンネットワークの間にプロテオグリカンが豊富に存在し

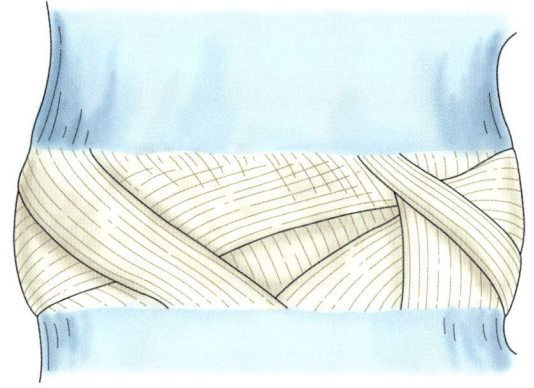

図6 線維輪の構造

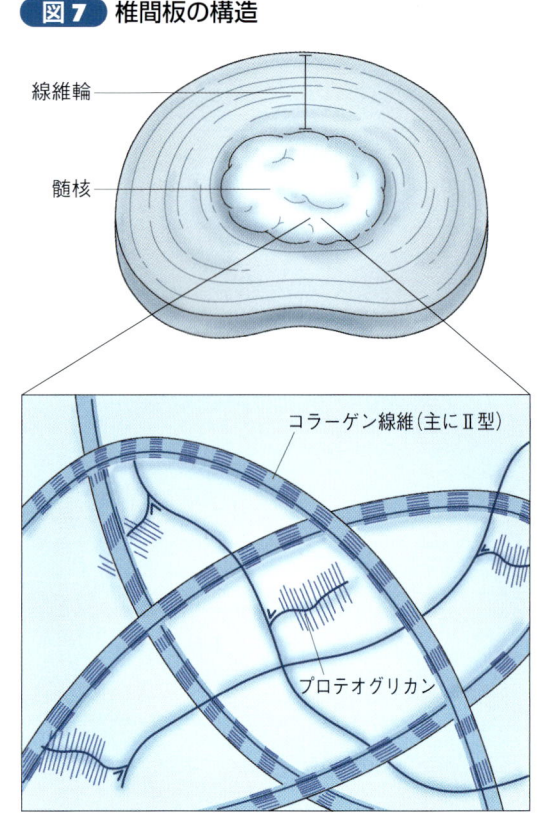

図7 椎間板の構造

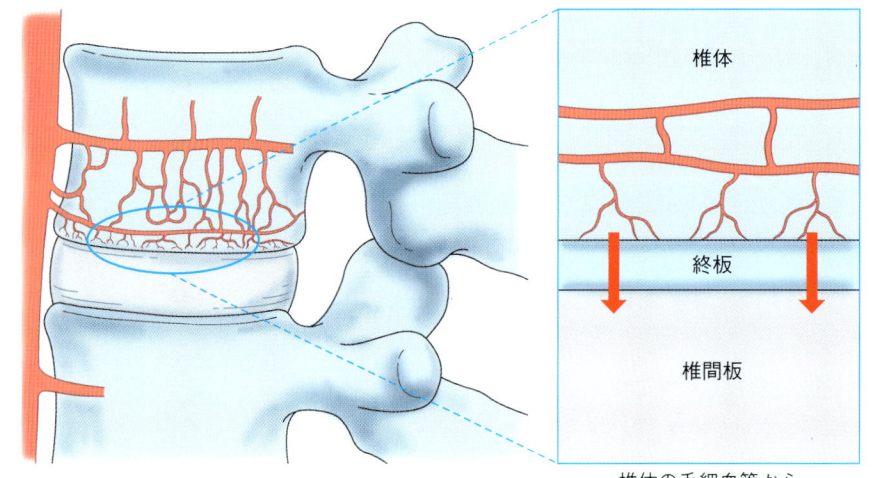

図8 椎間板への栄養供給

ている．プロテオグリカンの高浸透圧性により髄核組織のおよそ80％は水分で構成され，透明なゲル状の性質を示す（図7）．終板は厚さ1-2 mmの硝子軟骨組織であり，椎体上下の皮質骨面を覆っている．無血管組織である椎間板への栄養補給経路としても重要である．椎間板の栄養，特に髄核と線維輪内層の酸素や栄養は，腰椎分節動脈の分枝より軟骨終板を介して拡散して供給され，軟骨下静脈叢より老廃物を排出している（図8）．

健常な椎間板はゲル状の髄核を線維輪の中に封入させることで一定の内圧を保っており，これにより椎体間の運動を許容すると同時に，体幹にかかる体重を支えている．椎間板は無血管組織でありながら常に大きな負荷にさらされるため，加齢に伴う退行性変化をきたしやすく，その変化は10代後半から始まるといわれてい

### 図9 椎間関節関節面の位置関係 (Milne N. J Anat. 1991; 178: 189-201)[8]

A：out-turned facet 胸椎，頚椎に認められ回旋を許容する．
B：in-turned facet 腰椎に認められ回旋を許容しない．

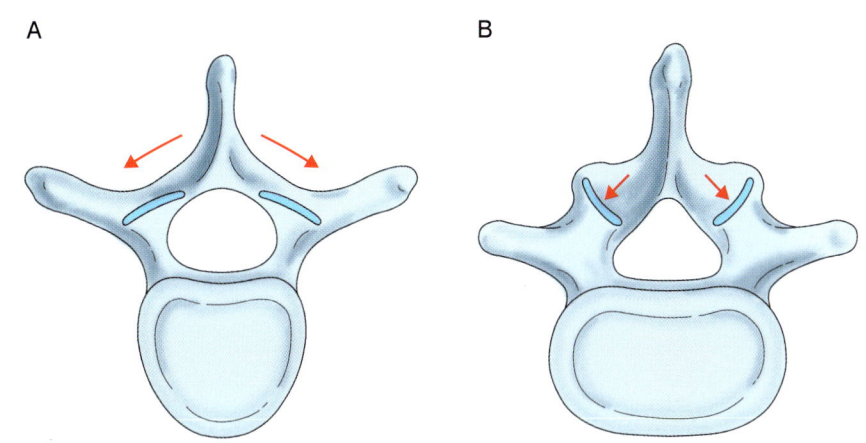

る．変化は髄核プロテオグリカン量の減少に伴う水分量の減少で始まり，その結果生じた椎間板内圧の減少が，椎間板の力学的強度を低下させ，椎間板の異常可動性を生じさせる．引き続いて three-joint complex として連携する椎間関節に対しても異常な負荷をきたし，FSU 全体の変性に発展すると考えられている[5]．そして近年では，代表的な椎間板退行性変化の 1 つである腰椎椎間板ヘルニアの発症に，遺伝的素因の関与を示唆する報告が数多くなされており，ゲノム医科学の進歩に伴って，一塩基多型（SNP）を用いた大規模な解析がなされ，本症の疾患感受性遺伝子が複数同定されている[7]．

### 3）椎間関節

椎間関節は隣接する椎骨の上・下関節突起より形成される滑膜関節であり，three-joint complex として椎間板と連携し，C2 以下 S1 までの椎体間に前後屈，左右回旋，左右側屈，各方向への可動性を与えている．椎間関節の形状は，頚椎，胸椎，腰椎でそれぞれ異なり，この形状の相違が各レベルでの椎間可動性に影響を及ぼす．中でも椎間関節の向きは椎間の回旋可動性に大きく影響し，椎間関節面が回旋運動時，軸周りの回転を妨げないような方向を向くものを out-turned facet，椎間関節面が回旋運動時の軸周りの回転をブロックするような方向を向くものを in-turned facet とよぶ（図 9）[8]．C2/3 以下の頚椎部では，椎間関節は平面状で，水平面に対して 30°-50° 程度傾斜する．椎間関節面の向きは軽い out-turned facet であり，この傾向は上位程強くなる[8]．両側の椎間関節が同方向へ動くことで前後屈運動を，両側の椎間関節が互いに反対方向に動くことで側屈や回旋を生じ（図 10），比較的大きな可動域を許容している（図 11）[4,8,9]．胸椎の椎間関節も out-turned facet をもち，椎間関節の形状からは側屈や回旋などの自由度が高いようにみえるが，胸椎は肋椎関節の周囲靱帯によって胸郭と強固に固定されるため，結果として回旋以外の可動域は小さく抑えられている[4]．一方，腰椎では椎間関節の形状は矢状面化し in-turned facet となるため，前後屈運動は許容するものの，回旋運動はほとんど許容しない[4,10]．このような椎間関節の形態により，椎間運動時には coupled motion という動きが生じる．たとえば，頚椎を回旋した場合，その運動には純粋な回旋成分以外に側屈成分や前後屈成分が随伴する（図12）．これらの随伴運動は coupled motion とよばれ，主に椎間関節の形状によって規定される[9]．

### 4）脊椎靱帯

#### a）前縦靱帯

椎体前面に存在する幅広い強靱な靱帯で，椎体および椎間板前方線維輪に強固に付着する（図2）．尾側ほどその幅は太くなり，複数の層から構成される．深層では 1 椎間を架橋するのみであるが，中間層では 2/3 椎間を架橋し，浅層では 4/5 椎間を架橋する．再深層では椎体骨膜と強固に結合している．この強靱な靱帯は脊柱

### 図10 椎間関節の挙動

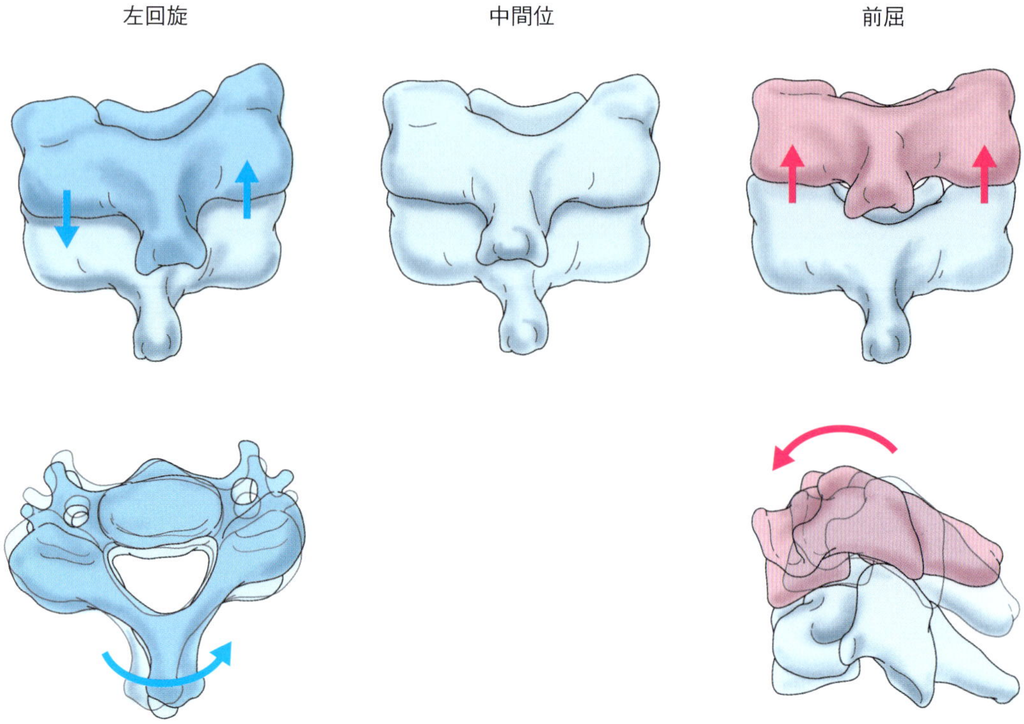

左回旋　　　　　　中間位　　　　　　前屈

### 図11 正常脊椎の椎間可動域 （White AA. et al. Clinical biomechanics of the spine. 2nd ed. Philadelphia: Lippincott Williams & Wilkins; 1990）[4]

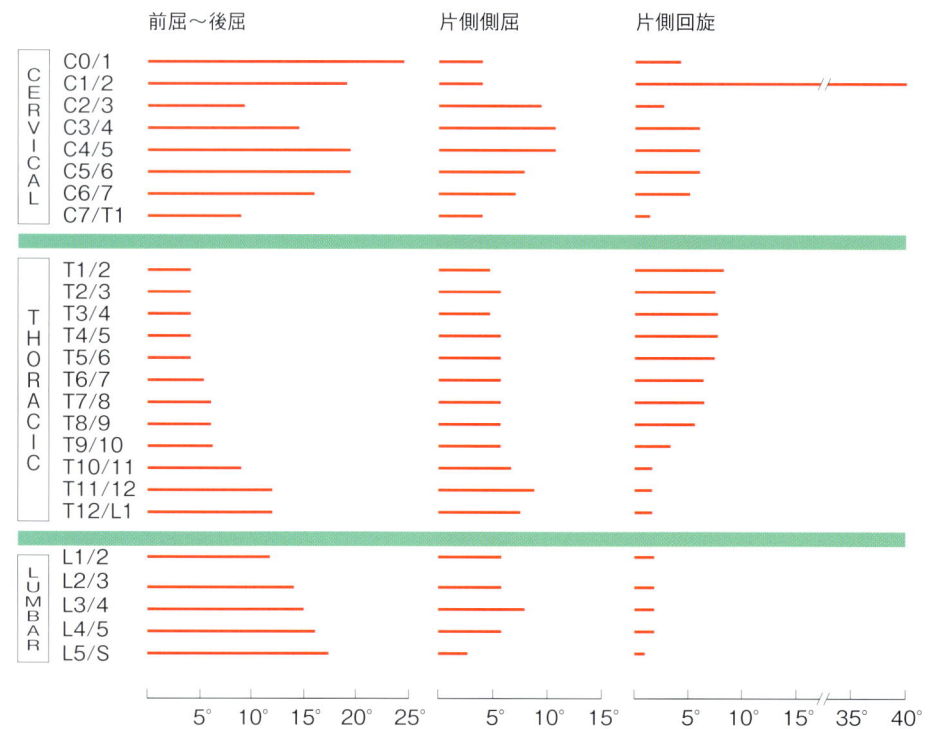

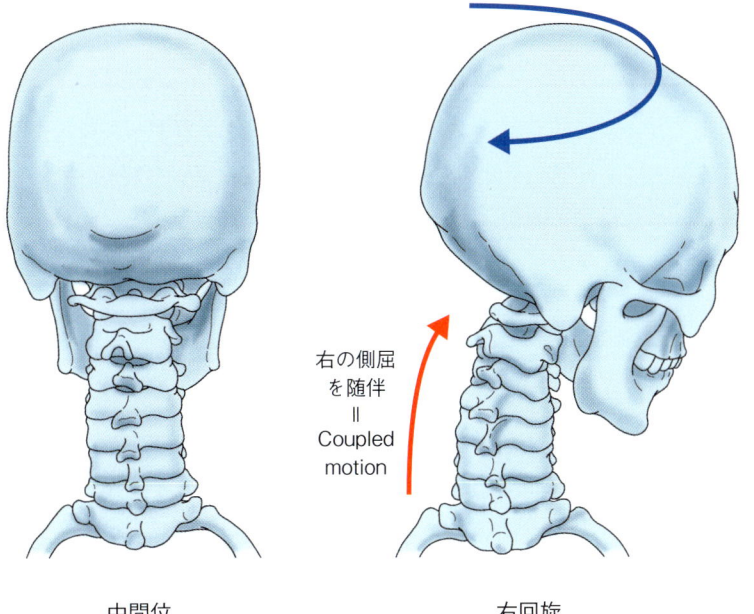

図12 頚椎回旋運動時に認められる coupled motion

中間位　　　　右回旋

右の側屈を随伴＝Coupled motion

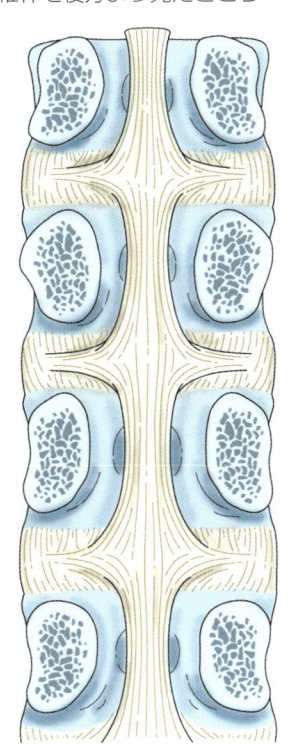

図13 後縦靱帯の肉眼所見

椎体を後方より見たところ

の支持性に重要であり，特に後屈運動の制動に関与している．

**b）後縦靱帯**

　椎体後面に存在する前縦靱帯より薄い靱帯で椎体，椎間板の後面を覆っており，靱帯幅は椎体部分では狭く，椎間部では菱形に広がり，椎間板後方線維輪と線維を共有する（図13）．靱帯幅は，前縦靱帯とは逆に頭側ほど太く，尾側ほど狭くなる．また後縦靱帯は腰椎部で最も厚く，頚椎部では薄い．後縦靱帯は2層からなり，浅層は複数の椎体を縦走して架橋するが，前縦靱帯とは異なり椎体部では結合せず椎体後壁の凹面に対して弓の弦のように浮いた状態で存在し，椎間部で椎間板と正中部で強固に結合している．深層は椎間部を横走して菱形状に両外側部に広がり椎間孔部まで達して椎間板に強く固着する．この浅層と深層の椎間板靱帯付着部の間は靱帯の結合が疎な部分であり，このために椎間板ヘルニアでは髄核は後外側部に脱出しやすい[11]．この靱帯も脊柱の支持性に重要な靱帯であり，特に前屈運動の制動に関与している．後縦靱帯骨化は成人日本人の約3％に認められ，骨化の進展によっては圧迫性脊髄症の原因となるため，臨床的にも非常に重要な靱帯である．

**c）黄色靱帯**

　上位椎弓腹側の尾側から下位椎弓腹側の頭側を連結している靱帯で，脊柱管の背側から外側までを被覆している（図2）．前後縦靱帯のように全脊柱にわたり連続した靱帯ではなく，各椎弓腹側の椎弓根高位では途絶を認める．また左右で線維を異にしているため，椎弓下ワイヤリングやテーピングなどの手技の際，椎弓間から脊柱管への侵入する際には，正中部で左右黄色靱帯間の間隙を目標にすると脊柱管内に達しやすい．正中部での黄色靱帯は弾性線維を豊富に含むため，名のごとく肉眼的に黄色を呈する．脊柱が起立している時，黄色靱帯は伸張状態にあり，矢状方向に脊柱を安定に保つ背筋群を補助する．また脊柱を前方に曲げる際，黄色靱帯には過屈曲を防ぐ働きがある．黄色靱帯は加齢変化によって肥厚し，また胸腰椎移行部，頚部においてはしばしば骨化や石灰化を認め，いずれも脊柱管狭窄症の原因となるため，後縦靱帯とともに臨床的に重要な靱帯である．

## 2 脊髄・神経根の構造と機能

### a 硬膜管および脊髄・神経根の構造

　脊髄は大脳，橋，延髄より続く中枢神経であり，大後頭孔付近で延髄より移行してL1/2高位の円錐部で終わる．このように脊柱長に比して脊髄長が短いのは，脊髄の長軸方向の成長が脊柱の成長よりも遅れるためである．C5/6，T12高位で脊髄は太くなり，それぞれを頚髄膨大，腰髄膨大とよぶ．さらに円錐部以遠にはその形態から馬尾とよばれる部位が存在するが，脊髄からシナプスを変えた下位ニューロンであり，もはや中枢神

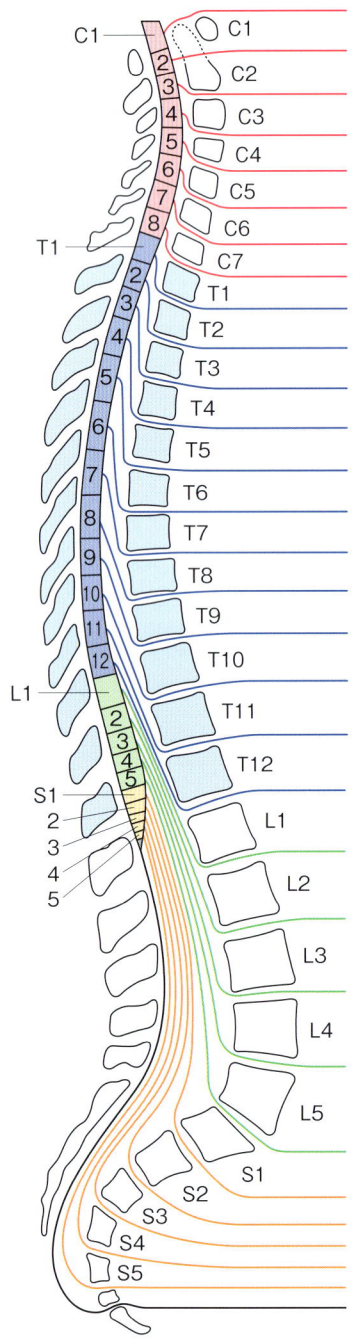

図14 脊髄髄節の部位と脊柱との位置関係

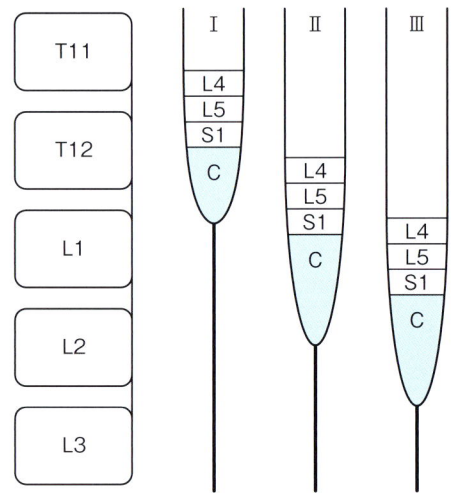

図15 脊髄髄節と脊椎高位との関係

（佐藤勝彦，菊池臣一．日整会誌．1995；69：S1958)[12]

Ⅰ：最頭側偏位，Ⅱ：標準，Ⅲ：最尾側偏位

図16 頚椎と腰椎における神経根走行の差異

（Wesley WP, et al. In: Harry NH, et al, editors. Rothman-Simeone the spine, 5th ed. Philadelphia: WB Saunders Company; 2006. p.16-52)[11]

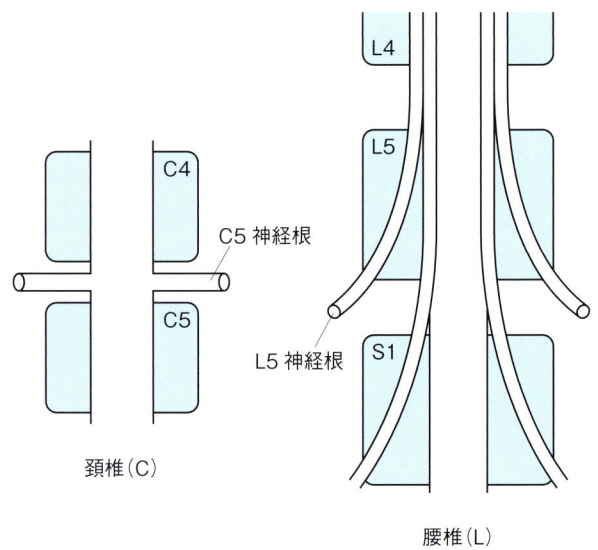

### 図17 脊髄内部の構造

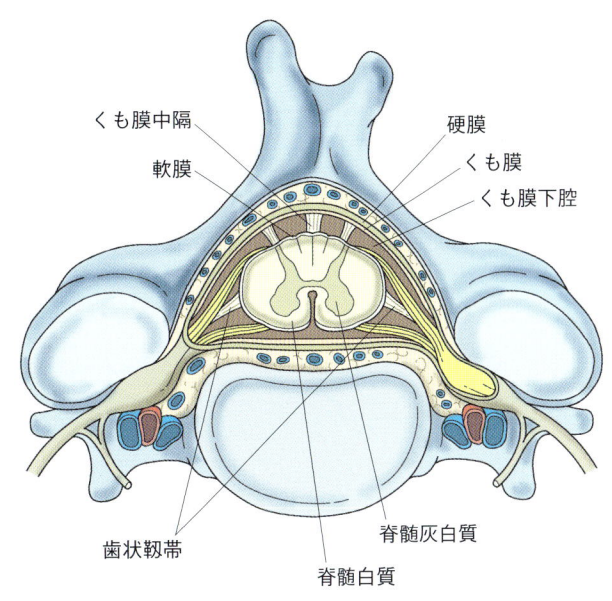

経ではない．これら脊髄・馬尾は，硬膜管（脊髄膜）につつまれ脊柱管内で骨性に保護されており，硬膜管表面には硬膜外静脈叢が網目状に伴走している．脊髄はさらに，頚髄，胸髄，腰髄，仙髄，尾髄に分けられ，それぞれ 8，12，5，5，1 の髄節を有し（図14），各髄節には左右 1 対ずつ前根，後根より構成される神経根が存在する．尾骨神経に臨床的重要性はない．頚胸髄では髄節と椎体の間に高位差が存在し，頚椎で 1-1.5 椎体，それ以遠では 1-3 椎体ほど髄節が同名椎体よりも頭側に存在する（図14）．腰仙髄は非常に短く，すべて合わせても T11-L2 までの中に収まる．円錐部は S3 以遠の髄節からなり，その高位には個人差があり椎体圧潰などでも変化するが，L1 頭側から L2/3 椎間に位置することが多い（図15）[12]．円錐部のみの障害であれば，対称的な肛門周囲の知覚障害を示すのみで，通常運動障害は認められない．円錐上部は L4-S2 の髄節からなり，おおよそ T12 に位置する．円錐上部での障害は錐体路障害に加えて，下垂足や下腿筋萎縮などの前角障害が混在する．下垂足や膀胱直腸障害を呈した場合，腰椎部以外に胸腰椎移行部の病変を必ず念頭におく．円錐部以遠では，脊髄はシナプスを変えて下位ニューロンとなり，馬尾となって硬膜管内を下降し，神経根として硬膜管から出て脊髄神経となる．円錐部中心部は索状組織である終糸となって仙骨裂孔部まで続き，脊髄を硬膜内で安定させる役割をはたしている．

神経根は，頚椎では同名椎体の頭側椎間孔を出口としているが，C7/T1 椎間孔からは C8 神経根が出てゆくため，以遠の神経根は，同名の椎体神経根の尾側を通過し，頚椎と胸腰椎で神経根の分岐部と出口部の位置関係が異なる[13]（図16）．C5 から T1 までの神経根はその末梢で腕神経叢を形成し，上肢に感覚線維と知覚線維を供給している．胸椎の神経根は原則として肋間神経に移行し，体幹部の知覚と肋間筋の運動を司る．そして T12 から L4 までの神経根は腰神経叢を，L5 から S4 までの神経根は仙骨神経叢をそれぞれ末梢で形成し，下肢に感覚線維と運動線維を供給している．

## b 脊髄の内部構造

脊髄を保護している髄膜は，硬膜，くも膜，軟膜の 3 層よりなる（図17）．硬膜はこの中で最も丈夫であり線維性結合組織からなるが，その線維は一定方向に縦走しており，硬膜切開の際には線維方向に引き裂いて硬膜内を展開することが可能である．くも膜は薄く半透明な膜であり，その中に脳脊髄液を有する（くも膜下腔）．軟膜は脊髄に密着する結合組織の薄い透明な膜であり，血管に富んでいる．

図18 脊髄灰白質における運動ニューロンの配列

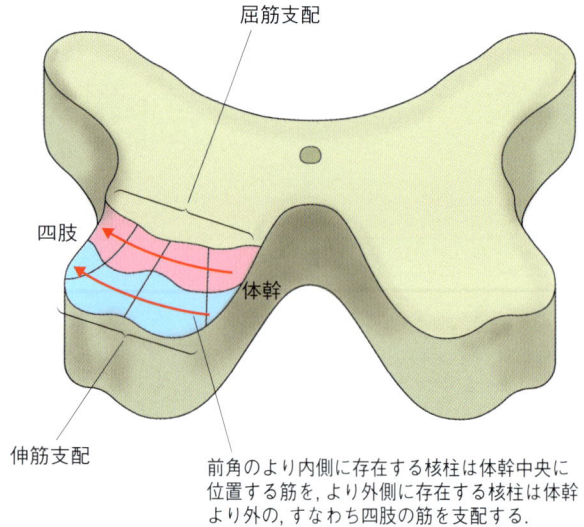

前角のより内側に存在する核柱は体幹中央に位置する筋を，より外側に存在する核柱は体幹より外の，すなわち四肢の筋を支配する．

脊髄を覆っている軟膜とくも膜の間には，くも膜中隔という数条の疎な線維性組織が存在する．脊髄の側面には歯状靱帯があり，結合組織が集まって索状となり，各神経根間高位でくも膜を貫通して硬膜に付着している．歯状靱帯は髄膜の中で脊髄が偏在しないよう係留し，また頭尾側方向への安定性にも寄与しているとされている．

## c 脊髄横断面の解剖

脊髄の断面は楕円～円形をしており，中央にはアルファベットのHに近い形をした灰白質が存在し，その周囲を白質が取り囲んでいる（図17）．灰白質では細胞成分が，白質では脊髄を縦走する軸索成分が，豊富であり，両者はこの組織の違いを反映して，名のごとくに互いに色調を異にしている．

脊髄灰白質には，軸索を前根に送る運動ニューロンと，軸索を他の中枢神経系ニューロンへ送る内在性ニューロンが存在する．運動ニューロンは脊髄前角部に存在し，前角細胞の集中する頚腰髄膨大で前角部は大きくなっている．特定の筋肉を支配する運動ニューロンは，脊髄前角の中で集合して垂直の柱として配列している．体幹筋を支配するニューロンは内側に，四肢で末梢に行くほどニューロンの配列は外側に位置する．また伸筋を支配するニューロンは前角の前方に，屈筋を支配するニューロンはその後方に位置している（図18）．後角は後根神経節からの軸索がシナプスする神経細胞群と介在ニューロンなどからなる．

脊髄白質には，軸索が縦走し多様な伝導路が存在する．伝導路については次項で詳しく述べる．

## d 脊髄における伝導路

脊髄白質には伝導路が存在し，大きく下行路系と上行路系に分けられる（図19）．

### 1）下行路系

脊髄の下行路は運動機能に関与している．高次脳中枢からの情報を脊髄の運動ニューロンへ送っている．これらは線維が延髄の錐体を通過することから，錐体路ともいわれ，いずれも皮質脊髄路を下降する．錐体路は，錐体交叉を経て反対側の外側皮質脊髄路を下降するものが大半を占めるが，交叉を経ずに同側の前皮質脊髄路や，同側の外側皮質脊髄路を下降するものも存在する．

### 2）上行路系

脊髄の上行路は体幹や四肢からの情報を脳へ運ぶ求心性神経路である．重要な上行路を下記に示す．脊髄視

**図19** 主要な脊髄伝導路

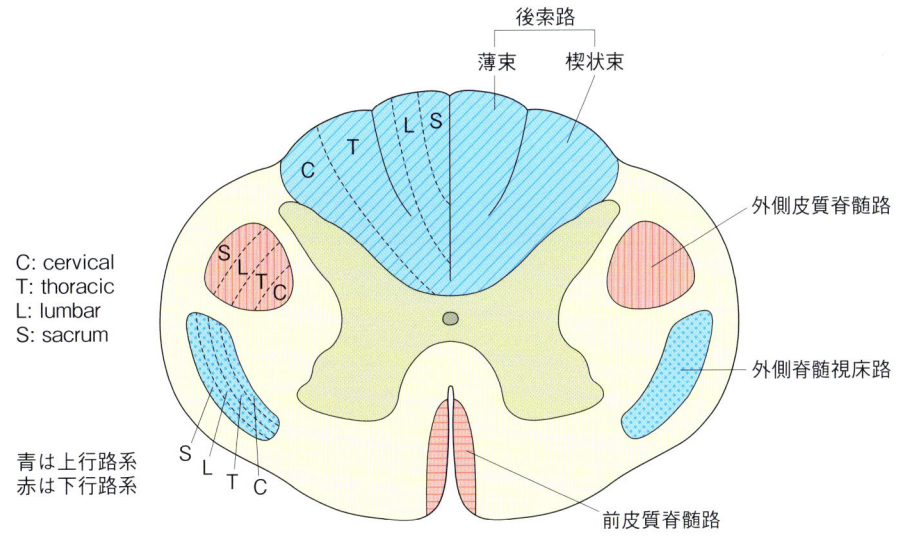

**図20** Brown-Séquard 症候群

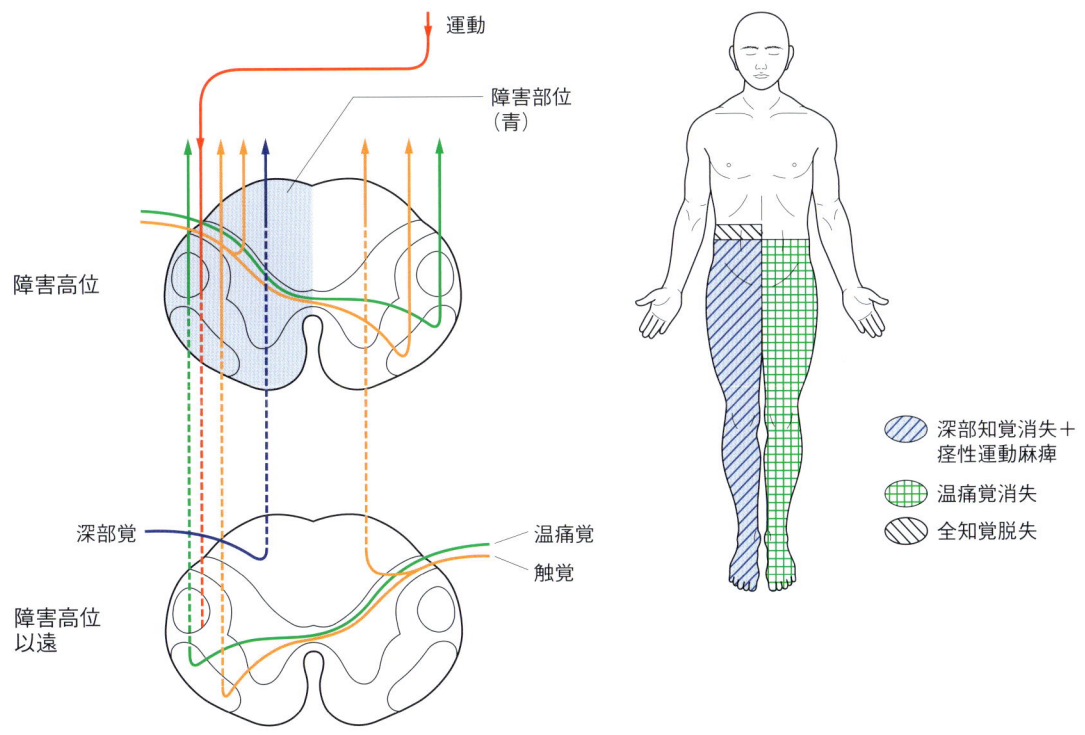

床路は主に側索内にあり，痛覚および温度覚，いわゆる表在知覚に関与している．一方，後索では，運動覚，位置覚，圧覚に関与し，薄束と楔状束からなり，前者は下肢の感覚を，後者は上肢の感覚を司るとされている．

### 3）Lamination：神経路の層状配列

　神経線維が白質内を占める位置には法則があり，知覚神経，運動神経いずれも尾側ほど白質の表外層を通過する（図19）．この配列をふまえ，知覚障害が尾側から頭側へ進展する場合には，椎間板ヘルニアや髄外腫瘍などの髄外病変を，一方で知覚障害が頭側から尾側に進展する場合には，髄内腫瘍などの髄内病変を想定する．脊髄中心部の損傷により上肢優位の障害が引き起こされる，いわゆる中心性頚髄損傷の症状も，この lamination による配列によって説明できる．

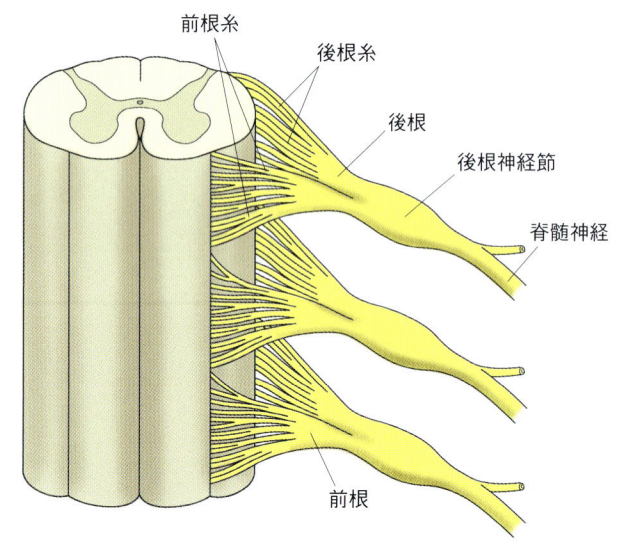

図21 神経根の内部構造

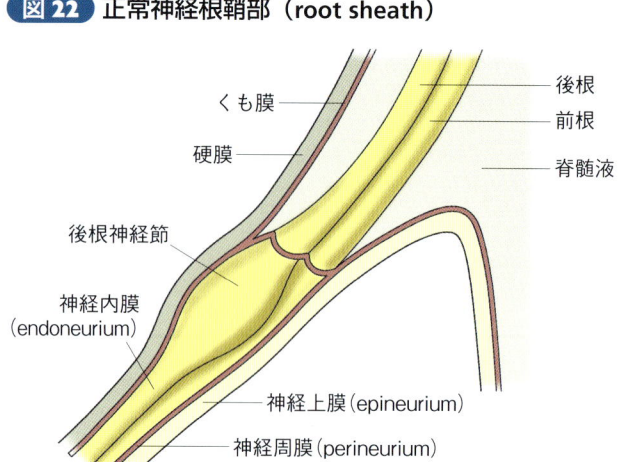

図22 正常神経根鞘部（root sheath）

### 4）脊髄内における各伝導路の走行

運動路（錐体路）は延髄より下の錐体交叉で対側の皮質脊髄路に入り下行する．疼痛，温度覚は脊髄に入ってすぐに伝導路を対側に切り替え脊髄視床路を上行し，深部覚は同側の後索をそのまま上行する．Brown-Séquard症候群は脊髄半側の障害によって出現し，障害高位では障害同側に運動障害と全知覚障害が，障害高位以遠では障害同側に運動障害と深部覚障害が，対側に温痛覚障害が生じる（図20）．

## e 神経根の内部構造

神経根は脊髄から分岐する総計31対の末梢神経であり，原則として椎間孔から出るが，仙骨だけは仙骨孔から出る．脊髄表面の前外側および後外側に縦一列に配列する根糸が髄節ごとに集まり，前根と後根が形成される．後根はその後椎間孔-椎間孔外側部で後根神経節に入る．その末梢で前根，後根は合流し，脊髄神経となる（図21）．硬膜管は神経根に分岐してから，硬膜が後根神経節部以遠で神経上膜に，くも膜は神経周膜に移行し，硬膜管内のくも膜は節前部で反転する（図22）．

## f 脊髄神経根の血行

### 1）脊髄の血行

脊髄の栄養血管は，椎骨動脈，肋間動脈，分節動脈などの体節性動脈から脊椎枝（神経根髄質動脈）が分岐し，椎間孔を通って脊柱管内に入る（図23）．神経根に伴走する血管を根動脈とよび，これらはさらに前根動脈と後根動脈に分かれる．前根動脈は平均8本，後根動脈は平均12本存在し，前根動脈の中で最大のAdamkiewicz動脈は，T12/L1高位から入り脊髄の約2/3（主に胸腰仙髄）を灌流している．前脊髄動脈は，左右の前根動脈が合流して形成され，前正中列を縦走している．前脊髄動脈は多くの中心（溝）動脈への分枝を出しており，これらは前正中裂を通って左右どちらか一方の灰白質に侵入し，脊髄断面では腹側2/3の血流を担っている（図24）．この前脊髄動脈の灌流領域は代謝が盛んなうえ，後方に比べ側副血行路が少ないため，虚血が発生しやすい．前脊髄動脈領域で脊髄梗塞を生じると中心（溝）動脈の終枝は左右どちらかへ分岐して終わることが多いため，症状は左右非対称であることが多い．また梗塞は中心部で生じることが多いため，脊髄の最外側に肛門周囲の感覚が侵されないsacral sparingを呈することが多い．一方，後脊髄動脈は，左右の後根動脈が合流して脊髄後面正中から傍正中に動脈叢を形成し，脊髄断面では背側1/3の血行を担っている．後脊髄動脈領域

**図23** 脊髄への血行供給

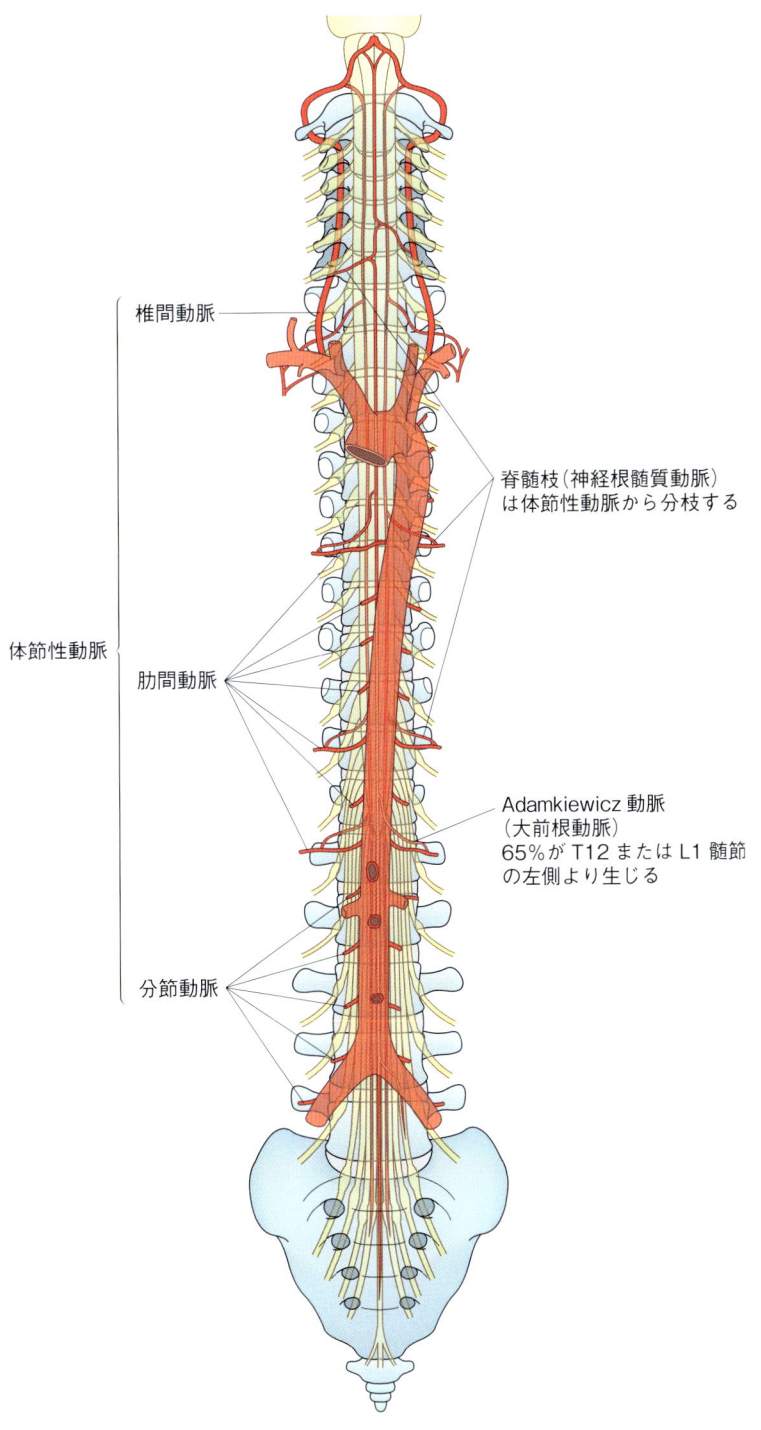

は，閉塞をきたしても plexus が側副路となるため，脊髄梗塞は非常に稀である[14,15]．

## 2）神経根の血行

　各体節性動脈には必ず神経根動脈が存在する．左右に 31 対，計 62 本の神経根動脈が存在する．この動脈も神経根に伴走するが，脊髄枝（神経根髄質動脈）とは異なり，脊髄の栄養には関与しない．

## 3）静脈系

　脊髄の静脈は，動脈系と同様に中心動脈と周辺静脈に分けられる．脊髄前方は中心静脈で，後方は脊髄表面の周辺静脈へ灌流する．表面の周辺静脈系は背側のほうが発達し，中心静脈では動脈系とは異なり後正中裂を

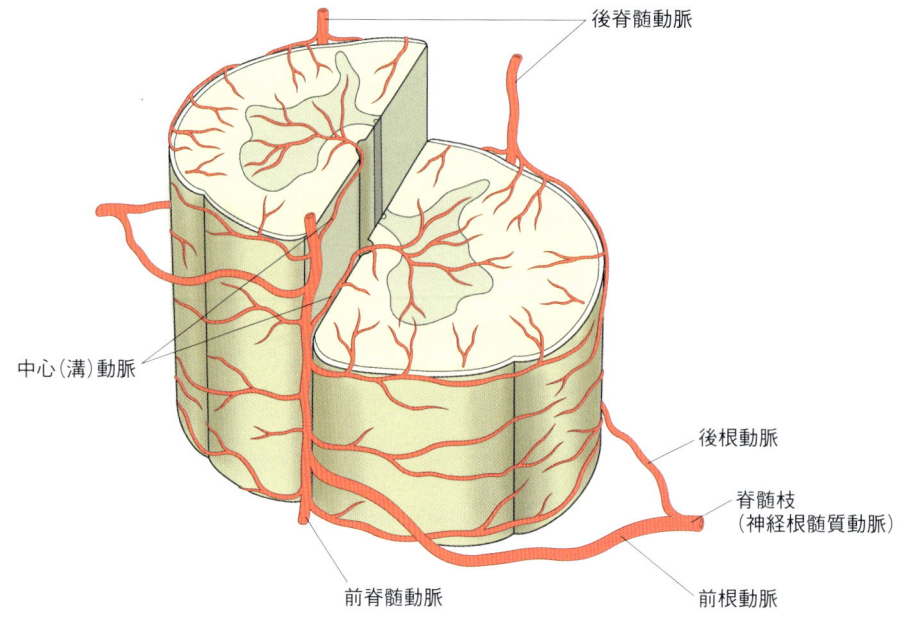

**図24** 脊髄への血行供給

後方に走り脊髄背側の後脊髄静脈へ流入する後中心静脈がよく発達している．これは脊髄内へのアプローチの際に重要な構造物となる．脊髄内静脈は弁をもたないのが特徴で，静脈血流は圧勾配に従って流れる．すなわち縦横無尽に流れるので，広範囲に障害されない限り，脊髄血行障害は起こらない．

# 3 各論

## a 頚椎の構造と機能

頚椎は重要な感覚器が集中する頭部を保持すると同時に頭部に大きな可動性をも与えている運動器であり，四肢体幹の運動感覚および膀胱直腸機能を司る頚髄を保護する役割も有している．下位頚椎部には肩甲帯を介して両側上肢を懸垂する機能も有しており，このように多くの重要な機能を担う頚椎では，ひとたび外傷や加齢性変化により障害をきたすと重大なADL障害を生じやすい．環軸椎からなる上位頚椎部と以下の中下位頚椎部では大きくその構造と機能が異なるため，以下に分けて解説する．

### 1）上位頚椎

#### a）骨・関節

上位頚椎は環椎，軸椎からなり，脊椎の中では独特の形態と大きな可動域を有する．椎間板はなく，椎間は滑膜関節と靱帯により連結されている．環椎は前弓，後弓と左右の外側塊からなり，環状構造を有するのが大きな形態的特徴である（図25）．環椎は上関節窩と後頭骨後頭顆との間に環椎後頭関節を有するが，強固な靱帯性結合により生体内3次元動態解析の結果では前後屈方向にわずかな可動域を認める程度である[16]．軸椎は歯突起を有するのが大きな形態的特徴で，歯突起の前関節面は環椎前弓と後関節面は横靱帯と関節を形成し，外側環軸椎関節とともに頚椎回旋運動の中心となっており，頚椎全回旋の約6割を同部でこなす．棘突起は環椎にはないが，軸椎では大きく頚半棘筋など多くの筋が付着し，これらの筋群は頚椎の前弯アライメント保持に重要と考えられているため，頚椎後方手術の際には温存することが望ましい．

## 図25 環椎・軸椎

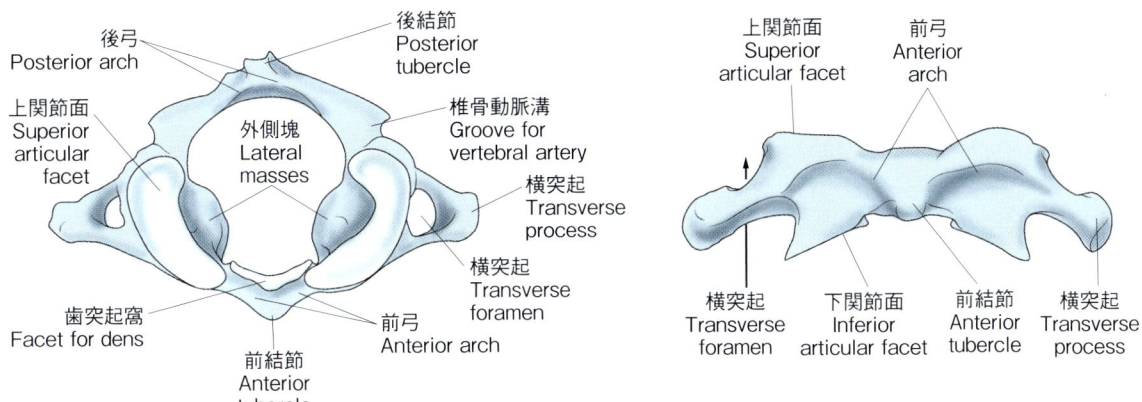

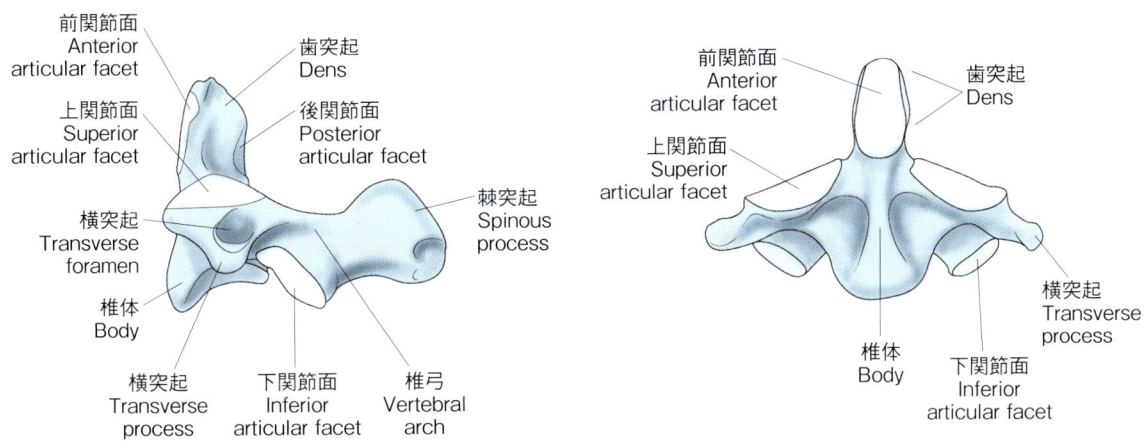

## 図26 上位頸椎部の靱帯

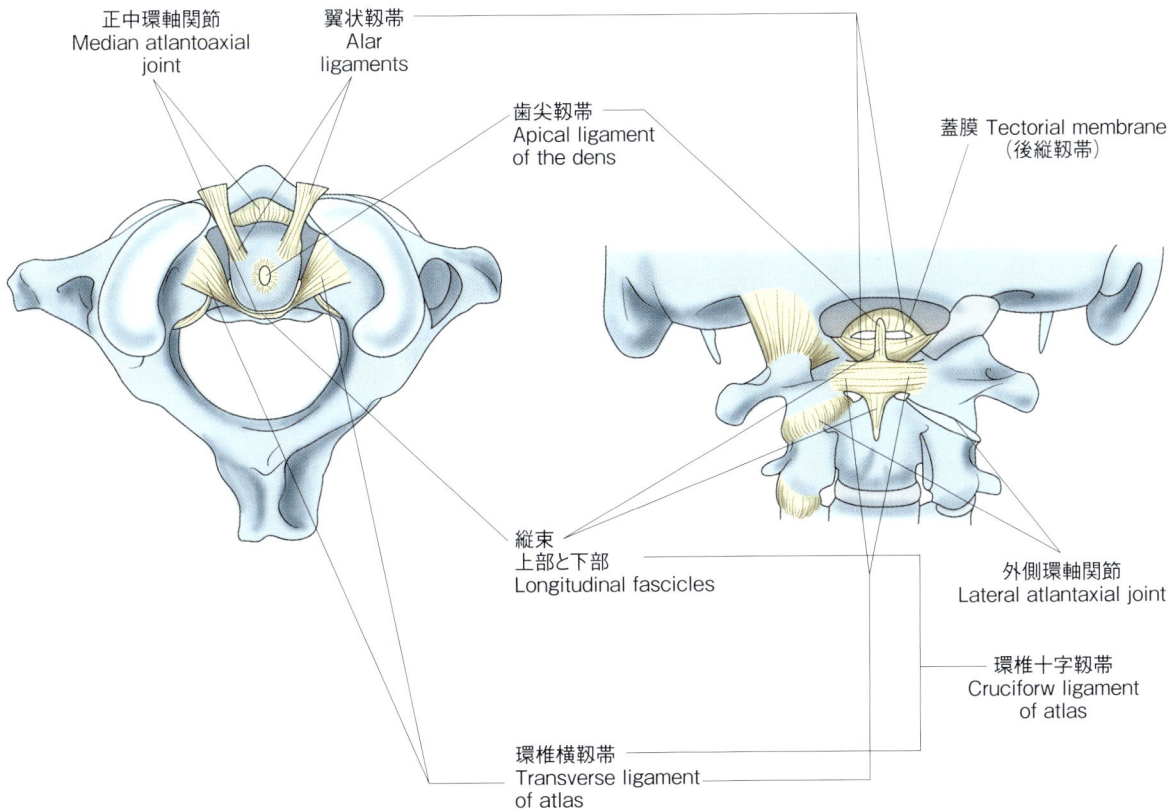

1. 脊椎・脊髄の構造と機能 | 17

### 図27 上位頚椎部における椎骨動脈の走行
（根尾昌志, 他. 脊椎脊髄ジャーナル. 2010; 23: 576-84. Neo M. Spine J. 2009; 9: 430）[17,18]

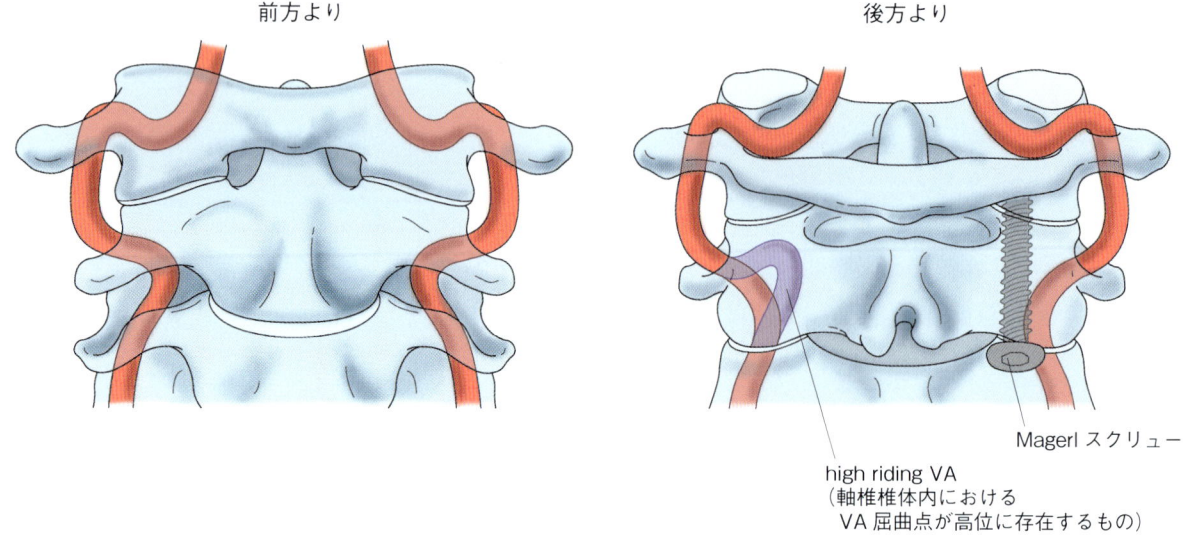

Magerl スクリュー
high riding VA
（軸椎椎体内における
VA 屈曲点が高位に存在するもの）

b）靱帯

上位頚椎前方には斜台より環軸椎正中前方を下降する前縦靱帯が走行する．歯突起後面には十字靱帯が張り，横靱帯と縦靱帯からなる（図26）．横靱帯は両側の環椎外側塊から起始し，環軸関節の最も重要な安定要素である．縦靱帯は軸椎椎体後面から後頭骨斜台につながっている．歯突起先端には翼状靱帯，歯尖靱帯が付着する．翼状靱帯は両側後頭顆の内側に走る強靱な靱帯で，歯尖靱帯は大後頭孔の前縁に至る．これらの靱帯は，可動性に富む上位頚椎の安定性を与えている．また上位頚椎には黄色靱帯がなく，後頭骨−環椎間，環椎−軸椎間にはそれぞれ，後環椎後頭間膜，後環椎軸椎間膜が張っている．さらに上位頚椎後方には後頭骨上項線からC7，T1 棘突起に至るまで強靱な項靱帯が存在し，頭頚部の前弯アライメントを保持している．この項靱帯には，退行性変化による骨化がしばしばレントゲン側面像で認められ，Barsony とよぶ．

c）椎骨動脈の複雑な走行

頚椎横突孔を上行してきた椎骨動脈は，軸椎では椎体内へ下から侵入し，椎体内で屈曲して外側に向きを変えた後，横走して横突孔をくぐり外に出てさらに上行する．環椎では椎骨動脈は，横突孔通過後に屈曲し後弓に沿って横走（椎骨動脈溝），後弓傍正中で再び上行し，脳底動脈に合流する．椎骨動脈の走行には様々なバリエーションがあり，なかでも軸椎椎体内のループの角度や高位は個人差が大きく，ループ部が高い位置にあるものを high riding VA とよぶ（図27）[17,18]．Magerl 法など環軸関節を貫通するスクリュー固定の際には，椎骨動脈損傷を避けるために，症例ごとに造影 CT による椎骨動脈の注意深い評価が必要である．

### 2）中下位頚椎

a）骨・関節

軸椎下の頚椎は中下位頚椎ともよばれ，その形態は似通っている．椎体上面は前額面で凹面をなし，両側外縁は隆起して鉤状突起を形成する（図28）．椎体下面は前額面で凸面をなし，椎体上面の形態に適合して互いに鉤状椎体関節（Luschka 関節）を形成している．椎間関節は上下の関節突起によって形成され，下関節突起関節面は平面に近いゆるやかな凸面で，水平面に対して 30°−50° の傾斜をもち，椎間板，鉤状突起とともに three-joint complex として，頚椎前後屈，回旋，側屈いずれの方向にも可動性を許容している．椎弓根最峡部は C3 が横径，長径ともに最も小さく，C7 にかけてともに漸増していく．椎弓根断面は，アジア人は他人種に比して，女性は男性に比して，それぞれ有意に小さくなっている[19]．棘突起は C3 から C5 までは短く，先端

### 図28 中下位頚椎（軸椎下頚椎）の構造

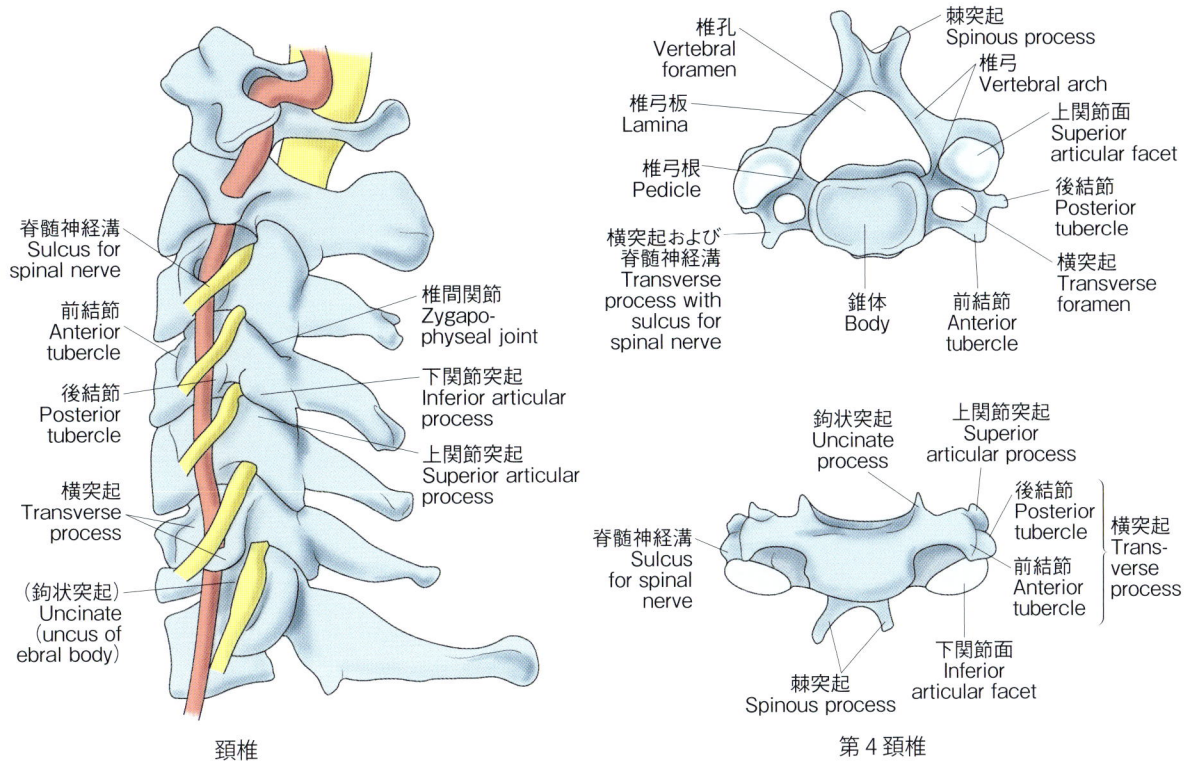

は2つに分かれている．一方，C7棘突起は大きく分岐せず一直線に後方へ突き出し，体表から容易に触知でき，隆椎ともよばれる．C6棘突起には分岐したタイプ（bifid type）と分岐しないタイプ（non-bifid type）のものがあり，分岐しないタイプでは，隆椎と同様に項靱帯が強固に付着しており，頚椎アライメントの保持に重要な役割をはたしている[20]．横突起外側縁には前結節と後結節があり，その間には脊髄神経溝が存在して椎間孔から出る脊髄神経根を前下方へ導く．C3からC6の横突起には横突孔があり，椎骨動脈は通常C7横突起の前を上行してC6より頭側では横突孔内を上行する．

b）鉤状椎体関節（Luschka関節）

鉤状椎体関節は2足歩行動物特有の構造物である[19]．4足歩行動物は，頚椎側屈により周囲を見渡すことができるが，2足歩行動物は，頭部体幹が地面に対して垂直となるため，頚椎回旋が必要となる．鉤状突起はこの2足歩行への進化の過程で発達し，頚椎回旋運動に何らかの関与をしていると考えられている．椎体鉤状関節は生下時には連続した線維輪であるが，10歳半ばで線維輪外側部にcleftができることで形成される．真の滑膜関節ではなく半関節と考えられている．鉤状突起の向きや高さは椎間高位によって一定の傾向があり，上位ほど矢状面を向き高さが高く，下位ほど前方開大し高さが低くなる[8,22]．鉤状椎体関節は椎間の安定性にも寄与しており，後半分が特に重要とされている[22,23]．鉤状椎体関節は，日常生活動作による負荷が繰り返し加わるため，退行性変化をきたしやすい．頚椎変性による神経根障害は鉤状椎体関節の変形や骨棘形成が原因であることが多く，一般に下位頚椎（特にC7）に多いが，これは下位頚椎では他の高位と比較して神経根の走行が鉤状椎体関節に最も近接しているためと考えられている．我々の鉤状椎体関節の接触領域の検討では，下位頚椎部（C6，C7）では鉤状突起が椎体上面後外側に位置するため，頭部回旋角度が増大するにつれて接触領域は椎体後外側部に集中した．これは頭部回旋角度の増大につれて同部へ応力が集中していることが示唆し，この結果から，日常繰り返される頚椎回旋運動が下位頚椎鉤状椎体関節部すなわち椎間孔部での変性を促進している可能性がある（図29）[24]．

**図29** 頭部回旋運動時の鉤状椎体関節の接触領域

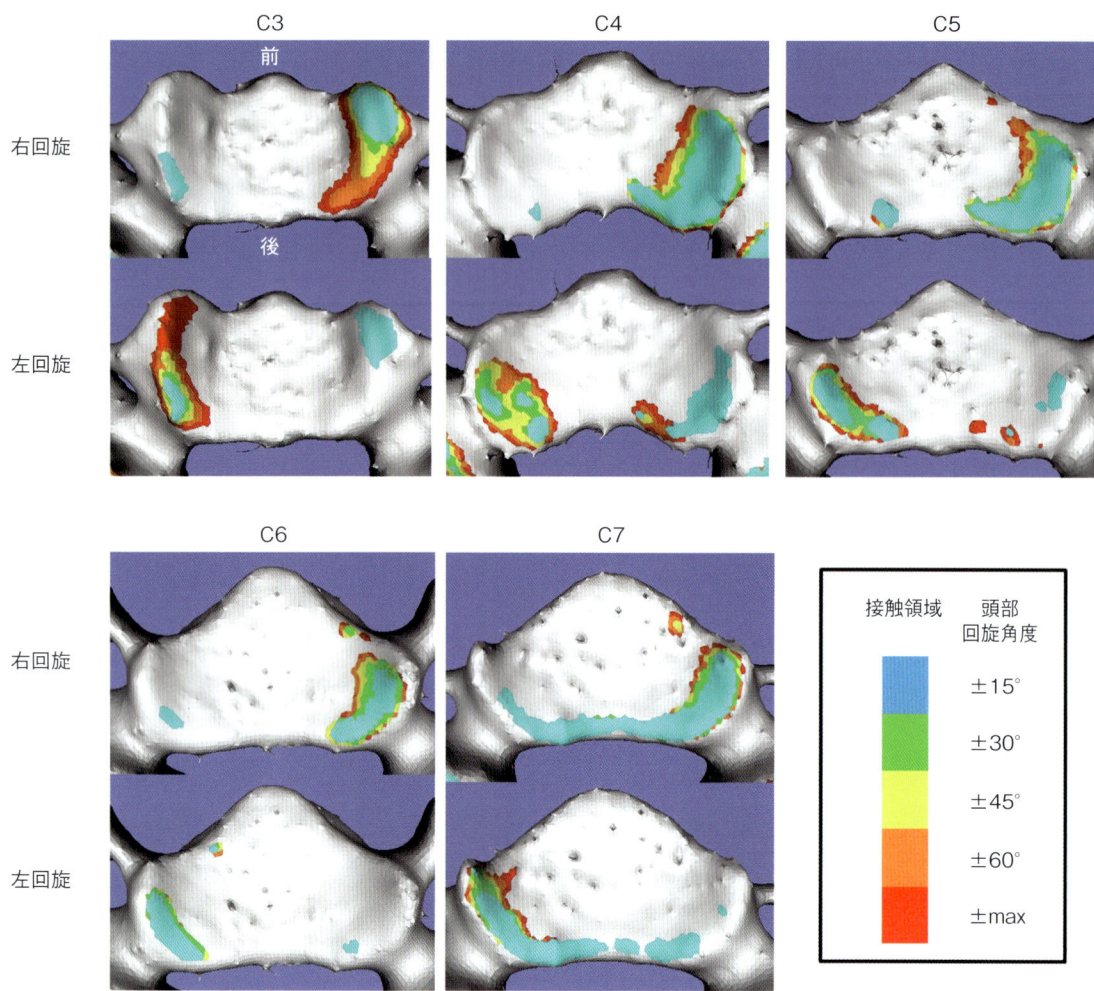

## b 胸椎の構造と機能

### 1）胸椎

　胸椎部は肋骨や胸骨とともに胸郭を形成しており，これらは互いに靱帯組織によって強固に連結されているために力学的に安定しその可動域は少ない．一方で胸髄には血行の分水嶺が存在し，虚血状態に対しては脆弱な部位が存在する．

### a）骨・関節

　胸椎は，頚椎，腰椎と基本的にはその形態は同じであるが，肋骨との間に関節をもつ点が異なる．胸郭が胸椎の支持機構として機能するためには肋椎関節による胸郭との連結が必要である．肋椎関節は，肋骨頭関節と肋横突関節からなり，前者は上下2椎体にわたって存在し，椎体にある上下の肋骨窩と肋骨頭の間で関節面を形成し，その周囲は放射状肋骨頭靱帯で強固に固定されている．後者は，横突起先端の前下面と肋骨との間で関節面を形成し，周囲は横肋突靱帯によって強固に固定されている（図30）．肋骨はT11，12になると，胸骨との骨性連絡は途絶えており"floating rib"ともよばれる．椎間関節は，下関節突起関節面は頚椎同様，平面に近い凸面をもっているが，矢状面での傾きはさらに鋭く，関節面の向きはさらに冠状面方向を向いている．胸椎の椎間関節はout-turned facet（図9）の形状をしており，特に上位-中位胸椎においては回旋可動域を大きく許容するが，前後屈可動域は強固な胸郭との結合により大きく制限されている（図11）．胸椎の椎弓根は，

図30 胸椎の構造

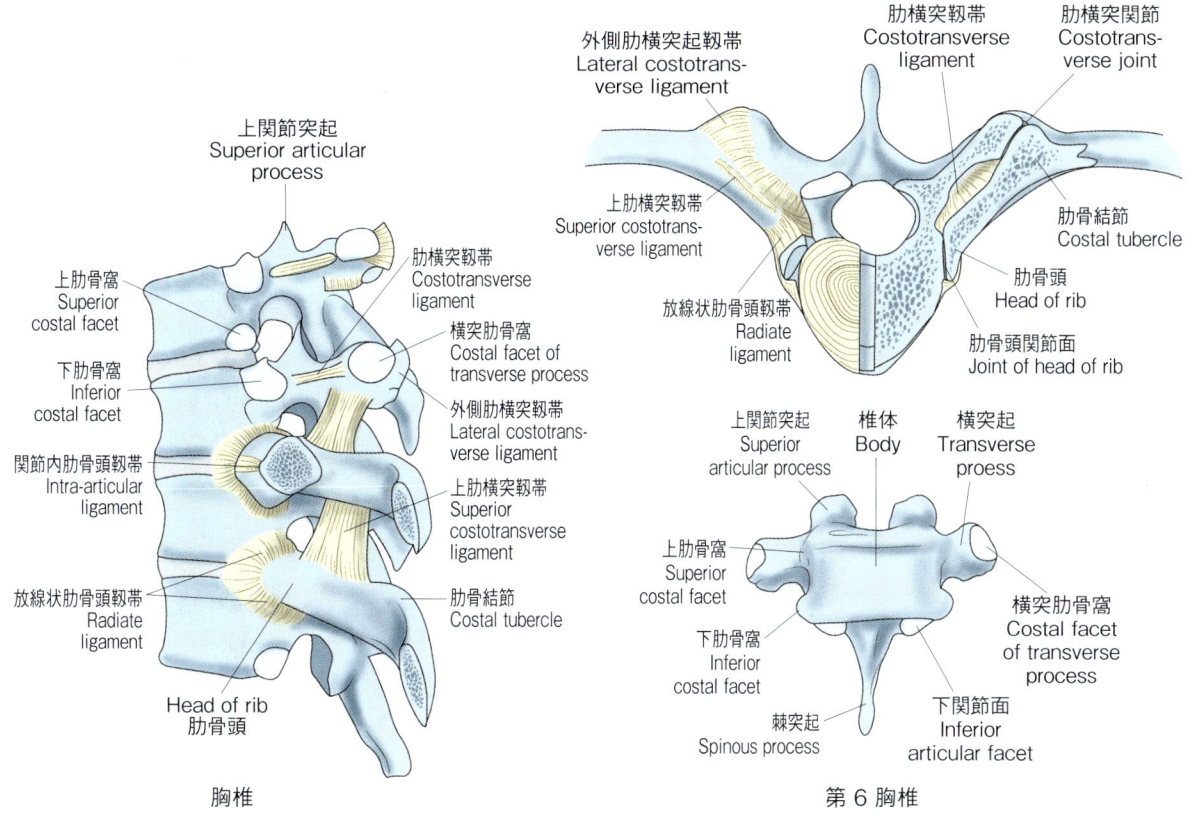

頸椎や腰椎に比べ椎体に対して頭側から生じている．椎弓根最峡部の長径はT1からT12に向かって漸増し，横径はT3からT6まで漸減した後，T12に向かって漸増する[25]．胸椎の棘突起は長く，水平面から40-60°の鋭い角度をつけて下方へ向い，先端は下位のmotion segmentに至る．特に中位胸椎で棘突起の傾斜が強く，体表からの触知では高位の誤認に注意が必要である．

b）胸髄の血行

生下時には，脊髄中心（溝）動脈の密度は全脊髄で一定であるが，その後胸髄部では他の部位に比して成長するため，中心動脈の密度が低くなる．特にT4高位にその分水嶺があると考えられており，このため同高位周辺の脊髄では虚血に対する脆弱性があることを認識しておく必要がある[26]．

2）胸腰椎移行部

胸腰椎移行部は一般に第11胸椎から第2腰椎までを指し，可動性の少ない胸椎と可動性の大きな腰椎の移行部にあたり，運動特性が急激に変化する部位である．このため胸腰椎移行部は胸椎から伝達される力学的ストレスが集中しやすく，脊椎損傷の好発部位となっている．胸腰椎移行部固有の解剖学的特徴として，T11，12肋骨になると自由端になるため，胸郭との強固な安定性がなくなる点，T11/12，T12/L1の間で椎間関節の方向や形態が急激に変化することで，脊柱回旋可動性が急激に減じる点があげられる．脊髄においても，胸腰椎移行部は円錐部から馬尾への移行部でもあり，神経症状も複雑で高位診断が難しい[32]．

## C 腰仙椎の機能解剖

1）腰椎（図31）

腰椎は可動性が大きく，体幹の運動の大部分が行われていると同時に，体幹の支持にも関与している．座位，立位，歩行あらゆる日常生活動作において常に負荷が加わっているため退行性変化が生じやすい．

### 図31 腰椎の構造

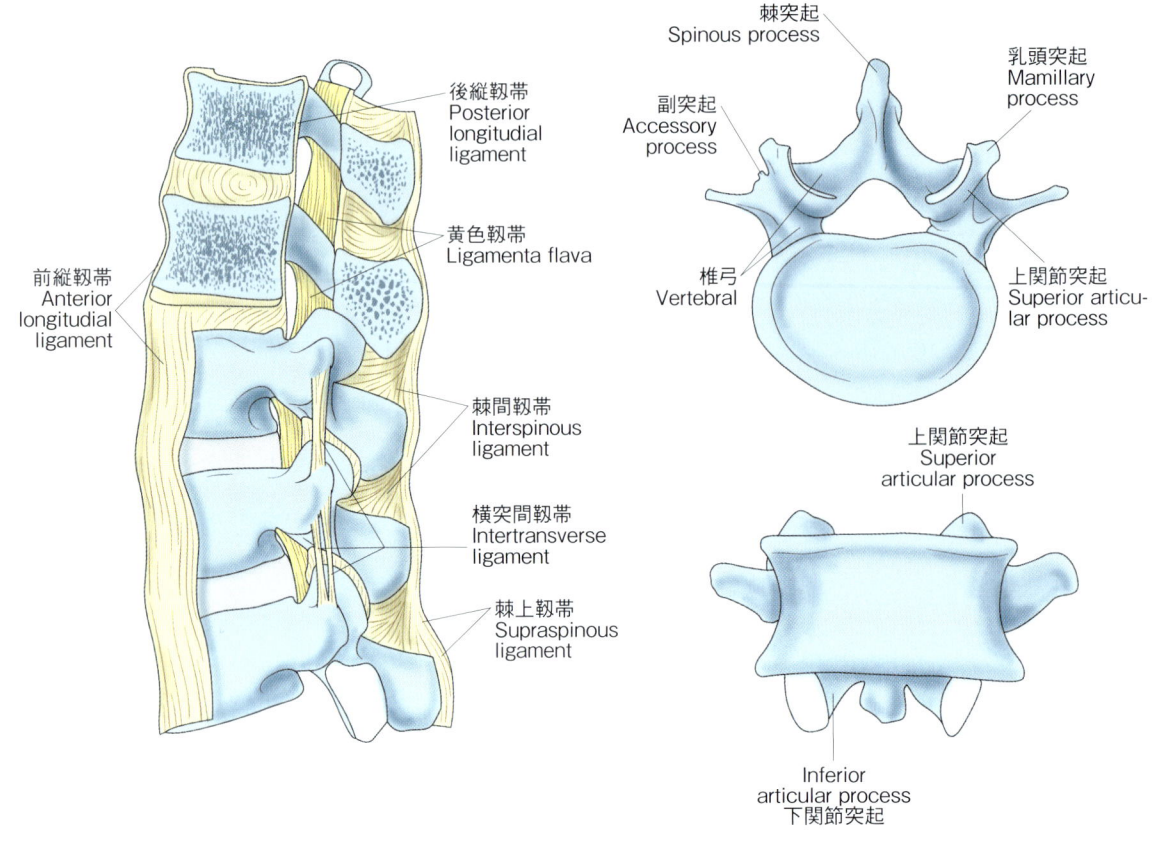

腰椎

第 4 腰椎

### 図32 腰椎椎間板ヘルニアと障害神経根との関係

ヘルニアにより圧迫を受ける神経根はヘルニア高位より1椎下の椎間孔から出る神経根であるが，突出がかなり外側の場合は（つまり椎間孔を出た後）1レベル頭側の神経根あるいは神経節が圧迫を受ける．たとえば，L4/5ヘルニアではふつうL5神経根が障害されるが，時にL4神経根が障害されることもある．

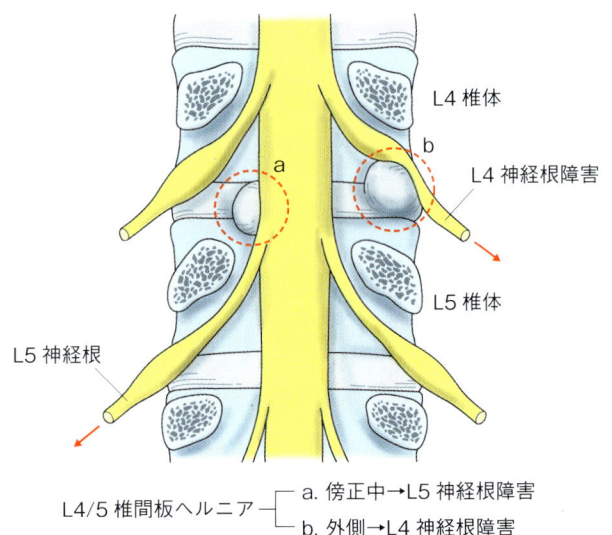

## a）骨・関節

腰椎は脊柱の中で最も大きい．椎体上下面はいずれも平坦であり，軟骨終板を介して椎間板と連結している．椎間関節は，下関節突起関節面では頸胸椎とは異なり凹面形状を示して矢状面を向く，in-turned facet を呈する（図9）．これにより腰椎は前後屈方向へは大きな可動性を有するものの，回旋運動は強く制限され可動域が少ない（図11）[4,10]．

椎弓根最狭部は，横径，長径ともに下位に向け漸増し，その断面形態は，L1/2では楕円形，L3/4では円形，

**図33** 腰部神経根走行のバリエーション

(Kadish LJ, et al. J Boue Joint Surg [Br]. 1984; 66: 411-6)[29]

Type Ⅰ : intradural anastomosis
Type Ⅱ : (a) cranial origin
　　　　 (b) caudal origin
　　　　 (c) closelyadjacent nerve roots
　　　　 (d) anjointed nerve roots
Type Ⅲ : extradural anastomosis
Type Ⅳ : extradural division

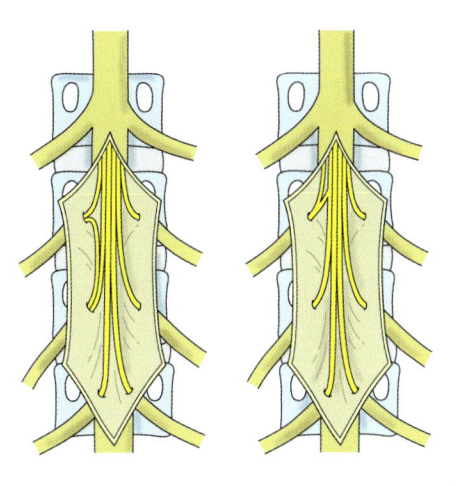

Type Ⅰ

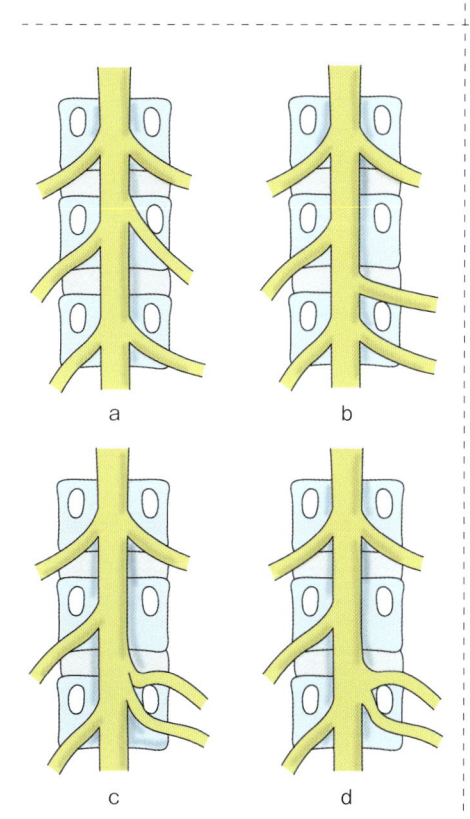

Type Ⅲ

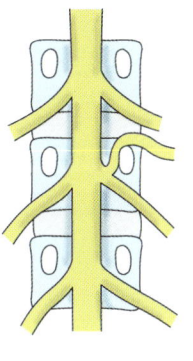

a　　b

Type Ⅳ

c　　d

Type Ⅱ

### 図34 骨盤の構造

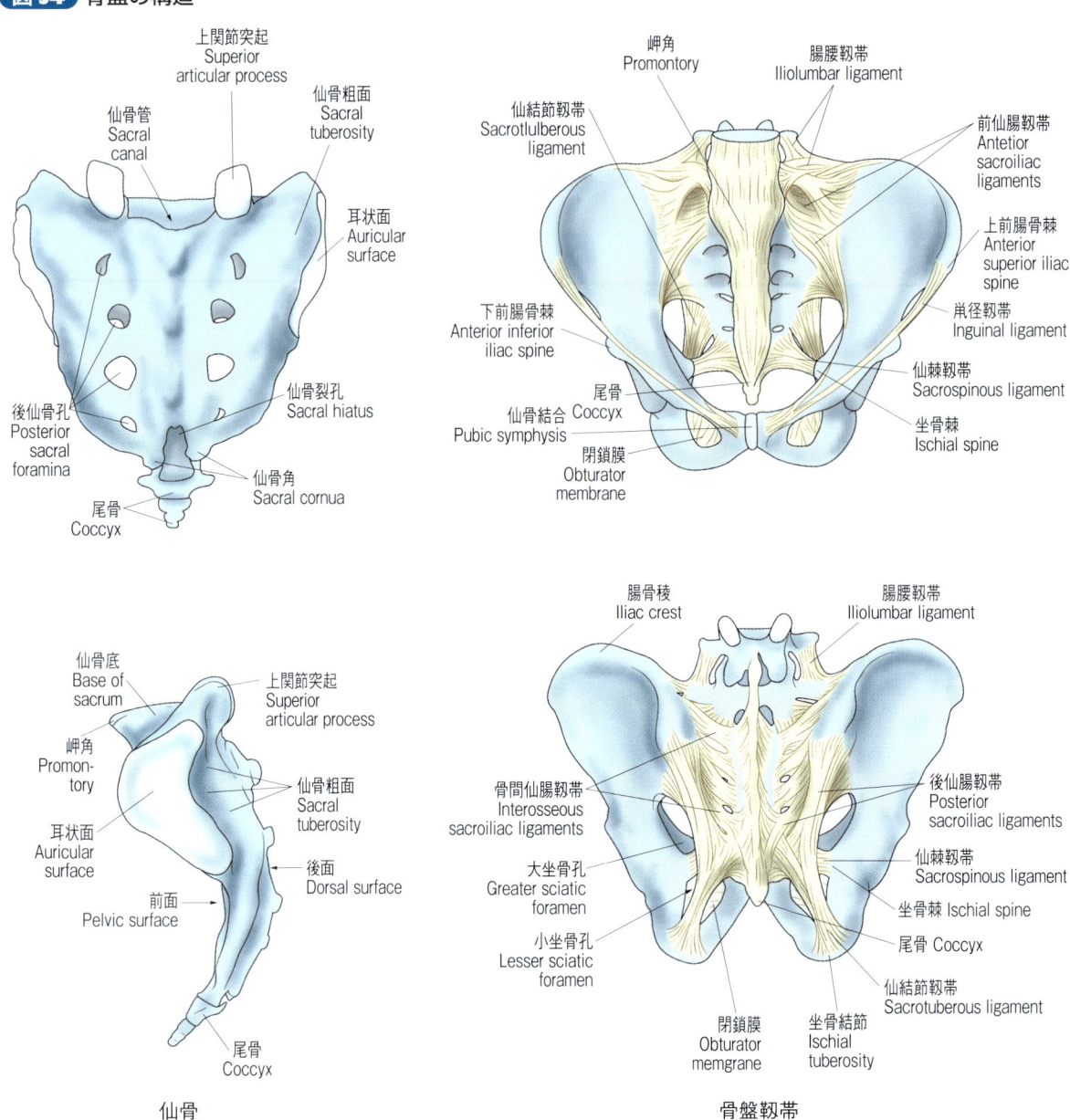

仙骨

骨盤靱帯

L5 では平行四辺形に近くなる．横突起は L4 で一般に最も小さく，L3 でその長さが，L5 でその幅が，それぞれ最も大きくなる．腰仙椎移行部は比較的変異が多い部位であり，その頻度は 3-21％と報告されている[27]．中でも最も頻度が高いのは L5 横突起の変異であり，仙骨翼との間に関節を形成したり骨性癒合しているものが存在し，しばしば far-out syndrome（椎間孔外部での第 5 腰椎神経根障害）の原因となることが知られている．また腰仙部移行椎も頻度の高い変異で，一般に X 線写真上で肋骨のない椎体数で数えて腰椎が 1 つ少ないものを腰椎の仙椎化（Sacralization），腰椎が 1 つ多いものを仙骨の腰椎化（Lumbarization）とよぶが，この変異は必ずしも全脊椎数に反映されるわけではない[28]ので，正確に高位を把握する必要がある場合には全脊柱正面 X 線像による評価が必要である．

腰椎部硬膜管内には上位に円錐部を認めるのみで以遠には馬尾が存在している．腰椎部の脊髄神経は，硬膜から神経根として分岐した後，頚椎部とは異なり，脊柱管内を硬膜と一緒に下行し 1 椎体尾側の椎間孔を通過して脊柱管外に出る（図 16，32）．腰仙部神経根の走行には 4-14％の頻度で変異が存在し，L5/S1 椎間高位で

最も頻度が高い[29]．変異は4つに分類され（図33），2根以上重複した神経所見を認める場合など高位診断が合わない場合には，走行の変異も念頭におく．

## 2）仙骨

仙骨は5個の仙椎が癒合し，全体として後弯の矢状面アライメントを呈する．仙骨の背面正中には仙骨管が存在し，下端は仙骨裂孔に開存する．仙骨管から両側の前外側に向けては仙骨孔が開存し，その中を仙骨神経根が通過する（図34）．仙骨頭側面では第5腰椎と，両外側面では腸骨と，それぞれ関節を形成する．このうち仙腸関節は，その関節面は耳のような形態をしているので耳状面とよばれ，仙骨側，腸骨側ともに表面は不整で，仙骨側は硝子軟骨で，腸骨側は線維軟骨で覆われる．仙腸関節は，滑膜関節ではあるが，関節の作動筋は付着せず靱帯で強固に固定されていることから，過去の3次元生体内計測ではほとんど可動域は認められていない[30]．我々が行った腰椎前後屈時の仙腸関節生体内3次元動態解析の結果では，健常者の可動域は1°未満とわずかであったが，腰椎変性疾患を有する高齢女性では可動域が有意に増加し，4°近い可動域を有する例が存在した[31]．また，仙腸関節の可動性と骨盤周囲筋量の間には有意な負の相関が認められ，骨盤周囲筋量が少ないほど仙腸関節の可動性は大きかった．以上の結果から，骨盤周囲筋は仙腸関節の安定性を維持するのに重要な役割を果たしていると考えられた．

### ▶文献

1) Kapanji AI. The Physiology of the Joints, Volume 3: The Spinal Column, Pelvic Girdle and Head. 6th ed. New York: Churchill Livingstone; 2008.
2) Sinaki M, Itoi E, Rogers JW, et al. Correlation of back extensor strength with thoracic kyphosis and lumbar lordosis in estrogen-deficient women. Am J phys Med Rehabil. 1996; 75: 370-4.
3) Sakaura H, Hosono N, Mukai Y, et al. Preservation of muscles attached to the C2 and C7 spinous processes rather than subaxial deep extensors reduces adverse effects after cervical laminoplasty. Spine. 2010; 35: E782-6.
4) White AA, Panjabi MM. Clinical biomechanics of the spine. 2nd ed. Philadelphia: Lippincott Williams & Wilkins; 1990.
5) Kirkaldy-Willis WH, Farfan HF. Instability of the lumbar spine. Clin Orthop Relat Res. 1982; 165: 110-23.
6) 戸山芳昭．腰椎の解剖/椎間板・靱帯．戸山芳昭，編．図説 腰椎の臨床．東京：メジカルビュー社；2001, p.17-21.
7) Seki S, Kawaguchi Y, Chiba K, et al. A functional SNP in CILP, encoding cartilage intermediate layerprotein, is associated with susceptibility to lumbar disc disease. Nat Genet. 2005; 37: 607-12.
8) Milne N. The role of zygapophysial joint orientation and uncinate processes in controlling motion in the cervical spine. J Anat. 1991; 178: 189-201.
9) Ishii T, Mukai Y, Hosono N, et al. Kinematics of the subaxial cervical spine in rotation in vivo three-dimensional analysis. Spine. 2004; 29: 2826-31.
10) Fujii R, Sakaura H, Mukai Y, et al. Kinematics of the lumbar spine in trunk rotation: in vivo three-dimensional analysis using magnetic resonance imaging. Eur Spine J. 2007; 16: 1867-74.
11) Wesley WP, Christopher MB, Steven RG, et al. Applied anatomy of the spine. In: Harry NH, et al., editors. Rothman-Simeone the spine. 5th ed. Philadelphia: WB Saunders Company; 2006. p.16-52.
12) 佐藤勝彦，菊池臣一．胸腰椎移行部における脊椎と脊髄の高位差に関する解剖学的研究．日整会誌．1995; 69: S1958.
13) 大谷晃司，菊池臣一．圧迫性神経根障害の病態．脊椎脊髄．2002; 15: 25-9.
14) 谷 諭．脊髄梗塞 脊髄外科医でも知っておくべきこと．脊椎脊髄ジャーナル．2005; 18: 971-7.
15) 小宮山雅樹．脊髄血管の機能解剖．脊椎脊髄ジャーナル．2008; 21: 972-81.
16) Ishii T, Mukai Y, Hosono N, et al. Kinematics of the upper cervical spine in rotation: in vivo three-dimensional analysis. Spine. 2004; 29: E139-44.
17) 根尾昌志，伊藤 宣，竹本 充．Magerl法．脊椎脊髄ジャーナル．2010; 23: 576-84.
18) Neo M. Course of the vertebral artery in C2. Spine J. 2009; 9: 430.
19) Liu J, Napolitano JT, Ebraheim NA. Systematic review of cervical pedicle dimensions and projections. Spine. 2010; 35: E1373-80.
20) 村本明生，井上英則，大澤良充，他．C6棘突起の形態からみた椎弓形成術後の頸椎のアライメントと安定性．臨床整形外科．2006; 41: 433-8.
21) Penning L, Wilmink JT. Rotation of the cervical spine. A CT study in normal subjects. Spine. 1987; 12: 732-8.
22) Kotani Y, McNulty PS, Abumi K, et al. The role of anteromedial foraminotomy and the uncovertebral joints in the stability of the

cervical spine. A biomechanical study. Spine. 1998; 15: 1559-65.
23) Clausen JD, Goel VK, Traynelis VC, et al. Uncinate processes and Luschka joints influence the biomechanics of the cervical spine: quantification using a finite element model of the C5-C6 segment. J Orthop Res. 1997; 15: 342-7.
24) Nagamoto Y, Ishii T, Iwasaki M, et al. in vivo three-dimensional kinematics of the Luschka's joints during head rotation. 37th annual meeting of cervical spine research society. 2009; 99-100.
25) Scoles PV, Linton AE, Latimer B, et al. Vertebral body and posterior element morphology: the normal spine in middle life. Spine. 1988; 13: 1082-6.
26) Lazorhes G, Gouaze A, Zadeh JO, et al. Arterial vasculization of the spinal cord. Recent studied of the anastomotic substitution pathways. J Neurosurg. 1971; 35: 253-62.
27) Connolly LP, d'Hemecourt PA, Connolly SA, et al. Skeletal scintigraphy of young patients with low-back pain and a lumbosacral transitional vertebra. J Nucl Med. 2003; 44: 909-14.
28) 太田信夫, 加藤 正, 向後 博, 他. 腰痛と腰仙部移行椎について. 杏林医会誌. 1976; 7: 183-8.
29) Kadish LJ, Simmous EH. Anomalies of the lumbosacral nerve roots. An anatomical investigation and myelographic study. J Boue Joint Surg [Br]. 1984; 66: 411-6.
30) Goode A, Hegedus EJ, Sizer P, et al. Three-dimensional movements of the sacroiliac joint: a systematic review of the literature and assessment of clinical utility. J Man Manip Ther. 2008; 16: 25-38.
31) Nagamoto Y, Fujimori T, Iwasaki Y, et al. in vivo three-dimensional kinematics of the iliosacral joint induced by trunk motion using low-dose CT volume registration method. Annual meeting of ORS 2011.
32) 岩崎幹季. 脊椎脊髄病学. 東京: 金原出版; 2010.

<長本行隆　岩﨑幹季>

## Section 2

# 脊椎・脊髄のバイオメカニクス

## 2-A 脊椎のバイオメカニクス

椎骨の形態は頸椎，胸椎，腰椎それぞれ異なる．これは，脊椎高位により異なった運動性・安定性に起因するものと思われる．脊椎バイオメカニクスを理解するうえで，頸椎，胸椎，腰椎それぞれの椎骨の解剖学的特徴を熟知することは非常に重要である．ここでは，特に椎間関節の形態とその影響について述べる．

### 1 頸椎

頸椎柱は頭蓋と胸椎の間に介在し，7個の頸椎から構成される．配列は全体として軽度前弯を呈する．形態的特性から第1頸椎（環椎：C1）と第2頸椎（軸椎：C2）は上位頸椎と呼称され，ほぼ同じ形態を有する第3頸椎から第7頸椎は下位頸椎と呼称される．脊柱運動の基本的単位（functional spinal unit：FSU）でいうと頸椎は後頭骨-環椎（O/C1）から第7頸椎-第1胸椎（C7/T1）までの8分節からなる．

#### a 上位頸椎（O-C1-C2）

O-C1-C2は解剖学的に下位頸椎と大きく異なり，すべての関節が椎間板をもたない滑膜関節であり，機能的には大きな可動域を有する．諸家の頸椎正常可動域の測定結果を図1に示す[1,2,3]．全体として上位頸椎部では屈曲伸展の可動域が大きい，特にO/C1で最大となる．これは，解剖学的に環椎（C1）が強い凸面を有する後頭骨後頭顆と弱い凸面を有する軸椎（C2）の上関節面の間に位置し，環椎外側塊の上関節面が凹面を下関節面は平坦である．環軸関節には関節内壁から楔状に関節内に入り込む滑膜ひだが存在する．小児の環軸関節回旋位固定では，この滑膜ひだが外側環軸関節に嵌入することで整復阻害因子になるという報告もある[4]．O/C1間でのC1に対する後頭骨の屈曲角度は約8°で，頭のみを動かす頷き動作とされている．また，頸椎の回旋可

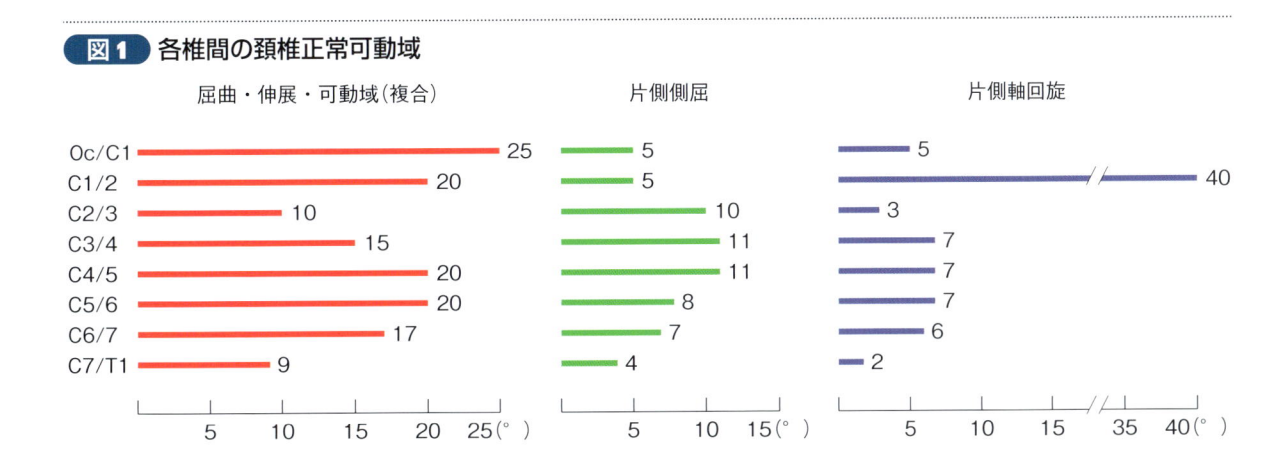

**図1** 各椎間の頸椎正常可動域

屈曲・伸展・可動域（複合）

| | |
|---|---|
| Oc/C1 | 25 |
| C1/2 | 20 |
| C2/3 | 10 |
| C3/4 | 15 |
| C4/5 | 20 |
| C5/6 | 20 |
| C6/7 | 17 |
| C7/T1 | 9 |

片側側屈

| | |
|---|---|
| Oc/C1 | 5 |
| C1/2 | 5 |
| C2/3 | 10 |
| C3/4 | 11 |
| C4/5 | 11 |
| C5/6 | 8 |
| C6/7 | 7 |
| C7/T1 | 4 |

片側軸回旋

| | |
|---|---|
| Oc/C1 | 5 |
| C1/2 | 40 |
| C2/3 | 3 |
| C3/4 | 7 |
| C4/5 | 7 |
| C5/6 | 7 |
| C6/7 | 6 |
| C7/T1 | 2 |

**図2** 頚椎側屈運動

頚椎側屈運動は回旋運動を伴う．

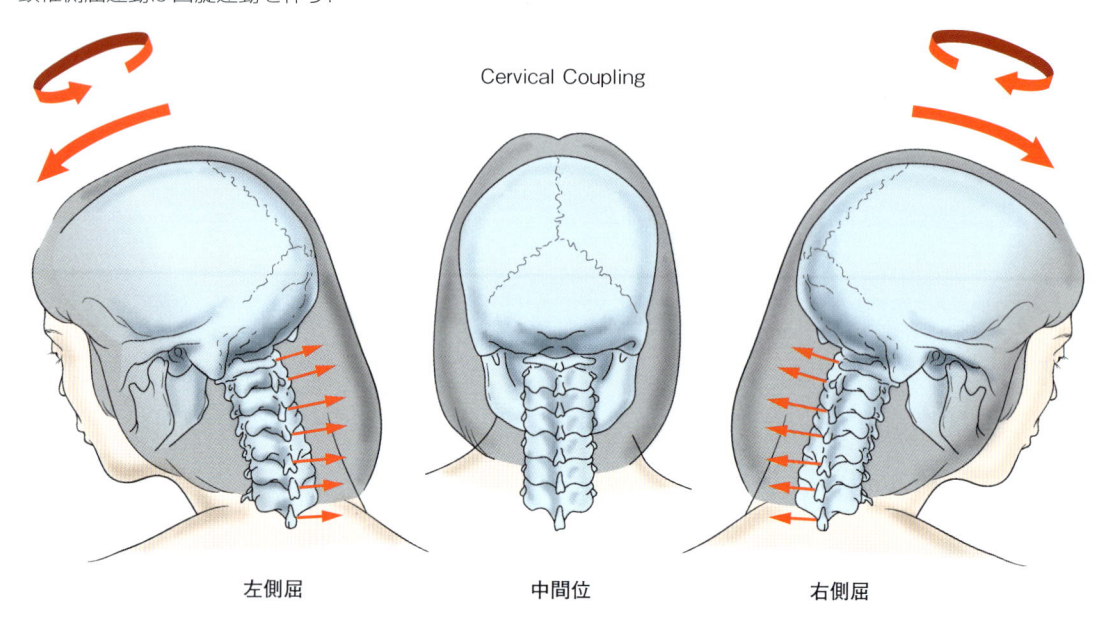

Cervical Coupling

左側屈　　　中間位　　　右側屈

　動域の大部分は環軸関節（C1/C2）が占める．C1/2間は左右の片側で約40°（左右合計で約80°）の回旋可動域を有する．O/C1間は左右の片側で約5°で後頭骨まで含めた上位頚椎（O-C1-C2）では全頚椎回旋角度の約60％を占める．これは，外側環軸関節関節面が外方に傾斜していることも影響している．側屈角度は，O/C1では左右の片側に約5°とされる．環椎は側屈運動で後頭顆と軸椎椎体の間で側屈と同一方向に横すべりをする．頚椎の側屈運動は回旋運動と連動し，軸椎は3°側屈ごとに2°の連動した回旋運動をする（図2）[1]．

## b 下位頚椎（C3-C7）

　下位頚椎は形態上類似している．基本構造は椎体，横突起，椎弓根，椎弓，椎間関節（上下の関節突起），棘突起である．椎体は水平断では前後径が短く横径が長い楕円形を呈している．前後径はC3椎体で14.7±1.1 mm，C7椎体で16.1±1.5 mmと徐々に増大し，横径はC3椎体で19.2±1.8 mm，C7椎体で25.6±2.0 mmと徐々に増大する[5]．下位頚椎の特徴的構造は鉤状突起（uncinate process）を有することと椎間関節の形態である．

### 1）鉤状突起（uncinate process）

　Milneは，鉤状突起について下位頚椎ほど高さが低く，前額面における水平面からの角度は下位椎ほど大きい特徴があると報告した[6]．一方，Ebraheimらは，鉤状突起の高さについてC4，C5，C6椎体ではC3，C7より明らかに高いと報告した[5]．鉤状突起の役割について，ClausenらはC5/6椎体からなる1FSUの3次元有限要素正常モデルと両側の鉤状突起を切除したモデルを作製しpreload 73.6Nと1.8 Nmの屈曲，伸展，側屈，回旋モーメントを加え研究した[7]．その結果，鉤状突起はすべての動きに対し制限することと鉤状突起を切除することで回旋と側屈のcoupled motionが増大することを報告した．Kotaniらは，C6/7に比べC3/4で回旋安定性に対する鉤椎関節の効果が大きいことと鉤椎関節は伸展と側屈を主に制限すると報告した[8]．

### 2）椎間関節

　椎間関節は上下の関節突起から構成される．椎間関節の上関節突起関節面は水平面に対し約45°（C5椎体）とされている[9,10]（図3，表1）．この角度は，各椎体によって異なり，C5椎体で最小，C7椎体で最大となる[10,11]．我々は，上関節突起関節面と椎体下面とのなす角度が30°，45°，60°の3種類のC3/4椎体からなる1FSUの

### 図3 第5頸椎椎間関節面の傾き

第5頸椎椎間関節面は水平面（椎体下面）に対し約45°の角度をなす．

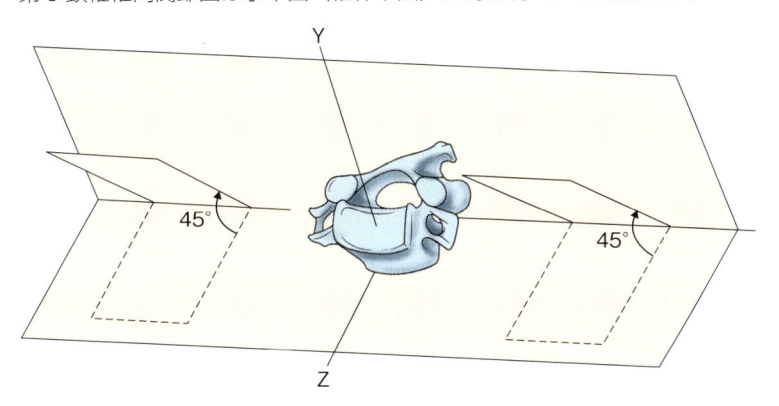

### 表1 水平面に対する上関節突起関節面の角度

| 高位 | Panjab 46歳 (n=12) | Our results 20代 (n=17) | 30代 (n=20) | 50-60代 (n=30) |
|---|---|---|---|---|
| C3 | 48.8° | 60.6° | 57.6° | 51.8° |
| C4 | 47.0° | 56.6° | 55.3° | 50.6° |
| C5 | 45.8° | 51.9° | 49.0° | 44.4° |
| C6 | 47.2° | 54.6° | 52.4° | 49.1° |
| C7 | 59.4° | 64.6° | 66.1° | 62.7° |

### 表2 各椎体高位での上関節突起関節面の形態（n=30）

(Dvorak J, et al. Spine. 1988; 13: 748-50)[2]

上関節突起関節面の形態

| 椎体高位 | Posteromedial | Posterolateral | Transitional |
|---|---|---|---|
| C3 | 30 (100%) | — | — |
| C4 | 22 (73%) | 3 (10%) | 5 (17%) |
| C5 | 10 (33%) | 9 (30%) | 11 (37%) |
| C6 | 2 (07%) | 18 (60%) | 10 (33%) |
| C7 | 1 (03%) | 23 (77%) | 6 (20%) |

**図4** 上関節突起関節面の形状

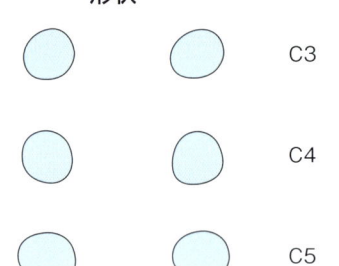

C3
C4
C5
C6
C7

**表3** 上関節突起関節面の幅と高さと幅/高さ比

| 椎体高位 | Left side Width | Left side Height | Right side Width | Right side Height | Width/height ratio Left Side | Width/height ratio Right Side |
|---|---|---|---|---|---|---|
| C3 | 10.70 | 9.63 | 9.86 | 10.40 | 0.97 | 1.05 |
| C4 | 11.00 | 10.5 | 10.56 | 10.93 | 1.02 | 1.02 |
| C5 | 11.16 | 9.66 | 11.43 | 9.66 | 1.16 | 1.16 |
| C6 | 11.93 | 8.74 | 12.66 | 9.23 | 1.31 | 1.38 |
| C7 | 13.90 | 8.16 | 13.20 | 9.00 | 1.56 | 1.71 |

**図5** 各椎間の頚椎正常屈曲伸展可動域

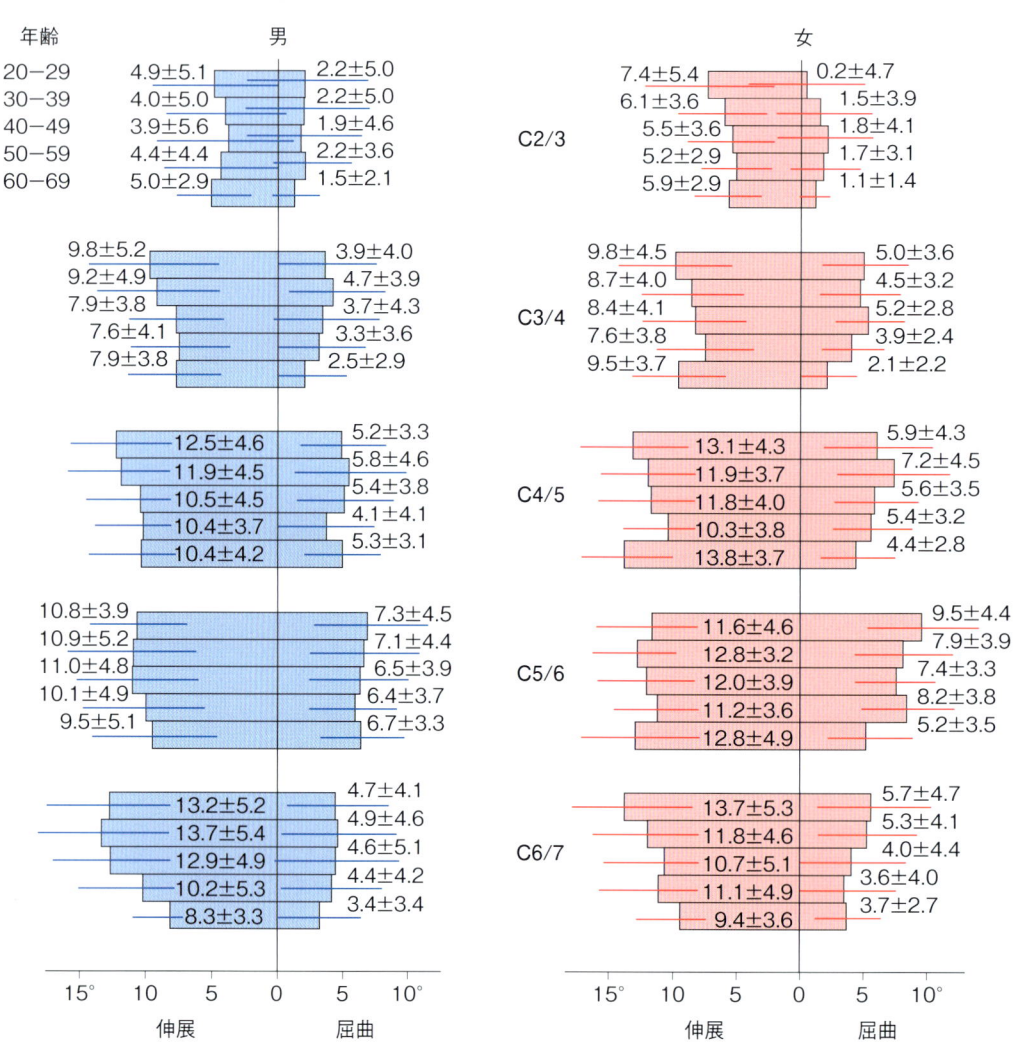

年齢　男　　　　　　　　　　　　　　女

C2/3
男: 20-29 4.9±5.1 / 2.2±5.0; 30-39 4.0±5.0 / 2.2±5.0; 40-49 3.9±5.6 / 1.9±4.6; 50-59 4.4±4.4 / 2.2±3.6; 60-69 5.0±2.9 / 1.5±2.1
女: 7.4±5.4 / 0.2±4.7; 6.1±3.6 / 1.5±3.9; 5.5±3.6 / 1.8±4.1; 5.2±2.9 / 1.7±3.1; 5.9±2.9 / 1.1±1.4

C3/4
男: 9.8±5.2 / 3.9±4.0; 9.2±4.9 / 4.7±3.9; 7.9±3.8 / 3.7±4.3; 7.6±4.1 / 3.3±3.6; 7.9±3.8 / 2.5±2.9
女: 9.8±4.5 / 5.0±3.6; 8.7±4.0 / 4.5±3.2; 8.4±4.1 / 5.2±2.8; 7.6±3.8 / 3.9±2.4; 9.5±3.7 / 2.1±2.2

C4/5
男: 12.5±4.6 / 5.2±3.3; 11.9±4.5 / 5.8±4.6; 10.5±4.5 / 5.4±3.8; 10.4±3.7 / 4.1±4.1; 10.4±4.2 / 5.3±3.1
女: 13.1±4.3 / 5.9±4.3; 11.9±3.7 / 7.2±4.5; 11.8±4.0 / 5.6±3.5; 10.3±3.8 / 5.4±3.2; 13.8±3.7 / 4.4±2.8

C5/6
男: 10.8±3.9 / 7.3±4.5; 10.9±5.2 / 7.1±4.4; 11.0±4.8 / 6.5±3.9; 10.1±4.9 / 6.4±3.7; 9.5±5.1 / 6.7±3.3
女: 11.6±4.6 / 9.5±4.4; 12.8±3.2 / 7.9±3.9; 12.0±3.9 / 7.4±3.3; 11.2±3.6 / 8.2±3.8; 12.8±4.9 / 5.2±3.5

C6/7
男: 13.2±5.2 / 4.7±4.1; 13.7±5.4 / 4.9±4.6; 12.9±4.9 / 4.6±5.1; 10.2±5.3 / 4.4±4.2; 8.3±3.3 / 3.4±3.4
女: 13.7±5.3 / 5.7±4.7; 11.8±4.6 / 5.3±4.1; 10.7±5.1 / 4.0±4.4; 11.1±4.9 / 3.6±4.0; 9.4±3.6 / 3.7±2.7

15° 10 5 0 5 10°　伸展　屈曲

　3次元有限要素正常モデルを作製した．この3種類のモデルにpreload 73.6Nと1.8Nmの伸展モーメントを加え，伸展角度について研究した．その結果，60°モデルで最も伸展角度が大きく，30°モデルで最も伸展角度は小さかった[12]．これは，上関節突起関節面と椎体下面とのなす角度が頚椎伸展角度に影響していることを示唆

**図6** 立位 X 線側面像による alignment の分類

A：前弯型，B：直線型，C：後弯型，D：S 字型（上位頚椎前弯＋下位頚椎後弯），
E：S 字型（上位頚椎後弯＋下位頚椎前弯）

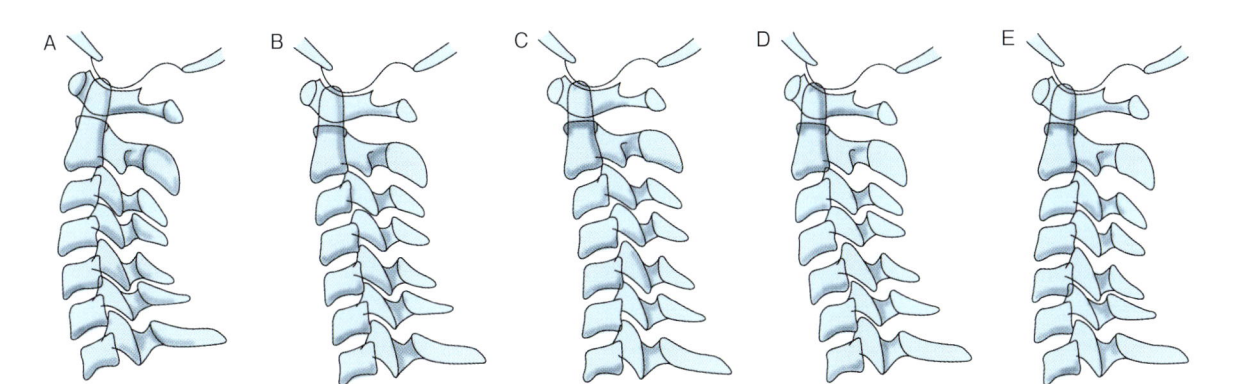

**表4** 各群間での頚椎全可動域と各椎間可動域

| Level | A | B | C | D | E | P Value* |
|---|---|---|---|---|---|---|
| C0/1 | 6.5±7.8 | 8.3±8.8 | 9.5±8.2 | 7.7±8.2 | 7.5±7.0 | 0.514 |
| C1/2 | 13.1±7.0 | 15.0±8.0 | 13.9±7.2 | 12.5±7.0 | 16.4±7.1 | 0.199 |
| C2/3 | 6.5±3.9 | 6.7±3.7 | 5.8±3.9 | 5.9±3.5 | 6.5±4.8 | 0.766 |
| C3/4 | 11.8±4.4 | 12.3±3.3 | 12.2±4.8 | 12.0±3.9 | 12.7±4.1 | 0.922 |
| C4/5 | 14.3±4.8 | 14.5±3.7 | 14.5±5.1 | 15.0±4.0 | 15.0±4.4 | 0.936 |
| C5/6 | 16.1±4.7 | 14.6±5.2 | 13.5±5.3 | 14.4±4.8 | 16.1±5.7 | 0.120 |
| C6/7 | 11.1±4.8 | 10.7±5.8 | 10.7±4.6 | 9.6±4.7 | 10.0±4.7 | 0.681 |
| Total | 72.9±20.0 | 73.9±17.7 | 70.2±20.0 | 69.3±14.4 | 76.7±21.4 | 0.506 |

Values are mean±SD（°）．
* One-way ANOVA.

した．

　矢状面に対する上関節突起関節面について，Pal らは Posteromedial type，Posterolateral type，Transitional type の 3 つに分類し，C3 椎体，C4 椎体では Posteromedial type が多く，C5 椎体ではすべてのタイプが同程度に，C6 椎体，C7 椎体では Posterolateral type が多いとした[13]（表 2）．上関節突起関節面の形態は，C3 椎体，C4 椎体では円形，C5 椎体，C6 椎体，C7 椎体と下位になるにつれ高さが減少し横幅が増大し楕円形となる（図 4，表 3）．

### 3）下位頚椎の屈曲伸展可動域

　Penning や Dvorak らは，健常者の頚椎 X-P から各椎間の屈曲伸展角度を計測し C5/6 で最大可動域であったことを報告した[2,14]．佐々木は，健常者で 20 歳代から 60 歳代までの男女 500 名の各年代での屈曲伸展角度について報告した[15]（図 5）．全体的に屈曲角度は C5/6，C4/5 で大きく，伸展角度は C6/7，C4/5 で大きい結果であった．屈曲伸展角度が C5/6 で最大可動域を示したのは 40 歳代，50 歳代の女性群のみであった．しかし，すべての群で屈曲角度は C5/6 で最大であった．佐々木は，頚椎側面像での alignment と可動域の関係には触れていない．Takeshima らは，変形性変化のない 242 名の頚椎 X-P 線側面像の alignment から A: 前弯型，B: 直線型，C: 後弯型，D: S 字型（上位頚椎前弯＋下位頚椎後弯），E: S 字型（上位頚椎後弯＋下位頚椎前弯）

の5つに分類し，屈曲伸展角度について報告した[16]（図6，表4）．頚椎全体ではEで最も屈曲伸展角度が大きく，Dで最も小さかった．下位頚椎が前弯しているA，B，EではC5/6で最も屈曲伸展角度が大きく，下位頚椎が後弯しているC，DではC4/5で最も屈曲伸展角度が大きかった．

### 4）側屈回旋可動域について

頚椎の側屈に伴う回旋方向は腰椎とは逆になる．頚椎を左に側屈した場合，各棘突起は右側に回旋する．この回旋角度は下位頚椎ほど小さく，C7は7.5°側屈ごとに1°の連動した回旋運動をする[1,17]．

**図7** 胸郭前面

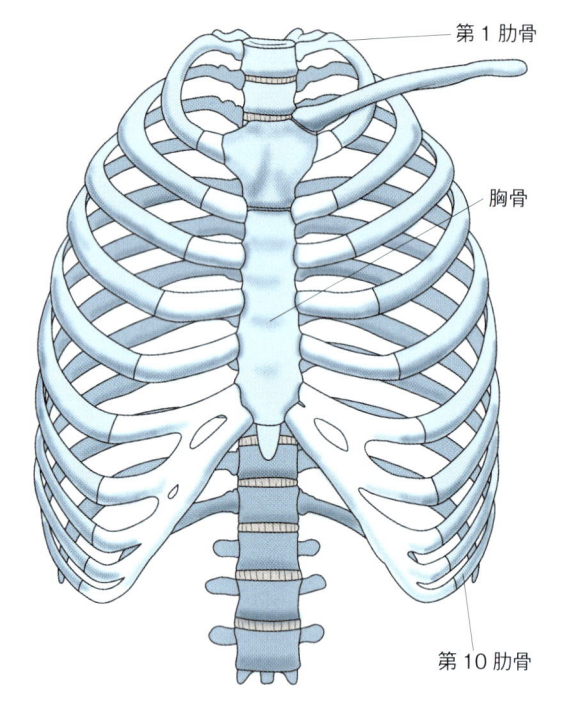

第1肋骨
胸骨
第10肋骨

**図8** 胸椎（T1/2-T9/10）における安定要素

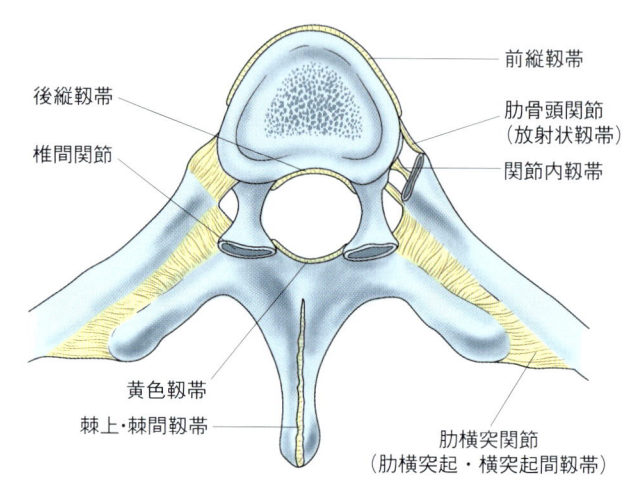

後縦靱帯
椎間関節
黄色靱帯
棘上・棘間靱帯
前縦靱帯
肋骨頭関節（放射状靱帯）
関節内靱帯
肋横突関節（肋横突起・横突起間靱帯）

**図9** 胸椎と腰椎の椎間関節面の傾き（White AA, Panjabi MM. Clinical Biomechanics of the Spine. 2nd ed. Philadelphia：JB Lippincott；1990）[1]

A：胸椎，B：腰椎

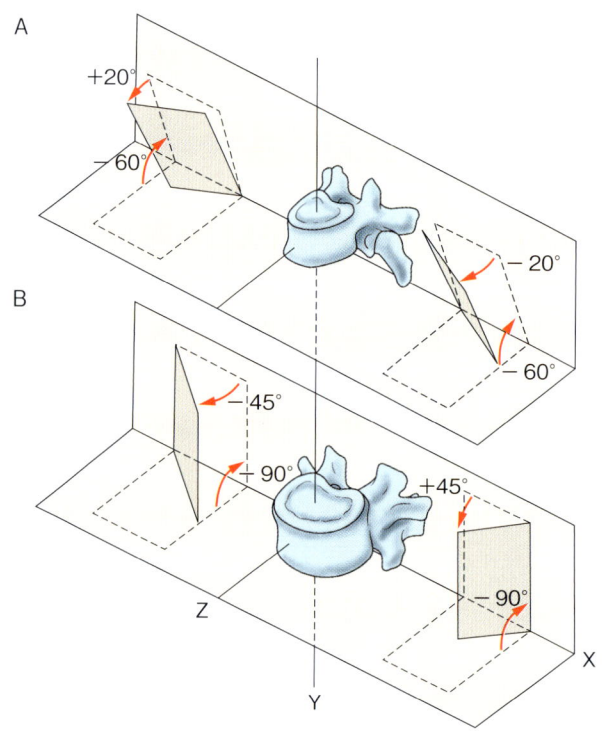

## 2 胸椎

　胸椎は，胸郭を有する点と生理的後弯を有する点で頚椎や腰椎とは大きく異なり，胸郭を有することで力学的安定性が高い．胸郭は胸椎（T1-10），肋骨（第1-10），胸骨で形成される（図7）．第1から第10肋骨は前方で肋軟骨を介して胸骨と連結するが，第11・12肋骨は前方で自由端となる．鐙は，胸郭が肋椎関節（肋横関節と肋骨頭関節）を介して胸椎と連結することにより胸椎の安定性に果たす効果はきわめて大きいとした[18]（図8）．Odaらの胸郭を含めた胸椎の安定性に関する用いた生体力学実験では，両側の肋椎関節が共同で胸椎の安定性にはたす役割は椎間関節を含めた全後方要素の総体と同等かそれ以上であったと報告した[19]．胸椎の生理的後弯は，胸椎椎体が約2-4°の前方楔状形であり椎間板も同様に前方楔状形を呈することによって全体で約30°となる．この後弯によって，胸椎の前方には圧縮力，後方には引張力が作用する[20]．

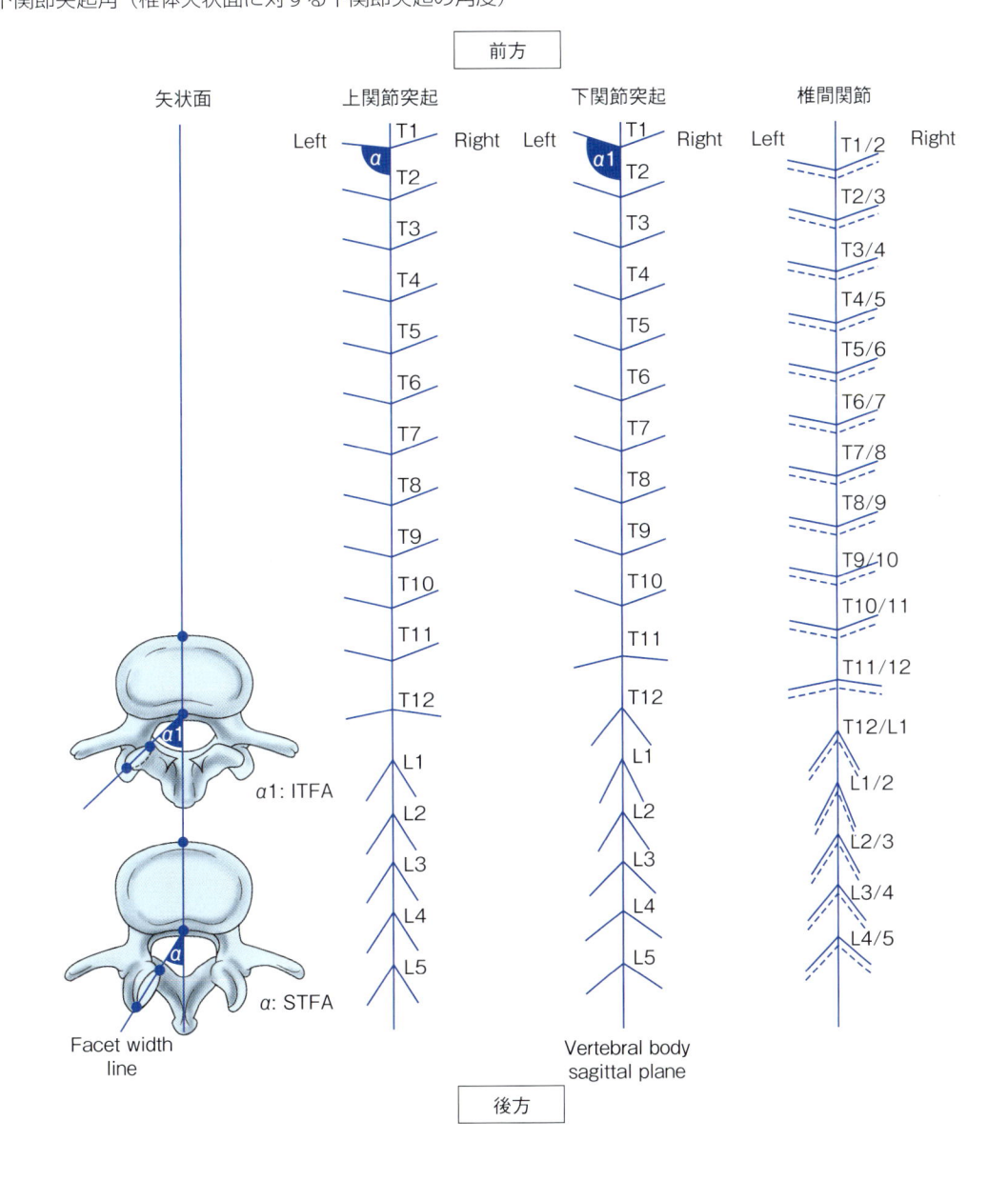

### 図10　矢状面に対する上関節突起，下関節突起，椎間関節の角度
（Masharawi Y, et al. Spine. 2004; 29: 1758）[22]
α：上関節突起角（椎体矢状面に対する上関節突起の角度），
α1：下関節突起角（椎体矢状面に対する下関節突起の角度）

**図11** 冠状面に対する上関節突起，下関節突起，椎間関節の角度

(Masharawi Y, et al. Spine. 2004; 29: 1761)[22]

γ：上関節突起角（椎体冠状面に対する上関節突起の角度），
γ1：下関節突起角（椎体冠状面に対する下関節突起の角度）

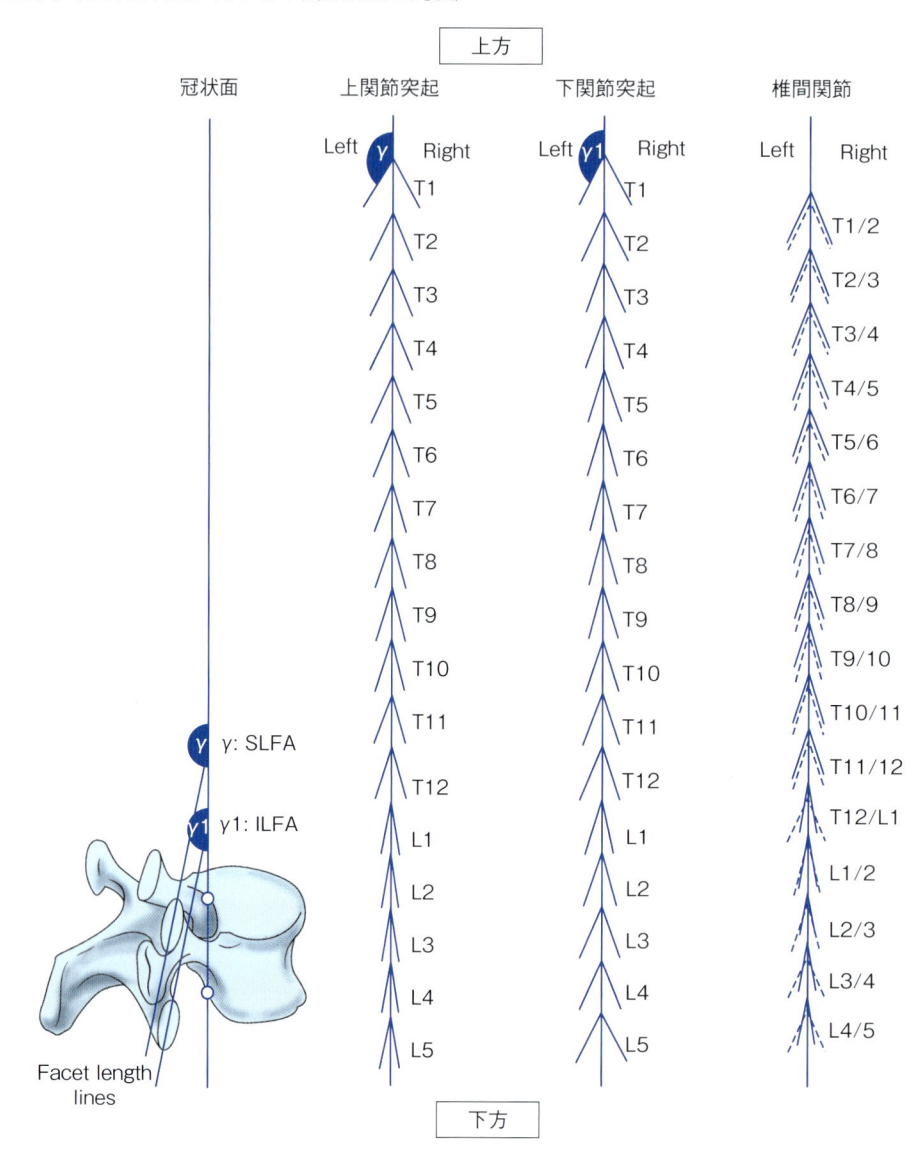

## 1）椎間関節

Panjabi らは，12 体の屍体標本を用い胸椎の椎間関節は水平面に対し 60°，前額面に対し 20° 傾いているとし，腰椎の椎間関節は水平面に対し 90°，前額面に対し 45° 傾いていると報告した[1,21]（図 9A，B）．一方，Masharawi らは 240 の屍体標本を用い胸椎と腰椎の椎間関節について報告した[22]（図 10，11，表 5，6）．T1 から T11 までのすべての椎間関節は前額面に対し前方に約 25-30° 傾き，水平面に対しては T1 から L5 まで下位にいくにつれ椎間関節が矢状化するとした．椎間関節の前額面に対し前方を向いていた椎間関節は，T11/12 高位で後方を向くようになる．Singer らは，椎間関節の向きが急に変化する高位で脊椎損傷は有意に起こりやすいと報告した[23]．

## 2）胸椎可動域

T1-10 は胸郭を形成しているため，屈曲伸展，側屈，回旋の運動が制御され各椎間可動域は小さい．一方，

**表5** 矢状面に対する上関節突起角，下関節突起角

| 椎体高位 | 左上関節突起<br>Current Study<br>(N=240)<br>(±SD) | 右上関節突起<br>Current Study<br>(N=240)<br>(±SD) | 左下関節突起<br>Current Study<br>(N=240)<br>(±SD) | 右下関節突起<br>Current Study<br>(N=240)<br>(±SD) |
|---|---|---|---|---|
| T1 | 93.41 (±12.95) | 105.77 (±12.30) | 108.23 (±11.94) | 108.40 (±11.19) |
| T2 | 102.11 (±14.23) | 109.93 (±11.57) | 106.40 (±11.58) | 110.22 (±13.37) |
| T3 | 105.02 (±13.15) | 108.16 (±10.69) | 105.62 (±12.56) | 109.67 (±12.34) |
| T4 | 102.88 (±11.38) | 107.35 (±10.40) | 104.47 (±14.17) | 112.55 (±12.23) |
| T5 | 102.53 (±10.70) | 109.40 (±9.87) | 104.35 (±12.55) | 112.81 (±11.34) |
| T6 | 104.05 (±10.36) | 108.23 (±10.46) | 103.23 (±11.07) | 112.35 (±14.28) |
| T7 | 103.17 (±10.21) | 107.51 (±10.88) | 102.44 (±9.89) | 112.73 (±12.39) |
| T8 | 101.55 (±9.61) | 108.43 (±11.41) | 101.55 (±11.19) | 112.61 (±13.23) |
| T9 | 100.83 (±11.23) | 109.81 (±9.43) | 101.03 (±11.65) | 112.96 (±12.77) |
| T10 | 101.11 (±9.05) | 108.57 (±10.37) | 99.72 (±14.64) | 110.10 (±19.82) |
| T11 | 100.53 (±13.98) | 106.48 (±13.81) | 76.81 (±29.14) | 84.13 (±31.94) |
| T12 | 77.79 (±27.17) | 81.04 (±28.94) | 37.53 (±27.39) | 38.22 (±25.33) |
| L1 | 32.95 (±20.87) | 31.21 (±22.90) | 24.54 (±16.17) | 26.39 (±17.38) |
| L2 | 25.89 (±10.92) | 23.14 (±12.02) | 28.77 (±13.5) | 33.87 (±19.27) |
| L3 | 29.57 (±14.35) | 29.95 (±14.75) | 42.49 (±20.94) | 44.23 (±19.25) |
| L4 | 37.03 (±14.37) | 39.44 (±15.43) | 50.19 (±17.08) | 54.15 (±14.53) |
| L5 | 40.40 (±16.13) | 49.12 (±18.64) | 50.58 (±13.35) | 56.30 (±19.78) |

(Masharawi Y, et al. Spine. 2004; 29: 1757)[22]

**表6** 冠状面に対する上関節突起角，下関節突起角

| 椎体高位 | 左上関節突起<br>Current Study<br>(N=240)<br>(±SD) | 右上関節突起<br>Current Study<br>(N=240)<br>(±SD) | 左下関節突起<br>Current Study<br>(N=240)<br>(±SD) | 右下関節突起<br>Current Study<br>(N=240)<br>(±SD) |
|---|---|---|---|---|
| T1 | 144.78 (±12.15) | 149.47 (±13.44) | 150.07 (±14.96) | 149.08 (±14.64) |
| T2 | 151.51 (±10.92) | 158.28 (±17.17) | 153.41 (±16.47) | 153.42 (±18.96) |
| T3 | 154.24 (±7.64) | 160.58 (±10.39) | 158.41 (±14.04) | 155.89 (±19.43) |
| T4 | 156.08 (±7.85) | 160.34 (±11.11) | 159.32 (±15.95) | 157.70 (±16.05) |
| T5 | 157.88 (±6.79) | 161.35 (±10.85) | 161.64 (±17.74) | 159.26 (±16.57) |
| T6 | 158.84 (±6.27) | 161.04 (±16.63) | 161.99 (±16.02) | 163.73 (±15.22) |
| T7 | 160.26 (±6.62) | 163.99 (±9.09) | 164.35 (±12.63) | 164.93 (±15.57) |
| T8 | 160.56 (±11.82) | 164.60 (±8.58) | 163.22 (±16.14) | 163.58 (±14.89) |
| T9 | 161.55 (±6.60) | 164.88 (±8.70) | 163.16 (±12.51) | 162.35 (±16.74) |
| T10 | 161.70 (±7.99) | 165.71 (±8.23) | 161.43 (±17.97) | 161.20 (±19.31) |
| T11 | 160.51 (±7.78) | 163.94 (±9.58) | 159.33 (±19.88) | 159.89 (±16.34) |
| T12 | 161.72 (±8.65) | 161.83 (±10.28) | 156.14 (±17.28) | 159.84 (±10.98) |
| L1 | 169.76 (±7.35) | 169.80 (±8.89) | 162.98 (±13.87) | 166.67 (±7.20) |
| L2 | 170.51 (±7.55) | 171.38 (±7.30) | 160.86 (±17.21) | 162.86 (±13.35) |
| L3 | 107.47 (±7.20) | 170.01 (±7.57) | 157.33 (±14.26) | 157.63 (±10.86) |
| L4 | 170.26 (±8.09) | 169.85 (±8.48) | 156.06 (±13.42) | 154.51 (±10.27) |
| L5 | 169.50 (±11.68) | 169.02 (±16.66) | 152.56 (±14.99) | 149.35 (±13.70) |

(Masharawi Y, et al. Spine. 2004; 29: 1760)[22]

肋骨が自由端となっている T11, T12 は胸郭による制御を受けないため, T10/11, T11/12, T12/L1 の各椎間可動域は比較的大きい. 胸椎と胸腰椎移行部の各椎間可動域を表 7 に示した[24]. 前屈後屈の可動域は, 上位胸椎 4°, 中位胸椎 6°, 下位胸椎 12° と下位胸椎で大きい. 側屈の可動域は, 上位, 中位胸椎 5-6°, 下位胸椎 6-9° と下位胸椎で大きい. 回旋可動域は, 上位胸椎 8-9°, 中位胸椎 6-8°, 下位胸椎では 2-4° と上位胸椎で大きい. これらは上記した椎間関節の形態に起因している. White らは, 後方要素である棘突起, 椎間関節, 棘上, 棘間, 黄色, 肋横突, 横突間靱帯, 関節包を切除すると前後屈, 回旋可動域が増大するとした[25]. Horton らは, 18 体の屍体標本の胴体を用い, 両側椎間関節切除, 胸骨切離, 片側肋椎関節（肋骨頭関節と肋横突関節）切除＋椎間板切除, 両側の肋軟骨切離しどの段階で前後屈可動域が最も増大するか実験した. その結果, 片側肋椎関節（肋骨頭関節と肋横突関節）切除＋椎間板切除が最も前後屈可動域増加に影響したと報告した[26]. Oda らも, 胸椎安定性に肋椎関節の重要性を報告し, 肋骨頭切除と椎間板切除が側弯症の手術では大きなカーブや rib hamp の矯正に重要と述べている[27].

**表7** 胸椎の各椎間の可動域

| 胸椎間 | 前後屈 (°) | 片側側屈 (°) | 片側軸回旋屈 (°) |
|---|---|---|---|
| T1/2 | 4 | 5 | 9 |
| T2/3 | 4 | 6 | 8 |
| T3/4 | 4 | 5 | 8 |
| T4/5 | 4 | 6 | 8 |
| T5/6 | 4 | 6 | 8 |
| T6/7 | 5 | 6 | 7 |
| T7/8 | 6 | 6 | 7 |
| T8/9 | 6 | 6 | 6 |
| T9/10 | 6 | 6 | 4 |
| T10/11 | 9 | 7 | 2 |
| T11/12 | 12 | 9 | 2 |
| T12/L1 | 12 | 8 | 2 |

## 3 腰椎

　腰椎柱は胸椎と仙椎の間に存在し第 1 腰椎から第 5 腰椎の 5 個の椎骨とこれらを連結する椎間板, 靱帯より構成される. 腰椎は母親の子宮内では後弯を呈しているが, 歩行し始める生後 1 年頃に前弯を獲得する. 腰椎前弯の獲得は, 下位にある仙椎上面の前下方への傾斜を代償し, 起立歩行時に垂直な姿勢を保持するためである. 腰椎前弯には大きく 2 つの要因がある. 1 つ目は L5/S 椎間板の形状である. この L5/S 椎間板は他の椎間板と異なり楔状である. L5/S 椎間板の前方の高さは後方の高さに比べ約 6-7 mm 高い（図 12）. L5 椎体下面と S1 椎体上面のなす角度は, 平均 16°（6-29°）である[28]. 2 つ目は L5 椎体の形状である. L5 椎体は L5/S 椎間板の形状と同様に楔状である. L5 椎体前方の高さは後方の高さより約 3 mm 高い[29]. この 2 つの要因によって L5 椎体上面は S1 椎体上面よりかなり水平になる. 腰椎前弯は椎間板と椎間関節とともに軸方向の荷重指示機構の 1 つである.

### 1）椎間関節

　椎間関節は下関節突起と 1 つ下位の上関節突起とで形成される. この関節は滑膜関節である. 腰椎椎間の動きは, 特に関節突起の大きさや形状, 椎間関節面の傾きに依存する. 関節面は, 後方から見ると平面関節に見えるが（図 13）, 上方から見ると関節面の形や方向が変化する. 関節面は平坦なものからカーブしたものまでさまざまである（図 14）[30]. 各椎間高位における関節面の形状の相対的発生率を示す（表 8）[31]. 椎間関節の形状や方向は, さまざまな方向の外力に対して脊柱の安定性を高めるためにも重要である. 前方すべりに対する抵抗力は, 上関節面がどれだけ後方に向いているかにより決まり, 回旋に対する抵抗力は上関節面がどれだけ

**図12　立位での腰椎側面像**
L5/S椎間板の前方の高さは後方の高さに比べ約6-7 mm高い．L5椎体前方の高さは後方の高さより約3 mm高い

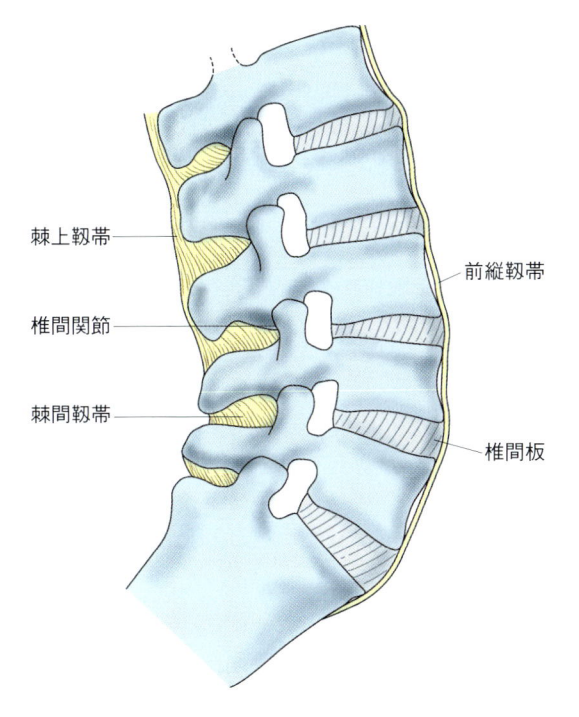

**図13　腰椎椎間関節を後方から見た図**
後方から見ると，上関節突起と下関節突起の関節面は平面関節に見える．

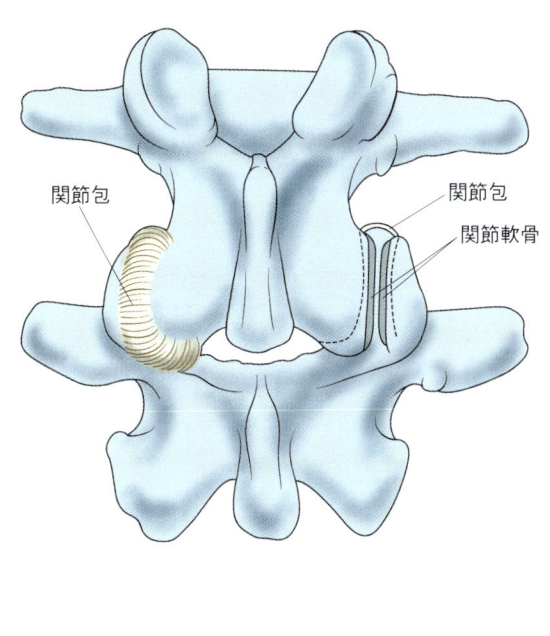

内側に向いているかに影響する（図15）．
　椎間関節の体重支持機能について多くの研究がなされてきた．椎間関節が垂直負荷の28%あるいは40%の負荷を支持するという報告やほとんど負荷しないという報告などさまざまである[32-34]．

## 2）椎間板

　椎間板は，中心部の髄核，それを取り囲む周辺部の線維輪，これらの上下を覆う2つの軟骨終板より構成される．線維輪は60-70%が水分であり，コラーゲンは線維輪の乾燥重量の50-60%，コラーゲン線維間や層板間にプロテオグリカンが存在し，線維輪の乾燥重量の約20%を占める．髄核は70-90%が水分であるが，正確な比率は年齢によって異なる．次に比率が高いのはプロテオグリカンであり，髄核の乾燥重量の約65%を占める．軟骨終板は椎体の輪状骨突起によって包囲され，厚さ0.6-1.0 mmの軟骨層である．線維輪が軟骨終板に付着し，軟骨終板は椎体より椎間板と強固に固定されている．このことなどから軟骨終板は椎体の一部ではなく，椎間板の構成要素とされる．

　椎間板の主な機能は体重を支持し伝達することと椎体間の動きを可能にすることである．

　体重支持については，髄核と線維輪の両者が関与している．Markolfらは，髄核を取り除いた椎間板と完全な椎間板との間の軸荷重能は実質的に差異がないことを実験的に証明した[35]．この実験結果は，線維輪が単独で椎体間の荷重伝達を行うことができることを示した．椎間板は，荷重伝達に必ずしも髄核を必要としない．しかし，荷重伝達に線維輪のみが長時間関与すると，線維輪のコラーゲン層板が歪み，水分が絞り出される．長時間の荷重に伴う線維輪のコラーゲン層板の歪みを予防するには付加的な支持機構として髄核が必要となる．髄核に上方から荷重が加わると，髄核の高さが低下し，髄核が放射状に拡がる．髄核の放射状の拡張により線維輪（コラーゲン層板）は伸張する．椎間板に加わる荷重に対して，髄核の放射状に拡がる力と線維輪の伸張による力が平衡に達するようになる．正常な椎間板に40 kgの負荷が加わると，椎間板は垂直に1 mm圧縮され，放射状に0.5 mm拡張する[36]．

脊椎・脊髄のバイオメカニクス　37

### 図14 腰椎椎間関節を上方から見た図

(1) 矢状面に対して約 90°の平坦な関節．(2) 矢状面に対し約 60°の平坦な関節．(3) 矢状面に対して約 0°の平坦な関節．(4) 矢状面に対し平均的なカーブが約 90°，わずかにカーブした関節．(5) 矢状面に対して約 45°の C 形の関節．(6) 矢状面に対して約 30°の J 形の関節．

### 図15 腰椎椎間関節の形状による力学

矢状面に対し約 60°の平坦な関節では，前方変位 (1) と回旋 (2) の両方に抵抗する．矢状面に対し約 90°の平坦な関節では，前方変位 (3) に対し強く抵抗するが，回旋 (4) に対しては下関節面が上関節面からそれる．矢状面に対し約 0°の平坦な関節では，前方変位 (5) に対して抵抗できないが，回旋 (6) には強く抵抗する．C 型の関節では，前方変位 (7) と回旋 (8) 両方に対して抵抗する．同様に J 型の関節でも，前方変位 (9) と回旋 (10) 両方に対して抵抗する．

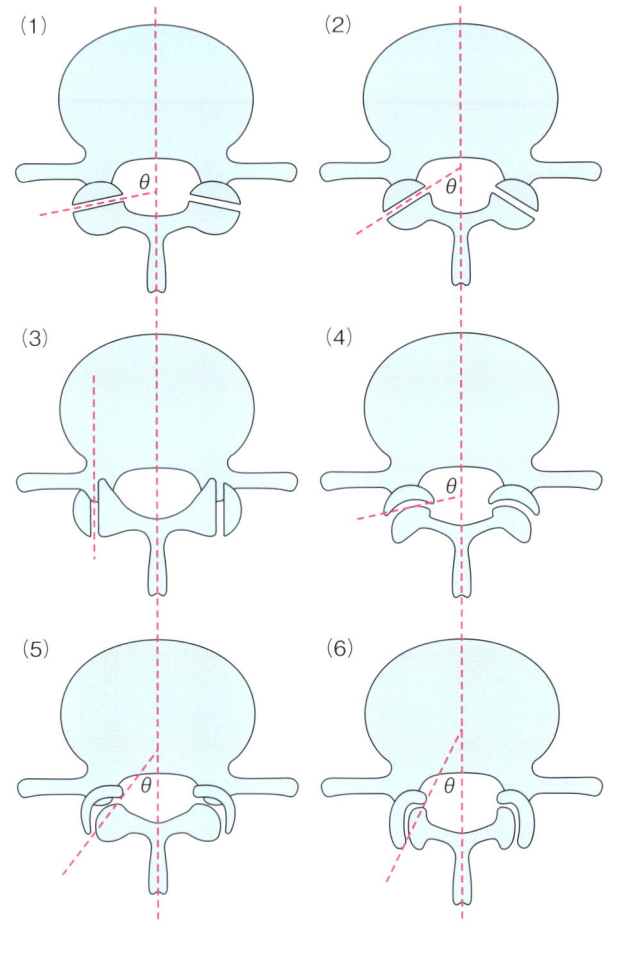

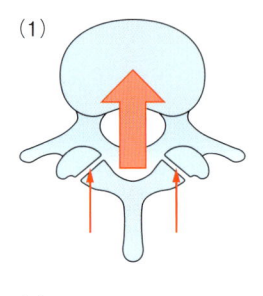

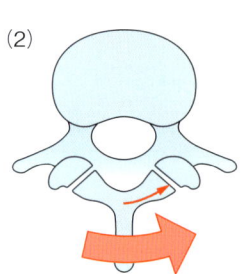

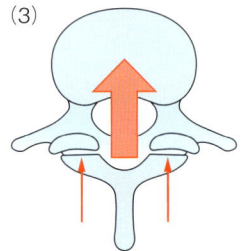

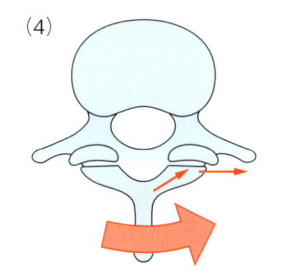

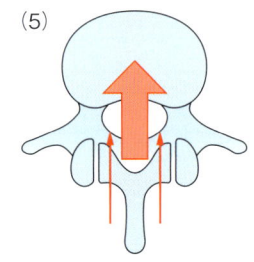

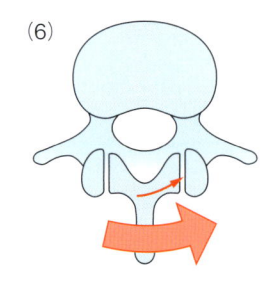

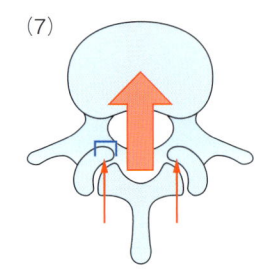

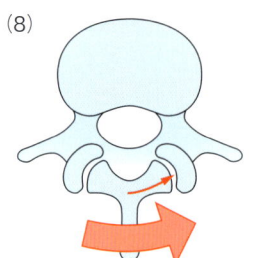

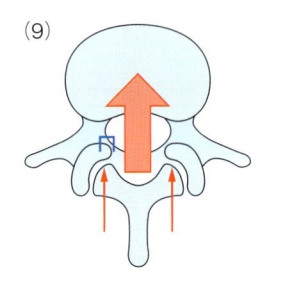

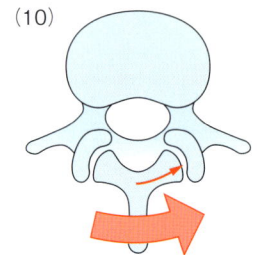

### 表8 腰椎椎間関節の各椎間レベルにおける関節面の形状の発生率

（Horwitz & Smith 1940 に基づく）

関節高位と形状の発生率（%）

|  | L1/2 | L2/3 | L3/4 | L4/5 | L5/S1 |
| --- | --- | --- | --- | --- | --- |
| 平　坦 | 44 | 21 | 19 | 51 | 86 |
| カーブ | 56 | 79 | 81 | 49 | 14 |
| 標本数 | 11 | 40 | 73 | 80 | 80 |

### 表9 腰椎可動域

**屈曲伸展**

| | Yamamoto, 89 ISSLS, Kyoto *In vitro* | | | Hayes, 89 Spine.14 (3): 327-31 *In vivo*/active | | | Pearcey, 84 Spine.9 (3): 294-7 *In vivo*/active | | | W & P, 78* | | |
|---|---|---|---|---|---|---|---|---|---|---|---|---|
| | mean | lower | upper | mean | lower | upper | mean | lower | upper | mean | lower | upper |
| L1/2 | 10.7 | 5.0 | 13.0 | 7.0 | 1.0 | 14.0 | 13.0 | 3.0 | 23.0 | 12.0 | 9.0 | 16.0 |
| L2/3 | 10.8 | 8.0 | 13.0 | 9.0 | 2.0 | 16.0 | 14.0 | 10.0 | 18.0 | 14.0 | 11.0 | 18.0 |
| L3/4 | 11.2 | 6.0 | 15.0 | 10.0 | 2.0 | 18.0 | 13.0 | 9.0 | 17.0 | 15.0 | 12.0 | 18.0 |
| L4/5 | 14.5 | 9.0 | 20.0 | 13.0 | 2.0 | 20.0 | 16.0 | 8.0 | 24.0 | 17.0 | 14.0 | 21.0 |
| L5/S1 | 17.8 | 10.0 | 24.0 | 14.0 | 2.0 | 27.0 | 14.0 | 4.0 | 24.0 | 20.0 | 18.0 | 22.0 |

**側屈（One Side）**

| | Yamamoto, 89 ISSLS, Kyoto *In vitro* | | | Pearcey, 84 Spine.9 (6): 582-7 *In vivo*/active | | | W & P, 78* | | |
|---|---|---|---|---|---|---|---|---|---|
| | mean | lower | upper | mean | lower | upper | mean | lower | upper |
| L1/2 | 4.9 | 3.8 | 6.5 | 5.5 | 4.0 | 10.0 | 6.0 | 3.0 | 8.0 |
| L2/3 | 7.0 | 4.6 | 9.5 | 5.5 | 2.0 | 10.0 | 6.0 | 3.0 | 9.0 |
| L3/4 | 5.7 | 4.5 | 8.1 | 5.0 | 3.0 | 8.0 | 8.0 | 5.0 | 10.0 |
| L4/5 | 5.7 | 3.2 | 8.2 | 2.5 | 3.0 | 6.0 | 6.0 | 5.0 | 7.0 |
| L5/S1 | 5.5 | 3.9 | 7.8 | 1.0 | 1.0 | 6.0 | 3.0 | 2.0 | 3.0 |

**回旋（One Side）**

| | Yamamoto, 89 ISSLS, Kyoto *In vitro* | | | Pearcey, 84 Spine.9 (6): 582-7 *In vivo*/active | | | W & P, 78* | | |
|---|---|---|---|---|---|---|---|---|---|
| | mean | lower | upper | mean | lower | upper | mean | lower | upper |
| L1/2 | 2.1 | 0.9 | 4.5 | 1.0 | −1.0 | 2.0 | 2.0 | 1.0 | 3.0 |
| L2/3 | 2.6 | 1.2 | 4.6 | 1.0 | −1.0 | 2.0 | 2.0 | 1.0 | 3.0 |
| L3/4 | 2.6 | 0.9 | 4.0 | 1.5 | 0.0 | 4.0 | 2.0 | 1.0 | 3.0 |
| L4/5 | 2.2 | 0.8 | 4.7 | 1.5 | 0.0 | 3.0 | 2.0 | 1.0 | 3.0 |
| L5/S1 | 1.3 | 0.6 | 2.1 | 0.5 | −2.0 | 2.0 | 5.0 | 3.0 | 6.0 |

＊White AA, Panjabi MM. Clinical Biomechanics of the Spine. 1 st ed. Philadelphia: JB Lippincott; 1978.

運動については，椎間板は椎体間関節としての役割をはたす．線維輪が斜め方向に走行することで垂直方向や水平方向の両方の抵抗要素をもつことにより，あらゆる運動方向に抵抗できる．

### 3）腰椎可動域

腰椎可動域については，多くの報告がなされてきた[1,37-40]（表9）．全体的に前屈後屈の可動域はL4/5，L5/Sで大きく，側屈角度はL3/4，L2/3で大きい傾向にあった．しかし，回旋角度は明確な傾向はなかった．腰椎椎間の可動域は年齢により異なることが報告されている．一方で性差による腰椎椎間可動域には有意差がないと報告されている．

## 2-B　脊髄のバイオメカニクス

頚椎症性脊髄症は灰白質障害による髄節症状と白質障害による索路症状に分けられる．一般的に，脊髄は圧迫を受けた際，軽度であれば灰白質が障害され，高度であれば灰白質障害に白質障害を伴うようになる[41]．服部らは，頚椎部脊髄症を神経学的所見と人の頚髄を模した2次元光弾性圧迫実験を行い髄内応力分布から3つに分類した[42]．I型は上肢筋萎縮，上肢運動障害，上肢腱反射低下，上肢知覚障害を伴った髄節症状，II型はI型に下肢腱反射の亢進を伴った後側索の症状，III型はII型に下肢，軀幹の温痛覚障害を伴った前側索の症状とした．また，服部らは症状がI型，II型，III型の順に進行すると報告した．一方で，亀山らは，頚椎症性脊髄症患者の屍体脊髄標本から灰白質，後索，ついで側索の順に障害されると報告した[41]．

脊髄障害の原因として脊柱管狭窄による静的圧迫因子と不安定性による動的圧迫因子によって生じる脊髄内の応力によるものと推察される．脊髄は灰白質と白質から構成される．灰白質は神経細胞と神経線維，白質は神経線維とグリア細胞で構成され，それらの構成要素は異なる．Ozawaらは，日本家兎の頚髄C4-6を用いピペット吸引法により灰白質と白質の力学的特性に差がないことを報告した[43]．一方，Ichiharaらは，ウシ脊髄から灰白質（前角）と白質（側索）を採取し引っ張り試験によって，それぞれの力学的特性について報告した[44]．その結果，灰白質は白質よりも硬くて脆いということであった（図16）．これは，従来の灰白質は白質と同等かより軟らかいという概念と異なるものであった．また，但野らも，成牛の頚髄から灰白質と白質を採取し単軸圧縮試験を行い，灰白質は白質よりも圧縮剛性が高いこと，灰白質が白質より応力緩和しやすいことを報告した[45]．

Ichiharaらの実験から得られた物質特性値によって，有限要素法を用いた脊髄の力学的解析が可能となった．Kato らは，3次元有限要素法による脊髄の力学的検討を行い以下のことを報告した[46-48]．①脊髄の前方から準静的圧迫と動的圧迫を加え白質部分と比較し灰白質部分に高い応力を認めること，②脊髄は静的圧迫下で脊髄の屈曲速度が増すと髄内応力が上昇すること，③後縦靱帯骨化をモデルとして，脊髄前後径の10％，20％圧迫を脊髄に加えた結果では髄内応力は，非常に低いが，40％圧迫で髄内応力は急激に上昇すること，髄内応力分布は灰白質，側索，後索で高かったとした．①の結果は，頚椎部脊髄症では初発症状が服部のI型であること，②の結果は，脊髄損傷では脊髄の運動速度に応じて髄内応力が上昇しやすいこと，③の結果は，無症候性の後縦靱帯骨化が存在しうること，後縦靱帯骨化のcritical pointが脊髄前後径の40％圧迫であることを示した．これらの有限要素法による脊髄の力学的検討は，Ichiharaらの実験結果によって灰白質と白質の物質特性値が得られたことによる．

3次元有限要素法による脊髄の力学的検討によって，圧迫性脊髄症の病態や予後が解明され，今後の治療方針に役立つことが望まれる．

**図16** ウシ脊髄の灰白質と白質の応力—ひずみ曲線 (Ichihara K, et al. J Neurotrauma. 2001; 18: 364)[44]

灰白質は48.6±8.0％伸張すると破綻したのに対し，白質は126.1±53.0％伸張して破綻した．

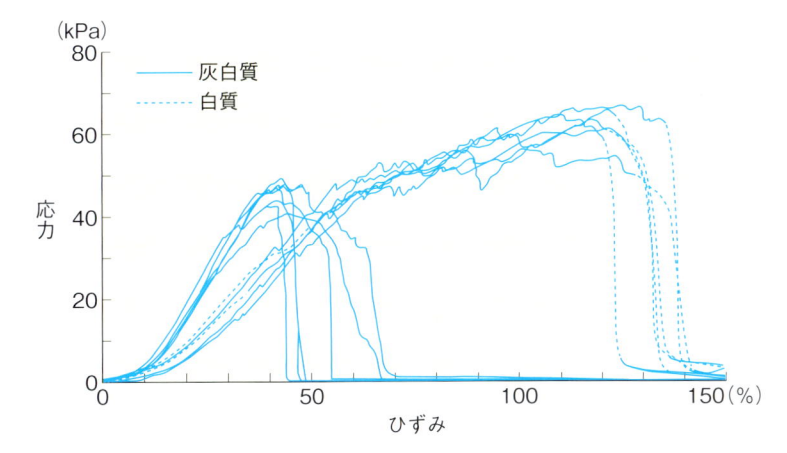

### 文献

1) White AA, Panjabi MM. Kinematics of the spine. In: Clinical Biomechanics of the Spine. 2nd ed. Philadelphia: JB Lippincott Company; 1990. p.85-126.
2) Dvorak J, Froehlich D, Penning L, et al. Functional radiographic diagnosis of the cervical spine: flexion/extension. Spine. 1988; 13: 748-50.
3) Dvorak J, Hayek J, Zehnder R. et al. CT-functional diagnosis of the rotator instability of the upper cervical spine. Part 2. An evalution on healthy adults and patients with suspected instability. Spine. 1987; 12: 726-31.
4) 川部直巳．小児環軸関節回旋脱臼の病態と発生機序．整形外科．1986; 37: 433-40.
5) Lu J, Ebraheim NA, Yang H, et al. Cervical unicinate process: an anatomic study for anterior decompression of the cervical spine. Surg Radiol Anat. 1998; 20: 249-52.
6) Milne N. The role of zygapophysial joint orientation and uncinate processes in controlling motion in the cervical spine. J Anat. 1991; 178: 189-200.
7) Clausen JD, Goel VK, Traynelis VC, et al. Uncinate processes and Luschka joints influence the biomechanics of the cervical spine: Quantification using a finite element model of the C5-C6 segment. J Orthop Res. 1997; 15: 342-7.
8) Kotani Y, McNulty PS, Abumi K, et al. The role of anteromedial foraminotomy and the uncovertebral joints in the stability of the cervical spine. A biomechanical study. Spine. 1998; 23: 1559-65.
9) Panjabi MM, Oxland T, Takata K, et al. Articular facets of the human spine. Quantitative three-dimensional anatomy. Spine. 1993; 18: 1298-310.
10) 今城靖明，加藤圭彦，片岡秀雄，他．頸椎facet joint inclinationの検討．中部整災誌．2008; 51: 533-4.
11) Pellengahr C, Pfahler M, Kuhr M, et al. Influence of facet joint angles and asymmetric disk collapse on degenerative olisthesis of the cervical spine. Orthopedics. 2000; 23: 697-701.
12) Imajo Y, Hiiragi I, Kato Y, et al. Use of the finite element method to study the mwchanism of spinal cord injury without radiological abnormality in the cervical spine. Spine. 2009; 34: E83-7.
13) Pal GP, Routal RV, Saggu SK. The orientation of the articular facets of the zygapophyseal joints at the cervical and upper thoracic region. J Anat. 2001; 198: 431-41.
14) Penning L. Normal movements of the cervical spine. AJR Am J Roentgenol. 1978; 130: 317-26.
15) 佐々木晃．健常人頸椎のX線学的研究．日整会誌．1980; 54: 615-31.
16) Takeshima T, Omokawa S, Takaoka T, et al. Sagittal alignment of cervical flexion and extension: lateral ragiographic analysis. Spine. 2002; 27: E348-55.
17) 小谷善久，鐙 邦芳，金田清志．新 図説臨床整形外科講座．脊椎・脊髄．1996; 2: 10-8.
18) 鐙 邦芳．図説臨床整形外科講座．胸腰椎，腰椎・仙椎，骨盤脊髄．1996; 4: 2-19.
19) Oda I, Abumi K, Lü D, et al. Biomechanical role of the posterior elements, costovertebral joints, and rib cage in the stability of the thoracic spine. Spine. 1996; 21: 1423-9.
20) 織田 格，他．胸椎—胸腰椎．新 図説臨床整形外科講座．脊椎・脊髄．1996; 2: 19-26.
21) Panjabi MM, Oxland T, Takata K, et al. Articular facets of the human spine. Quantitative three-dimensional anatomy. Spine. 1993; 18: 1298-310.
22) Masharawi Y, Rothschild B, Dar G, et al. Facet Orientation in the thoracolumbar spine. Three-dimensional anatomic and biomechanical analysis. Spine. 2004; 29: 1755-63.

23) Singer KP, Willen J, Breidahl PD, et al. Radiologic study of the influence of zygapophyseal joint orientation on spinal injuries at the thoracolumbar junction. Surg Radio Anat. 1989; 11: 233-9.
24) White AA 3rd, Panjabi MM. The basic kinematics of the human spine. A review of past and current knowledge. Spine. 1978; 3: 12-20.
25) White AA 3rd, Hirsch C. The significance of the vertebral posterior elements in the mechanics of the thoracic spine. Clin Orthop Relat Res. 1971; 81: 2-14.
26) Horton WC, Kraiwattanapong C, Akamaru T, et al. The role of the sternum, costosternal articulations, intervertebral disc, and ffacets in thoracic sagittal plane biomechanics. A comparison of three different sequences of surgical release. Spine. 2005; 30: 2014-23.
27) Oda I, Abumi K, Cunningham BW, et al. An in vitro human cadaveric study investigating the biomechanical properties of the thoracic spine. Spine. 2002; 27: E64-70.
28) Ehi G. Significance of the small lumbar spinal canal: cauda equine compression syndromes due to spondylosis. J Neurosurg. 1962; 31: 490-4.
29) Eisenstein S. The trefoil configuration of the lumbar vertebral canal. J Bone Joint Surg. 1980; 62B: 73-7.
30) Bogduk N, Engel R. The menisci of the lumbar zygapoohysial joints. A review of the anatomy and clinical significance. Spine. 1984; 9: 454-60.
31) Horwitz T, Smith RM. An anatomical, pathological and roentgenological study of the intervertebral joints of the lumbar spine and sacroiliac joints. AJR Am J Roentgenol. 1940; 43: 173-86.
32) Lorenz M, Patwardhan A, Vanderby R Jr. Load-bearing characteristics of lumbar facets in normal and surgically altered spinal segments. Spine. 1983; 8: 122-30.
33) Hakim NS, King AI. Static and dynamic facet loads. Proceedings of the Twentieth Stapp Car Crash Conference. 1976; 607-39.
34) Miller JA, Haderspeck KA, Schultz AB. Posterior element loads in lumbar motion segments. Spine. 1983; 8: 331-7.
35) Markolf KL, Morris JM. The structural components of the intervertebral disc. J Bone Joint Surg Am. 1974; 56: 675-87.
36) Hirsch C, Nachemson A. New observations on mechanical behavior of lumbar discs. Acta Orthop Scand. 1954; 23: 254-83.
37) Yamamoto I, Panjabi MM, Crisco T, et al. Three-dimensional movements of the whole lumbar spine and lumbosacral joint. Spine. 1989; 14: 1256-60.
38) Hayes MA, Howard TC, Gruel CR, et al. Roentgenographic evelution of lumbar spine flexion-extension in asymptomatics individuals. Spine. 1989; 14: 327-31.
39) Pearcy M, Portek I, Shepherd J. Three-dimensional X-ray analysis of normal movement in the lumbar spine. Spine. 1984; 9: 294-7.
40) Pearcy MJ, Tibrewal SB. Axial rotation and lateral bending in the normal lumbar spine measured by three-dimensional radiography. Spine. 1984; 9: 582-7.
41) 亀山　隆, 橋詰良夫. 変形性頚椎症の病理. 神経内科. 2001; 55: 335-45.
42) 服部　奨, 河合伸也. 頚椎症の臨床診断─整形外科の立場から. 整形外科 MOOK6 頚椎症の臨床. 東京: 金原出版; 1979. p.13-40.
43) Ozawa H, Matsumoto T, Ohashi T, et al. Comparison of spinal cord gray matter and white matter softness: measurement by pipette aspiration method. J Neurosurg. 2001; 95 (2 Suppl): 221-4.
44) Ichihara K, Taguchi T, Shimada Y, et al. Gray matter of the bovine cervical spinal cord is mechanically more rigid and fragile than the white matter. J Neurotrauma. 2001; 18: 361-7.
45) 但野　茂, 武山敦史. 固液混相理論に基づく脊髄組織の粘弾性変形特性. 運動・物理療法. 2006; 17: 297-302.
46) 加藤圭彦, 今城靖明, 田口敏彦. 三次元有限要素法による脊髄の生体力学的検討. 日本臨床バイオメカニクス学会誌. 2006; 27: 127-30.
47) Kato Y, Kanchiku T, Imajo Y, et al. Flexion model simulating spinal cord injury without radiographic abnormality in patients with ossification of the longitudinal ligament: The influence of flexion speed on the cervical spine. J Spinal Cord Med. 2009; 32: 555-9.
48) Kato Y, Kanchiku T, Imajo Y, et al. Biomechanical study of the effect of degree of static compression of the spinal cord in ossification of the posterior longitudinal ligament. J Neurosurg Spine. 2010; 12: 301-5.

<今城靖明　田口敏彦>

## Section 3

# 脊椎・脊髄疾患の診断

　診断は，①問診で大まかな状態とそれを生じるいくつかの疾患を想定し，②身体診察でその病巣部位・高位を絞り込み，③検査（画像検査など）で確定していくという順序で行われる．脊椎・脊髄疾患の診断において，重要なのは画像検査ではなく，問診による患者情報の収集や身体診察であることを忘れてはならない．

## 1　問診

### 1）基本的な問診事項
- どんな症状か（患者の最も困っている症状は何かを明らかにする）
- いつ頃から出現したか（経過の長短は，診断だけでなく治療方法を決めるうえでも重要）
- 発症後の経過は（特に症状が増悪傾向か寛解傾向かどうか）

### 2）脊椎・脊髄疾患で重要な問診事項
- どんな時に症状が増強ないし軽快するか（体位や動きで症状が変化するかどうかは，脊椎からの痛みと診断する根拠となるだけでなく，手術効果を判断するのにも有用である．つまり動きにより生じる症状は手術により改善が期待できる症状となる）
- 安静時痛の有無（安静時痛がある場合は重篤な疾患〈腫瘍性・炎症性疾患また内臓性疾患〉を疑う）

### 3）その他の問診事項
- 発症の誘因の有無
- 発症後の他医での治療方法とその効果
- 既往歴，現在治療中の疾患と服用中の薬物
- 職業など

> **注意ポイント ①**
> 　手術を受けるかどうかの決定，さらには手術後の患者の満足度などは，医師と患者の信頼関係に左右される．信頼関係の構築には，問診時の誠実な対応が特に重要である．清潔な服装，丁寧な言葉使いで，さらに相手の目を見て話すことを常に心がける．

## 2　身体所見

### 1）視診
- 歩容異常の観察（表1）
- 脊椎の姿勢異常の観察（斜頸・側弯・後弯・円背などの姿勢や脊椎変形の有無）

**表1 歩行障害の特徴と代表疾患**

| 歩容 | 歩行の特徴 | 代表疾患 |
|---|---|---|
| 痙性歩行 | 股関節内転位，両膝伸展位，足部内反尖足位での小刻みな歩行 | 脳性麻痺<br>脊髄障害による痙性麻痺など |
| 失調性歩行 | 酒に酔ったようなふらつきの強い歩行 | 頚髄症<br>小脳失調（脊髄小脳変性症）など |
| 鶏歩 | 膝を高く上げ，つま先からパタンパタンと着地する歩行 | 総腓骨神経麻痺<br>脊髄円錐上部症候群など |
| 疼痛性跛行 | 体幹を傾けて，疼痛側の足を引きずるような歩行 | 腰椎椎間板ヘルニア<br>椎間孔狭窄など |
| 間欠跛行 | 短い休息をとる必要のある歩行 | 腰部脊柱管狭窄症<br>末梢動脈疾患など |

- 四肢・体幹の体表面の観察（筋萎縮の有無，皮膚発疹の有無など）

## 2）脊柱所見（負荷・誘発テスト）

- 脊椎の動きにより症状が増悪ないし軽減されるという所見は，病巣が脊椎にあるという重要な診断根拠になる．脊柱所見は脊椎疾患において必須の診察項目である．
- 頚椎後屈保持テスト（図1）

  頚椎をしばらく後屈して，上肢へのしびれの誘発・増強の有無をみる．頚髄症でしばしばみられる．手指のしびれの鑑別診断にも有用である．

- 頚椎前屈保持テスト

  前屈保持で上肢への放散痛の増強や，しびれの増強の有無をみる．環軸椎亜脱臼や椎間板ヘルニアによる脊髄症などでみられる．

- Spurling テスト（図2）

  頚椎を症状のある方向に後側屈させ，上肢への放散痛の出現や疼痛の増強をみる．頚椎椎間板ヘルニアや頚椎症による神経根症の診断に最も有用である．

- Jackson テスト

  頚椎を後屈させ軸圧を加えることによって上肢への放散痛出現や疼痛の増強をみる．頚椎椎間板ヘルニアや頚椎症性神経根症で陽性となる．

- 腰椎後屈保持テスト（図3）

  腰椎をしばらく後屈させ，腰痛や下肢痛の出現をみる．腰部脊柱管狭窄症でみられる．

- 腰椎前屈テスト

  腰椎を前屈させて，腰痛や下肢痛の出現をみる．腰部椎間板ヘルニアでみられる．

- Kemp テスト（図4）

  立位で肩幅位に足を開き，後側屈させ，下肢への放散痛が誘発されれば陽性である．椎間板ヘルニアや脊柱管狭窄症による神経根症でみられる．

### 図1 頸椎後屈保持テスト
頸椎をゆっくりと後屈保持して，四肢や背部にしびれが誘発されるか観察する．頸髄症でみられる．

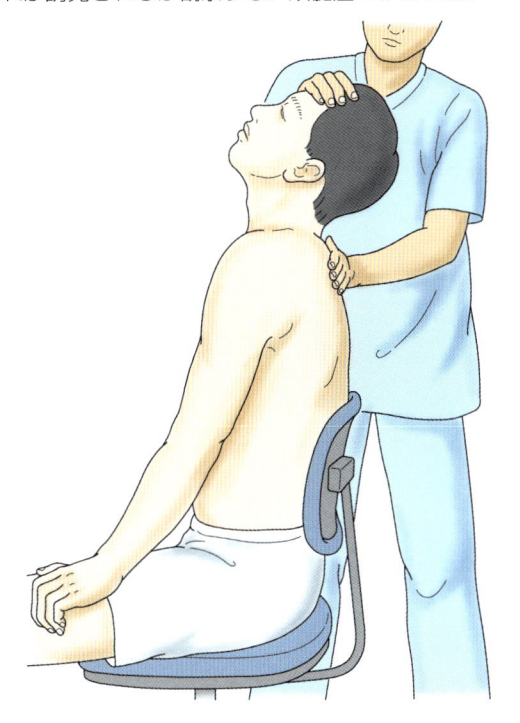

### 図2 Spurling テスト
患側に頸椎を後側屈して，肩甲部や上肢へ痛みが誘発されれば陽性とする．頸部神経根症でみられる．

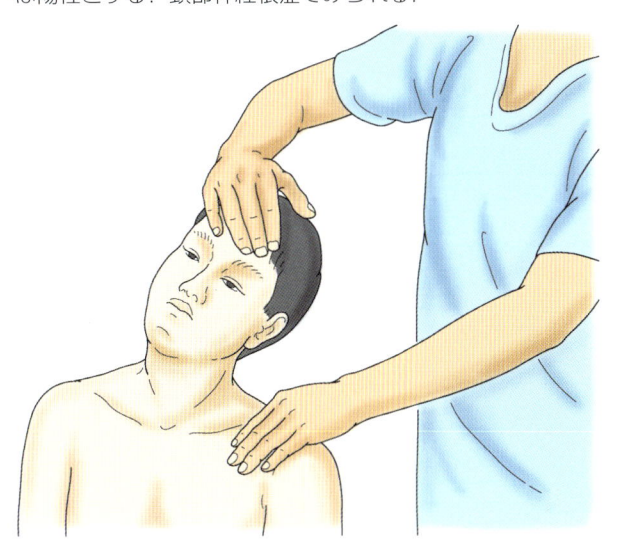

### 図3 腰椎後屈保持テスト
腰椎を後屈保持して，下肢にしびれ・痛みが誘発されるか観察する．腰部脊柱管狭窄症の馬尾障害でみられる．

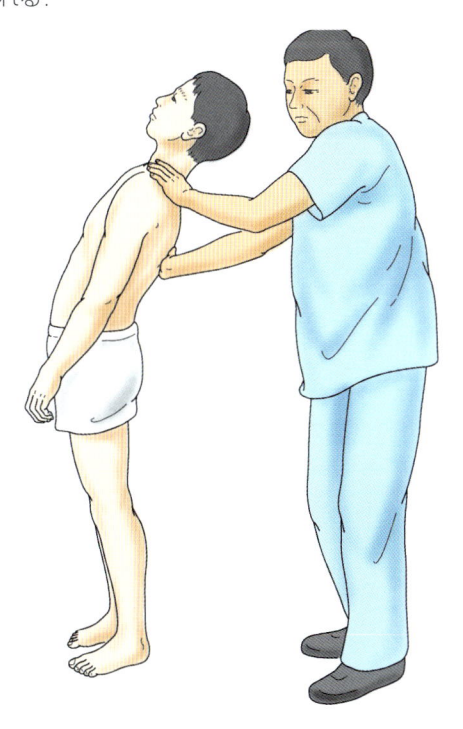

### 図4 Kemp テスト
患側に腰椎を後側屈して，殿部から下肢に痛みやしびれが誘発されれば陽性とする．腰部椎間板ヘルニアや腰部脊柱管狭窄症による神経根症でみられる．

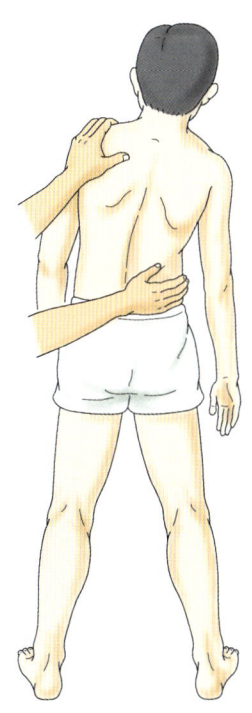

脊椎・脊髄疾患の診断

#### 図5 大腿神経伸展テスト
腹臥位で膝関節屈曲90°で検者が一方の手で下腿を持ち、もう一方の手で腰部を抑えながら下肢を持ち上げるようにし、股関節を伸展させる．大腿前面の疼痛が誘発されれば陽性である．

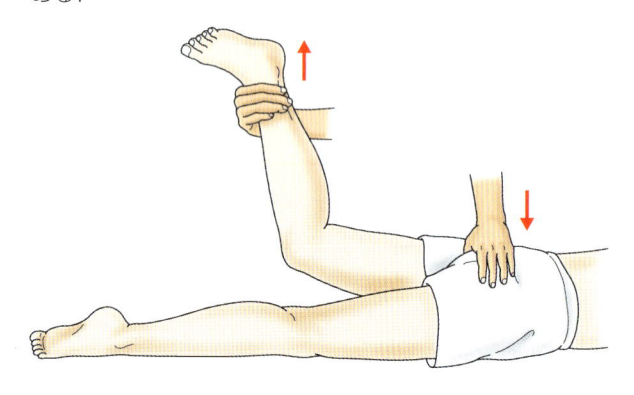

#### 図6 下肢伸展挙上テスト
仰臥位で膝関節伸展位のまま下肢を挙上する．その際健側の股関節、膝関節、患側膝関節は完全伸展位を保持する．腰殿部から大腿後面、下腿に放散痛が出現する場合を陽性として、その時のベッドからの挙上角度を記載する．

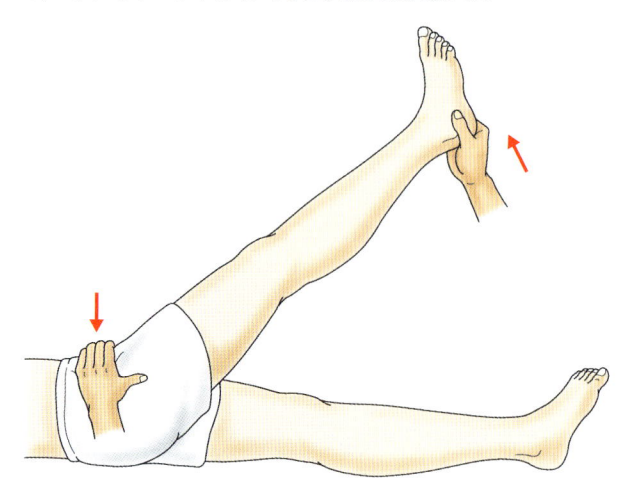

> **注意ポイント 2**
> 　圧迫性の脊椎・脊髄疾患は脊椎の姿勢や動作で圧迫状態が変化する場合が多い．脊椎の動きによる症状の変化を観察する負荷・誘発テストは、診断のみならず治療にも有用な情報を提供してくれる重要な身体所見である．このような誘発テストで生じる症状は、神経への圧迫を増大させることにより誘発される症状であり、除圧手術により改善が期待できる症状といえる．

> **注意ポイント 3**
> 　脊椎の動きによる症状の変化を観察する負荷・誘発テストは、脊髄や神経根への圧迫増強により症状の誘発を確認するものであり、手技により症状を悪化させる可能性もある．急激・乱暴に動かさないこと、症状が出現してきたらすぐに元に戻すことに留意する．

### 3）神経伸展テスト
- 腰部椎間板ヘルニアによる神経根症の診断に有用である．
- 大腿神経伸展テスト（femoral nerve stretch test；FNST）（図5）
  上位腰椎による神経根障害で陽性となる．
- 下肢伸展挙上テスト（straight leg raising test；SLRT）（図6）
  下位腰椎の神経根障害で陽性となる．

### 4）頚髄症の評価に有用なテスト・徴候
- 10秒テスト
  全手指の屈曲、伸展をできるだけ早く繰り返させ、10秒間で何回できるか、その回数を数える．このとき全手指を完全伸展させるように指導する．正常では20回以上可能である．頚髄症の程度および治療による改善を数で評価できる利点がある．
- Finger escape sign（図7）
  全指を完全伸展位で全指を閉じさせる．このときに小指の内転が保持できずに自然に外転して開いてしま

Section 3

**図7** Finger escape sign
全指を完全伸展位で全指を閉じさせても，小指の内転が保持できずに自然に外転して開いてしまう．

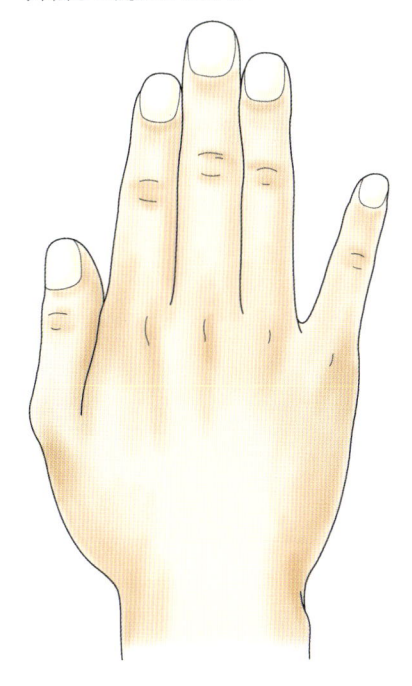

**図8** 掌圧痛
腹臥位の状態で手のひらを棘突起上に置き，ゆっくりと押して，痛みが誘発されるか確認する．椎体圧迫骨折の診断に有用である．

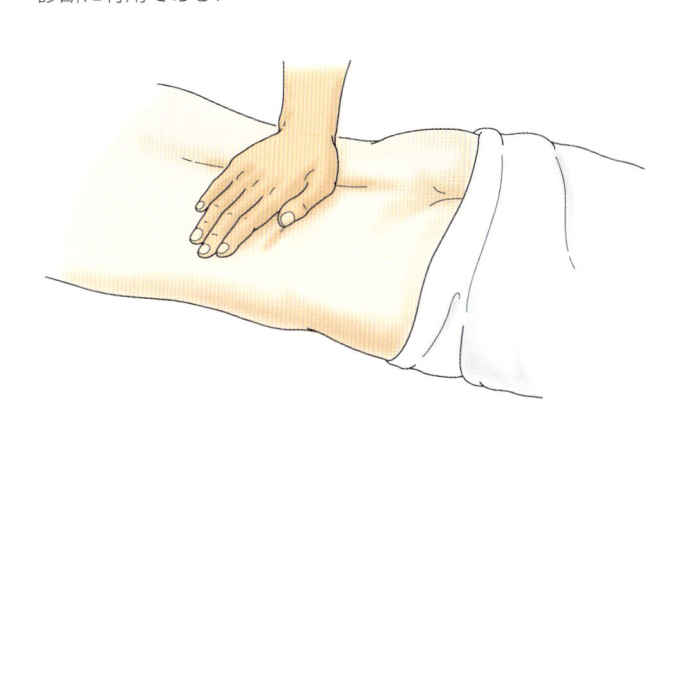

う．程度が高度になると，小指だけでなく環指や中指も内転不能となり，完全伸展も不能となる．
- Romberg sign

 まず立位，開眼で直立させ，安定した姿勢保持が可能かみる．次いで閉眼させ安定した姿勢保持が可能かどうかみる．開眼時に安定し，閉眼で体幹が動揺する場合を陽性とする．頚髄症による後索障害で陽性になる．下肢末梢神経障害による深部覚障害でも陽性となる．開眼時から動揺性を認め，閉眼で動揺の増強があまりない場合は小脳病変が疑われる．

5）触診
- 圧痛の確認：棘突起の掌圧痛（図8），トリガーポイント（筋硬結）の触知
- 足背動脈の拍動の確認など

**注意ポイント 4**
痛みを生じている部位を触診することは，診断の役に立つことよりも患者との信頼関係の構築のために重要である．痛みを呈している部位を丁寧に触ることは，患者との信頼関係を得るためにも必要な診療行為であることを忘れてはいけない．

# 3 神経学的所見

深部腱反射の異常・筋力低下の部位・知覚異常の範囲を総合して，脊椎の障害高位を診断する．

1）深部腱反射（図9，10，11，12）
- 脊髄障害：責任高位以下，両側の深部腱反射は亢進し，病的反射が出現する．

**図 9** 上肢の深部腱反射

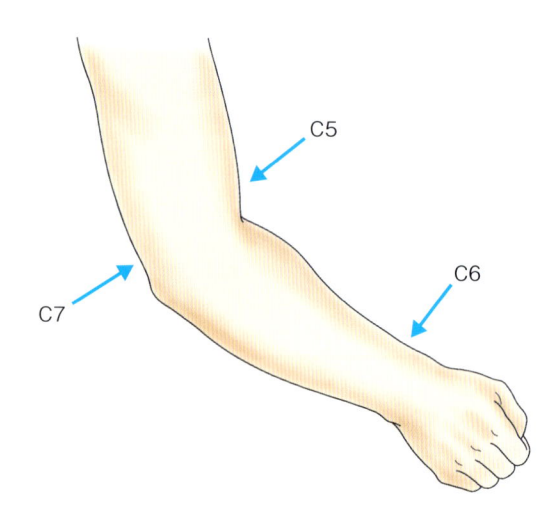

**図 10** 上肢の病的反射

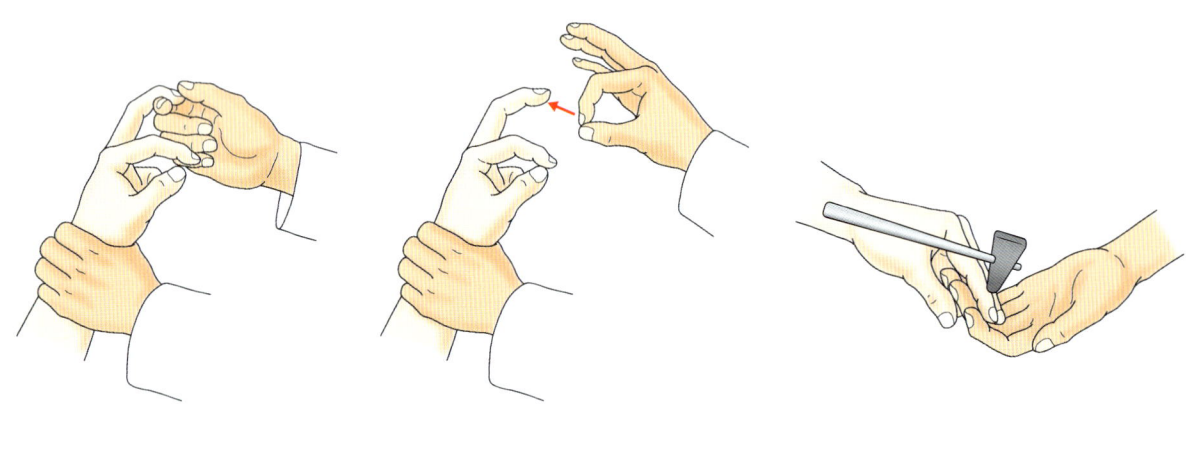

Hoffmann 反射　　　　　Trömner 反射　　　　　Wartenberg 反射

**図 11** 下肢の深部腱反射

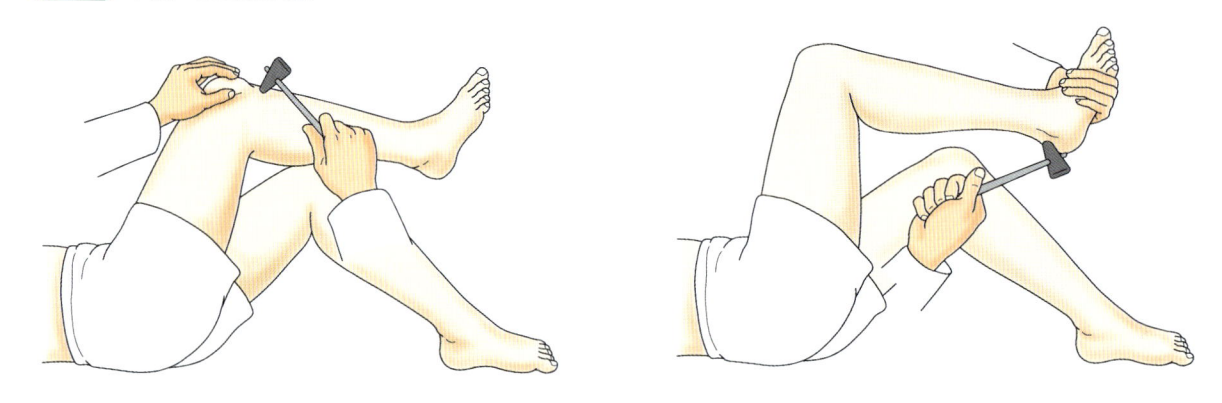

### 図12 下肢の病的反射

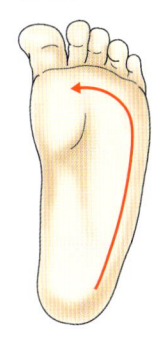

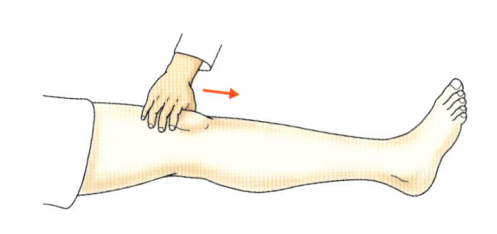

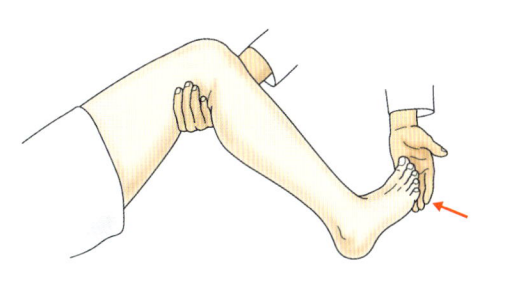

Babinski 反射　　　　膝クローヌス　　　　足クローヌス

### 図13 上肢の運動と神経支配

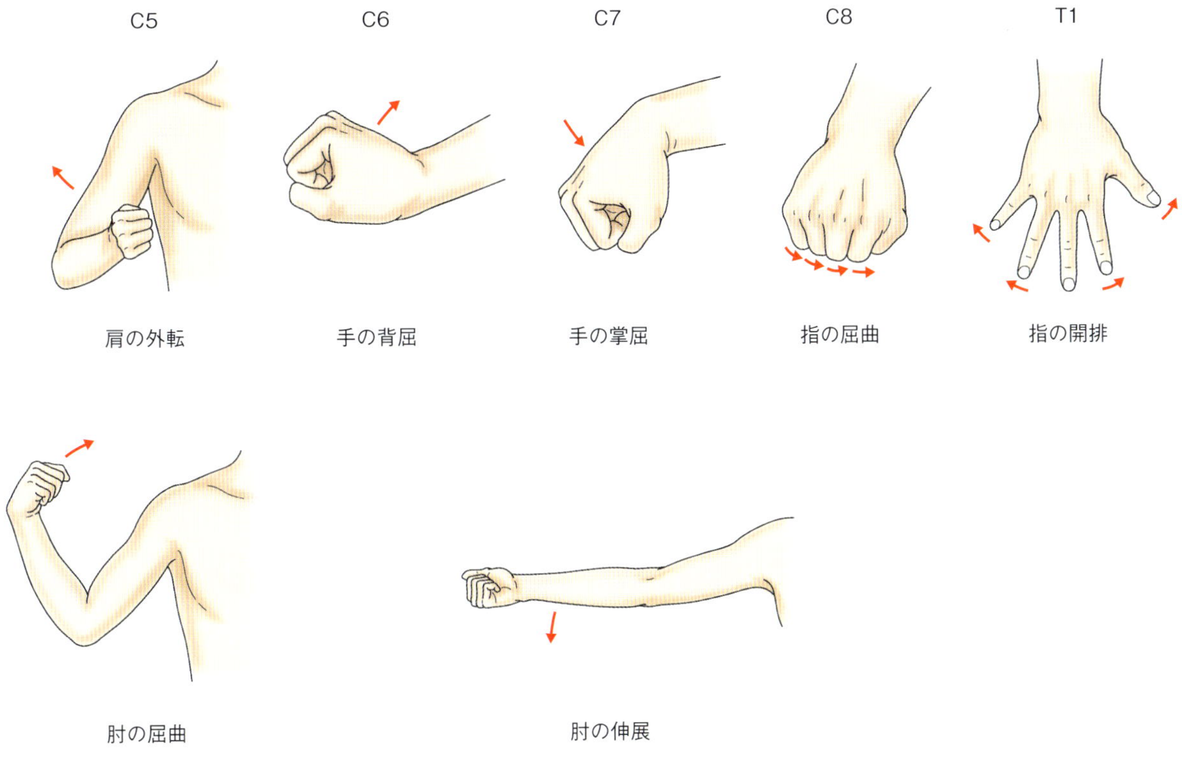

C5　　　C6　　　C7　　　C8　　　T1

肩の外転　　手の背屈　　手の掌屈　　指の屈曲　　指の開排

肘の屈曲　　　　肘の伸展

- 馬尾障害：責任高位以下，両側の深部腱反射は減弱または消失する．
- 神経根障害：障害側の責任高位の深部腱反射が低下または消失する．

> **注意ポイント ⑤**
>
> 　深部腱反射を取る際に重要なことは，左右を比較して，亢進・減弱を判断することである．両側性の亢進や減弱がみられる場合は病的意義に乏しい場合があり，特に若年者は反射が出やすい傾向にあるため，左右比較が重要となる．

**図14** 下肢の運動と神経支配

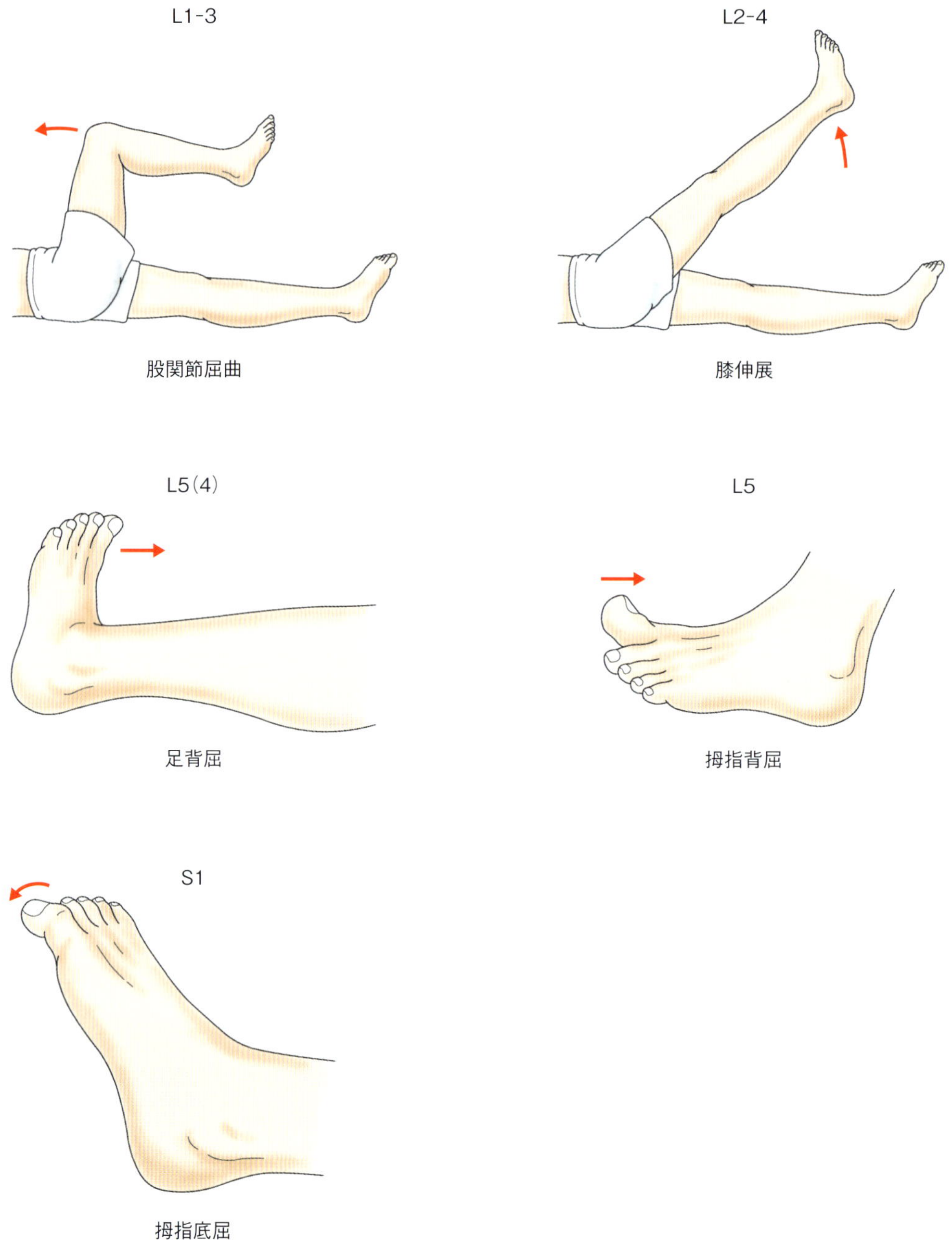

L1-3　股関節屈曲

L2-4　膝伸展

L5(4)　足背屈

L5　拇指背屈

S1　拇指底屈

2）**筋力**（図13, 14, 15）
- 徒手筋力テスト（manual muscle testing：MMT）により6段階で評価する（表2）．
- それぞれの神経根を代表する筋肉で評価する．
- 左右を比較して評価する．
- 関節の可動域制限や痙性が強い場合評価困難な場合がある．

> **注意ポイント 6**
>
> 　神経根性の強い疼痛がある場合は，痛みのために下肢に力を入れることができない．そのため正確な筋力の評価は困難である．疼痛が強い場合の筋力は参考程度と解釈する．

### 図15 筋力評価の実際（長拇指伸筋）

両側の拇指を同時に背屈させて，筋力を左右差を評価する．

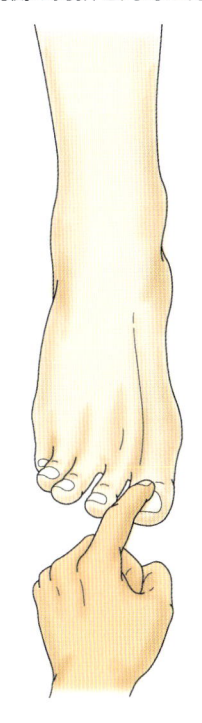

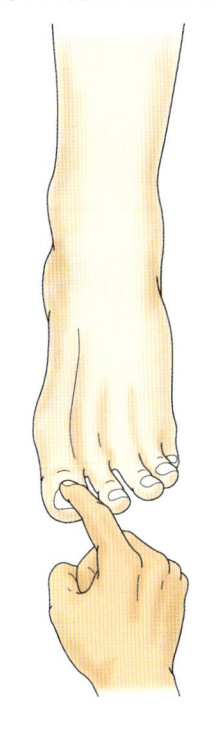

### 表2 徒手筋力テスト判定基準

| | | |
|---|---|---|
| 5 | (normal) | 正常 |
| 4 | (good) | ある程度の抵抗と重力に抗して，関節運動が可能 |
| 3 | (fair) | 重力に抗して関節運動が可能であるが，抵抗には抗することができない |
| 2 | (poor) | 重力を除けば，関節運動が可能 |
| 1 | (trace) | 筋肉の収縮のみみられ，関節運動は不可能 |
| 0 | (zero) | 筋肉の収縮が全くみられない |

### 図16 上肢・体幹の皮膚髄節

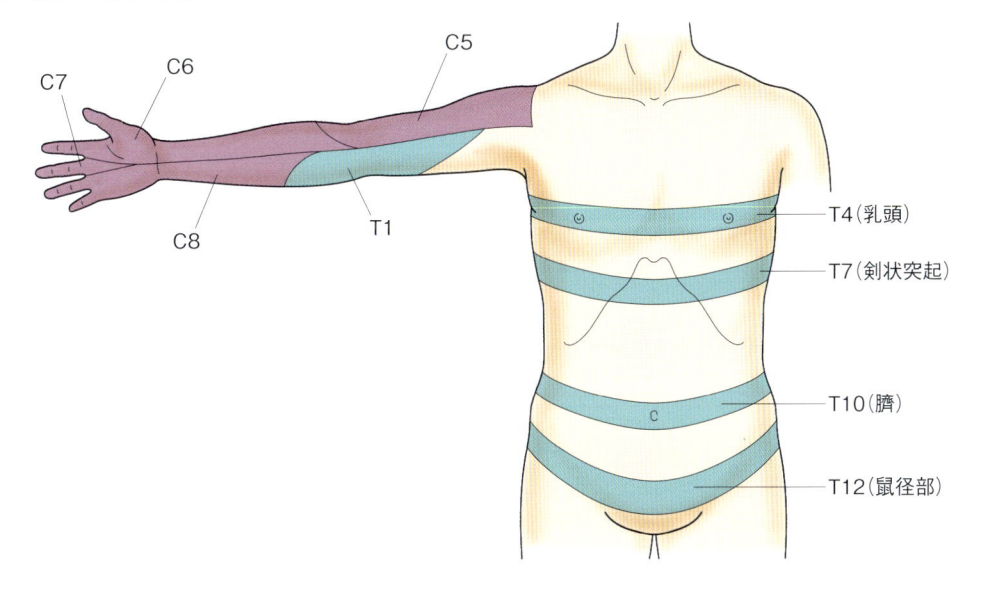

3）**感覚**（図 16, 17, 18）

- 正常（normal），感覚鈍麻（hypoesthesia），感覚脱失（anesthesia），感覚過敏（hyperesthesia）と評価する．
- 感覚鈍麻の程度は正常他部位を 10 とした時の被検部感覚を 1-10 で自己申告させて評価する．しかし，診断に重要なのは程度よりも範囲である．
- 脊髄の一髄節が支配している感覚分布は皮膚分節（dermatome）とよばれる．実際には個々の症例により多少異なっているが，診断上の重要な指標となる．
- 感覚は表在感覚と深部感覚に分けられる．

脊椎・脊髄疾患の診断

**図17** 下肢の皮膚髄節

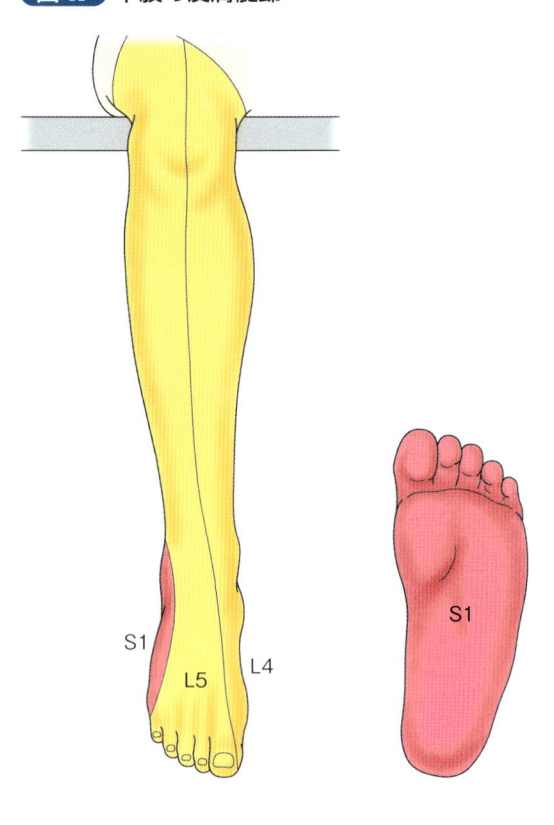

**図18** 尾骨の知覚検査の実際

腰部脊柱管狭窄症による馬尾障害では尾骨・肛門周囲の知覚低下がみられる．尾骨部の知覚障害の確認は，アルコール綿で背部と仙尾部を拭いて，冷感が異なるかどうか尋ねるのが簡便である．

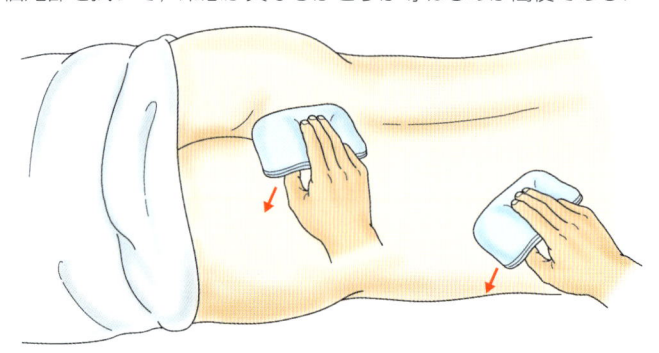

表在感覚

触覚：筆や指先などで皮膚を軽く触れることで調べる．

痛覚：先端を鈍にした注射針などで皮膚を軽く突くことで調べる．

温度覚：アルコール綿などで調べる．

深部感覚

位置覚：手指や足趾の関節を他動的に動かし，動かした方向を問うことで調べる．

振動覚：音叉を胸骨や手関節・足関節顆部などに当てて調べる．

> **注意ポイント 7**
>
> 知覚障害の評価は客観的なものでなく，主観的な検査であることを忘れてはならない．患者の状態によって，日によって，また評価者によっても，知覚異常の範囲や程度が異なることはしばしばみられる．知覚異常の評価は何度も行うことや，他の神経学的所見や画像所見と総合して行うことが必要である．

## 4 画像診断

### 1) 単純X線像

- 撮影は基本的には正面，側面の2方向である．
- 脊椎単純写真の読影の手順（表3）
- 2方向以外の撮影法とその適応について

**表3** 脊椎単純X線写真読影の手順（ABCS）

| | |
|---|---|
| <u>A</u>lignment： | 側弯の有無，前後弯の程度や形状，すべりの有無など |
| <u>B</u>one： | 椎体，椎弓根，諸突起などの形状や輪郭および内部構造の変化，椎弓の分離，骨折線など |
| <u>C</u>artilage： | 椎間板腔の変化，椎間関節裂隙の変化，仙腸関節や股関節の変化など |
| <u>S</u>oft tissue： | 後咽頭陰影，腸腰筋陰影の変化など |

**図19** 変性すべり症の側面前屈・後屈X線像
前屈による椎体の前方移動や椎間板腔の後方開大などを観察する．

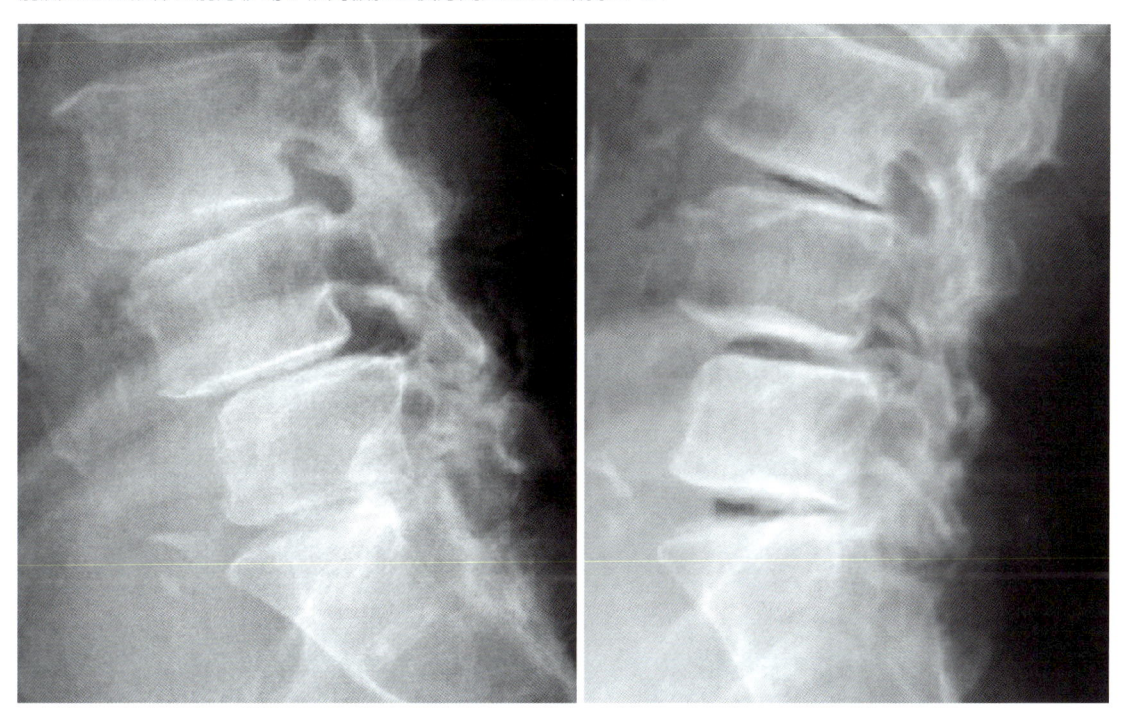

前屈　　　　　　　　　　　　　　　後屈

斜位：頚部神経根症，腰椎分離症
開口位：外傷やRAによる環軸椎病変

2）単純X線機能撮影像
- 脊椎外科領域では椎間板や椎体の不安定性は重要な評価項目である．外傷性疾患だけでなく，変性疾患に対する手術の際にも，固定術の必要性や方法を決めるために必須の画像検査である．
- 立位前後屈の側面像（図19）
  適応：すべり症，椎間板変性，椎体終板障害などの椎間板腔の不安定性の評価
- 臥位・座位・立位の側面像（図20）
  適応：胸腰椎椎体圧迫骨折（偽関節）の椎体異常可動性の評価
- 臥位・立位の正面像（図21），臥位左右側屈の正面像
  適応：特発性・変性側弯のコブ角の変化を評価

### 図20 椎体偽関節の臥位・座位側面 X 線像
仰臥位ないし腹臥位の側面と座位の側面で後弯角や椎体高を比較する．椎体偽関節例では，臥位側面像で椎体内 vacuum がみられる．

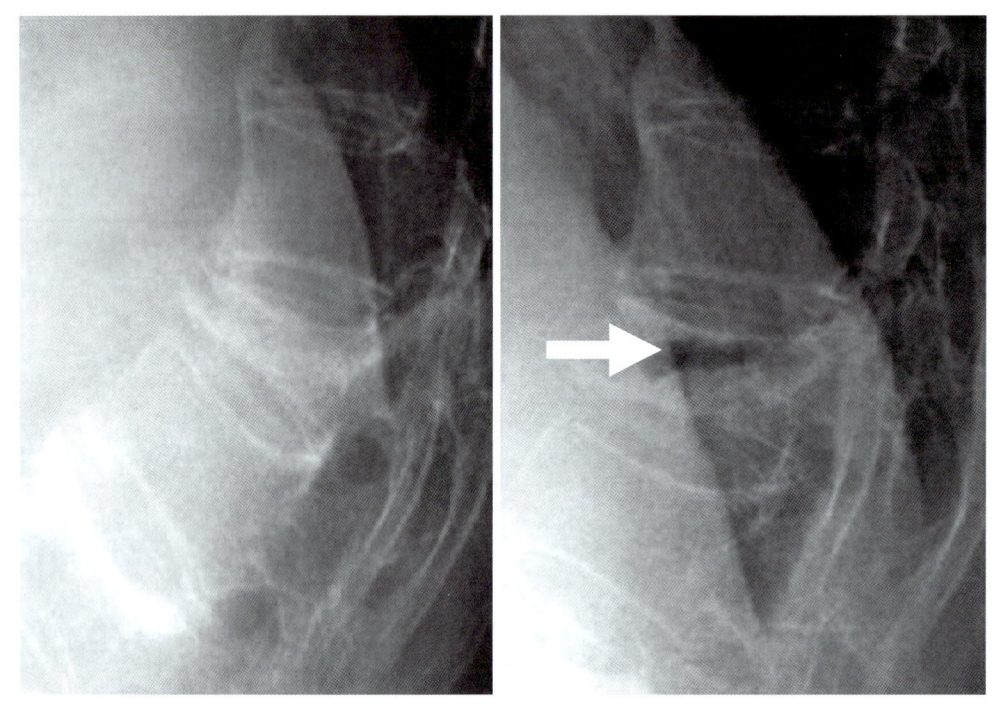

座位　　　　　　　　　　　　　　腹臥位

### 図21 腰椎変性側弯症例の臥位・立位正面 X 線像
臥位正面と立位正面でコブ角を比較する．

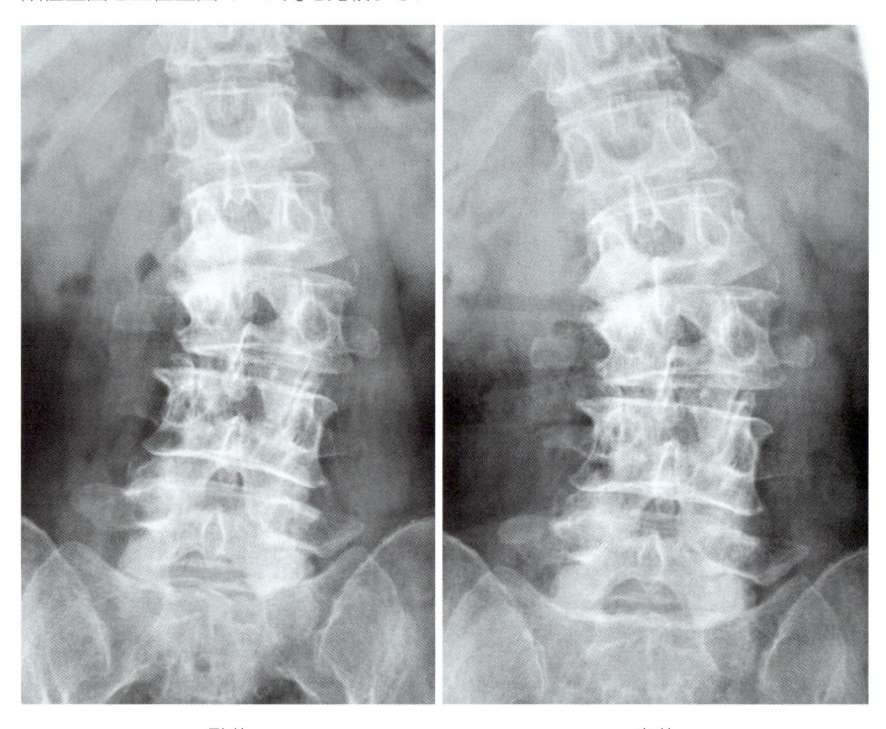

臥位　　　　　　　　　　　　　　立位

図22 頸椎 OPLL の単純 CT 像

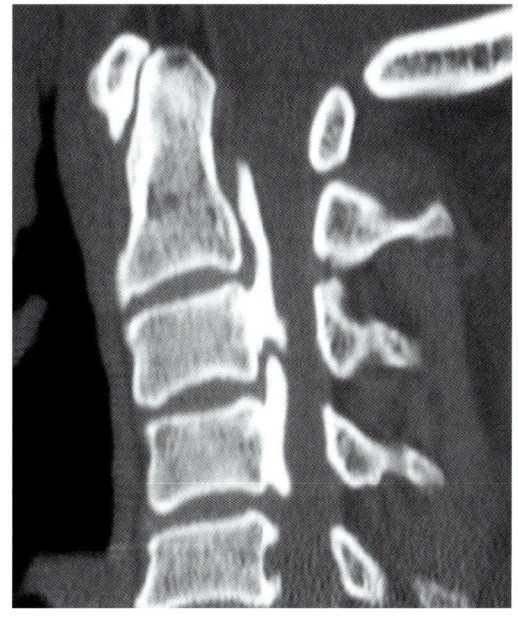

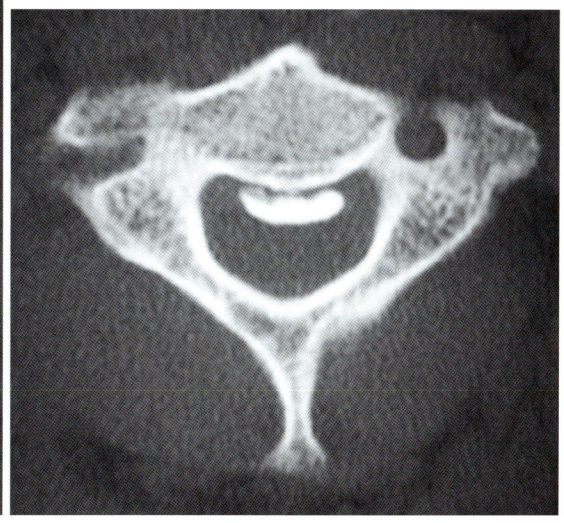

矢状断像　　　　　　　　　　　　横断像

> **注意ポイント 8**
>
> 側面前後屈像で 10% 以上の椎体前後移動，5°以上の椎間腔の後方開大があると不安定性ありと判定されることが多いが，そのような所見がある無症状例も少なくない．その値・所見の妥当性や臨床症状との関連性については，今後も検討が必要な項目であることを念頭において評価する．

> **注意ポイント 9**
>
> 不安定性，異常可動性の評価には，一般的に側面前後屈で行われているが，椎体圧迫骨折（偽関節）の椎体可動性や側弯症における弯曲角度の変化は臥位，立位の比較が有用である．

3）CT

MRI と比較して骨形態の描出に優れている．造影検査を組み合わせて行うことにより，より詳細な局所病態の評価ができる．

- 単純 CT（図 22）

  適応：靱帯骨化症，脊椎腫瘍，脊髄髄膜腫など
- 造影後（脊髄造影，椎間板造影，神経根造影後）CT（図 23，24）

  適応：より詳細な局所病態の評価
- 3DCT（図 25）

  適応：脊柱変形，脊椎脱臼骨折など

4）MRI

- 脊椎疾患では単純 X 線検査についでよく行われる画像検査で，多くの脊椎・脊髄疾患が適応になる．
- 冠状断撮影は椎間孔内外病変の観察に有用である（図 26）．
- 造影 MRI は腫瘍などの占拠性疾患，炎症性疾患などに有用である（図 27）．

図23 黄色靱帯骨化症のミエロ後CT像

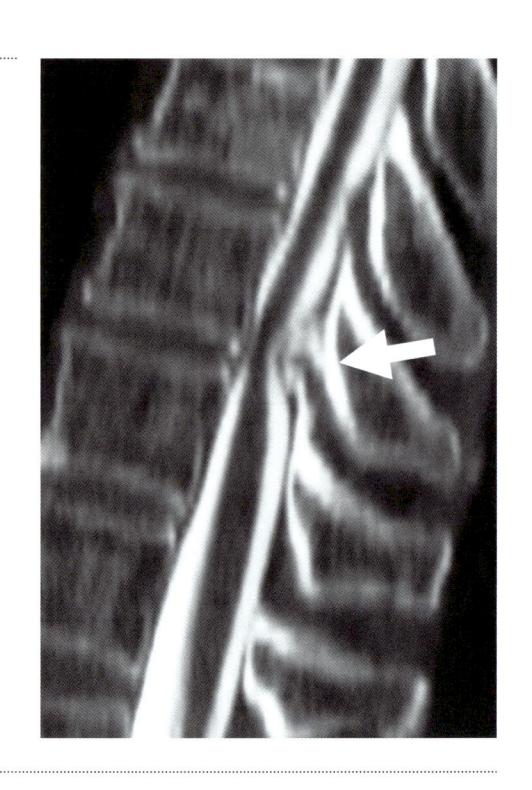

図24 椎間関節嚢腫の椎間関節造影後CT像

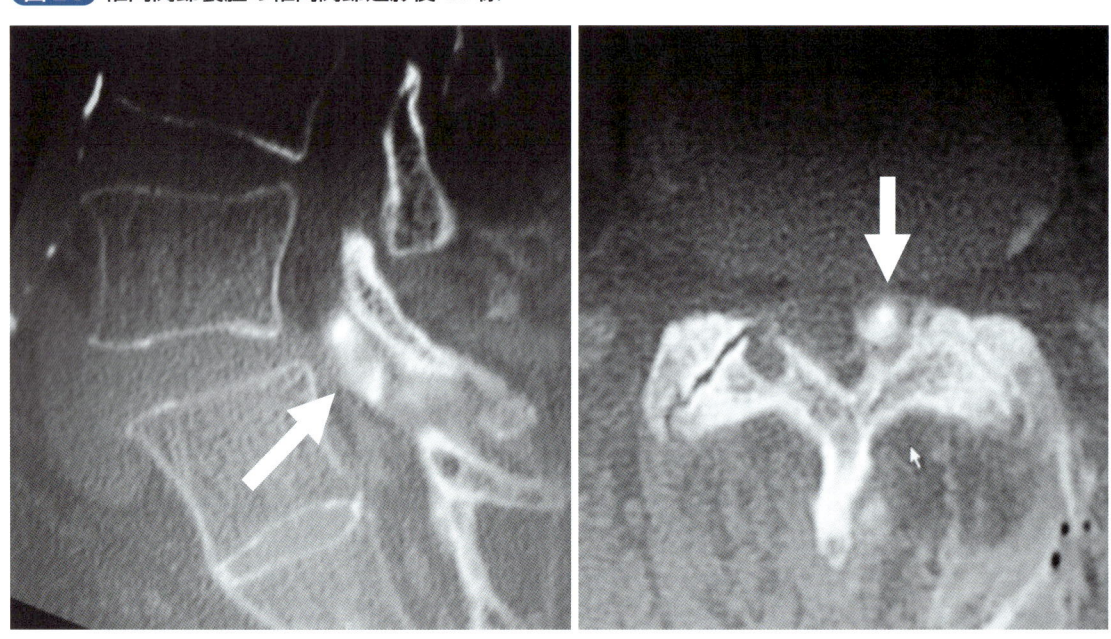

矢状断像　　　　　　　　　　　　　横断像

- T2脂肪抑制強調画像は新鮮骨折の診断に有用である（図28）．
- MRミエログラフィーは硬膜管の圧迫状態を立体的に観察できるが，椎骨との関連は不明である（図29）．

> **注意ポイント ⑩**
>
> MRIのルーチン撮影ですべての病態が明らかになるわけではない．特に椎間孔内外の病変は見逃されやすい．脊椎からの痛みが臨床的に疑われるが，脊柱管内に異常がない場合は，椎間孔内外病変を疑って，その部位の所見を詳細に観察する．また冠状断像やより詳細な横断像を再撮影する．

図25 特発性側弯症の単純 X 線像と 3DCT 像

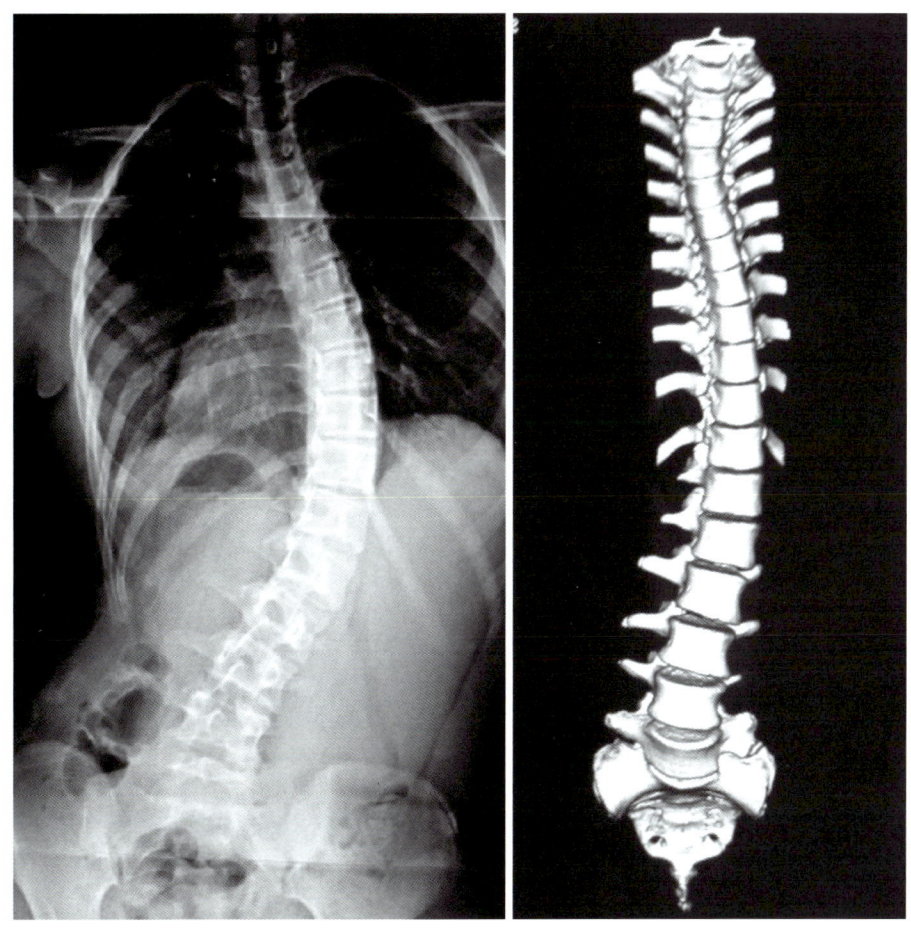

単純 X 線像 　　　　　3DCT 像

図26 椎間孔内椎間板ヘルニアの冠状断像

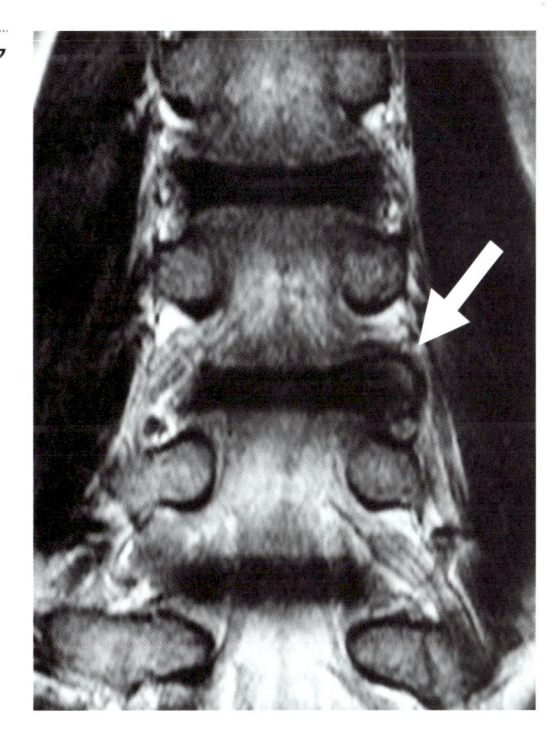

図27 脊髄髄膜腫のT2強調画像と造影像

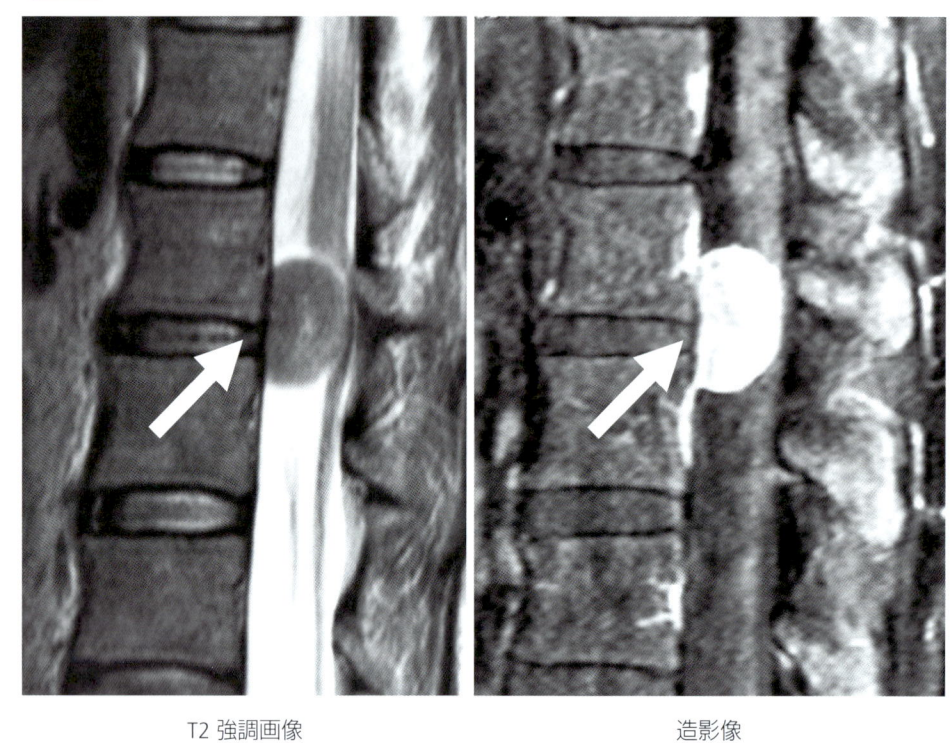

T2強調画像

造影像

図28 新鮮椎体圧迫骨折のT2脂肪抑制強調画像

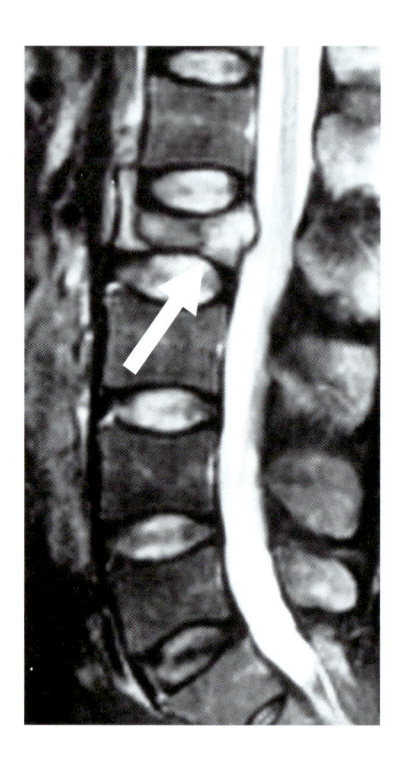

図29 腰部脊柱管狭窄症のMRIミエログラフィー

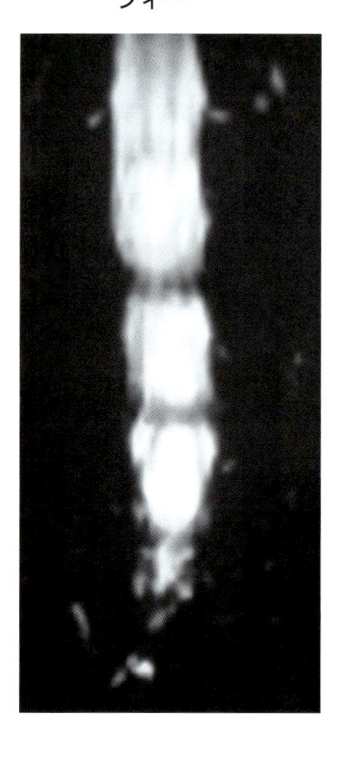

5）脊髄造影
- MRIの普及により，侵襲的な検査である本法の適応は限られてきている．
- 本法の利点は動的変化を観察できることであり，動的に圧迫状態が変化する腰部脊柱管狭窄症などでは病

**図30** 腰部脊柱管狭窄症におけるMRIと脊髄造影の比較

MRI（臥位）ではL4/5の狭窄しかみられないが，ミエログラム立位像ではL4/5だけでなく，L3/4とL5/S1にも不完全ブロック像がみられる．

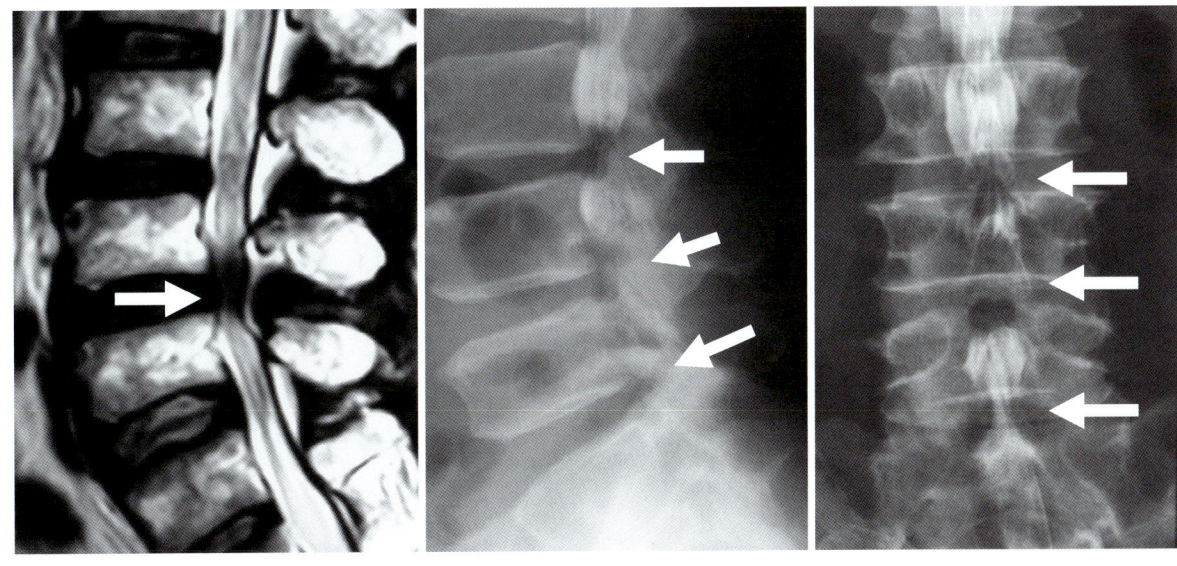

MRI：T2強調画像　　　　　　　　　　脊髄造影像（立位）

態把握に有用である（図30）．
- 検査後の合併症として，頭痛や嘔気などの髄液漏出症状や感染がある．

> **注意ポイント 11**
>
> 　脊髄造影は，現在ではスクリーニング検査ではなく，MRI後の術前精密検査として行われる場合がほとんどである．すべての症例で同じ肢位の撮影を行うのではなく，それぞれの症例により必要な撮影肢位を考えながら決める．検査前に，その患者の臨床症状・所見およびMRI所見を把握して，どの高位の状態を知りたいのか目的をもって検査を行う．

### 6）神経根造影・ブロック

- 造影像では神経根の走行も確認できるが，ブロック後の痛みの消失による責任神経根の同定に有用である（図31）．
- 神経ブロック療法として治療効果も期待できる利点を有している．
- 短時間ではあるが，強い痛みを伴う侵襲的な検査であり，安易に行う検査ではない．

> **注意ポイント 12**
>
> 　神経根ブロック後に痛みが消失するかで，責任神経根かどうかの判定が行われる．しかし，責任神経根でない隣接する神経根のブロックでも，痛みはある程度軽減することに注意しておかなければならない．ブロック後に単に痛みが軽減しただけでは，誤診につながる．ブロック直後に完全に自覚症状や他覚所見が消失するかどうかで判定しなければならない．

### 7）椎間板造影

- MRIの普及により，本法が行われることは非常に少なくなった．
- 造影剤注入時の再現痛は診断の参考にはなるが，信頼性はそう高くない．
- MRIで明らかでない椎間孔内外ヘルニアや脱出ヘルニアなどの場合に行われる（図32）．

**図31** 椎間孔狭窄の神経根造影像

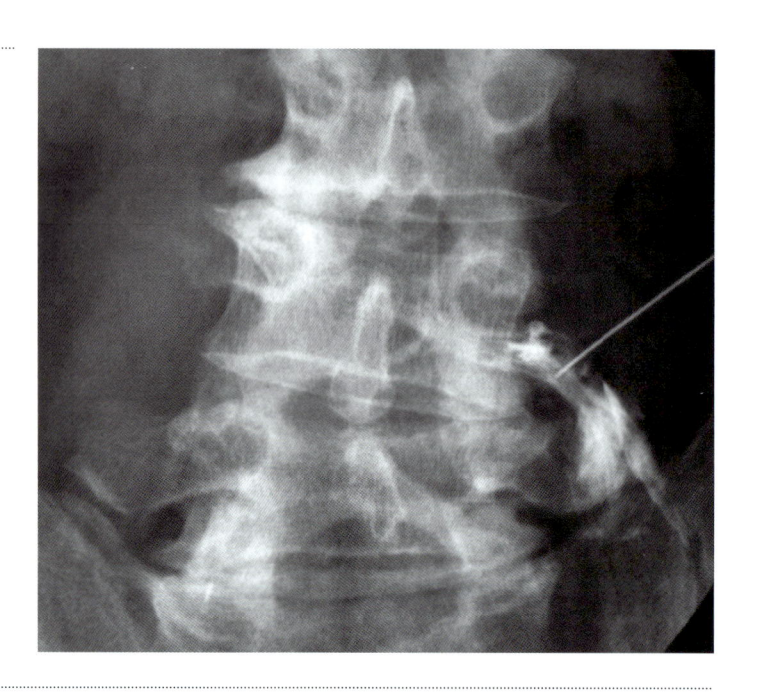

**図32** 椎間孔外ヘルニアの椎間板造影像と造影後 CT 像

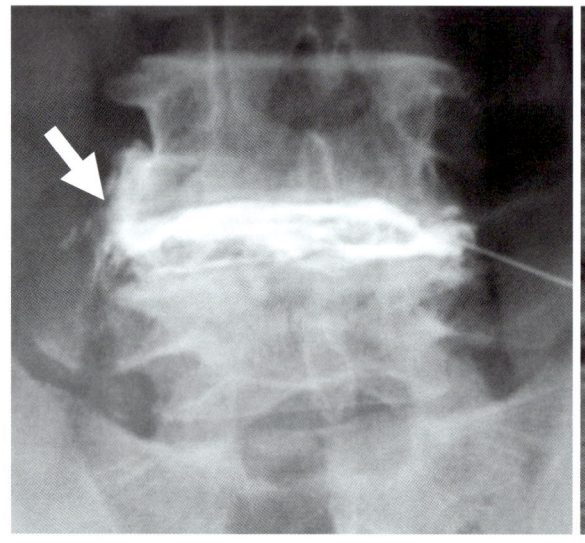

椎間板造影正面像　　　　　　　　　造影後 CT 像

- 合併症として，感染（椎間板炎）に対して特に注意が必要である．

8）骨シンチグラフィー
- 脊椎腫瘍（特に癌転移）や感染性疾患に適応となる（図33）．

> **注意ポイント 13**
> 　　脊椎の画像検査では，正常例でも異常所見がみられることに常に注意しておかなければならない．骨棘や椎間板腔狭小化などの加齢による変化だけでなく，椎間板ヘルニアや腰部脊柱管狭窄症などの所見も無症状例で高頻度に認められる．異常所見が臨床的意義を有しているかどうかは，症状・所見と一致するかどうかで評価する．

図33 がん転移の骨シンチグラフィー

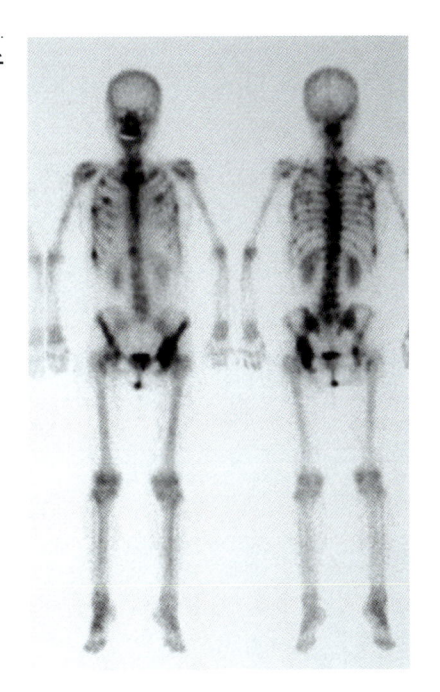

## 5 その他の補助的診断法

- 血液・生化学検査：腫瘍性疾患では腫瘍マーカーなど，炎症性疾患では白血球数，CRP など
- 髄液検査：髄液中の蛋白量，細胞数が一般的に診断的価値を有する．細胞数増多は髄膜の炎症でみられる．蛋白の増加はくも膜下腔への出血，髄膜の炎症，脱髄，脊髄腫瘍やくも膜癒着でみられる．通常，細胞数増多と蛋白増加は比例しているが，細胞増多が少なく蛋白増加のみがみられる場合を蛋白細胞解離という．これは多発性神経根炎（Guillain-Barré 症候群）や脊髄くも膜下腔閉塞でみられる．
- 足関節上腕血圧比（ABI: ankle-brachial pressure index）：上下肢の血圧を測定し，下肢血圧／上肢血圧を算出する．0.9 以上が正常，0.9 未満で下肢動脈の狭窄や閉塞を意味する．間欠跛行の鑑別に有用である．
- 筋電図：筋萎縮の原因の鑑別（神経原性か筋原性か）に有用である．また障害筋分布が髄節性か，または末梢神経支配に一致しているかなども確認できる．
- 神経伝動速度測定：運動神経伝導速度，知覚神経伝導速度，体性感覚誘発電位などがある．末梢神経障害との鑑別が必要な場合に有用である．
- 精神医学的問題に対する簡易質問票（BS-POP: Brief Scale for Psychiatric Problems in Orthopaedic Patients）：整形外科における精神医学的問題に関する簡易質問票のことで，心因性慢性疼痛障害の評価に有用である．

&lt;鈴木景子　高橋啓介＞

Section 4

# 脊椎・脊髄手術における周術期管理

脊椎・脊髄外科領域においては，術式の進歩と各種医療材料の革新，そして全身麻酔技術の進歩により手術症例は今後も増加することが予測される．また，社会の高齢化に伴い高齢者の手術症例が増えている．年代層別の手術件数の報告によると，60歳代が全体の49％と最多であり，次いで70歳代である[1]．

高齢者やメタボリック症候群を有する症例では周術期に重篤な合併症が起こりうる．本稿では主に脊椎・脊髄手術に関連する周術期管理について言及し，血圧変動，不整脈などの循環動態の変化，無気肺，肺炎などの呼吸器障害，麻酔薬作用による肝・腎障害などについては省略する．

## 1 全身管理

### a 栄養管理

低栄養状態が存在すると，創治癒の遅延，局所のみならず全身性の感染症合併率や死亡率が高まるとされており，術前から可能な限りその是正に努める必要がある．欧州静脈経腸栄養学会（European Society of Parenteral and Enteral Nutrition：ESPEN）によると，重度の栄養障害として4つの因子をあげている．すなわち①6カ月以内の体重減少が10-15％以上，②BMI＜18.5 kg/m$^2$，③主観的包括栄養評価が，Grade C（高度栄養不良），そして④血清アルブミン値＜3.0 g/dl（肝・腎障害例は除く）である．これら4つの因子の1つでも存在する場合は待機手術の延期が推奨されている．術後における早期の経口摂取あるいは経腸栄養は，経静脈栄養と比較し死亡率は改善させないが，感染症併発を減少させることがメタアナリシス解析により明らかにされている[2]．また，宿主の免疫を賦活化させる目的でアルギニン，グルタミン，ω-3系脂肪酸，核酸などの栄養素を強化した経腸栄養剤（immune enhancing diet：IED）の投与が栄養障害のある患者における感染性合併症に有用であることも明らかになってきている．

### b 糖尿病

糖尿病患者は，厚生労働省の2007年国民健康・栄養調査によると，糖尿病の予備群を合わせると2210万人と推計される．10年前の1997年と比較すると約1.3倍であり，それ以前と比べ増加のペースが加速している．術前からの血糖管理は，術後の感染症である手術部位感染症（surgical site infection：SSI）とその他の全身感染症を回避するために不可欠である．糖尿病患者と非糖尿病患者の比較では，術前の高血糖とHbA1c値＞7％（NGSP）の場合，術後に感染症を併発する頻度が有意に高いとされている[3,4]．また，術後1日目の最高血糖値が220 mg/dl以上では，それ以下の場合と比較し，術後感染症の頻度が2.7倍になるとの報告もあり[5]，術前の血糖だけでなく，術後早期の血糖コントロールの重要性が指摘されている．近年，重症合併症患者に対して，目標血糖値を80-110 mg/dlとしてインスリンの持続的静脈内投与による厳密な血糖管理を行う方法，すなわち強化インスリン療法（intensive insulin therapy）により，従来の血糖値180-200 mg/dlでのコントロールと比較し，死

表1 抗血栓薬の術前中止時期

| 一般名 | 商品名 | 中止時期の目安 |
| --- | --- | --- |
| 硫酸クロピドグレル | プラビックス | 14日 |
| 塩酸チクロピジン | パナルジン | 10-14日 |
| アスピリン | バイアスピリン | 7日 |
| イコサペント酸エチル | エパデール | 7日 |
| シロスタゾール | プレタール | 3-4日 |
| トラピジル | ロコルナール | 3-4日 |
| ベラプロストナトリウム | プロサイリン | 1-2日 |
| 塩酸サルポグレラート | アンプラーグ | 1-2日 |
| リマプロストアルファデクス | オパルモン，プロレナール | 1日 |
| ジピリダモール | ペルサンチン | 休薬の必要なし |
| ワルファリンカリウム | ワーファリン | 5-7日 |

亡率，敗血症，血行路感染，輸血や透析の必要性，人工呼吸器装着期間，そして集中治療室（ICU）在室日数が改善することが報告されている[6,7]．国際的ガイドラインである Surviving Sepsis Campaign Guidelines（2005年）では，重症敗血症や高血糖を伴う ICU 患者に対して，150 mg/dl 未満での血糖コントロールを推奨している．脊椎外科手術においては，インプラントを使用する場合があり，周術期において十分な血糖コントロールを行う必要があると考えられる．

## C 抗血栓薬（抗凝固薬，抗血小板薬）

　高齢者や生活習慣病患者の増加により抗血栓薬内服患者は今後も増加することが予測される．脊椎・脊髄手術においては，他の手術と同様に術中の出血量を最低限に抑えることはいうまでもなく，術後の血腫による麻痺を回避する点からもそのコントロールは不可欠である．待機手術においては，術前の内服薬を可能であれば中止時期の目安を参考に中止するのが一般的である（表1）．緊急手術が必要とされる場合は，抗凝固薬のワルファリンカリウム（ワーファリン®）内服中患者で INR 値が 2 以下であれば重篤な出血性合併症は少ないと考えられるが，それ以外の場合で術中出血に対するコントロールが必要と判断される場合には，ワルファリン拮抗薬であるビタミン K の静注，あるいは新鮮凍結血漿・Ⅶ因子の投与を考慮する．近年，待機手術で抗血小板薬を術前から中止することにより，脳梗塞・心筋梗塞などの重篤な血栓性合併症のリスクが上昇することが知られている．脳梗塞・TIA（一過性脳虚血発作），冠動脈疾患（狭心症，心筋梗塞）の数％が投与中断により発症しており，その発症時期は中断後 7-10 日前後が多いと報告されている[8-10]．脊椎・脊髄手術例において，抗血栓薬を継続した群と中止した群を比較すると，継続した群では術中出血量，術後出血量がそれぞれ約 50 ml，約 100 ml 多かったが，周術期に脳梗塞発症例はなかったとの報告がある[11]．手術の際の抗血栓薬の中断については，現時点では投薬を行っている当該科とメリットとデメリットを相談のうえ，中断か継続か，あるいはヘパリン置換の必要性を決定することが望ましいと考えられる．中断する際には，特に脱水に留意する必要があり，再開時期については，経口投与が可能となった時点で速やかに行う．

### d 静脈血栓塞栓症（VTE）

　日本麻酔科学会の調査では周術期の症候性肺塞栓（PE）の発生頻度は，10,000手術件数に対して約4件で，死亡率は19.5%と報告され，高齢者と股関節・四肢手術でその発症頻度が高い[12]．2008年に発行された日本整形外科学会・静脈血栓塞栓症予防ガイドラインでは，脊椎・脊髄手術のリスク評価は中等度とされ，高度のリスクとされる人工股関節置換術，人工膝関節置換術とは区別されている．VTEの予防法としては弾性ストッキング装着，あるいは間欠的空気圧迫法，すなわち機械的予防法が推奨されている．また，VTEに関連が強い危険因子として，VTEの既往や下肢麻痺などがあげられている．脊椎・脊髄手術後のVTEの発生頻度は，レビューによると予防処置をまったく行わない場合，深部静脈血栓症（DVT）は0-27.4%，無症候性を含むPEは0-37.5%と報告されている[13]．これらのデータのばらつきは，術式の相違もあるが，診断方法の相違によるところが大きい．静脈造影，ドップラーエコー検査，そしてCT venographyがDVTの診断に用いられているが，その診断精度についての確立したエビデンスはない．また，D-dimer値の測定による術後の経過観察がVTEの発見に有用であるとの報告もあるが，対費用効果を考えると，全症例に対するスクリーニングとしては，さらなる検討が必要である[14]．脊椎後方手術後2週以内に全例で静脈造影を行った前向き研究によると，術前の麻痺の程度は評価されていないが，腰椎手術（26.5%）は頚椎手術（5.6%）より有意にDVTの頻度が高く，DVTの発症は高齢になる程頻度が有意に高かった．一方で，BMI・手術時間・出血量に関してはDVTの発生頻度に差が認められなかった[15]．予防方法に関して，脊椎手術後に下肢運動のみを行った群（A群）と術中から術後1-2日間フットポンプ装着，その後の最低1週間の弾性ストッキング着用を行った群（B群）での症候性PEの発症頻度を比較検討した報告がある[16]．その報告によると，症候性PEの発症頻度はA群とB群でそれぞれ1.5%と0.2%であり，B群で有意に頻度が少なく，間欠的空気圧迫法とストッキングの併用療法の有効性を示している．併用療法は，本邦に限らず標準的手法として用いられている．薬物的VTE予防処置としての抗凝固療法は，血腫のリスクの観点からその使用は推奨されていない[13]．脊椎・脊髄手術に関しては基本的に機械的予防を徹底し，DVTあるいはPEが疑われれば速やかな検査・処置が救命のために必要とされる．

### e 術後せん妄

　脊椎・脊髄手術後せん妄は，12.5-28.4%の頻度で発症すると報告されている[17,18]．心臓手術患者では，52%と約半数で発症するとされるが，脊椎・脊髄手術患者の高齢化に伴い今後その頻度は増加することが予測される．せん妄自体は，一過性の精神機能異常であり，手術当日よりむしろ術後1日目以降に生じやすい．急激な錯乱，幻覚，あるいは妄想状態などを呈するが，清明期があり日内変動があるのが特徴とされる．通常は1週間以内に軽快することが多いが，医療上の安全管理，転倒リスク，在院日数の増加，死亡率の増加の点から，術前あるいは症状発症早期での対応が望まれる．術前からすでに認められる認知機能障害，うつ症状，その他の精神症状は，術後せん妄のリスク因子と考えられる．脊椎・脊髄手術例における報告では，高齢（70歳以上），聴覚障害，術後1日目の貧血，そして低アルブミン血症とせん妄との関連性が指摘されている[17-19]．術前から術後せん妄の発生が予測される場合には，心療内科に早期に介入してもらうことにより，大腿骨頚部骨折患者での術後せん妄が約1/3抑制できたとの報告がある[20]．また，術後安静時痛の程度と術後せん妄の関連性も指摘されており，術後の十分な鎮痛対策が必要と思われる[21]．医療以外の対策としては，可能な限り患者家族の付き添いと積極的なコミュニケーションが予防と治療においても重要である．

### f 疼痛対策

　術後の疼痛軽減と早期離床は，医療側だけでなく患者側にとってもQOL向上のため重要な因子であることはいうまでもない．近年，低侵襲手術の発展とともに術後早期からQOLは上がっている．一方で，多椎体の

手術，側弯症，腫瘍などの比較的侵襲の大きな手術が減っているわけではなく，術後の十分な除痛を行うことが全身管理上重要である．術後の疼痛対策として麻薬（塩酸モルヒネ/フェンタニル）の持続静注[22,23]，局所麻酔剤（リドカイン/ブピバカイン）の神経周囲への術中投与[24,25]，あるいは傍脊柱筋内への局所麻酔薬持続投与[26]により術後疼痛の軽減が得られているが，それらの優劣は不明である．我々は，低侵襲手術以外の手術において，フェンタニルの持続静注を中心に NSAID 点滴静注の併用にて疼痛管理を行っている．また，術前から強度の疼痛を有する症例においては，オピオイドの内服あるいはパッチ剤にて疼痛を可能な限りコントロールすることを心がけている．

> **注意ポイント ①**
> ①栄養状態を改善後（血清アルブミン値≧3.0 g/dl）に手術を行うことが望ましく，術後に経口摂取を行えない患者に対しても経静脈栄養より経管栄養のほうが，感染症の発生を減少させることができる．
> ②糖尿病のコントロールは，術前と同様に術後も厳重に行う必要がある．
> ③術前の抗血栓薬の中断に関しては，血栓性合併症のリスクを十分に検討のうえ，決定する必要がある．
> ④脊椎・脊髄手術患者においては，高齢と術前からの麻痺が，術後 VTE のリスクである．前向き研究から DVT の頻度は，これまで考えていた以上に高いことを認識する必要がある．
> ⑤術後の疼痛管理だけでなく術前からオピオイドを使用した疼痛対策が今後要求されつつある．

## 2 輸血

脊椎・脊髄手術における輸血は多椎間固定術，脊柱矯正術，腫瘍性疾患，あるいは術前からの貧血を有する症例において必要とされることが多い．待機手術においては，感染症・炎症性疾患・悪性腫瘍性疾患がなければ自己血輸血を行うことが可能である．自己血輸血には，術前貯血式，術中希釈式，術中回収式，そして術後回収式がある．希釈式は，麻酔から手術開始までに時間がかかること，単回のみの採血にて，採血量に限界があるという欠点から行っている施設は一般に少ない．回収式については，欠点として敗血症が危惧されているが，腰椎固定術において術中回収式自己血輸血を行った 155 症例についての報告では，同種血輸血回避率は 99％であり，経過中に敗血症をきたした症例はなく，その有効性と安全性が示されている[27]．また，同様に腰椎固定術において，貯血式＋術中回収自己血輸血（A 群）と術中・術後回収式自己血輸血（B 群）で比較し，A 群では 1 例で同種血輸血を要したが B 群では同種血輸血例はなく，自己血貯血は必ずしも必要ではないとする報告もある[28]．脊椎・脊髄手術と輸血に関するエビデンスは少なく，今後さらなる検証が必要と思われる．

## 3 抗菌薬

脊椎・脊髄手術においても SSI は避けて通れない合併症の 1 つである．特にインストゥルメンテーション併用時には，その恩恵とは裏腹に SSI の発生率は数％とあり，非併用時と比べて高率である．SSI の危険因子として，患者側の問題（①肥満，②65 歳以上，③悪性腫瘍，④糖尿病，⑤ステロイド投与，⑥放射線照射，⑦低蛋白血症，⑧喫煙，⑨アルコール多飲，⑩多数回手術など）と医療側の問題（①後方手術＞前方，②手術範囲の大きさ，③手術時間，④出血量，⑤インストゥルメンテーション併用など）がある．しかしながら，SSI においては，その予防を適切に行うことによりその発生を大幅に減少させることができる．その中で重要な 1 つ

### 図1 抗菌薬の薬力学的効果

抗菌薬の使用に際しては,「濃度依存性」あるいは「時間依存性」かを確認し,その最大効果を得るように投与を行う.

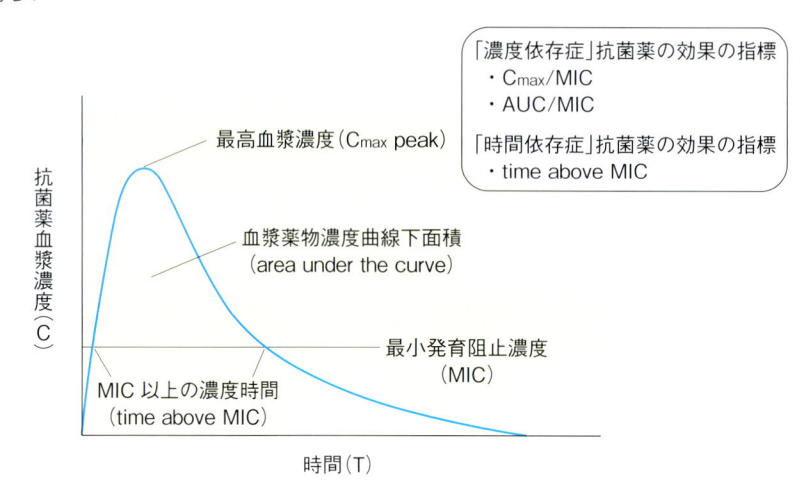

「濃度依存症」抗菌薬の効果の指標
・$C_{max}/MIC$
・$AUC/MIC$

「時間依存性」抗菌薬の効果の指標
・time above MIC

として位置づけられるのが抗菌薬投与である.

抗菌薬の使用に際しては,そのスペクトラムと臓器・組織への移行性の確認を行う.薬物動態的に主として「腎代謝・排泄性」に分類される抗菌薬にセファロスポリン系,ペニシリン系,アミノグリコシド系,バンコマイシン(VCM),そしてメロペネム・イミペネムなどがある.一方,主として「肝・胆道代謝・排泄性」に分類される抗菌薬として,クリンダマイシン,リファンピシンなどがある.その他の経路としてリネゾリド(LZD)などがある.

薬力学的効果には「濃度依存性」と「時間依存性」がある(図1).「濃度依存性」の抗菌作用は蛋白質や核酸合成を阻害することによるものが多い.アミノグリコシド系やキノロン系がこれに該当する.濃度依存性であるため頻回に投与するより,1日1-2回の高い血中濃度ピークを作ると薬物効果が得られる.一方,「時間依存性」の抗菌作用は細胞壁の合成を阻害することによりその作用を発揮する.βラクタム剤やVCMが該当する.時間依存性であるため血中の最小発育阻止濃度(MIC)以上の濃度を維持する時間が多いほど効果が得られるので,頻回の投与が必要とされる.

脊椎・脊髄手術後のSSIは,起炎菌の最多は黄色ブドウ球菌であることから,予防的抗菌薬としては第一世代セフェム系がよく使用される.一方で,インストゥルメンテーション併用時の起炎菌として,メチシリン耐性黄色ブドウ球菌(MRSA)が最多であり[29],MRSAのみを選択的に残さない予防的抗菌薬としてペニシリン系のSBT/ABPCあるいはABPC/MCIPCが薦められている[30].米国疾病予防管理センター(Centers for Disease Control and Prevention; CDC)のSSI防止ガイドライン(1999年)では,MRSAを直接ターゲットとした予防投与について,日常的なVCMの投与は容認していないが,MRSAやメチシリン耐性表皮ブドウ球菌(MRSE)による感染率が高い施設での人工物や装置を移植する心臓血管外科系の手術と人工骨頭置換術などの外科手術に対する予防投与は条件付きで容認している.本邦においても,VCMの予防的投与が試みられているが,投与例においてもMRSAとMRSE感染が発症しておりいまだ確立したエビデンスはない[31].

投与期間については,compromised host(易感染例)を除いた脊椎インストゥルメンテーション手術例において,手術当日の術直前投与に続く3時間ごとの術中投与と閉創後3時間以内の術後投与を行う群と対照として長期間(5-7日)投与を行う群においてSSIの発生率を比較すると,短期投与では発生率は1.7%であったのに対し,長期間投与群では4.2%で発生した.さらに,抗菌薬の長期投与により菌交代現象が惹起されMRSAを代表とする耐性ブドウ球菌が発生しやすいと推察されている[30].また,compromised hostとインストゥルメ

ンテーション手術を含む 4 時間以内の手術例において，予防的抗菌薬投与を術前 30 分以内の単回のみ行い，従来の術前後の投与と比較すると，術来の SSI 発生率が 3.9％であったのに対し，単回投与では 1.3％とむしろ低頻度であったとの報告もある[32]．これらのエビデンスを含めると，抗菌薬の予防投与は術前 30 分前までの投与と術中の 3-4 時間間隔での追加投与が妥当であると考えられる．すなわち皮切〜閉創までの間の有効血中濃度の維持に重点が置かれるべきであり，術後の漫然とした投与は控えるべきである．

　SSI の治療として，感染が明らかであれば外科的デブリドメントが優先されるが，補助的な役割として可能な限り起炎菌の同定を行った上，適切な抗菌薬の投与を行うことが薦められる．SSI を示唆する所見として，創部の感染徴候以外に全身症状として発熱と検査データとして白血球数，好中球分画，そして CRP 値の術後再上昇がある．脊椎・脊髄手術例におけるレビューによると，SSI の 68％で創部からの滲出液，98％で CRP 値異常が認められたが，白血球増多は 49％程しか認められなかった[33]．術後 4〜7 日以降の白血球数，CRP 値，体温の再上昇以外に術後 4 日目のリンパ球の低下（10％，1000/$\mu l$ 以下）が SSI の早期診断に有用であると報告されている[34]．特にインストゥルメンテーション併用手術においては，感染徴候の早期発見がインストゥルメンテーション温存のため重要であり，今後さらなる検証が必要と思われる．もし MRSA が起炎菌として同定された場合には VCM を投与する．補助薬として組織移行性を向上させる作用を有するリファンピシンあるいは ST 合剤の経口投与を行う場合もある．VCM あるいはテイコプラニン（TEIC）使用時には，薬物血中濃度のトラフ値を測定しながら最大効果を引き出しつつ，臓器不全が起きないようにモニタリングを行わなければならない．特に高齢者では副作用回避のため注意が必要である．また，LZD は骨髄を含む組織移行性がよく，汎血球減少に注意しながら使用する必要がある．血中濃度モニタリングの必要性はない．我々の施設では SSI の起炎菌が MRSA の場合，第一選択として LZD の使用を開始しているが，今後その効果につき検討を行う必要性がある．また，現時点では LZD の 28 日を超える投与の安全性と有効性は立証されていない．抗菌薬の別の使用法として，抗菌薬混入セメントビーズがある．外科的デブリドメントに引き続き感受性のある粉末抗菌薬を使用する．セメント重合熱の影響を最小限にするため抗菌薬は，熱安定性のあるもの，セメントは重合熱が低いセメントを用いる．セメントを硬化させることが可能な最大量の抗菌薬はセメント 40 g に対して 8 g とされている．我々は治療効果判定を約 4 週後に行っており，セメントを長期間留置することによる新たな感染の母床を作製しないよう留意している．

> **注意ポイント ②**
> ①SSI の予防的抗菌薬投与においては，術直前と術中の追加投与（3-4 時間間隔）に重点がおかれる．
> ②術後数日間以上の抗菌薬使用は，SSI を減少させることはなく，かえって菌交代現象により MRSA を代表とする耐性ブドウ球菌を発生しやすいことから行うべきではない．
> ③いわゆる compromised host に対する手術において，MRSA をターゲットとした予防的抗菌薬投与は現時点では安易に行うべきでない．

# 4　創管理

　CDC からの SSI 防止ガイドラインが発表されて以来，本邦においてもこれまでの創管理が見直され，エビデンスに基づいた手法へと変遷している．通常の手術創においては創の一時治癒が期待できる．創の上皮形成は，一般的に 24-48 時間以内に完了する．すなわち，再上皮形成が生じ創部からの滲出液がなくなるまでの 24-48 時間は滅菌材料による創の被覆は必要であるが，それ以降滲出液がなくなればシャワーや入浴は問題ないと考

えられる．皮膚保護用被覆材に関しては，ハイドロコロイドドレッシング材などの高価なものは必要なく，ポリウレタンフィルムドレッシング材などの比較的安価なもので十分と考えられている[35]．フィルムドレッシング材は撥水性もあり便利であり，かつ，透過性があるので創状態の確認が容易に行えるという利点もある．パッド付きのものも販売されている．従来のガーゼによる被覆は，術直後の創部からの出血が多いと予測される場合には用いてもよいが，出血が治まったのにもかかわらず漫然とガーゼ被覆を継続すると，逆に創面から分泌される細胞成長因子を吸い取って蒸発させ，創治癒に必要とされる湿潤環境を阻害し，結果的に創治癒遅延を惹起する．さらに，ガーゼが創部に固着するため剥がした際に出血を生じたり，再生上皮を損傷する可能性もあり，創の治癒過程を阻害することが懸念される．

創の消毒については，創の滲出液には上皮化を促す細胞と物質が含まれており，グルコン酸クロルヘキシジンやポピオンヨードなどで消毒すると，細胞障害性によりこれらの細胞を死滅させ，結果として創傷治癒が阻害される．すなわち，創への消毒薬塗布の必要性はないと考えられている．ドレーンが留置されている場合は，ドレーン刺入部からの逆行性感染の可能性は否定できないため排液が止まれば速やかに抜去することが必要である．脊椎・脊髄手術においては，通常術後1日目あるいは2日目でドレーンの抜去は可能である．術後に髄液漏出が危惧される場合においても，我々はドレーンに陰圧をかけないで自然圧とし，術後1日から2日目に髄液を管内に認めても原則ドレーンを感染防御の観点から抜去している．髄液漏防止のため閉創時に筋膜，皮下を密に縫合することと死腔をなるべく作らないように努めている．

> **注意ポイント ③**
>
> 手術創においては，創部の上皮形成は24-48時間以内に完了するため，それまでの間は滅菌材料による創の被覆は必要であるが，それ以降はフィルムドレッシング材による被覆で十分であり，ガーゼによる被覆や創部の消毒の必要性はない．

### 文献

1) 野原　裕，植山和正，川原範夫，他．日本脊椎脊髄病学会脊椎手術調査報告．日本脊椎脊髄病学会誌．2004；15：546-53．
2) Peter JV, Moran JL, Phillips-Hughes J. A metaanalysis of treatment outcomes of early enteral versus early parenteral nutrition in hospitalized patients. Crit Care Med. 2005; 33: 213-20.
3) Guvener M, Pasaoglu I, Demircin M, et al. Perioperative hyperglycemia is a strong correlate of postoperative infection in type 2 diabetic patients after coronary artery bypass grafting. Endocr J. 2002; 49: 531-7.
4) Lamloum SM, Mobasher LA, Karar AH, et al. Relationship between postoperative infectious complications and glycemic control for diabetic patients in an orthopedic hospital in Kuwait. Med Princ Pract. 2009; 18: 4447-52.
5) Pomposelli JJ, Baxter JK 3rd, Babineau TJ, et al. Early postoperative glucose control predicts nosocomial infection rate in diabetic patients. J Parenter Enteral Nutr. 1998; 22: 77-81.
6) Van den Berghe G, Wounters P, Weekers F, et al. Intensive insulin therapy in the critically ill patients. N Engl J Med. 2001; 345: 1359-67.
7) Van den Berghe G, Eilmer A, Hermans G, et al. Intensive insulin therapy in the medical ICU. N Engl J Med. 2006; 354: 449-61.
8) Maulaz AB, Bezerra DC, Michel P, et al. Effect of discontinuing aspirin therapy on the risk of brain ischemic strock. Arch Neurol. 2005; 62: 1217-20.
9) Sibon I, Orgogozo J-M. Antiplatelet drug discontinuation is a risk factor for ischemic stroke. Neurology. 2004; 62: 1187-9.
10) Collet JP, Montalescot B, Blanchet ML, et al. Impact of prior use recent withdrawal of oral antiplatelet agents on acute coronary syndromes. Circulation. 2004; 110: 2361-7.
11) 大宮博史，岡嶋啓一郎，阿部靖之，他．脊椎手術周術期の抗凝固・抗血小板薬の取り扱いについて．整形外科と災害外科．2007；56：214-6．
12) 黒岩政之．周術期肺血栓塞栓症の現状．臨床麻酔．2006；30：916-24．
13) Glotzbecker MP, Bono CM, Harris MB, et al. Thromboembolic disease in spinal surgery; a systematic review. Spine. 2009; 34: 291-303.
14) 森　将恒，神谷光広，大野秀一郎，他．FDP D-dimerによるスクリーニング法を用いた脊椎手術253例における静脈血栓塞栓症発生率．整形外科．2010；61：1361-6．

15) Oda T, Fuji T, Kato Y, et al. Deep vein thrombosis after spinal surgery. Spine. 2000; 34: 291-303.
16) 高橋 寛, 和田明人, 横山雄一郎, 他. 脊椎手術後静脈血栓塞栓症の予防. 整・災外. 2010; 53: 145-51.
17) Kawaguchi Y, Kanamori M, Ishihara H, et al. Postoperative delirium in spine surgery. Spine J. 2006; 6: 164-9.
18) Ushida T, Yokoyama T, Kishida Y, et al. Incidence and risk factors of postoperative delirium in cervical spine surgery. Spine. 2009; 34: 2500-4.
19) Lee JK, Park YS. Delirium after spinal surgery in Korean population. Spine. 2010; 35: 1729-32.
20) Marcantonio ER, Flacker JM, Wright RJ, et al. Reducing delirium after hip fracture: a randomized trial. J Am Geriatr Soc. 2001; 49: 516-22.
21) 井出 進, 川真田樹人. 十分な鎮痛と術中の脳血流維持で譫妄を予防する. LiSA. 2010; 17: 902-4.
22) Poe-Kochert C, Tripi PA, Potzman J, et al. Continuous intravenous morphine infusion for postoperative analgesia following posterior spinal fusion for idiopathic scoliosis. Spine. 2010; 35: 754-7.
23) Yamauchi M, Asano M, Watanabe M, et al. Continuous low-dose ketamine improves the analgesic effects of fentanyl patient-controlled analgesia after cervical spine surgery. Anesth Analg. 2008; 107: 1041-4.
24) Mordeniz C, Torun F, Soran AF, et al. The effects of pre-emptive analgesia with bupivacaine on acute post-laminectomy pain. Arch Orthop Trauma Surg. 2010; 130: 205-8.
25) Torun F, Mordeniz C, Baysal Z, et al. Intraoperative perineural infiltration of lidocaine for acute postlaminectomy pain: preemptive analgesia in spine surgery. J Spinal Disord Tech. 2010; 23: 43-6.
26) Elder JB, Hoh DJ, Liu CY, et al. Postoperative continuous paravertebral anesthetic infusion for pain control in posterior cervical spine surgery: a case-control study. Neurosurgry. 2010; 66: 99-106.
27) 青野博之, 黒田早苗, 行方雅人, 他. 腰椎固定術後感染徴候よりみた術中回収式自己血輸血の安全性. 自己血輸血. 2006; 19: 203-6.
28) 行方雅人, 黒田早苗, 由留部崇, 他. 2椎間の後方進入腰椎椎体間固定術における自己血貯血の必要性についての検討. 自己血輸血. 2005; 18: 16-8.
29) 山崎隆志. 脊椎インプラント：感染率, 起炎菌の現状とサーベイランスの勧め. 整形外科. 2009; 60: 800-4.
30) 種市 洋, 忽那辰彦, 久木田裕史, 他. 脊椎インストゥルメンテーション手術における超短期抗菌薬予防投与 (Antimicrobial Prophylaxis) ―手術部位感染予防効果判定のための前向き研究―. 骨・関節・靱帯. 2006; 19: 697-701.
31) 山崎隆志, 小久保吉恭, 村上元昭, 他. 脊椎インストゥルメンテーション手術におけるバンコマイシンの予防投与の試み. 整形外科. 2010; 61: 255-9.
32) 沼沢拓也, 横山 徹, 小野 睦, 他. 脊椎手術における術前抗菌薬単独投与のみの感染管理. 臨整外. 2008; 43: 1005-9.
33) Pull ter Gunne AF, Mohamed AS, Skolasky RL, et al. The presentation, incidence, etiology, and treatment of surgical site infections after spinal surgery. Spine. 2010; 35: 1323-8.
34) 高橋 淳. 脊椎インストゥルメンテーション手術後の創感染の早期診断. 日本骨・関節感染症学会雑誌. 2006; 20: 13-5.
35) Vogt KC, Uhlyarik M, Schroeder TV. Moist wound healing compared with standard care of treatment of primary closed vascular surgical wounds: a prospective randomized controlled study. Wound Repair Regen. 2007; 15: 624-7.

〈恩田 啓〉

Section 5

# 脊椎・脊髄外科におけるナビゲーションシステムの応用

## 1 サージカルナビゲーションの分類

1）CT based サージカルナビゲーション
- 現在最も使用されている方法である．
- 術前に撮像した CT データを事前にナビゲーション機器に取り込み，これを術野と照合して精度を確保した後に目的の手術操作を行うものである（図1, 2）．
- 精度が高く，頚椎や胸椎部の instrumentation に適している．

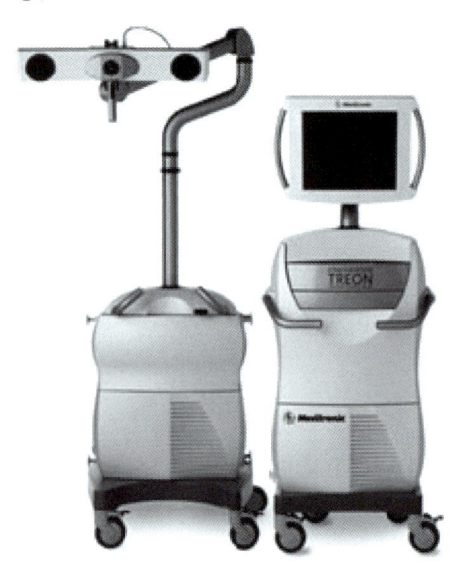

2）Fluoronavigation
- 術中に撮像した正面・側面 X 線像をナビゲーション機器に取り込み行う簡易サージカルナビゲーション（図3, 4）．
- 照合などの煩雑な操作はないが，操作精度は低下し，0.8-1.2 mm 程度となる．
- 被曝量を減少させた正面・側面 C-arm という概念の使用で，腰椎などの高い精度を要しない部位に適する．

**図1** サージカルナビゲーションシステムを用いた脊椎手術
手術部位の解剖学的位置情報を Real-time に確認しながら安全な手術が行える．

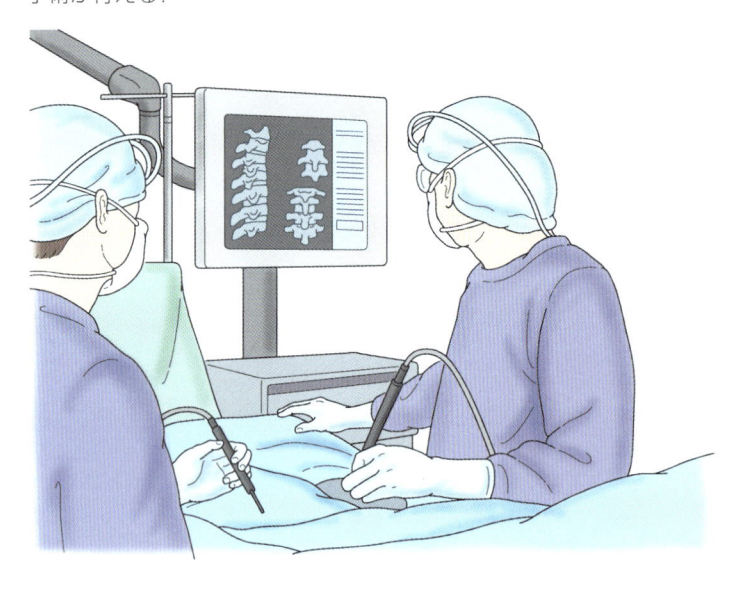

**図2** 一般的なサージカルナビゲーションシステム
システムは術中情報を表示するワークステーションと赤外線信号を送受信する器具よりなる．

**図3** Fluoronavigation の術中画面

2方向イメージの代用として放射線被曝の低減が可能である．

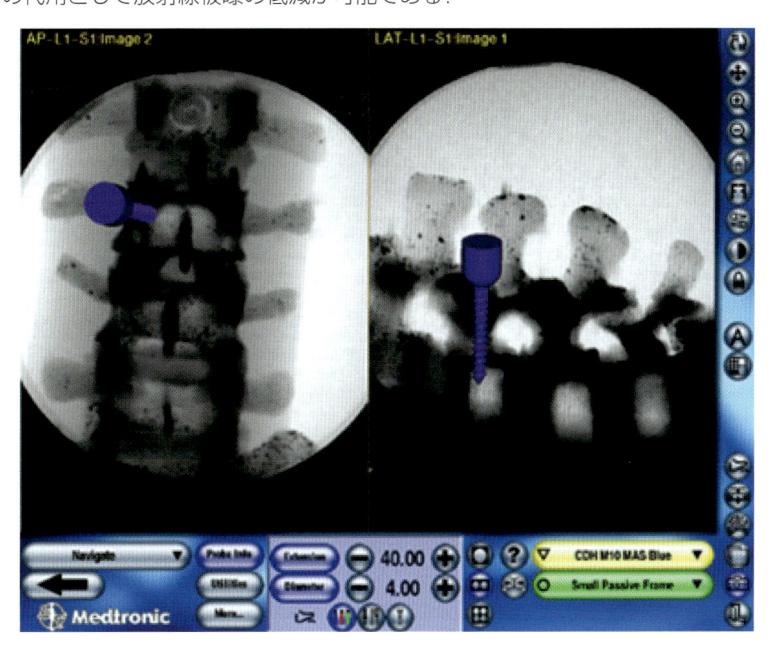

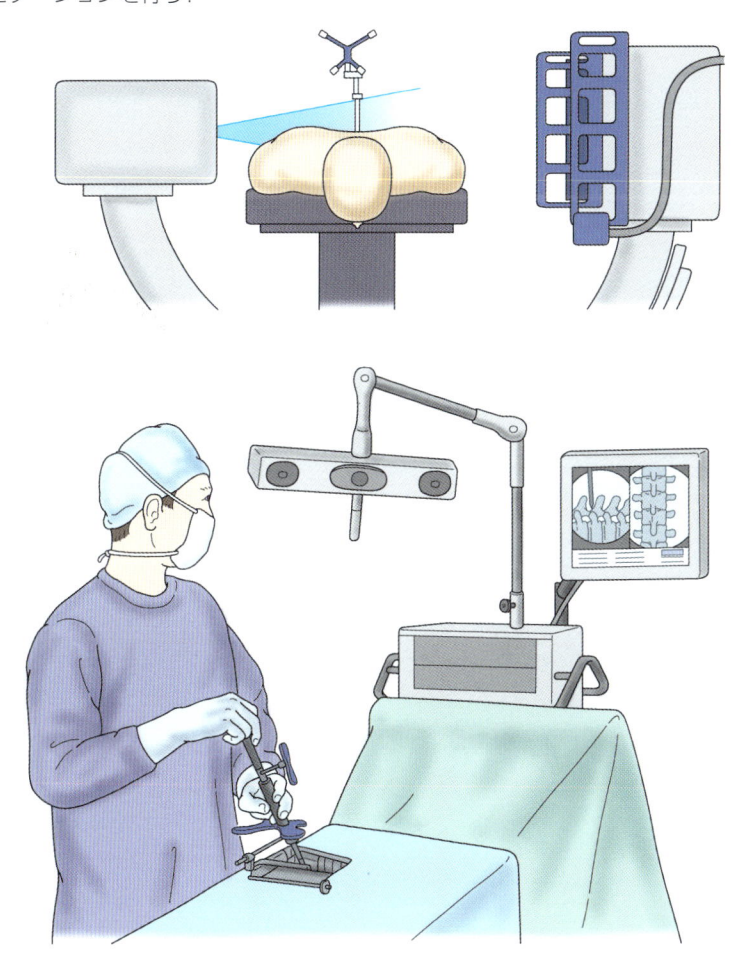

**図4** Fluoronavigation の基本原理

術中に撮像した正側 X 線像をナビゲーション機器に取り込み，これを用いて術中ナビゲーションを行う．

脊椎・脊髄外科におけるナビゲーションシステムの応用

### 図5 FluoroMerge 技術の基本原理
術前に取り込んだ CT データと術中得られた正面・側面 C-arm 像をナビゲーション機器上で融合し（Autofusion）し，術中ナビゲーションを可能にする．

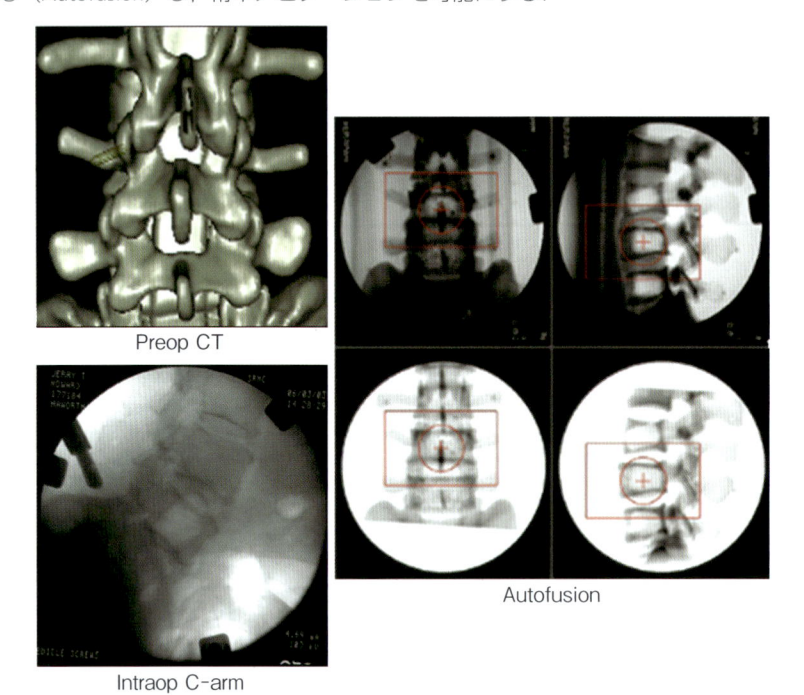

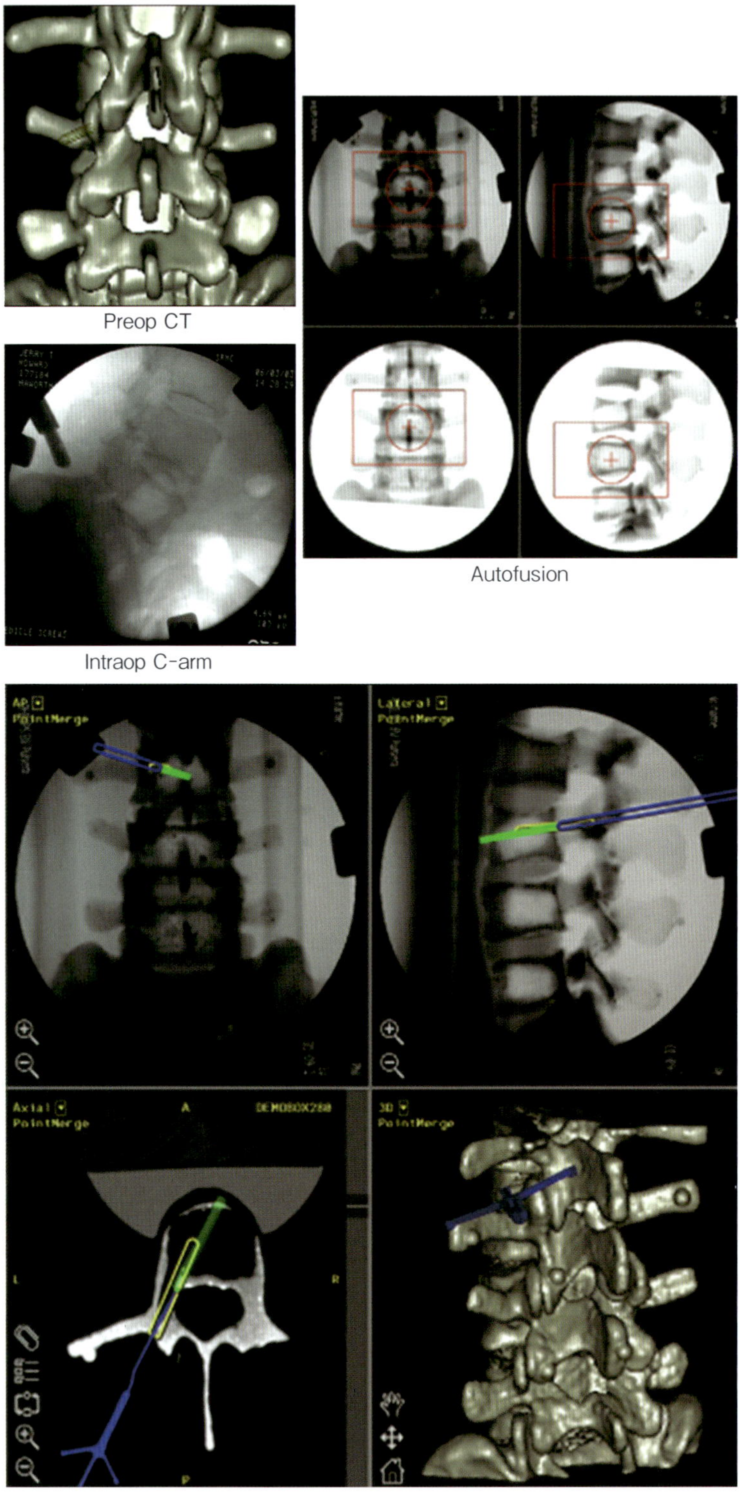

Preop CT

Intraop C-arm

Autofusion

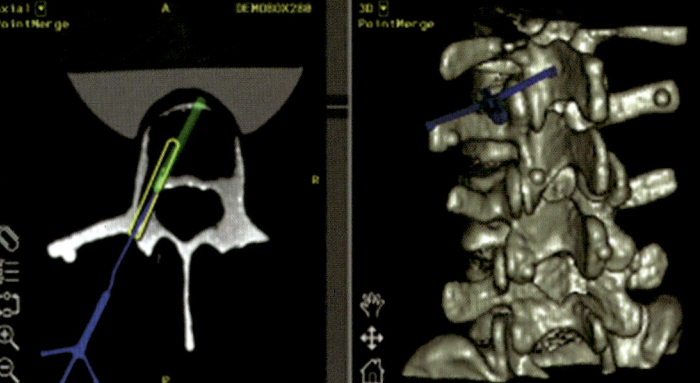

3）FluoroMerge Technology
- 術前に取り込んだ CT データと術中得られた正面・側面 C-arm 像をナビゲーション機器上で融合し（Autofusion）し，術中ナビゲーションを可能にするもの（図5）．

**図6** 術中 CT を使用した Real-time Registration free Navigation
術中 CT で撮像したデータをナビゲーション機器に転送することで，照合不要なナビゲーション手術が可能となる．

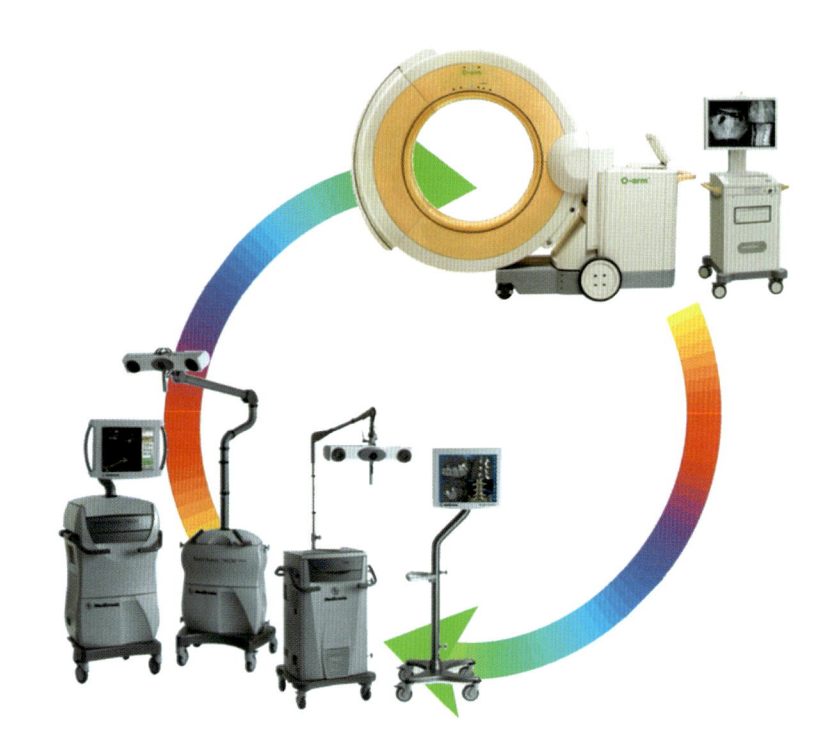

- 照合操作が簡略される利点があるが，脊椎高位により精度にばらつきがある．

### 4）術中 CT を使用した Real-time Registration free Navigation

- ナビゲーション用の術前 CT データは不要である．
- 手術体位後に術中 CT（IsoC, O-arm など）による CT 撮像を行い，3 次元データをナビゲーション機器へ転送する（図 6）．
- このナビゲーション画像を基に，real-time で照合の不要なナビゲーション手術が可能である．

## 2　サージカルナビゲーションの基本原理

①現在一般的に臨床使用されているナビゲーションシステムは，Optical tracking navigation system である（図 2）．

②術前または術中に取り込んだ CT または 2 方向 X 線イメージを 3 次元構築し，このデータ（イメージ空間）と実際の術野データ（サージカル空間）を一致させ（照合）（図 7），手術器具と患者の位置関係を精度よく表示させるものである．

③システムはコンピュータ本体と赤外線を感知する CCD カメラよりなり，対象となる脊椎にリファレンスフレームを設置し，これを基準点に座標軸を構築する（図 8）．

④照合操作では椎骨の 4 点を照合する Point registration と最大 30 点からなる Surface registration を順次行う（図 9）．これによりフーリエの定理を用いた表面形状のマッチングが行われ，表面と奥行の誤差はなくなり，高い精度を維持したナビゲーションが可能になる．

**図7** データ照合の原理

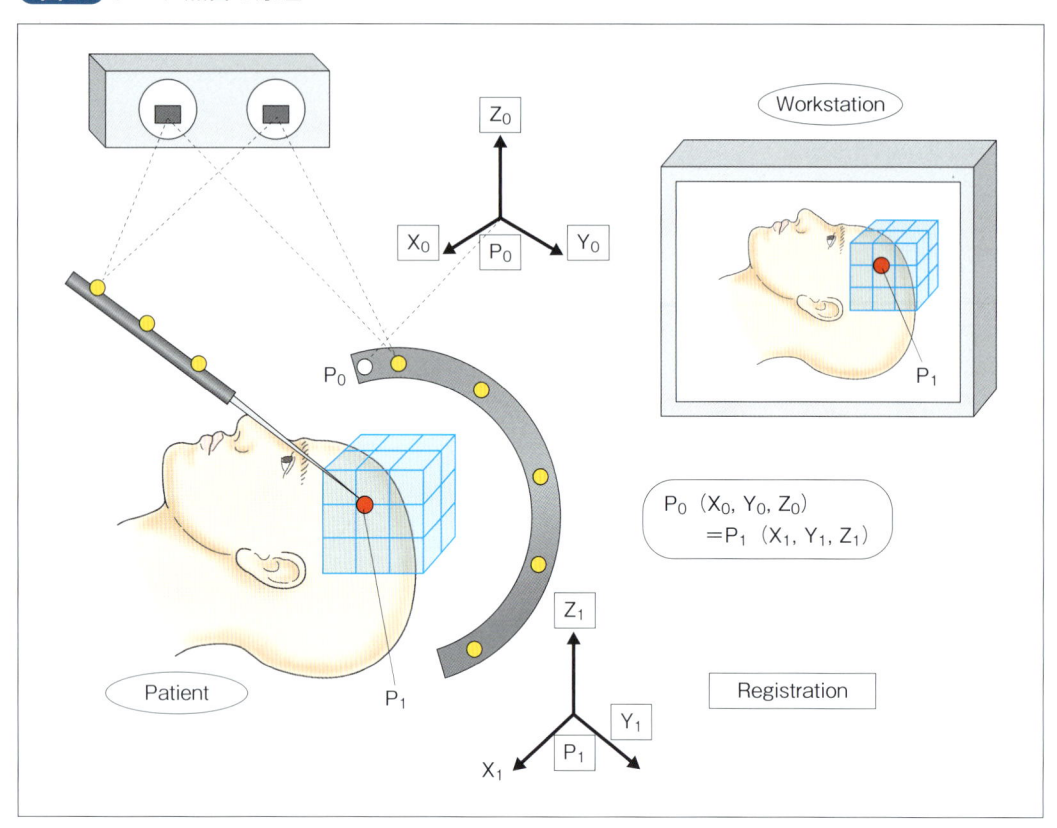

**図8** 光学的な位置情報の術中感知

棘突起に設置した Reference frame からの光学信号を CCD camera でとらえ，サージカル空間の座標軸を構築する．

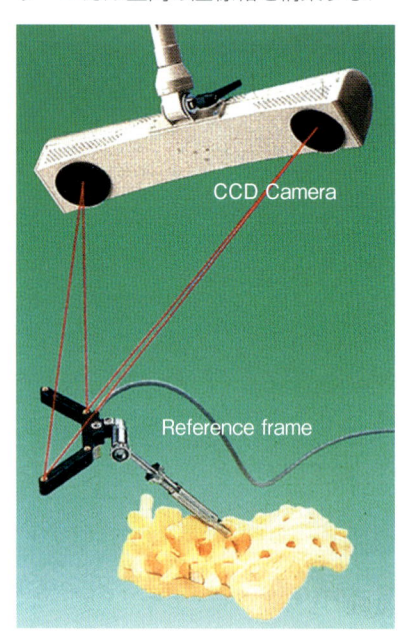

**図9** 照合操作の概要

Registration
1st Step：Point Registration
　骨表面上の解剖学的なランドマークを入力（4点）
2nd Step：Surface Registration
　骨表面上をランダムに入力（30点）

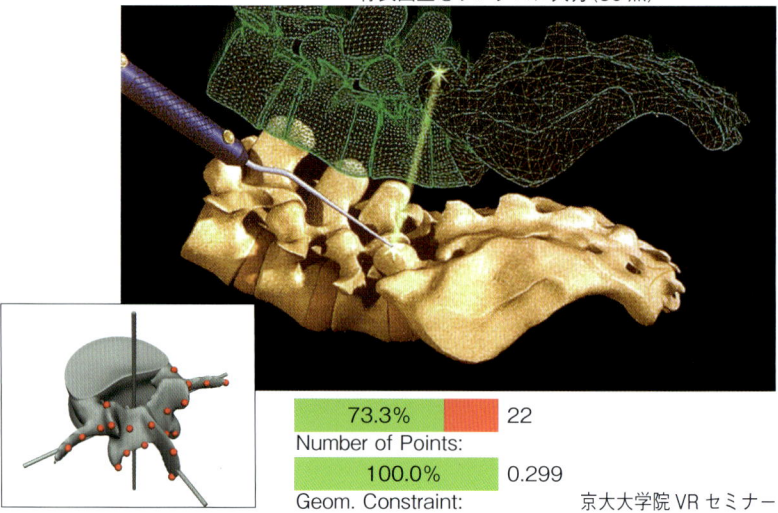

73.3%　22
Number of Points:
100.0%　0.299
Geom. Constraint:

京大大学院 VR セミナー

⑤さらに手術器具に取り付けた LED（発光ダイオード）より発生する赤外線を CCD カメラで追跡することで，器具先端の 3 次元位置を計測する．

## 3　サージカルナビゲーション手術の実際

### 1）適応疾患
- 頚椎・胸椎インストゥルメンテーションを要する外傷，変性疾患
- 脊柱変形（先天性脊柱変形における奇形椎切除，骨切りなどのガイダンスとインストゥルメンテーション）
- 脊椎・脊髄腫瘍や頚椎・胸椎後縦靱帯骨化症における術中ガイダンス
- 腰椎変性疾患や脊椎外傷などに対する低侵襲手術（特にインストゥルメンテーション手術）

### 2）術前準備
- 最も一般的な CT based なナビゲーションシステムでは，術前 1 mm スライスで撮像した CT データをワークステーション上に取り込み，3 次元脊椎モデルをあらかじめ構築する．
- ワークステーション上で水平面，傍矢状断面，椎弓根断面などを確認しながら手術のプランニングを行う．

**図10** ナビゲーション画面上での術前プランニングと術中画像

水平面（左下），傍矢状面（左上），椎弓根断面像（右上）において適切な位置の径 2.5 mm のプランニング像を作成する（黄色，緑色）．青色は術中の Instrument 先端の位置であり，椎弓根手前に位置している．

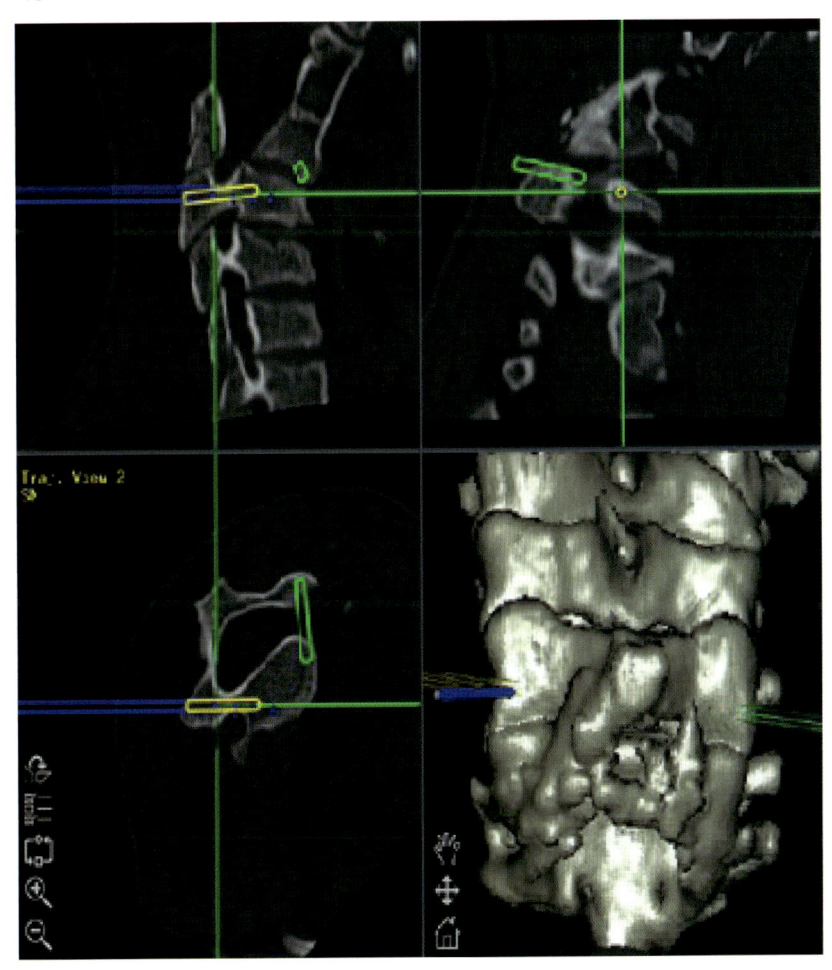

刺入するスクリュー経路あるいは骨切除，骨切りラインなどを作成する（図10）．

> **注意ポイント ①**
> CT像での解剖学的形状と患者の体格をみてプランニングを行うが，頚椎椎弓根スクリューでは刺入角度を大きく取りすぎると，頚部後方筋群と皮切の関係で実際の刺入角度とかけ離れてしまう可能性がある．

> **注意ポイント ②**
> 頚椎椎弓根外径が3次元モデル上の計測で3mm以下の場合には，スクリュー刺入は避けたほうがよい．

- Point registration用の照合点を5-6点設定しておく．精度が出やすく，再現性がよい点として，頚椎では棘突起先端，スクリュー刺入点，左右の下関節突起尾側端を設定するとよい．
- 変形や奇形の手術では，この3次元モデルをさまざまな方向から検討することで，術中の骨切除部位，固定アンカーの設定を含む詳細な術前計画が可能となる．

### 3）手術体位

- いずれの体位においても光学式ナビゲーションシステムでは，赤外線感知装置が術野のReference frameを感知しやすい設定が必要である．
- 頚椎後方手術では，術者は患者の頭側に立ち，ナビゲーションモニターとC-armを患者の側方，赤外線感知装置を術野から尾側1.5-2 mの場所におく．

---

**図11 照合操作（Surface registration）の実際**

ナビゲーションする椎の後方要素をランダムにプロットし，Surface registration を終了している．
Regidual error は 0.4 mm と表示され，良好な精度が確保されている．

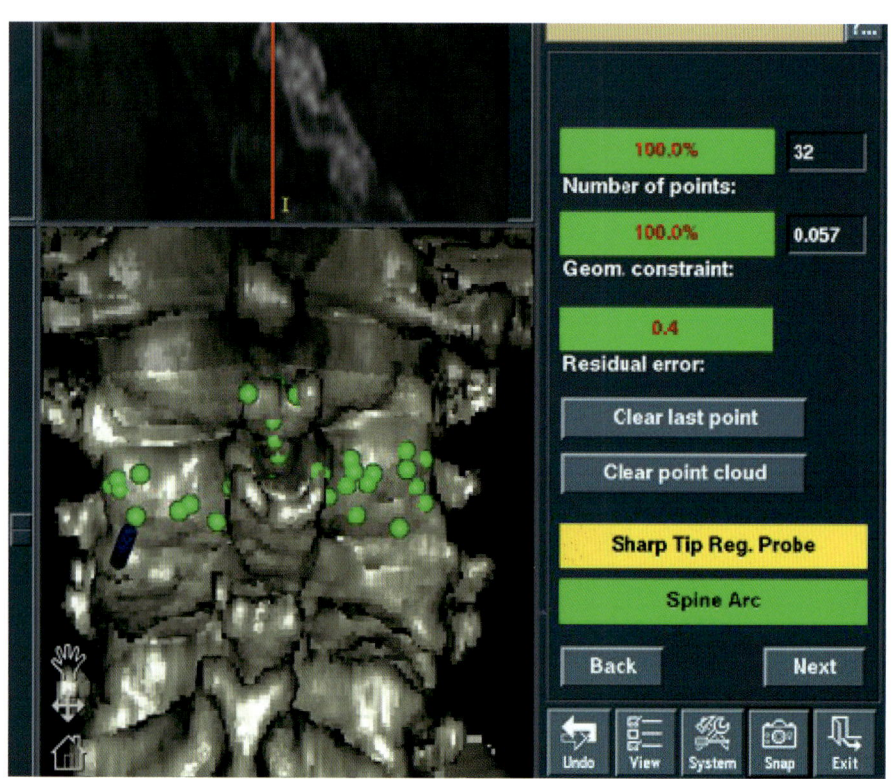

## 4）手術手技

### a）頚椎椎弓根スクリュー固定

- 十分な展開の後，照合を行う椎の棘突起に Reference frame を設置する．骨粗鬆症が強い症例や小児例では棘突起の骨強度が低いため，骨折しないよう注意する．
- 照合操作ではコンピュータ接続された Sharp probe を用いて，すでに設定してある照合点を画面上で確認しながら，患者の該当する解剖学的位置をプロットしていく．Point registration で 4 mm 以下の精度が確保されると，Surface registration に移行できる（図 11）．Residual error が 2 mm 以下でナビゲーション可能であるが，頚椎手術では 0.3-0.5 mm にコントロールされていることが望ましい．

> **注意ポイント ③**
> 照合操作で十分な精度が出ない場合は次の操作に移るべきではない．Reference frame 設置部の弛みがないか再度確認し，照合をやり直すのがよい．

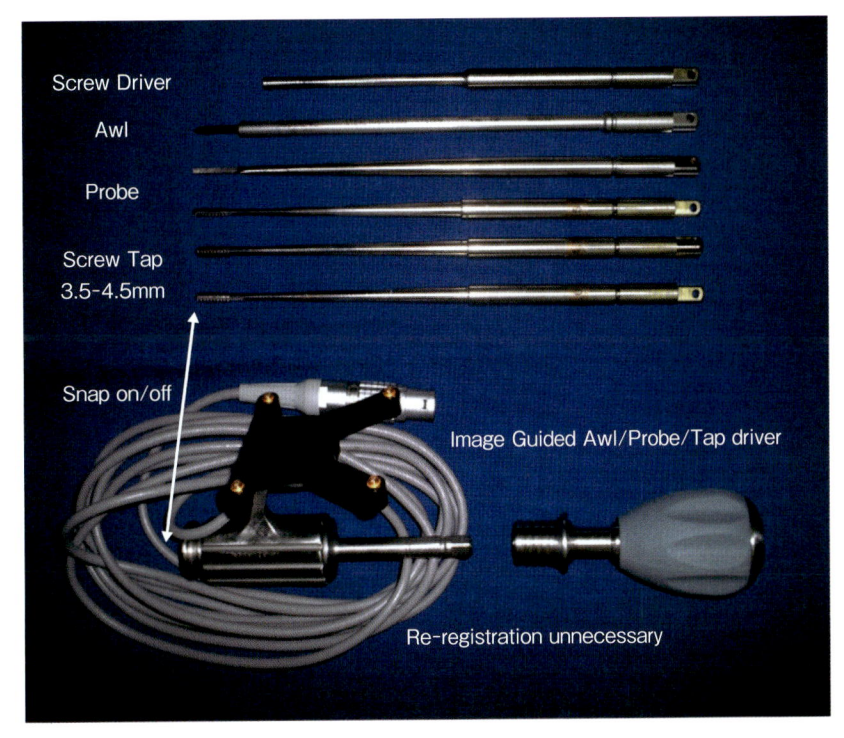

- 高い精度を必要とする椎弓根スクリュー刺入では，Image guided awl/probe/tap driver（Medtronics 社製）を用いるのがよい（図 12）．これは実際の骨内に刺入するプローブ，タップ，スクリュー先端の 3 次元的位置を把握するために開発された（実用新案 3092558 号）．
- 頚椎椎弓根スクリュー用の Instrument をナビゲーション用に改良した特殊器具を脱着することで，Awl 操作からスクリュー先端に到る一連の器具先端位置を Real-time にかつ 3 次元的に把握できるようにしたものである．
- まず刺入点を専用 Awl またはエアトームで穿孔し，次に専用プローブ，タップ，スクリューの順に先端位置を確認しながら刺入する（図 13）．高度の頚椎症や小児で椎弓根が硬化している場合，ナビゲーション

**図12** 頚椎用 Image guided instrument（実用新案 3092558 号）

頚椎椎弓根スクリュー用の Instrument をナビゲーション用に改良し，既存の Image guided awl/probe/tap driver に簡便に接続できるようにした．一度の先端照合ですべての Instrument の先端位置を Real-time にナビゲーションできる．

**図13** 頚胸椎変形に対する椎弓根スクリュー刺入

ナビゲーションする椎の棘突起に Reference frame を設置し，Image guided instrument を用いてスクリュー刺入を行う．図は Image guided tap を用いて，刺入孔を作成している．

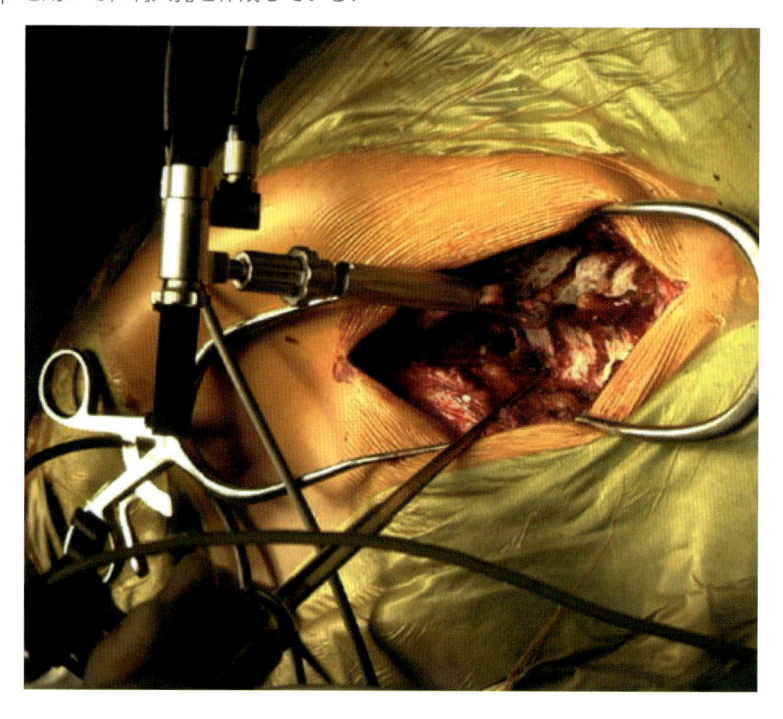

用 Awl を用いて椎弓根内での先端位置を確認しながら椎体まで穿孔すると，比較的安全にルートを確保できる．

> **注意ポイント ④**
> スクリュー器具刺入中に起こるナビゲーション画面の乱れは，手元を 1-2 秒静止させることで解消できる．また安全のため，C-arm は併用するようにし，適宜側面像を確認するのがよい．

● 症例の実際

症例 1：9 歳女性，頚椎椎弓切除後後弯（図 14）

他医にて第 2 から第 3 頚髄レベルの硬膜内髄外腫瘍（神経鞘腫）に対し，広範囲椎弓切除による摘出術が行われた．その後 6 カ月で 47°の高度後弯変形と脊髄障害を呈し当科紹介となった．ナビゲーションシステムを併用した椎弓根スクリュー固定を行い，後弯変形は 0°に矯正され，矯正損失なく骨癒合した．術後 CT ではスクリューは適切に刺入されている．

症例 2：60 代，女性，Klippel-Feil 病と不安定性を伴う頚椎症性脊髄症（図 15）

C4-6 に Klippel-Feil 病による塊椎が存在し，C3 の前方すべりと不安定性を呈した．高度の脊髄障害により自立歩行が不可能であった．C4，5 椎弓根は Klippel-Feil 病により退化し，骨萎縮が著しい．高精度ナビゲーションを用いた椎弓根スクリュー刺入を C4，5 に行った．C4 右側は刺入不能と判断し，外側塊スクリュー固定とした．脊髄障害は完全に回復し，骨癒合は完成している．

#### 図14 9歳女性，頚椎椎弓切除後後弯

A：硬膜内髄外腫瘍摘出後に発生した47°の著明な後弯変形
B，C：ナビゲーションシステムを併用した椎弓根スクリュー固定（C2-5）．術後1年で矯正損失なく，骨癒合が得られている．
D，E：術後CTではスクリューは適切に刺入されている．

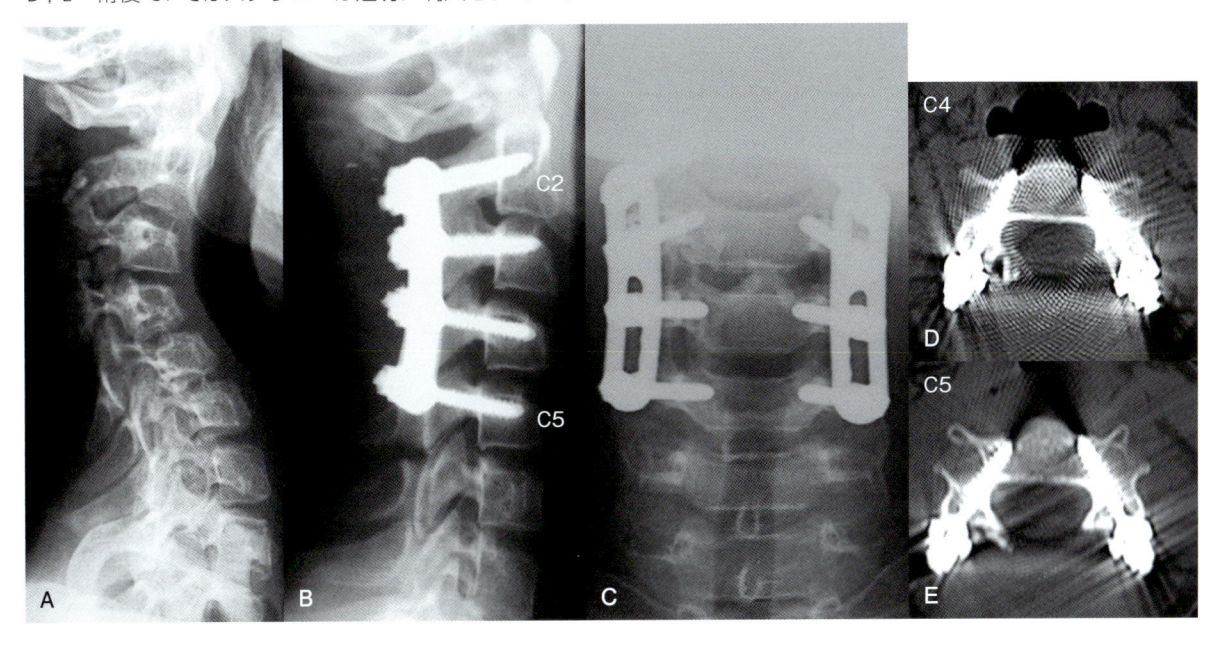

> **注意ポイント ⑤**
>
> 椎骨動脈片側閉塞あるいはこれに後交通動脈低形成を伴うと，スクリュー外側穿破の場合の脳梗塞リスクは増加する．術前のMR angiographyまたはCT angiographyでの評価を必ず行う．

### b）脊柱変形に対する矯正手術

- 脊柱変形に対する脊椎インストゥルメンテーションには，従来椎弓下ワイヤリング，フックなどがあるが，近年では高い矯正とその保持を目的に椎弓根スクリューが頻用される．
- 解剖学的に椎骨の大きさが小さく，また椎骨の変形や頂椎付近に強い回旋などを伴うため，椎弓根スクリュー刺入には困難を伴う．特に側弯変形のために側面C-armの精度が低下するとともに，頚胸椎部での刺入では肩の重なりのために側面透視自体が不可能であることも多い．
- 高精度ナビゲーション技術を使用することで，安全・確実に椎弓根スクリューを設置することが可能となり，変形矯正の向上が得られる
- 先天性側弯に対する手術的治療では，術前に奇形の3次元的把握が必要であるとともに，術中形態の確実な認識が重要である．
- CT-based Navigationによる術前3次元モデルをさまざまな方向から観察することで奇形の形態が容易に理解でき，切除椎のプランニングを行える．術中は実際の切除部位を3次元的に確認しながら計画した矯正手術を行うことが可能となる．

**図15** 60代女性，Klippel-Feil 病と不安定性を伴う頚椎症性脊髄症

A，B：C4-6 に Klippel-Feil 病による塊椎が存在し，C3 の前方すべりと不安定性を呈した．
C，D：C4，5 椎弓根は Klippel-Feil 病により退化し，骨萎縮が著しい．

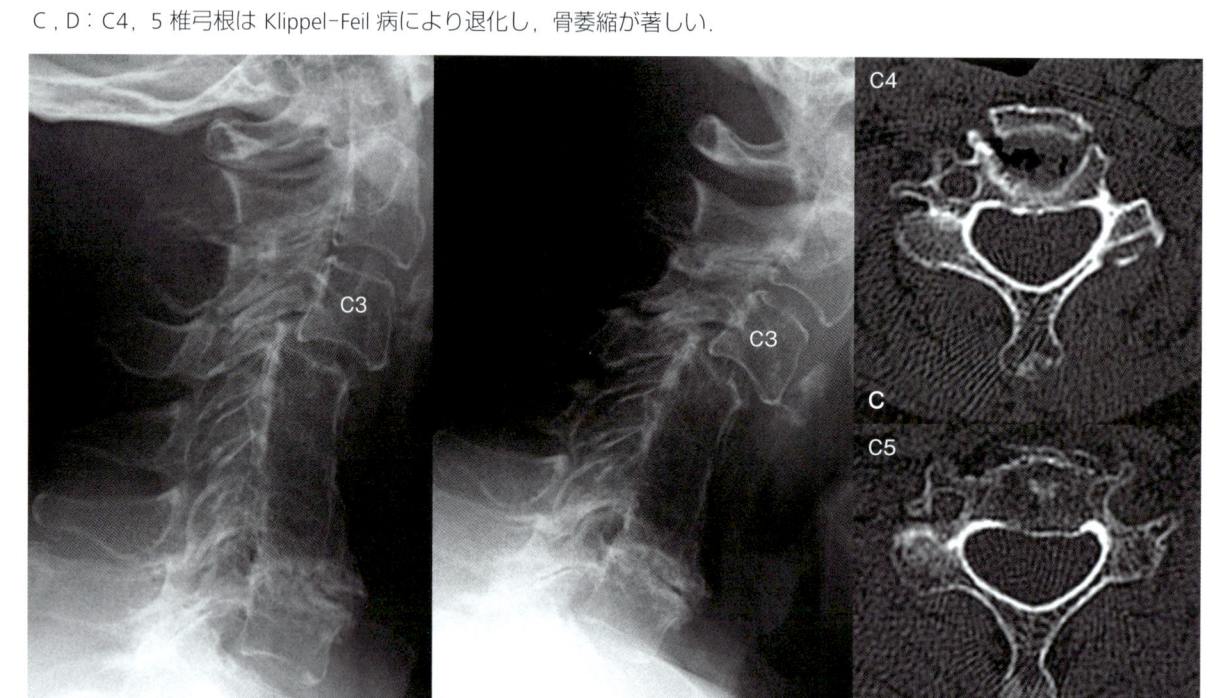

E〜H：高精度ナビゲーションを用いた椎弓根スクリュー刺入を C4，5 に行い，C4 右側は刺入不能と判断し，外側塊スクリュー固定とした．

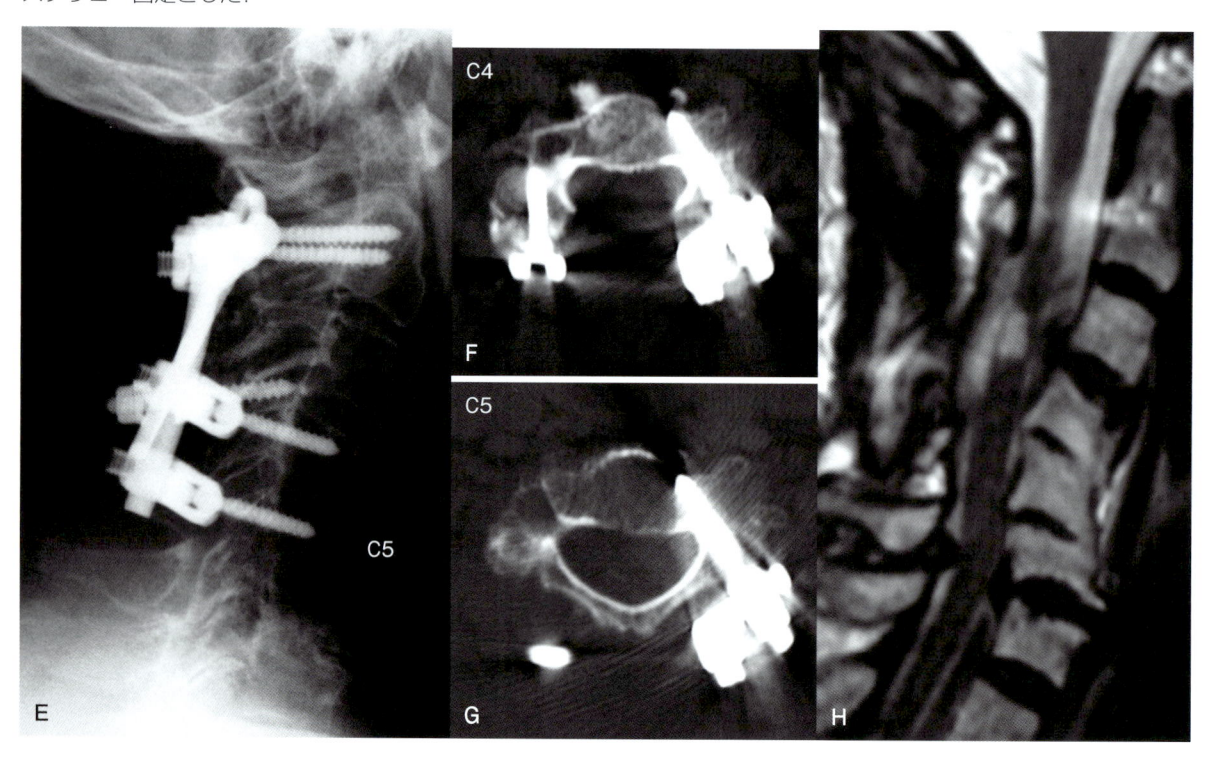

Section 5

●症例の実際

症例3：10代女性，頚胸椎側弯症（図16）

　装具治療不能で経時的に進行した高度頚胸椎側弯で，Cobb角113°，著明な体幹imbalanceを呈していた．C6，C7，T1に高精度ナビゲーションを使用した椎弓根スクリュー刺入を行い，後方進入による前・後方解離の後，矯正固定した．術後不全下肢麻痺の発生があったが，矯正を緩めることで経時的に完全回復した．整容面での著明な改善が得られ，骨癒合は完成した．

症例4：7歳女性，先天性頚胸椎側弯（図17）

　進行性の先天性頚胸椎側弯例で，右T1半椎と左側のunsegmented barを伴っていた．術前画像検査ではC7椎弓根は小さく左右差があり，椎骨動脈の通過が疑われた．T2にReference frameを設置し，C7-T2をOne blockとして照合してC7椎弓根スクリューを刺入した．後方より半椎とunsegmented barの切除を行った後，Isola systemとの併用で矯正固定した．術後3次元CTによる評価ではスクリューは正確に椎弓根に刺入されている．

c）脊椎・脊髄腫瘍手術における応用

- 脊椎・脊髄腫瘍手術におけるコンピューター支援の用途には大別して，1）腫瘍切除部位あるいは周辺重要組織のリアルタイムな3次元的位置の確認，2）骨・軟部腫瘍切除の低侵襲化または進入ルートの簡略化，3）腫瘍により破壊された変形椎骨へのスクリュー刺入による固定範囲の短縮などがあげられる．
- 後縦靭帯骨化症や椎骨全体の変形が強い症例などでは，切除先端部の解剖学的位置がわかりにくく，困難を要する．このような例ではナビゲーション下にSharp probeを用いてリアルタイムに3次元的位置を軸面上で確認することで，骨掘削時間の短縮と脊髄や椎骨動脈の損傷を確実に回避できる．
- LED機器は直接Surgical burrに装着することが可能なため，骨掘削中にBurr先端情報を直接認知することが可能である

●症例の実際

症例5：20代男性，C7類骨骨腫（図18）

　頑固な頚部痛は他医で確定診断されず，4カ月以上継続していた．画像診断によりC7椎弓根に発生した類骨骨腫と診断し，手術治療を行った．Surgical Burr先端をナビゲーションし（図19），椎弓切除を行わずに腫瘍を切除した．疼痛は消失し，現職に復帰している．

症例6：30代男性，Proteus症候群様の骨過形成を伴う頚髄症（図20）

　左側C6-8の知覚障害と同部の強い疼痛を伴い，保存治療に抵抗性であった．左側C6-T2の外側塊，後方要素の過形成により著明な脊髄圧迫を呈していた．Surgical burr先端を直接ナビゲーションし，高精度の骨切除による脊髄除圧を行った．骨切除により左C5のスクリュー刺入は不能であり，ナビゲーションを使用したC5-7の片側椎弓根スクリュー固定を行った．頑固な上肢痛は消失し，神経障害は著明に改善した．術後1年で骨癒合は完成している（図20）．

d）脊椎低侵襲手術における応用

- 近年腰椎変性疾患の固定術では経皮的手技が行われるようになってきているが，イメージ下手術では放射線被曝量の増加が問題である．
- FluoroNavigationを使用することで頻回な放射線照射が不要となり，手術スタッフの放射線被曝量の減少が期待できる（図21）．

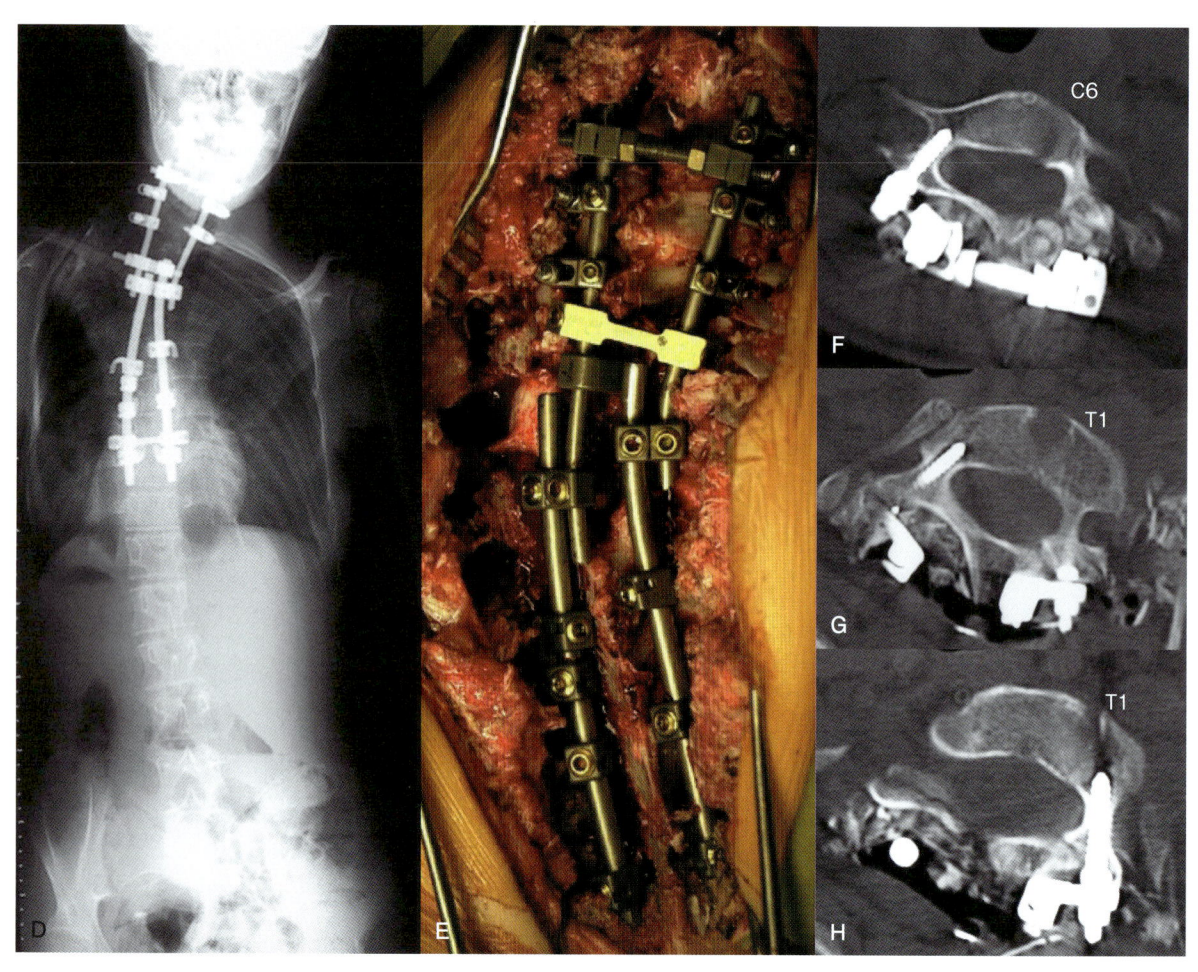

### 図16 10代女性，頚胸椎側弯症

高度頚胸椎側弯で，Cobb角113°，著明な体幹 imbalance を呈していた．

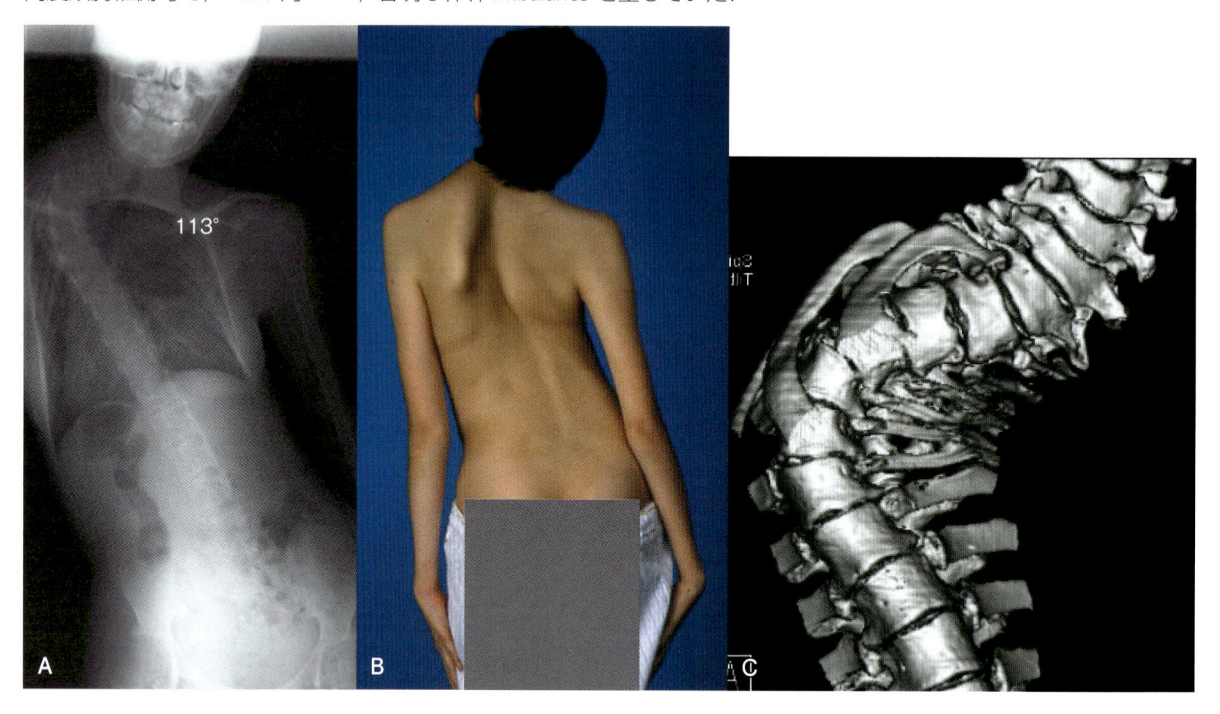

D〜H：C6，C7，T1 に高精度ナビゲーションを使用した椎弓根スクリュー刺入を行い，後方進入による前・後方解離の後，矯正固定した．

## 図17 7歳女性，先天性頚胸椎側弯

進行性の先天性頚胸椎側弯例で，右T1半椎と左側のunsegmented barを伴っていた．CT，MRA像ではC7椎弓根は小さく左右差があり，椎骨動脈の通過が疑われた．

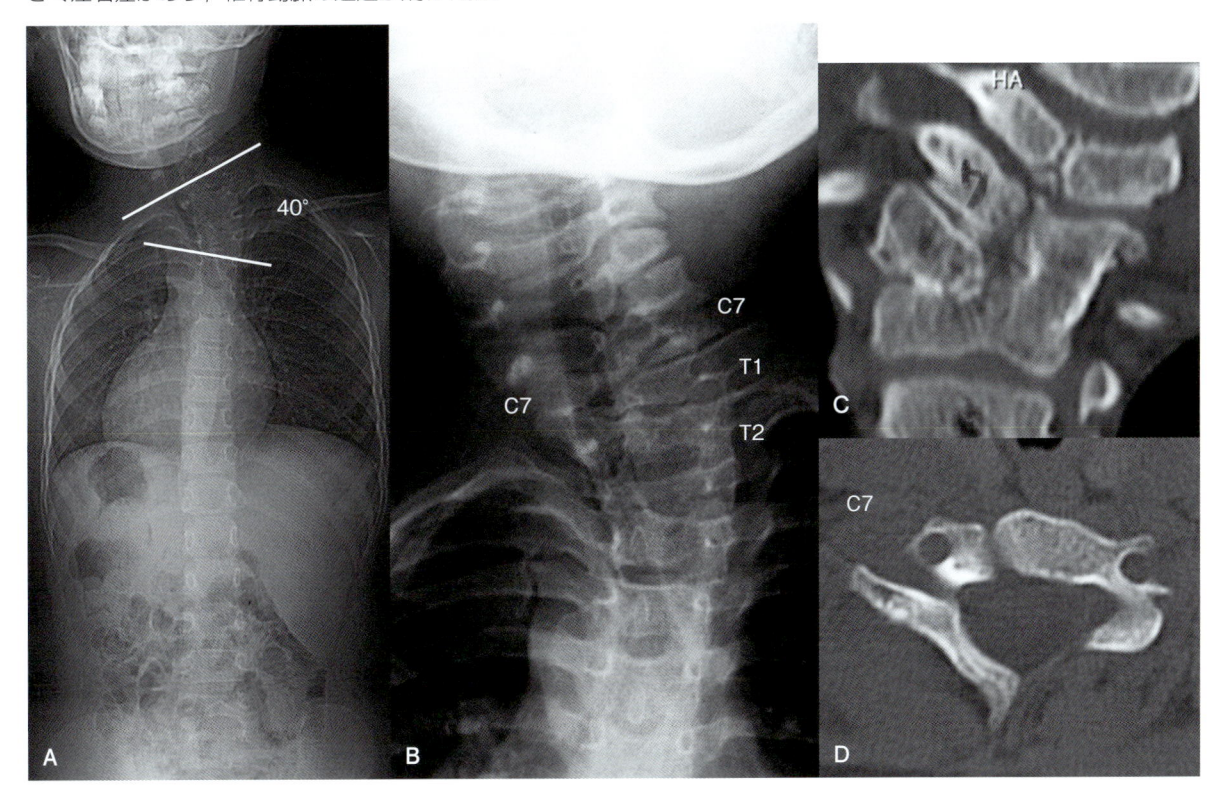

E～J：後方より半椎とunsegmented barの切除を行った後，Isola systemとの併用で矯正固定した．術後3次元CTによる評価ではスクリューは正確に椎弓根に刺入されている．

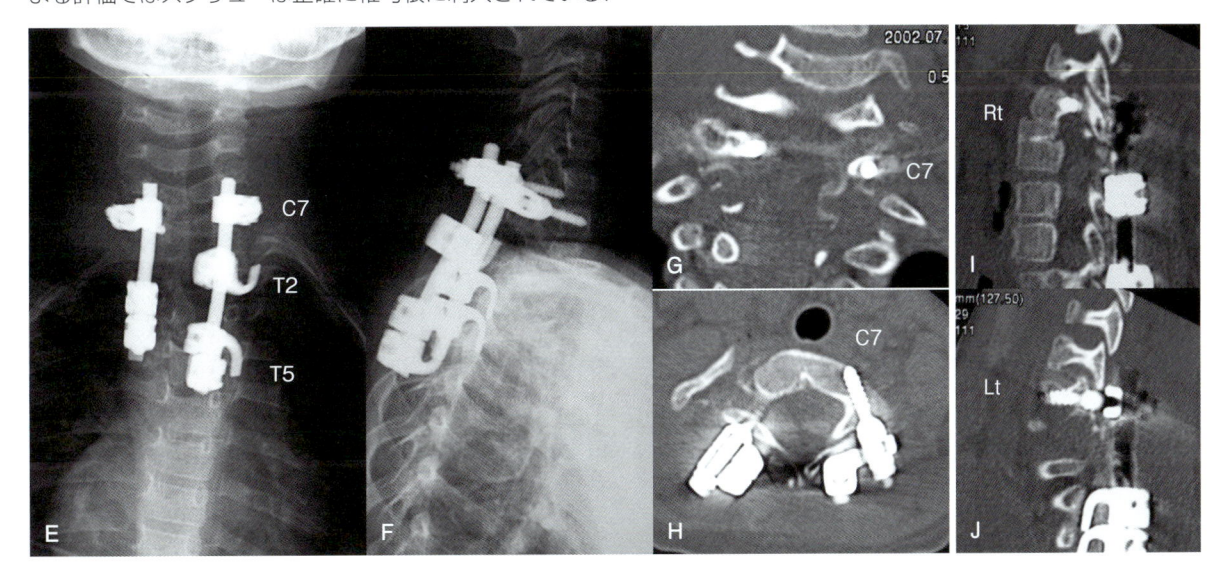

脊椎・脊髄外科におけるナビゲーションシステムの応用

### 図18 20代男性，C7類骨骨腫

C7右椎弓根に発生した類骨骨腫に対し，Surgical Burr先端をナビゲーションし，椎弓切除を行わずに腫瘍を切除した．

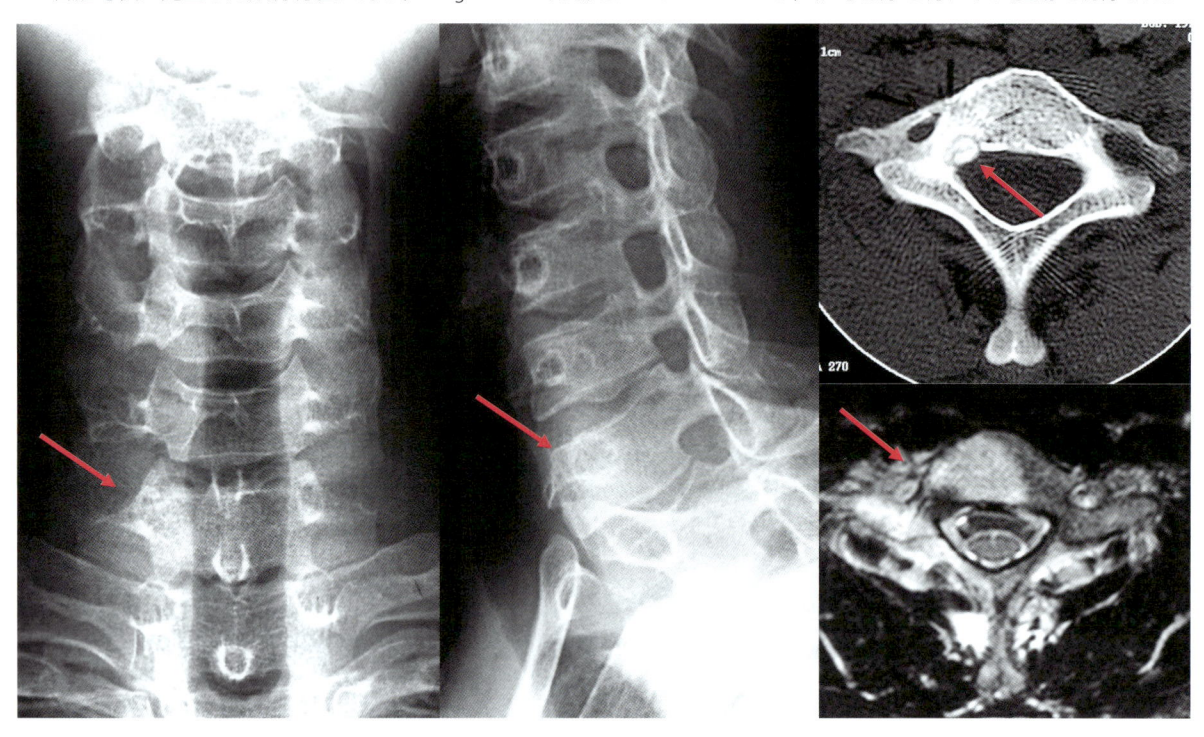

### 図19 Suretrack systemを用いたSurgical burr先端のナビゲーション

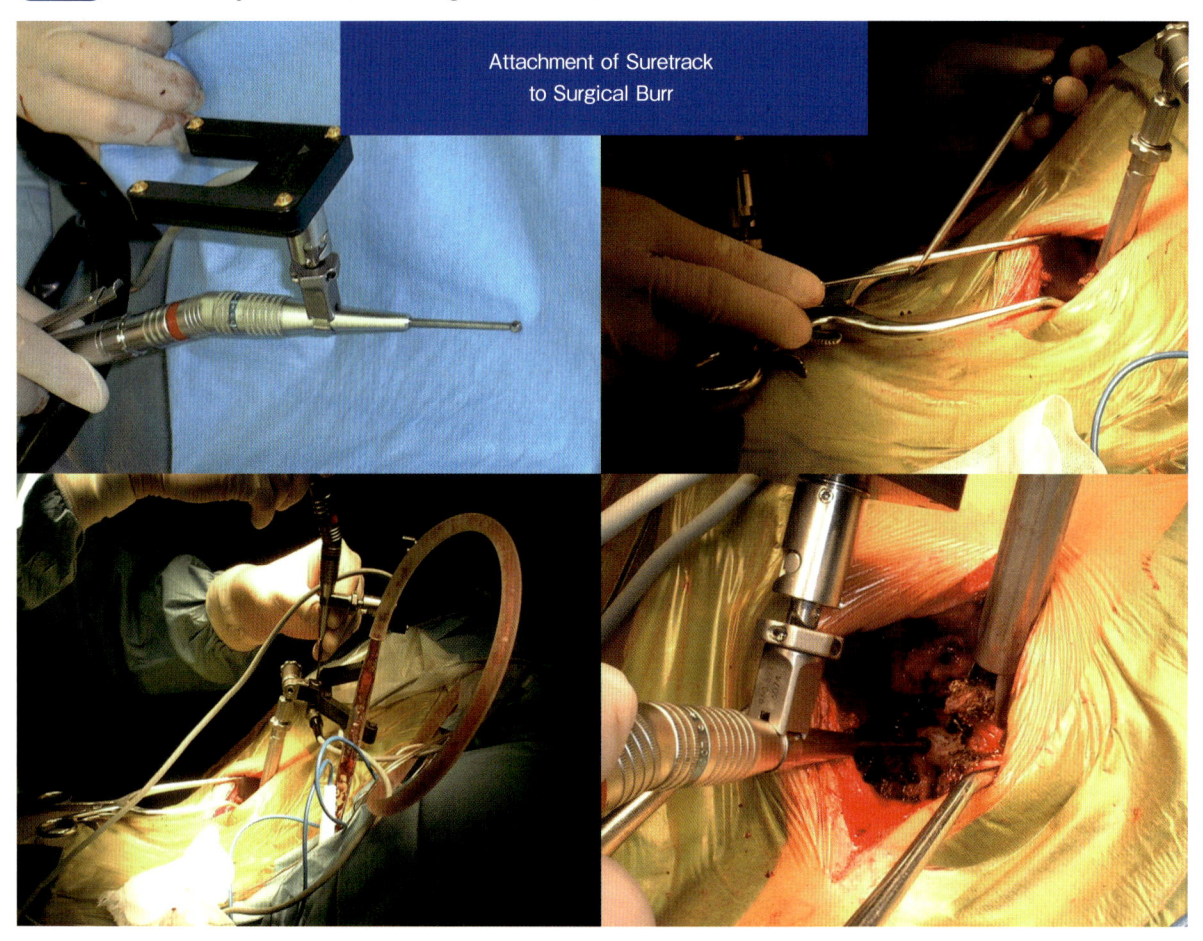

**図20** 30代男性，Proteus症候群様の骨過形成を伴う頚髄症

A：頚胸椎部に左凸の側弯変形を認めた．
B，C，D，E：左側C6-T2の外側塊と後方要素の過形成による著明な脊髄圧迫

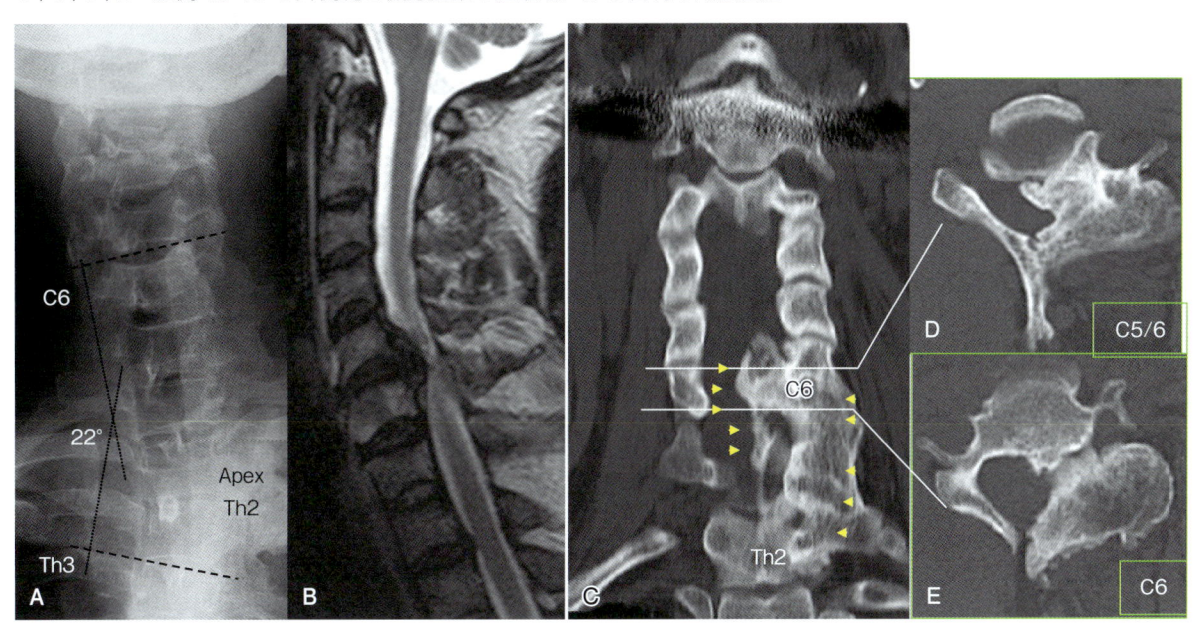

F：高精度ナビゲーションを使用した椎弓根スクリュー刺入
G，H，I：スクリューは適切に刺入され，脊柱管内骨組織は完全に切除された

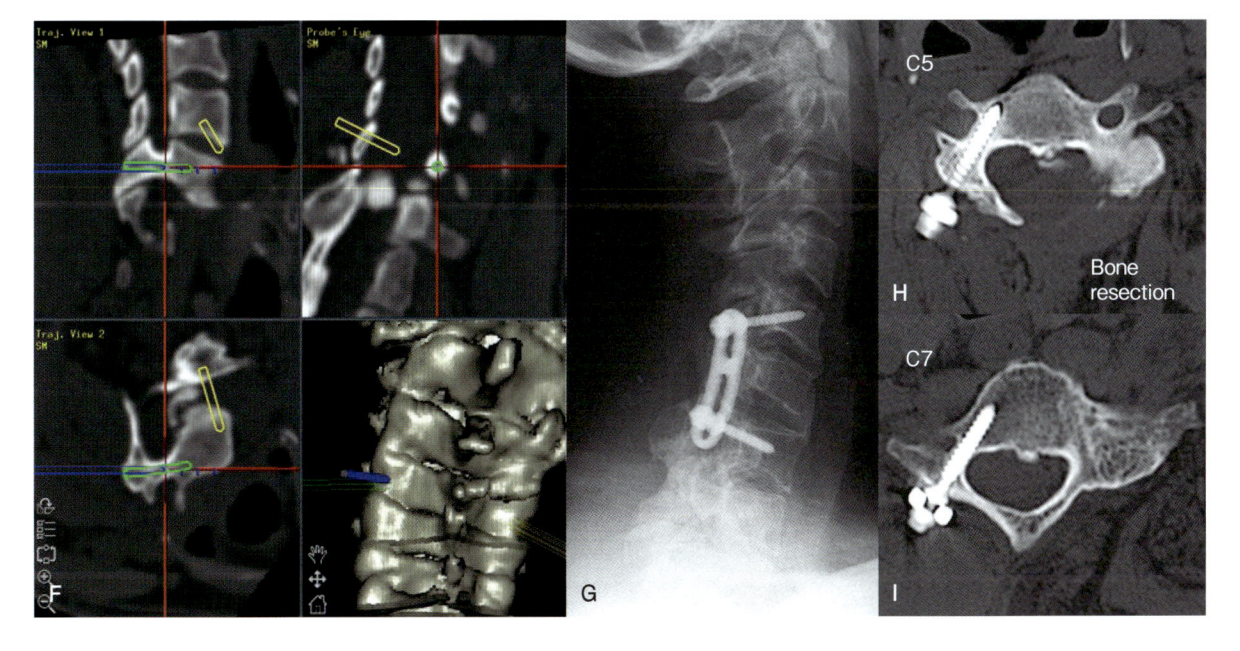

**図 21** 腰椎低侵襲手術における Fluoronavigation の応用

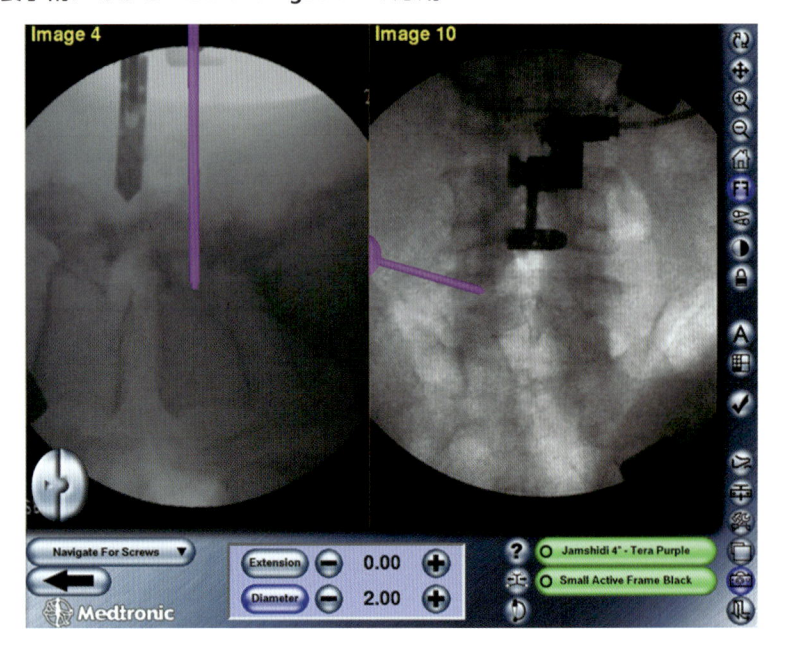

### ▶文献

1) Abumi K, Kaneda K. Pedicle screw fixation for non-traumatic lesions of the cervical spine. Spine. 1997; 22: 1853-63.
2) Abumi K, Shono Y, Ito M, et al. Complication of pedicle screw fixation in reconstructive surgery of the cervical spine. Spine. 2000; 25: 962-9.
3) Kotani Y, Abumi K, Ito M, et al. Improved accuracy of computer-assisted cervical pedicle screw insertion. J Neurosurg. 2003; 99: 257-63.
4) Kotani Y, Abumi K, Ito M, et al. Accuracy analysis of pedicle screw placement in posteior scoliosis surgery: Comparison between conventional fluoroscopic and computer-assisted technique. Spine. 2007; 32: 1543-50.

<小谷善久　鐙　邦芳>

## Section 6 脊椎・脊髄外科の基本手技

# A 手術器具の使い方

　個々の疾患に関する手術手技は各論に譲り，本稿では一般的な手術器具の使い方について右利きの術者を想定して解説する．

## 1 手術刀（鋼刀メス）（図1）

　メスには鋼刀メスの他に，電気メス，超音波メス，ウォータジェットメスなどがある．鋼刀メスは創傷治癒に最もよいが，出血しやすい組織や一次癒合を目的としない組織には電気メスを用いる．鋼刀メスには円刃刀，尖刃刀があり，メスの持ち方には，バイオリン弓把持法，食刀把持法，執筆法がある．大きい皮膚切開には円刃刀を用いたバイオリン弓把持法，食刀把持法，細かい切開などには尖刃刀を用いた執筆法が適している．皮膚切開の際は10番，21番の円刃刀，硬膜や線維輪の切開には11番の尖刃刀，癒着剝離には15番の円刃刀がよく用いられる．皮膚切開は，母指と示指を用いて均等な力で皮膚を緊張させ，円刃刀の腹の部分を組織に垂直に当て一定の速度で引いて行う．術後目立たない創痕とするため皺線（Pinkus線）と皮膚割線（Langer線）を考慮する．後方からの椎間板ヘルニア摘出時の被膜切開に際しては，ビーバー（Beaver）円刃刀が用いられる．その際，持ち柄が長く円柱状であれば，限られたスペースで刃先を自由に変えられるため便利である．

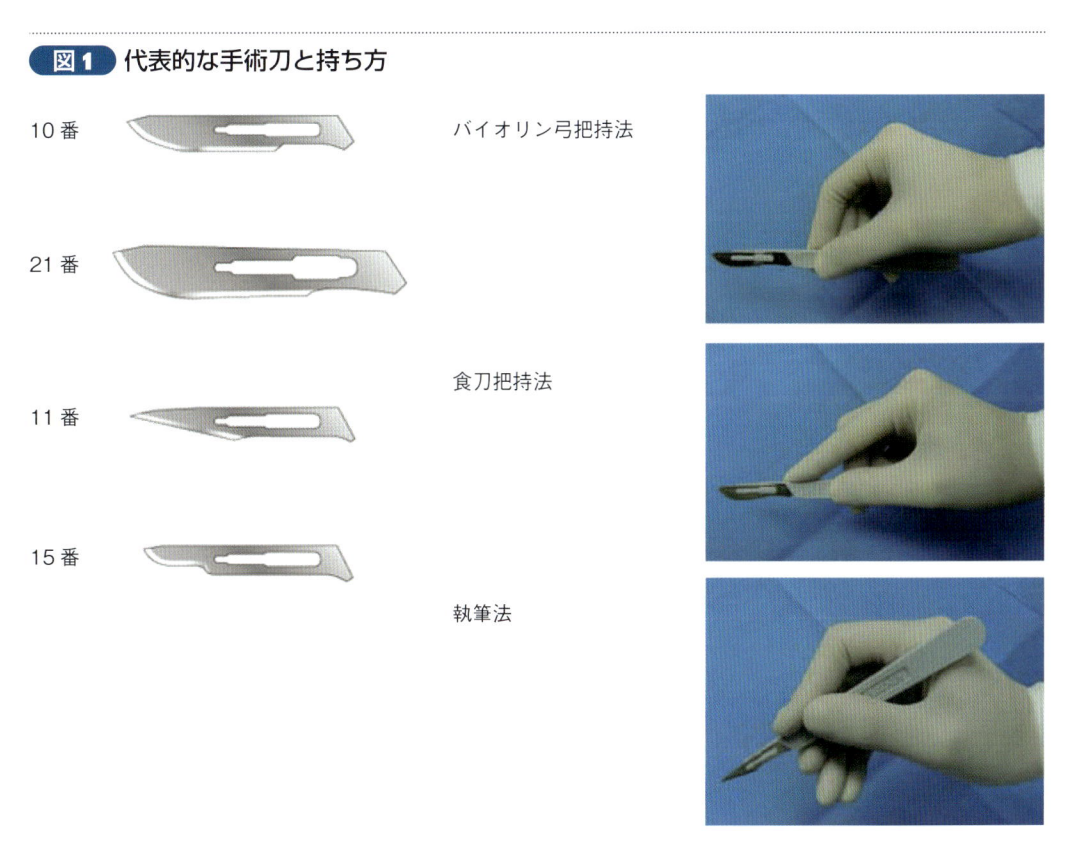

**図1** 代表的な手術刀と持ち方

10番
21番
11番
15番

バイオリン弓把持法

食刀把持法

執筆法

## 2 電気メス

　電気メスは，電気メス装置本体，メス先電極と患者の身体に装着する対極板の3つからなり，メス先は活動電極，対極板は拡散電極として働く．電気メスを接触させた部分の水分子が激しく振動するため熱が発生し，まわりの組織を瞬時に加熱・蒸散することによって切開作用を，細胞の水分を蒸発させ蛋白質を凝固させることによって凝固作用をそれぞれ生じさせる．出力を調整することで，切開，凝固，ブレンド，スプレー凝固モードなどの動作が選択できる．直接電気メスで止血する放電凝固法では直径0.5 mm以下の小血管の止血が可能であり，止血鉗子で挟み止血してから血管を電気メスで焼灼する接触凝固法では直径2 mmまでの血管の止血が可能であるとされている．低周波電流（50 Hz）は心室細動誘発，また高周波電流（5 MHz）は広範囲損傷の危険性をもっているため，電気メスとしては500 Hz前後の周波数，100-700 Wの電力のものが用いられる．

## 3 双極凝固鑷子（バイポーラ電気メス）

　ピンセット型をした電極と高周波を発生させる電源装置の2つからなる．ピンセットで目的の組織をつまみ上げ，通電させることで主に凝固を行う．先端は0.25-1.5 mmまで4種類あり，その用途にあわせて使用できる．先端部に金メッキ加工されているタイプは，先端の焦げ付きが防止され有効である．先端が曲がったタイプは視野の妨げになりにくく使いやすい．使用方法は，水をかけて出血点を確認し，先端を1-2 mm程度開けて凝固する．硬膜外静脈叢の処置の際は，脂肪ごと挟んで凝固すると容易に止血できる．出力の目安は，硬膜外組織は40-50 W，硬膜の止血は35-40 W，髄内は25-30 Wである．出血点が深くて凝固できないときには圧迫止血法に変更する．

## 4 吸引管

　術野に応じてサイズは数種類用意しておく．手元に吸引圧調節穴があるタイプでは，塞ぎ具合で吸引圧を調節することができる．助手として使用する場合は，吸引時に組織を傷めないように，また，術者の視野の妨げにならないように使用する．静脈叢などの易出血性の部位では，吸引管の穴を解放し，吸引圧をさげて新たな出血が生じないように注意する．脊髄周辺では2.5 mm径が適当で，神経根の牽引に使用することもできる．神経根を牽引する際には，先端にゴム管を装着するか，糸付き綿花越しに神経根を牽引する．神経鉤付き吸引管もある．助手が持つことも多いが，術者が左手に吸引管を持ち，右手で粘膜剥離子や鉗子，ケリソン類を持ちながら手術を行うこともある．

## 5 剪刀（鋏）（図2）

　先端の大きさや持ち柄の長さ，先端の形状が鋭か鈍，直か曲など目的により使い分ける．直剪刀は体表面，曲剪刀は深い部位に用いられる．剪刀は一般的には母指と環指にて保持し示指で刃を支えるように持つが，顕微鏡手術用の剪刀はペンホルダー式に把持する．手の方向と逆方向に切る場合には，母指と示指で保持し鋏の体部を手の中に置き使用する．糸切り剪刀（Cooper）は組織を傷つけないように先が鈍となっている．糸を切る場合には少し開いて糸に沿って切離点まで滑らせ，少し刃を傾斜させて切る．メイヨー（Mayo）剪刀の先端

**図2** 代表的な剪刀と持ち方

直剪刀

Cooper 剪刀

Mayo 剪刀

Metzenbaum 剪刀

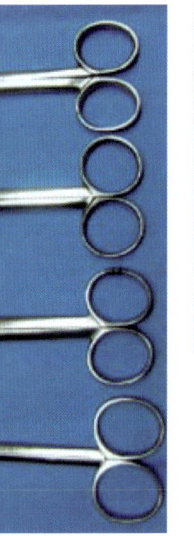

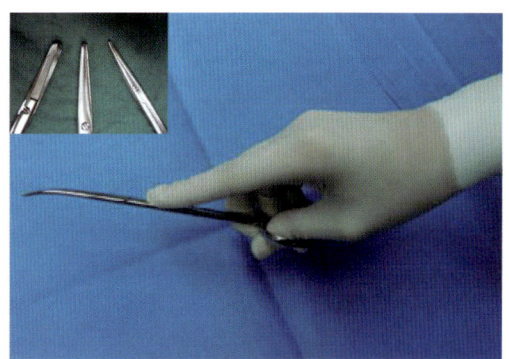

マイクロ剪刀

はやや鈍で，筋膜や腱などのような硬い組織の切離に適している．メッツェンバウム（Metzenbaum）剪刀は，先端は曲がりが弱く軽いため薄い多裂筋や回旋筋などの傍脊柱筋の切開や剥離に便利である．また，メイヨー剪刀，メッツェンバウム剪刀は組織剥離にも用いられる．脊髄周辺組織を切開，剥離する際には，先端が繊細なヤサギー（Yasargil）式やコッドマン（Codman）式を用いる．

## 6 鑷子（ピンセット）（図3）

先端が鈍で内側に荒い溝を有し中腔臓器の把持や包帯交換などに用いられる包帯用鑷子（腸鑷子），先端に歯あるいは鋸歯があり主として皮膚を把持するのに用いられる組織鑷子，先端が鋭な棘抜き鑷子がある．先端に輪があり圧がかからないよう工夫されている鑷子（ring-tipped forceps）は腫瘍組織を持ち上げるのに有効である．鑷子は母指と中指，示指の間に挟んでもち，先端で組織をつまむ．マッカンドー（McIndoe）鑷子が大きさや把持力の強さからよく用いられる．皮膚縫合の際にはアドソン（Adson）鑷子が用いられる．深部で小さな組織を挙上する際や顕微鏡下手術では，柄の長さが17 cm程度で手暗がりにならないバイオネット（Bayonet）型で先端の把持力が強いものを使用する．

## 7 鉗子（図3）

使用目的から，把持鉗子，剥離鉗子，止血鉗子に分けられる．把持鉗子は，組織を把持，牽引する目的のもので，指を入れる輪をもちロック機構となっている．ケリー（Kelly）鉗子は，血管把持や止血に使用する鉗子で，先端の弯曲の強い強弯と，弱い弱弯があり，長さによって「大人用」と「小児用」に分類される．その他，横溝と鉤があり強い把持，牽引力をもつコッヘル（Kocher）鉗子がある．止血鉗子はモスキート・ペアン（Mosquito-

**図3** 代表的な鑷子と鉗子

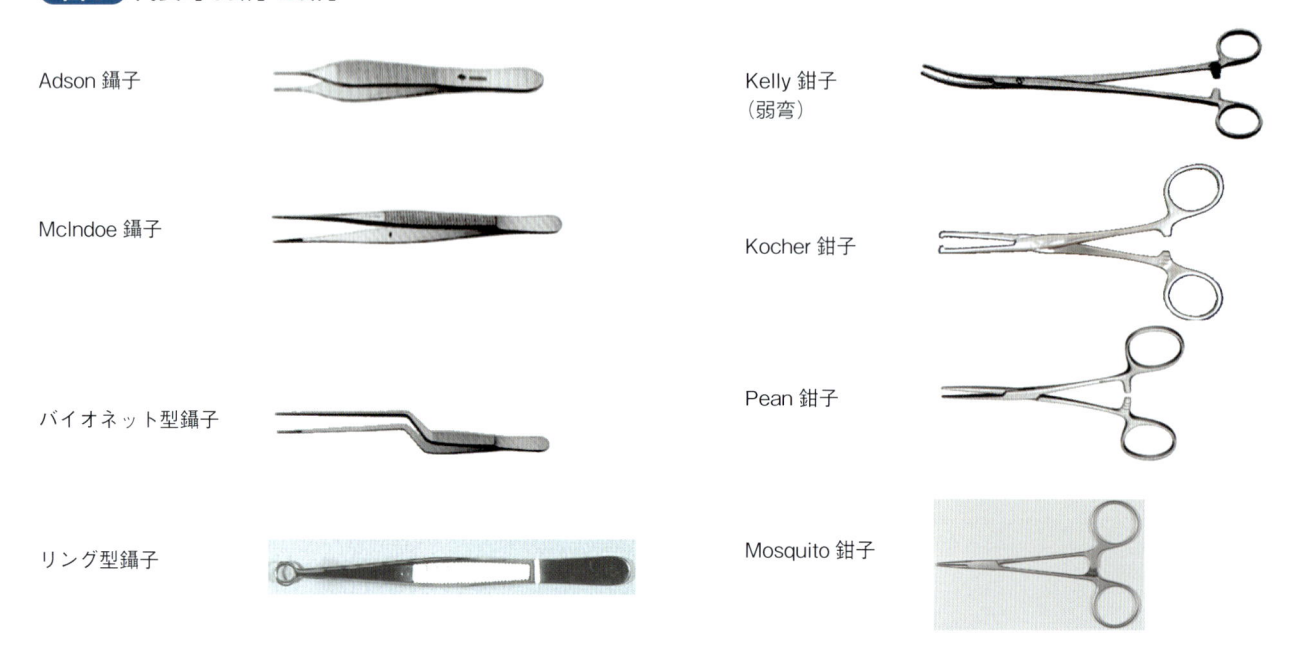

Adson 鑷子

McIndoe 鑷子

バイオネット型鑷子

リング型鑷子

Kelly 鉗子（弱弯）

Kocher 鉗子

Pean 鉗子

Mosquito 鉗子

Pean）鉗子とよばれており，曲型で無鉤のものがよく用いられる．ペアン（Pean）鉗子はコッヘル鉗子に比べて，把持力は弱いが，組織の損傷は少ない．また，小さな組織の止血にはモスキート（Mosquito）鉗子が使われる．止血の際には，小血管であれば電気メスを鉗子に当てて焼灼止血，中等度の大きさの血管であれば糸で結紮する．結紮した先の組織は壊死して脱落するため止血鉗子を用いる際には，先端のみを用いて必要最小限の組織をつまむことが重要である．また，組織を剥離する際にも止血鉗子はよく使用される．剥離の際は，血管損傷を避けるため，血管から分岐する枝に注意しながら，血管に対して直角方向に剥離を進める．

## 8 鉤，開創器（図4）

　周囲の組織をわきに圧排して組織を広げたままにすることにより，手術野を広くするために用いられる．助手が保持するものと，固定式（開創器）のものとがある．外科手術の成功はよい視野を得ることに拠っているため，術野の状況に応じて種類を変えていく．先端の鋭な鉤は組織に穴があくようなところでは使用しない．皮膚，皮下組織の挙上にはコッヘル単純鉤，コッヘル二爪鉤，筋組織の圧排には筋鉤を使用する．腰椎，胸椎前方手術では，折り曲げると種々の形をとれる薄べら，腸べらといわれる単平鉤（plain retractor）が役立つ．固定式の開創器には，ウエイトラナー（Weitlaner）型，ゲルピー（Gelpi）型，アドソン（Adson）型，ベックマン-アドソン（Beckman-Adson）型，キーオンコーエン（Keon Cohen）型などがある．ウエイトラナー（Weitlaner）型や，ゲルピー（Gelpi）型は手術野の浅い皮下脂肪，疎性結合組織の展開に用いる．深部に進めば足の長いゲルピーセレッツ（Gelpi-Seletz）型の開創器にかけなおす．ブレード状の開創器には，マイヤーディング（Myerding）鉤，テイラー（Taylor）鉤，カスパー（Casper）・クロワード（Cloward）・トリムライン®（Trimline®）開創器などがある．カスパー開創器は，全周がブレードでクスコ様の形態であり，片側の1-2椎間にわたる手術の際に使用される．顕微鏡手術の際の乱反射防止のため黒塗りになっている．広範囲の術野を展開する際には，キーオンコーエン型，ベックマン-アドソン型を用いて展開し，補助にゲルピーセレッツ型を使用すればよい．筋の粗血壊死を防ぐために，45分毎に5分間緩めることが推奨されている．

### 図4 代表的な開創器

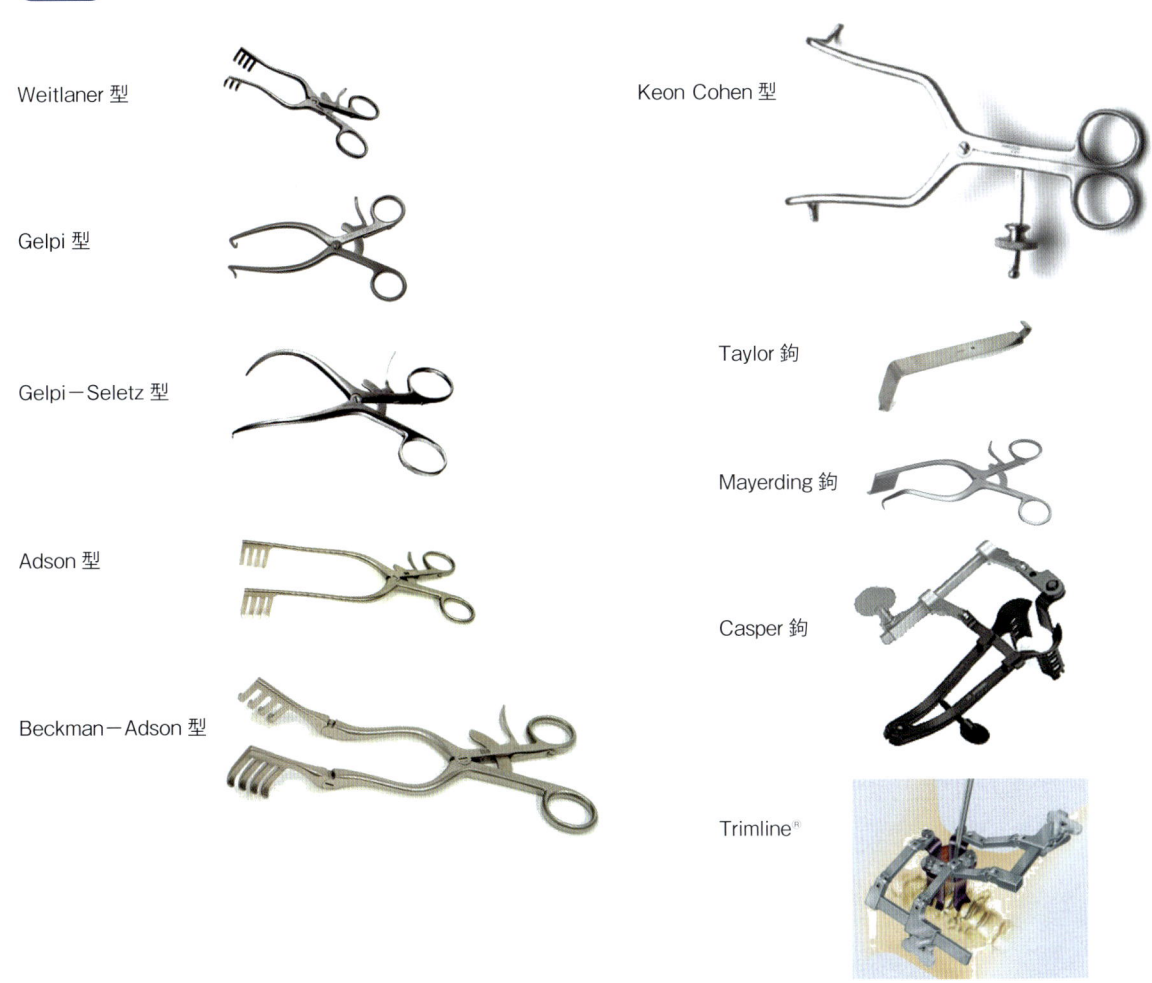

Weitlaner 型

Gelpi 型

Gelpi−Seletz 型

Adson 型

Beckman−Adson 型

Keon Cohen 型

Taylor 鉤

Mayerding 鉤

Casper 鉤

Trimline®

## 9 骨膜剝離子（コブ）（図5）

　先端が丸みを帯びたノミ様の器具で，骨より骨膜・筋膜を剝離する際に用いる．椎弓の展開の際には，棘上靱帯と骨膜移行部を見つけだして骨膜剝離子の刃先を押しながら棘突起に向けて数回上下にこすり骨膜下に頭側へ剝がす．椎弓間腔レベルに到達すれば，骨膜剝離子の刃先を逆さにして，筋鉤にて緊張を加えながら少しずつ引きながら椎弓表面を剝がしていく．椎間関節の関節包部は損傷しないように心がける．ガーゼを挿入しガーゼ越しに剝離してもよい．変性が強い症例では剝離が困難な場合があり，この限りではない．椎弓部は尾側から頭側方向に剝離を進める．

## 10 リウエル（図5）

　2つの鋭匙がはさみのようにセットされたものであり，骨隆起や関節包，椎弓の切除，軟部組織の切離に用いる．Single-action と second-action のものがあり，後者の方が噛力が強い．椎弓切除に使用する際は，椎弓尾側の黄色靱帯付着部では安全に使用できるが，ひっぱらずに噛み切ることが硬膜損傷を防ぐ．

### 図5 骨膜剥離子（コブ），リウエルと使い方

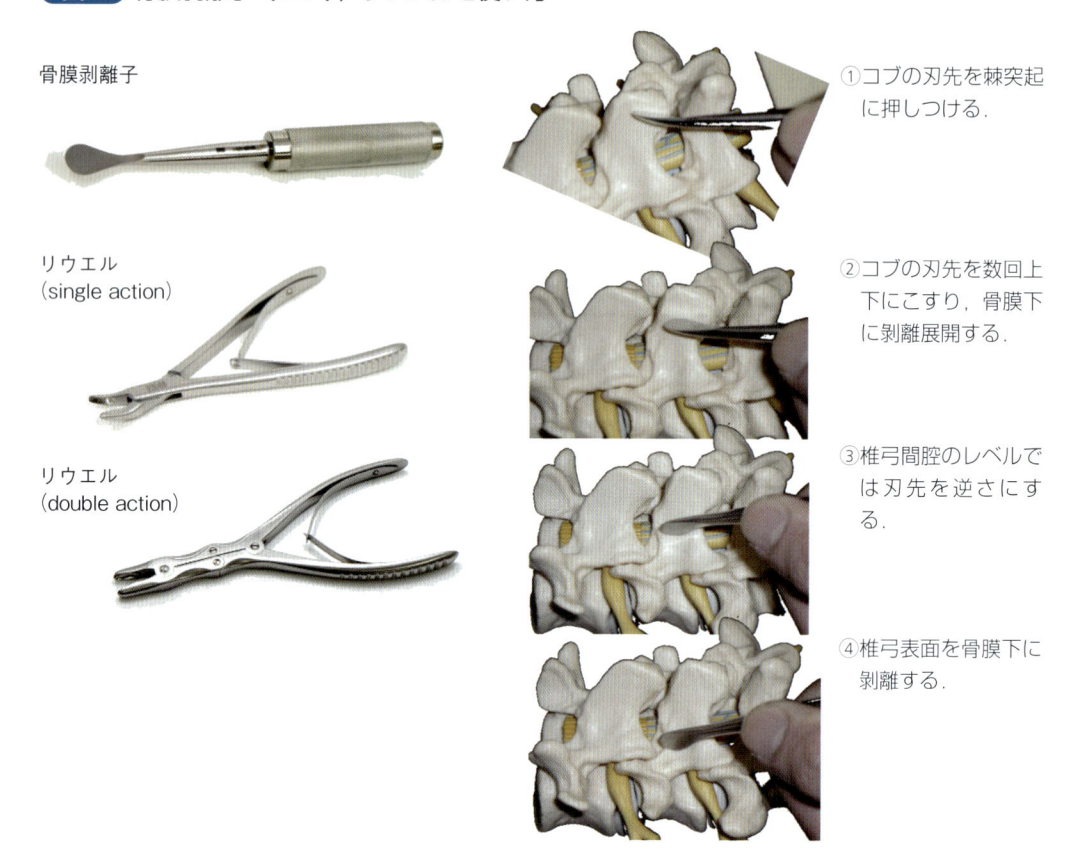

骨膜剥離子

リウエル（single action）

リウエル（double action）

①コブの刃先を棘突起に押しつける．

②コブの刃先を数回上下にこすり，骨膜下に剥離展開する．

③椎弓間腔のレベルでは刃先を逆さにする．

④椎弓表面を骨膜下に剥離する．

## 11 骨ノミ，ハンマー（図6）

　薄刃の両刃（オステオトーム）と片刃（チゼル）がある．丸ノミは主に移植骨採骨の際に用いられる．木製柄の付きノミは手全体になじみ使用しやすく，ハンマーはナイロン製を用いた方が操作性がよい．骨を削る目的に応じて斜めの面の骨表面に対する当て方を変える．オステオトームはまっすぐ刃先が進むが，チゼルでは刃角の約1/2方向に自然に横滑りすることに留意する．椎弓切除の際，ハンマーでノミを叩く音はピッチの高い音であるが，椎弓を切り落とした瞬間にピッチの低い音にかわる．正中縦割（棘突起などの縦割）の際には両刃ノミが用いられるが，部分椎間関節切除でトランペット型に除圧を行う際には片刃ノミを使用する．神経側に滑らないように刃先の進む方向と力のかかる方向（斜面側の骨が切除される）を考慮してから打ちこむ．プラスチック製の杵型のハンマーを用いれば，ノミを打つ時に刃先が注視でき空打ちも少なくなる．

## 12 エアードリル（図7）

　骨を掘削するために用いられ，気動式がパワフルで一般的であるが，電動式でも同性能のものが開発されている．回転数の調整をハンドスイッチで行うものとフットスイッチにて行うものがある．ドリルバーの基本操作は右手がアクセル，左手がブレーキの要領で両脇を締めて操作する．右手はペングリップ式にドリルバーを把持して左手は根元側を把持する．先端がぶれないように右手は術野の安定したところに接しておくことが重要である．部位によっては，左手の甲を患者側に接して固定点とし，右手で根元側を保持してドリル先端を操作する場合もある．両手での操作が基本であるが，内視鏡下手術で用いられるハイスピードドリルについては

### 図6 代表的な骨ノミ，ハンマーとその使い方

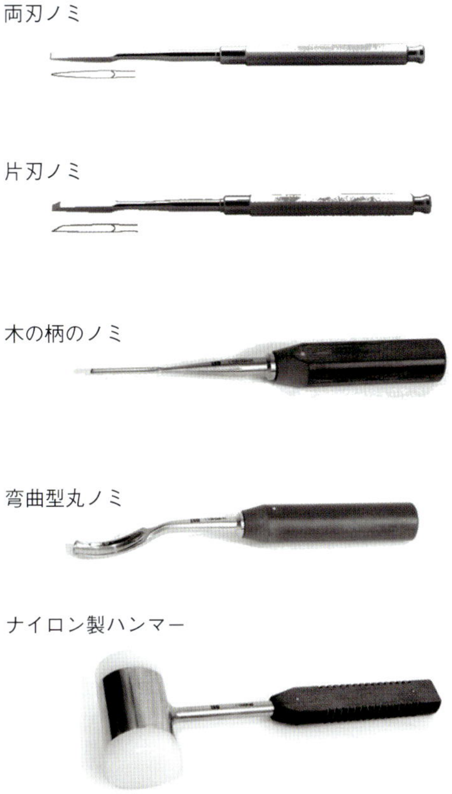

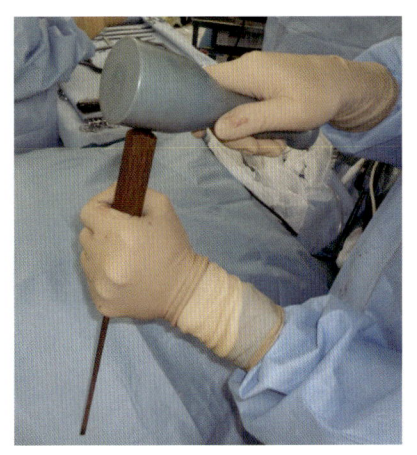

両刃ノミ

片刃ノミ

木の柄のノミ

弯曲型丸ノミ

ナイロン製ハンマー

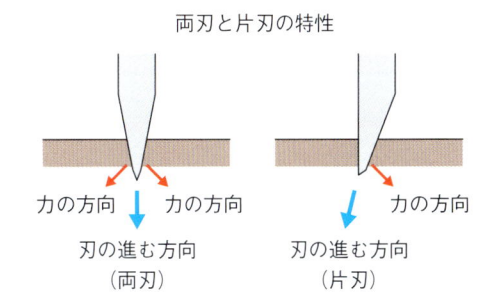

両刃と片刃の特性

力の方向／力の方向　　力の方向／力の方向
刃の進む方向（両刃）　刃の進む方向（片刃）

ノミの持ち方
（木製の柄付きノミと杵型ナイロンハンマー）

### 図7 エアードリルの持ち方

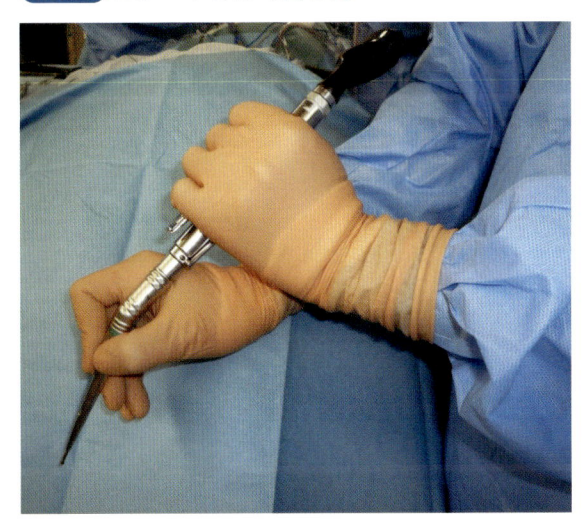

右手を固定点とする持ち方 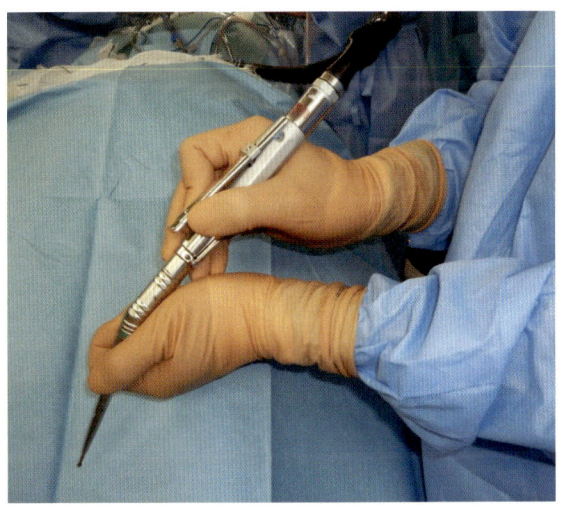　　　　　左手を固定点とする持ち方

片手での操作が求められる．ドリルバー操作中は下方に強く押さえる力は加えず，フェザータッチにドリルの先端を水平方向に小さく動かす．硬い骨を削るときに無意識にバーヘッドを抑え込むことがあるので注意が必要である．椎弓と硬膜との間に黄色靱帯などの組織がない部位では細心の注意を払う．バーの先端は，スチール製のものとダイヤモンド製のものがある．スチールバーは骨皮質部の掘削は速いが，はじかれたり，周囲の組織を巻き込む危険性があり外側骨皮質までの範囲にとどめておく．内側骨皮質は3-4 mmの球状のダイヤモ

ンドバーを使用し，外側の細かな除圧には2 mmを使用する．必ずしも神経が露出されるまでエアードリルで削る必要はなく，薄くしたのちにケリソンを使用した方が安全な場合がある．使用中に熱が発生するため，生理食塩水を除圧部に定期的に垂らし熱による神経損傷を防ぐ．骨屑や煙は生理食塩水とともに吸引嘴管で吸引し視野を確保する．ダイヤモンドバーのヘッドは消耗すると削れなくなり，無理な力が必要となるので清掃，交換しながら使う．

## 13 超音波メス

　超音波手術器であり，ハンドピースの先端に超音波振動を発生させる振動子とその振動子に接続されたメス先（ホーン），吸引器が収納されている．軟性と硬性，超音波吸引装置と超音波凝固切開装置がある．微少振動を伝えるハンドピースを生体組織に接触させると，軟らかい組織は破砕・吸引除去されるが，弾力性に富んだ太い血管や神経，リンパ節などは温存・露出することができる．一般に超音波メスによる破砕・分解能は組織内の水分含水量に比例し，血管や結合組織では抵抗性で破砕されがたい特性を利用している．組織を破砕・乳化するとともにパイプから流出させた生理食塩水とともに吸引して，切離，吸引除去を行う．接触する組織には熱凝固が生じるが限局性であるため，一般的には止血効果はなく，吸引による出血に注意する．軟性は脊髄腫瘍，硬性はエアードリルにて対応困難な脊髄や大血管周囲の骨組織の切除に適している．脊髄に対する安全域は出力60％（最大300μm）10秒以内とされている．

## 14 鋭匙 （図8）

　スプーンのような形状の先端をもち，先端は直と曲の2種類がある．大きさは3-0から6まで手術野に応じ

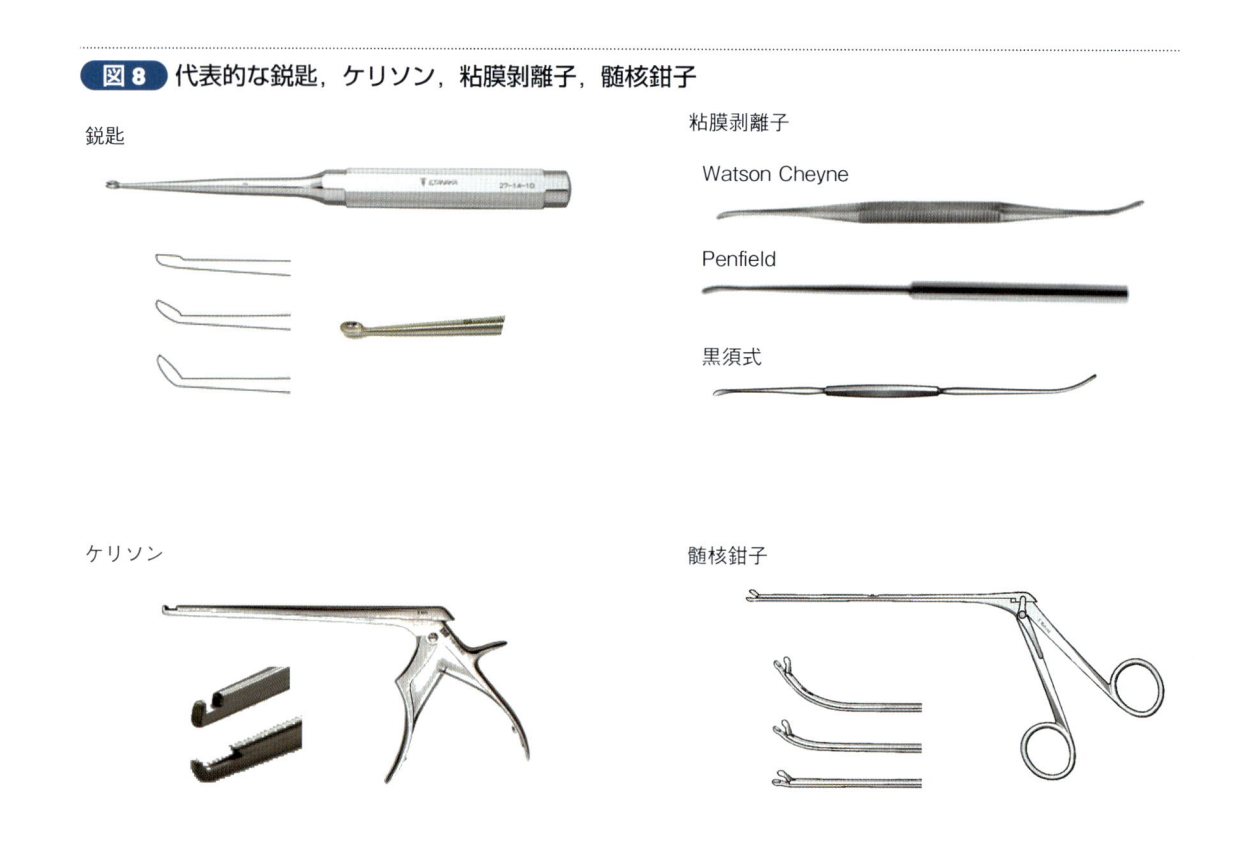

**図8** 代表的な鋭匙，ケリソン，粘膜剥離子，髄核鉗子

鋭匙

粘膜剥離子

Watson Cheyne

Penfield

黒須式

ケリソン

髄核鉗子

て使い分ける．直型は軟部組織の除去，曲型は組織剝離の際に用いられる．ケリソンの挿入が困難な神経組織周辺の骨性除圧の際には，ダイヤモンドバーにて骨を薄く削った後に，小さな（3-0）曲型鋭匙を用いて切除する．

## 15 ケリソン（スタンツェ）（図9）

椎弓を切除する際に使用する骨パンチで彫刻鉗子ともいう．先端のサイズは1-5 mmまであり，下顎の角度

### 図9 ケリソンの使い方

**順手**

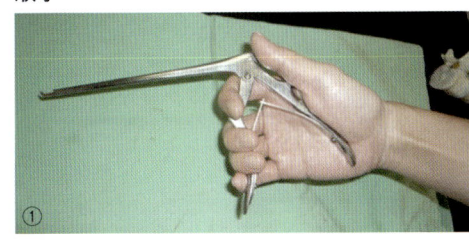

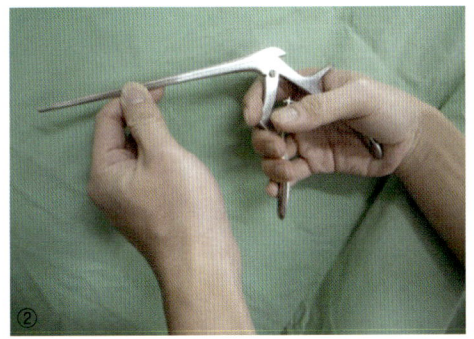

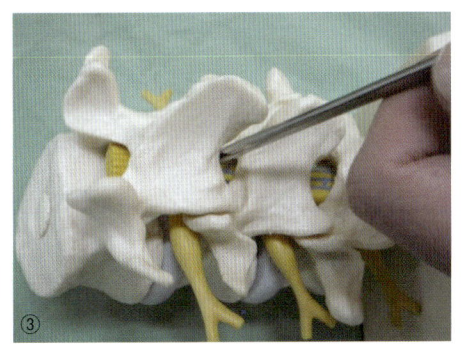

① 左方向を咬除する場合の持ち方
② 右手で把持し先端を安定させるため，適宜左手を添える
③ ケリソンの下顎と椎弓の間に硬膜が挟まれていないことを確認し咬除する

**逆手**

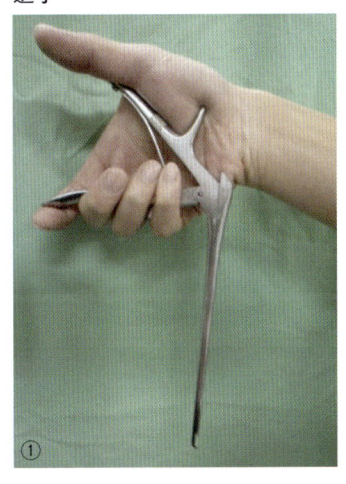

① 右方向を咬除する場合の持ち方
② 遠景．ケリソンの下顎を椎弓の腹側へ密着させながら咬除する
③ 近景

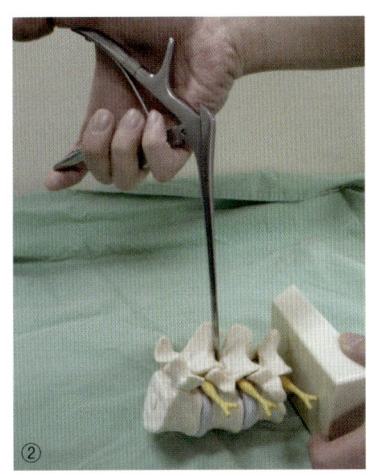

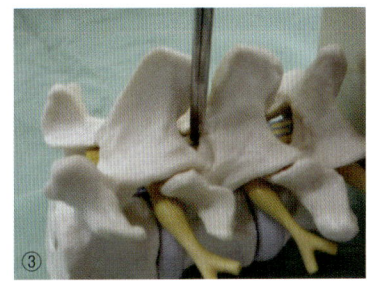

A．手術器具の使い方　95

は90°のものと130°のものがある．右利きの場合は，椎弓を尾側から削っていくため患者の左側に立った方が使いやすい．ケリソンを使用する際は，先端の下顎と椎弓の間に硬膜が挟まれていないことを確認し，下顎面と椎弓腹側を密着させてから咬除する．先端角度が130°のケリソンの方が，咬除の際にブラインド操作になりにくい．狭窄の強い例では，硬膜は黄色靱帯や椎弓と強く癒着している場合があるため，粘膜剝離子にて適切に硬膜を剝離してから使用する．ケリソンは椎弓辺縁や黄色靱帯の切除に用いるが，引きちぎるのではなく，切離するように使用すべきである．切れていないうちに引きちぎるように使うと硬膜損傷や神経根引き抜き損傷が起こりうる．黄色靱帯などの硬膜周囲の軟部組織を切除する際は，常にケリソンの先端が硬膜と黄色靱帯の間に入っているのを確認し，吸引嘴管で硬膜を軽く圧迫し緊張させると硬膜損傷を予防できる．ケリソンを使用する際は左手を添えて両手で使用するほうが安定するが，左手（右補助），片手のみ，逆手方向でも使用できるように日頃から修練しておく．

## 16 粘膜剝離子

剝離する組織の種類によって種々の大きさと型の剝離子を使い分ける．鋭匙を用いて椎弓下，硬膜周囲の剝離を行う場合もあるが，鋭匙の先端が欠けてギザギザしている場合には硬膜損傷を引き起こす可能性がある．筆者らは先端の大きさやグリップの把持感がよいステンレス製のワトソンチェーン（Watson Cheyne）を頻用している．その他，ペンフィールド（Penfield）式，黒須式がよく用いられる．神経組織の圧排には銀製の柔らかいRhoton式，Codman式剝離子を用いる．神経根は基本的に外側から内側へ，頭側から尾側へ間欠的，愛護的に牽引する．

## 17 髄核鉗子

文字通り髄核を摘出するための鉗子であり，線維輪の内部をくまなく搔爬できるように直型のみならず上向き，弱弯曲上向型がある．顕微鏡手術下で用いる際は，乱反射予防のため，黒塗りしたものが使いやすい．西端氏式小鋭匙鉗子，Decker式，Codman式がある

## 18 フック

膜状組織などは，鑷子で挙上することが困難な場合があり，フックを使用する．先端に玉がついたものと付いていないものがある．椎間板腔内の遊離髄核の探索，椎弓根内縁の確認に便利である．神経組織をひっかけないように挿入時には注意する．

## 19 手術用顕微鏡

明るく拡大された術野を確保できるため，脊髄髄内病変はもとより変性疾患に対しても有効である．また，最近普及しつつある低侵襲手術に顕微鏡の存在は重要なものとなりつつある．通常は術者と助手が向いあって手術を行うため，対面式になるようにセットし滅菌ビニールをかけて使用する．脊椎手術では，手指再接着術

の微小血管縫合とは異なり，手術野が深く小さいため，微妙な視野移動をこまめに行う必要がある．このため，術野から視野を離すことなく，視点の移動，焦点距離やズーム調整ができるようにアームもしくはフットスイッチにて調節ができるようになっている．皮膚から患部までの深さを考慮すると，対物レンズの焦点距離は300 mm 程度が適当である．顕微鏡の光源が乱反射し術野を見えにくくしないように術野を確保する．

## 20 糸付き綿（サージカルパティー，ノイロシート®，ベンシーツ®）

　神経組織の保護や，剥離，ワーキングスペースの確保，止血に用いる．体内残留防止のために糸がついており，大きさは手術の規模により使い分ける．神経組織は乾燥に弱いため，閉創まで時間を要する場合には湿らせた糸付き綿をおいて神経組織を保護する．糸付き綿を神経周囲の組織間隙に挿入しプローベで愛護的に押し込めば組織間の剥離に役立つ．また，そのまま置いておけばワーキングスペース確保に役立つ．水をかけた糸付き綿を組織にのせて，吸引嘴管にて軽く圧迫しつつ吸引すると，綿と組織が密着することで出血が軽減される．吸引管をはずす時は，指で押さえていた吸引管の穴を解放し，吸引圧をさげてから外す．吸収性の止血剤を併せて使用すると効果的である．エアードリルを使用する場合には，巻き込まれるおそれがあるためあらかじめ除去し，閉創前には体内に残留していないことを確認する．

## 21 止血剤

　結紮できない組織からの出血や，出血部のはっきりしない出血を総称して oozing（実質性・毛細血管性出血）とよぶ．一般的にこのような出血に対してガーゼなどを詰めて圧迫止血を行うが，圧迫のみで十分な止血が得られない場合はアビテン®，スポンゼル®，ゼルフォーム®などの局所止血剤を併用する．通常 5-10 分間，根気よく圧迫することにより出血はコントロールできる．硬膜外静脈叢の圧迫止血方法は，吸引管を出血点に近づけてピンポイントに出血点を確認し，止血剤を挿入，糸付き綿を重ねた後に水をかけながら吸引する．止血剤が周囲の組織と密着して固まれば，圧迫は完成であり糸付き綿をはがす．スポンゼル®，ゼルフォーム®の主成分は粗コラーゲンの過熱抽出であるゼラチンで，約 1 カ月で液化吸収され線維組織に置換される．アビテン®はコラーゲン由来製剤である．フィブリノーゲン配合剤であるタココンブ®は心臓手術でもよく使用される止血剤であり，その効果は強力である．骨髄からの出血に対しては滅菌したワックス（骨ロウ）を用いる．フィブリン糊（ベリプラスト®，ボルヒール®）はフィブリンを生体組織接着剤として応用するためにキット化した製剤である．実質臓器の止血や縫合不全の予防，組織治癒の促進に使われる．アプロチニン溶液でフィブリノーゲン凍結乾燥粉末を溶解したフィブリン溶液（A液）と，塩化カルシウム溶液にトロンビン凍結乾燥粉末を溶解したトロンビン溶液（B液）からなる．両液が混ざりあうことで止血効果が発現し，約 10 日前後で吸収される．本剤は副作用も少なく，血液製剤に伴うウィルス感染も少ない．硬膜外血管叢からの断続的な出血に対しては，1.5 ml ずつ用手的に滴下すればよい．

## 22 人工硬膜

　硬膜欠損が生じた際には，縫合部に無理な力がかからないように筋膜（腰背筋膜，もしくは下肢より採取）あるいは，人工硬膜（ゴアテックス®）を用いて欠損部を補填する．修復後にフィブリン糊を使用すればより

確実に術後髄液漏が予防できる．硬膜縫合は 6-0 程度の縫合糸を用いて water-tight に連続縫合する．縫合部の補強や，water-tight に縫合が困難な硬膜裂創部にはネオベール®が有効である．使用方法は縫合部や裂創部に，ネオベール®をおきフィブリン糊で固める．剥離子にて神経根を環納し，人工硬膜を硬膜破損部の内側に挿入し，表面からフィブリン糊で固める方法が効果的であり，さらに脂肪を充填し術後癒着や瘢痕形成を予防する．

## 23 持針器

先端直型と軽度な弯曲型があり，柄部分にロックの付いているタイプと付いていないタイプがある．把持した針が動かないように持針器の先端に溝が付いている．代表的なものはヘガール（Hegar），ウェブスター（Webster），マチュー（Mathiew）などである．母指と環指にて保持し示指で刃を支えるようにもつが，顕微鏡手術用の剪刀はペンホルダー式に把持する．針は先端から 1/2 あるいは 3/4 の部分を把持し，針先端を組織に直角に当て，針の弯曲方向に動かす．組織を貫通した針の先端を鑷子でとらえ，持針器で挟み，針の弯曲方向に抜けば組織障害はない．硬膜縫合の際には，持ち柄の長さが 18 cm ぐらいで小さな針（6-0，7-0）が把持できるものを使用する．弯曲型の方が，針を持つ角度を調節でき，器械結びが容易である．ロック付きの持針器は針を把持するためには便利であるが，ロックを外すときにぶれがあるため，ロックなしのものが好まれる．

## 24 縫合糸

縫合糸には吸収性の点から吸収糸と非吸収糸に分かれるが，材質の点から天然糸と合成糸に，加工方法からモノフィラメント（monofilament）と撚り糸（twisted），編み糸（braided）に分類される．モノフィラメントは組織通過性がよく細菌の繁殖巣になりにくいが結び目が緩みやすい．マルチフィラメントはしなやかで結び目が小さくゆるみにくい特徴がある．抜糸を前提とするのか，抗張力の持続期間や組織の強さによって選択する材料は異なる．天然吸収性縫合糸の腸線は狂牛病問題により発売中止となった．合成吸収性縫合糸には，モノフィラメントであるマクソン®，PDS®があり，編み糸にはバイクリル®，デキソン®，メディフィット®，ポリソーブ®などがある．太さや種類にもよるが一般的に 60-90 日で吸収される．非吸収性天然糸には絹糸（シルクブレード®，サージカルシルク®），非吸収性合成糸には，モノフィラメント系にナイロン®，エチロン®，ネスピレン®などがあり，編み糸には，プラロン®，ネスプロン®，エチボンド®などがある．近年，品質に均一性があり，抗張力も大きい合成糸の利用が多くなってきている．

## 25 縫合針

直針と曲針，丸針と角針がある．曲針が主として用いられる．針の弯曲の程度により強弯（1/2，5/8 円周針），弱弯（3/8，1/4 円周針）があり，また，針の目の形には普通孔，弾機孔がある．丸針は血管，硬膜縫合など抵抗の少ない組織に，角針は皮膚，腱などの硬い組織に用いられる．最近は組織損傷を少なくする目的で糸を針に埋め込ませた糸付き針がよく用いられる．

## 26 糸結び

　糸の結び方には，外科結び，男結び，女結びの3種類がある．外科結び（surgeon's knot）は縫合糸を2回交差して第1結節を作り，その上に第2結節を作る．男結び（square knot）は第1結節と第2結節が平行になるように結ぶものであり，女結びは（granny knot）は第1結節と第2結節が交差するように結ぶものである．女結びは緩みやすいため，男結びがよく用いられる．女結びは第1結紮が緩んでも，第2結紮でその緩みを締めなおせ，後から増し締めすることが可能である．深部や張力の強い部位では，女結びを行った後に男結びを行い3重結びにする．一般的に組織の緊張が特に強い場合には外科結びが用いられる．

## 27 ドレナージ（図10）

　創内に血液，分泌物が貯留して死腔が残存すると創傷治癒は障害されため，ドレーンを挿入し分泌物を外部に誘導する必要がある．一般的なものは，ペンローズドレーンとよばれる薄いゴム管であるが，感染の問題が危惧され脊椎手術で用いられる頻度はあまりない．ポータブル陰圧発生装置を接続して，持続的に陰圧をかけて排液する方法が一般的に用いられ，バルーンタイプ（SBバック®）とスプリングタイプ（J-VAC®）がある．チューブには側小孔より吸引するタイプと，溝型構造をもち毛細管現象を利用したものがある．ドレーンは神経に圧迫が加わらない硬膜外に設置し，屈曲や捻転がないように十分に注意する．刺入針を曲げ，体内筋膜下より穿刺し，手術創から2-5 cm離した外部に露出させる．通常約3.5 mm径のものを使用するが，出血量が多い場合は，太い5 mm径のものを2-3本使用する．創閉鎖中も血腫形成を予防するために，ドレーンを手術用吸引嘴管につないで吸引し続ける．閉創後にドレーンは専用パックに接続し，持続吸引を続ける．術後はミルキングに努め，1日量排液量が50 ml以下，チューブ内の血液が漿液性になり2層化すれば，抜去可能と判断する．術後感染の観点から24-48時間以内に抜去すべきである．髄液漏が生じた際には，ドレーンは低圧もしくは自然落下とし1日漏出量が200 ml以下になったら抜去する．

## 28 ステイプラー

　皮膚縫合に使用する．閉創時間が短縮できる．有鉤鑷子を用いて創縁を翻し，創縁の中央部にステイプラーを設定し引き金を握り縫合する．左右の鉤状先端部に間隙があり，真皮からの血行障害が縫合糸と比較して少ない．

## 29 縫合創の被履

　縫合創の被履には，術後の創傷治癒に対する考え方の変革から，普通ガーゼのほかにハイドロコロイドドレッシング（カラヤヘッシブ®）（図10）などが用いられるようになってきている．創部は乾かさずに湿潤環境にすることが推奨されている．糸で縫わずに傷を閉じるために接着剤が用いられ場合がある．

**図10** 代表的なドレーンとハイドロコロイドドレッシング

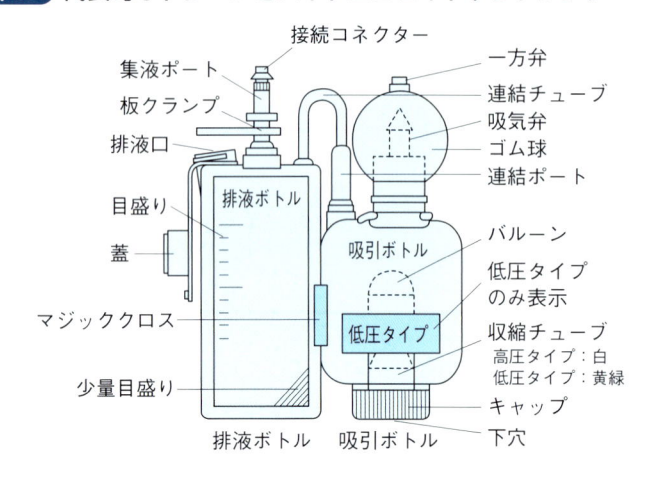

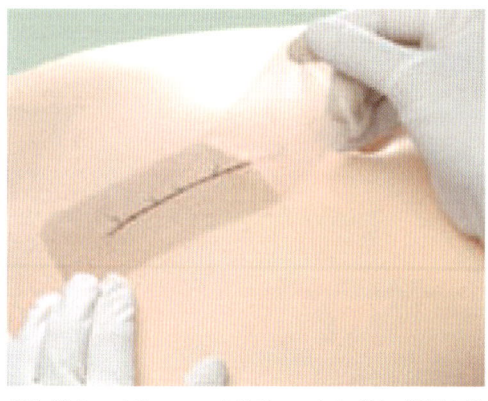

縫合創をハイドロコロイドドレッシングし，創部の湿潤環境を維持させる．

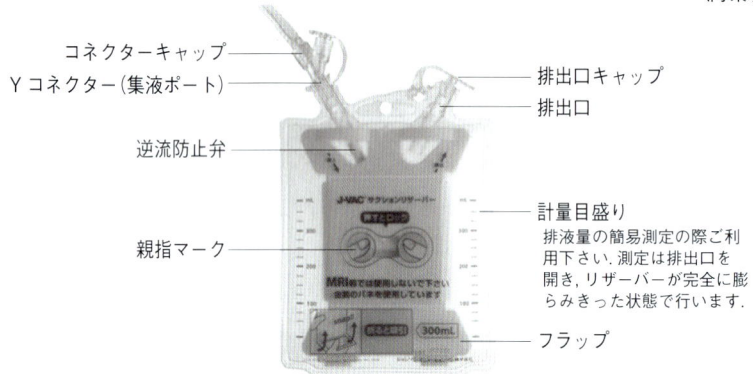

〈中村博亮　豊田宏光〉

## Section 6 脊椎・脊髄外科の基本手技

# B 基本的な手術手技

## 1 消毒の仕方

　消毒は医療現場において，創傷，手術野における正常皮膚・粘膜，医療機材などの多種多様の微生物を減少させることを目的として行う処置である．しかし，それらに用いる消毒薬は，殺菌と同時に正常細胞にも障害を与え，創傷治癒を遅らせるとの報告も多数ある．消毒薬の使用には一長一短があり，用途により適正使用する必要があるため，消毒薬に関する十分な知識を元に使用すべきと考える．脊椎手術を含む手術野の消毒における基礎知識・術野消毒における留意点について以下にまとめる．

### a 代表的消毒薬の基礎知識

#### 1）ポビドンヨード（イソジン®など）

　ヨウ素を遊離することで，細菌芽胞を除く，すべての微生物（グラム陽性菌，グラム陰性菌，真菌，ウイルスなど）に抗菌スペクトラムを示すという高い殺菌作用をもつ（図1）．臨床的に，術野の皮膚消毒には7.5-10％の濃度の製品が使用される．代表的消毒薬の細胞増殖効果を検討したin vitroの実験で，ポビドンヨードが最も細胞毒性が低いとの結果も出ており，消毒薬の中では細胞毒性が低いことも汎用される理由となっている．さらに色調が褐色なため，消毒した部分（消毒範囲）がわかりやすく，外科領域でよく用いられる．なお，ポビドンヨードでは効力発現まで約2分間程度を要するため，使用に際しては注意が必要である．

　注意点として，ヨードアレルギーのある患者では使用禁忌である．また，ヨードが長時間皮膚に接触すると化学熱傷を生じ，いわゆる'イソジン焼け'を起こすことも注意すべき点である．

#### 2）グルコン酸クロルヘキシジン（ヒビテン®，ステリクロン®など）

　MRSAなどの化膿菌や，カンジダなどの真菌に有効な消毒薬であり（図1），ほぼ無臭，無色で，皮膚・粘膜に刺激が少なく顔面などにも使用できる．一般的な使用濃度は0.05％であるが，術野皮膚に使用する場合には0.5％を使用する．誤って，0.5％液を創部に使用すると，ショックが生じる可能性があるため，使用濃度には十分注意が必要である．

### b 術野消毒における留意点

#### 1）過剰消毒

　消毒液はいずれも細胞毒性を示すので，過剰使用は控えるべきである．たとえば，清潔な創内への消毒薬の連用は創傷治癒を遅らせるとともに，感染の原因にもなりうることが証明されている．

#### 2）アルコール製剤

　上記の消毒薬にはそれぞれアルコール製剤が市販されており，消毒の持続効果ないし保湿効果を期待して使用される．アルコール消毒薬で消毒後に電気メスを使用して引火し，患者が火傷を負うことがたびたび報告されており，大量使用は避けるとともに，アルコールの乾燥を確認してから手術を開始すべきである．

**図1** 外科手術に用いる消毒薬の抗菌スペクトル

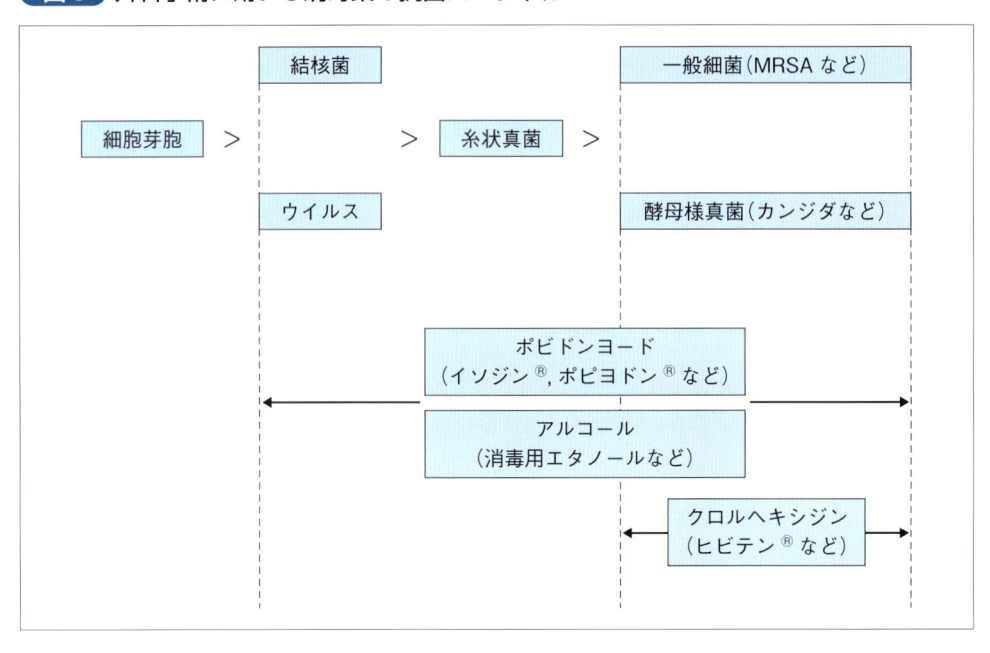

```
細胞芽胞 > 結核菌 > 糸状真菌 > 一般細菌（MRSAなど）
         ウイルス              酵母様真菌（カンジダなど）
```

ポビドンヨード（イソジン®, ポピヨドン®など）
アルコール（消毒用エタノールなど）
クロルヘキシジン（ヒビテン®など）

**図2** 頸椎前方アプローチにおける体位の取り方

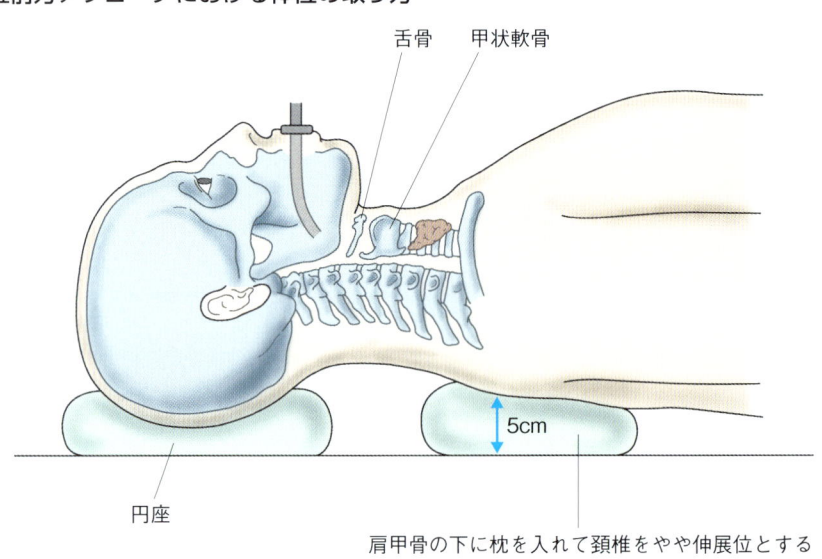

舌骨　甲状軟骨
円座
5cm
肩甲骨の下に枕を入れて頸椎をやや伸展位とする

## 2　脊椎手術の基本（手術体位・展開）

### a　頸椎前方アプローチ

#### 1）体位の取り方（図2）

　右側進入は椎間への進入はとりやすいが，下位頸椎高位で反回神経が横切っており，麻痺発生の率が高いので通常（特にC6/7以下）は左側進入がよいとされる．左側進入の場合，肩甲骨下に枕を入れて頸部はやや伸展位をとり，側弯にならないように注意し，頭部を約20°右に回旋させる．ただし，上肢への根性疼痛が著しい場合や，高度の脊髄圧迫症例などでは伸展位はとらず，また脱臼骨折では約5kg程度のCrutchfield牽引をかけて頸部を安定させるとよい．後縦靱帯骨化や後弯変形に対しては伸展位を十分に確保すべきである．

**図3** 頚椎前方アプローチにおける椎体高位の目安

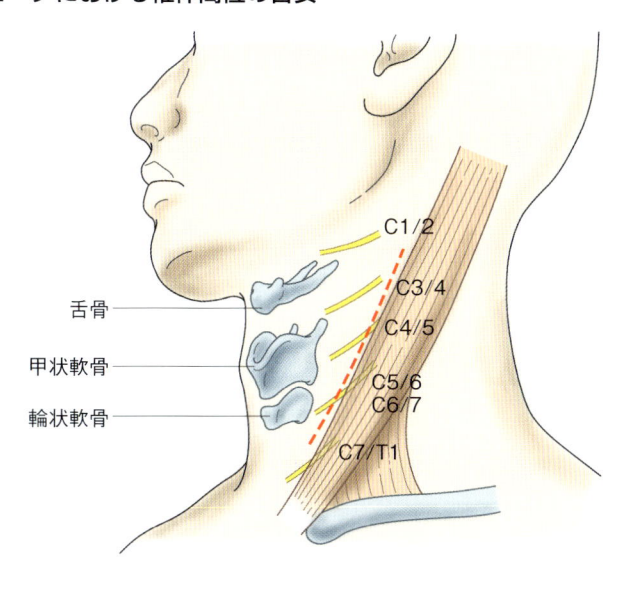

**図4** 頚椎前方の解剖

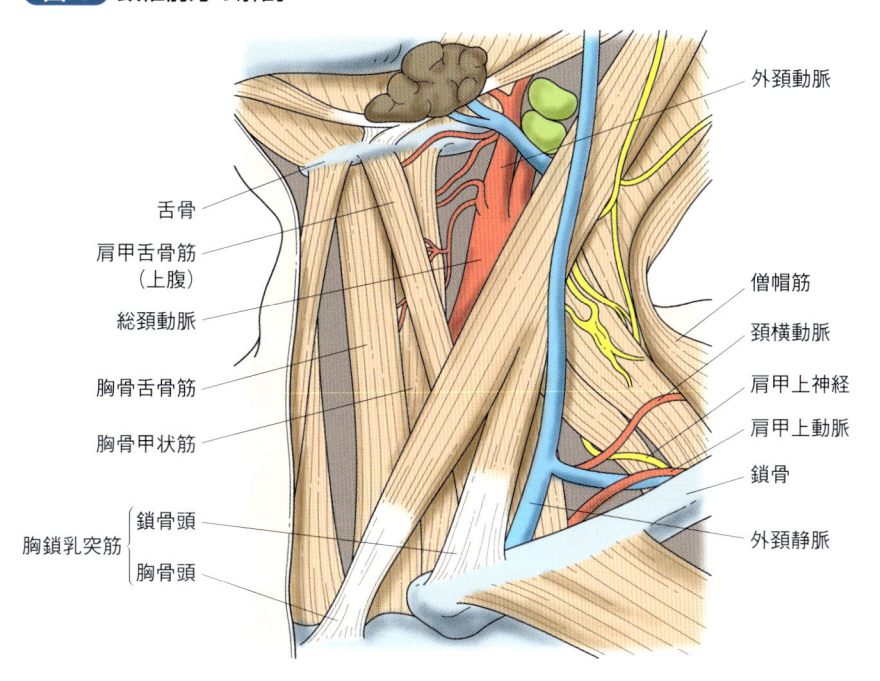

## 2）展開

　舌骨（C3椎体），甲状軟骨（C4/5），輪状軟骨（C6椎体）を椎体高位の目安として皮切の位置を決定する（図3）．単一椎間罹患症例や美容上の問題がある場合には，皮膚皺襞に沿う約3-5 cmの横皮切で進入する．1-3椎体亜全摘や後縦靱帯骨化切除の場合には，頭尾側方向の展開が可能である胸鎖乳突筋内縁に沿う斜切開が適当である（図4）．

　皮切の後，広頚筋も同一方向に切開する．胸鎖乳突筋内縁に沿いメッツェンバーム鋏刀や長腕のモスキート鉗子で切開すると，内側の甲状舌骨筋や肩甲舌骨筋が展開できる．外側では表層から深層に内頚動脈と総頚静脈が確認できる．執刀医は左示指・中指の指腹で頚動脈鞘をよけて，ツッペル鉗子で気管・食道を右側によけて深層へ達する（図5）．途中，横走する上下の甲状腺動静脈が展開の妨げになる場合には結紮・切離する．左右の頚長筋を目安に正中に入り，中頚筋膜を切開し椎体・椎間板を指尖部で確認して椎間板直上の深頚筋膜を

B．基本的な手術手技

図5 頚椎への前方進入

A

甲状舌骨筋・胸骨舌骨筋
メッツェンバーム鋏刀
内頚動脈
総頚静脈
胸鎖乳突筋
頚動脈鞘
頚長筋

B

開創器
頚長筋深層部に固定
開創器

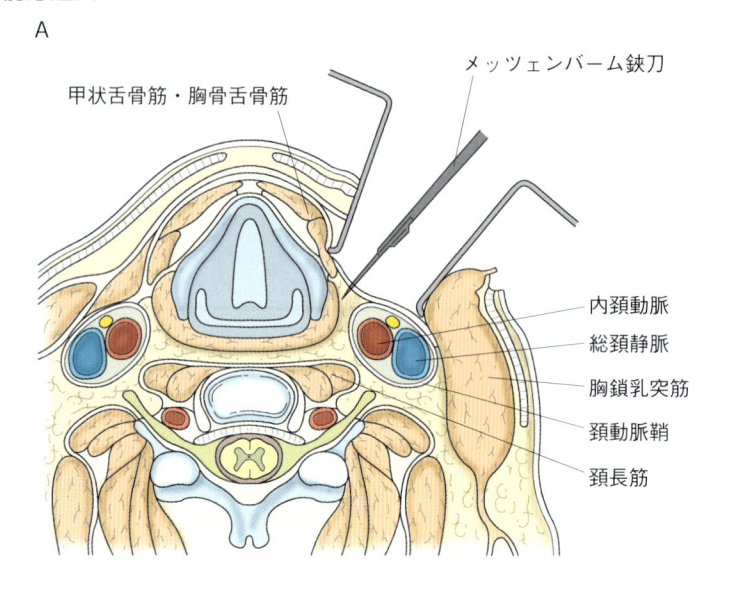

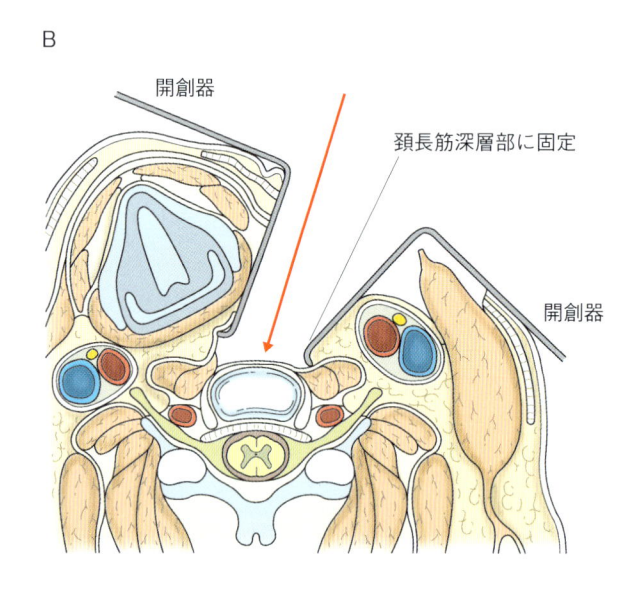

切開する．頭尾側方向に深頚筋膜切開を延長し，椎体中央部の分節動静脈を凝固止血する．C2，C3椎体レベルへの到達は顎三角部から，C4-C6レベルには甲状舌骨筋外側から，C7，T1レベルには甲状舌骨筋内側から入るとよい視野が得られる．C4高位までの下咽頭後壁は筋層が薄いので損傷しないように十分に注意する．椎体前面が展開できたら，Clowardの開創器を剝離した前縦靱帯と頚長筋にかけて開く．

## b 頚椎後方アプローチ

### 1）体位の取り方（図6）

Mayfield型頭蓋固定器を用い，体幹部は4点支持フレームにのせて腹臥位とする．頚部はやや屈曲位とし，顎を引くような形で固定する．手術台を上位頚椎と下位頚椎が同じ高さ程度になるようにヘッドアップする．

### 2）展開

外後頭隆起から約2横指下に第2頚椎棘突起が触れる．また，頚椎側面X線写真にて棘突起の大きさを確認しておき，第7頚椎棘突起もしくは第1胸椎棘突起をランドマークとし，必要な範囲の皮切を加える．展開は操作が筋肉内に入り出血をみないように正中部の項靱帯を縦に切開し深部に進む（図7）．項靱帯はC7高位で

**図6** 頸椎後方アプローチにおける体位の取り方

上下位頸椎が同じ高さになるようにヘッドアップ

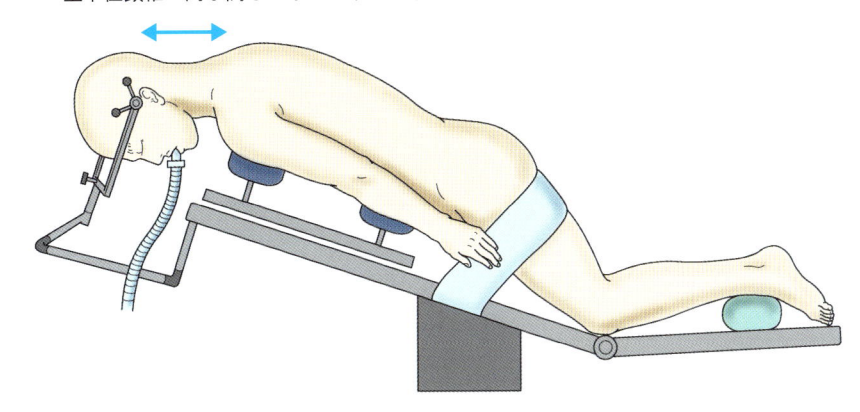

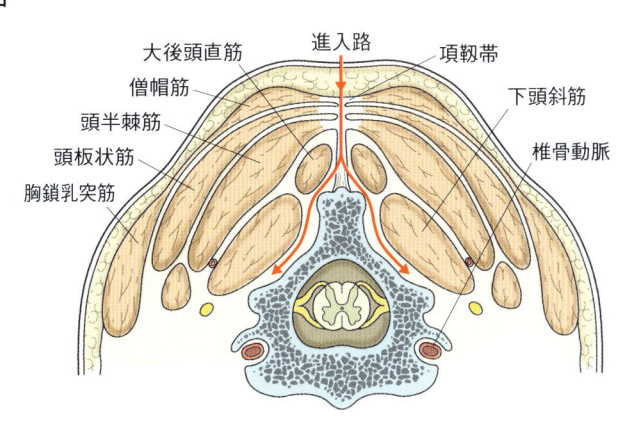

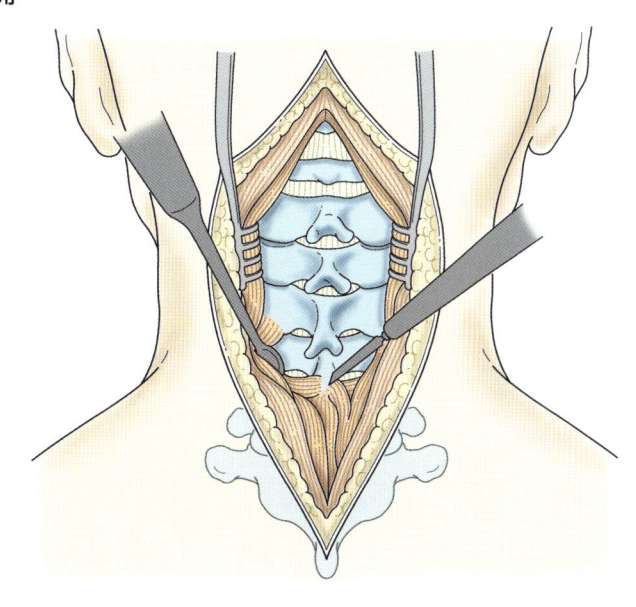

**図7** 頸椎後方進入路

大後頭直筋　進入路　項靱帯
僧帽筋　　　　　　　下頭斜筋
頭半棘筋
頭板状筋　　　　　　椎骨動脈
胸鎖乳突筋

**図8** 頸椎後方の展開

薄い棘上靱帯に移行する．浅層では，頸半棘筋内側から僧帽筋に向かっている頸神経後枝内側枝の損傷に注意する．遠位の棘突起に付着する深層伸筋を表層の棘間筋，頸半棘筋，多裂筋を順次椎弓から剝離し，頭側に展開を進める（図8）．C6，C7 棘突起周囲は脂肪に包まれた血管が数本存在するため，止血しながら展開する．

**図9** 第2頸椎棘突起付着筋の処理

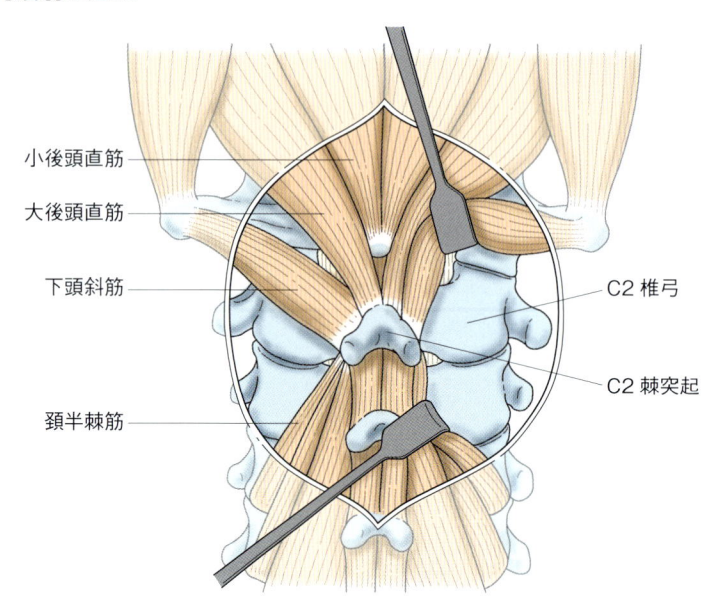

小後頭直筋
大後頭直筋
下頭斜筋
頸半棘筋
C2椎弓
C2棘突起

**図10** 上位頸椎の展開

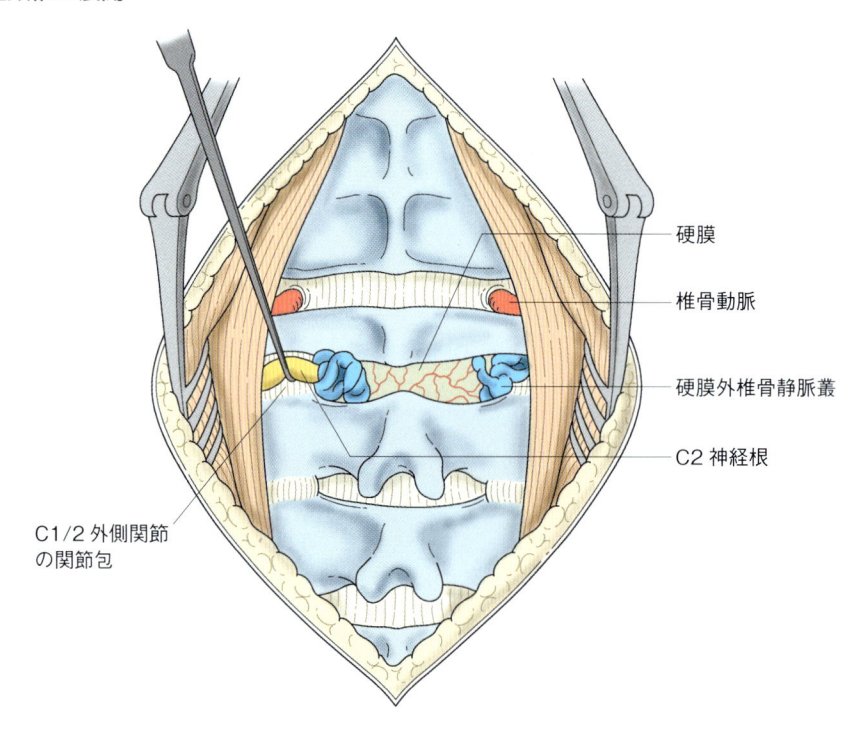

硬膜
椎骨動脈
硬膜外椎骨静脈叢
C2神経根
C1/2外側関節の関節包

　第2頸椎棘突起付着筋はなるべく温存することを心がける（図9）．C3以下の椎弓形成術などでは，頸半棘筋の一部を切離するのみで展開が可能である．椎弓の展開は椎間関節内縁までの展開とし，分節動脈背側枝からの出血をみることになる必要以上に外側に展開はしない．

　上位頸椎の展開が必要な場合は，第2頸椎棘突起に付着する大後頭直筋，下頭斜筋，頸半棘筋を結紮し切離する．C1後弓に付着する小後頭直筋を内側から切離し，後頭骨・環椎間を展開し，C1，C2椎弓外側まで露出する．この際，椎骨動脈近傍部に存在する軟部組織の剥離は，動脈損傷を避けるために鈍的に慎重に進める．またこの部分では易出血性の硬膜外静脈叢が存在するので，これらは慎重に外側に避けるようにする（図10）．後頭骨と環椎の間には環椎後頭膜が，環椎後弓と軸椎後弓の間には後環軸膜があり，いずれも線維脂肪組織で

あり黄色靱帯は存在していないことに留意しなければならない．

閉創時には僧帽筋にしっかりと縫合糸をかけて項靱帯に縫着する．

## C 中下位胸椎前方アプローチ

### 1）体位の取り方（図11）

中位胸椎に対する進入側は左右どちらでも可能であるが，病巣に応じて決定する．胸椎部では大動脈が椎体左側に，下位胸椎から胸腰椎にかけて椎体前面に走行する．我々は椎体前右側を走行する大静脈（下大静脈・奇静脈系）に比べ，前左側を走る大動脈のほうが処理しやすいこと，また胸管の本幹は胸椎部では大動脈の右側を走行するためその損傷による乳び胸を危惧し，左側進入としている．この場合，体位は右下側臥位となるが，側臥位による側彎防止用の枕を側腹部にあて，腋窩枕などで上肢の血管や神経の圧迫を回避し，腓骨神経麻痺などを起こさないように脚部にも注意をはらう．

### 2）展開

目的椎体の1，2椎上位の肋骨を切除する．前方は肋軟骨から後方は肋骨角まで切開する．頭側椎体の展開は肋骨に妨げられて困難であるのに対し，尾側椎体の展開は皮切を延長することにより展開可能であり，より頭側の肋骨を切除したほうがよい視野が得られる．広背筋，前鋸筋などを同様に切離する（図12）．

**図11** 中下位胸椎・胸腰椎移行部アプローチにおける体位の取り方

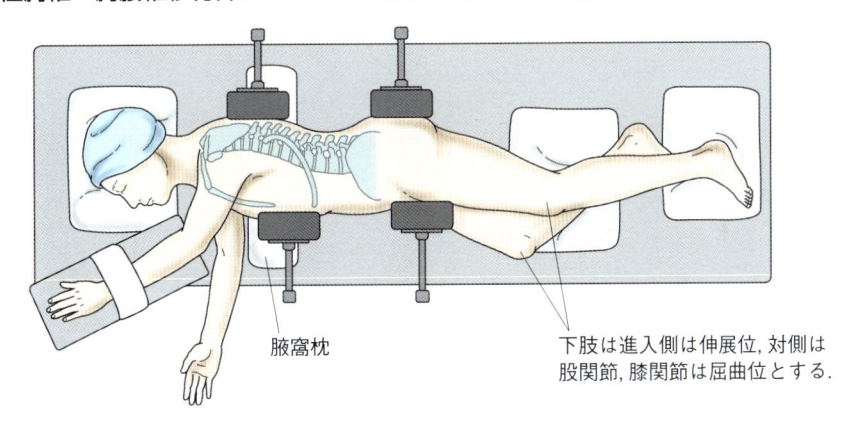

腋窩枕

下肢は進入側は伸展位，対側は股関節，膝関節は屈曲位とする．

**図12** 肋骨切除および壁側胸膜の展開

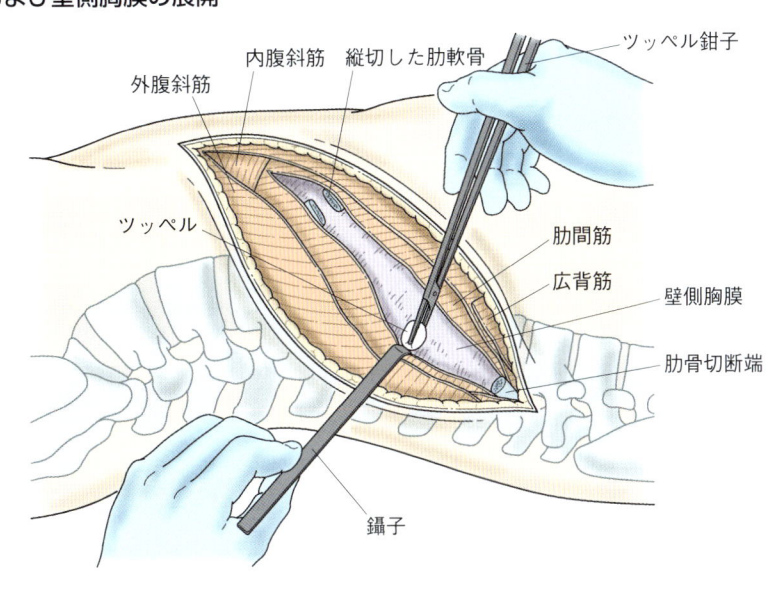

外腹斜筋　内腹斜筋　縦切した肋軟骨　ツッペル鉗子

ツッペル　肋間筋　広背筋　壁側胸膜　肋骨切断端

鑷子

**図13** 肋軟骨の縦切（後腹膜腔への進入）

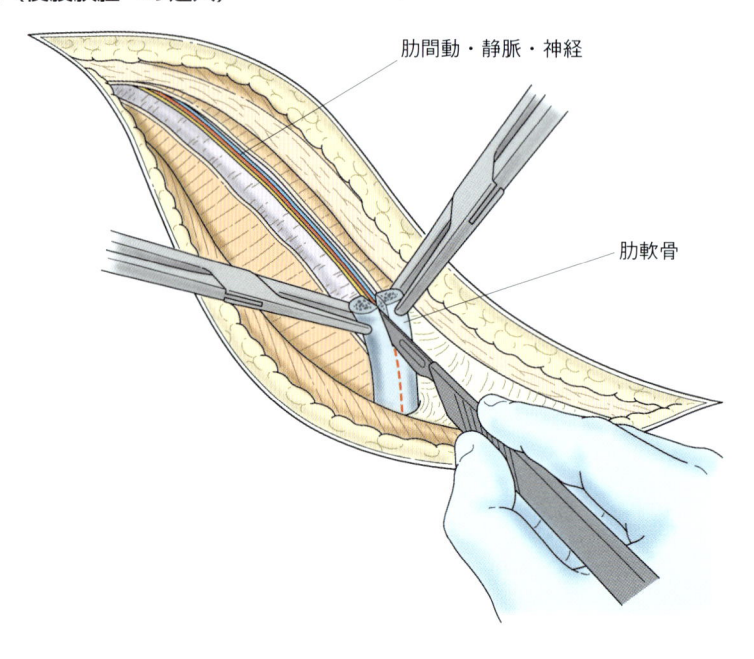

肋間動・静脈・神経
肋軟骨

**図14** 横隔膜下部から後腹膜腔への進入

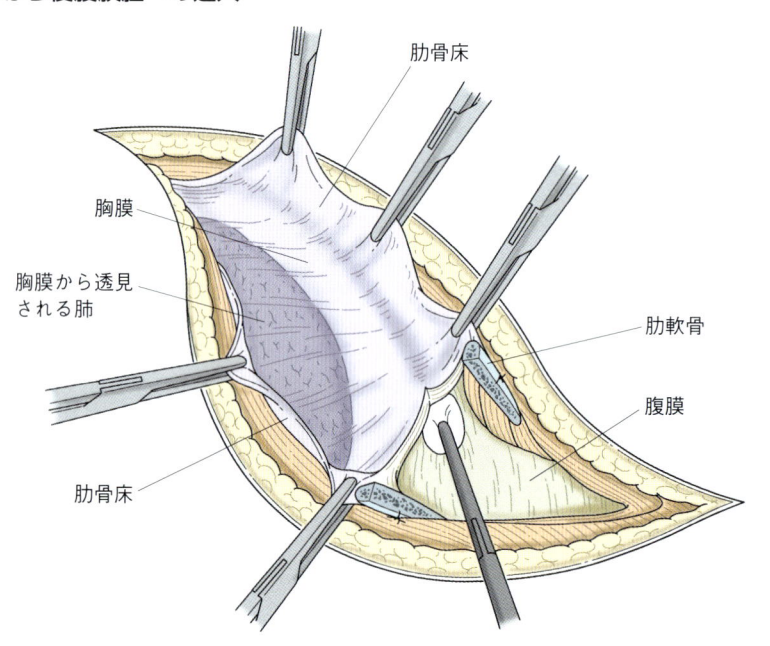

肋骨床
胸膜
胸膜から透見される肺
肋軟骨
腹膜
肋骨床

①胸腰椎移行部への後腹膜アプローチ

　外腹斜筋の走行に従い展開を延長する（Bergmann–Israel 皮切）．肋骨は骨膜下に露出，全周性に剥離し，肋軟骨を残し切除する．肋軟骨を縦割・マーキングし（図13），この部分に付着する横隔膜，内腹斜筋，腹横筋を展開し腹膜外腔に入る（図14）．後腹膜脂肪組織を確認後，ツッペル鉗子で鈍的にその脂肪を前方によけながら展開を進めていくと大腰筋に覆われた上位腰椎椎体部が現われる（図15）．椎体の展開の際，必要であれば腰方形筋と大腰筋とをまたいでいる外側・内側弓状靱帯を適宜切離すると，より上位の椎体に達することが可能である（図16）．

②中下位胸椎への経胸膜アプローチ

　肋間神経血管束を骨膜ごと尾側に展開し，壁側胸膜を確認する．胸膜は前方で薄く，後方で厚いため，尾側

**図15** 後腹膜腔の展開

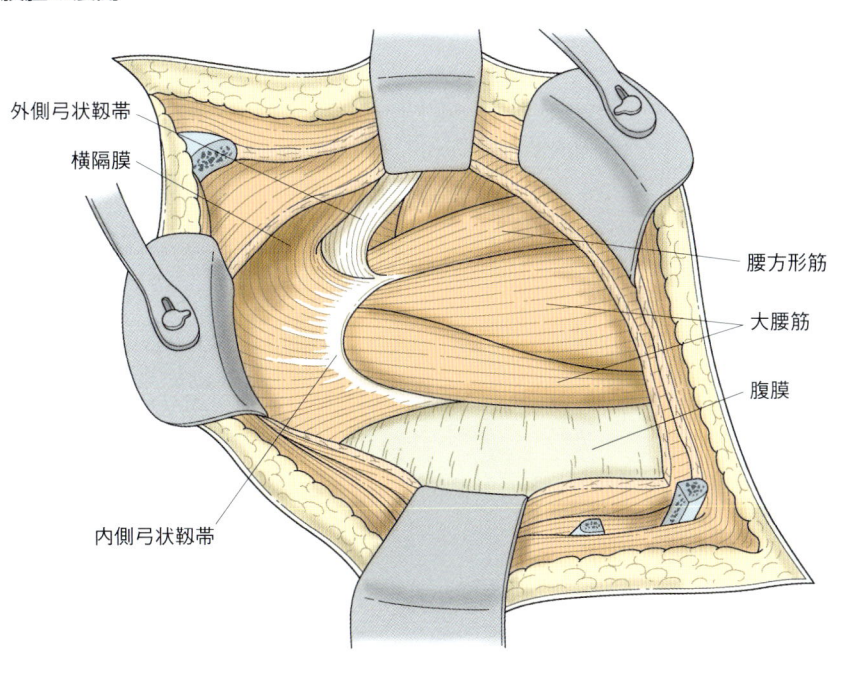

外側弓状靱帯
横隔膜
腰方形筋
大腰筋
腹膜
内側弓状靱帯

**図16** 大腰筋剥離による椎体の露出

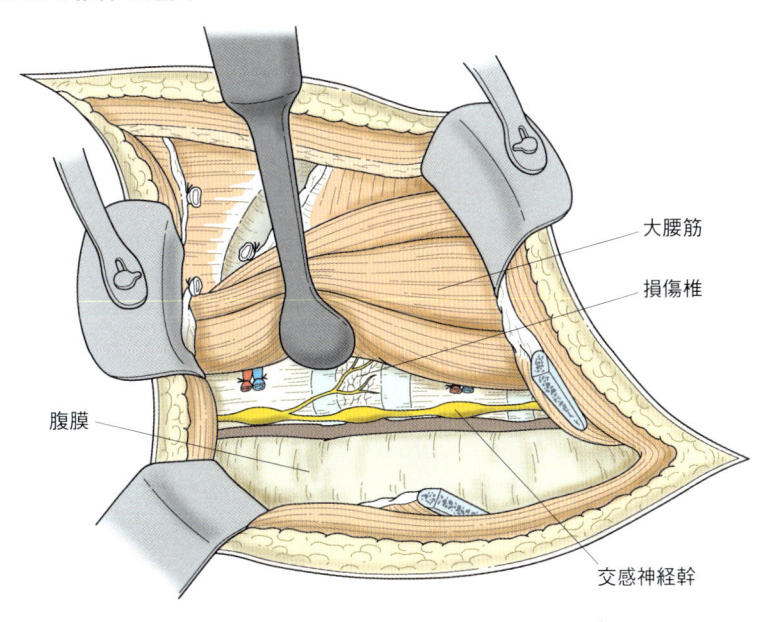

大腰筋
損傷椎
腹膜
交感神経幹

　方向に向かってツッペル鉗子を用いて椎体側面まで剥離し，開胸器をかける．高齢者の胸膜は薄く破れやすいので，経胸膜アプローチにかかる場合には丁寧に時間をかけて行う．経胸膜アプローチにおいては，肋骨切除後，骨膜・壁側胸膜に慎重に小切開を加えると開胸となる（図17）．この切開部を起点として肺損傷に十分注意しながら肋骨方向に従って切開を拡大し，肺を保護しながら開胸器をかける（図18）．大きく展望される横隔膜は肋骨切除端から内包脚，椎体に向かって，横隔膜裏の脂肪組織を十分に剥離したのち，ステイスーチャーをかけながら切離し大腰筋部まで展開する．

　目的椎体およびその上下椎の椎体中央部を横走する分節血管を剥離し，結紮・切離後，椎体前後を展開する．前方は前縦靱帯前面を展開し，その間にレトラクターを挿入し，大動脈を保護する．後方は椎間孔が確認できるまで剥離し，椎弓根を展開する．

B．基本的な手術手技

**図17** 胸膜外腔への進入

- 肋骨切除端
- 肋骨骨膜
- 広背筋
- 外肋間筋
- 胸膜

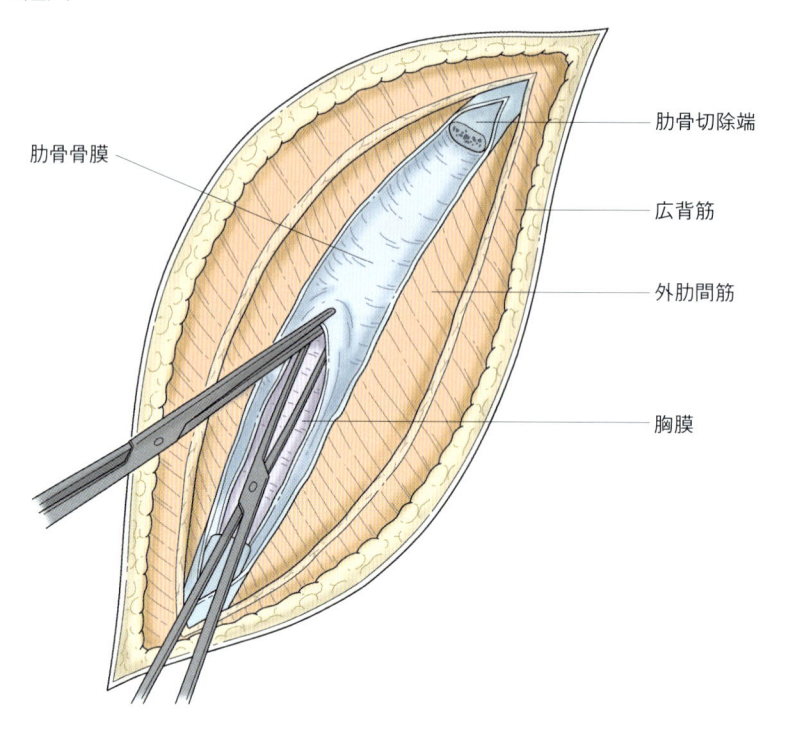

**図18** 開胸・胸膜の剥離

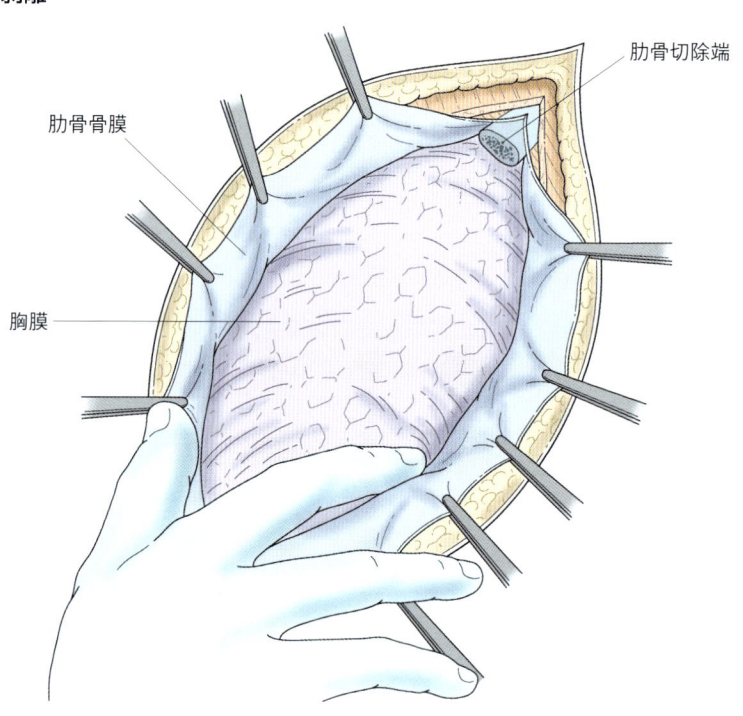

- 肋骨切除端
- 肋骨骨膜
- 胸膜

　手術終了後，開胸した場合は，胸膜外腔に生食を貯留させた状態で肺を拡張させ，air leak のないことを確認する．胸膜外腔にドレーンを挿入し，切開した横隔膜を丸針吸収糸で縫合し，切除した上下肋骨に閉創器をかけた状態で縫合する．

## d 腰椎前方アプローチ

### 1）体位の取り方（図19）

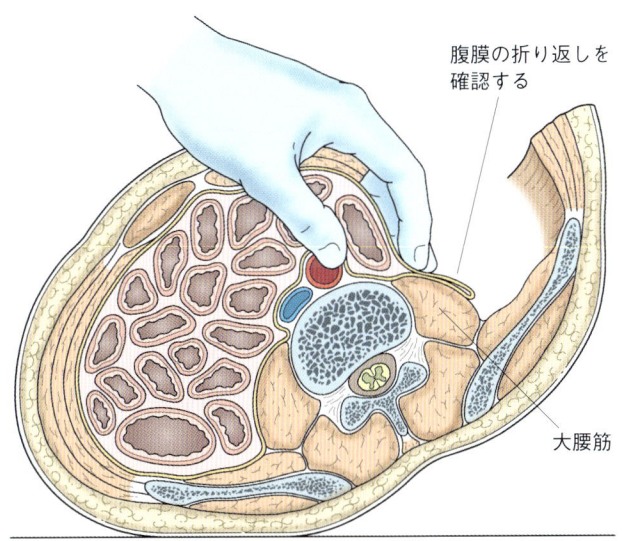

ここでは，腹膜外路アプローチを紹介する．仰臥位の状態から展開側をやや挙上した半側臥位とする．胸腰椎移行部へは先述のBergmann-Israel皮切で進入しやすい．中下位腰椎へは，側腹部の斜切開もしくは傍正中切開が進入しやすい．

### 2）展開

側腹部の斜切開では，皮切にそって外腹斜筋を鈍的に分けて，次いで内腹斜筋と腹横筋を切開し，外側部で後腹膜の脂肪組織を同定し，腹膜を鈍的に剝離し，内腹斜筋と腹横筋の展開を進めていく．腹膜は内側に圧排し，腸腰筋を同定する．腸腰筋の上を下行する陰部大腿神経や横走する尿管は損傷しないように注意が必要である．尿管は通常腹膜とともに内側に避けることが可能であるが，蠕動運動がみられる尿管を確認しつつ注意して剝離を進める．剝離の際，腸腰筋と腰方形筋との間に誤って進入しないように，腹膜の折り返し部分を確認しながら上下方向に展開を進め視野を拡大する（図20）．腸腰筋を鈍的に剝離すると椎体が同定できるが，ここでは交感神経幹を損傷しないように注意する（図21）．傍正中切開では，腹直筋外縁にそって皮切を加え，外腹斜筋が腹直筋鞘に移行する部分で切離し，後腹膜の脂肪組織を同定し，上記同様に腹膜を内側に圧排し展開を進める（図22）．

**図19** 腰椎前方アプローチにおける皮切の位置

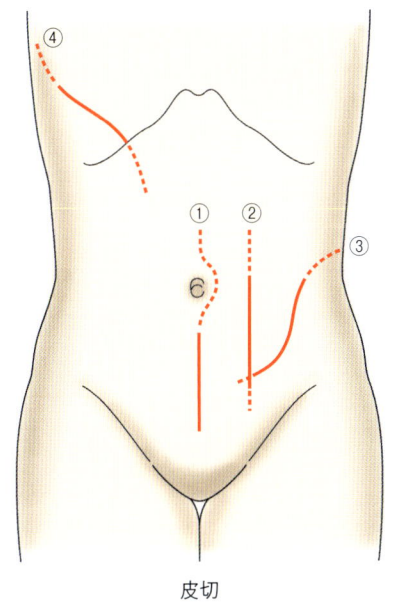

皮切
①正中切開，②傍正中切開，③斜切開
④第12肋骨下にそった皮切
（Bergmann-Israel皮切）

**図20** 後膜腔への進入

腹膜の折り返しを確認する

大腰筋

**図21** 腹膜外路アプローチによる椎体の展開

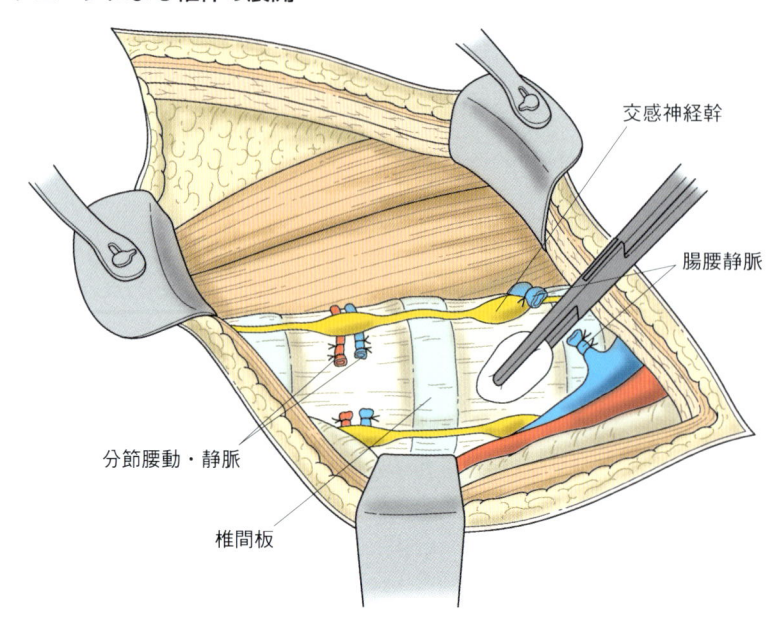

**図22** 傍腹直筋アプローチの進入路

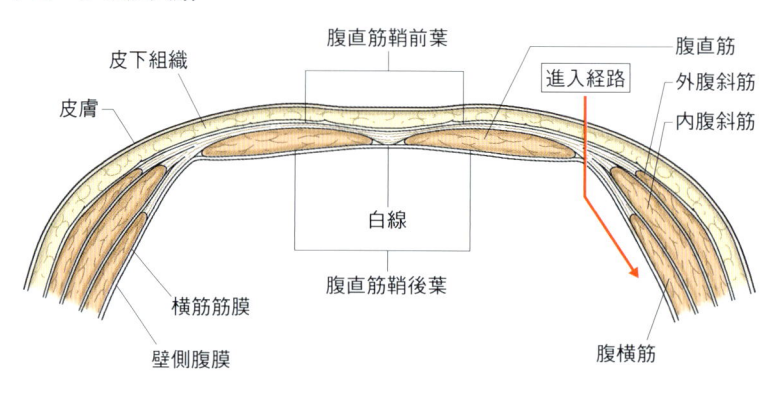

## e 腰椎後方アプローチ

### 1）体位の取り方（図23）

4点支持フレームを用いて腹臥位とする．体位をとる場合には，腹圧が十分に抜けていること，上前腸骨棘，眼球，腋窩，陰部の圧迫がないことなどの確認が必要である．

### 2）展開

目的椎体（椎間）の棘突起を目安に皮切を加え，傍脊柱筋を棘突起より骨膜下に剥離する．棘間や椎弓下縁に付着する腱性部分は電気メスにて切離し，外側は椎間関節包を損傷しないように展開する．椎間の変性した軟部組織などはパンチ鉗子を用いて十分に取り除き，視野を得る（図24）．

椎間孔外側部や横突起間部の進入ではWiltseのアプローチが有用である（図25）．棘突起から2-2.5cm外側に皮切を加え，最長筋と多裂筋の筋間を剥離すると椎間関節外側部に達する（図26）．

図23 腰椎後方アプローチにおける体位の取り方

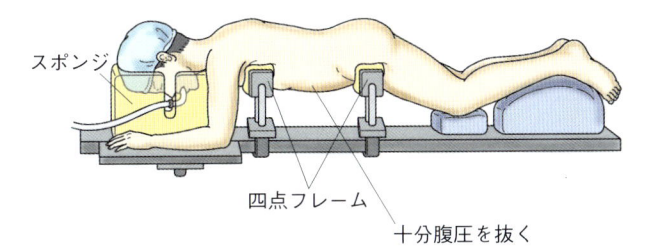

スポンジ
四点フレーム
十分腹圧を抜く

図24 腰椎後方の展開

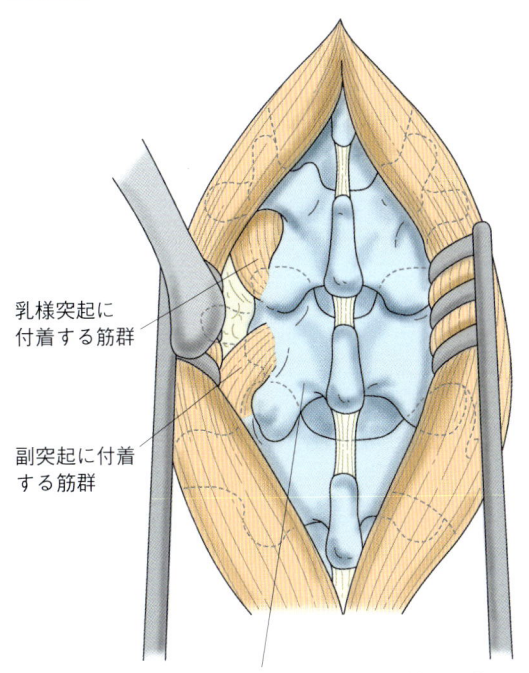

乳様突起に付着する筋群
副突起に付着する筋群
椎弓尾側に付着する多裂筋・回旋筋を切離

図25 傍脊柱筋の展開と Wiltse のアプローチ

傍脊柱筋の展開

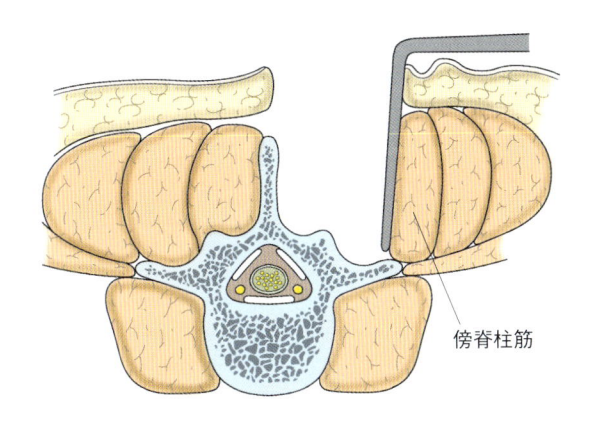

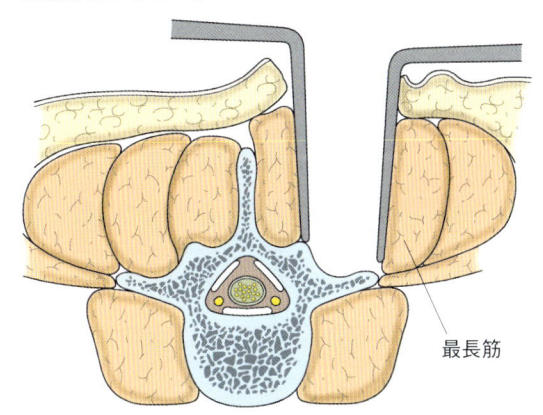

傍脊柱筋

Wiltse のアプローチ

最長筋

B. 基本的な手術手技 | 113

図26 Wiltseのアプローチによる椎間孔外側部の展開

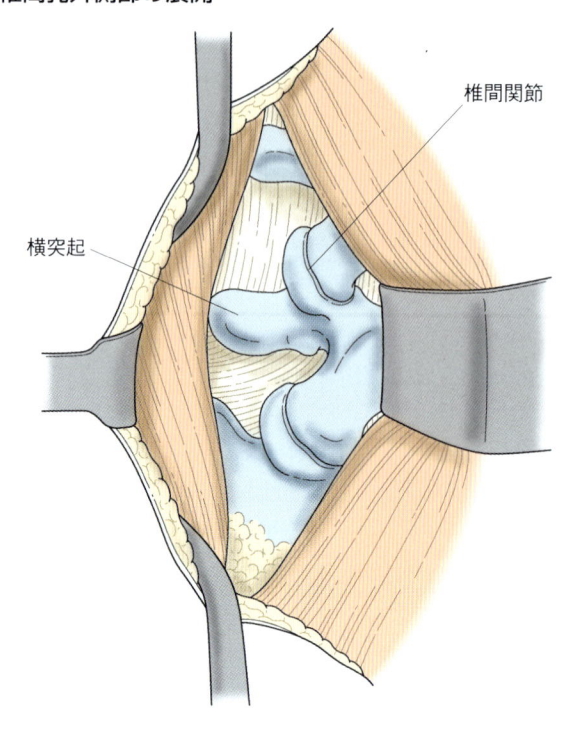

# 3 縫合法

## a 筋層の縫合

　術後の瘢痕・縫合創が目立ちにくいようにするためには，atraumatic（愛護的）な操作が必要である．剝離操作を最小限に抑え，止血はしっかり行うべきである．皮膚切開前にはエピネフリン添加生理食塩水を皮下注射し，出血の軽減を図ることも1つの方法である．最近は低侵襲手術が謳われているが，過度に小さな切開から無理な手術操作を行うことは創縁は損傷を受けるため，かえって創部瘢痕が目立つ結果になってしまう場合がある．

　縫合は，解剖学的構造に準じて復元するために，深層から順次（筋層・筋膜・真皮）縫合を行う．これにより死腔形成を防ぐこともできる．ある程度強固な縫合は必要であるが，脊椎手術の場合は血腫形成に伴う神経圧迫という合併症があるため，縫合糸をかけ過ぎることはかえって望ましくはないとも考えられる．

## b 硬膜・くも膜の縫合

　術後のくも膜と脊髄・馬尾の癒着を防止することは重要であり，硬膜切開時，くも膜は硬膜と6-0ナイロン糸で固定しておくか，ヘモクリップをかけておく．縫合時はこれらの硬膜・くも膜を一緒にして縫合する．縫合方法には結節縫合および連続縫合がある．結節縫合では，約2mm程度の間隔で5-0ナイロン糸でwater tightで緩まないように縫合する．連続縫合では，6-0プロリン糸（丸針の糸）を用い，助手が運針中に糸を挙上して緊張をかけるように介助する．縫合後，硬膜にまたがるようにデキソンメッシュ片などを置き，フィブリン糊で補強し，術後の髄液漏を予防する．硬膜切開を行った場合は，髄液漏対策として通常の脊椎手術よりもさらに死腔形成には注意をはらい，筋腹にしっかりと縫合糸をかけて縫合する必要がある（図27）．

**図27** 硬膜の縫合（連続縫合；water tight 縫合）

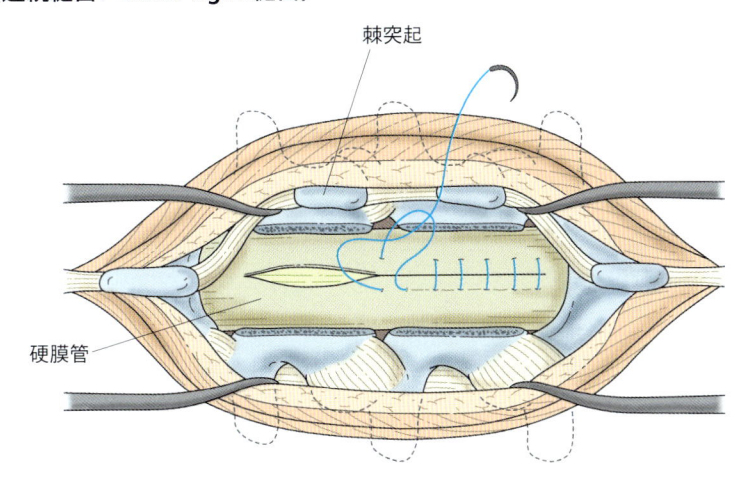

棘突起

硬膜管

## 4 骨採取法

　脊椎固定術で用いる移植骨には自家移植片（autograft）とその代用である同種移植片（allograft）や異種移植片などの保存骨，人工骨があるが，最も骨形成能に優れているのは自家移植片である．腸骨は海面骨に富み，骨形成能に優れている．また腓骨はそのほとんどが皮質骨であるため支持性に優れており，長い支柱骨移植の際に選択されることが多い．

### a 腸骨前方からの骨採取

1）採骨側の臀部に枕を入れて骨盤を傾けて腸骨稜を浮かせ，5-10 cm ほど高くすると腸骨稜への到達が容易となる．
2）腸骨稜に沿って皮切を入れる．皮切の大きさは採取する移植骨の大きさで決定する．上前腸骨棘の採骨後骨折予防と外側大腿皮神経損傷予防のために上前腸骨棘から 2 横指程（3-5 cm 程度）の距離をとりそれより後方から採取を行う（図28）．
3）皮下を展開し，腸骨稜を確認する．メスで腸骨稜の表面に切開を加え筋付着部を切離する．その後 Cobb elevator を用いて筋を腸骨から剝離する．この際，腸骨内板，外板の骨表面に Cobb elevator の先を常に当てながら沿うように剝離していく．十分に剝離できたらボーンソーもしくは骨ノミを用いて腸骨の切離を行う．腸骨稜の傾きに対して垂直に刃をあてるよう留意しないと採取骨の形がいびつになり，en block に用いる際の成形に不都合が生じる場合があるため注意する（図29）．
4）採取後はボーンワックスなどを用いて十分に止血を行う．閉創時には切離した骨膜や腱膜をしっかりと縫合する．採骨量にもよるが術後の血腫形成予防のために原則としてドレーンは留置する．

### b 腸骨後方からの骨採取

1）臀部上方の皮膚のくぼみを目安に上後腸骨稜を触知し，ここから外側に腸骨稜を触知する．腸骨稜に沿って斜皮切を入れることになるが，皮切は上後腸骨棘より 7-8 cm にとどめる．これは，後腸骨棘から 70-80 mm 側方には L1-3 の上臀皮神経があり，損傷すると臀部の感覚障害が生じることがあるためである（図30）．
2）腸骨の後面から Cobb elevator などを用いて筋肉を剝離し，十分に腸骨稜を露出する．腸骨稜から腸骨の外側面を露出するときには常に骨膜下を通るように注意する．

**図28** 腸骨前方からの採骨の位置

外側大腿皮神経
腸腰筋
破格
2-3cm
縫工筋

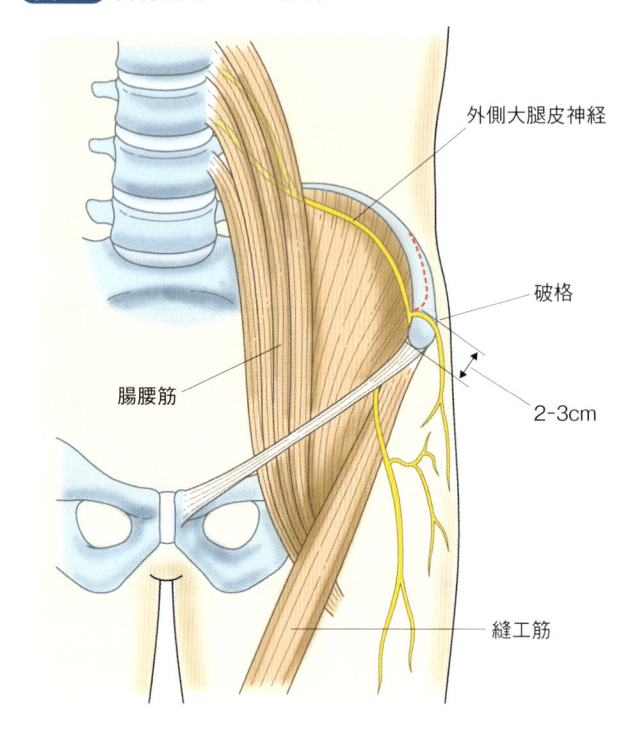

**図29** 腸骨全層採取

ボーンソー
2-3cm
上前腸骨棘
外側大腿皮神経

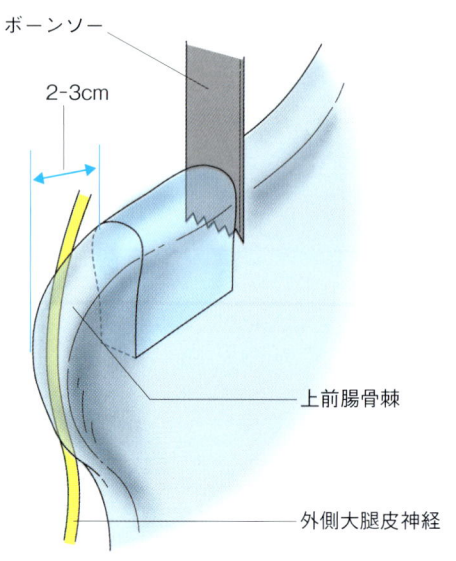

**図30** 腸骨後方からの採骨の位置

上臀皮神経
後腸骨棘
7-8cm

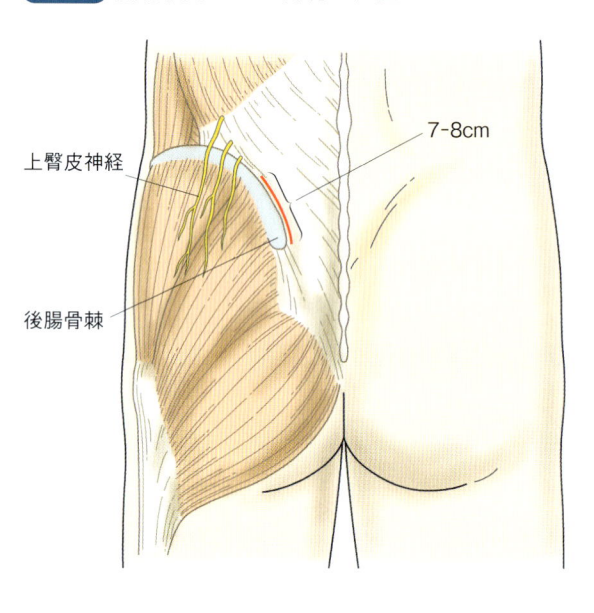

**図31** 腸骨後方からの採骨方法

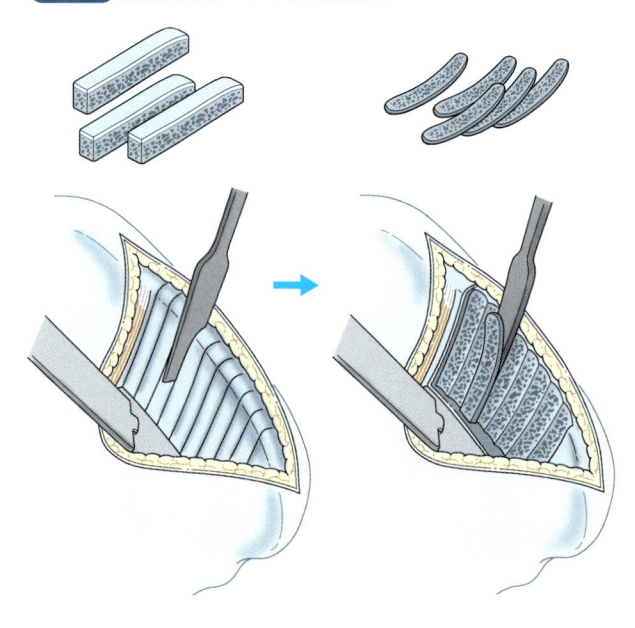

半層切除　　　　海綿骨の採取

3）必要な量の採骨を行う．海面骨を採取する際にはCobb elevatorや鋭匙を用いて行う．内側の海面骨を削りすぎて仙腸関節を損傷しないよう留意する（図31）．
4）術後は前方からの移植骨採取と同様にドレーンを留置する．

## C 腓骨からの骨採取

1）腓骨には遊離腓骨の採取と血管柄付き腓骨の採取がある．血管柄付き腓骨採取の場合には腓骨ほぼ全長

**図32** 遊離腓骨採取の方法

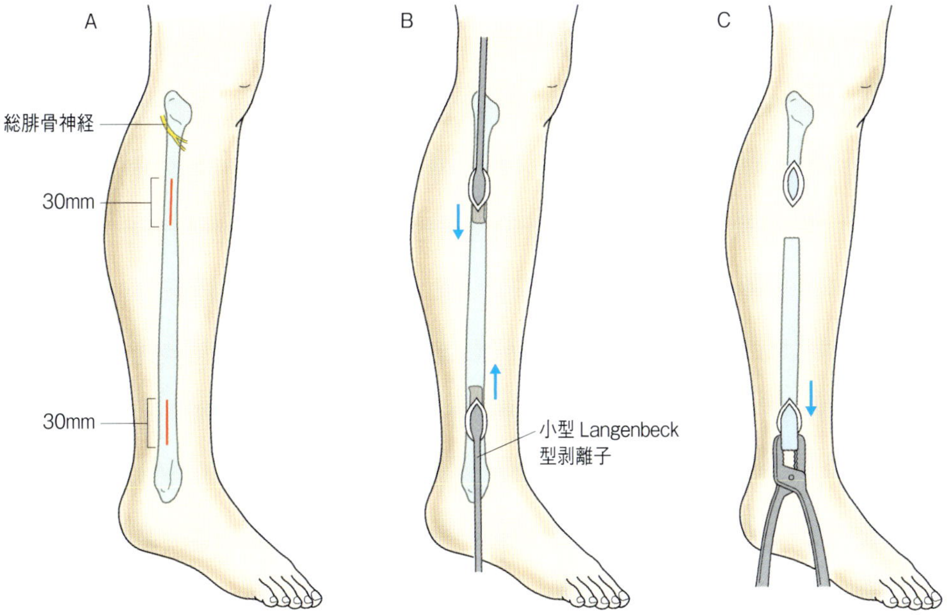

にわたる皮切が必要になるが，遊離腓骨採取の際には総腓骨神経を避けてそのやや遠位，および外果から 6-7 cm 程近位部に 3 cm 程度の皮切を加える（図 32）．
2）遊離腓骨の場合は皮切部の骨膜を全週にわたって剥離する．小型の Langenbeck 型の剥離子を用いて骨膜と骨間靱帯の剥離を行っていく．
3）切開部で腓骨を bone saw や骨ノミを用いて切断する．切離した腓骨を遠位方向に引き抜く．

## 5 Halo-vest 装着法

　Halo-vest は，頚椎の不安定性を有する疾患において（脱臼骨折，頭蓋底陥入症など）頚椎における動きを最も強固に制御する外固定である．以下に装着法を示す．

　4 点のピン刺入部は，前方の 2 点は側頭筋，眼窩上神経を避けるように眉の上端より約 1 cm 上方，眼窩外側 2/3 の領域で刺入（リング装着時に下縁が眉の上端と同じ高さになるように）する．後方 2 点は前方のピンと対向するように同じ高さ（頭蓋冠最大頭囲周径線直上より下方）で耳介後方に刺入する（図 33）．

　リング，ピンの刺入位置を決定した後に局所麻酔を真皮から骨膜までしっかり行い，前方・後方の対向するピンを 2 本同時にゆっくりと締めていく．刺入時の注意点として，ピン刺入時には患者には目を閉じてもらうこと（ピン刺入後に眼瞼が突っ張り閉じないことがある），リングを助手にしっかり保持させリングと皮膚の距離を 1-2 cm 保つこと（特に締め始めは位置がずれやすいので注意する）などがあげられる．ピンを締結する際のトルクは 8 inch/lb（0.9N/m）程度（小児の場合は 2-5 inch/lb）とされる．患者の頭部-頚椎-肩を保持するように上半身を持ち上げベストを装着する．ベストはできる限り前後・左右対称になるように装着する．ピン刺入後，リングをベストと接続する．

　装着後 24-48 時間はピンの緩みが生じやすく，装着後 24 時間でピンの締め直しを行う．刺入部の処置に関しては浸出液に応じてガーゼ交換を行う．刺入部の感染が 20% 前後で発生するとの報告があり洗浄・抗生剤などで対処する．

### 図33 Halo-vest ピン挿入部の決定

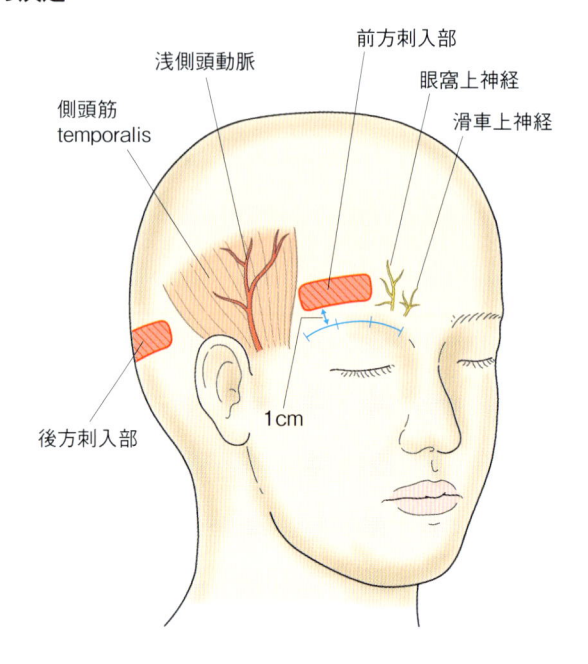

浅側頭動脈
前方刺入部
側頭筋 temporalis
眼窩上神経
滑車上神経
後方刺入部
1cm

＜内田研造　中嶋秀明　杉田大輔　馬場久敏＞

# II

# 頚椎・頚髄の外科

## Section 1　上位頚椎

# A　頭蓋頚椎固定術

### 1）概念・定義

- 後頭環椎脱臼（外傷性：致死的外傷であるが，稀に生存例もある）
- 環軸椎亜脱臼（リウマチ性，破壊性，先天性，その他：特に整復不能例，垂直脱臼例，後頭環椎癒合例などの環軸椎固定術が適応できない症例）
- 上位頚椎腫瘍などによる支持性の破綻した例

### 2）術前準備

- 脱臼整復とその姿位の確認
- 固定範囲の決定
- MR angiography などによる椎骨動脈の確認
- インストゥルメンテーションの選択（本稿ではプレート・ロッドシステムを使用した手技を述べる）
- 術後に使用する頚椎用装具の準備
- 剃髪（外後頭隆起まで十分に行う）

> **注意ポイント ①**
> 椎骨動脈は約 50％に異型を認める．high-riding vertebral artery などの走行異常に加え，約 10％に片側の低形成があり，頚椎スクリューの設置には注意が必要である[1]．

### 3）手術体位

- メイフィールド Mayfield 頭蓋固定器を使用する（図1）．
- 脱臼が整復位かつ頭位が軽度屈曲位となるようにする．
- 術中透視の準備（整復位と頚椎アライメントの確認を行う．椎弓根スクリュー，環軸椎椎間関節貫通スクリュー刺入は術中透視下に行う．ナビゲーションシステムは安全性をより高めるので，可能であれば使用する）

> **注意ポイント ②**
> 後頭から上位頚椎までの固定では問題になることはないが，下位頚椎までの固定では十分頚椎のアライメントに注意する必要がある．後弯位での固定は嚥下障害を生じやすい．また，過伸展位では歩行時に床や階段が見えないなどの ADL 上の障害をきたす．

図1 手術体位

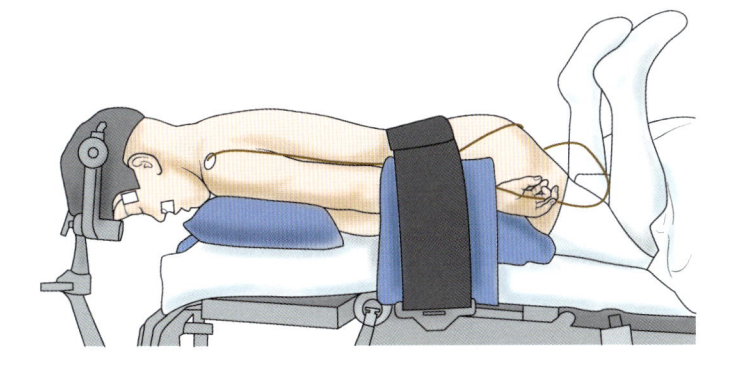

図2 皮切

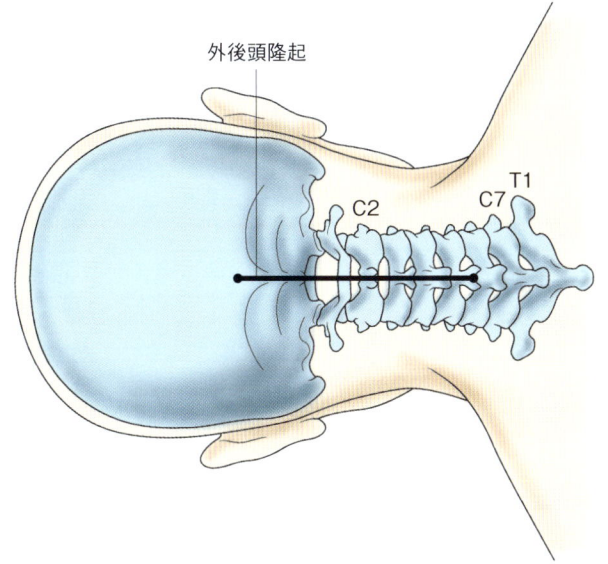

### 4) 手術手技

①皮切
- エピネフリン含有0.5％塩酸リドカインを皮下注射する（後頭部の皮膚は血行がよく出血しやすいので，皮下組織からの出血を軽減する．40万倍エピネフリン加生理的食塩水が一般的であるが，筆者らは疼痛を軽減するためにエピネフリン含有0.5％塩酸リドカインを使用している）．
- 外後頭隆起から項部正中にかけた正中皮膚切開を加える（図2）．

②傍脊柱筋の展開
- 項筋群を正中で両側に分け，棘突起まで展開する．正中項靱帯内で進入する．深部に展開を進めるさいには，開創鉤を少しずつかけ直して，左右へ広げるようにすると正中がわかりやすい（図3A）．

> **注意ポイント③**
> 左右にそれて，筋層内へ入ってしまうと出血が増える．

- 第3頸椎以下を展開する．椎弓根スクリューの刺入には十分外側までの展開が必要となることから，固定椎のさらに2椎下まで展開する．棘突起と椎弓から骨膜下に項筋群を剝離する．次に後頭骨を左右に展開する．環椎後弓の展開は電気メスを用いて付着部筋を剝離する．最後に，軸椎棘突起に付着する筋群は一塊となるように骨付着部から剝離する（図3B）．

> **注意ポイント④**
> 環軸椎弓間の外側では静脈叢が怒張しておりバイポーラーで凝固しながら，慎重に剝離する．

**図3A** 広範囲切除が必要な場合の筋膜切開

正中皮切では，筋膜も正中切開とし骨膜下に左右へ剥離する．環軸椎不安定性がある症例では，剥離操作で環椎が動かないように慎重に行う．

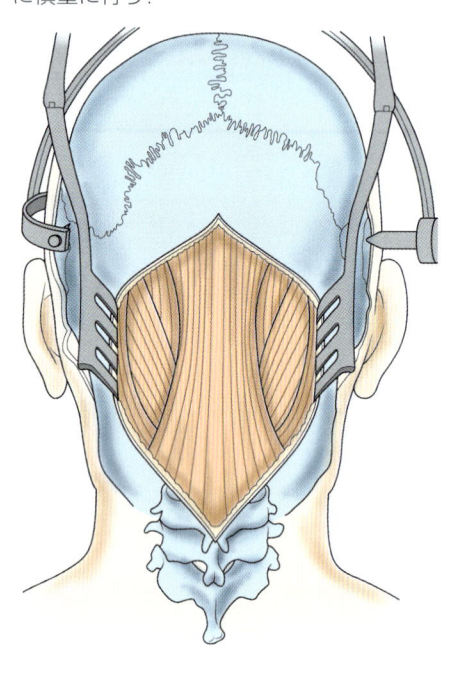

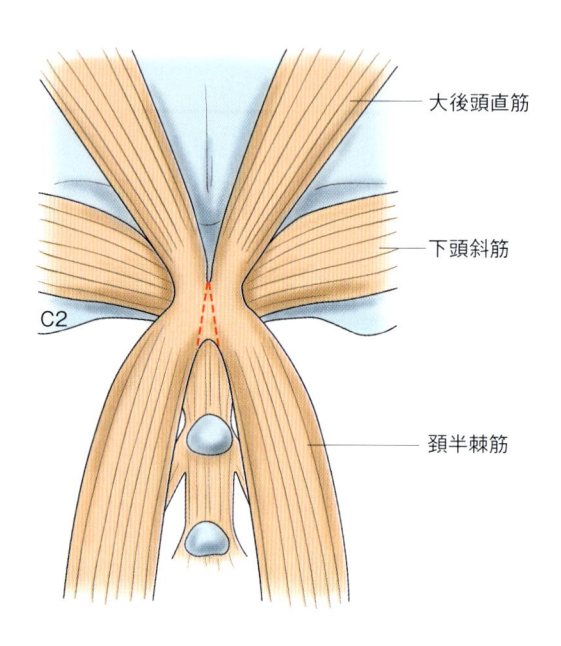

**図3B** C2 に付着する筋群の切除

大後頭直筋
下頭斜筋
頚半棘筋

③後方除圧術
- 除圧はエアドリルで行う．環椎後弓の両側に径 3-4 mm のバーで骨溝を形成し，ダイヤモンドバーで前方皮質まで切除する．浮上した後弓をペンフィールド粘膜剥離子で剥離しながら一塊に摘出し，除圧を行う（図4）．軸椎以下では椎弓切除もしくは形成術で除圧を行う．

> **注意ポイント 5**
>
> スクリューの安全な設置には，頚椎の解剖学的目印が重要である．そのため，第2頚椎以下の除圧が必要な場合には，スクリュー孔を作成後に除圧を行う．しかしながら，後頭頚椎固定術適応症例の大半では除圧は環椎後弓切除のみであることから，スクリュー孔設置前に施行することが多い．

④頚椎スクリューの設置
- 後頭骨スクリューの前に頚椎スクリューを設置する．

> **注意ポイント 6**
>
> 使用する頚椎スクリューには椎弓根スクリュー，環軸椎椎間関節貫通スクリュー，外側塊スクリュー，椎間関節貫通スクリュー，椎弓スクリューなどがある．固定範囲や病態に応じて選択するが，筆者らは主に椎弓根スクリューを用いている．椎弓根スクリューでは，言うまでもないが神経血管合併症に留意する必要がある．

- 椎弓根スクリュー：術中透視下に行う．軸椎椎弓根スクリュー（厳密には関節突起間スクリュー）は，外側塊の外縁から 5-6 mm で軸椎椎弓上縁の高さから，それほど頭側に傾けず展開した関節突起間と峡部の

### 図4 怒張した静脈の処置

静脈を損傷しないように，コットンシートや糸付き綿，アビテンシートなどで保護する．

エアドリル

怒張した静脈
アビテンシート

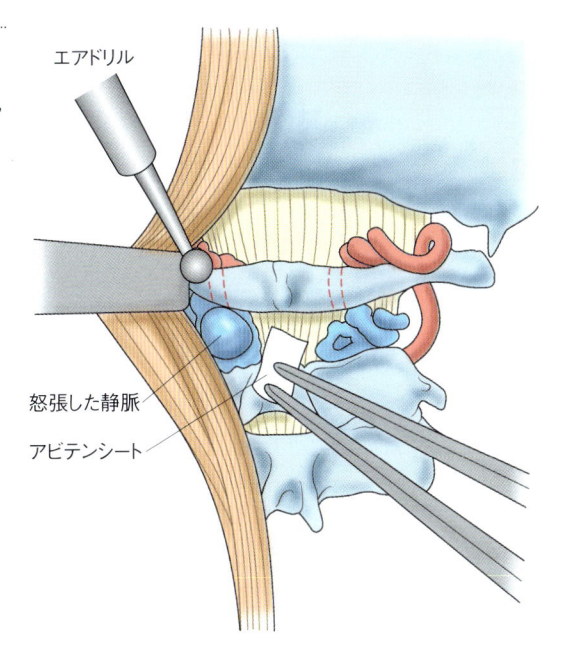

### 図5 椎弓根スクリュー刺入点

A．スクリューの刺入点：C2

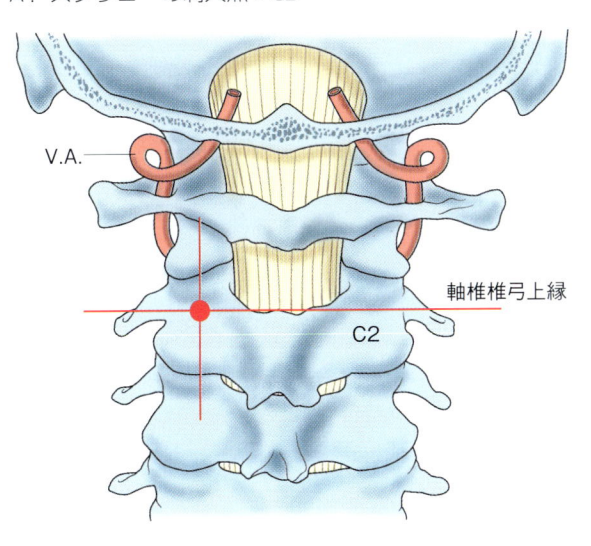

V.A.
軸椎椎弓上縁
C2

B．C3-7 スクリューの刺入点

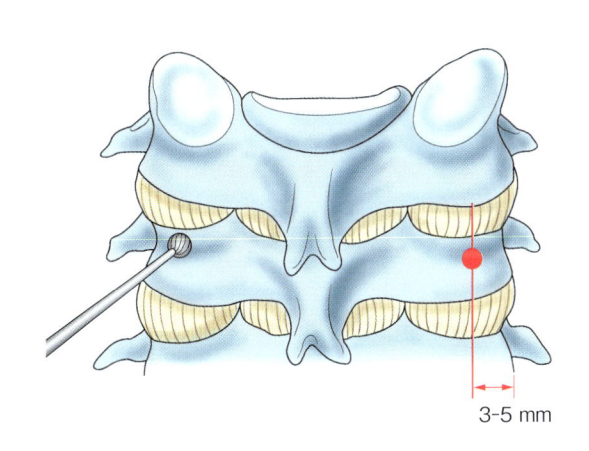

3-5 mm

角度を参考に内外側の傾きを決め刺入する（通常は 15 から 25°内側向き）．第 3 頸椎以下では，固定上位椎の下関節突起の尾側部で外側塊の外縁から 3-5 mm の部分より内側に 25-45°内向きで刺入する[2]（図5）．

- 椎間関節貫通スクリュー：軸椎下関節突起のやや内側から，展開した軸椎峡部を頭側方向に 2 方向の透視で確認しながら，前後方向の透視では環軸関節の中央で，側面像では環椎前弓をめざしてガイドワイヤーを刺入する．最初のスクリューが入る時に環軸関節が異常な動きを制限するために，両側のガイドワイヤーをドリリングとスクリューの設置前に先に挿入することが大切である（図6）．

> ▶ 注意ポイント ⑦
>
> 前後方向の透視が必要となるため，麻酔導入後に小さなタオルなどで開口位を保持する．術前に透視を行い，開口位で外側環軸関節が視認できることを確認する．

- 外側塊スクリュー：スクリューの固定力は椎弓根スクリューに劣るため，後頭-頸椎固定では複数の頸椎へ

**図6** 環軸椎椎間関節貫通スクリュー刺入点

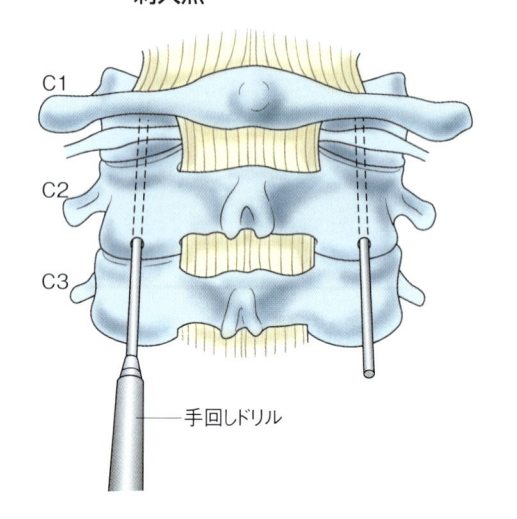

**図7** 後頭骨スクリュー刺入点

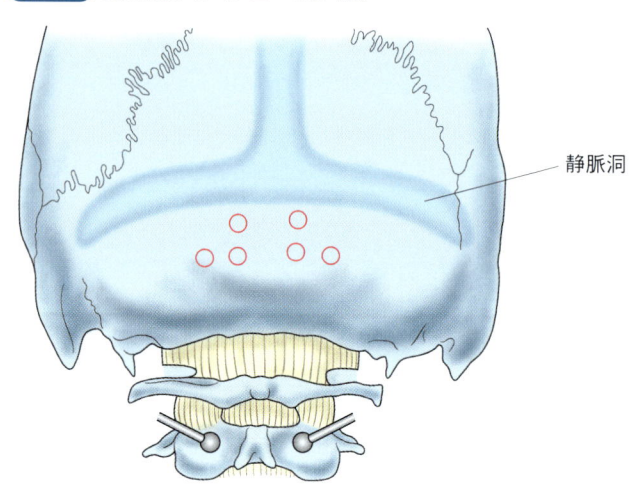

刺入する必要がある．スクリュー刺入方向は報告者により異なるが，Magerl は椎間関節の頂点の 2-3 mm 内上方から，25°外方へ 45°上方への刺入をすることにより椎間関節と平行なスクリュー設置ができるとしている．An は外側塊中央の 1 mm 内側から 30°外側，15°上方に刺入を推奨している．

⑤後頭骨スクリューの設置

- 頚椎スクリューとトライアルロッドを合わせ，プレートロッドシステムの成形を行う．成形したプレートロッドから後頭骨スクリューの位置を決める．正中部ほど骨の厚みがあり，良好な固定が得られる．後頭骨を 2 mm のダイヤモンドバーを用いて対側の皮質を貫通するまで慎重に骨孔を形成する．内側の皮質を貫通しないとスクリューの固定性は弱く back out の可能性がある．的確な長さのスクリューを選択し確実に貫通するようにする（図7）．

> **注意ポイント 8**
> 後頭骨スクリューの設置では静脈洞の存在と部位および後頭骨の厚さが正中と外側で異なることを十分に認識して行う．

> **注意ポイント 9**
> 後頭頚椎固定術では先述のとおり，頚椎のアライメントが非常に重要である．この成形の時点で再度透視やレントゲンで頚椎のアライメントと脱臼の整復を確認することが肝要である．

⑥母床の作製

- 後頭骨，椎弓・側塊の背面および椎間関節に移植母床を作製する．ダイヤモンドバーを用いて decortication を行う．

⑦プレートロッドの設置

- 後頭骨へのプレート固定を先に行い，頚椎スクリューとロッドを連結する．

⑧骨移植

- 十分な洗浄後に骨移植を行う．腸骨から半層骨を採取し，後頭骨から軸椎椎弓へ左右1枚ずつ移植する．それ以下の頚椎へ固定を延長する場合には椎弓・側塊の背面と椎間関節に短冊状の移植骨を十分に移植する（図8）．

図8 プレートロッドシステムによる固定

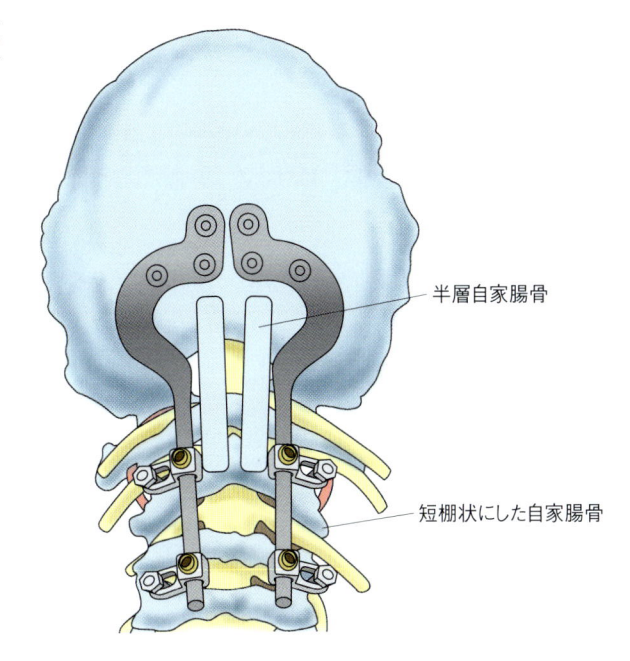

半層自家腸骨

短棚状にした自家腸骨

⑨創閉鎖
- ドレーンを挿入し，軸椎棘突起に付着する筋肉を縫合する．筋膜・皮下・皮膚を縫合する．

## 5）注意すべき合併症

①椎骨動脈損傷
②硬膜損傷（特に後頭骨スクリュー孔の作製で脳脊髄液の流出をみることがある．スクリューの設置と骨ろうにより対処できる）．
③脊髄損傷
④インストゥルメンテーションの脱転

## 6）後療法

- 術後48時間で，ドレナージチューブを抜去し，その後離床を許可する．
- 固定性が良好であれば，術後の装具は頚椎カラーで十分であり，術後1カ月程度装用する．

▶文献

1) Eskander MS, Drew JM, Aubin ME, et al. Vertebral artery anatomy: A review of two hundred fifty magnetic resonance imaging scans. Spine. 2010; 35: 2035-40.
2) 鐙 邦芳．頚椎椎弓根スクリュー固定．OS NOW21 頚椎胸椎疾患の手術療法．1996: 92-107．

&lt;渡辺雅彦　持田譲治&gt;

Section 1 上位頚椎

# B 環軸椎後方固定術

### 1）適応疾患

すべての環軸椎亜脱臼が対象となるが，関節リウマチに起因するものでは適応は限られる．画像所見上で亜脱臼の程度の強い若年患者では予防的手術を行うことも稀にあるが，脊髄症をきたした症例が主たる手術対象となる．外傷性の多くは手術適応となる．

原因疾患として以下のものがある．

- 関節リウマチ（RA）
- 外傷性環軸椎亜脱臼（歯突起骨折に対するハローリング＆ベストによる保存治療不成功例が多い）
- 歯突起骨に伴うもの（ダウン症候群を含む）
- 歯突起後方偽腫瘍を伴うもの

### 2）術前準備

- MRIで病態を把握し，3次元CT画像にて環椎後頭骨癒合症の有無を確認しておく．CT撮影は造影剤使用とし椎骨動脈の走行異常や途絶の有無を確認しておく．環椎後頭骨癒合症に伴う環軸椎亜脱臼や歯突起後方偽腫瘍では環軸関節固定術ではなく，後頭骨軸椎間固定術が適応術式となる．
- 術前頚椎単純X線側面像機能撮影を元に，術式を選択する必要がある．ほぼ整復位をとることができる場合にはMagerl法が第一選択肢となる〔この術式についてはⅡ.Section 1-Cに記載〕．CTにて環椎の外側塊スクリューや軸椎の椎弓根スクリューを挿入可能かどうか確認しておく必要がある．頚椎単純X線側面像機能撮影にて整復位をとれない場合，術中にも整復位をとれなければ後頭骨軸椎間固定術〔Ⅱ.Section 1-Aに記載〕が選択肢となる．術前撮影で整復位をとれなくてもCT矢状断再構成画像にて外側環軸関節の適合性がよければC1外側塊スクリューかBrooks法（後述）にて整復位を獲得できる可能性が高いので，このような場合にはC1外側塊スクリュー＋軸椎椎弓根スクリュー固定か軸椎椎弓根スクリューによる後頭骨軸椎間固定術かの両術式を行えるよう内固定材を準備しておく必要がある．術式を絞り切れない場合に術中にどのような選択肢にも対応すべく筆者は後頭骨軸椎間固定用のオレルードサービカル®，C1外側塊スクリュー＋軸椎椎弓根スクリュー固定用でポリアキシアルスクリューを使用するバーテックス®，Magerl法用のスクリュー，スクリュー挿入が成功しなかった場合に備えたケーブル（ネスプロンテープ®）をすべて用意している．
- 筆者はまた環軸椎固定術にナビゲーションシステムを使用しているので術前にスクリューの挿入予定経路を作成しスクリュー挿入可能かどうかを予め確認している（図1）．このシステムがない施設においては，再構成CT画像でスクリュー挿入可能かどうかを入念に確認しておくべきである．術前CTを整復位で撮影できなかった場合，以前は術中に整復位をとれればMagerl＋Brooks法を行っていたがCTでMagerlスクリューの挿入予定経路をうまく作製できないので（図1D），最近はC1外側塊スクリュー法を使用することが多い．

### 図1 ナビゲーションシステムによるスクリュー挿入経路作成

ナビゲーションシステムがない場合には，再構成CT画像で代用する．
A：C1外側塊スクリューの予定経路（矢印）
B：C2椎弓根スクリューの予定経路（矢印）
C：Magerlスクリュー予定経路（矢印）．C1/2間をC整復位で撮影できた場合に可能
D：非整復例でのMagerlスクリュー予定経路（矢印）．C1/2間を整復位で撮影できない場合にはスクリュー先端がC1をとらえることができない．

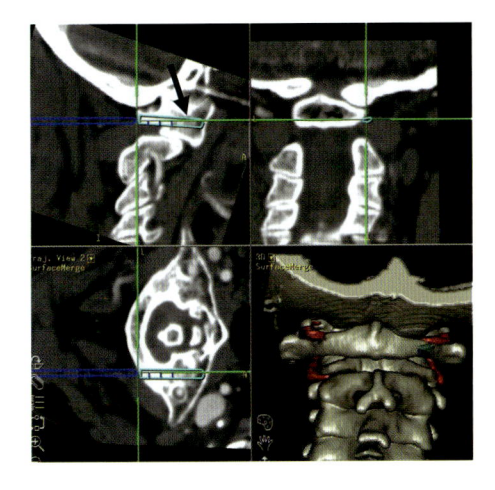

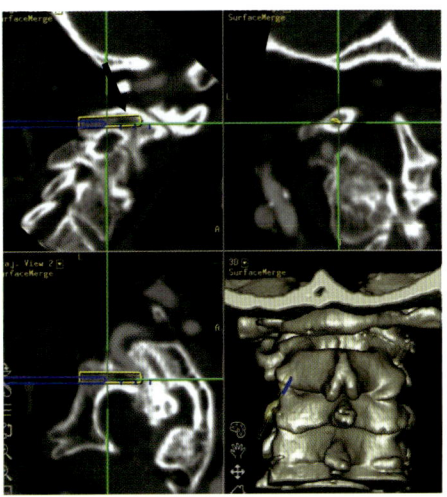

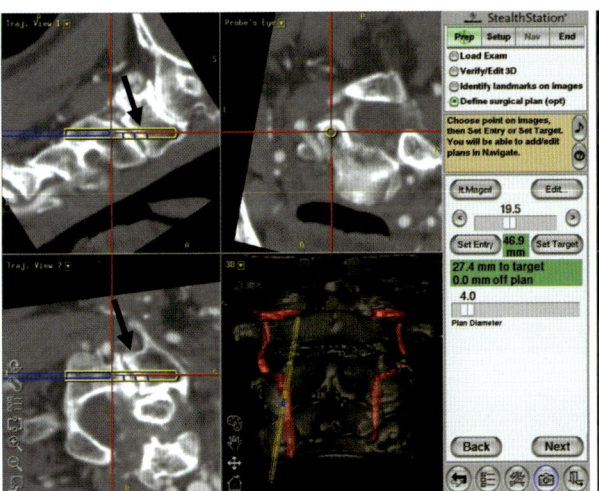

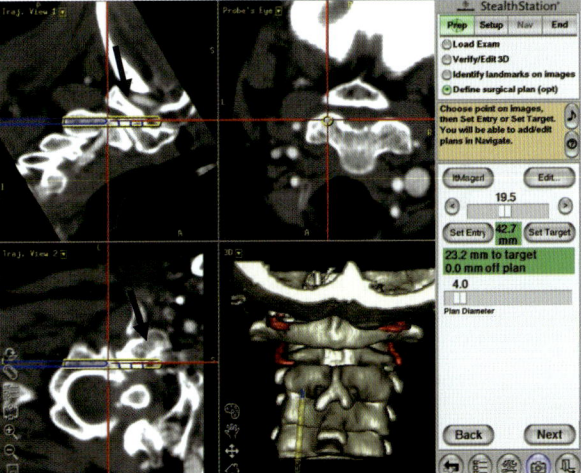

## 3) 手術体位

- メイフィールド頭位3点ピン固定，4点フレームによる腹臥位をとる．透視装置を使用するので上肢は体幹につける．
- 頭位をゆっくり動かし，環軸椎ができるだけ整復位になるポジションであることを透視で確認しメイフィールドを固定する．
- 気管内チューブと胃カテーテルが透視画面で交差するようだと術後に嚥下困難をきたすおそれがあり，顎を引きすぎないよう注意が必要である．
- 麻酔台は患者の左側に下げ，術中に透視装置が自由に出入りできるようにする．

**図2** 項靭帯右縁からの展開

**図3** C2棘突起に付着する筋群の処理

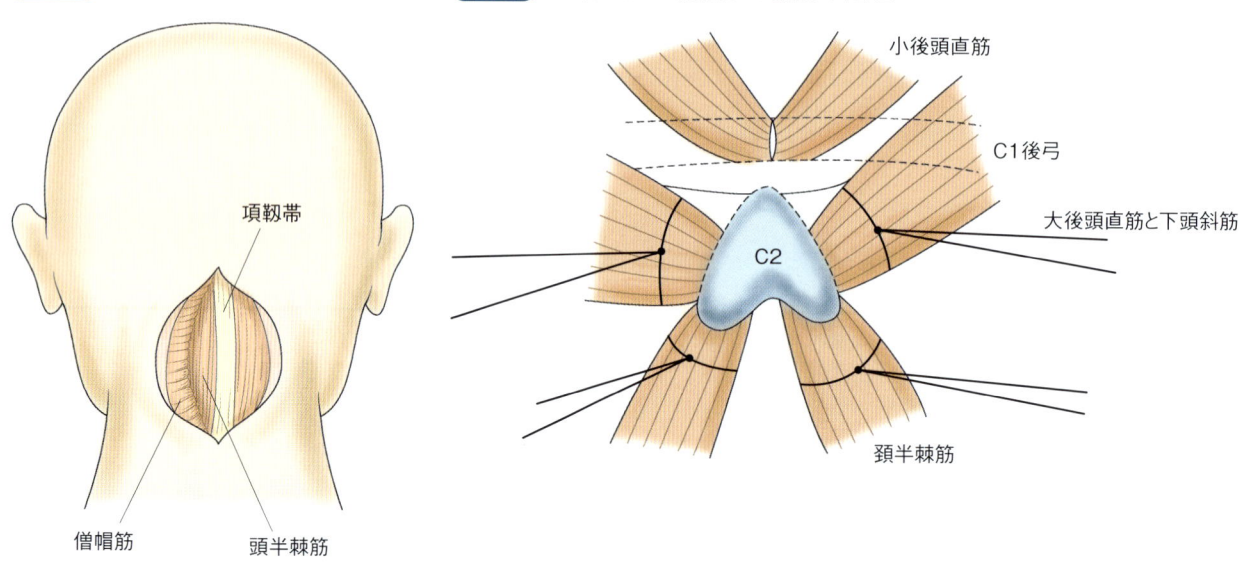

- ナビゲーションシステムを使用する場合には赤外線カメラを患者頭側に置く．

### 4）手術手技

#### ①皮切

- 40-50万倍エピネフリン加生理食塩水を皮内に注射する．
- 大後頭隆起の尾側から第4-5頸椎棘突起高位までの正中皮膚切開を加える．正中をはずすと大後頭神経が正中から2 cm以内に走行していることがあるので注意が必要である．

#### ②傍脊柱筋の展開

- 項靭帯の左縁より僧帽筋と頭半棘筋を切離し（図2），C2，C3棘突起を展開する．C2に付着する大後頭直筋，下頭斜筋にまとめて1号サージロン糸をかけ，頸半棘筋にも糸をかけC2棘突起から切離する（図3）．これらは閉創時にC2棘突起にエアトームで小孔をあけ復原する．復原できない場合には宙づりの縫合となる．
- 剥離子とバイポーラでC1後弓とC2椎弓を最外側まで展開する．
- C1/2間ではC2神経根背側に結合組織があり，RA症例ではツッペルで容易に剥離できるが外傷例などでは剥離子でさばきながらバイポーラにて焼灼して切離してゆく必要がある．

> **注意ポイント ①**
>
> C1/2間の展開はアプローチ上最も重要な点である．不要に切り込むとC2神経根の尾側に怒張した後内側椎骨静脈があり損傷するおそれがある．もし損傷した場合には，吸引管で出血を吸引しながらスポンゼル®を置きニューロシートを被せて止血する．この静脈をバイポーラで焼灼することは不可能に近い．

#### ③Brooks法の準備

- 後弓の頭尾側を，剥離子とバイポーラにて骨膜下に剥離し脊柱管側もできるだけ剥離する．
- 適切なサイズの動脈瘤針を後弓下に通し，糸を通す（図4）．後頭骨と後弓の間が狭くて動脈瘤針を出せない場合には，C2棘突起をそっと押しながらエレバトリウムを挿入して後頭骨と後弓の間を開大する．
- C2/3間傍正中において棘突起下に剥離子を入れ，続いて大きめの動脈瘤針を尾側から頭側に向かって慎重

**図4** C1, 2椎弓下への動脈瘤針の挿入

動脈瘤針によって糸を通しテープを誘導する．

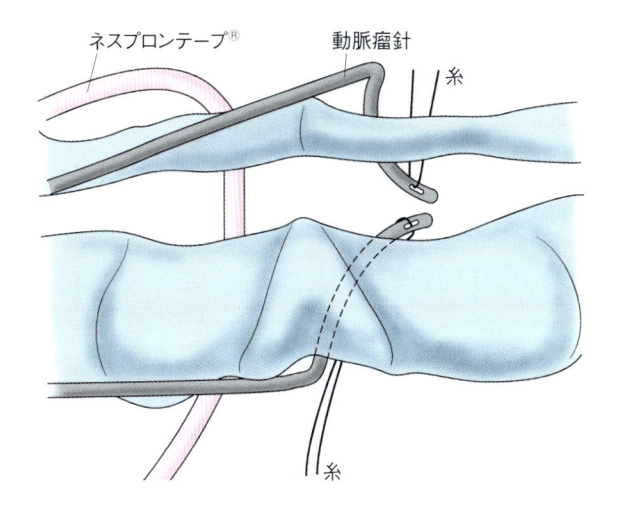

に挿入し糸をC2椎弓下に通す（図4）．これらの糸をネスプロンテープ®に結びつけてテープをC1, 2椎弓下に一気に通す．

④C2椎弓根スクリューの挿入
- 筆者はナビゲーションシステムによってあらかじめ，スクリュー刺入位置を決定しておき（図1B），それに従って2 mmエアドリルにて刺入孔を作成する．ナビゲーションシステムを使用するにはC2棘突起にリファレンスを取り付け，C2後方要素を30ポイント以上専用プローブでタッチすることでコンピュータ画面上のCT画像とのマッチングを行う．
- ナビゲーションのない施設では，術前CT画像からスクリュー刺入エントリーポイントが椎弓最外縁より何mmか，内向きに何度となるか，を計測しておき術中透視を頼りにスクリュー刺入経路を作成する．脊柱管外側の位置をC2椎弓頭側で確認し，C2神経根を頭側によけて外側環軸関節を触知して透視下のスクリュー孔作製を行う．
- ナビゲーションシステムと透視による頚椎側面像によりスクリュー孔作成用オウルが正しく椎弓根正中に向かっていることを確認しながらスクリュー孔を作製する（図5）．サウンダーにてスクリュー刺入孔全周に穿破がないことを確認する．
- タップを切り，適切な長さのスクリューを挿入する．

▶ **注意ポイント ②**

もしスクリュー孔に穿破があればスクリュー孔作製のやり直しが必要となるが，一度作製された孔の方向へオウルをもっていかれやすい．万一椎骨動脈を損傷して動脈性の出血があった場合には骨ろうをつめて止血する．

⑤C2椎弓スクリュー挿入不能の場合の対処

椎弓根の幅が狭く，長い椎弓根スクリューが椎骨動脈に向かう可能性が高い場合には，椎弓にスクリューを挿入する．この場合にもナビゲーションシステムが有用である（図6A）．スクリュー挿入に失敗した場合にはBrooks法のみ，あるいはフックシステム併用の後方固定とし外固定を厳重にする．

⑥C1外側塊スクリューの挿入
- 筆者はここでもナビゲーションシステムを使用しているが，ない場合にはCTにて正中より何mmで挿入するとよいのかをあらかじめ計測しておく（図1A）．
- C1後弓の縦幅が厚い場合には，後弓の刺入位置にエアトームで刺入孔をあけ後弓内を透視下にオウルで削開してスクリュー刺入孔を作製する．後弓の縦幅が薄い場合にはC2神経根を剥離子で尾側に圧排し，脊

### 図5 C1外側塊スクリューとC2椎弓根スクリューによる環軸椎間固定

C1スクリューは環椎前弓中心部，C2椎弓根スクリューは軸椎椎弓根中心部に向かう．

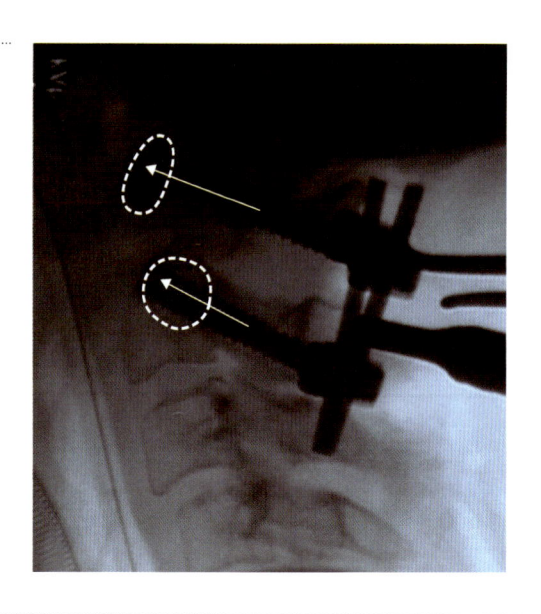

### 図6 椎弓（ラミナ）スクリュー

A：ナビゲーションシステムによる刺入予定経路の作製

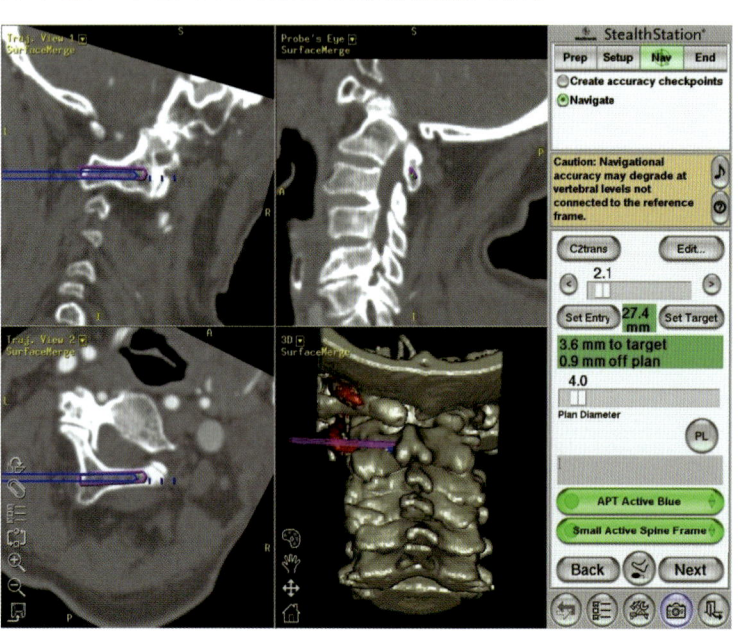

B：スクリュー

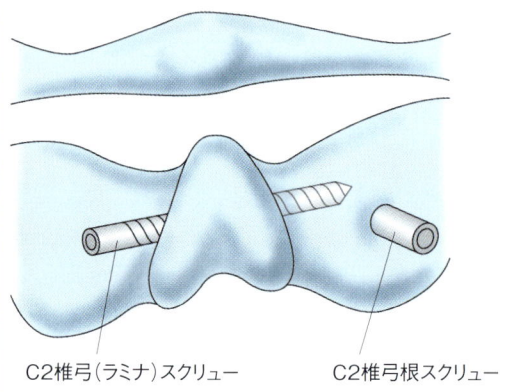

C2椎弓（ラミナ）スクリュー　　C2椎弓根スクリュー

柱管内に刺入孔を作製する（図7）．入口部が硬い症例ではオウルでは孔があかないため，エアトームで孔を作製せざるをえない．この部位に手術器具を入れるとかなり静脈性の出血が起きるので予め骨ロウか止血剤を詰めておく．それでも出血のために手術操作を中断せざるをえなくなることが多い．止血が確認できた時点で細いドリルで骨孔作成を透視下（図4）に完遂しタップを切る．この間，たびたび出血に悩まされるので術者の力量が問われる．

- 骨孔作製中に後弓が割れることがある．その場合には後頭骨軸椎間固定に急遽変更する．

> **注意ポイント ③**
>
> C1外側塊スクリュー挿入孔作製は容易な手技ではない．出血をコントロールしながらの骨孔作製は相当しんどい作業である．また，ドリルを滑らせると椎骨動脈損傷は容易に起きうる手技である．

**図7** C1 外側塊スクリュー用の骨孔作製

向かって左は，C1 後弓の縦幅が厚い場合であり，後弓から作製できる．
向かって右は，縦幅が小さい場合であり C2 神経根頭側に骨ろうまたは止血剤を入れ，剝離子で C2 神経根をガードしつつエアドリルで外側塊後部を掘削する．

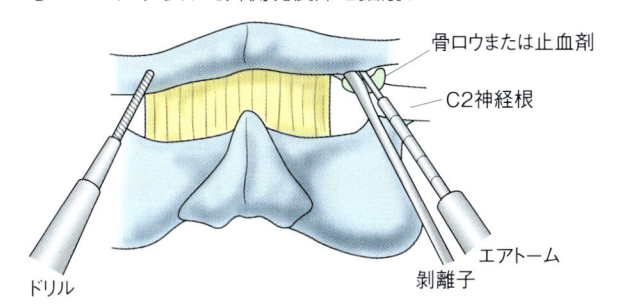

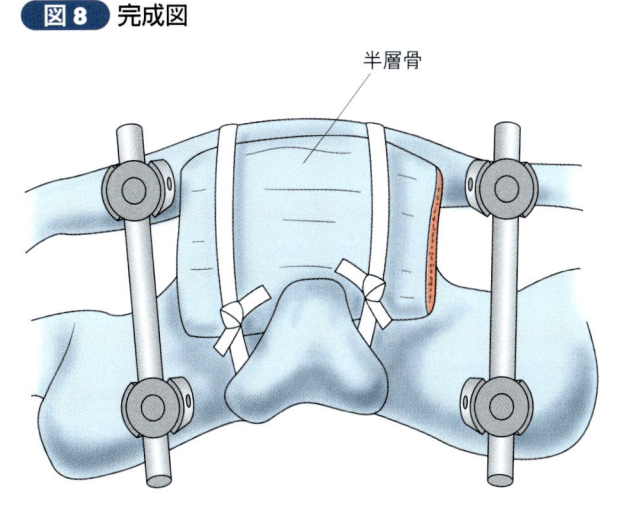

**図8** 完成図

⑦ロッドの連結
- 前方亜脱臼の症例では C2 棘突起を用手的に前方に押し整復位であることを透視で確認しながらロッドを C1，C2 のスクリューに締結してゆく．コンプレッサーを使用してもよいが，あまり C1，C2 のスクリューを接近させると C1/2 間が過後屈位となる．
- 後方亜脱臼症例，回旋変形のある症例では C2 棘突起を鉗子で把持して動かし至適固定位置を決める．

⑧腸骨採取
- 後上腸骨棘部に斜切開を入れて腸骨稜を展開し，半層骨と海綿骨を採取する．

⑨ケーブルの締結
- 後弓と C2 椎弓表面をエアトームでデコルチケーションする．C1/2 間硬膜上にそっと海綿骨を置き，その上に大きさを整えた半層骨を置き，ネスプロンテープを締結する（図8）．ネスプロンテープはヨット結びで専用のタイトナーにて締結するが軽く締結する程度がよい．

⑩閉創

吸引ドレーンを留置し，できれば C2 棘突起にエアトームで骨孔をあけ，そこに筋群を復原する．

## 5) 注意すべき合併症

①スクリュー孔作製時の椎骨動脈損傷
②Brooks 法の際に椎弓下を通す動脈瘤針挿入による脊髄損傷
③C1/2 間の後内側静脈および脊柱管内静脈叢からの出血過多

## 6) 後療法

①当日から簡単な頸椎装具着用下にベッドアップフリーとする．
②吸引ドレーンは 1 日排液量が 30 cc 以下となってから抜去する．
③頸椎装具が 3-4 カ月以上，X 線上骨癒合の確信が得られるまで着用とする．

&lt;星地亜都司&gt;

## Section 1 上位頸椎

# C Magerl 法

### 1) 適応疾患

- 環軸関節亜脱臼〔関節リウマチ，歯突起骨（Os odontoideum），外傷性，特発性など〕
- 環軸関節変形性関節症
- 軸椎歯突起骨折偽関節および新鮮骨折の一部

上記疾患により，

- 強い後頭部痛，頚部痛のため ADL に支障を呈しており，カラー装着などの保存的治療に反応しないもの
- 環軸関節の不安定性のため脊髄が圧迫され，脊髄症状を呈しているもの

が適応となる．

> **注意ポイント ①**
>
> Magerl 螺子固定は最強の環軸関節固定法の1つであるが，biomechanical には回旋，側屈に比べて屈伸に対する固定力が若干弱いことが知られている．そこで，Magerl 螺子固定に後方ワイヤリングによる骨移植を併用することにより屈伸の制動が補強され，固定がより強固となる．よって，C1 の後弓欠損があったり，C1 後弓を切除しなければならない時には，Goel-Harms 法による環軸関節固定〔C1 外側塊-C2 椎弓根螺子（PS）固定〕や O-C2 固定を選択する術者もある．また，後述するように Magerl 螺子の内外側の位置は C2 によって規定されるため，C1 の側方すべりのあるときには，螺子が C1 レベルで VA に近づいたり，逆に C1 外側塊をとらえられなかったりする．そのため，この場合には Goel-Harms 法のほうがよい．術式の特徴，利点欠点をよく理解して，手術法を選択することが重要である．

> **注意ポイント ②**
>
> 画像上不安定性や脊髄圧迫が強いが，痛みも脊髄症状もない場合に手術をどうするかのコンセンサスは得られていない．このような患者に対して，筆者は，確率はきわめて低いが急激かつ非可逆的な脊髄症状の出現や最悪の場合は突然死もありうることを説明し，一方では死亡や植物状態も含んだ手術のリスクも十分に説明し，患者自身やその家族に決定してもらっている．MRI T2 強調画像での髄内高輝度変化も判断材料の1つとなる．経過をみる場合は，定期的に診察，X 線検査をする．その度に具体的な脊髄症状を十分理解してもらい，その兆候があった時にはいつでも来院するように説明しておく（図1）．

### 2) 術前準備

- 単純 X 線像では，通常の前後，側面，機能写に加えて開口位を撮っておく．開口位撮影で環軸関節がよく見えれば，術中のイメージでも確認できる確率が高い．逆に単純 X 線で環軸関節が描出できない症例では，術中も関節前後面を見るのは困難である．また，痛みの側と関節破壊の側が一致するかどうか確認し

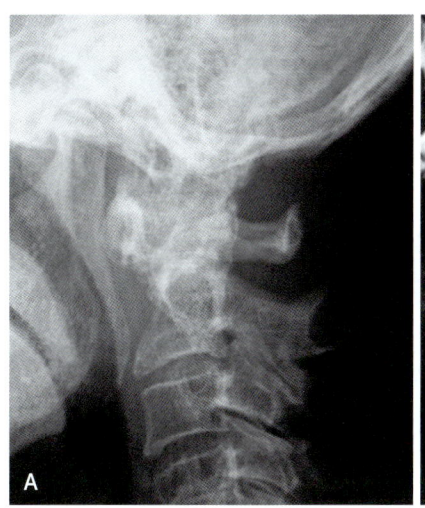

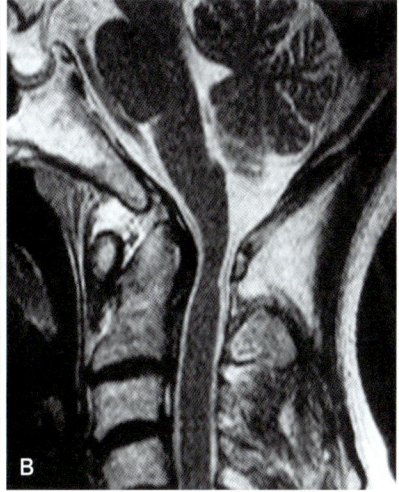

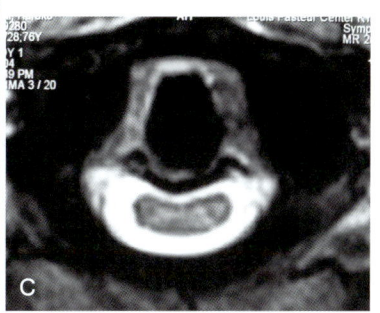

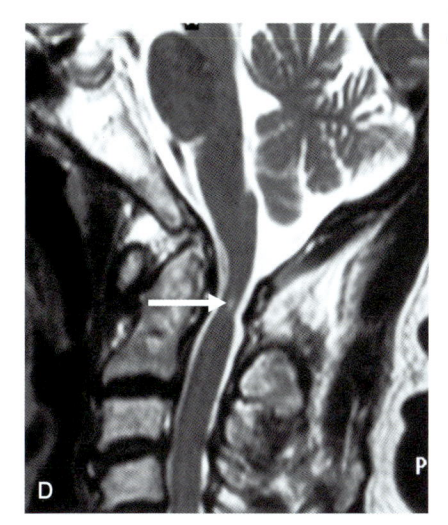

### 図1 初診時，後頭部痛も脊髄症状もなかった症例

76歳女性．偶然に見つかった環軸関節亜脱臼にて当科を紹介受診した．単純X線像で屈曲位，中間位（A）ともにADI 7 mm, SAC 12 mmであったが，伸展位ではADI 1 mm, SAC 19 mmと整復された．MRI（B, C）では，脊髄の扁平化を認めたが，明らかな脊髄圧迫は認めなかった．高齢で，後頭部痛も神経症状もないため，脊髄症状出現の可能性，具体的な脊髄症状，脊髄症状の非可逆性，突然死の可能性などについて説明して，当初しばらく経過観察した後，1年毎のフォローとしていた．画像的にもADI 7-9 mmで著変なく推移していた．
初診後4年（80歳）時，両手のしびれが出現したため予約外で来院した．X線上は著変なかったが，MRI（D）にて初診時にはなかった髄内T2高輝度病変（矢印）をC1レベルに認め，動的因子の関与を疑わせた．本人，家族と相談のうえ，Magerl法を施行した．術後1年半のX線（E），CT（F）で骨癒合を認め，術後2年（82歳）の現在，両手のしびれも消失している．

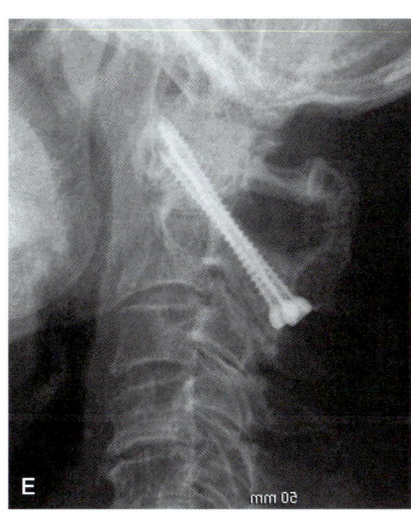

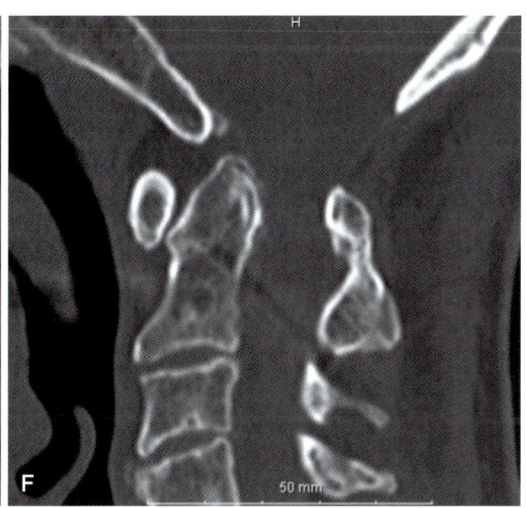

- Magerl法最大の合併症は，螺子による椎骨動脈（VA）損傷である．VAを損傷しても大抵は何の後遺症も残さないが，術中の止血困難な出血や，小脳梗塞，脳幹梗塞，手術関連死亡などを引き起こすこともある[1]．術中に問題なくても，術後しばらくして血栓が飛んで脳梗塞を起こすこともあり，術前にVA損傷やその合併症の危険性を精査しておくことは必須である．そのためには，骨とVAの関係がわかるCT

### 図2 術前評価としての CT angiography 矢状断再構築画像

68歳女性，RA．図の左上から右下にかけて脊柱管（＊）外縁から外側に向かって 2 mm ごとのスライスである．体躯が小さく，C2 isthmus も細かったが，2 mm と 4 mm のスライスで，isthmus 高（矢頭間）が 4-5 mm あったため，左右，上下ともに螺子（径 4 mm）刺入可能と判断した．矢印は Magerl 螺子刺入の方向を示す．単純 CT で骨性経路を見るだけでも最低限の情報は得られるが，angiography とした方が，VA（赤矢印）の左右差，万が一骨穿破した場合の VA 損傷の危険性，VA の走行異常や C2 isthmus 展開時の VA の近さ，などがよくわかり，より安全に手術が進められる．

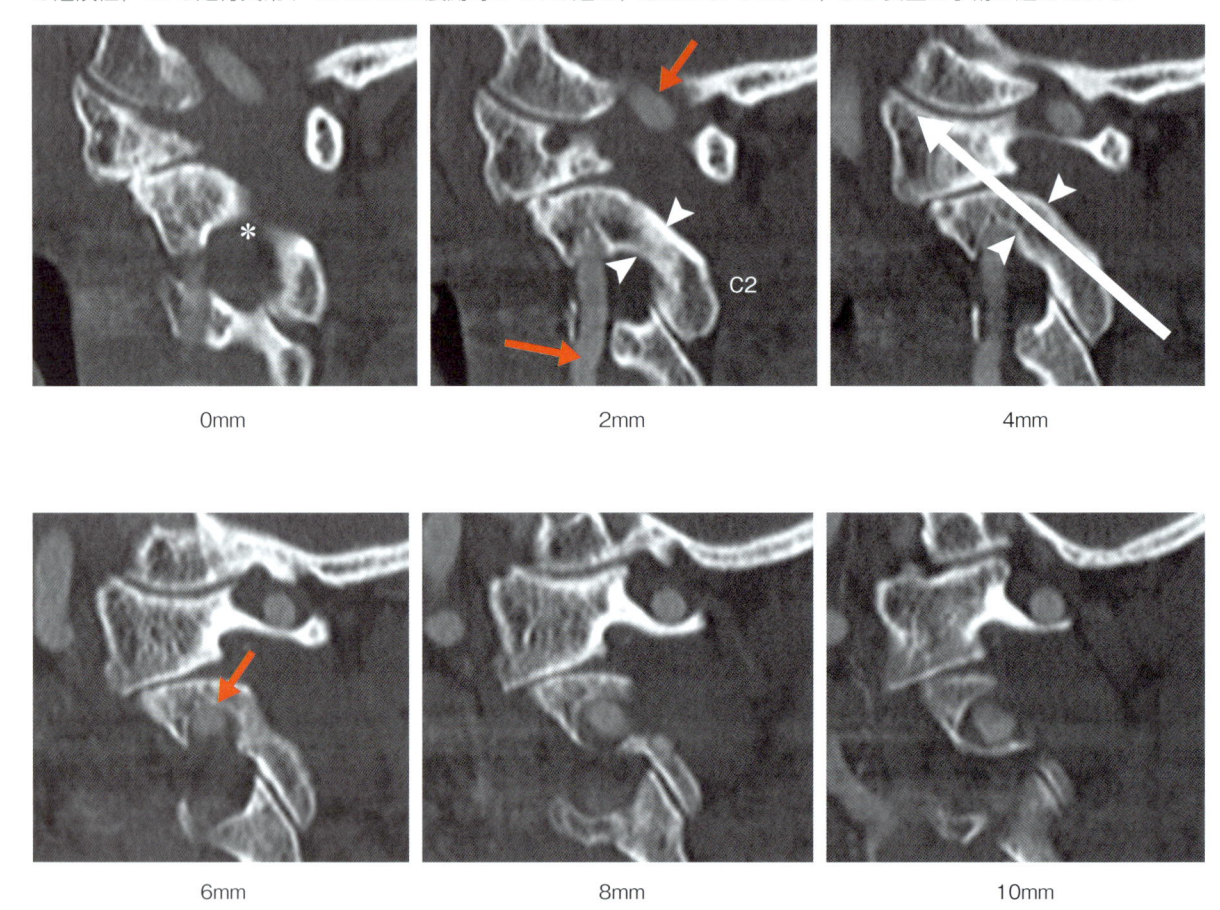

0mm　　　2mm　　　4mm

6mm　　　8mm　　　10mm

angiography（CTA）が最も信頼性が高く，この検査で VA 損傷を起こすことなく Magerl 螺子を刺入できる余裕があるかどうかを判断する．矢状断再構築画像が最もわかりやすい（図 2，「注意ポイント 3」参照）[2,3]．VA の左右差もみておく．明らかな左右差のある場合，優位側の VA を損傷すると，脳梗塞など重篤な合併症を引き起こす可能性があり，損傷しないという自信がなければ明らかな優位側には螺子刺入しないほうが無難である．腎機能低下で造影剤が使えない時には，単純 CT と MR angiography で評価する．

### 図3 VA走行のバリエーションとMagerl螺子の関係

VA走行には個人差，左右差が大きいが，図左のようにクランク上の走行をとると考えると理解しやすい．この図では，右VAは屈曲がなだらかでMagerl螺子刺入が比較的安全だが，左はVAの屈曲部がC2 isthmusの内側，高位に位置しており，螺子刺入が危険である．この図を見ると，①VAはMagerl螺子刺入部の前方に位置する，②VA損傷はVAの屈曲点（矢印）の部分で起こる，③Magerl螺子はC2 isthmusの最内側，最背側を通るのがいかなる場合でも最も安全であるなど，手術の大原則がよくわかる．

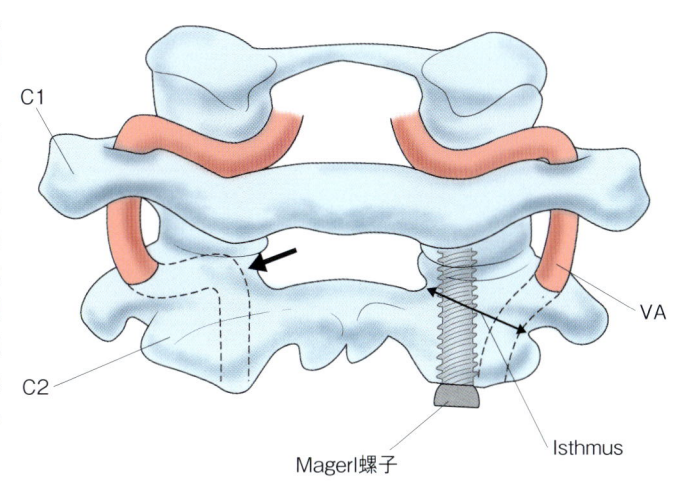

### 図4 術後CT矢状断再構築画像

32歳，女性，RA．Magerl法術後1年7カ月で骨癒合が得られている．C2 isthmusの最も背側（矢印）を通った螺子は，C1外側塊を最も長く効果的に把持することが多い．

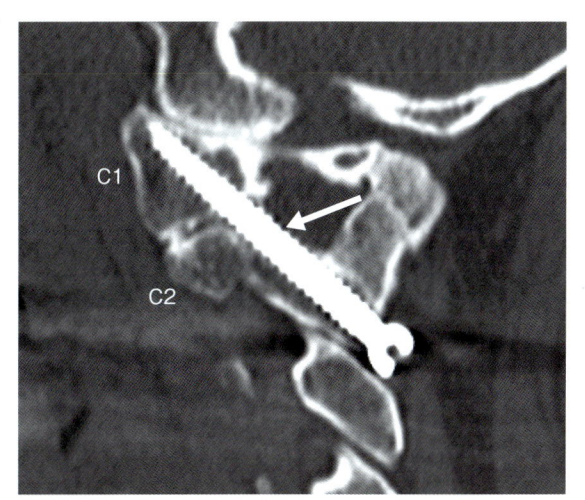

#### 注意ポイント 3

　　Magerl法最大の合併症であるVA損傷を起こさないためには，VAの走行とそれに基づいた最も安全な螺子の刺入経路の理解が必須である．VAはその走行にバリエーションが多いが，図3左のようにC2外側塊の中をクランク状に走行すると考えておくのがよい．Magerl螺子の刺入点は，図3のようにVAの後方になる．Magerl螺子はC1レベルではなくC2レベルでVAの屈曲点（図3矢印）を損傷するのである．図3を見ると，Magerl螺子はVA屈曲点の内側，背側，頭側を抜けていくことがわかる．このVA屈曲点の位置は左右差や個人差が大きいが，これが内側，背側，頭側にあるほど螺子刺入の余裕がなくなることは容易に理解できる．屈曲点が高いもの（たとえば図3の左側）が螺子刺入時危険であるということで，「high riding VA」とよばれてきた[2]．しかしたとえ屈曲点が高くても前方にあれば，螺子はその後方を通過することができる．屈曲点の内外側の位置も症例によって大きく異なることが知られており，屈曲点が後方高位にあっても外側であれば，螺子はその内側を抜けていくことができる．以上のことを考えると，どんな場合にでも，螺子は「C2 isthmusの最内側，最背側を通るのが最も安全である」という大原則があることがわかる．この経路で螺子を挿入すると，通常推奨されているC1前弓をねらう経路よりも強斜位となる[3]．この経路がどんなVA走行に対しても最も安全であることに例外はないが，症例ごとに螺子刺入経路の安全性（VA grooveや脊柱管を穿破せずに螺子刺入できる骨内経路の余裕）を術前に評価しておくことは必須である．絶対に螺子刺入不可能なVA走行もある．それにはVA grooveの位置と骨性経路の関係を確認できるCTA矢状断像が最も役に立つ（図2）．また，この最も安全な螺子経路は，螺子がC1を長く把持できることが多いことも，利点である（図4）．

> **注意ポイント 4**
>
> VA 屈曲点が内側，背側（後方），頭側にある場合，C2 PS の経路も狭くなる．CT を使った筆者らの研究では，基本的にいろいろな VA 走行のバリエーションに対して，Magerl 螺子と C2 PS の骨性経路の余裕，つまり VA 損傷に対する危険性は大きな差がないことがわかった[4]．Magerl 法に VA 損傷の危険性があるからという理由のみで C2 PS および C1 外側塊螺子を使う Goel-Harms 法を選択するのはナンセンスである．

> **注意ポイント 5**
>
> 環軸関節固定術をすることの多い関節リウマチ（RA）の患者では，女性で体躯が小さい患者が多いことを補正しても，Magerl 螺子，C2 PS 共に骨性経路が狭く VA 損傷の可能性が高い．筆者らの研究では，左右どちらかの骨性経路径が 5 mm もない人の割合は，Magerl 螺子に関しては，RA 以外の人で 15％，RA 患者で 70％，C2 PS に関してはそれぞれ 13％と 60％であった[5,6]．Magerl 螺子と C2 PS 間には有意差はなかった．RA 症例の時には，VA 損傷に特に注意しなければならない．

### 3) 亜脱臼整復と手術体位

- 胸骨下，および両側上前腸骨棘下の 3 点枕を用いて腹臥位とする．脊髄圧迫の強い症例では，麻痺を防ぐため awake で経鼻挿管し，カラー固定や術前 halo-vest のまま腹臥位を取るようにする．
- 麻酔科には足元に下がってもらい，患者の頭側にスペースを十分とる．これにより，術中のイメージ（C-arm）操作が容易となる．
- 頭部を Mayfield 頭蓋固定器で把持する．この時，頚椎伸展位ではなく，retraction position（顔面を屈伸中間位のまま後方へ引いた状態）で環軸関節を整復し，イメージ下 C1/2 角を調整する（図 5）．文献的には C1/2 角は 20-30° 位がよいとされているが，術前中間位の alignment を参考にし，固定位を決めることが大切である．このように頭部を後方へ持ち上げると，伸展位での整復に比べて，確実に整復が得られる．

**図 5** 術前整復と体位

Mayfield 頭蓋固定器で頭蓋を把持し，顔面を屈伸中間位のまま上へ（後方へ）持ち上げることにより（矢印）環軸関節を整復する．頚椎伸展で整復するのではないことに注意しなければならない．

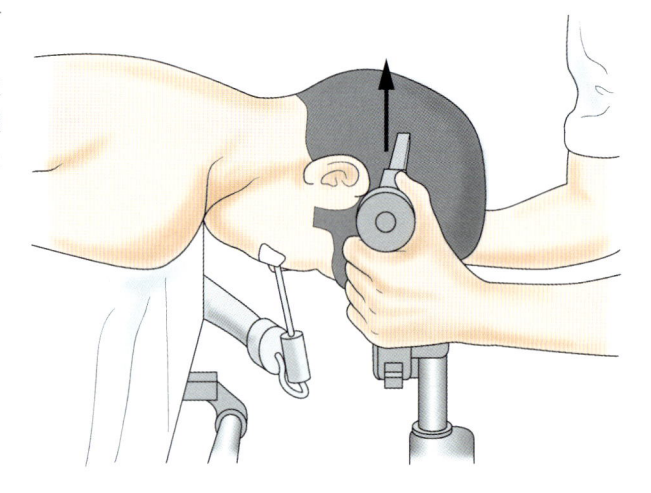

> **注意ポイント ❻**
>
> 　術中頚椎伸展位を取って整復位を得る術者が多いようだが，伸展位の整復では，C1 後弓−C2 椎弓間が狭くなり C1/2 間の展開など手術操作がやりにくいうえ，VA 損傷を避けるための螺子の強斜位刺入が困難になる．また，環軸関節が過伸展位で固定されると代償的に subaxial の前弯が減り，将来頚椎後弯や前方すべりをきたす可能性がある．一方 retraction position では，頭部が背側へくるとともに，上位頚椎は屈曲位となるので，C1/2 間が開き，一連の手術操作がやりやすくなる．

> **注意ポイント ❼**
>
> 　retraction position での整復では，環軸関節固定の時には大きな問題にならないことが多いが，後頭頚椎固定の時には十分に注意する必要がある．retraction position は下位頚椎の伸展，上位頚椎の屈曲で構成されている．後頭−軸椎角（O−C2 角）が術前中間位の O−C2 角よりも小さくなる（後頭−C2 のアライメントが屈曲位となる）ことが上気道（口咽頭）面積を小さくし術後嚥下困難や呼吸困難を起こすことが最近わかってきている[7−9]．O−C2 間での屈伸は環軸関節よりも O−C 関節で主に行われる．そのため，環軸関節のみの固定では，O−C 関節の ROM が保たれていれば，矢状面での C1/2 の固定アライメントが不良であったとしても O−C 関節が代償してくれる．しかし，後頭から固定するときにはこの代償がなくなるため，retraction position（上位頚椎屈曲によって O−C2 角が小さくなる）で Magerl 螺子や C2 PS を刺入した時そのまま後頭から固定すると，嚥下困難や呼吸困難を起こす可能性がある．必ず最終固定直前に O−C2 角を測定し，O−C2 全体としての alignment を調節し直さなければならない．
>
> 　また，環軸関節のみの固定であっても，術中操作の利便性を優先し C1/2 を過度の屈曲位で固定すると，C1 後弓−C2 椎弓間が開きすぎて骨癒合に不利になるとともに，将来 subaxial で後方すべりをきたす可能性がある．

- イメージをどう入れれば C2 の正確な側面像や環軸関節前後像が得られるかをあらかじめ確認しておく．特に前後像では，Mayfiled 頭蓋固定器や患者自身の歯，顎骨などが邪魔になって環軸関節をきれいに描写することが難しい．術中の時間を無駄にしないためにも，術前の確認が重要である．

### 4）手術手技

#### ①皮切，展開

- おおよそ C1−C5 のレベルに正中縦皮切を加える．
- まず，C2 下半分−C4 位までの椎弓を型通り展開する．
- 次に C1 後結節を指で触れ確認後，C1 後弓後面を剝離する．後結節を正中の指標とする．粘膜剝離子で環椎後頭間膜，環軸間膜付着部を後弓より剝離し，後に後弓下にデュシャンを通しやすくしておく．C1 の後弓を剝離すると脊柱管のおおよその深さがわかる．

> **注意ポイント ❽**
>
> 　正中より 1−1.5 cm 以上外側の頭側には VA が C1 後弓上面の groove 上を走っているので，損傷しないように十分注意する．一般に Magerl 法では正中寄りの骨移植面だけの剝離でよいが，Goel−Harms 法など後弓外側の剝離の必要があるときには，電気メスを用いず粘膜剝離子で骨膜下に剝離して，VA を周囲組織とともに頭側へ持ち上げ保護する．

- 次に C2 上縁正中を慎重に剥離し，粘膜剥離子先端を脊柱管に入れる．剥離子で脊柱管の輪郭をたどりながら，C2 椎弓上縁を isthmus に向かって剥離していく．C1/2 間は比較的浅く，脊柱管の骨性防御がなく薄い環軸間膜しか存在しないので，不用意に電気メスを突っ込まないよう十分注意しなければならない．また，C2 椎弓の傾斜に従って外側奥へ展開していくと VA へ向かうので注意が必要である（図 6）．C2 の環軸関節面は低い台地のように少し盛り上がっているため，剥離子で触れると関節後縁に達したことがわかる．

> **▶ 注意ポイント 9**
>
> C1/2 間外側には，人によってはよく発達した静脈叢が存在し，傷つけると大量の出血をきたし止血に難渋することがある．筆者は，粘膜剥離子と極力弱くした電気メスで，C2 isthmus の背面を剥離している．こうすることにより C2 神経根と静脈叢は，粘膜剥離子の頭側に温存される．静脈叢からの出血を起こした場合には凝固を試みるとさらに被害を大きくすることがある．インテグランを詰めると比較的容易に止血できるので，それを粘膜剥離子で押さえながら操作を続けるか，インテグランを詰めた後対側の操作に移る．しばらく待つと大抵はこれで止血できている．インテグランを取ると再度出血するような場合には後の操作がやりにくくなるので，最初から極力静脈叢を損傷しないよう注意することが第一である．螺子刺入後でも止血できない時にはインテグランを詰めたままにしておく．

②C1 後弓下への絹糸挿入
- 縦型デュシャンを用いて，C1 後弓下に絹糸を通す．一般には尾側から頭側に向けて通す．デュシャンは C1 後弓前面に沿わせるようにして出し入れし，硬膜管を圧迫しないように注意する．

③螺子用ガイドワイヤーの設置
- 螺子の最も安全で効果的な経路は，「注意ポイント 3」で示したように，C2 isthmus の最も内側かつ背側を通る経路である．この位置にガイドワイヤーを刺入することが，この手術のすべてであるといっても過言ではない．
- Isthmus の内側縁は直視下に決定する．そのためには，脊柱管に沿って環軸関節まできちっと展開しておくことが重要である（図 6）．硬膜管のふくらみで惑わされることがあるので，粘膜剥離子で isthmus の内側縁を触知して確認する．ガイドワイヤーは，矢状面にほぼ平行で isthmus 最内側を通過するように挿入する（図 6）．
- C2 isthmus の最背側，すなわち矢状面でのガイドワイヤーの方向はイメージ下に決定する．そのためには，まず正確な C2 の側面像を得ることが必須である．VA 損傷は C2 の中で起こるので（図 3，「注意ポイント 3」），螺子と C2 の関係こそが重要で，C1 の位置に関係ないことを理解しなければならない．粘膜剥離子を左右の C2 下関節突起下端に当て，イメージ下にぴったり重なるようにする．C2 椎体が左右対称である場合，正確な側面像が得られれば，終板が 1 本の線に見え，両側の isthmus 背面が重なるはずである．このように正確な C2 イメージ側面像を得ると，C2 の環軸関節面が比較的はっきり見える（図 7）．環軸関節面の後縁は脊柱管の前方約 1/3 に位置する．Isthmus 最背側を抜けたガイドワイヤーは環軸関節面の最後縁を抜ける．よって，イメージ上でねらうべきは，この環軸関節面後縁である（図 7）．

> **▶ 注意ポイント 10**
>
> C2 の形が非対称で，イメージ下に正しい側面像がわからない時には，ガイドワイヤー刺入側の isthmus 背面に粘膜剥離子を置き，その直下をねらう（図 8）．

- ガイドワイヤーの刺入点は，C2 下関節突起下端である．ガイドワイヤーが isthmus の最も内側かつ最も背側を通ることが重要であり，それが守られる限り刺入点の位置に強い制約はない．

### 図6 C2 isthmus の展開と冠状面でのガイドワイヤー刺入方向

剝離子で脊柱管の輪郭をたどりながら，C2 椎弓上縁正中から isthmus を剝離露出していく．椎弓の剝離をそのまま外側前方奥へ進めてしまうと（黄色破線矢印），VA に向かうので，必ず脊柱管に沿って剝離することが重要である（黄色曲線矢印）．C2 isthmus 内縁（脊柱管の外縁）（緑色ブロック矢印）を視診と触診で確認後，ガイドワイヤーを isthmus 内縁に沿わせて体軸にほぼ平行に刺入する（白矢印）．D：硬膜管．

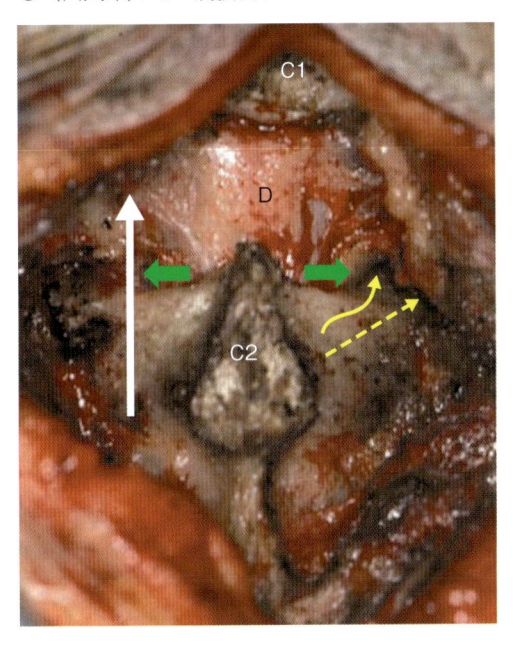

### 図7 術中側面イメージと矢状面でのガイドワイヤー刺入方向 1

まず，正確な C2 の側面像を得る．この図では C1 は少しずれているが，C2 は正確な側面像となっている．こうすると，個人差はあるが，C2 の環軸関節面が比較的はっきりと見える（白矢印の延長上の白い線）．この関節面の後縁（黄色矢印）を狙ってガイドワイヤーを刺入する（赤矢印）．その結果，ガイドワイヤーは通常 C1 前弓中央よりも頭側に向かう．VA と C2 の関係を理解せず，やみくもに C1 前弓をねらうのは VA 損傷の観点から危険である．

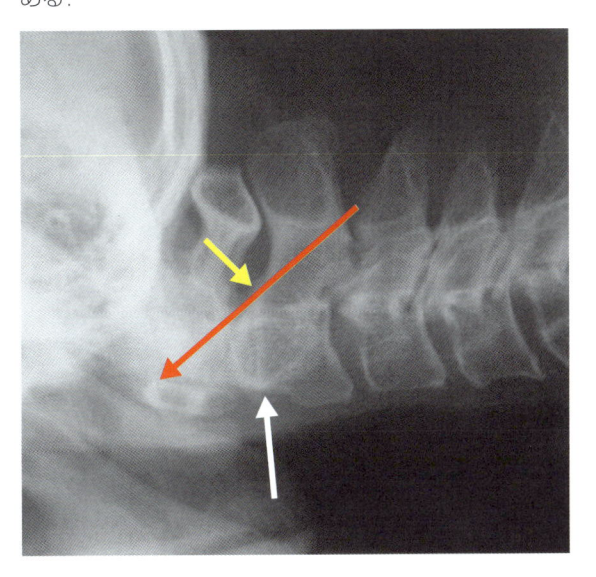

- 右から螺子を刺入するとして話を進める．経皮的螺子刺入経路作製のため，脊柱管右外縁のまっすぐ後方，T1/2 レベル棘突起右側に約 1 cm の皮切を置く．同部よりガイドワイヤースリーブを挿入し，スリーブ先端を C2 右下関節突起下端に置く．直線のガイドワイヤースリーブでは肩が邪魔になって安全な強斜位にガイドワイヤーが挿入できないこともあるので，カーブしたスリーブかフレキシブルなスリーブを用いるほうがよい．
- イメージ下，ガイドワイヤーを電動ドリルで C2 下関節突起下端から C1 外側塊まで予定した位置に刺入する．体位だけでは完全整復できていない症例では，この時助手が，C1 後弓下を通した絹糸を持ち上げ，C2 棘突起を押し下げて，さらなるわずかな整復を試みる．ドリリングをしている術者には環軸関節を貫く感じがわかるはずである．この経路で入れると，ガイドワイヤーはほとんどの場合 C1 前弓の中央よりも頭側に向かう（図 7, 8）．イメージ下ガイドワイヤーは C1 前弓の後面（歯突起側）または O-C 関節手前で止めるようにする．このようにすると螺子の長さは 36-40 mm になるのが普通である．ガイドワイヤーを前弓の前面まで進めると，実際には前弓の前にガイドワイヤーが抜けており，頸動脈損傷の可能性がある．
- 左側でも全く同様のことを行う．多くの場合，正確な C2 側面イメージ像が得られていると，2 本目のガイドワイヤーは 1 本目とほぼ重なる．この場合 2 本目の先端がどこまで進んだかわからないことがあり，そのような時には，C アームを少し振って，2 本のワイヤーがモニター上で重ならないようにするとよい．

**図8** 術中側面イメージとガイドワイヤー刺入方向2

C2の非対称性などのため正確な側面像が得られないときには，刺入側のisthmusの背面に粘膜剝離子を置いてイメージでisthmusの最背側を確認する．その直下をガイドワイヤーが通るように刺入する．この図でも結果的にガイドワイヤーはC1前弓中央よりも頭側に向かっている．

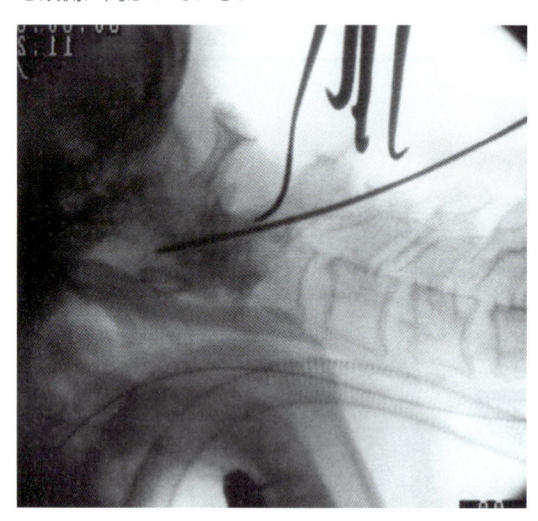

**図9** 術中前後面イメージとガイドワイヤーの位置

ガイドワイヤーが予定通りC2 isthmusの内縁に沿って体軸に平行に刺入されておれば，イメージ前後面では環軸関節（矢印）のほぼ中央を貫く．

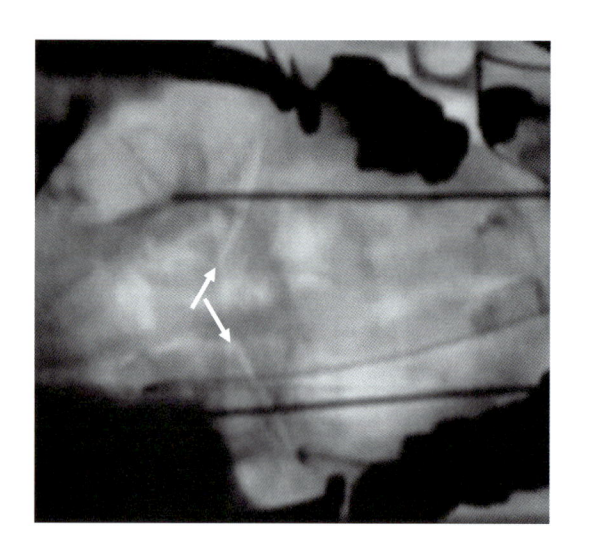

- 2本のガイドワイヤーが挿入されたら，Cアームで前後面像を確かめる．Isthmus内縁を通ったガイドワイヤーは，前後面では環軸関節のほぼ中央を貫いているはずである（図9）．前後面で環軸関節の中央を通っておれば，少しくらいの傾き（2本とも右向きや左向き，平行でないなど）は問題ない．ここまでのステップがきちっと行われておれば，この段階で刺入し直しになることはほとんどない．2本のガイドワイヤーが入れば，C1/2間のinstabilityはなくなる．この段階で手術は終わったようなものである．

④螺子の挿入

- Cアームを側面像に戻し，ガイドワイヤーに沿って，螺子長計測（専用のデプスゲージを用いる），ドリリング，タッピング，螺子刺入を行う．これらの操作の間ガイドワイヤーが奥に突っ込まないようイメージで随時チェックする．螺子は強斜位刺入で螺子の背側にはC2 isthmusの皮質骨が1枚あるのみなので，isthmus背側皮質の骨折に十分注意が必要である．特にフレキシブルでないドリルやタップを用いた時などは，術者が不用意に少しでも手元を持ち上げると梃子の原理でC2 isthmus背側皮質を骨折する．助手は，螺子の刺入部を指先で押さえ，螺子の強斜位が保てるように常に注意する．RA症例のときにはタッピングは不要なことが多いが，骨質がしっかりしている場合，タップを切っていないと螺子がC1外側塊を押し上げて，整復位以上に環軸関節間隙が開いてしまう．これは骨癒合に不利になるので，C1外側塊に少し入るまではタップを切っておくのがよい．ドリリング以降の操作も，ドリルや螺子の先端の位置を確認するため，Cアームを少し振って，2本のガイドワイヤーが重ならないようにしておくと便利である．2本の螺子が入ると，C1/2は一塊として動くようになる．

⑤骨移植

- C1後弓後面，C2椎弓をdecorticationする．Magerl螺子の背側面は螺子の固定力が弱くなるのでdecorticationは行わない（図10）．
- 先ほど通してあった絹糸を使って，2つ折りにしたポリエチレンケーブル（3 mm幅ネスプロンケーブル）

Section 1 上位頸椎

**図10** Decortication

骨移植部のC1後弓，C2椎弓をdecorticationする．螺子の背側は固定力を弱くする可能性があるため，行わない．

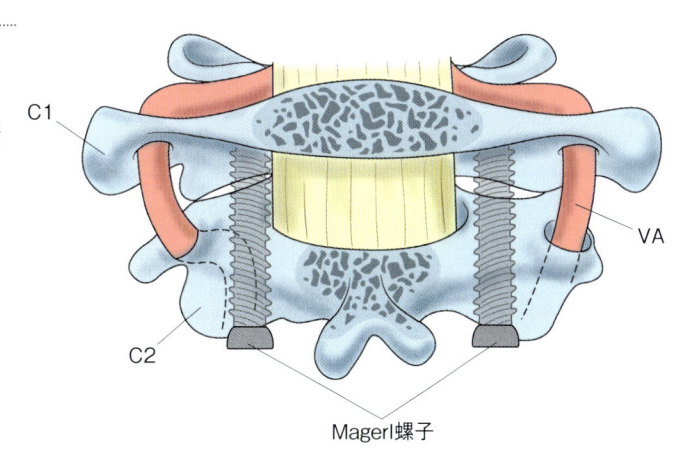

**図11** 骨移植

この図では，ポリエチレンケーブルを使ってMcGraw法に準じて移植骨を固定している．

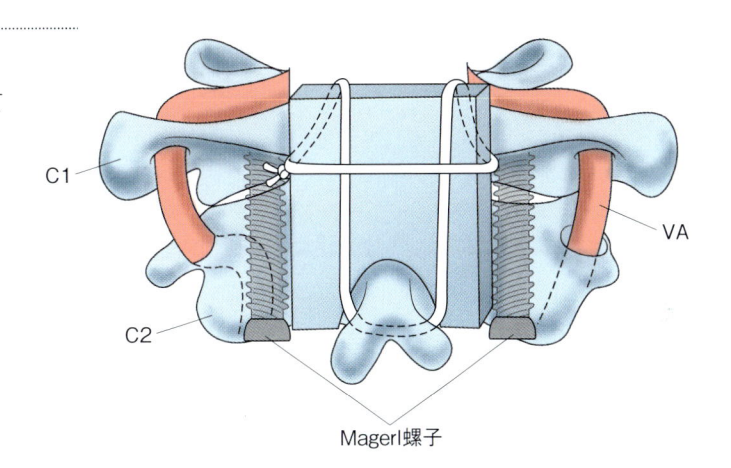

をC1後弓下に通す．筆者は，移植骨はMcGraw法に準じて固定しているがBrooks法でもよい．
- 後上腸骨棘周辺から3-4 cm角の半層骨および，bone chipsを採骨する．
- C2の棘突起に合わせて馬蹄形に切れ込みを入れた3-4 cm角の半層移植骨片をC1後弓とC2椎弓を橋渡しするように置き，ポリエチレンケーブルでMcGraw法に準じて締結する（図11）．RA症例の場合，移植骨が脆く，締め付けすぎると移植骨にケーブルが食い込んで固定力がなくなるので注意が必要である．そのような場合にはBrooks法が望ましい．さらに骨片と移植母床との間隙にbone chipsを充填し，骨移植を終了する．

⑥閉創

持続吸引ドレーンを留置し，層毎に縫合して閉創する．術中は適宜十分に洗浄を行う．

### 5）注意すべき合併症

①椎骨動脈損傷
②脊髄損傷
③硬膜損傷
④C1/2間静脈叢損傷
⑤C2 isthmus背側皮質骨折

### 6）後療法

- 一般に後出血は少なく，ドレーンは約24時間で抜去している．

- 可能であれば，術翌日から離床，歩行を始める．
- 術後は基本的にポリネックカラーまたはソフトカラーを3カ月装着させる．

### 文献

1) Neo M, Fujibayashi S, Miyata M, et al. Vertebral artery injury during cervical spine surgery-A survey of more than 5600 operations. Spine. 2008; 33: 779-85.
2) Neo M, Matsushita M, Iwashita Y, et al. Atlantoaxial transarticular screw fixation for a high-riding vertebral artery. Spine. 2003; 28: 666-70.
3) Neo M, Sakamoto T, Fujibayashi S, et al. A safe screw trajectory for atlantoaxial transarticular fixation achieved using an aiming device. Spine. 2005; 30: E236-42.
4) Yoshida M, Neo M, Fujibayashi S, et al. Comparison of the anatomical risk for vertebral artery injury associated with the C2-pedicle screw and atalantoaxial transarticular screw. Spine 2006; 31, E513-7.
5) Miyata M, Neo M, Ito H, et al. Rheumatoid arthritis as a risk factor for a narrow pedicle: 3D analysis of the C-2 pedicle screw trajectory. J Neurosurg Spine. 2008; 9, 17-21.
6) Miyata M, Neo M, Ito H, et al. Is rheumatoid arthritis a risk factor for a high-riding vertebral artery? Spine. 2008; 33: 2007-11.
7) Yoshida M, Neo M, Fujibayashi S, et al. Upper-airway obstruction after short posterior occipitocervical fusion in a flexed position. Spine. 2007; 32: E267-70.
8) Miyata M, Neo M, Fujibayashi S, et al. O-C2 angle as a predictor of dyspnea and/or dysphagia after occipitocervical fusion. Spine. 2009; 34: 184-8.
9) Ota M, Neo M, Aoyama T, et al. Impact of the O-C2 angle on the oropharyngeal space in normal subject. Spine. 2011; 36: E720-6.

&lt;根尾昌志&gt;

Section 1 上位頸椎

# D 軸椎歯突起前方スクリュー固定

## 1) 適応疾患

- 軸椎歯突起骨折のうち以下を満たすもの
  ①整復可能な Anderson & D'Alonzo 分類 Type II
  ②3 カ月以内の比較的新鮮例でかつ高度の骨粗鬆症がないもの
- 相対的な適応として長期の外固定が困難な Anderson & D'Alonzo 分類 Type III の軸椎歯突起骨折

## 2) 禁忌

- 整復不能例
- 病的骨折例
- 偽関節例（6 カ月以上）
- 歯突起骨
- 横靱帯損傷例

## 3) 本法の利点

- 環軸椎の動きを残した生理的な骨癒合が可能である．
- 固定がしっかりした場合は外固定を省略できる．

## 4) 本法の欠点

- 偽関節や横靱帯損傷時は適応外である．
- 前方血管損傷や脊髄損傷の危険がある．

> **歯突起骨折前方スクリュー固定法**
>
> この方法は 1980 年に本邦の中西らが初めて報告した方法（中西法）である[1]．この事実は頸椎外科の分野において本邦が世界をリードしている 1 つの証拠である．残念ながらこの報告は英文でなかったために，欧米では 1981 年の Bohler らの報告が有名である．

## 5) 軸椎歯突起骨折の分類 （図 1）

- Anderson & D'Alonzo 分類[2]が有名であるが，2000 年に Apfelbaum ら[3]が Type II をさらに anterior oblique, posterior oblique, horizontal の 3 つに細分類している．
- 1988 年に Hadley ら[4]が Type II のうち粉砕が高度のものは保存的治療では偽関節率が高率であるとして，これを Type IIa として追加とすることを提唱した．

**図1** 改変 Anderson & D'Alonzo 分類

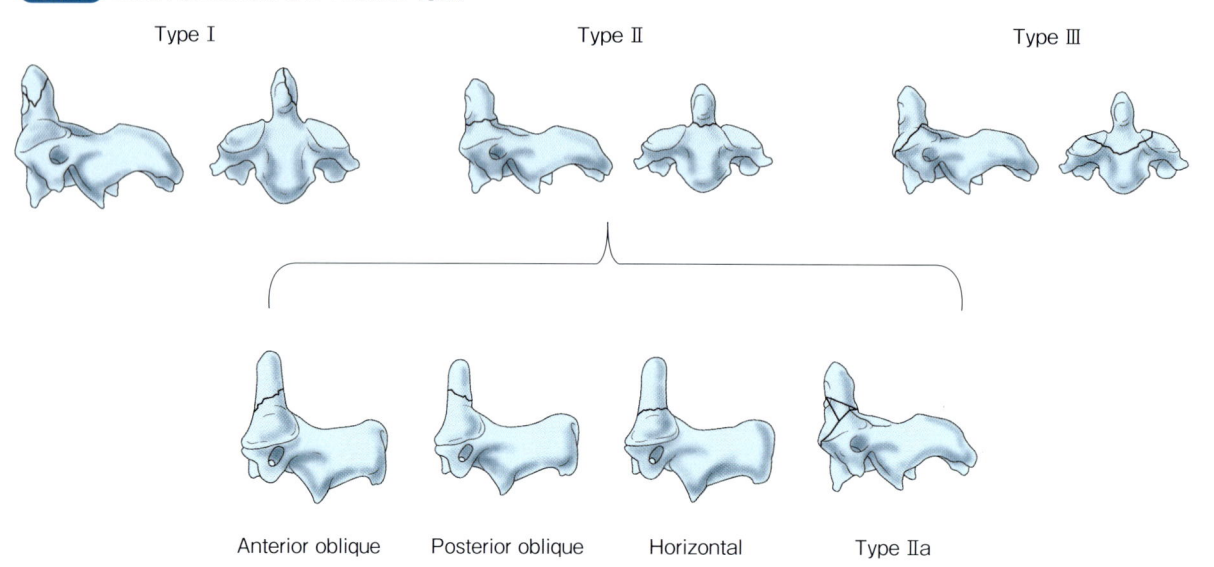

Type Ⅰ　　　　　　　　　　Type Ⅱ　　　　　　　　　　Type Ⅲ

Anterior oblique　　Posterior oblique　　Horizontal　　Type Ⅱa

## 6）術前準備

- 詳細な画像所見の採取（X-P, CT, MRI）
  ⅰ) CT の矢状断再構築画像で骨質を評価し，骨粗鬆症が高度であると判断した場合には後方法を選択する．さらには合併する他の頚椎損傷の有無を確認する．
  ⅱ) X 線写真あるいは CT（特に 3 次元 CT）で転位の状態を把握し，転位が 6 mm を超える場合には後方法も考慮する[2]．整復位がうまく得られていない場合には，術前にハロー牽引で可及的に整復しておく．
  ⅲ) MRI で脊髄の圧迫の程度や損傷の有無を確認する．MRI で横靱帯の損傷が疑われた場合には後方法を選択する[4]．
- 術後に装着する軟性装具（通常はフィラデルフィアカラー）を作製する．
- 骨折が不安定な場合には整復が可能であるかどうかの確認をする．
- 肥満や鳩胸などで前方スクリュー固定ができない場合もあるので，術前にチェックしておく．

## 7）手術体位 （図2）

- 麻酔は全身麻酔とする．
- 挿管用のスパイラルチューブとバイトブロックは X 線透過性のものとする．
- 義歯はできるだけはずし，X 線透過性のタオルかガーゼを使用して開口位とする．
- スクリューの挿入が可能になるように，小枕かタオルを肩甲部に挿入して，頚椎をやや伸展とする．さらには下顎が手術の邪魔にならないことを術前に確認しておく．
- X 線透視（C アームイメージ）が使えるようにして仰臥位として，正面像と側面像の両者で整復位を確認する．
- 必要であれば頭蓋直達牽引で骨折部を整復位とする．

図2　手術体位

約5cmの皮膚切開

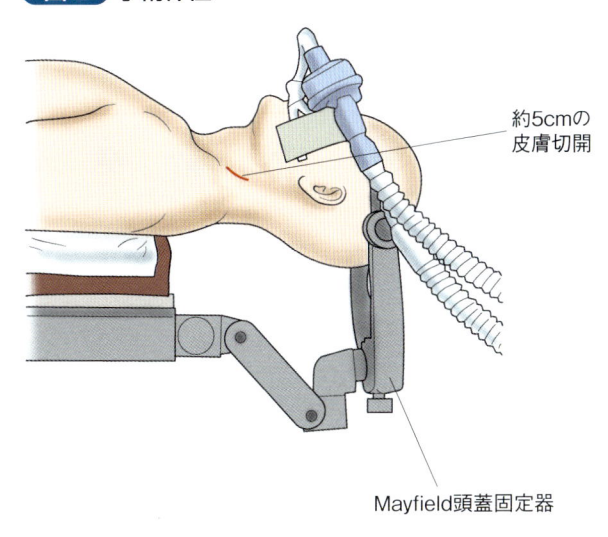

Mayfield頭蓋固定器

図3　皮膚切開

X線透視下にスクリューの挿入経路を想定して皮膚切開を決定する．
進入側は左右のいずれも可能である（術者の好み）．

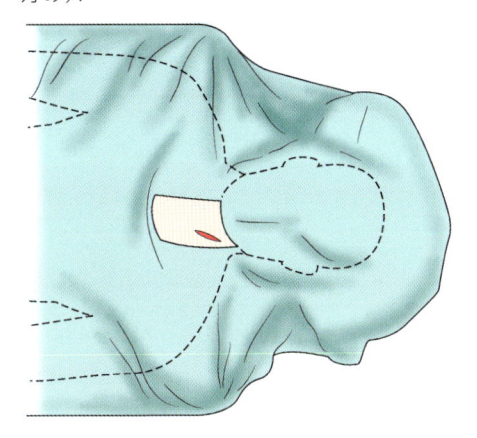

### 8）手術手技

①皮膚切開（図3）
- X線透視下に切開のレベルを確認し，皮膚にマーキングを行う．
- 通常はC5椎体レベル（輪状軟骨よりやや頭側）に約5 cmの横あるいは斜切開とする．
- 進入側は術者の好みによるが，我々は左側進入を用いている．
- 皮膚切開部位からの出血を抑えるために，エピネフリン入り1％キシロカインを切開を予定している皮下に注射する．

②椎体までの展開（図4）
- 通常の頚椎の前方アプローチに準じて行う．
- 皮下にはまず広頚筋があり，これを皮膚切開と同じ方向に切開する．その直下には浅頚筋膜が現れるが，これを胸鎖乳突筋の前縁にそって小児用メイヨー尖刀かモスキートケリーを使用して，頭尾側方向に鈍的に剥離展開する．
- 頚動脈の拍動を指で確認した後，頚動脈鞘と胸鎖乳突筋を外側に，気管，食道，胸骨舌骨筋および肩甲舌骨筋を内側へよけて椎体前面に達する．

③整復位とスクリュー挿入点の確認（図5）
- X線透視下に骨折部の整復とスクリューの挿入点を正面と側面の2方向で確認する．
- スクリューの挿入点は軸椎椎体の正中部の椎体前下縁であり，C2/3椎間板を一部貫通するようにする．
- 近くに食道や頚動脈などの重要な組織があるので，これらを巻き込まないように必ずガイドカニューレを使用してガイドワイヤーを挿入する．

④ガイドワイヤーの挿入（図6）
- ガイドワイヤーは必ずX線透視下に徐々に進める．ガイドワイヤーが骨折部を通過し，歯突起の先端に達すればデプスゲージを使用してスクリューの長さを決定する．

D．軸椎歯突起前方スクリュー固定

### 図4 椎体までの展開

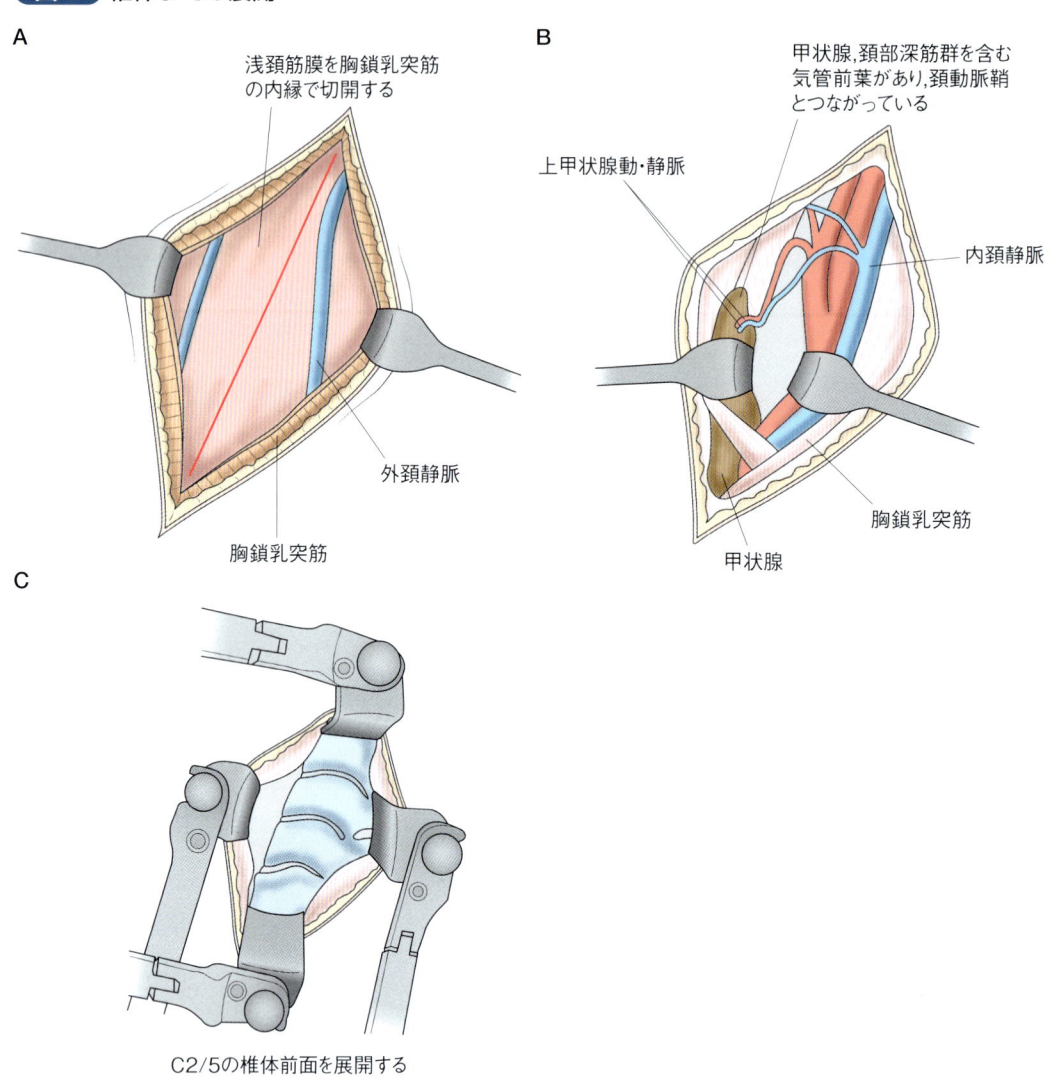

**A**
- 浅頸筋膜を胸鎖乳突筋の内縁で切開する
- 外頸静脈
- 胸鎖乳突筋

**B**
- 甲状腺,頸部深筋群を含む気管前葉があり,頸動脈鞘とつながっている
- 上甲状腺動・静脈
- 内頸静脈
- 胸鎖乳突筋
- 甲状腺

**C**
C2/5の椎体前面を展開する

### 図5 スクリュー挿入点

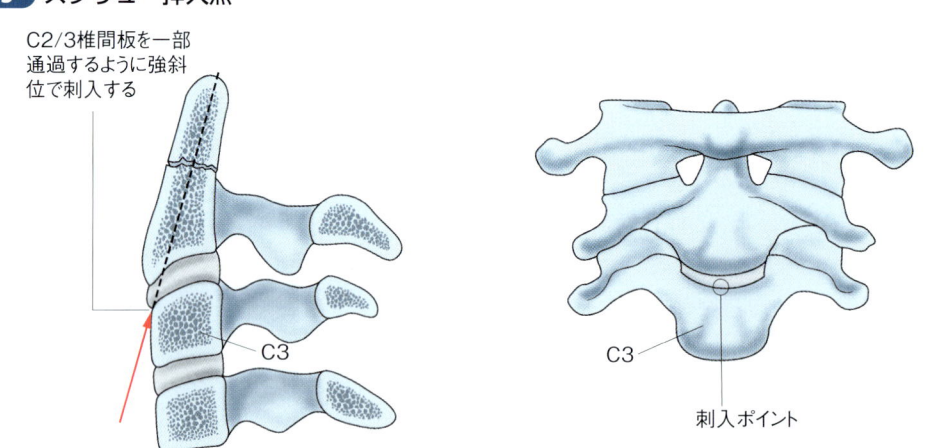

- C2/3椎間板を一部通過するように強斜位で刺入する
- C3
- 刺入ポイント

146　Section 1　上位頸椎

### 図6 スクリュー挿入点

スクリューの挿入点は軸椎の正中線上で下縁よりもやや椎間板側とする．
前後と左右の2方向のX線透視あるいはナビゲーションが有用である．

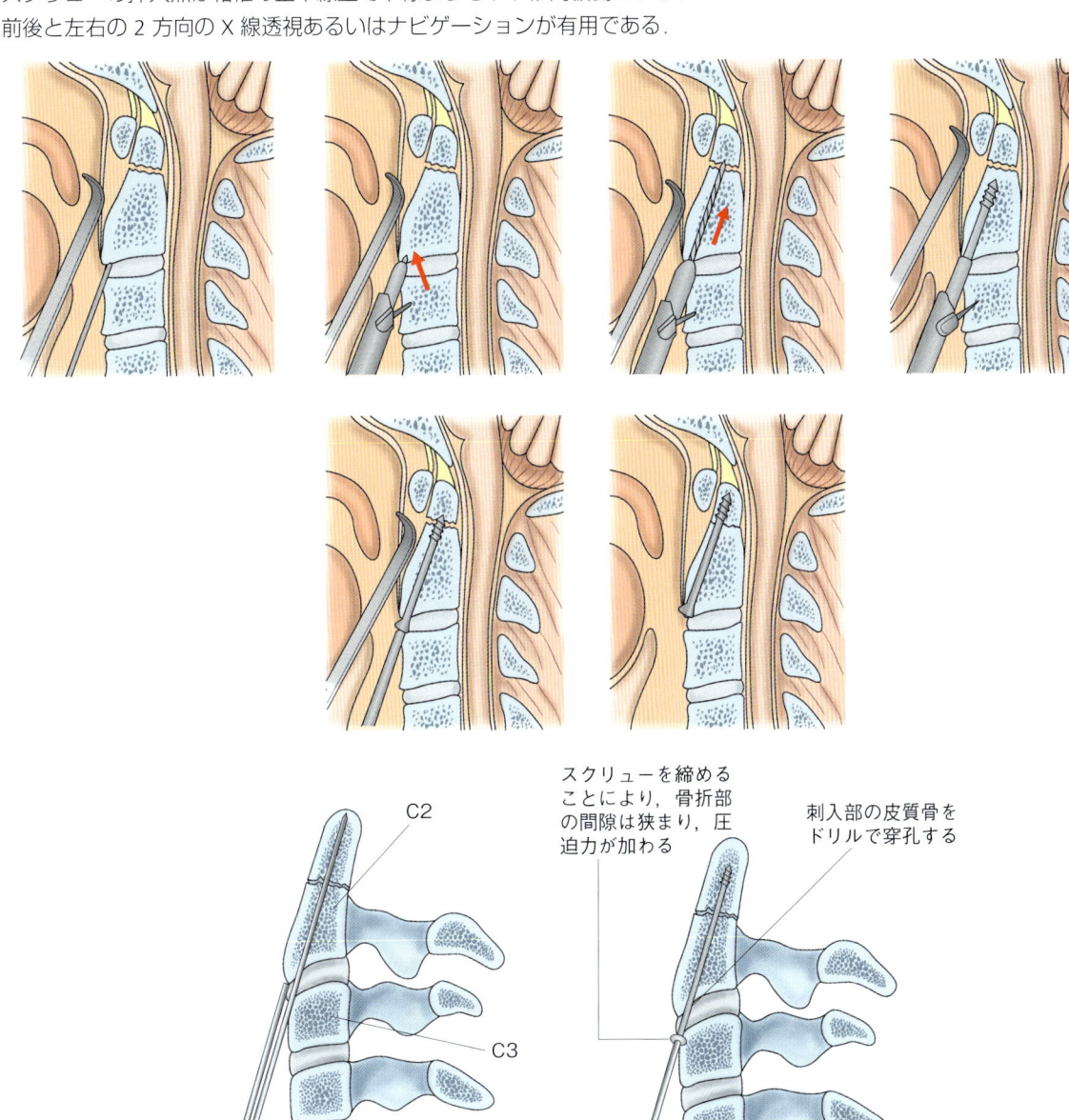

スクリューを締めることにより，骨折部の間隙は狭まり，圧迫力が加わる

刺入部の皮質骨をドリルで穿孔する

C2
C3

同じ長さのガイドピンを刺入部にあてて，刺入するスクリューの長さを決定する

スクリューによるガイドピンの頭側への押し込みに注意する

> **注意ポイント ①**
>
> 　反対側の皮質骨を貫通させるとbicorticalとなり，理論的には力学的強度は増加するが，強度的にはこれまでの報告でもmonocorticalで問題はない[5]．むしろ脊髄損傷の危険を増加させるために，bicorticalなスクリュー固定は推奨できない．さらに2本のスクリューを挿入することは，日本人の歯突起のサイズから考えると困難であり，力学的強度にも1本の挿入と比較して大きな差はない[6]．

⑤スクリューの挿入
- ガイドワイヤーを使用して中空ドリルでドリリングを行う．骨折部を越えたところからは，特に注意して骨片が変位しないように慎重に行う．
- スクリューはチタン製の中空でかつラグスクリューとなるように半ネジタイプを使用する．
- スクリューの挿入時に骨折部を離開させないようにし，最終的にはラグスクリューの原理で骨折部に圧迫力がかかるようにする．

⑥創の閉鎖
- 吸引ドレーンを留置して，創を閉鎖し手術を終了する．

## 9）注意すべき合併症

### ①食道損傷
スクリューを至適位置に挿入するためには正中部からのドリリングが必要とされる．この時に食道を完全に保護することと，ドリルガイドでドリルによる組織の巻き込み損傷がないように十分な注意が必要である．軟部組織のセルフレトラクター開創器を使用するのもよい．

### ②脊髄損傷
ガイドワイヤーの挿入時だけでなく，ドリリングの時にガイドワイヤーの先端を脊髄の方向に押し込まないように用心することが大切である．脊柱管内への誤った刺入の予防には，X線透視の適切な使用が肝要である．

### ③偽関節
これまでの報告では本法による骨接合で約10％に偽関節が生じている[6]．その危険因子は骨折部の粉砕[8]，6mm以上の転位[3]，65歳以上の高齢者および高度の骨粗鬆症[9]である．偽関節の発生をできるだけ少なくするためには，適切な位置へのスクリューの挿入と術後外固定の適切な使用が重要である．

## 10）後療法 (図7)

手術の1-2日後にドレーンを抜去して，フィラデルフィアカラーを装着させ歩行を許可する．装具は原則として約2カ月間の装着とするが，できれば骨癒合が確認できるまで使用する．骨癒合の評価にはCTの矢状断あるいは冠状断再構築画像が有用である．

図7 フィラデルフィアカラー (a) とハローベスト (b)

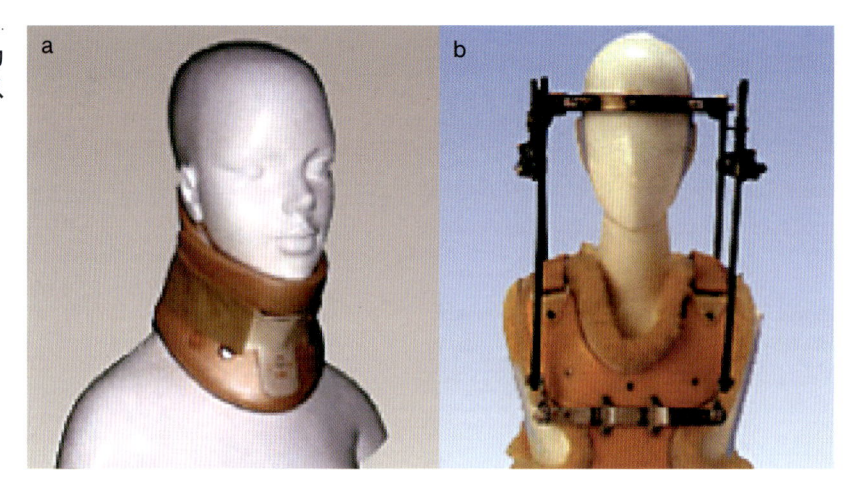

**図8** 症例1　34歳　男性　typeⅡ　horizontal

術前　　　　　　　　　　　2.5カ月後　　　　　　　　6カ月後（骨癒合）

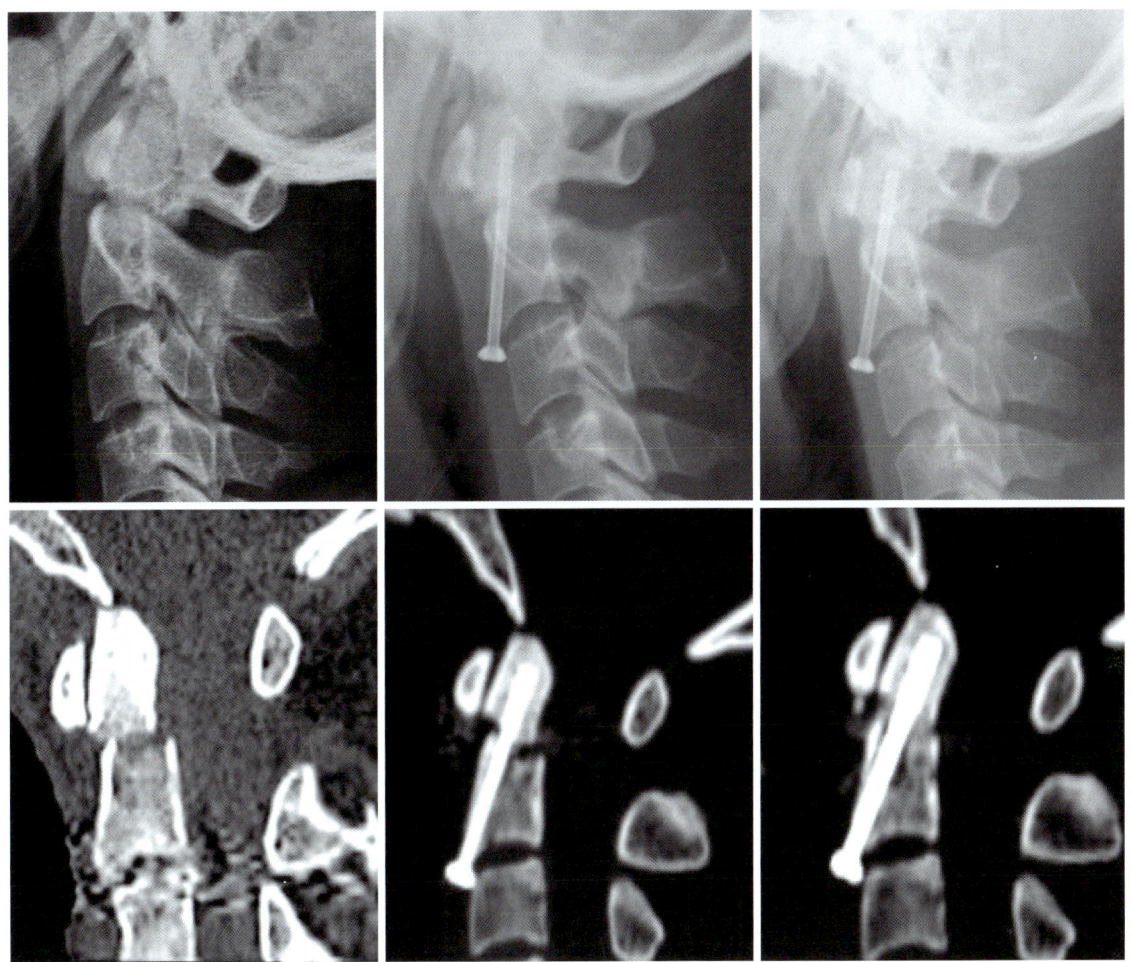

## 11) 我々の成績[10]

　我々の9例（男性7例，女性2例），手術時年齢17-91歳，術後経過観察期間は平均4年6カ月の成績を報告する．術後は2-3カ月のフィラデルフィアカラー固定を全例装着し，入院期間は1-2週間であった．骨折型はAndersonⅡ型が8例，Ⅲ型が1例，受傷機転は交通事故4例，転落5例であった．手術時間は55分から115分で平均72分であった．偽関節を2例に認め，いずれも後方固定を追加し，最終的には骨癒合を得た．代表的症例を2例提示する（図8, 9）．

　我々の軸椎歯突起骨折の治療プロトコールを図10に示す．

## 12) 最近のレビュー

2010年の518例のレビューの要点を記載する[7]．
- 歯突起骨折の頻度：頚椎損傷全体の5-15%を占める．
- 受傷原因：転落と交通事故が最も多く，いずれも34%を占める．
- 手術した骨折タイプ：Anderson & D'Alonzo分類 TypeⅡが92%，Ⅲが8%．
- 職業への復帰率：約93%が元の職業へ復帰していた．
- 偽関節率：前方法は100例以上の施設の報告では7-15%であった．

**図9** 症例2 77歳 男性 typeⅡ posterior oblique

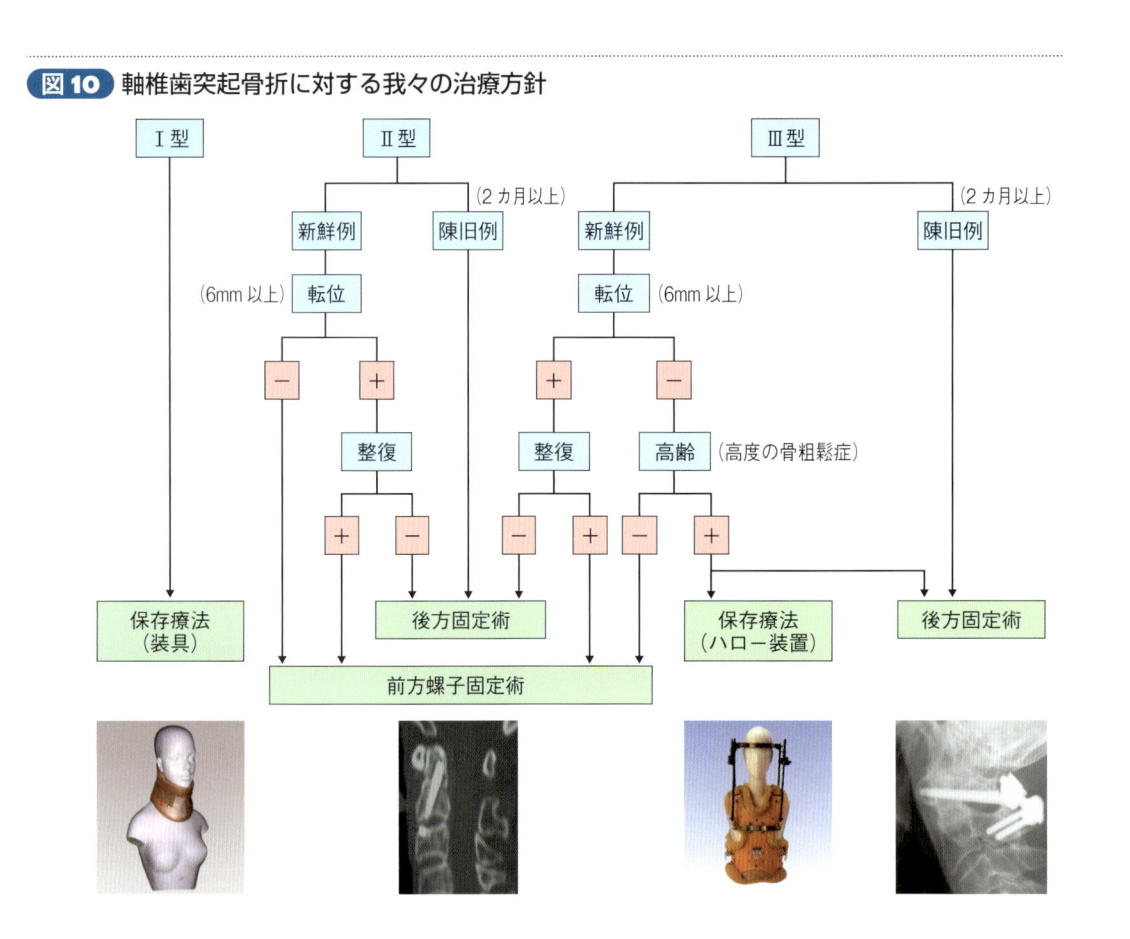

術前　　　　術後1カ月　　　術後7カ月（偽関節）　　再術後4カ月

**図10** 軸椎歯突起骨折に対する我々の治療方針

- 合併症：前方法は100例以上の施設の報告では9-14%であった．その主なものは創部感染，術後血腫，スクリュー破損，骨折の転位，食道損傷，呼吸障害，静脈血栓症であった．

▶文献

1) 中西忠行, 佐々木孝, 高畑武司, 他. 軸椎歯突起骨折に対する螺子固定. 整・災外. 1980; 23: 399-406.
2) Anderson LD, D'Alonzo RT. Fractures of the odontoid process of the axis. J Bone Joint Surg Am. 1974; 56(8): 1663-74.
3) Apfelbaum RI, Lonser RR, Veres R, et al. Direct anterior screw fixation for recent and remote odontoid fractures. J Neurosurg. 2000; 93(2 Suppl): 227-36.
4) Hadley MN, Browner CM, Liu SS, et al. New subtype of acute odontoid fractures (type IIA). Neurosurgery. 1988; 22(1 Pt 1): 67-71.
5) Dickman CA, Mamourian A, Sonntag VK, et al. Magnetic resonance imaging of the transverse atlantal ligament for the evaluation of atlantoaxial instability. J Neurosurg. 1991; 75(2): 221-7.
6) McBride AD, Mukherjee DP, Kruse RN, et al. Anterior screw fixation of type II odontoid fractures. A biomechanical study. Spine. 1995; 20: 1855-9; discussion 1859-60.
7) Denaro V, Papalia R, Di Martino A, et al. The best surgical treatment for type II fractures of the dens is still controversial. Clin Orthop Relat Res. 2010 [Epub ahead of print]
8) Hadley MN, Browner C, Sonntag VK. Axis fractures: a comprehensive review of management and treatment in 107 cases. Neurosurgery. 1985; 17(2): 281-90.
9) Dunn ME, Seljeskog EL. Experience in the management of odontoid process injuries: an analysis of 128 cases. Neurosurgery. 1986; 18(3): 306-10.
10) 田中雅人, 生熊久敬, 杉本佳久, 他. 軸椎歯突起骨折に対する前方スクリュー固定術の手術成績. 中部整災誌. 2005; 48: 1001-2.

<田中雅人>

## Section 2　中下位頚椎

# A-1　椎弓形成術：棘突起縦割法椎弓形成術

### 1）適応疾患

- 進行する圧迫性頚髄症
- 脊柱管狭窄あるいは 3 レベル以上の圧迫
- 強い後弯がない

### 2）術前準備

- X 線や CT/MRI の画像情報と神経学的所見から総合的に除圧範囲を計画しておく．
- 骨癒合や椎骨動脈の anomaly をチェックしておく．見逃した場合，拡大椎弓の破損や椎骨動脈の損傷といったトラブルを引き起こすことにつながる．
- 手術器械のオーダーと棘突起スペーサーの依頼を行う．
- 持参ない場合は頚椎カラーを処方する．
- 術野となる頚部後面に皮膚疾患や創のないことを確認しておく．
- 耳介下端レベル以上の剃毛が望ましい．

### 3）手術体位

- 腹臥位で Hall 4 点台や Jackson frame がよいが，頭頚部との位置関係（高さや角度）を調整できるタイプが望ましい
- 頭頚部の固定は Mayfield の頭部 3 点固定かスポンジや ProneView（米国 Dupaco 社）などの顔面を支えるタイプを使用する．筆者らは原則スポンジによる固定を行っている．
- 頚椎は中間位か軽度前屈位がよいが，麻痺の高度な場合には術中予定位置による症状悪化がないかを確認した方がよい．
- 逆 Trendelenburg 体位が出血は少ないが，Mayfield 以外の固定では術中に体がずれ落ちることがあり，十分な注意を払うこと．
- インストルメンテーション手術と異なり，上肢は頭側にしたほうが麻酔管理は容易である．
- 圧迫障害で最も注意すべきは眼球である．術前は術者および麻酔医による確認を行うとともに，術中は定期的に麻酔科医による確認を依頼する．

### 4）手術手技

①皮切

- タイムアウトで患者や術式，手術レベルを最終確認する．
- 50 万倍に希釈したボスミン入り生理食塩水を皮内に浸潤させる．上位頚椎レベルの皮内の出血は術中意外と止めにくく，緩除な出血源となりやすい．また皮下への注入は脊柱管内刺入のリスクもあり，筆者は全

**図1** 項靭帯を温存したアプローチ

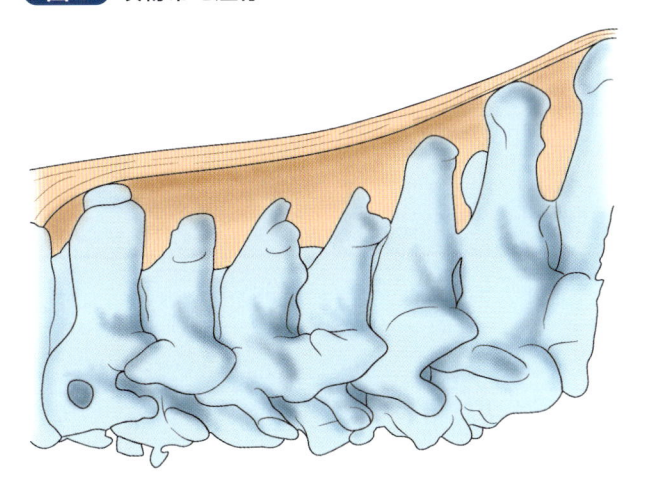

**図2** 棘突起・椎弓で腱性に付着している部位

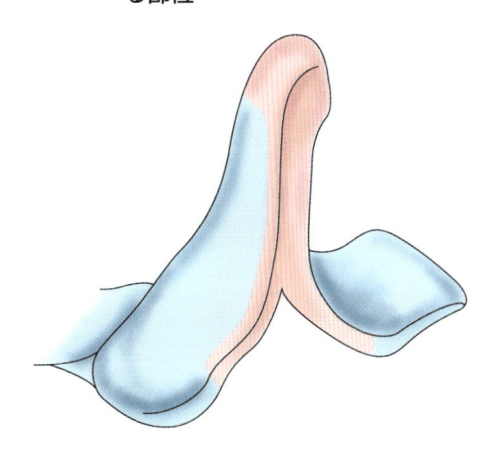

　　く行わない．
- 正中に縦切開を加える．

②展開
- ゲルピー開創器を使用する．
- 項靭帯を温存し，棘突起まで展開する（図1）が，最初は棘突起の高いC6，C7のいずれかの側方から入り，頭側へ広げて僧帽筋と項靭帯の間を入り，頭側に向かう．その深層で項靭帯膜様部と頭板状筋を剥離すると，棘突起に至る．棘突起は高い順，すなわちC6，C7，C5，C2-4，C3の順に現れる．項靭帯は頭尾側方向への連続性を残す．尾側端のC7では棘上靭帯との連続性を保つ．
- レベル確認はC2棘突起が行いやすいが，時にC3棘突起の発達がよいケースがあり，C1後弓の落ち込みや後頭骨まで指で触れて確かめたほうが確実である．選択的固定でもできるだけ同様の確認が望ましいが，術前CTの再構成画像での特徴的な棘突起の形態での同定でもよい．X線や透視での確認は若干精度が劣る．
- 棘突起の展開を行う．腱性に付着している部分（図2）以外は簡単に剥離可能である．高齢者では棘突起自体が薄いうえに，左右への突起の広がりが大きく，隣り合う棘突起との重なりが強いため，展開しにくい．展開に障害となった場合，縦割で使用しない棘突起部は適宜切除してもよい．
- C7頭側部分椎弓切除の場合は，C7棘突起・椎弓の尾側に付着する筋は残す．

[C2付着筋の処理について]
- C3まで拡大の場合，できるだけ剥離しない方針とするが，C2付着筋がC3椎弓の展開の障害となる場合，棘突起内側に付着する筋のみ剥離する（図3）．この場合，筋の復原は行わない．C3の尾側部分椎弓切除では，C2付着筋の処置が不要になるだけでなく，術後生じやすいC2/3椎間関節癒合の予防にもなる．
- C2ドーム状除圧の場合，C2棘突起の形態で異なってくる．棘突起が広角に広がる形の場合は棘突起内側に付着する筋のみの剥離で，除圧が可能である．筋の復原はしない．しかし，C2棘突起が鋭角に広がる形の場合，尾側の棘突起に付着する頚半棘筋は剥離し，棘突起も一部切除する必要がある．
- C2拡大の場合，付着筋はすべて剥離し，復原用の縫合糸をつけておき，閉創時に頚半棘筋と対側の大後頭直筋・小後頭直筋同士を縫合する（図4）．

A-1．椎弓形成術：棘突起縦割法椎弓形成術

**図3** C2 棘突起内側に付着する筋のみの剝離

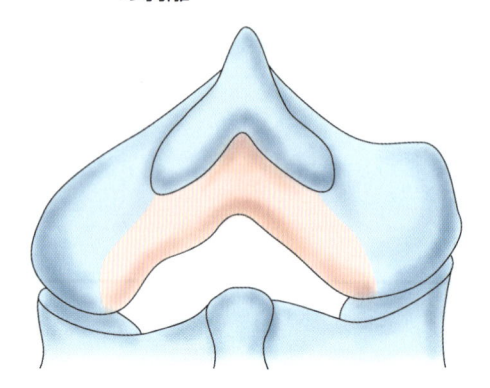

**図4** C2 付着筋の復元
拡大処理後，頚半棘筋と対側の大後頭直筋・小後頭直筋同士の縫合．

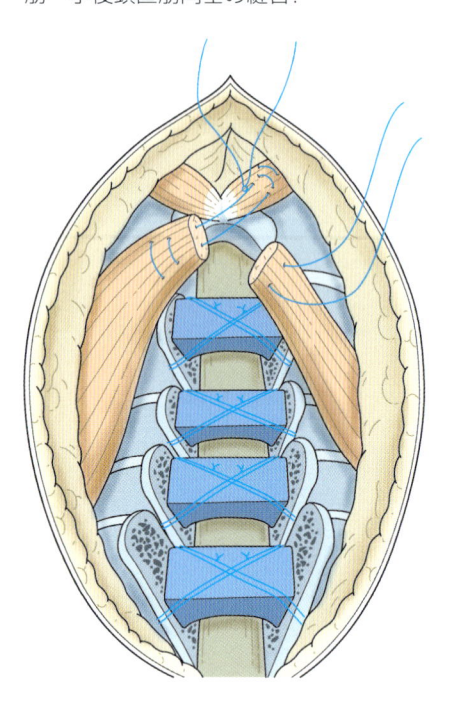

- 椎弓の展開は側溝の掘削が必要な最小限の外側塊内縁までの展開とする．しかし習熟度が高くない術者は，外側塊を外側へ数 mm 以上展開し，椎弓と椎間関節，外側塊の位置関係を十分に把握するほうが重要である．ただし，外側への過度の展開は後部筋への筋枝の損傷をきたす．上関節突起基部に血管孔があり，骨ロウを使用して止血が必要であるが，相手側の壁側軟部組織に向かう血管からの出血は術者からは見えにくく，助手が注意を払う．止血困難な場合は外側へ展開を広げる．C6/7，C7/T1 の椎間関節周囲の血管は発達していることが多いので，電気メスで十分な止血を行いながら展開する．ゲルピー開創器は通常は術野を取り囲む方向にかけるが，術野が深い尾側端では強弯のゲルピー開創器でも保持が難しいので，頭側からかけると安定化しやすい（図5）．
- 椎間孔除圧を同時に行う場合は縦割操作の前に行っておく（図6）．椎間孔除圧と側溝の骨掘削部分は重複するため，側溝作製後に行った場合は拡大椎弓の折損が頻発することになる．

③棘突起の掘削（高速ドリル）

- 筆者は側溝作製以前に棘突起縦割を行う．側溝の"椎弓が開く程度に削る"ほうが難しい操作であり，さらに側溝作製以前でも椎弓のたわみで縦割を確認できる．
- 長い棘突起をそのまま縦割しても，上の部分にスペーサーを挟むと拡大効果が減じるし，死腔の原因となるので，上 1/2 から 2/3 を切除する．
- バーは 2-4 mm のスチールダイヤモンド（coarse，smooth）を使い分ける．大きいバー，硬いバーほど操作は早く終わるが，残る棘突起は薄くなる．皮質骨の大半をスチールバーで，内板深層のみダイヤモンドバーで行うのが効率がよい．ダイヤモンドがよいが，高熱となるので必ず生理食塩水を滴下しながら掘削を行う．自動的に滴下を行える器械を使用するのもよい．
- 棘突起尾側は浅く，その下は黄色靱帯があるために硬膜は比較的安全であるが，頭側では深く，直接硬膜と接するので慎重に行う（図7）．特に麻痺の高度な患者で最狭窄部位は最大限に注意して掘削する．
- 1 レベル頭側の棘突起の拡大で正中は視野が広がり，最頭側を処理しやすくなる（図8）ので，頭側より

**図5** 頭側からのゲルピー開創器

軟部に安定してかかり，尾側端を処理しやすい．

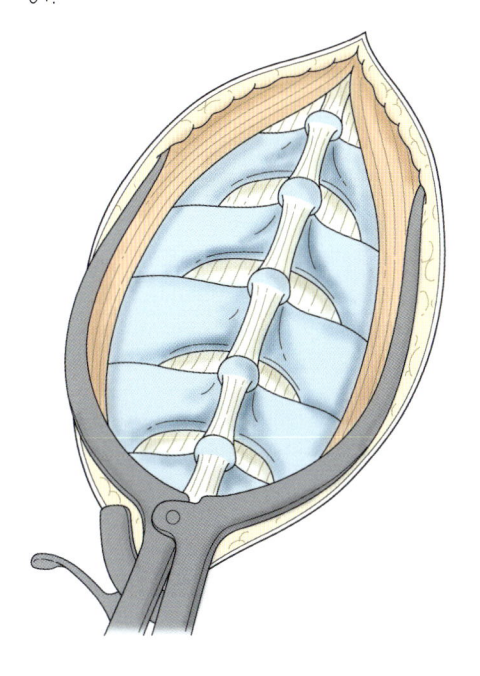

**図6** 縦割式椎弓形成と後方椎間孔除圧

拡大に先行して，椎間孔除圧を行う．

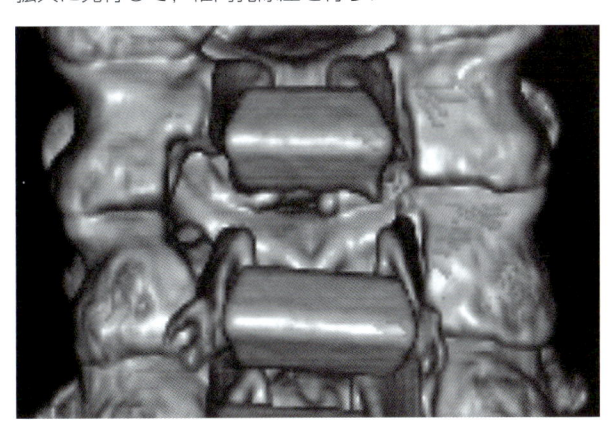

**図7** 正中矢状断画像

Aに比べてBでは頭側の処理がずっと頭側まで必要．

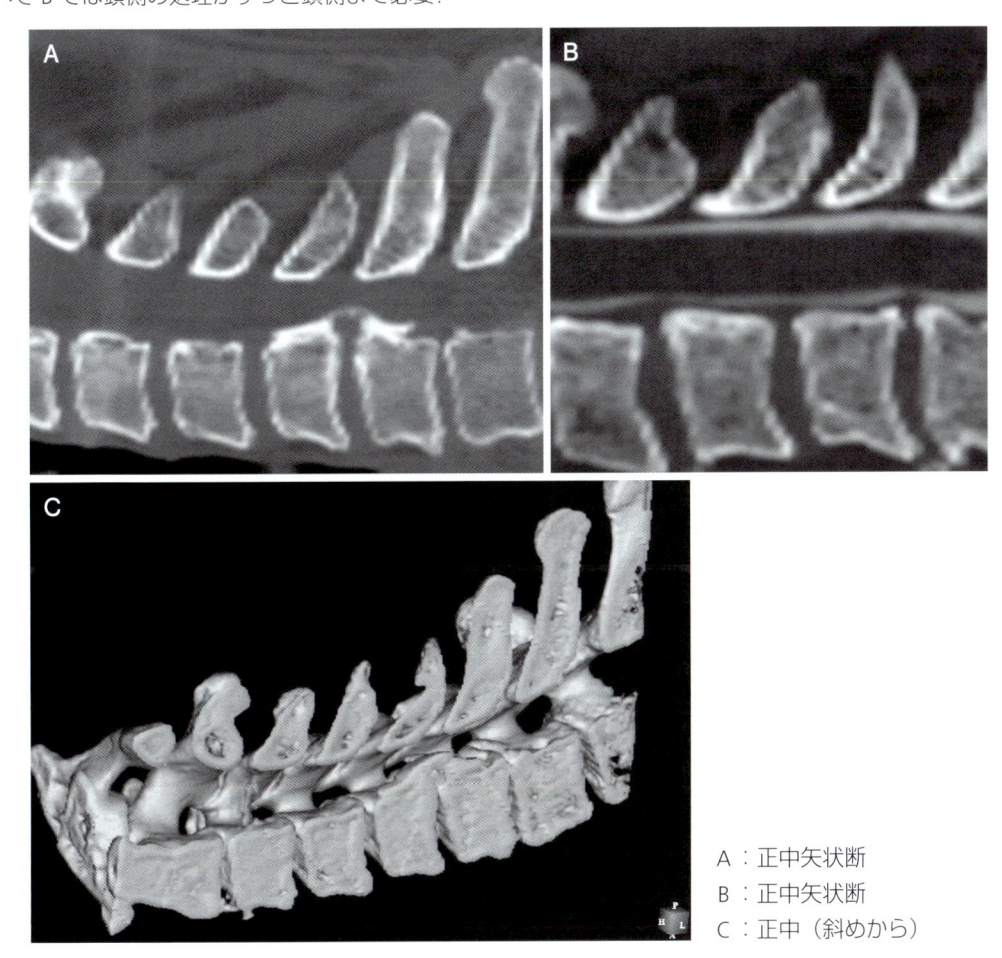

A：正中矢状断
B：正中矢状断
C：正中（斜めから）

A-1．椎弓形成術：棘突起縦割法椎弓形成術 | 155

**図8** 縦割頭側の工夫
頭側が軽度開くと，直視下の操作が行いやすい．

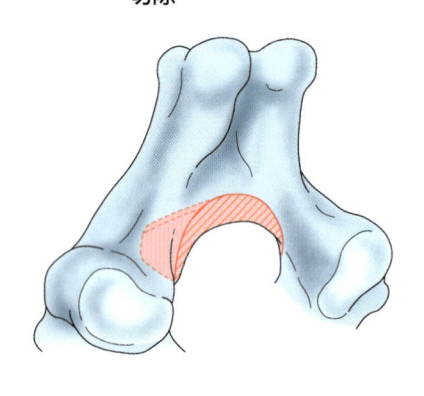

**図9** 縦割頭側の工夫
頭側のみ両側へ掘削を広げて処理する．

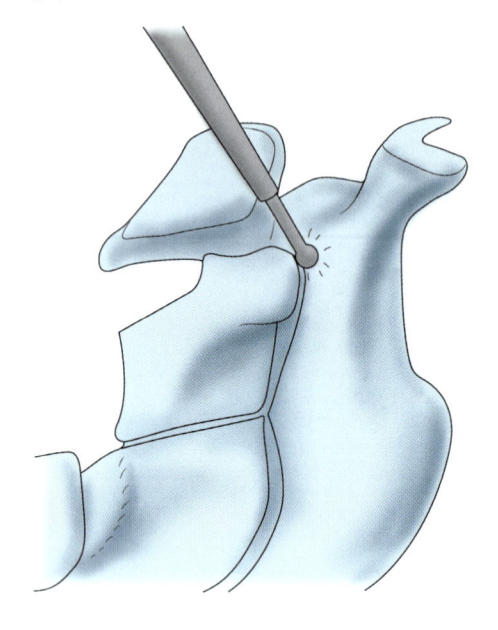

**図10** C2 ドーム式尾側部分椎弓切除

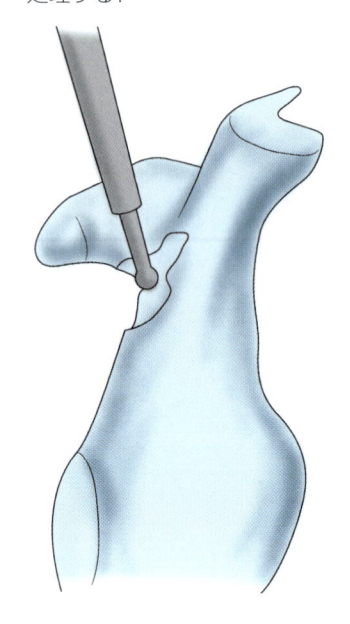

**図11** C7 頭側部分椎弓切除
尾側の筋・靱帯群は残しておく．

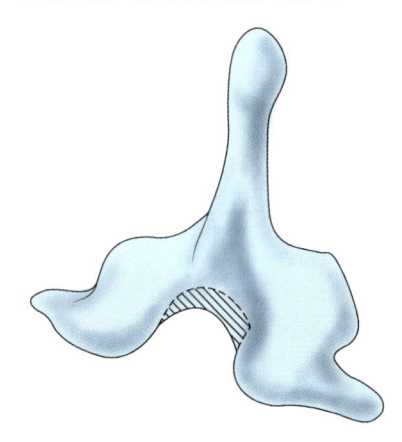

掘削するのがよい．あるいは頭側の一部の縦割幅を広げ（図9）除圧部位の視野を確保する方法もある．
- C2 ドームは外側縁を決定して，半円柱状に掘削する（図10）．幅の小さい円柱であったり，半円錐状になりやすいが，正中だけの掘削はリスクさえある．逆にあまり頭側まで外側を掘削すると，椎弓表面まで削れてしまい椎弓切除になりうる．
- C1 後弓も形成は可能であるが，通常は椎弓切除でよい．詳細は別章を参考のこと．
- C7 頭側部分椎弓切除は C6/7 の黄色靱帯切除を目的とした頭側数 mm の除圧に留める（図11）．過度な切除は付着した筋の牽引で術後棘突起骨折を引き起こす（図12）．

④側溝掘削と棘突起拡大
- 側溝の掘削は縦割式でもっとも重要な処置である
- 掘削位置は術野の解剖学的位置関係から決定するのがよい．正中からの椎弓尾側カーブと外側からの上関節突起頭側縁のカーブが交わる点，すなわち椎間関節内縁あるいはわずかにその内側がよい（図13）．た

**図12** 過度な C7 部分椎弓切除後骨折
付着する筋・靱帯のために尾側に転位している．

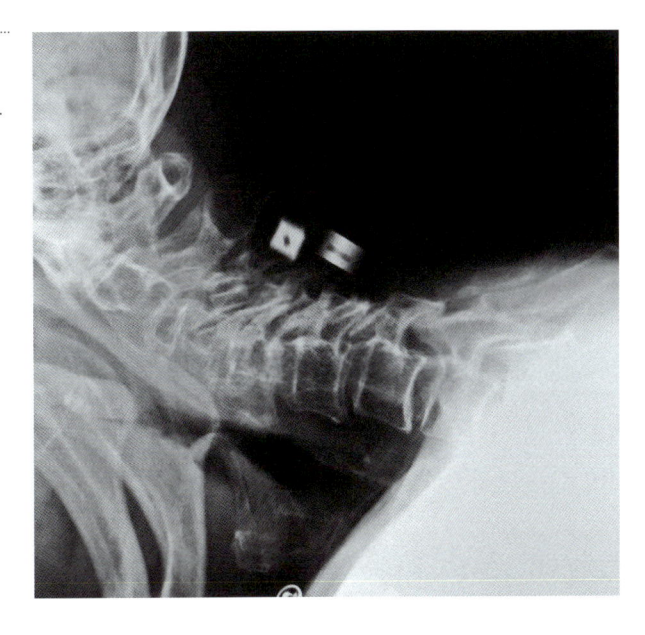

**図13** 側溝の作製
椎間関節内縁よりわずかに内側が適当である．
A：側溝の位置，B：側溝（3D，斜めから）

A

B

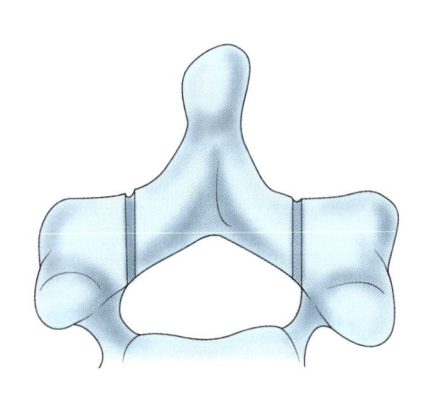

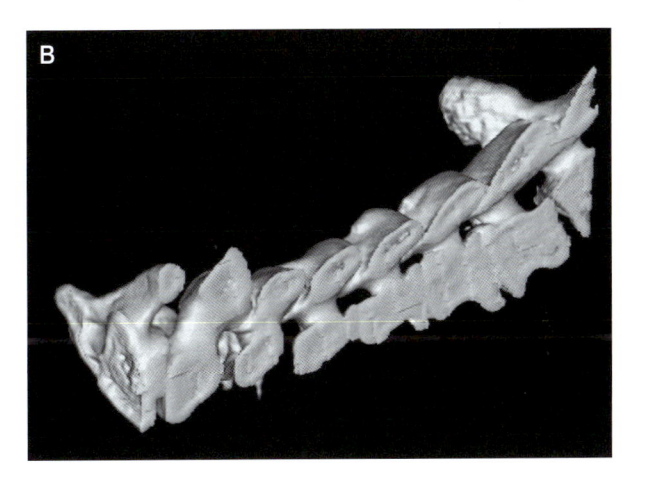

だし，高齢者，側弯のある症例，椎間関節 OA の強いレベルでは解剖学的位置関係だけでは決定が難しい場合（図14）があり，あらかじめ術前 CT で適切な正中からの距離を確認しておく．
- 骨溝頭側の椎弓根面から出血することが多いので，骨ロウで止血する．

**図14** 側弯とそれに伴う椎間関節の変形性関節症変化

通常の展開視野のみで適切な拡大を画るのは難しい．

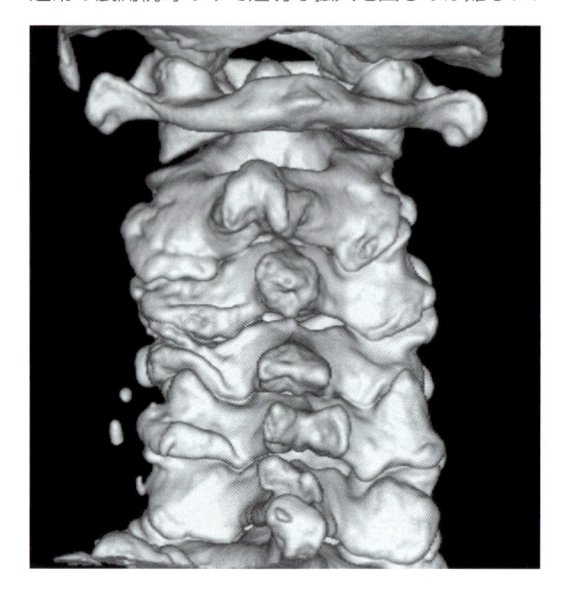

**図15** 掘削の方向

術者が左側で操作した場合，右側では外方向に向かいやすい．

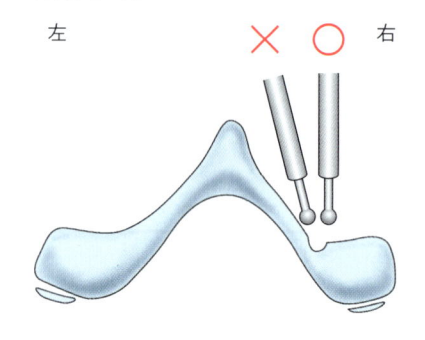

---

▶ **注意ポイント ①**

- 椎弓も棘突起同様に尾側ほど浅く，頭側ほど深い．経験が浅いと，椎弓尾側は離断され，頭側が掘削不足の状態になりやすい．
- 掘削が深いと椎弓切除につながるため，最終的な掘削はダイヤモンドバーがよい．
  右利き術者が患者左側から操作すると，掘削は左は内側へ，右は外側へ向かう傾向がある（図15）．
- 掘削が外側すぎる場合，術後C5麻痺のリスクが高くなる．さらに椎弓根奥では横突孔損傷のリスクさえある（図16）．側溝の尾側では外寄りは上関節突起，内寄りは黄色靱帯があるため安全だが，頭側の外寄りは椎弓根皮質骨や上関節突起下には椎間孔・神経根とその静脈叢があり，慎重を要する．側溝を同じ幅で掘削すると頭側で椎弓根にかかりやすいことが多く，神経根の直接障害のリスクも増えるので（図17），最頭側のみやや内寄りに振ると安全かつ容易となる．
- 掘削が内側すぎると拡大は簡単だが（図18），後方移動した硬膜・脊髄が嵌頓して脊髄障害をきたすことがある（図19）．

---

- 掘削自体の幅が狭いと拡大の制約となるので，浅い部分の骨は広めに削る．特に椎弓と外側塊がなだらかに変化するC2では逆三角に掘削する（図20）．
- 棘突起の拡大は棘突起スプレッダーがあれば操作は容易である．

▶ **注意ポイント ②**

　　　強引な拡大は椎弓骨折を招く．拡大操作が困難な場合は棘突起縦割が不完全（特に頭側端が隣の棘突起の下に位置する場合）あるいは側溝の処理が不十分（特に強い椎間関節OAあるいは椎間関節癒合など）であることが多い．椎間関節癒合や棘突起間癒合にも注意する．

---

- 拡大操作は全レベルがやや硬めのしなりを確保できた時点で，比較的一気に行う．各レベルで十分開ける状態まで側溝を掘削した場合，最終的にはグラグラになりやすい．

### 図16 側溝の位置が外側すぎる場合

A, Bの位置で掘削を行った場合，Cのように椎弓根を経由して横突孔に向かう危険さえある．

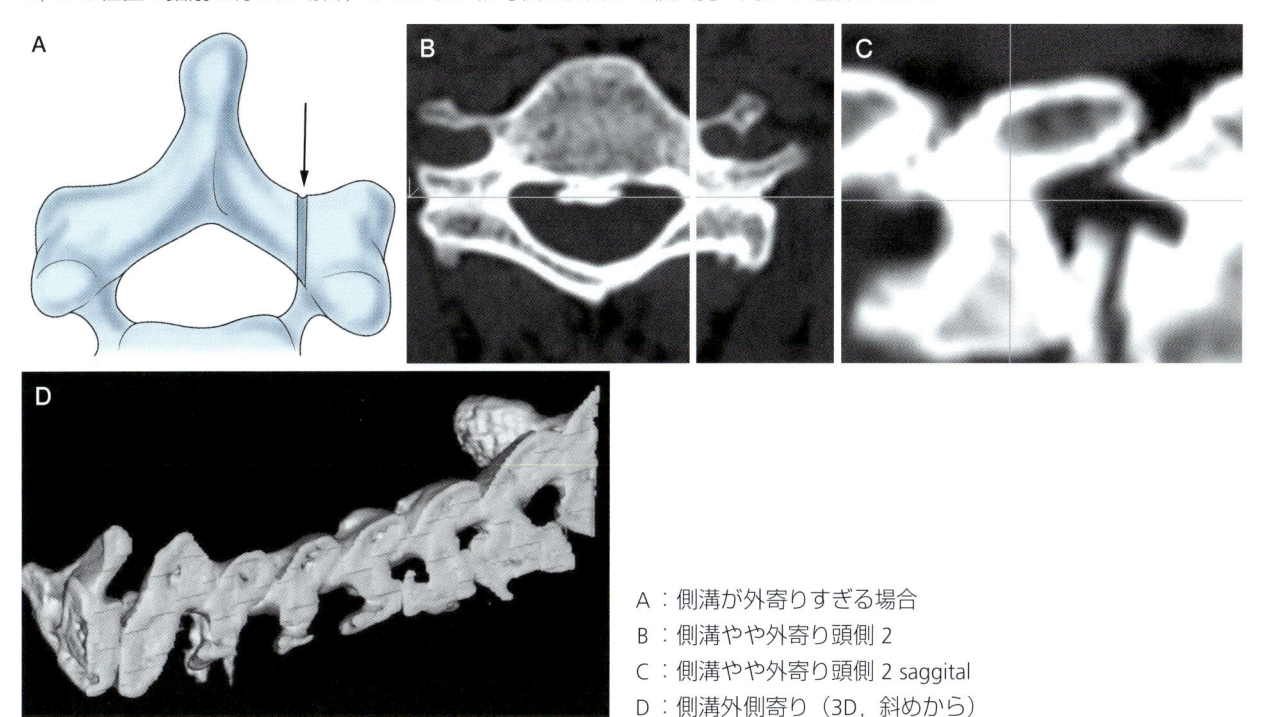

A：側溝が外寄りすぎる場合
B：側溝やや外寄り頭側 2
C：側溝やや外寄り頭側 2 saggital
D：側溝外側寄り（3D，斜めから）

### 図17 側溝の位置がやや外側の場合

頭側のみ椎弓根が深部まで連続し，さらに頭側では椎弓根に向かうため，神経根障害のリスクがある．
A：側溝やや外寄り頭側 1，B：側溝やや外寄り頭側 1 coronal 右側のみ，C：側溝やや外寄り頭側 1 sagittal

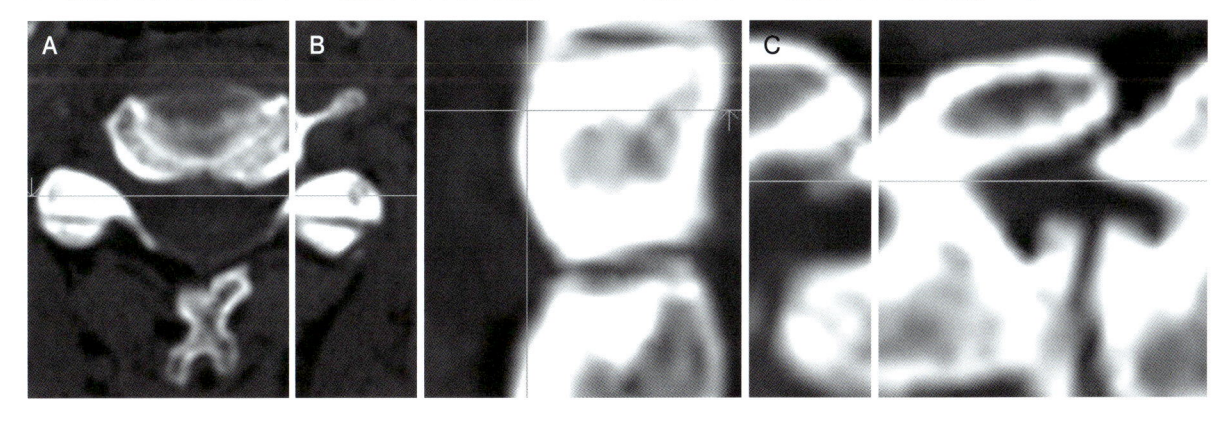

- トライアルのスペーサーを用いて，適切な幅・大きさサイズを決定しておく．両側溝間以上の長さのスペーサーを使用しても脊柱管の拡大にはならず，むしろ術後スペーサー下や側溝部での椎弓骨折を起こしやすい．
- 拡大椎弓が不安定な場合，術後脊柱管に落ち込んで神経根障害などの原因となりうるので，その高位のみ椎弓切除に切り替える．
- 脊柱管内の操作はルーペあるいは顕微鏡を用いるのもよい．硬膜外軟部組織の処理では横方向に走る軟部組織は拡大によって硬膜を圧迫する可能性があるので，正中部でマイクロフックなどを用いて慎重に縦切する．拡大によっても強く硬膜を圧迫する黄色靱帯の肥厚があれば切除するが，縦割式は脊柱管の正中の

**図18** 側溝の位置が内側寄りの場合

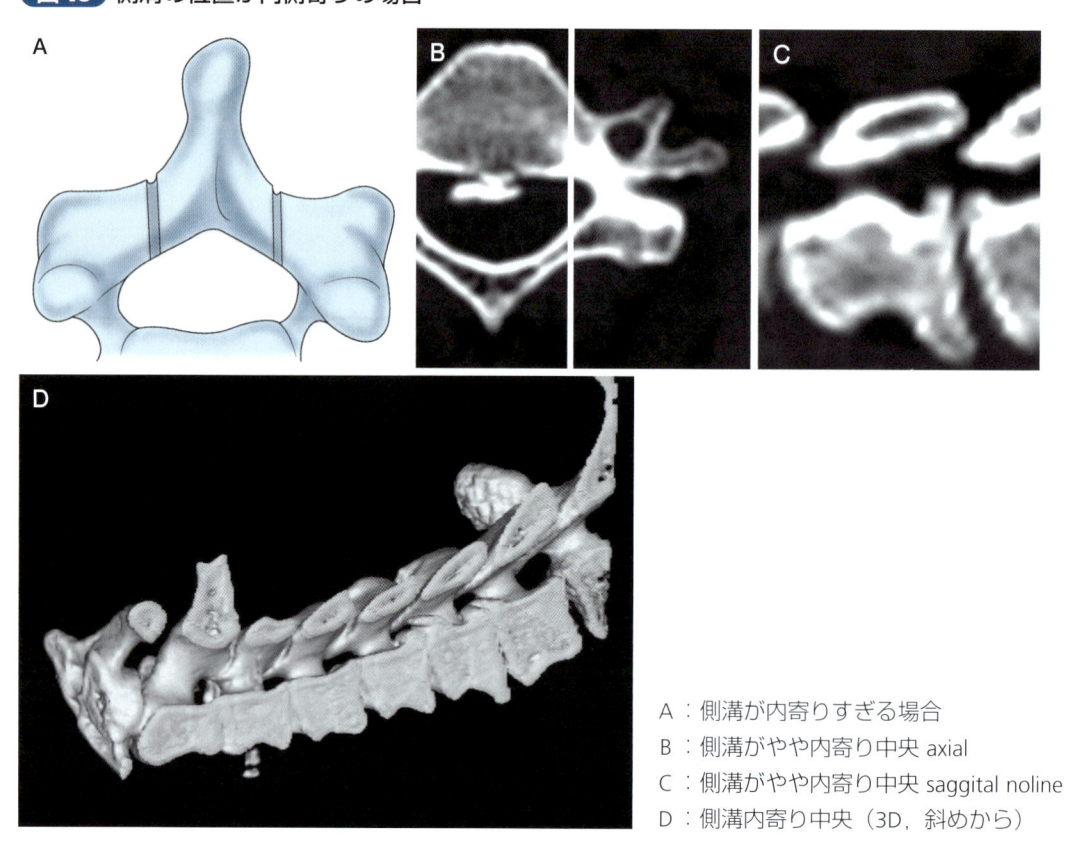

A：側溝が内寄りすぎる場合
B：側溝がやや内寄り中央 axial
C：側溝がやや内寄り中央 saggital noline
D：側溝内寄り中央（3D，斜めから）

**図19** 側溝があまりに内側の場合，硬膜が嵌頓して神経障害の原因となることがある．

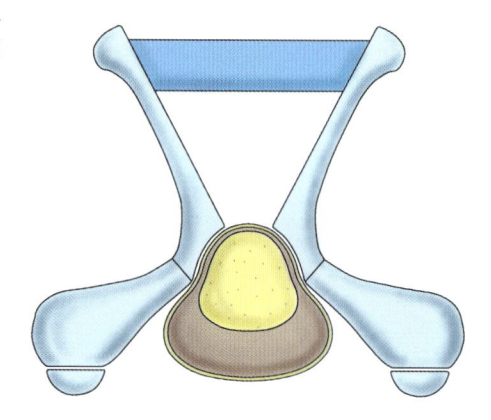

除圧に有効な術式であり，外側の除圧には本来適していない．拡大正中からの徹底的な外側除圧は危険な操作と認識すべきである．

⑤ **スペーサー締結**

- 締結用骨孔の作製を行う．頭側は薄いので 2 mm のスチールバーで中央わずか尾側寄りに骨孔を作製（図21）．縦割された棘突起・椎弓を十分拡大した状態で行わないと，骨孔出口が深くなり側溝近傍になる．ハイドロキシアパタイトスペーサーと骨孔に糸を通し，締結する．骨孔があまり低位の場合，スペーサーと硬膜間に余裕がないことがあり，術後硬膜損傷のリスクがある．骨孔をより高位とするか，スペーサー底部を削ること．

- 糸は色の異なる 2 本を通し，縦割棘突起にたすき掛けにひっかけて結ぶ（図22）．スペーサーは頭側から順に締結していく．

**図20** C2での側溝作成

逆三角形に掘削すると拡大が得やすい．

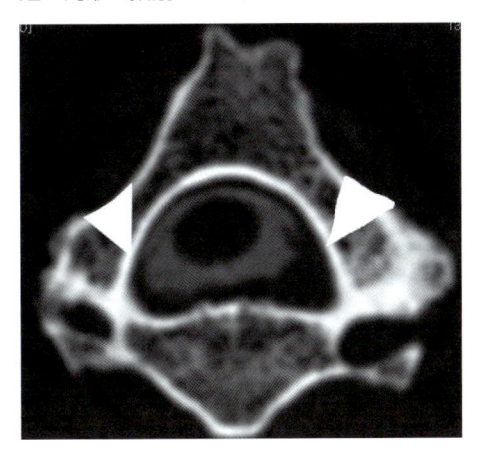

**図21** スペーサー締結用糸を通す骨孔の作製

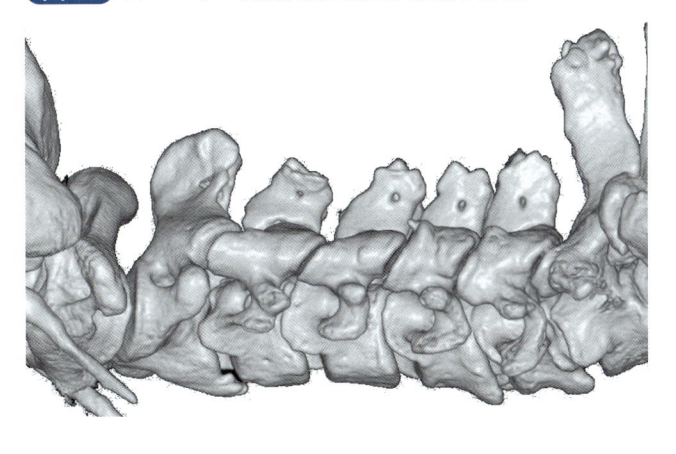

**図22** スペーサーの締結

糸をたすき掛けにスペーサーと縦割棘突起間に渡して締結する．

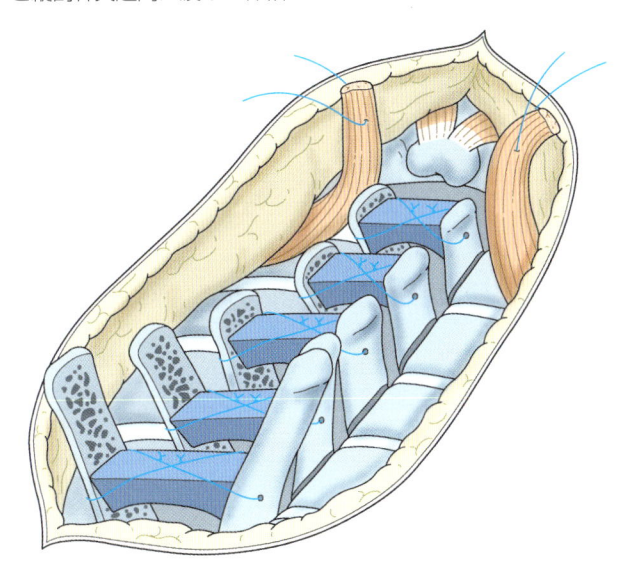

⑥閉創
- 洗浄後，ドレーンを留置する．ドレーン先は拡大椎弓のいずれか外側か直上に留置する．硬膜損傷があった場合でもドレーンを入れ，自然圧で血腫の予防を計る．C2付着筋を剥離した場合は復元し，各層縫合し閉創する．

## 5) 注意すべき合併症

①術後血腫
- 数日から2週の間に，いつでも起こりうる．麻痺症状があれば，可及的に開創し血腫を除去する．

②術後感染
- 頻度は低いが，診断の遅れは治療の大幅な延長につながるため注意が必要である．

③いわゆるC5麻痺
- 三角筋を中心とした近位型の多くは術後数日，特に離床に際して発症することが多い．肩周囲の疼痛ある

いは MMT［3］までの麻痺であれば，自然軽快が相当期待できる．それより高度の麻痺の場合，画像上椎間孔周囲の tethering が疑われる場合には後方からの椎間孔除圧（多くは椎弓切除となる）も検討する．

### 6）後療法

- 疼痛自制内で可及的にベッドアップ・離床を計る．
- 頚椎カラーは簡便な屈曲を抑制する程度のものでよい．頚部痛が軽減次第，除去する．

＜竹下克志＞

Section 2 中下位頚椎

# A-2 椎弓形成術：片開き法

### 1) 適応疾患

- 頚椎症性脊髄症
- 後縦靱帯骨化症
- 発育性脊柱管狭窄を伴う椎間板ヘルニア

### 2) 術前準備

- 責任高位の決定：画像所見（XP, CT, MRI, 脊髄造影）と身体所見により，障害高位を決定する．
- 開創器は直角で深いゲルピーを使用し，神経鉤は骨溝の腹側皮質穿孔の確認や黄色靱帯切離などに有用である（図1）．
- 術中はルーペの使用が望ましい（開大側の骨溝作製時，エアドリルの先端が硬膜外へ穿孔したか否かが，指先の可感覚だけではなく直視で確認可能である）．

### 3) 手術体位

- 腹臥位，Mayfield型頭蓋固定器で頭部を固定する（図2）．
- 手術台頭側を20-30°挙上する．頚椎の固定肢位は軽度屈曲位もしくは中間位とする．

### 4) 手術手技

①皮切
- エピネフリン入りキシロカインを等量の生食で希釈し，皮切部位に皮下注射して出血量を軽減する．
- 罹患椎間の直上に正中切開を行う（皮下にC2およびC7（6）棘突起を指で触知し，皮切部位を決定する．頭髪の下縁はC2高位であることが多く，皮切のメルクマールの1つになる）．

②展開
- 正中で項靱帯に沿って進入すれば，出血することなく棘突起先端まで到達可能である（図3）．

> **注意ポイント ①**
> 正中から外れないコツは，まず大きな棘突起であるC7（6）棘突起を指で触れながら展開，確認した後，そこより頭側に向かって展開を進める．

> **注意ポイント ②**
> 選択的椎弓形成術を行う際には，C2およびC7棘突起を展開しないことがあるため，高位を誤認しやすい．疑わしい場合は，棘突起が露出された時点で18G針を棘突起先端に刺入して側面X線を撮影し，確実に高位を確認する．

### 図1 使用器具

ゲルピーは直角で深く，先が鈍なものが使いやすい．深い術野でのワーキングスペースの確保に有用で，先が鈍であると，かけ直しに伴う筋層からの出血が生じない．神経鉤は骨溝作成時に硬膜外に到達したか否かの確認および椎弓拡大の際に黄色靱帯を切離する際に用いる．

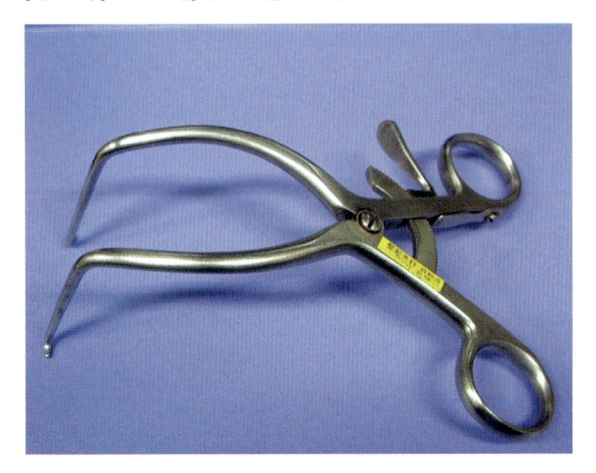

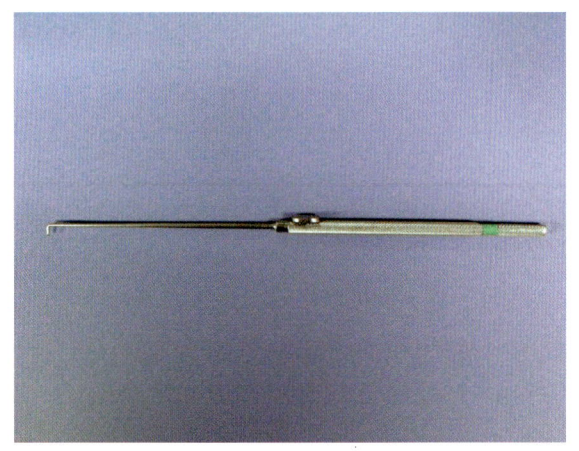

### 図2 術中体位

Mayfield型頭蓋固定器を用いて頭部を固定し，手術台頭側を20〜30°挙上する．頚椎は中間位もしくは軽度屈曲位とする．過度の屈曲および伸展肢位は脊髄障害を増悪するおそれがあるため避ける．

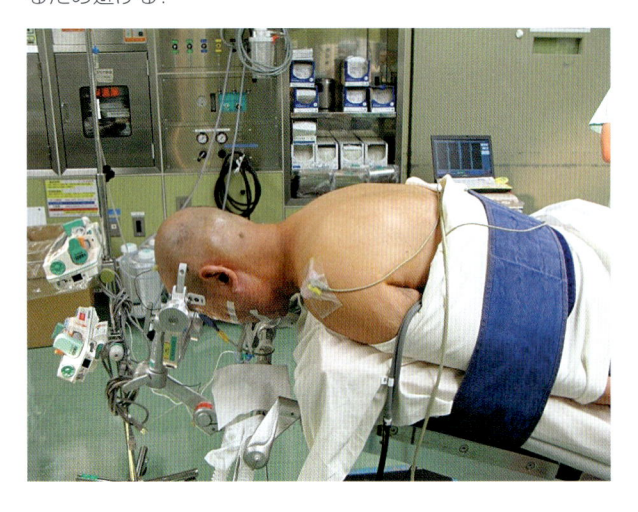

### 図3 棘突起先端の露出

皮下から浅く触知可能なC7（6）先端を最初に展開し，正中部分を確認した後に頭側に展開を進めると，ほとんど出血することなく棘突起先端までの展開が可能である．

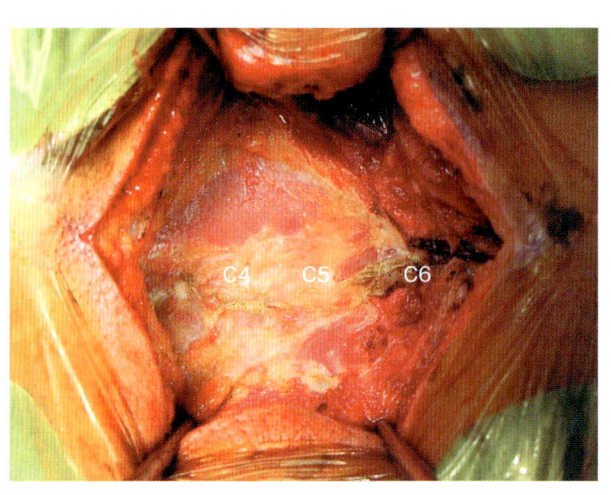

- 棘突起の先端部分のみ電気メスで剥離すれば椎弓上面には付着する筋肉がないためスパーテルなどで容易に剥離・展開可能である．椎弓の下縁に付着した筋肉の付着部のみ電気メスを用いて凝固切離していけば，電気メスの使用を最小限にすることが可能である（図4）．
- 罹患椎弓を展開する．外側への展開の目安は椎弓-外側塊移行部とする．骨溝作製部位が蝶番側でやや外側となるので，蝶番側は開大側よりもやや外側まで展開する（図5）．
- 拡大椎弓の上下端で棘間靱帯・棘間筋をパンチで切除して棘間を露出させる．
- 開大椎弓の棘突起が大きい場合（C6以下の椎弓が拡大椎弓に含まれる場合が多い），棘突起先端を他の高位と同様になるまで切除する．

### 図4 椎弓上面の鈍的な剥離

スパーテルをC4椎弓に沿って滑らせ，軟部組織を外側に展開したところ．下縁を除いて椎弓に付着する筋肉は存在しないため，鈍的に剥離・展開可能である（矢印）．

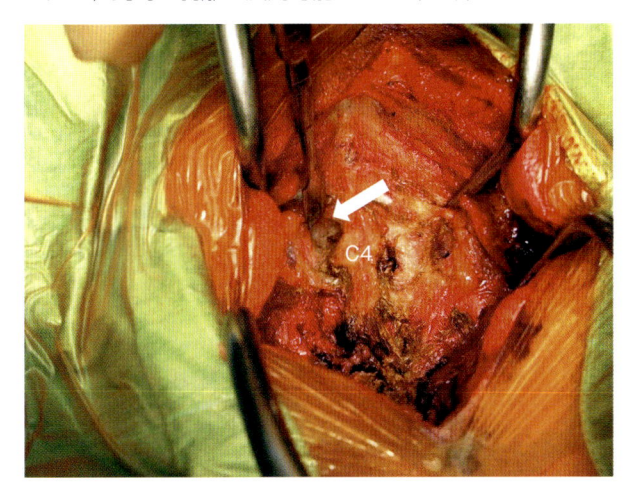

### 図5 椎弓の露出

椎弓から外側塊の移行部が露出されるまで椎弓を展開する．蝶番側は骨溝がやや外側となるため，開大側よりも若干広めに展開する．

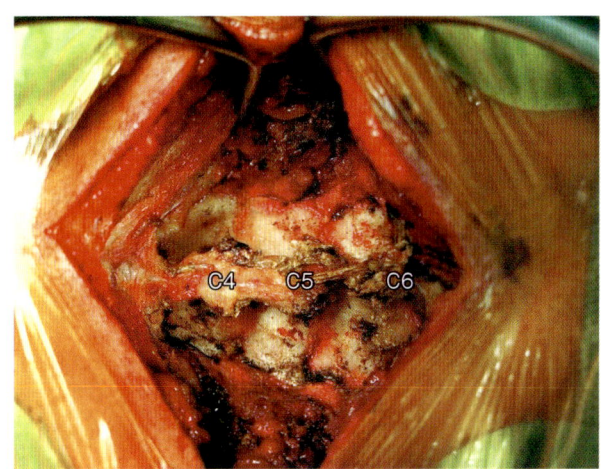

③骨溝の作製（図6）
- 開大側は直径5mmのダイヤモンドバー（粗目）を用いて骨溝を作成する．腹側皮質までダイヤモンドバーで穿孔し硬膜外腔に達することで出血を抑えられる．

> **注意ポイント ③**
> 椎弓の尾側半分には黄色靱帯が存在するが，頭側半分では椎弓裏面に黄色靱帯がなく，硬膜および神経根が直接椎弓下面と接触するため慎重に掘削を行う．エアドリルが骨を穿破する感触をつかむことも大切であるが，適宜，神経鉤やスパーテルを用いて硬膜外に達したか否か確認しながら慎重に開大側の骨溝作製を行う．

- 拡大椎弓の上端および下端の椎間で黄色靱帯の切除を行う．近年，除圧上下端に部分椎弓切除を併用した選択的椎弓形成術を行うことが多い．椎弓切除の目安は椎弓の1/3程度とする．部分椎弓切除を併用すると，椎間に十分なスペースが得られ，黄色靱帯切除が容易となる利点もある．
- 開大側の骨溝作製と除圧上下端の黄色靱帯切除が終了した後に，蝶番側の作製を行う．

> **注意ポイント ④**
> 最後に蝶番側の作製を行うことで，ちょうどよい硬さの蝶番作製が可能となる．適宜棘突起を指で押し，蝶番の抵抗を確認しつつ骨溝の掘削を進めるが，黄色靱帯を切除する前に蝶番側の骨溝を作成すると，残存する黄色靱帯による抵抗に騙されて，骨溝を削りすぎることがある．蝶番側の骨溝作製は，骨欠損を少なくする意味で4mmのダイヤモンドバー（粗め）を用いて開大側よりもやや外側で，やや内側から外側に向かって作製する．椎弓の上下端の皮質骨を中心に掘削して，中央の海綿骨を残しておくと椎弓を開く際に海綿骨を潰しながら開大が可能で，拡大後の椎弓の安定性がよい．

**図6** 骨溝の作製

開大側（図の下側）は 5 mm のバーを用いて作製し，C3，C7 の部分椎弓切除を併用し C3/4，C6/7 間の黄色靱帯を切除する．最後に 4 mm のバーを用いて蝶番側の骨溝を作成する．

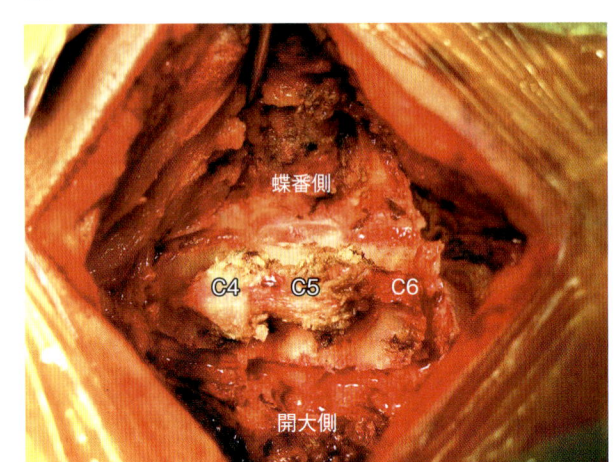

**図7** 固定糸の設置

固定糸を外側塊付近の筋層にかけ，椎間に通したところ．

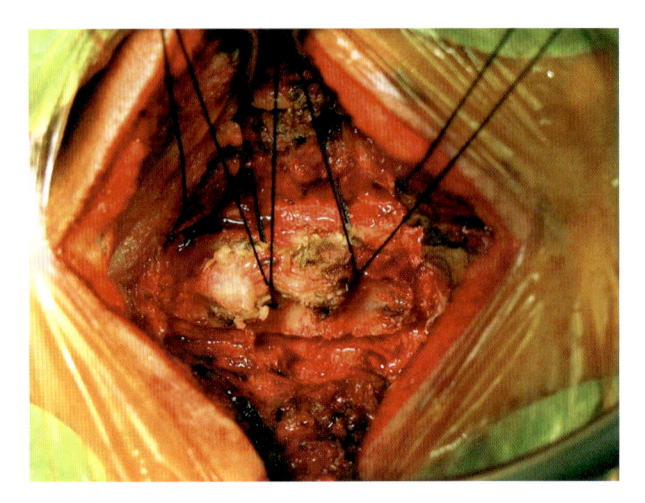

> **注意ポイント 5**
>
> 蝶番側の削りすぎは拡大椎弓の不安定性や蝶番側への落ち込みの原因となる．一方，掘削不足では拡大する際の抵抗が非常に強くなり，再閉鎖の原因となるため適度な硬さの骨溝を作製するには経験を要する．

- 蝶番側の骨溝の作製が終了したら，固定糸（1号非吸収糸）を椎間関節近傍の筋層のできるだけ深い部分にかけて，糸の固定性を確認後，椎弓間に通す（図7）．

④ 椎弓の開大および固定

- 棘突起先端を蝶番側に指で押しながら椎弓を徐々に開大させ，開大側の椎弓を数 mm 開くと，スペースが確保されてかつ黄色靱帯に緊張が加わった状況になるため，容易に黄色靱帯の切離が可能になる．黄色靱帯の切離は，神経鉤かケリソンを用いて行う．大部分の症例では神経鉤で黄色靱帯の切離が可能であるが，靱帯線維が硬く神経鉤で黄色靱帯が切離困難な場合にはケリソンを用いて切離する．
- 硬膜外の癒着を剝離しながら椎弓をゆっくりと開大する．十分開大が得られたら，ゲルピーを浅くかけ直した後に，椎弓間にかけた固定糸で椎弓を固定する（図8）．外側塊へ刺入したアンカースクリュー（TwinFix®）を用いて椎弓を固定してもよい．

> **注意ポイント 6**
>
> 筋層に通した糸で拡大椎弓を固定する場合，開創器で創部を開大したまま椎弓を固定すると，開創器を外した際に筋肉が正中に移動し，椎弓を固定した糸の緊張が緩むため，固定前に開創器を一度外して浅めにかけなおしてから改めて椎弓を固定すると固定糸の緩みがなく，拡大椎弓の良好な固定性が得られる．また，術前頚椎アライメントが後弯の症例では椎弓の閉鎖傾向を認めることが多いため[1]，十分な開大位で固定するように注意している．

⑤ 閉創

- 筋層および硬膜外静脈叢からの出血の止血を丹念に行う．
- 硬膜外にドレナージチューブを留置する．

**図8** 拡大椎弓固定後

椎弓と硬膜の間の癒着を剥離しながら椎弓を開大し，固定糸を締結して拡大椎弓を固定する．

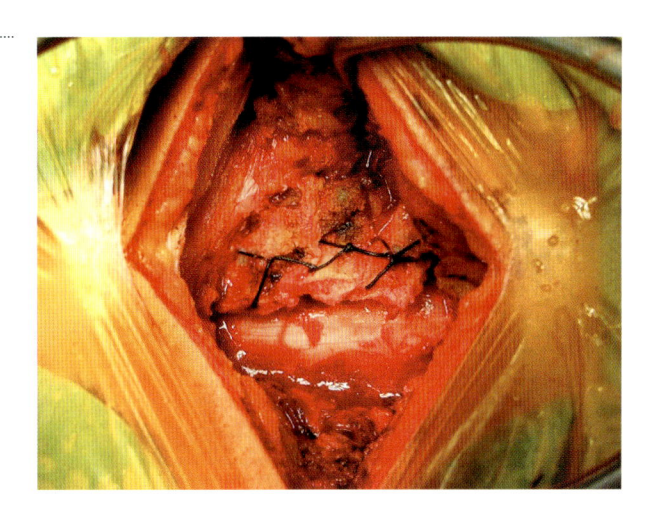

- 筋層，項靱帯，皮下組織，皮膚を追層縫合して閉創する．

## 5）注意すべき合併症

① 硬膜損傷・髄液漏
② 脊髄・神経根損傷
③ 硬膜外血腫
④ 髄節性運動麻痺
⑤ 後弯変形
⑥ 軸性疼痛

> **注意ポイント ⑦**
> C2, C7 棘突起を温存した選択的椎弓形成術を行うようになってから，臨床的に問題となるような軸性疼痛はほとんどなくなり，髄節性運動麻痺の頻度も減少している[2]．

## 6）後療法

- 術翌日からギャッチアップフリー，離床を許可する．
- 術後 48 時間を目処にドレナージチューブを抜去する．
- 原則，頸椎装具は用いていないが，術後頸部痛の強い患者に対しては，希望に応じて 2-3 週間程度頸椎カラーを使用してもよい．

> **注意ポイント ⑧**
> 軸性疼痛の軽減のため，頸椎を動かさずに運動可能な「肩をすくめ運動」などの自動運動を術後早期から励行させる．可動域温存のため，特に頸椎運動は制限しない．

### ▶文献

1) Matsumoto M, Watanabe K, Tsuji T, et al. Risk factor for closure of lamina after open-door laminoplasty. J Neurosurg Spine. 2008; 9: 530-7.
2) Tsuji T, Asazuma T, Masuoka K, et al. Retrospective cohort study between selective and standard C3-7 laminoplasty. Minimum 2-year follow-up study. Eur Spine J. 2007; 16: 2072-7.

〈辻 崇　千葉一裕〉

## Section 2 中下位頚椎

# A-3 椎弓形成術：選択的椎弓形成術

### 1) 適応疾患

- 頚椎症性脊髄症（以下，CSM）
- 脊髄萎縮を伴う先天性脊柱管狭窄
- 頚椎後縦靱帯骨化症の一部
- 頚椎椎間板ヘルニアの一部

禁忌：不安定性を生じている頚髄症，椎体中央レベルでの除圧を必要とする頚椎後縦靱帯骨化症と先天性脊柱管狭窄症

### 2) 術前準備

①責任高位の把握・確認

臨床的な神経障害の高位が画像所見（単純X線，MRI，脊髄造影，CTなど）と合致することを確認する．

②除圧高位の選択

頚椎後屈位MRIあるいは脊髄造影後CTの横断像で，くも膜下腔の消失がみられる椎間を除圧する．連続2椎間の脊髄圧迫ではその間の椎弓に処置を行う．具体的には，C4/5，C5/6の脊柱管狭窄であれば，C5の棘突起とそれに付着する深層伸筋から構成されるextension unitを犠牲にして除圧を行う（単椎弓形成術）．連続する3椎間の脊髄圧迫では，その間に位置する2つの連続するextension unitを犠牲にして除圧を行う．具体的にはC3/4，C4/5，C5/6の狭窄であれば，C4とC5のextension unitを犠牲にして除圧を行う（2連続椎弓形成術）．連続する4椎間の脊髄圧迫に対しては3つの連続するextension unitを犠牲にするのではなく，中間のextension unitを温存して除圧を行う．具体的にはC3/4からC6/7の狭窄であれば，C5のextension unitを温存し，C4とC6のextension unitを犠牲にして除圧を行う．これを特にskip laminoplastyとよぶ．これ以上の連続する椎間病変に対してはskip laminoplastyと2連続の椎弓形成術を組み合わせて除圧を行う．

> **注意ポイント ❶**
>
> 不安定性のある頚髄症に選択的椎弓形成術を行うことは禁忌である．術前単純X線で頚椎に不安定性がないことを確認する．術後の不安定性が危惧される症例では固定術（前方固定術あるいは筋温存型後方固定術）を選択する．

③high-speed drillでの椎弓削除部位の決定

頚椎後屈位脊髄造影後CTあるいはMRIの横断像で脊髄の位置を確認し，椎弓の削除部位と幅を正確に決める．具体的には，椎弓削除幅は左右の神経根が露出しない範囲までとする．この際，椎体の回旋や左右非対称な前方圧迫要素によって，脊髄や神経根の位置も脊柱管の左右どちらかに偏位し，左右非対称となっている可能性があることを念頭におくべきである．このことは，high-speed drill操作時の神経根熱傷と，それによる遅発性根性麻痺を防ぐ意味でも重要である．大多数の例では，椎弓削り幅は14-16 mmであり，20 mm以上では

**図1** ミエロ後 CT の留意点

A：棘突起は左に傾きを認める．棘突起は左右対称性に背側に伸びているとは限らない
B：脊髄は脊柱管内で右にかたよっている．脊髄の中心は，脊柱管の中心とは一致しない．
C：二分棘突起は左右で大きさや傾きに差がある．左右対称とは限らない．

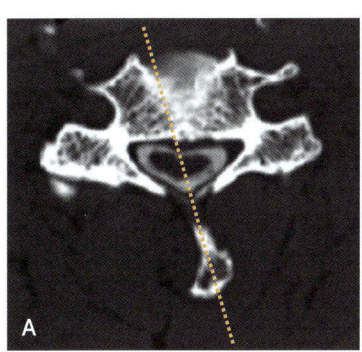

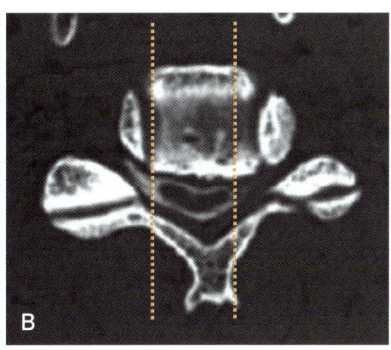

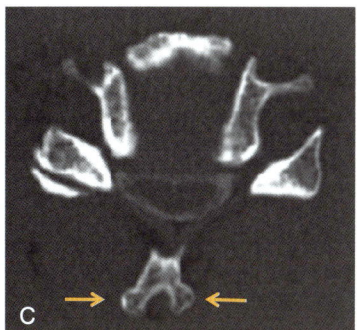

神経根が露出する可能性が高くなる．

> **注意ポイント 2**
>
> 椎弓削除幅が広すぎると，脊髄の過度な後方シフトを引き起こす．また，脊髄が片側に偏移している例では，それに伴って偏移した左右どちらかの神経根が正中寄りに位置する．これを考慮せずに high-speed drill で椎弓を削除すれば，神経根の熱傷を引き起こす可能性がある．Drill による神経根の熱傷は C5 麻痺の原因の 1 つと考えられており，この予防のためにも本プランニングを施行している．これによって，過去 3 年間，連続する 200 例以上の CSM 患者に C5 麻痺は発生していない．

④術中ランドマークの確認（図1）

項靱帯を同定することがアプローチのポイントである．棘突起や項靱帯内の骨化部（以下，Barsony bone）が術中に項靱帯同定のランドマークとなるので，これらの位置や形状を術前画像で確認する．まず，棘突起の先端部の形状を CT で確認する．棘突起の先端部は 2 つに分かれており，いわゆる二分棘突起とよばれるが，この左右の突起部を術中に触って正中を判断する．二分棘突起は左右対称ではないので，CT でその大きさや形状を確認しておくと，術中の正中確認が容易となる．次に Barsony bone の高位や大きさを X 線で確認する．Barsony bone は項靱帯の骨化なので，項靱帯内にしか存在し得ない．術中に Barsony bone を確認することで，高位判定や正中の判断が容易となる．最後に皮切を考慮するときのランドマークとして，X 線側面像で体表から触れる大きな棘突起が C6，C7 のどちらなのかを確認しておく．

## 3）手術体位（図2）

Mayfield 型頭蓋固定器を使用して頭部を固定する．腹臥位であごを軽く引いた位置で固定する．手術台を 20°程度傾斜させて，頭側を挙上する．最後に頚椎の棘突起を触れて，回旋を確認する．回旋している場合は，ヘッドレストをゆるめて，回旋を修正する．

> **注意ポイント 3**
>
> 頚椎の姿位は前屈するほど除圧操作は容易になるが，前方要素が大きい例では特に注意が必要である．前方要素が大きい例では，過度に頚椎を前屈すると，頭尾側に引かれて緊張した脊髄に前方要素が食い込んでしまい，脊髄損傷を起こす危険性がある．

### 図2 手術体位
あごを引いた位置で，項部が地面に対して平行になるようにヘッドアップする．

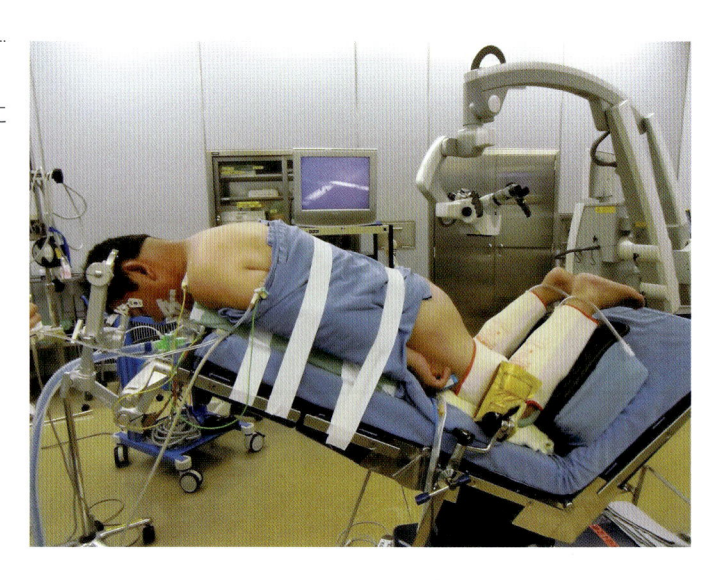

## 4) 手術手技

> **注意ポイント 4**
>
> 　手術は必ず顕微鏡下に行う．手術用顕微鏡使用の利点は，①術野を拡大して見られるので組織の状態の詳細な観察が可能で，より組織を温存した手術が可能となる．②狭い術野の深部まで十分に照明が届くため筋展開量を減らすことができる，③術者と助手が同一視野のもとで作業を行えるため，有効なアシストを受けられかつ instructional tool としても優れている，ことなどがあげられる．

①**皮切**（図3）

　皮切は犠牲にする extension unit の直上におく，具体的には図3のように C4, 6 skip laminoplasty を行う際は，C3 棘突起から C7 棘突起までの正中縦皮切を行う．

②**棘突起までの展開**（図4, 5）

　深部へは項靱帯内，特にその lamellar portion から外れることなく進入することが肝要である．左右に外れると筋肉内進入となり，無用な出血を招くことになる．そのコツは，位置や形状が非対称な棘突起を適宜指で触れながら深部に向かって進入することである．なぜなら，lamellar portion は決して正中をまっすぐ縦に走行することはなく，各棘突起先端を結んだ線にほぼ一致して左右にずれながら走行するからである．

> **注意ポイント 5**
>
> 　ときに項靱帯のある正中から進入がずれてしてしまうと，浅層伸筋の筋線維が見えてくる．この浅層伸筋は正中の項靱帯付着部から頭側外側方向へ筋線維が伸びているので，見えた筋線維の走行を観察することで，どちらに進入がずれているかを判定可能である．
> 　また Gelpi 型開創器で項靱帯を両側に広げておくと，筋線維の走行が明確になり，かつ項靱帯の lamellar portion の所在も肉眼的に確認しやすくなる．

　Barsony bone が存在する症例では，これを正中のランドマークとして利用する．棘突起の先端まで露出したら，できるだけ頭側の棘突起に 18 G 注射針を刺す．X線を撮影して高位確認を行う．

**図3** 皮切

棘突起先端の位置を指で確認し，ペンでマークする．
本例は C4, 6 Skip laminoplasty 例である．
C3/4 棘突起間から C6/7 棘突起間の正中で皮切（点線部）を行う．

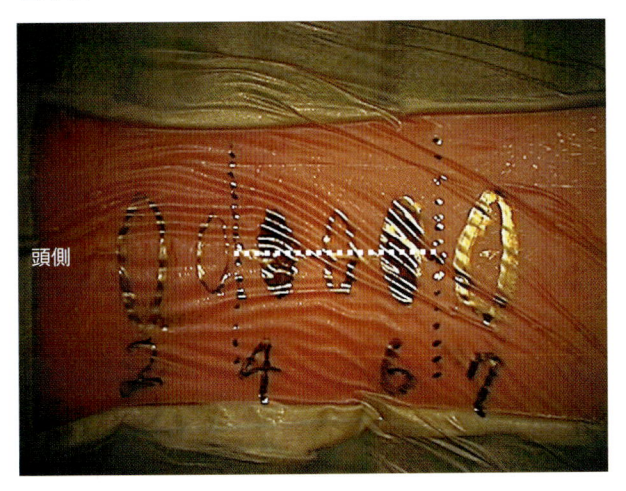

**図4** マーキング

棘突起の先端まで到達したら，棘突起に 18 G 針を刺して X-P で高位確認を行う．この際，針と肩が重ならないように可及的頭側の棘突起に針を刺す．

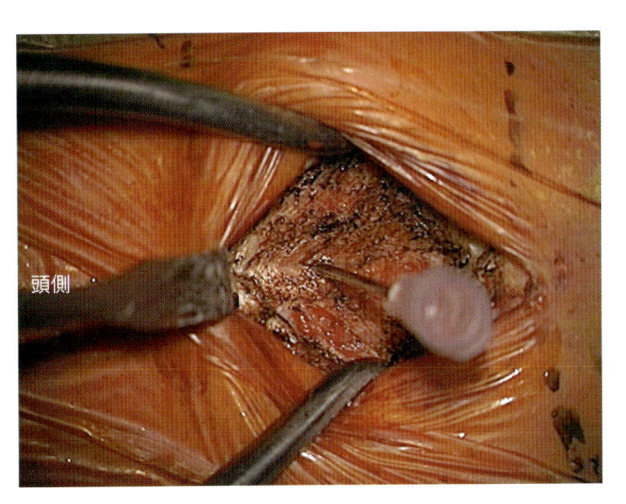

**図5** 高位確認の単純 X 線

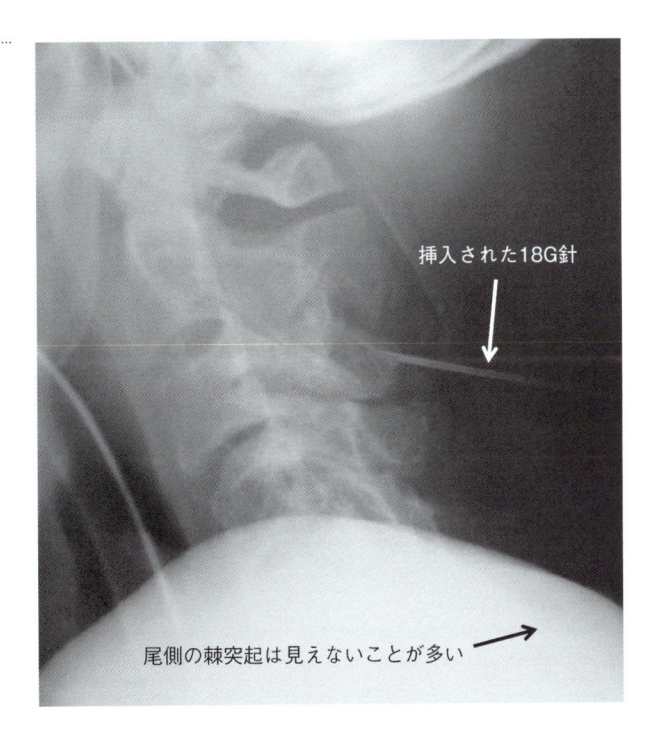

挿入された18G針

尾側の棘突起は見えないことが多い

▶ **注意ポイント 6**

可及的頭側でマーキングを行ったほうがよい．下位の棘突起は，肩が重なるため X 線上，見えなくなる可能性がある．

③棘突起の縦割から椎弓の露出（図 6-9）

切断する棘突起と，それに隣接する棘突起間に付着する棘間筋を同定し，神経剝離子を用いて左右の棘間筋間の隙間を広げる．具体的には C4/5, C5/6 の除圧の際は C5 の棘突起を切断するため，C4/5 および C5/6 棘

A-3．椎弓形成術：選択的椎弓形成術 *171*

### 図6 棘突起の露出

左右の棘間筋を広げ，切断する棘突起の頭尾側に脊椎開創器を設置する．棘突起稜部が明瞭に観察できる．

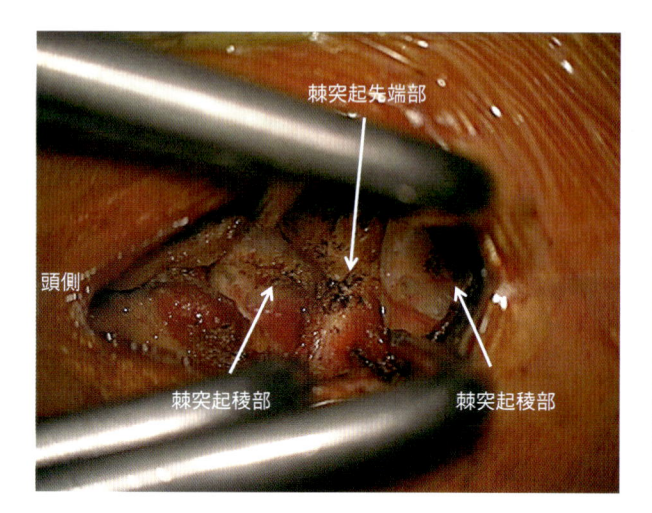

### 図7 棘突起の縦割

切断すべき棘突起の稜部から，その尾側に隣接する棘突起の稜部に向かって high-speed drill を動かすと，棘突起がきれいに切断できる．

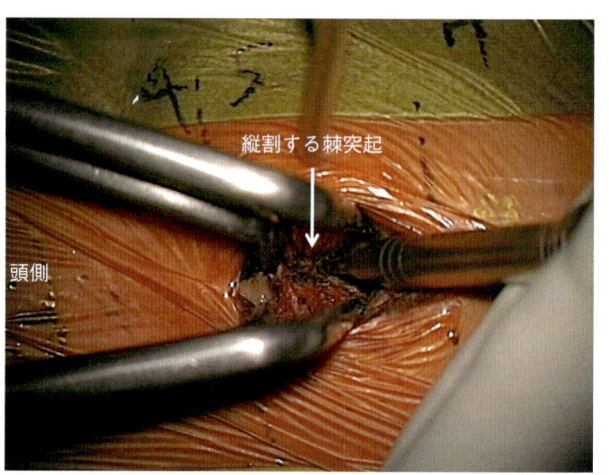

### 図8 椎弓の剥離法

椎弓頭側部の筋肉は神経剥離子を用いて骨膜下に剥離する．

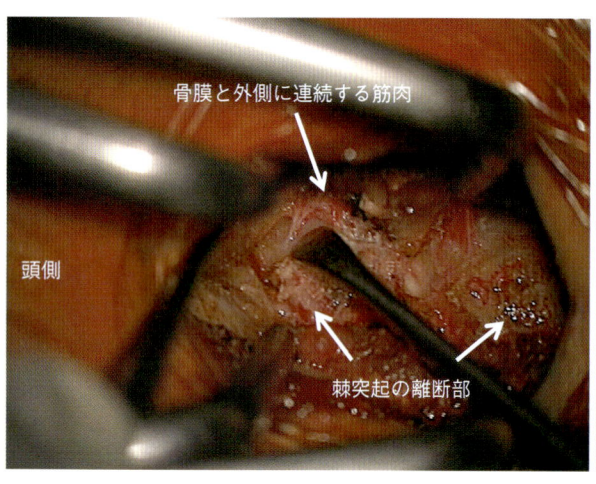

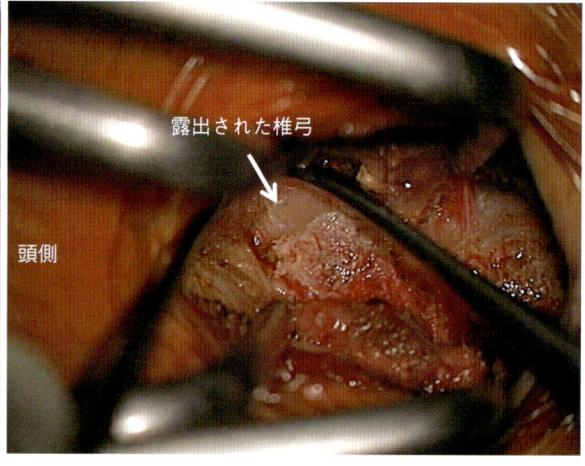

### 図9 回旋筋の切離

椎弓尾側の回旋筋腱性付着部は電気メスで切離する．

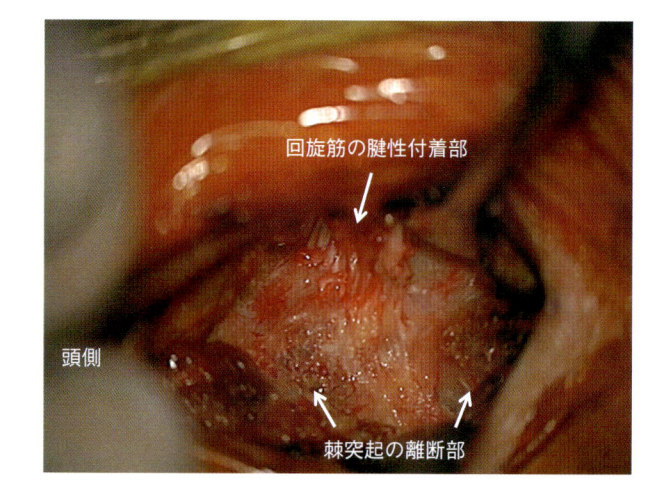

Section 2　中下位頚椎

**図10** 切除部位の決定
コンパスを使用して椎弓の切除幅と切除部位を決定する．

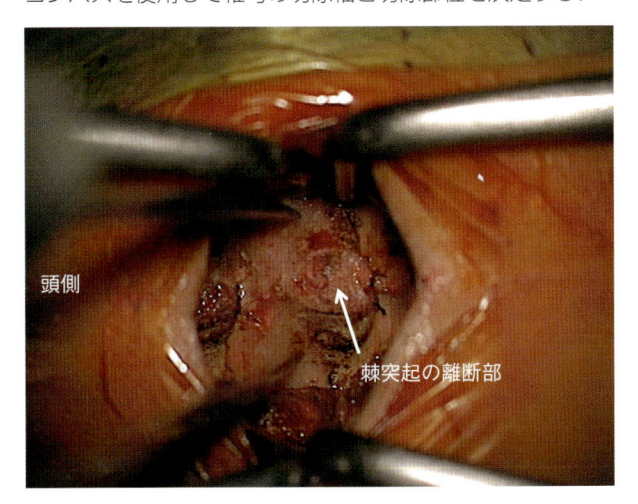

**図11** 椎弓の削除
椎弓を削除しながら適宜コンパスで切除幅を確認する．

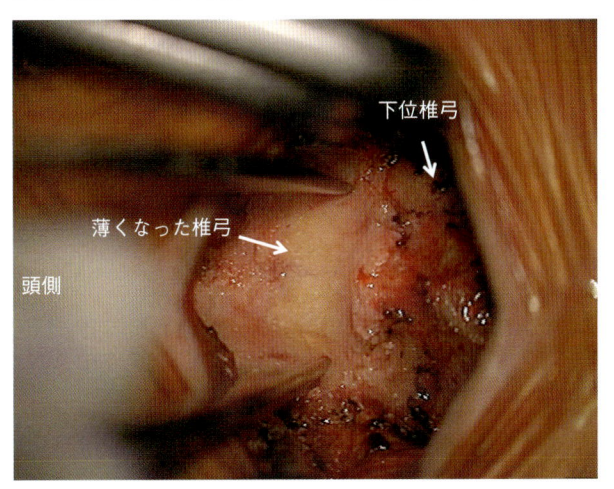

間筋間の正中で左右の間隙を同定し，この間隙を神経剥離子あるいは弱弯 Kelly 鉗子を用いて鈍的に広げる．次に棘突起の稜部（頭側面）を棘突起の先端から椎弓付着部まで露出していく．棘突起付近の椎弓部もある程度骨膜下に剥離を進めておくと後の展開が容易になる．次に，切断する棘突起の頭尾側の左右棘間筋間に脊椎開創器を設置する．ちなみに，この脊椎開創器は Gelpi 型開創器のアーム先端を短く鈍に研磨したもので，狭く奥深い術野の展開・保持には有用である．切断する棘突起がよく見えるようになったところで，棘突起を直径が約 2 mm のダイヤモンドバー付き high-speed drill で椎弓の移行部まで縦割する．その後，ドリルを左右に傾けて棘突起を椎弓から切断する．棘突起を基部で切断する際は，直径が大きめのバーに差し替えてから行うと操作が容易になる．

> **注意ポイント ⑦**
>
> きれいに棘突起を縦割するコツは，切断すべき棘突起の稜部および 1 つ尾側の棘突起の稜部をしっかりと露出しこれを確認し，稜部から稜部に向かう方向で high-speed drill を動かすことである．また，棘突起の椎弓移行部付近まで見えない場合は，棘突起を先端付近で切断してもよい．不確実な視野で無理に深部まで進入し，棘突起の基部を切断するのは危険である．

棘突起離断後は，神経剥離子を骨膜下にすべらせて椎弓頭側から尾側方向に筋肉を剥離する．尾側以外の椎弓部では筋肉の剥離が容易に可能である．しかし，椎弓尾側部では主に回旋筋の腱性付着部を電気メスで切離する必要がある．筋肉の剥離は，過度に外側まで行う必要はない，関節の内縁まで展開すれば十分である．

④**椎弓の菲薄化**（図10-14）

椎弓削除を術前プランニングどおりに行うために，コンパスを使用して長さを測りながら電気メスで切除部位に印をする．直径 3-4 mm のダイヤモンドバー付き high-speed drill で椎弓を菲薄化する．まず椎弓の外板と海綿骨をすべて削除し，内板を残しておく．次にバーの先端を上下・左右にすべらせるように動かしながら，内板を均一に薄く削っていく．適宜椎弓を神経剥離子でさわり，内板が紙のようにたわむくらいになるまで薄くする．内板が薄くなると，その腹側に黄色靱帯や硬膜外の静脈叢が透けて見えてくる．まず，内板の正中部をドリルで縦に切断する．この操作は神経剥離子で軽く正中部を押し，内板にヒビが入ったことを視認できれば終了である．次に内板の左右外側端も同様にして切断する．

菲薄化を行った椎弓の 1 つ尾側の椎弓頭側部は通常は 4-5 mm 程度削除している．ただし垂れ下がったよう

**図12** 菲薄化された椎弓内板と黄色靱帯の複合体

薄くなった内板を通して腹側の黄色靱帯が透けて見える．黄色靱帯の存在しない部分では白い硬膜が透けて見える．椎弓を薄くすると，硬膜背側には椎弓内板と黄色靱帯の複合体が残る．

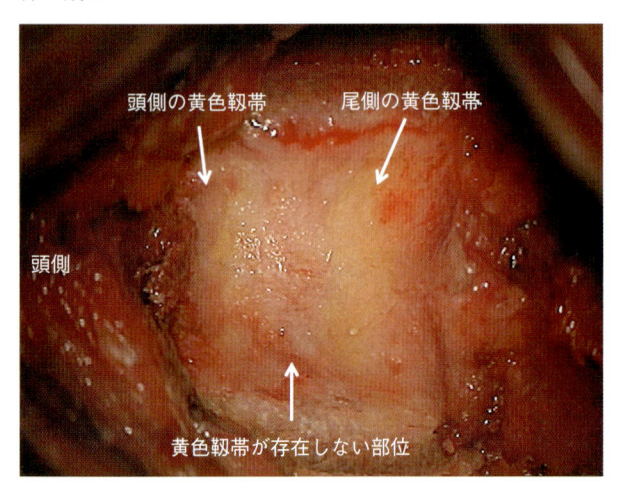

**図13** 尾側椎弓頭側部の部分椎弓切除

椎弓間除圧を確実に行うためには，尾側椎弓頭側部の部分椎弓切除が必要である．

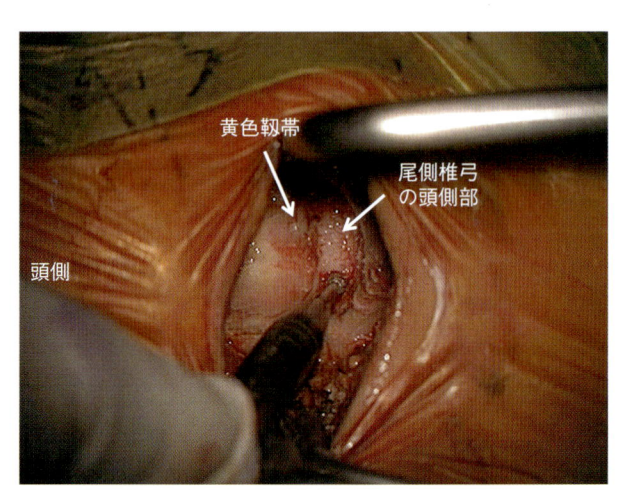

**図14** 尾側椎弓の頭側部切除後

椎弓内板と黄色靱帯複合体はその尾側縁で椎弓から遊離する．尾側椎弓切除縁の外側部は弓状に削る．
同部を角張って削ると，骨折をきたしやすくなる．

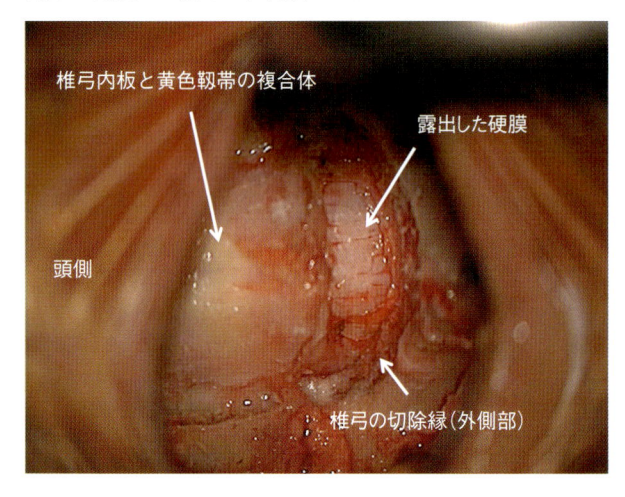

**図15** 硬膜と黄色靱帯の剥離

椎弓内板-黄色靱帯複合体の腹側へ国分剥離子を潜り込ませる．癒着がないことを確認し，頭側へ剥離をすすめる．

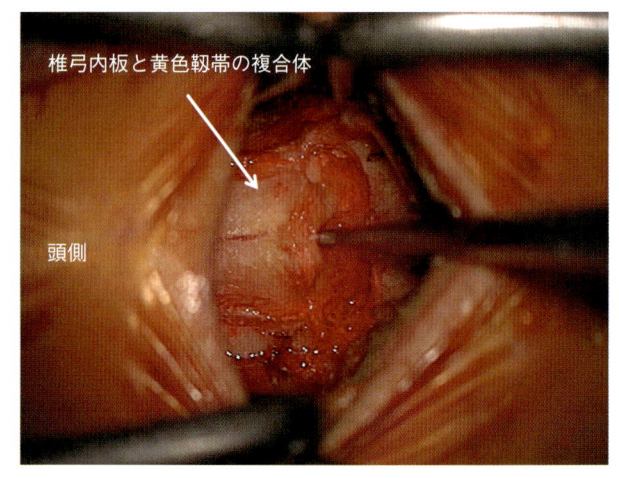

な椎間板の膨隆が同椎間にある時は，確実な除圧のために椎弓の半分程度削除することもある．

> **注意ポイント ❽**
>
> 椎弓頭側の削除は黄色靱帯が腹側にないことを頭において慎重に行う必要がある．また，この椎弓削除は尾側に膨らむ弧状に削除するのが基本である．上関節突起と椎弓の接続部を弓形でなく，角張って削ってしまうと関節突起間部で骨折（分離）を引き起こしやすい．また，棘突起も過度に削ると棘突起骨折が生じる．椎弓を多めに削除したいときは顕微鏡の視軸を尾側に傾けて椎弓をドーム状に削り，棘突起付着部を残すことを心がけたい．

**図16** 椎弓内板と黄色靱帯の縦割
国分剝離子で椎弓内板と黄色靱帯の複合体は容易に縦割される．
この段階で初めて硬膜の拍動が観察される．

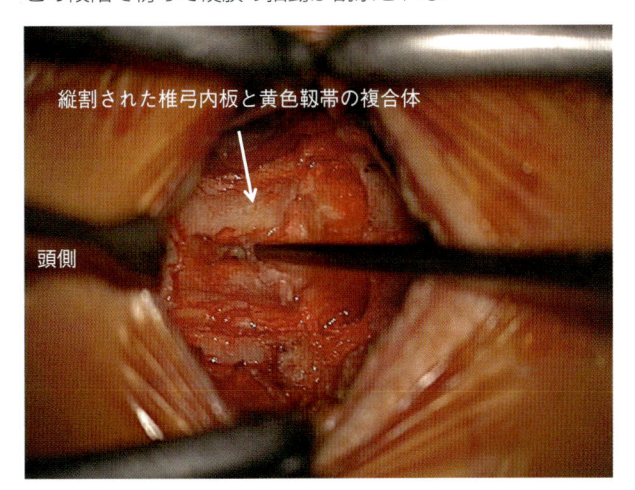

**図17** 縦割後の椎弓内板と黄色靱帯複合体
椎弓内板と黄色靱帯の複合体を縦割した後，除圧幅をコンパスで確認している．

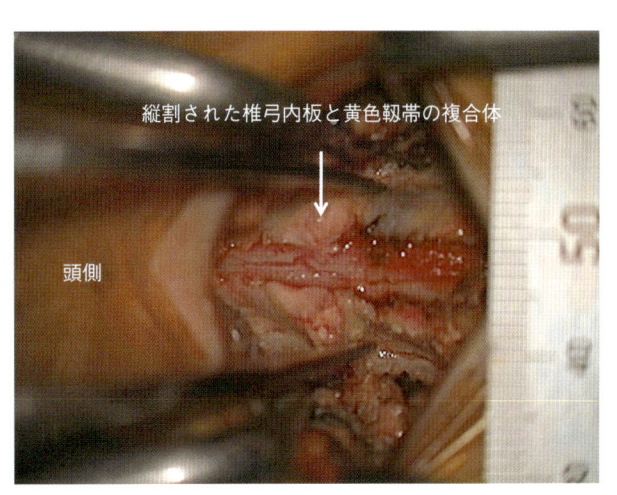

**図18** 頭側に残る黄色靱帯の削除
頭側に残っている黄色靱帯は鋭匙で削除する．剝離子で靱帯と硬膜の間に癒着がないことを確認したら，黄色靱帯の腹側に鋭匙を潜り込ませ削除していく．

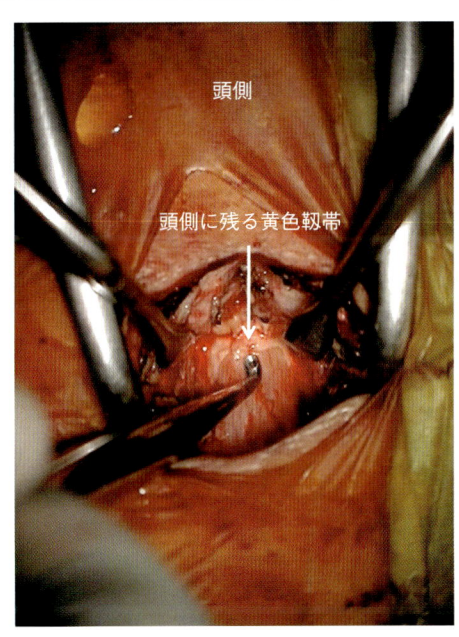

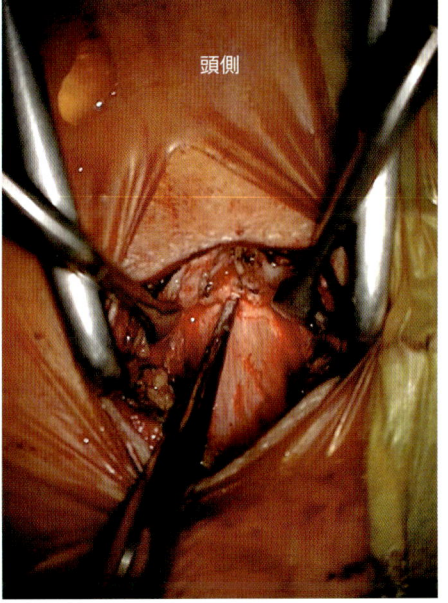

⑤椎弓と黄色靱帯の縦割（図15-19）

　薄くなった内板と黄色靱帯は一塊となって硬膜背側を覆う．国分剝離子を尾側から硬膜と黄色靱帯の間に挿入し，頭側方向に剝離を進める．内板と黄色靱帯は紙様に薄くなっているので，剝離するだけで両開きが自然に行える．黄色靱帯が肥厚して国分剝離子では縦割しにくい際は，尖刃や極小Kerrisonロンジュールを適宜使用して切断する．大抵の場合はこの時点で硬膜の拍動が観察される．頭側縁の黄色靱帯はKerrisonロンジュール，パンチなどを用いて横断後，先曲がりの小鋭匙を用いて頭側椎弓の腹側から削除する．縦割した内板と黄

**図19** 除圧完了後

A：除圧後の複合体頭側縁
B：除圧後の複合体尾側縁

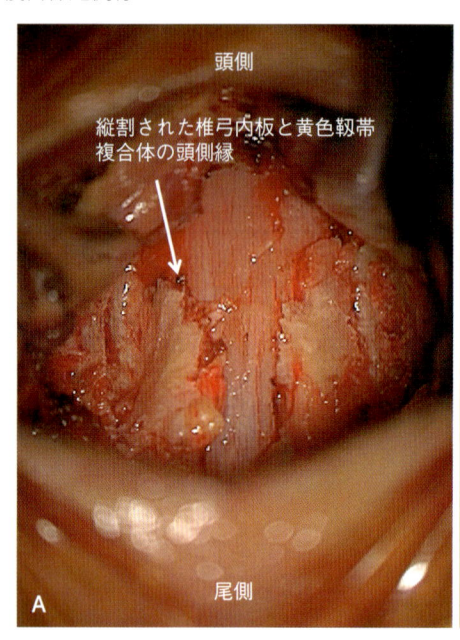

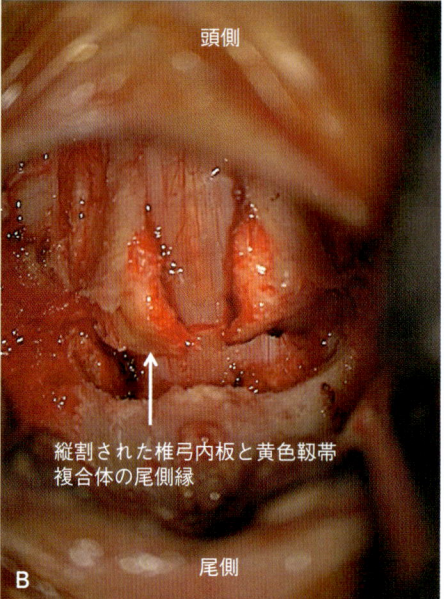

色靱帯の複合体は切除せずに両開きにしたまま残しておけば，硬膜外からの無駄な出血が抑えられる．頭尾側および外側の除圧が良好であることを剝離子で確認したら，麻酔科に依頼して，血圧を入室時程度に上昇させてもらう．その後，Peridural membrane や筋層からの出血を丁寧に凝固する．

> **注意ポイント ⑨**
> 本術式は死腔が少ないため術後硬膜外血腫への注意が必要である．止血操作は血圧を上昇させたうえで，十分に行う必要がある．

⑥**閉創**（図 20-22）

脊椎開創器を外した後に，再度，筋層からの出血がないことを確認する．ドレーンチューブは径が 5 mm の折れ曲がりにくいものを使用する．我々は確実に硬膜外にドレーンを留置するためにチューブを U 字型に曲げて，U 字の底部を硬膜外腔に，先端が深層伸筋と項靱帯間に留まるように設置している．さらに，このチューブの U 字をまたぐように，2 分割した筋肉付き棘突起骨片を正中で縫着し，チューブが背側に浮いてくることを防止している．最後に項靱帯の funicular portion を密に縫合し，皮下埋没縫合を行う．表皮はテープ固定とする．

### 5）注意すべき合併症

本法における死腔が小さいという利点が，同時に術後血腫形成による脊髄圧迫の原因ともなりうる．止血操作を徹底することと，ドレーンを硬膜外に確実に留置する必要がある．本法では軟部組織の血流が温存され，死腔も少ないためか，深部感染の経験はない．C5 麻痺はほぼ皆無である．

### 6）後療法

術翌朝から装具なしで歩行可能である．ドレーンは出血が収まった段階で抜去する．通常は術翌日か 2 日目

### 図20 硬膜外ドレーンの留置
U字型に曲げたドレーンチューブはU字の底部を硬膜の背側に，先端部を表側に向けて設置する．

### 図21 硬膜外ドレーンの留置法
硬膜外に留置されたドレーンチューブの先端は表側の項靱帯内に出しておく．
2分割した棘突起はドレーンチューブをまたぐようにして正中で縫着し，チューブが硬膜外に確実に保持されるように設置する．

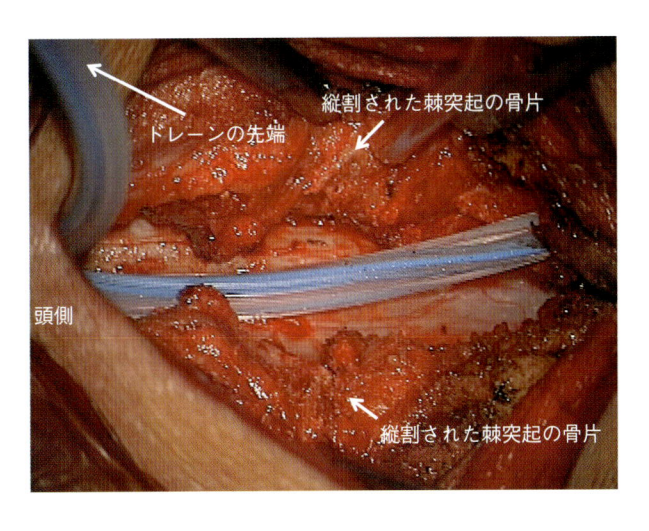

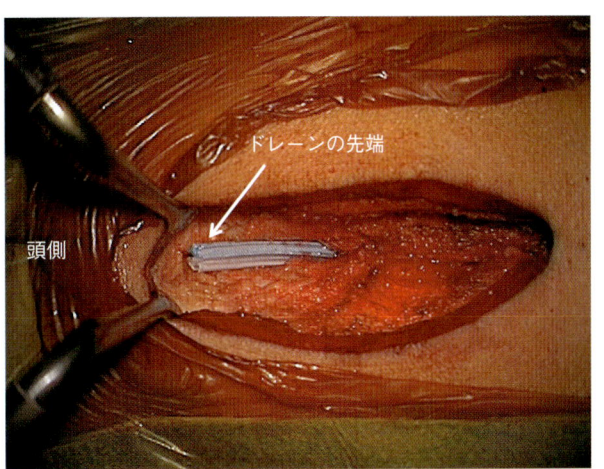

### 図22 ドレーン留置後の単純X線（C3/4椎弓形成術例）
ドレーンは確実に硬膜外に留置されている．

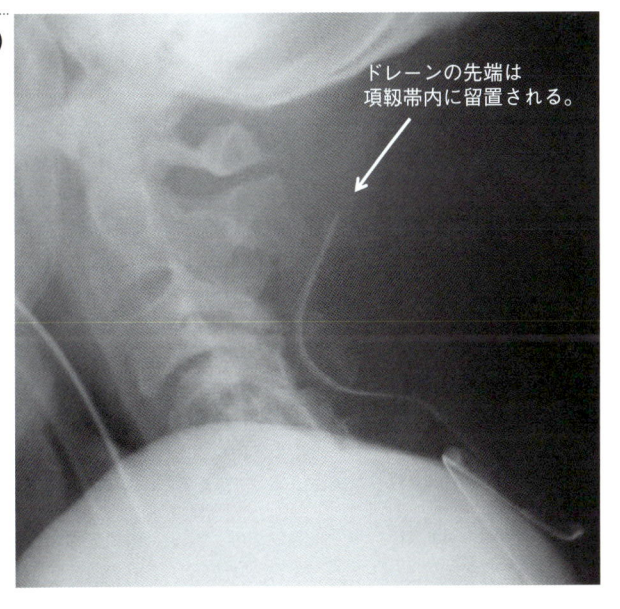

に抜去される．術後1週で入浴可能で，同じ時期に退院も可能である．2カ月程度でコンタクトスポーツも可能である．

&lt;青山龍馬　白石　建＞

## Section 2 中下位頚椎

# B 椎間孔後方除圧術，後方ヘルニア摘出術

## a 椎間孔後方除圧術

### 1）適応疾患

- 頚部神経根症
  - ・頚椎症
  - ・外側型椎間板ヘルニア
  - ・分節型後縦靱帯骨化症
- 頚椎症性筋萎縮症
  （脊柱管拡大術との併用あり）

### 2）術前準備

- 責任高位の同定
  神経学的所見（知覚，筋力，深部腱反射の障害）と疼痛の障害パターンから，高位診断が画像所見と一致するかを確認する．場合によっては神経根ブロックで症状の再現性や疼痛の軽減を確認する．
- 手術計画
  椎間孔の除圧範囲を MRI，CTM で術前に計画する．椎骨動脈の左右差や走行異常もチェックしておく．

### 3）手術体位

- 全身麻酔下に Mayfield 頭蓋固定器を用いた腹臥位で，頚部は椎間関節が開くように，軽度前屈位とする．過度の前屈位は脊髄障害をきたす危険性があるので注意する．
- 体幹には chest role や Hall frame を用いて逆 Trendelenburg 位として，十分に腹圧を逃がすことが大切である．腹圧を逃がすことで硬膜外静脈の怒脹を防ぎ，出血のコントロールが容易になる．
- 顕微鏡を用いた手術の場合では，手術高位の頚椎をできるだけ床と水平になるようにして，顕微鏡と術野の距離を一定に保ち，焦点がぼけるのを防ぐ．
- X 線透視下に手術高位を確認し，マーキングを行う．

### 4）手術手技

①皮切
- 正中縦皮切を除圧椎間の上下の棘突起上に加え展開を進める．
- 開創器，特に内視鏡手術における tube retractor の過度な牽引による皮膚障害や開創器がずれることを防ぐため，正中より 1-2 cm 外側で，あるいは椎間孔部の直上に皮切を行ってもよい．

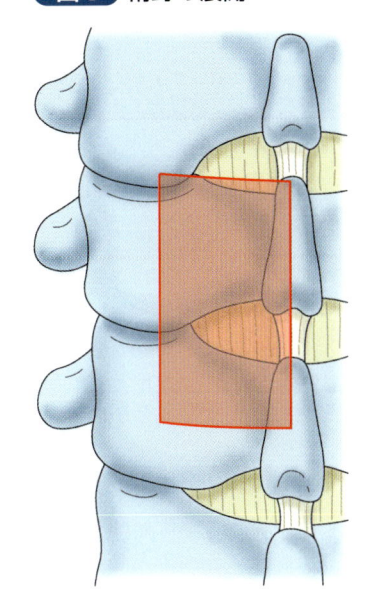

**図1** 術野の展開　　**図2** 椎弓と下関節突起の切除　　**図3** 上関節突起の切除

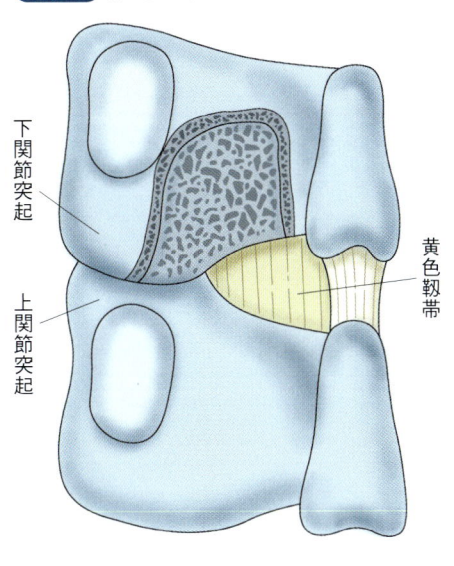

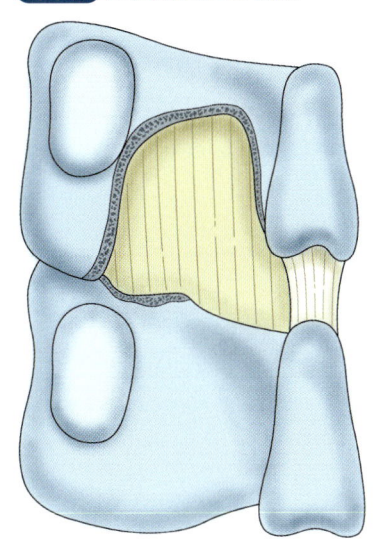

下関節突起
上関節突起
黄色靱帯

② 傍脊柱筋の展開
- 筋膜を切開後，棘突起正中から罹患側の傍脊柱筋を骨膜下に剥離し，椎弓と椎間関節を確認するまで展開し，開創器を設置する．筋肉の緊張が強く外側への展開が難しい場合には，展開を上下に拡大する（図1）．
- 内視鏡手術では腰椎手術と同様に，dilator を挿入し tubular retractor を設置する．
- 棘突起に付着する頚部伸筋群を温存するアプローチを利用してもよい．棘突起を縦割後，罹患側のみ外側へ翻転し開創器を設置する．

▶ **注意ポイント 1**

　椎間孔除圧術は皮切が小さく術野が狭いため，正中の棘突起が大切なメルクマールになる．傍脊柱筋をスプリットする筋間アプローチを用いる場合，掘削部の正中からの距離がわかりづらい．オリエンテーションを正確に把握するために棘突起基部を十分に展開することを勧める．

③ 上位椎弓および下関節突起の切除
- 除圧操作は，エアドリル（2-3 mm のダイヤモンドバー）やケリソンパンチを用いて行う．上位椎弓を掘削し椎弓根を同定し，下外側に掘削を拡大する．椎間関節内側から下関節突起を削っていくが，掘削の幅は椎間関節の 50％以内に留める．
- 部分的に削り過ぎると硬膜や硬膜外の血管を露出あるいは損傷する危険性があるので，全体的に骨皮質を薄く残して削るようにする（図2）．黄色靱帯などの軟部組織は，エアドリルの掘削で発生する熱から神経組織を保護するのに役立つので温存しておく．

▶ **注意ポイント 2**

　頚椎の椎間関節包の 50％以上を切除すると不安定を示すことが，屍体標本を用いた生体力学的研究で認められている．したがって，椎間関節切除は 50％を超えないことが重要である．

④ 上関節突起の切除
- 下位の椎弓根を同定し，上関節突起も掘削する．切除は黄色靱帯を露出する程度に留め，可能な限り椎間関節を温存する（図3）．

**図4** 椎間孔除圧後の神経根

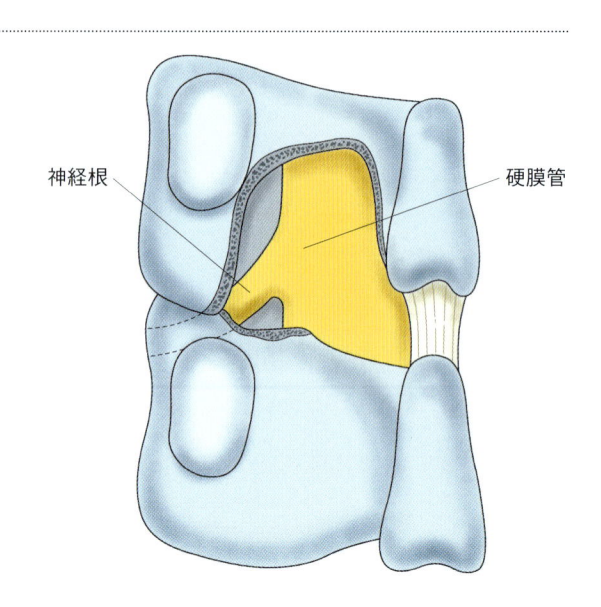

神経根　　硬膜管

⑤黄色靱帯の切除
- 上位椎弓下縁に付着する黄色靱帯を確認し，切除する．硬膜外腔の怒張した静脈は易出血性である．丁寧にバイポーラで止血してから黄色靱帯の切除を行う．
- 硬膜から神経根の全体像を確認し，骨切除範囲が十分であるかを確認する．除圧の目安は，マイクロの神経剝離子が椎間孔内で神経根周囲に入り余裕があることである（図4）．

> **注意ポイント ③**
>
> 椎間孔除圧は硬膜外静脈の出血のコントロールがキーポイントである．怒張した静脈を1つ1つ丁寧に凝固することが大切である．イリゲーション・バイポーラは凝固の際に，血管を破綻する危険性が低く止血が容易である．また，神経根周囲組織の出血でも，イリゲーションによる冷却で神経組織の熱損傷を防ぐので有用である．

⑥神経根の確認
- 頸部神経根は，硬膜と神経外膜への移行部で，神経間溝とよばれる組織があり，神経根が複数あるように見える場合がある．特に，後根の後下方を走行する前根を椎間板組織と間違え，神経根の頭尾側方向の除圧が不十分になる場合があるので，神経根の腋窩部分を確認することが必要である．

⑦閉創
- 筋層下にドレナージチューブを留置する．チューブは，手術創から数cm離して皮膚外に出し，抜去を防ぐためにしっかりと皮膚に固定する．

## 5）注意すべき合併症

- 除圧高位の誤り

  術前にX線側面透視下にて高位を確認するが，頸椎は矢状面方向にわずかにずれただけで，罹患高位の上下の椎間を展開する危険性がある．皮膚上のマーキングだけでなく，棘突起にKirschner wireを刺入する，あるいは椎間を展開した後に再度透視にて高位を確認するとよい．特に内視鏡手術での筋間アプローチでは棘突起を直視で確認できないので注意する．

- 硬膜損傷（脳脊髄液瘻）

  展開や除圧操作に伴う硬膜（くも膜）損傷によって脳脊髄液瘻が起きた場合，可能な限り損傷部を縫合

して修復する．なお，留置したドレナージチューブは陰圧で吸引せずに自然圧にする．
- 脊髄・神経根損傷
- 硬膜外血腫
- 椎間関節破壊
- 椎骨動脈損傷

### 6) 後療法

- 術後は特に装具の必要性はないが，頸部痛を訴える症例にはソフトネックカラーを装着するよう指導する．特別な問題がなければ術翌日より歩行を許可する．
- ドレナージチューブは出血量に応じて，術後1-2日目に抜去する．

> **注意ポイント ④**
>
> 後方椎間孔除圧術は，前方固定術と比較して，①頸動脈，食道，反回神経などの重篤な合併症を惹起する組織の展開は不要，②固定に伴う合併症である偽関節や採骨部の問題がない，③長期的にみて隣接椎間板への影響が少ない，などの長所を有する．
> 一方，①間接的な除圧であり，骨棘やヘルニアなどの前方圧迫因子の処理が困難である，②頸部後方軟部組織への侵襲による術後頸部痛が少なからず存在する，などの問題点を有している．したがって椎間孔除圧術は，可能な限り手術侵襲を少なくすることが大切である．

## b 後方ヘルニア摘出術

### 1) 適応疾患

- 頸部神経根症
  ・外側型（椎間孔型）椎間板ヘルニア
  ・傍正中型椎間板ヘルニア（脊髄症状なし）

### 2) 術前準備

椎間孔後方除圧と同様である．

### 3) 手術体位

椎間孔後方除圧と同様である．

### 4) 手術手技

基本的に椎間孔除圧に準ずるが，ヘルニア摘出のポイントを述べる．

- 椎間板ヘルニアの局在によって除圧範囲を決める．ヘルニアが神経根の肩部分に存在する場合は上位椎弓の，腋窩部分の場合は上関節突起を切除するが，通常の椎間孔除圧よりも拡大し，十分なワーキングスペースを確保してヘルニアを摘出する（図5）．
- 神経根の過度な牽引は絶対に行わない．特に，C5神経根は易損性であるため注意する．

**図5** 椎間板ヘルニアの摘出

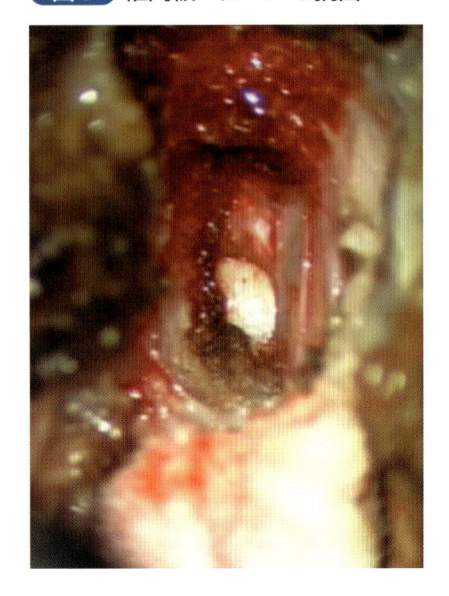

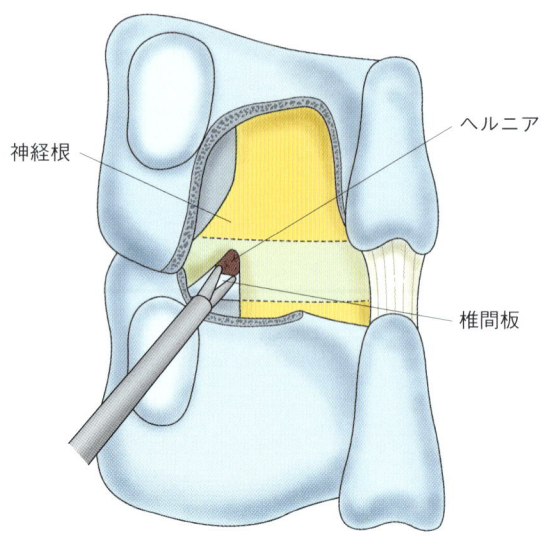

神経根
ヘルニア
椎間板

### 注意ポイント 1

　頚部神経根の走行を椎間板に対する解剖学視点で捉えると，C5 神経根は C4/5 椎間板中央部を走行，C6 および C7 神経根は椎間板頭側を走行，C8 神経根はさらに頭側で分岐する．したがって尾側の神経根ほど斜め（水平に近く）に走行して椎間孔へ入る．

### 注意ポイント 2

　頚椎椎間板ヘルニアはヘルニアの存在部位によって，神経根の肩部（shoulder type），神経根直下（subradicular type），腋窩部（axillar type），椎間孔部（foraminal type）に分類される．頚椎椎間板ヘルニアは下位頚椎に好発するので，神経根が椎間板より頭側で分岐する症例が多くなり，結果的に腋窩部の椎間板ヘルニアが最も多い．

### 注意ポイント 3

　前述したように，頚部神経根は神経間溝とよばれる組織があり，神経根が複数あるように見える場合がある．後根の後下方を走行する前根を腋窩部の椎間板ヘルニアと間違う危険性がある．神経組織であれば可動性を有しているので，軽度の牽引を行って両者を鑑別する（図6）．

図6 前後根と椎間板

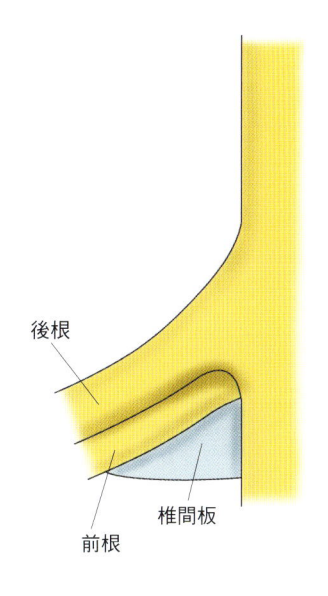

## 5) 注意すべき合併症

基本的に椎間孔除圧に準ずるが，特に注意を要するのが神経根損傷である．

> **注意ポイント ④**
>
> C5 神経根障害を引き起こす C4/5 のヘルニアは subradicular type が多く，ヘルニアを摘出するために神経根の牽引が必要となること，C5 神経根が支配筋である三角筋は他の神経根との overlap が少ないことが，C5 神経根障害が起きやすい原因と考えられる．

## 6) 後療法

- 椎間板ヘルニア摘出の場合，術翌日よりソフトネックカラーを装着し，歩行を許可する．装着期間は1-2週間程度としている．
- ドレナージチューブは出血量に応じて，術後1-2日目に抜去する．

＜竹林庸雄　山下敏彦＞

## Section 2 中下位頸椎

# C 前方除圧・固定術

## a 2椎間までの前方除圧・固定術

### 1) 適応疾患

- 頸椎症性脊髄症および神経根症（椎間板ヘルニアを含む）
- 頸椎後縦靱帯骨化症（1椎体亜全摘にて対応可能な例）
- 化膿性脊椎炎
- 頸椎脱臼骨折

### 2) 術前準備

- 責任高位の把握：画像所見（X-P，MRI，脊髄造影，CTMなど）と神経学的所見から責任高位を把握し除圧固定範囲を決定．
- 椎骨動脈走行の把握：CTにて椎骨動脈走行位置および両側椎骨動脈孔間距離を確認．
- 術後に装着する頸椎カラーを準備．
- 腸骨採骨部の触診：採骨の障害になる既往のないことを確認．
- 麻酔導入前に症状が誘発されない頸部後屈範囲を確認．
- 経口挿管後，チューブは右口角固定．左側のチューブ固定テープが下顎下縁に近くならないよう，麻酔医に依頼．

### 3) 手術体位

- 両側肩甲骨下に数cm厚の板枕を入れる．頭部は円座に乗せて適切な高さとなるように円座の下に適宜タオルを入れて調節する．C7棘突起の後方にロール枕をあてがい後弯位とならないようにする（図1）．
- 両上肢を体幹に揃えたままテープ固定後，手術台の頭側を軽く挙上し傾斜をつける．
- 左腸骨採骨部下には枕などを入れなくてもよいが，覆布をかける際に十分採骨部の後方まで消毒を行う．
- 下顎の下縁と胸骨近位が確認できるようにドレーピングを行う．

### 4) 手術手技

①皮切と進入

- 右側進入に比較して反回神経損傷の危険性が低い左側進入が望ましい．
- 皮膚切開は下顎下縁に沿い，正中を少し越えたところから胸鎖乳突筋の内側縁までとする．皮切高位は舌骨の位置を基準に術前X-P側面像を参考に決める．執刀前にエピネフリン加局所麻酔薬を皮下注射する．
- メスにて皮膚切開しバイポーラ止血鉗子で皮下出血を凝固止血する．広頸筋（platysma）を電気メスにて皮切に沿って切開すると浅頸筋膜の表層にある脂肪が確認できる．広頸筋の裏側を頭尾側に展開する．

図1 手術体位と皮切

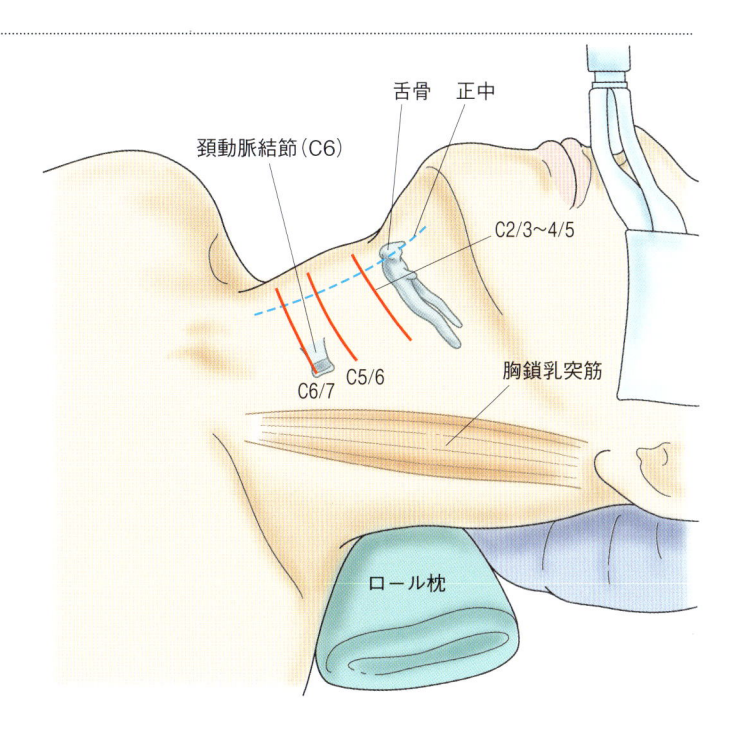

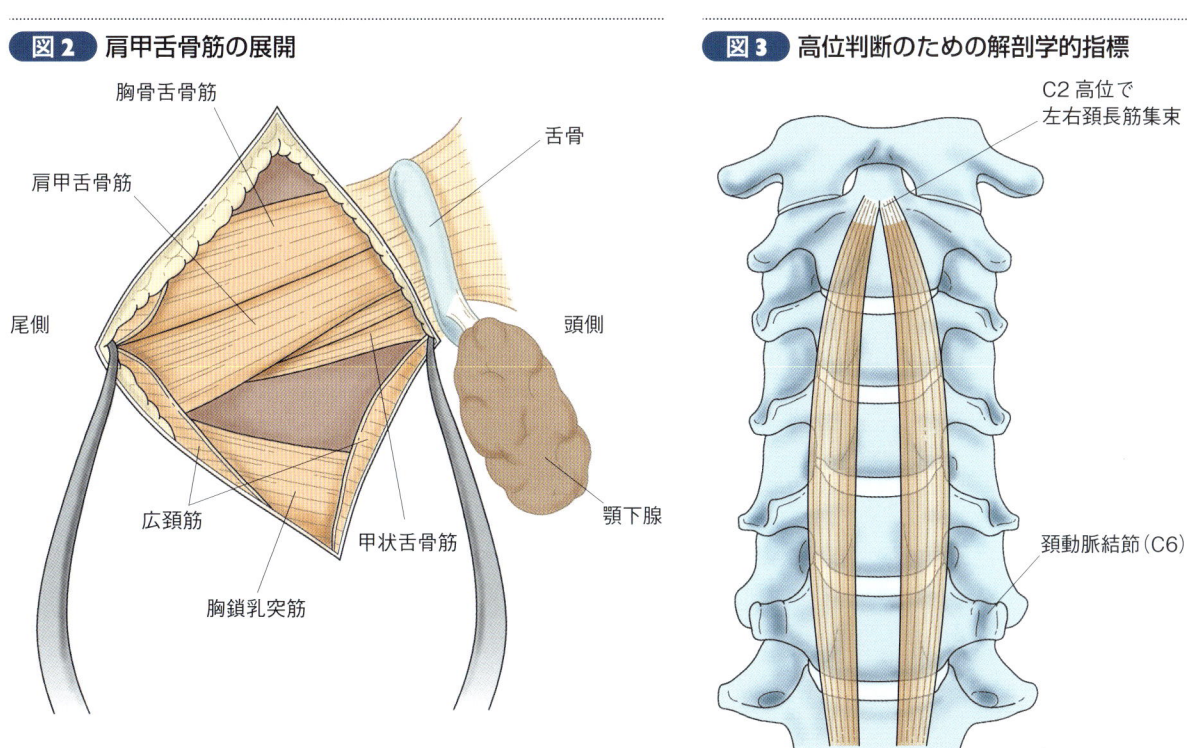

図2 肩甲舌骨筋の展開

図3 高位判断のための解剖学的指標

- 肩甲舌骨筋（omohyoid）の筋腹表層の浅頚筋膜を電気メスにて切開して肩甲舌骨筋を露出する．肩甲舌骨筋の内側縁を頭尾側方向に展開する．C3/4 や C2/3 へのアプローチの際には舌骨付着部付近まで展開が必要となる（図2）．
- 甲状舌骨筋の外側から指で椎体前面を触れて，椎体前面まで達しうる高さの扁平鉤を用いて気管および食道を内側に軽く引く．鉤を第2助手に把持させる．
- この段階で膜様組織に囲まれて横走する動静脈を，鋏（メッツェンバーム）を用いて露出する．横走する動脈（上甲状腺動脈）は結紮処理する．この際に伴走する神経（上喉頭神経）をできる限り温存する．

C．前方除圧・固定術

- 尾側は肩甲舌骨筋と胸鎖乳突筋の間を展開する．
- 扁平鉤をかけ直して内側に気管および食道をよけ，別の扁平鉤を頭側にかけて椎体前面を展開する．複数枚ある椎体前鞘を鋭的に切開して椎体前面を完全に露出する．
- 頚動脈結節（C6）や前方骨棘形態，C2高位での左右の頚長筋集束などにより高位を判断（図3）し，手術高位の椎間（2椎間以上では最頭側椎間）に15 mmの深さで折り曲げた23 Gの針をメルクマールとして刺入する．側面XP撮影により，高位の確認と同時に椎体前後径の確認を行う．

> **注意ポイント ①**
> 
> 皮切位置は舌骨位置を基準に決める．C3/4やC2/3高位を手術範囲に含む場合には，低く（尾側寄りに）ならないように特に留意する．

> **注意ポイント ②**
> 
> 食道を扁平鉤でよける際には，確実に食道がよけられていること，鉤の先が椎体前面に達していることが重要．左右の頚長筋により正中を確認する．

②採骨（「骨採取法」の項参照）
- X-P現像を待つ間に左腸骨より移植骨を全層で採取する．通常1椎間症例では幅8-10 mm，2椎間症例では幅22-30 mm，程度あれば十分である．移植骨の深さが12 mmを超えないよう留意する．
- 移植骨を直方体に成形する．

③頚長筋の剥離と開創器および椎間開大器の設置
- メルクマール撮影による高位確認終了後，手術椎間の両側頚長筋剥離を行う．各椎体高位で頚長筋内側から横突起（前結節）に移行する部分を越えるまで電気メスで椎体からの出血を止めながら丁寧に剥離する．椎間板高位は神経鉤を用いて鈍的に剥離し，緊張して残る線維組織のみ電気メスで切離する．
- 椎体前方の骨棘形成が著しい場合には開創器設置に先立って骨鉗子にて切除して本来の椎体前面の高さに成形する．
- 頚椎前方手術用開創器を用い，適切な長さの有爪の鉤を確実に頚長筋深部に挿入固定する．鉤が外れる原因となるので必要以上に開くべきではない．
- 筆者らは椎間開大にはCasperの椎間開大器を使用している．頭尾側椎体にそれぞれ椎間板にできる限り平行となるよう開大器のスクリューを刺入，設置する．

> **注意ポイント ③**
> 
> 各椎体高位で横突起に至るまで頚長筋を十分に剥離することにより初めて，Luschka関節および椎骨動脈のオリエンテーションが可能となる．

④椎間板切除と椎体亜全摘
- No.15のメスを用いて椎間板切除を行う．椎間板尾側から開始し外側に向けて進め，Luschka関節（鉤椎関節）に達したら折り返して頭側にメスを入れる．鋭匙と小骨鉗子にて椎間板組織を掻爬する．Luschka関節内の椎間板組織を除去して関節の立ち上がりがはっきりと確認できるようにすることがオリエンテーション上，大切である．
- 椎間板内を奥まで観察可能となるように，頭側椎体の前下縁を2-3 mm程度削り除去する．この操作によりほとんど終板を削ることなく除圧操作が可能となる．
- 1椎間症例においては，頭側椎体後下縁の骨棘を除去後に正中部の後縦靱帯下に曲の鋭匙を入れて内部を水平方向に探る．この際に，ヘルニア症例では後縦靱帯の浅・深2層間からヘルニア塊がみつかることが

**図4** 椎体亜全摘と後縦靱帯切開

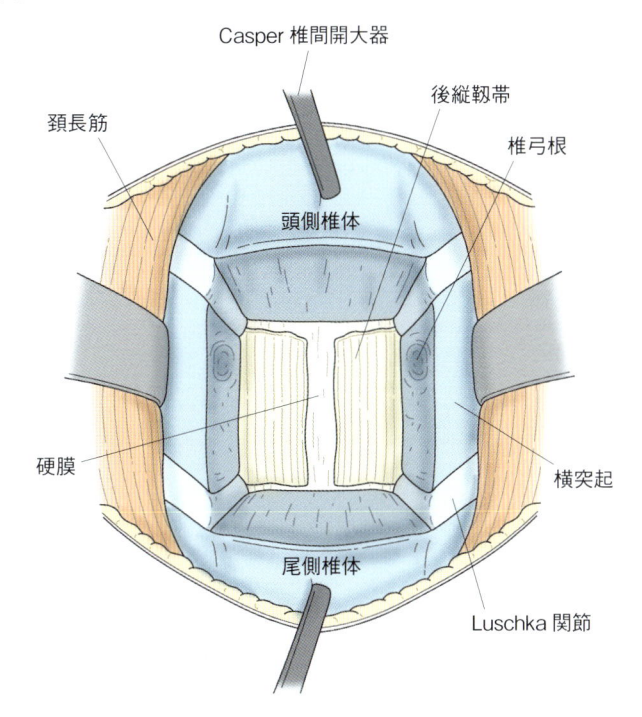

（図中ラベル：Casper 椎間開大器／後縦靱帯／椎弓根／頚長筋／頭側椎体／硬膜／横突起／尾側椎体／Luschka 関節）

多い．後縦靱帯深層の下に鋭匙を入れ，ケリソンパンチにて外側に向けて後縦靱帯を切離する．最外側部では硬膜外静脈からの出血に留意し，出血があればコラーゲンシートなどを用いて止血を行う．

- 2椎間症例においては，椎体亜全摘を行う．まず，スチールバーを用いて椎体の2カ所に深さ10-12 mm程度の穴を掘り，骨鉗子にてその深さまで速やかに椎体亜全摘を行い，骨ロウによる止血を行う．Luschka関節内側を外側縁として箱形に開削する．椎間板高位の骨棘をスチールバーで摘除してから，ダイヤモンドバーに替えて後縦靱帯を露出させる．後縦靱帯表面の出血はバイポーラ止血鉗子で行う．深部の左右幅は椎弓根を指標とし，必要に応じて開削を外側に拡げる．十分な幅で後縦靱帯が露出できてから，鋭匙とメスを用いて後縦靱帯を正中切開し硬膜を確認する．頭側椎体下縁で後縦靱帯横切を行い，尾側椎体上縁の横切は必要に応じて追加する（図4）．

> **注意ポイント 4**
>
> 除圧幅に関して開削時はLuschka関節を指標とし，後縦靱帯に達した後は左右の椎弓根を指標とするとよい．

### ⑤骨移植

- プレートを併用しない場合には採骨した腸骨をinlay graftとすることにより，移植骨と椎体が噛み込むようになって脱転を防ぐ方法を選択している[1]．
- プレートを併用する場合には，開大器を緩めた際にちょうど合う大きさに移植骨を採型する．皮質骨同士が接触するように骨移植し，開大器を外してプレート固定を行う．

> **注意ポイント 5**
>
> 移植骨が大きすぎると術後の脱転をきたしやすい．Casper開大器で開大時には容易に移植骨を取り出せる程度の大きさがよい．

⑥プレート固定
- 筆者らは，プレート・スクリュー関連トラブルが少なく，骨に荷重がかかって骨癒合促進効果が期待できる dynamic plate を使用している．スクリューは術中のメルクマール撮影（15 mm で曲げた針を使用）を元に長さを決定する．特に骨粗鬆症のある高齢者では可能な限り長いスクリューを用いる．

⑦閉創
- 椎体前面に閉鎖式吸引ドレーンを留置し，気管を軽く右側より押して正中に戻す．広頚筋と皮下を縫合し，皮膚はテープまたはボンド固定する．

### 5）注意すべき合併症

①食道損傷
②椎骨動脈損傷
③嚥下障害
④誤嚥性肺炎
⑤移植骨脱転

### 6）後療法

- 術後 12-24 時間程度でドレーンを抜去し，ポリネックカラーを装着して座位を許可する．
- 翌日より飲水許可し，問題ないことを確認してから食事を開始する．
- 立位および歩行開始時期は採骨部痛や脊髄症の程度により決める．
- 離床後早期に X 線撮影を行い，移植骨位置と後咽頭腔の腫脹程度を確認する．
- カラー固定は，移植骨と移植母床との間の dynamization が落ち着くまで続ける（1 週間-1 カ月間）．

## b  3 椎間以上の前方除圧・固定術[2]

### 1）適応疾患

- 頚椎症性脊髄症（多椎間狭窄例）
- 頚椎後縦靱帯骨化症（連続亜全摘を要さない多椎間狭窄例）

### 2）術前準備

- 術当日抜管をしないために経鼻挿管とすること以外は，「2 椎間までの前方除圧・固定術」と同じである．

### 3）手術体位

- 「2 椎間までの前方除圧・固定術」と同じである．

### 4）手術手技

- 皮切は最頭側椎間が展開しやすい位置が適当である．横切開で C2-C7 までの展開が可能であるが，C6/7 を除圧範囲に含む場合には甲状舌骨筋を切離すれば展開がより容易になる．
- Casper の椎間開大器を用いて除圧を行い，骨移植施行後に他椎間除圧のために椎間開大器のスクリューを入れ替えて同様の手技を行う．
- プレート固定には，椎体の弯曲にあった形状のプレートを用いて行う．スクリューは頭尾側椎体の他に間に残した椎体にも刺入する（図 5）．

図5 4椎間症例の術後 X-P と創部状態

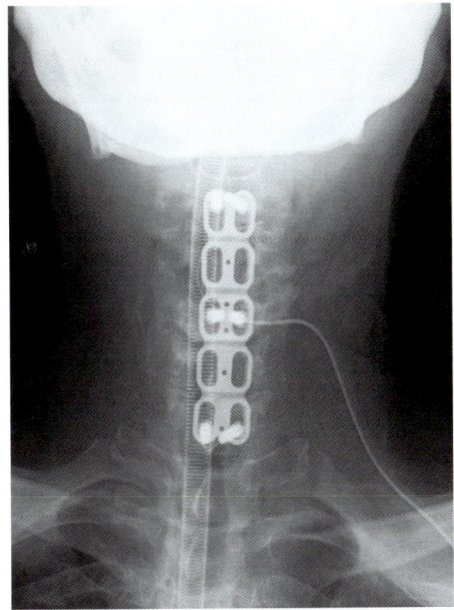

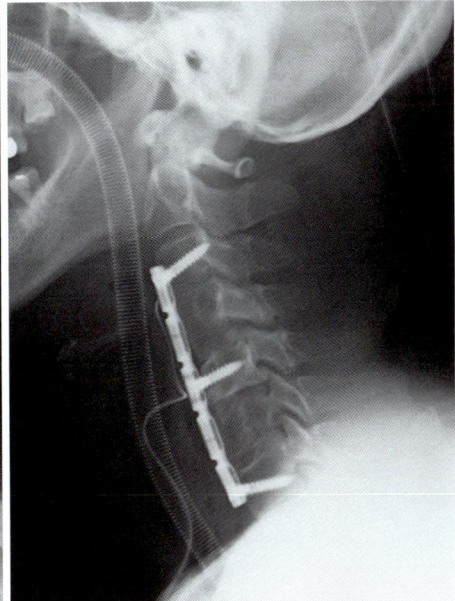

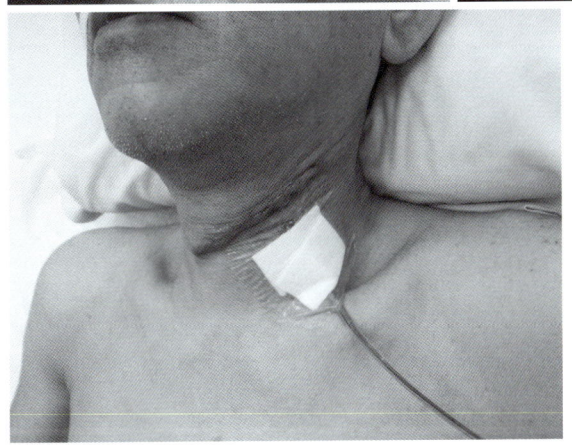

### 5) 注意すべき合併症

- 「2 椎間までの前方除圧・固定術」と同じであるが，椎間数が増すごとに嚥下障害や誤嚥性肺炎の合併率は高くなる．

### 6) 後療法

- 翌日，X 線像にて後咽頭腫張なく air leak test（cuff を緩めてチューブ先を塞いだ状態で呼気がチューブ周囲からもれる）にて気道狭窄がないことを確認してから抜管する．
- 飲水は術 2 日より開始し，問題なければ食事を開始する．
- カラー固定は 1-2 カ月間行う．

## C  連続椎体亜全摘と腓骨移植による前方除圧・固定術

### 1）適応疾患

- 頚椎後縦靱帯骨化症
- 原発性脊椎腫瘍

### 2）術前準備

- 「3椎間以上の前方除圧・固定術」と同様の術前準備に加えて，術後に装着するハローベストについてのオリエンテーションを十分に行う．ベスト専用の下着を複数枚準備してもらう．

### 3）手術体位

- 麻酔導入後にハローリング（ハロークラウン）を装着する．頭部をメイフィールド Mayfield の馬蹄型ヘッドレストにのせて体幹をテープ固定し，ベッドの頭側挙上を行う．
- 軽く下顎挙上した状態で頚椎が中間位となるように馬蹄の位置を調整して 2 kg 程度の重錘で頭側に持続牽引する（図 6）．術前レントゲン側面像を撮影して alignment を確認する．
- 通常，左腓骨から骨移植するので左大腿に駆血帯を巻いておく．腓骨小頭および外顆の後縁を結んだ線上の中央部に必要な幅の皮切予定線をマークする．

**図 6　頭部牽引による手術体位**

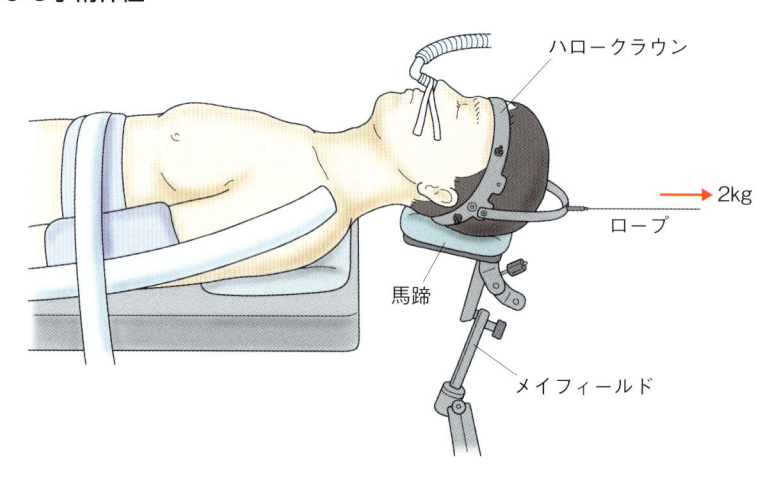

### 4）手術手技

以下，頚椎後縦靱帯骨化症に対する手術手技に関して記載[3]．

- 「3椎間以上の前方除圧・固定術」と同様に必要な範囲の椎体を展開する．
- メルクマール撮影の現像を待つ間に腓骨をすぐに採れるように展開しておく．
- 頚長筋の剝離を十分に行い，左右方向には有爪，頭尾側方向へは無爪の頚椎前方手術用開創器を設置する．
- 除圧が必要な範囲の椎体連続亜全摘を頭側椎体から順に行う．骨化巣摘出のために除圧幅は通常 20 mm 以上必要となる．
- 予定除圧範囲全体が椎体後面まで開削できたら，ダイヤモンドバーに替えて顕微鏡視下に骨化巣の菲薄化

図7 後縦靱帯骨化巣の菲薄化

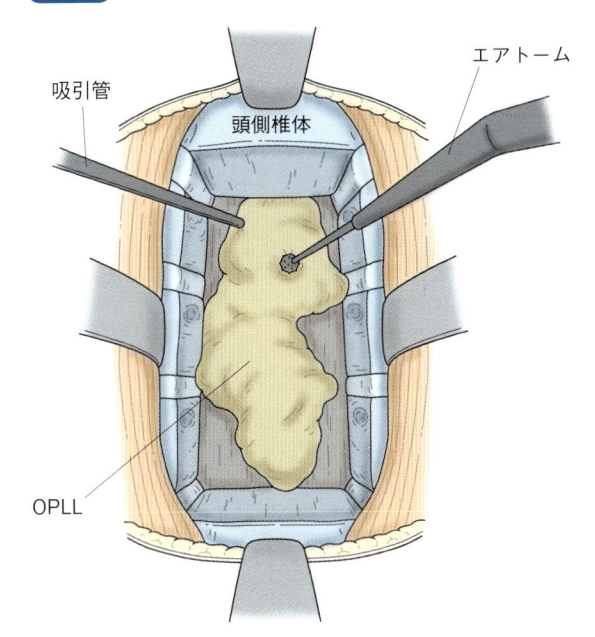

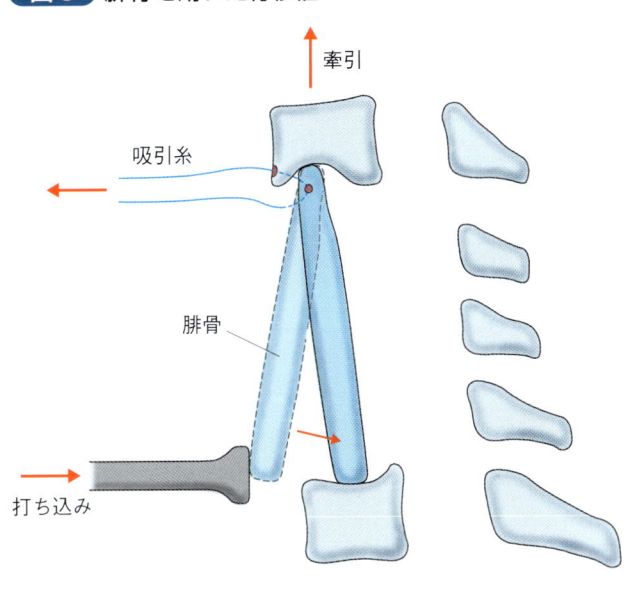

図8 腓骨を用いた骨移植

を行う．
- 骨化巣は椎体より硬く黄味がかっており辺縁から出血しやすいため，開削を進めるうちに全体像が明らかになる．椎間レベルでは外側に大きく張り出していることが多く，十分に外側まで骨化巣を露出させることが必要となる．正中部で厚くなっていることが多いため，船底型に掘り進めることになるが全体的に菲薄化して辺縁が厚く残らないように留意する（図7）．
- 骨化巣が紙のように菲薄化できると，深い船底状の骨化巣が徐々に浅く平らに浮き上がってくるのがわかる．その段階で1-2 mmのケリソンパンチを用いて丁寧に骨化巣を摘除する．骨化占拠率が高い部位では硬膜欠損がみられるが，くも膜は骨化巣と癒着せずに残っているので丁寧に骨化巣のみを取り除くことで髄液漏は最小限に抑えられる．骨化巣の菲薄化と浮上ができていれば，必ずしも摘出にこだわる必要はない．髄液漏があれば除圧完了後にフィブリン糊を薄く散布する．
- 腓骨の移植母床として頭側椎体の前方よりに移植骨が収まる小指先端が入る程度に終板を削る．また，椎体前方に移植骨を縫合固定する孔を穿孔鉗子にて開けておく．尾側椎体は後方が深くなるように傾斜をつけて母床作製する．1.0 mm径のキルシュナー鋼線を移植骨が入る長さに曲げ，ハロークラウンに軽く牽引を加えた状態で母床にはめ込んで牽引をやめると適度に噛み込む適切な長さに鋼線を加工する．
- 鋼線の長さと同じ長さで腓骨採骨を行う．移植骨は頭尾側をやや細く削って採型し，頭側側に孔を開けて吸収糸を通しておく．
- 移植骨に通した糸を頭側椎体の孔に通してから，ハロークラウンに牽引を加えて移植骨を軽く打ち込んで母床に収める．尾側が浅くならないように留意する．頭側椎体と移植骨を通しておいた吸収糸で縫合し脱転予防の補助とする（図8）．
- 椎体前面にドレーンを留置し，閉創．

➡ 注意ポイント 6

骨化巣の菲薄化に際しては，外側端まで骨化巣を露出し，骨化巣の形状を把握しながら全体を薄くしていくことが重要である．

C. 前方除圧・固定術

▶ **注意ポイント ❼**

腓骨移植にあたっては，頭側を浅く（前方寄りに）尾側を深く（後方寄りに）することで術後脱転を予防する．

## 5) 注意すべき合併症

① 「2 椎間までの前方除圧・固定術」に記載した合併症
② 髄液漏（ドレナージせずに経過観察すると数週間程度で吸収機転が働く）
③ C5 麻痺（術後 1 週内発症が多い）

## 6) 後療法

- 当日はベストを着けずに，挿管のまま人工呼吸管理としている．翌日にベストを装着してハロークラウンとの連結を行ってから，X 線側面像における後咽頭腔腫張がなく air leak test で問題なければ抜管する．
- 飲水は術 2 日から開始し，嚥下の状態をみながら食事を開始する．
- ハローベストに慣れる 4-5 日目から徐々に歩行を開始する．
- ハローベスト固定は 6-8 週程度行い，以降，骨癒合まで適宜カラー固定を行う．

▶ **文献**

1) 望月眞人, 尾崎純三, 山口満夫. Caspar cervical distractor を用いた全層腸骨 inlay graft により早期離床を試みた頸椎前方除圧固定術の成績. 脊椎・脊髄神経手術手技. 2000; 2: 26-9.
2) 望月眞人, 相庭温臣, 門田 領. 高齢者 CSM, OPLL に対する頸椎多椎間前方除圧固定術の成績. J Spine Res. 2010; 1: 1439-43.
3) 望月眞人, 山崎正志, 大河昭彦. 頸椎後縦靱帯骨化症に対する前方法手術の検討―とくに周術期合併症と骨化巣摘出および浮上の適応について―. 別冊整形外科. 2004; 45: 143-8.

<相庭温臣　望月眞人　山崎正志>

Section 2 中下位頸椎

# D-1 後方固定術：棘突起 wiring 法

## 1）適応疾患

- 頸椎前方脱臼
- 頸椎椎体骨折
- 頸椎前方固定術後偽関節

## 2）術前準備

- 神経学的所見：頸髄損傷合併例では，麻痺の正確な診断が必須である．すなわち完全麻痺なのか不全麻痺なのか，不全麻痺の程度はどの位か，また麻痺の高位はどこか，という診断は必須である．呼吸状態の把握も重要であり，そのためには肺活量測定が有用である．自発呼吸がある例でも，肺活量が 500 m$l$ 以下の例では，無気肺や肺炎などの呼吸器合併症を生じる可能性が高く，気管切開を同時に行うことが多い．Frankel A，B の重度麻痺例ほど，また，C3，C4 麻痺など高位麻痺例ほど，可及的早期に可及的短時間麻酔での手術が望ましい．
- 画像所見（XP，CT，3DCT，MRI など）：前方脱臼例では，椎間関節の嵌合程度を把握し，椎弓骨折や棘突起骨折の有無や部位を確認する．たとえば，C5 前方脱臼例で，C5 の棘突起骨折のためワイヤリングできない時には，C4 棘突起を用いる．前方脱臼例で，前方に明らかな椎間板ヘルニア存在例や椎体骨折で骨が脊柱管に大きく突出した例では，後方手術終了後に体位変換し前方除圧手術を予定する．
- 気管内挿管：筋弛緩させ喉頭展開する際に，頸椎を多少動かす必要があるが，稀であるがその操作により脊髄障害を増悪させる可能性はある．ファイバースコープを利用した挿管方法も有用であるが，最近はトラキライト（ライトの付いたスタイレット）での挿管も普及しつつある．皮膚の外から皮膚を通してスタイレット先の光を見ながらスタイレットと気管内チューブを喉頭展開せずに期間へ挿入する方法である．この方法では頸椎を中間位で挿管可能であるため，急性期頸損例ではきわめて有用な方法である．

## 3）手術体位

- 脱臼や骨折の急性期例では，Stryker 社製回転ベッドに乗せ，挿管後に頸椎安定目的で Gardner 頭蓋直達牽引を装着することが多い．牽引量は過牽引にならないよう，1-2 kg とする．回転ベッドを 180°回転させ，仰臥位から腹臥位とする．その後，脊髄モニタリング用の硬膜外電極を腰椎部に挿入しておく．手術最初の展開時に頭側へ硬膜外電極を挿入し，両者間でのモニターを開始する．通常の SEP も同時にモニターしておくが，感受性の点で，脊髄間電位モニターの方が優れており，たとえば整復操作時などの脊髄機能チェックに有用である．

**図1** 後方損傷部の展開（C4前方脱臼例）

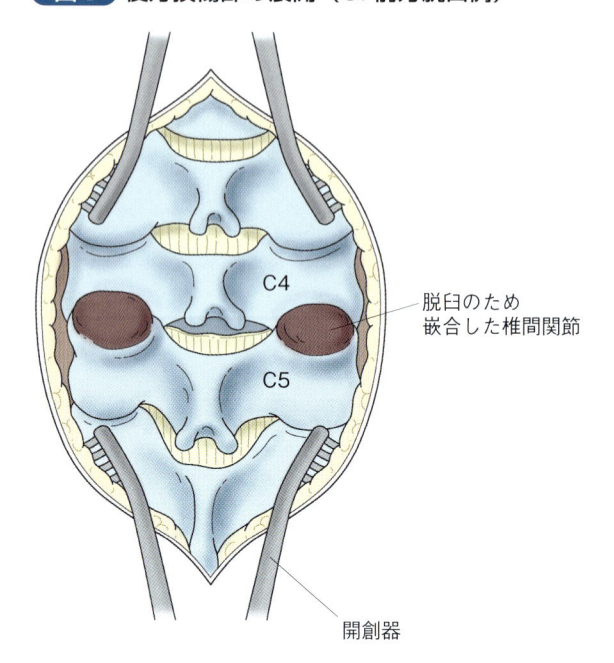

C4
C5
脱臼のため
嵌合した椎間関節
開創器

**図2** 整復準備

硬膜外電極
直角バーの電動ドリル
（棘突起基部穿孔用）
C4
C5
嵌合した椎間関節

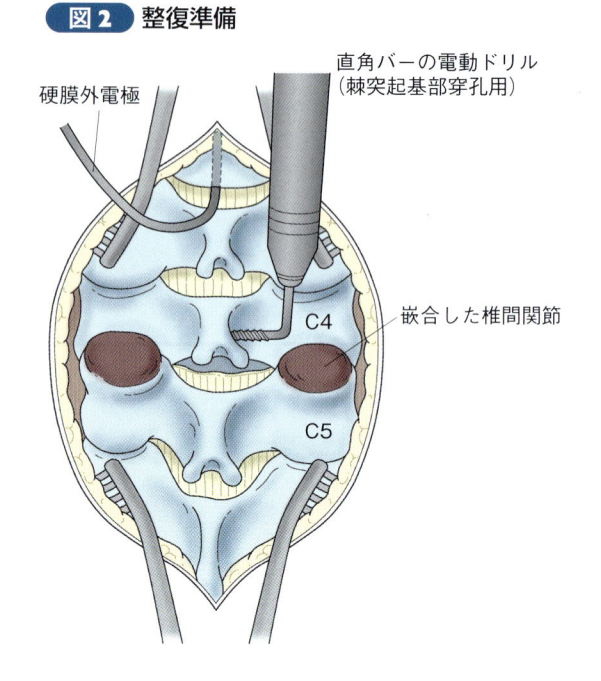

## 4) 手術手技

①皮切
- 20万-30万倍希釈したエピンフリン加生理的食塩水と1%キシロカイン液を皮下に注射する．
- 罹患椎間を中心に上下の棘突起上に正中皮膚切開を加える．

②傍脊柱筋の展開
- 傍脊柱筋を骨膜下に剝離し左右に展開する．椎弓から嵌合した椎間関節まで骨膜下に展開する．電気メスやコブエレベーターを用い，脱臼部より遠位から展開し，愛護的に行うことが必要である．たとえば，脱臼より頭側を押さえると，より前方に脱臼させる力となり，脊髄障害の原因となる．まずは，比較的安定した尾側椎弓の展開から始め，脱臼部に至り，脱臼部を越えて，頭側椎弓の展開を行う．全体的に展開できたら，開創器を設置し，脱臼部の椎間関節を外側まで展開する．椎体骨折例では，そこまで外側に展開する必要はなく，棘突起，椎弓が展開されればよい（図1）．
- 脊髄誘発電位用の電極を頭側の硬膜外に挿入し（尾側用には体位変換後，腰椎部から硬膜外に電極を挿入しておく）モニターを開始する．完全麻痺例では誘発電位の導出は困難であるが，Frankel C, D例では通常記録でき，手術中に生じる脊髄障害をある程度モニターできる．

> **注意ポイント ①**
>
> 急性期では不安定性が大きいので，挿管操作，体位変換にも注意を要する．特に損傷部位の展開は，きわめて注意深く行う必要がある．

③整復操作
- 脱臼上下の棘突起基部に電気ドリルで穴を開け（図2），この穴に直角錐を入れる．脱臼上下の棘突起に入れた錐を左右の手で持ち，少し棘突起間を広げてみる（図3）．浅い嵌合であれば，この開大操作で容易に嵌合を整復できる．深い嵌合であれば，整復阻害因子である露出した上関節突起の部分切除を行ったうえで，もう一度同様な整復操作を行う．椎間関節嵌合を整復することは，受傷後1週以内であれば比較的容易であるが，1カ月以上経過すると周辺と癒着し後方からだけでは困難となり前方解離を併用せねばなら

### 図3 整復操作

脱臼椎，下位椎各々の棘突起を図のように直角鎚で保持する．左右の手でゆっくり動かして，嵌合の深さを観察する．浅い嵌合であれば棘間を軽度開大するだけで整復できる．嵌合が深いときには上関節突起を適量切除する．整復のための力は，椎間開大，脱臼椎引き上げ，下位椎押し下げに分解される．術者が左右の手の感触でゆっくり行うことが肝要である．

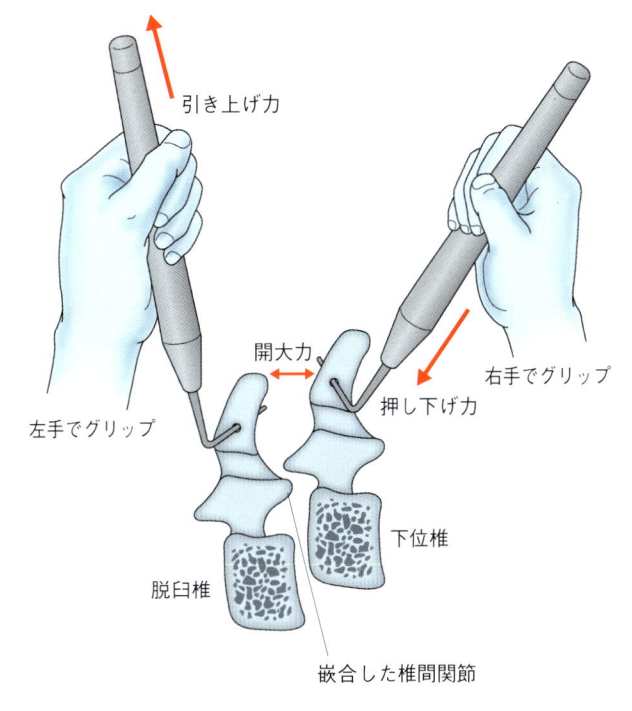

ない．

> **注意ポイント❷**
> 棘突起を骨折させないように，丁寧に展開する．棘突起のなるべく基部に，電動ドリルで穴を開ける．この穴は整復時にも用いるし，固定用1mmワイヤーの通過場所でもある．

④後方固定

- ワイヤリングには，1.0mm径のチタンワイヤーを用いている．棘突起に開けた穴を通して棘突起を締め付けるように回し，棘突起を把持し，棘間を通過させ下位棘突起に同様にワイヤーを回して締結する（図4）．ワイヤーは『8』の字をイメージして，『8』の字様に通して締結する．締結にはワイヤーツイスターがきわめて有用である（図5）．この棘突起ワイヤリングだけでも，脱臼椎の不安定性は，ほとんどなくなり安定化するが，さらに腸骨から採骨した骨を板状としワイヤーを通す穴を開け，左右から1枚ずつ棘突起を挟み込むようにし棘突起にワイヤーで固定する（サンドイッチ固定 図6）．この移植骨のワイヤー固定は移植骨の固定だけでなく，回旋に対する抑止としても有効である（図7）．2椎間以上の多固定必要例の場合にも，同様に棘突起ワイヤリングとサンドイッチ固定を行う（図8）．
- 自家腸骨の替わりに，人工骨やチタンの板状ブロックを用いることも可能であり（図9），これによりさらに固定力を強化でき，採骨が不要となり手術侵襲を減少できる．
- ワイヤリングのポイントは，棘突起に開ける穴を丁寧に開けること，ワイヤーを閉め過ぎて，カットアウトしないことであろう．特にC3，C4の棘突起は小さいので，注意を要する．

> **注意ポイント❸**
> 通常，1mmワイヤーを3本使用することになるので，過度な力は，骨折などの原因となり，カットアウトの原因となる．ワイヤーの締結は，適度な力で行うことが重要である．

**図4** 棘突起ワイヤリング

直径1mmのワイヤーを棘突起に通し，しっかり締めて棘突起を把持する．

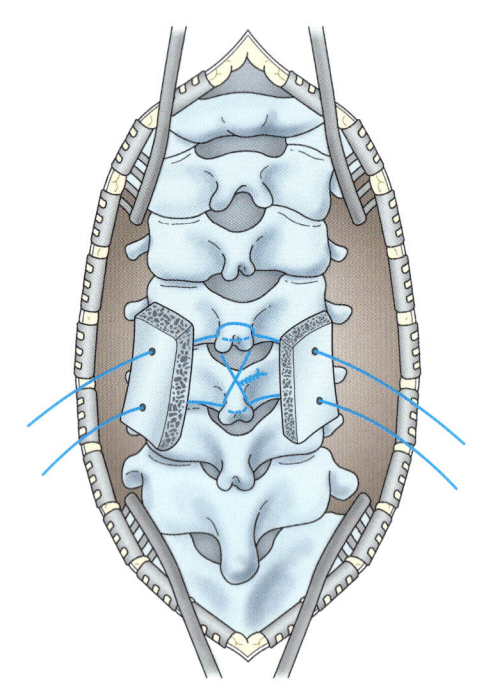

**図5** ワイヤーの締結

ワイヤーツイスター

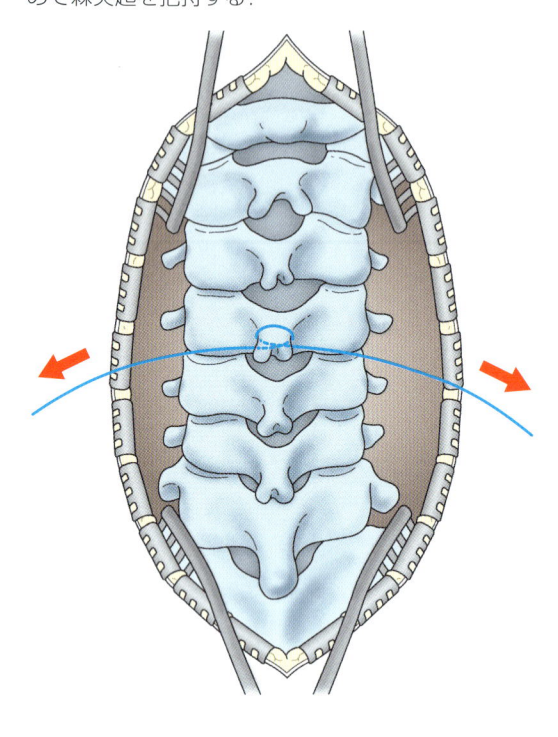

**図6** サンドイッチ状骨移植

固定範囲の椎弓，棘突起にエアトームで簡単にdecorticationし，2枚の矩形半層骨を棘突起にワイヤーで固定する．

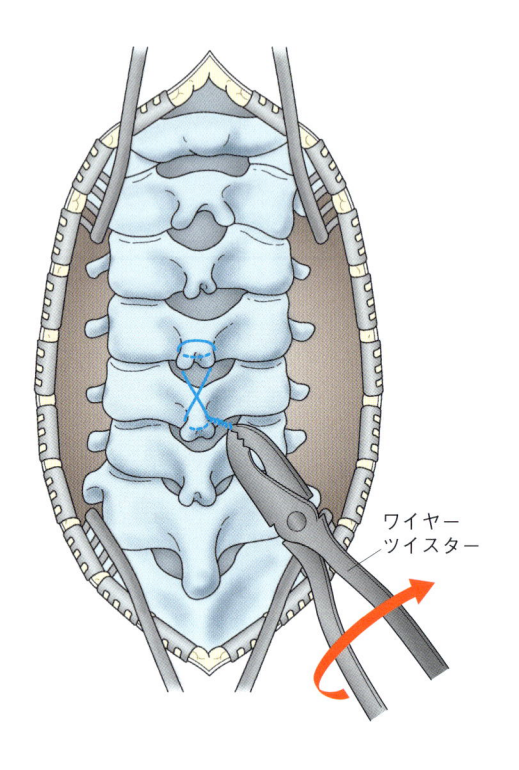

**図7** 後方固定完成図

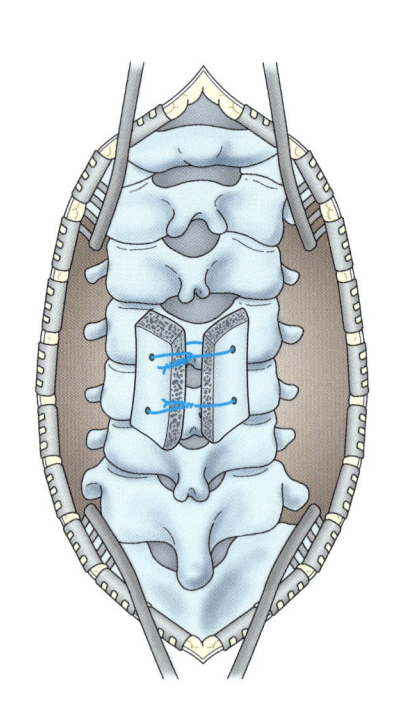

Section 2　中下位頚椎

**図8** 2椎間固定の場合

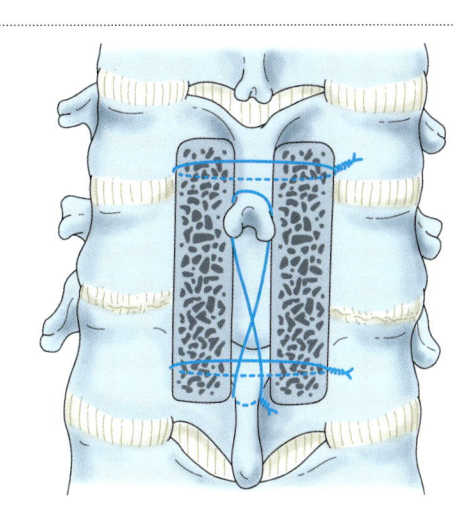

**図9** 人工材料を用いたワイヤリング固定

カマボコ形の人工骨やチタン製ブロックを用いワイヤーで棘突起に締結する．
局所の回旋防止力となる．

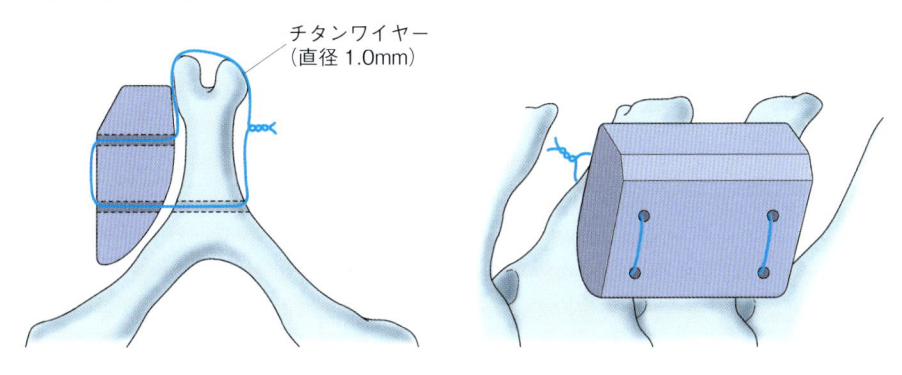

チタンワイヤー
（直径1.0mm）

## 5）後療法

- 側臥位などの体位変換は手術直後から，頸椎カラーを装着し開始している．翌日には起座を開始し，ベッドサイドでのリハビリ（関節可動，筋力増強，肺理学療法など）を行っている．術後1-2週以内には車椅子乗車を開始している．2-3週で，たとえ完全麻痺例であっても起立訓練を行っている．頸椎カラーは通常6-8週で除去している．

〈植田尊善〉

Section 2 中下位頚椎

# D-2 後方固定術：外側塊スクリュー固定法

### 1) 適応疾患

- 関節リウマチに伴う後弯変形や不安定症
- 後弯変形・不安定性に基づく脊髄症
- 椎弓切除術後あるいは椎弓形成術後の後弯変形・不安定症

### 2) 術前準備

- 術前に後屈位で矯正位が取れる場合にはこれも含めて側面 X 線像を撮影しておき固定肢位の参考とする．
- 後頭骨を含めた固定術を予定している場合には，予定する固定肢位で飲食などの日常動作を無理なく行えるかどうかを確認する．
- 固定範囲によっては後頭部の剃髪を要する場合がある．剃髪範囲が狭くて手術時に不十分な展開となることを避ける．
- 術前にハローベストによる固定などで入浴ができない場合には，術野のスクラブなどで清潔を保つ．

### 3) 手術体位

- 固定術を予定している症例では頚椎に不安定性がある場合が多いので，麻酔導入後の体位変換で頚椎が動かないように行う．
- 頭蓋固定器を装着し，これを保持しながら頚椎に屈伸・回旋が加わらないように頭部と体幹を一体として体位変換を行う．
- 体位をとったら側面単純 X 線像を撮影し，アライメントを確認・調整する．
- ハローベストを装着している場合は，腹臥位としてからハローリングを手術台に固定し，側面単純 X 線像で確認・調整後，ベストの後方部分を除去する（図 1）．

### 4) 手術手技

①皮切
- 項部正中の縦切開とするが，皮切前に皮下にボスミン添加生理食塩水（20 万倍希釈）を浸潤させて出血量

**図 1** ハローベスト装着症例での手術体位

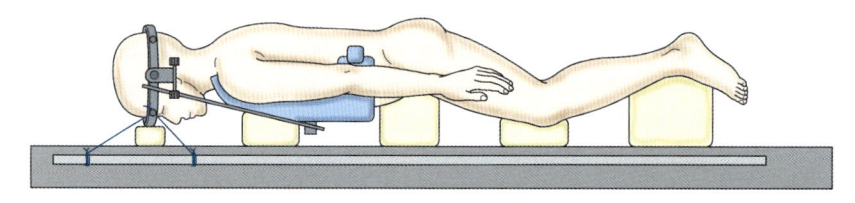

**図2** 後方正中アプローチ

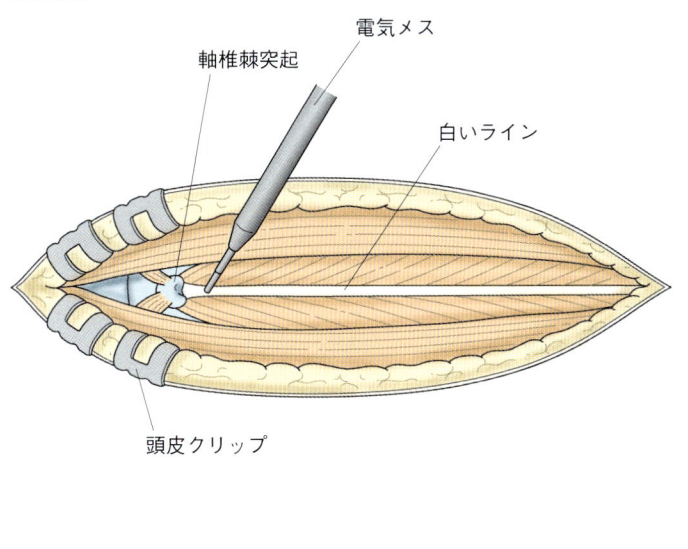

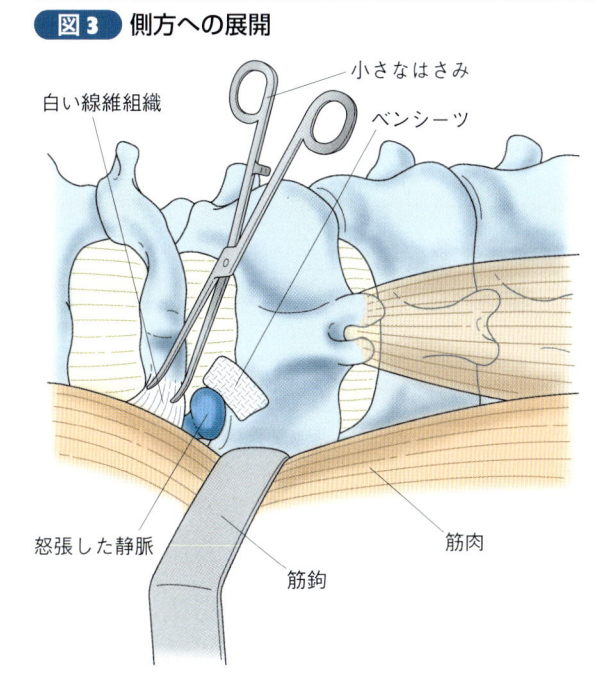

- 軸椎棘突起
- 電気メス
- 白いライン
- 頭皮クリップ

**図3** 側方への展開

- 白い線維組織
- 小さなはさみ
- ベンシーツ
- 怒張した静脈
- 筋鉤
- 筋肉

を減少させる．
- 後頭部まで展開する場合には皮下から出血しやすいので，頭皮クリップを使用する．

②傍脊柱筋の展開
- 筋膜の深さで中央に白くみえている項靱帯の中央を電気メスで切開する（図2）．中央を外れて筋肉がみえると出血する．
- 不安定頚椎では骨から筋肉を剥離する時に下方への力がかかることでアライメントの変化や脱臼が生じる可能性がある．コブやラスパトリウムによる剥離では頚椎に力がかかる場合には電気メスを使用する．
- 環椎は中央部に筋が付着しており，この部分から左右1cmまで後弓に沿って剥離する．軸椎棘突起に付着する筋群は一塊となるように骨付着部から剥離する．
- 後頭骨は中央から左右へ2cm程度剥離する．後頭骨・環椎・軸椎の椎弓間側方には太い静脈が露出してきて損傷しやすい．筋鉤の先で筋肉を側方へやさしく牽引し，骨と骨膜の境界となっている白い線維性組織をメス，ハサミで慎重に切離する（図3）．

③スクリュー刺入孔の作成
- 頚椎では除圧を行い硬膜が露出した後にスクリュー孔を作成すると，器具が硬膜に触れる危険があり操作が行いにくいことがある．しかしスクリューを刺入してから除圧を行うのはインストゥルメンテーションの種類によっては難しい場合もある．
- 除圧前にスクリュー孔を作成し，タッピングまで行っておくか，スクリューを半分くらいの深さまで刺入した後に抜去しておいて除圧するのが現実的である．
- 基本的に外側塊スクリューの刺入孔は一列に並ぶ（図4）．
- 軸椎は形状から外側塊スクリューが刺入しにくく環軸椎側方関節貫通経路（Magerl法）で関節面を貫通する手前で止める方法が利用できる（図4）．
- 固定が上位胸椎に及ぶ場合には，椎弓根スクリューがアンカーとして用いられ，頚椎の外側塊スクリュー孔と並びにくい場合には椎弓根スクリューと外側塊スクリューの間にスクリューを刺入しない椎骨を設定する（図4）．

**図4** スクリュー刺入孔の作成

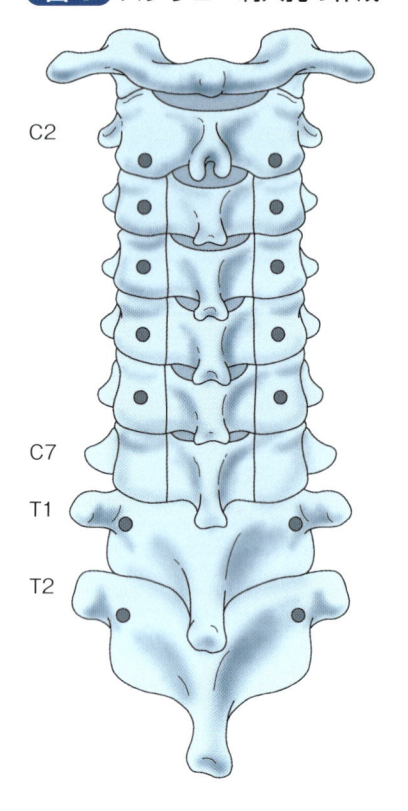

**図5** アライメントに応じたロッドの成型

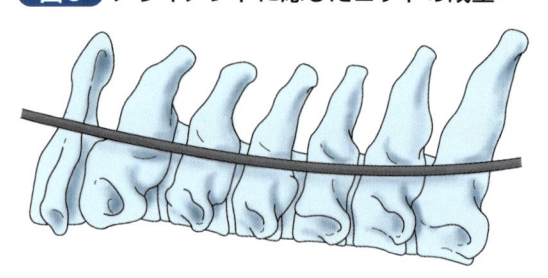

**図6** ロッドを後頭骨プレートに連結してアライメントを確認

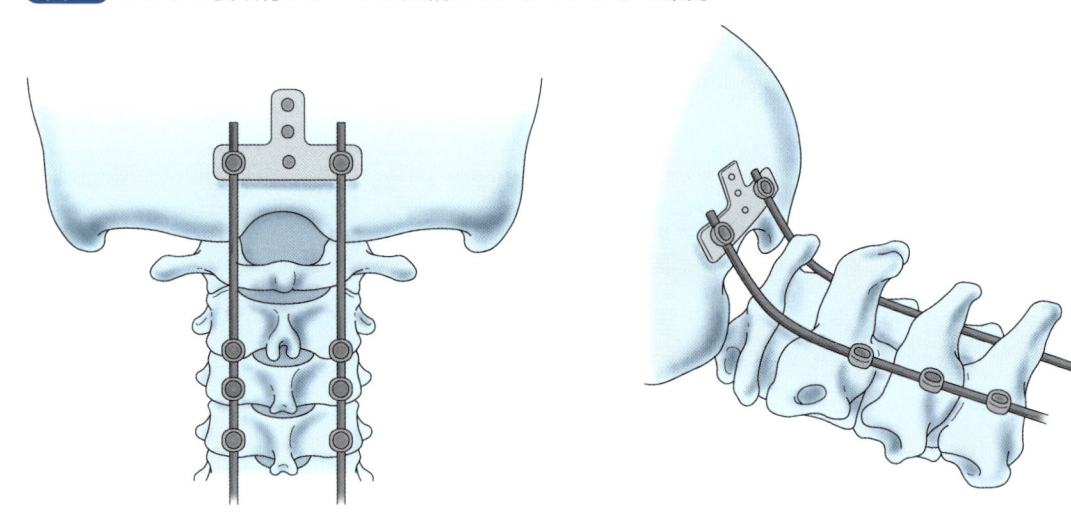

④ロッドの成形

- 術前に固定肢位での側面単純X線像で確認できれば，あらかじめロッドを成形して滅菌しておいてもよいが，やわらかいトライアルロッドを術野で成形し，これに合わせて本物のロッドを成形するのが一般的である．
- 使用するインストゥルメンテーションに合わせて椎弓から浮かせるか，あるいは接するかを考慮して調整し，術野にあてがって確認する（図5）．後頭骨からの固定では，後頭骨に仮止めした状態でロッドが適切な位置にくるかを確認しておく．
- ロッドと後頭骨プレートを連結するタイプは，自由度が大きく使いやすい（図6）．

**図7** 横断面での外側塊スクリュー刺入方向

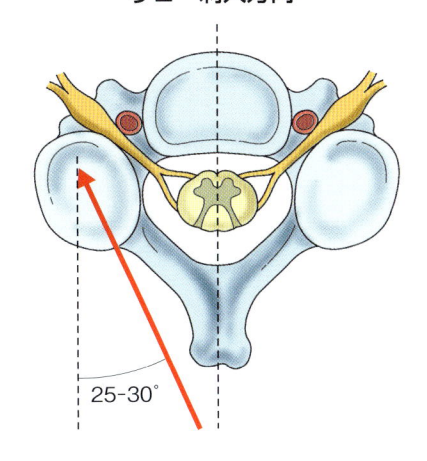

**図8** 側面での外側塊スクリュー刺入方向

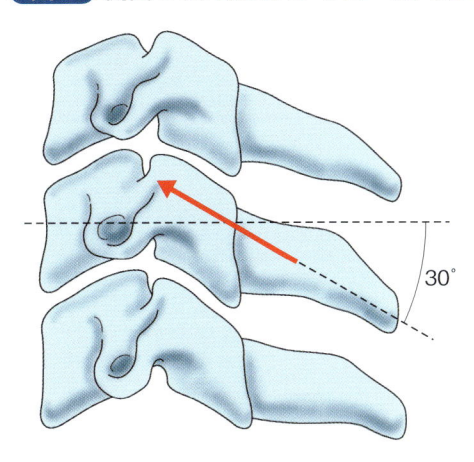

**図9** 術野での外側塊スクリュー刺入方向

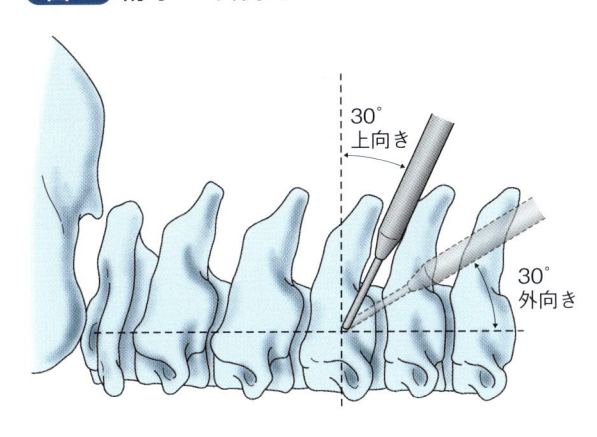

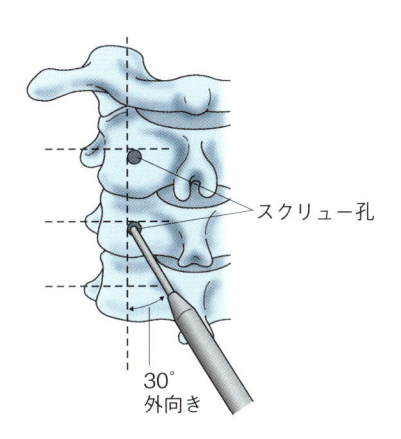

⑤除圧操作
- 除圧は椎弓切除術あるいは椎弓形成術を行うが，椎弓形成術では形成椎弓が固定器具に当たる可能性があるので手術計画を立てる時に考慮する．
- 除圧後は固定器具や手術器具が脊髄を圧迫しないように注意を払う．

⑥スクリュー刺入
- 外側塊スクリューの刺入点・刺入方法は発表者により少しずつ異なる．筆者は外側塊中央部やや内側尾側から30°上向き・30°外向きで刺入している（図7-9）．
- 刺入口は十分な広さにオウルかエアードリルであける．
- プローブで穿孔するが，頚椎柱のたわみに常に注意し，プローブでの穿孔で局所に変形が生じるようならドリルの使用も考慮する（ドリルは前方骨皮質貫通時に軟部組織を巻き込むリスクがあるのでできるだけパワーツールの使用は控える）．
- 骨粗鬆症症例では，ドリルで穿孔すると孔内の骨屑を削り取ってしまうのでプローブで孔内に骨屑を残す方がスクリューの固定性は良好と考えられる（図10）．
- 外側塊スクリューでは前方の骨皮質を貫通することを原則とする．
- 頭側端・尾側端のスクリューを除けば椎間関節貫通スクリューを併用することができる．椎間関節貫通スクリューは3枚あるいは4枚の骨皮質を貫通するため固定力があり，ロッド設置後にも刺入可能である（図11）．

**図10** ドリルとプローベの違い

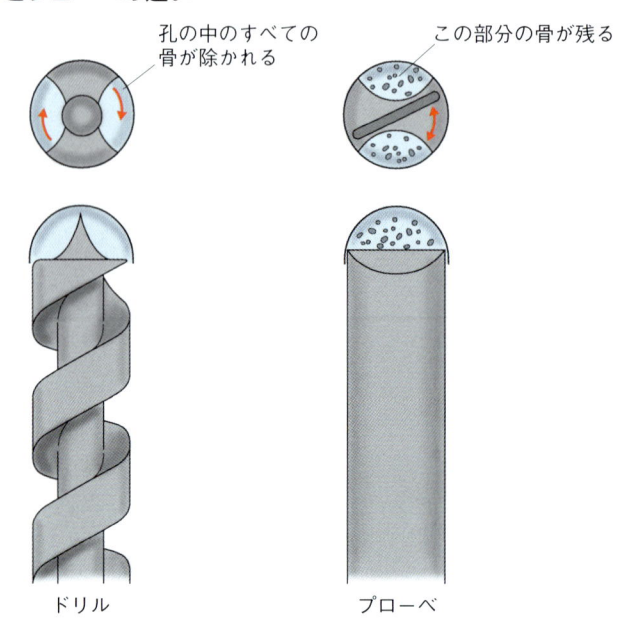

孔の中のすべての骨が除かれる

この部分の骨が残る

ドリル　　プローベ

**図11** 椎間関節貫通スクリュー

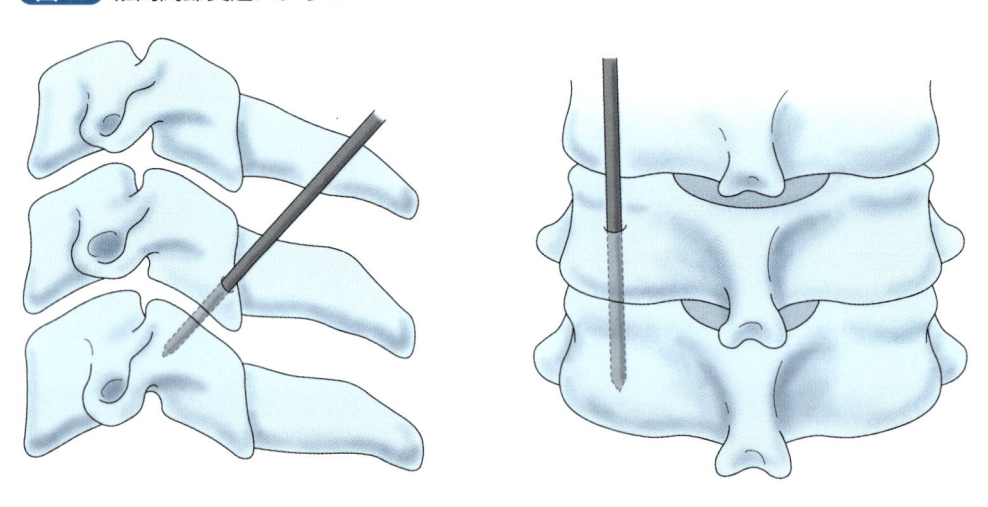

- 外側塊スクリューや椎間関節貫通スクリューは個々のスクリューの固定性は椎弓根スクリューに劣ると思われるが，スクリューとロッドやプレートの連結部位が固定されるシステムを選んで多くのスクリューを使用し，左右のロッドを連結すれば全体としての固定力は強固である（図12）．

⑦ロッドの設置
- 成形したロッドを設置し，スクリューと連結する（図13）．後頭骨から固定する場合には仮合わせを十分行った後に，頚椎に刺入したスクリューとロッドをゆるく連結し，この連結には自由度を残したままで後頭骨にロッドを固定する．
- ロッドに無理な力がかかるようなら，ロッドを再形成して合わせる．

⑧フックの設置
- フックが使用できるシステムでは，スクリューとロッドを固く連結した後にフックを設置する．頚椎では上向きのフックを用いる（図14）．
- 骨粗鬆症などで1つ1つのアンカーの固定力が弱いと考えられる症例では，フックや椎弓下テーピングな

**図12** 多方向へのスクリュー設置
それぞれのスクリューの抜ける方向は異なるのでロッドで連結されていると骨質が柔かくても抜けない．

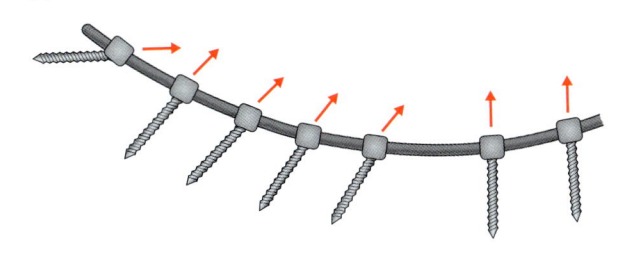

**図13** 左右のロッドの連結

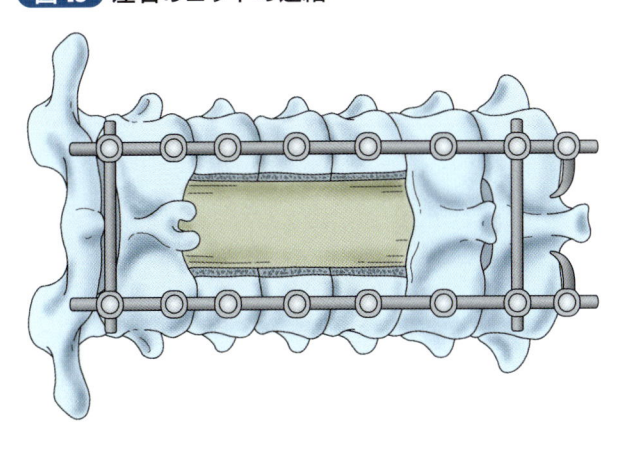

**図14** フックの利用

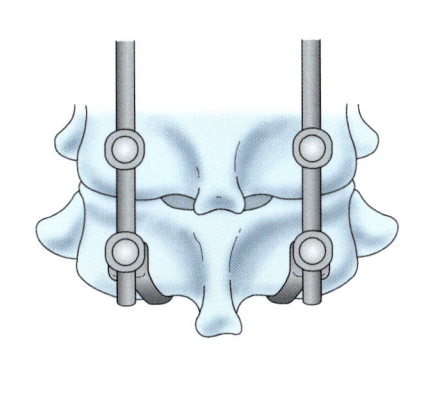

**図15** 左右で向きの異なるスクリューは固定力を高める

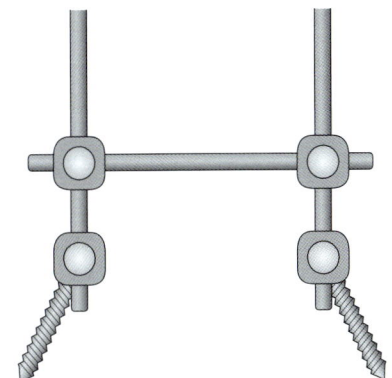

**図16** トランスバースシステムで左右のロッドを連結

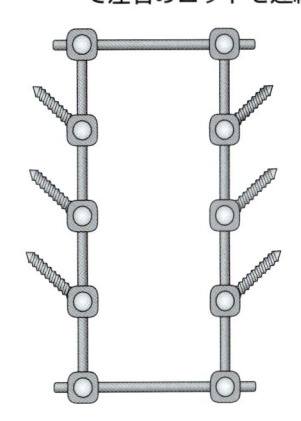

どで補強を考慮する．

⑨トランスバース設置
- トランスバースシステムで左右のロッドを連結すると，それぞれのスクリューの固定力が弱くてもスクリューの抜ける方向には動かなくなるために強固な固定となる（図15，16）．

⑩Decortications
- 椎弓・外側塊の背面および椎間関節関節面の皮質骨を削って移植母床を作成する．
- 頸椎では術中に頸椎柱に力がかかると変形するので，ノミは用いずエアードリルで decortication を行う（図17）．
- 椎弓・外側塊・棘突起の背面は 4-5 mm のダイヤモンドバーを用いて薄く皮質骨を削り取り（ピンク色になる程度），1 mm 程度のダイヤモンドバーで何カ所かに海面骨に至る小孔を作成する．
- 椎間関節は 2-3 mm のダイヤモンドバーを用いて関節軟骨を削り取る．

⑪骨移植
- 十分な洗浄後に骨移植を行う．椎間関節には海面骨を，椎弓・外側塊・棘突起背面には短冊状の移植骨を十分に移植する（図18）．
- 固定器具の設置部位によって椎間関節への骨移植が行いにくい場合には，ロッドの設置前にこの部分だけ先に骨移植を行う．
- 移植骨が除圧した硬膜上に落ち込まないように工夫がいるが，市販のフィブリン糊を移植骨の固定に用い

D-2．後方固定術：外側塊スクリュー固定法

図17 Decortication

decortication 後

図18 骨移植

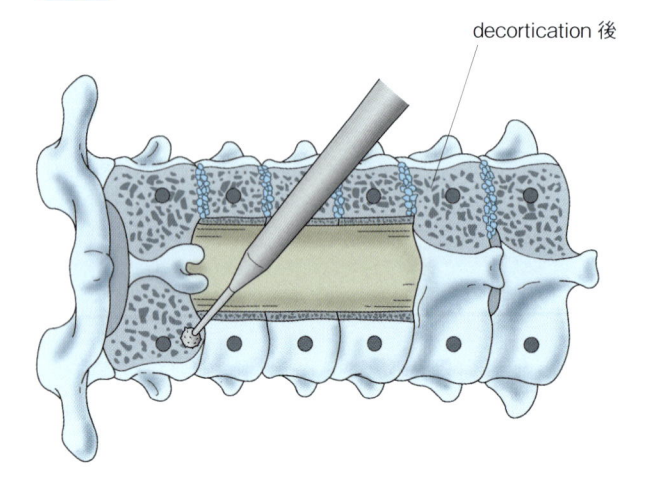

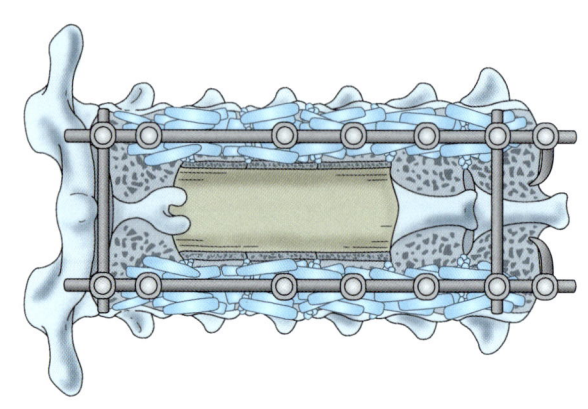

るのは血液製剤であることを考えれば避けるべきであろう（自己フィブリン糊が利用できる施設では問題ない）．

⑫閉創
- ドレーンは必ず挿入する．棘突起に付着していた左右の筋を軽く縫合し，筋膜・皮下・皮膚を縫合して終了する．

### 5）注意すべき合併症

①硬膜損傷・脊髄損傷
- 除圧した硬膜・脊髄と隣接した部位でスクリューやロッドの設置を行うために，手術器具による損傷には常に注意する．
- 除圧前にできる操作はなるべく除圧を行う前に済ませておく（スクリュー刺入孔の作成・ロッドの成型）．

②椎骨動脈損傷
- スクリューの方向から外側塊スクリューでは起こりにくいが，椎間関節に変形性関節症による変形がある場合などはリスクがある．椎骨動脈の位置については常にイメージしておく必要がある．

③神経根損傷
- 外側塊スクリューが反対側の骨皮質を貫く部位に近く神経根が存在する．パワーツールで刺入孔を開けると神経根を巻き込むリスクがある．
- スクリューの長さが長すぎないように注意する．

④悪いアライメントでの固定
- ロッド設置前にわずかな不適合とみえても悪いアライメントでの固定になることがある．
- ロッドは予定のアライメントになるように成形するが，術中体位で理想的なアライメントであればこれにぴったりくるようにロッドの成形を行う．

⑤硬膜外血腫
- すべての脊椎手術に共通する合併症であり，骨移植を行っている場合にはdecorticationした部分からの出血は持続するので可能性がある．

⑥固定の破綻
- 骨質が悪い場合には，固定の破綻が生じる場合がある．アンカーとなるスクリューの本数を増やす，フックや椎弓下テーピングで補強する，トランスバースシステムを追加する，などの工夫が必要であるが，多

少の矯正損失は避けられない場合もある．

### 6) 後療法

- 術翌日からカラーを装着して離床し，歩行を開始する．
- 安定度に応じて歩行器などを使用する．
- ドレナージチューブは出血量を観察し，一般的には術後2日目に抜去する．
- カラーの着脱は座位または立位で行い，術後4-8週で除去する．

#### ▶文献

1) 冨士武史．脊椎 instrumentation―オレルードサービカルによる後頭骨頚椎固定―イラストレイテッド・サージェリー 手術編 56．脊椎脊髄．2002; 15: 967-73
2) 冨士武史．インストゥルメントの機種別手術手技 Olerud サービカル．In: 鈴木信正，中原進之介，野原 裕，編．脊椎インストゥルメンテーション 基本手技とチェックポイント．東京: メジカルビュー社; 2002．p.99-101
3) 冨士武史，金子徳寿．後頭骨頚椎後方固定術．In: 徳橋泰明，編．執刀医のためのサージカルテクニック脊椎．東京: メジカルビュー社; 2004．p.148-58．

<冨士武史>

Section 2 中下位頚椎

# D-3 後方固定術：頚椎椎弓根スクリュー固定

## 1）適応疾患

- 頚椎に明らかな不安定性を有する多くの病態[1,2]
- 特に，外傷や腫瘍による破壊のため椎弓を固定アンカーにできない例
- 同時後方除圧を有する例
- 後方除圧の既往ある例のサルベージ手術に再除圧と頚椎再建を要する例
- 後弯矯正を要する例
- 後頭頚椎固定あるいは頚胸椎固定の頚椎アンカー[3]

## 2）術前準備

- 単純側面機能撮影による椎間安定性の評価
- 斜位単純X線像による椎弓根髄腔の存在の確認
- MRI，CTで脊柱管狭窄の程度，脊髄圧迫の状態，椎弓根の形態の確認
- CT Angiography，MR Angiographyによる椎骨動脈の確認

> **注意ポイント ①**
>
> スクリュー刺入が不可能なほど小径の椎弓根は本法に禁忌である．関節リウマチの重症例では頚椎柱が短縮し，椎骨動脈が横突孔内で蛇行して孔を占拠し，椎弓根も退化して小径になっていることが多い（図1）．

- 内頚動脈系と椎骨動脈系の吻合状態（Willis動脈輪）の確認

> **注意ポイント ②**
>
> 椎骨動脈は通常，Willis動脈輪を介して内頚動脈系と交通している．このWillis動脈輪が先天的に不全状態にある例で，両側の椎骨動脈あるいは優位側の椎骨動脈が外傷や手術操作により閉塞されると，重篤な脳幹・小脳障害をきたす可能性が高い．関節リウマチや頚椎損傷では片側の椎骨動脈が閉塞していることが少なくない．その場合，開存側の椎骨動脈が損傷されると重篤な脳障害が起こりうる．MRAで椎骨動脈，Willis動脈輪の状態を確認しておくべきである．

## 3）手術体位

- 頚椎の運動性あるいは不安定性のパターンによって頚椎運動の危険性は異なるので，挿管の際どのような頚椎姿位・運動が危険であるか，麻酔科医にも理解していただく．たとえば頚椎症性脊髄症やOPLLでは挿管の際の頚椎後屈は脊髄障害悪化をもたらす可能性があり禁忌であるが，関節リウマチによる環軸椎亜脱臼では通常は前屈が危険である．

**図1** 椎骨動脈の異常，小径の椎弓根
左：関節リウマチによる頚椎軸椎下病変．
右：椎骨動脈が横突孔内でループ状になり，椎弓根は著しく径を減じている．

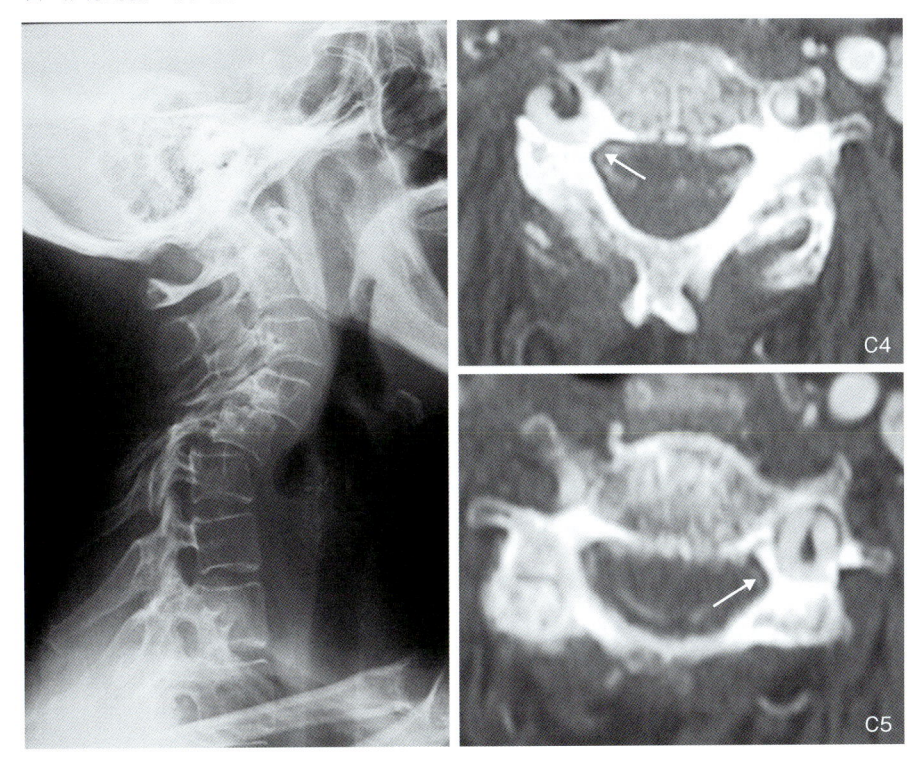

- 頚椎の確実な固定には3点頭蓋固定装置（Mayfield tongなど）が優れている．
- 筆者は側面X線透視装置は，手術操作を妨げないよう，Cアームが手術テーブルの下に位置するよう配置している．肩甲帯部が側面X線透視を妨げないよう，肩峰付近に幅広絆創膏をあて，尾側に強く引いて患者の臀部あるいは手術台に固定する（図2）．

### 4）手術手技

①アプローチ
- 棘突起ワイヤー固定などに比較して頭側に1椎間程度長い皮切を要する．
- 外側塊の外縁まで十分に展開する．

②スクリュー刺入点の決定
- C3-C7では外側塊外縁にある陥凹はスクリュー刺入点のよいランドマークとなる．椎弓根の長軸の延長線が外側塊の後方皮質骨と交叉する点である．この点が正しい刺入点であるかの確認には側面X線透視像が必要である（図3）．
- C2の場合，外側塊の外縁までの展開は必ずしも必要でなく，C1/2の椎弓間からC2の関節間部から椎弓根の内縁を直視あるいは直接触知でき，この椎弓根の内縁に沿ってスクリューが入るような点を刺入点とする（図4）．

> **注意ポイント ③**
> 正確な側面X線透視像を得るには，両側の下関節突起の下端に神経剥離子などを置いて，両側の剥離子の像が重複するようX線方向を調整する．これにより椎弓根の位置，プローブ，タップ，スクリューの位置を術中に把握できる（図5）．

**図2** 3点頭蓋固定装置（Mayfield tong）が4点フレームでの腹臥位

筆者は側面X線透視装置は，手術操作を妨げないよう，Cアームが手術テーブルの下に位置するよう配置している．肩中帯部が側面X線透視を妨げないよう，肩峰付近に幅広絆創膏をあて，尾側に強く引いて患者の臀部あるいは手術台に固定する．

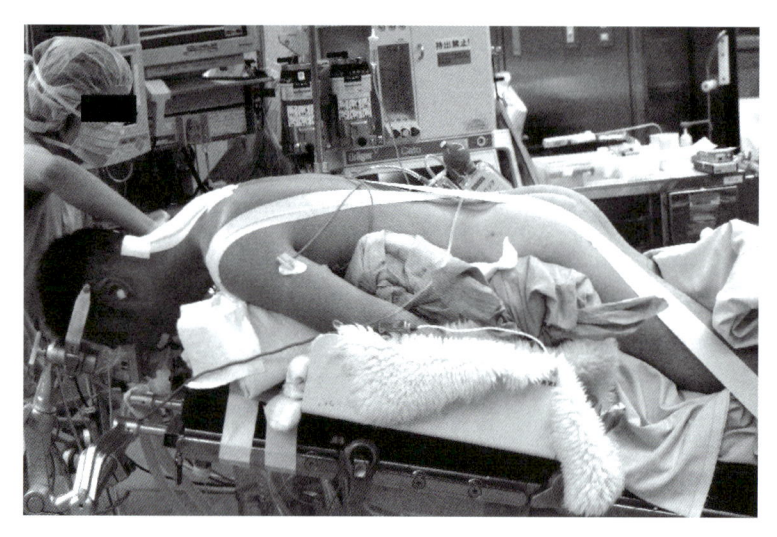

**図3** 頚椎外側塊外縁の陥凹とスクリュー刺入点

(Abumi K, et al. Cervical pedicle screw fixation. In: Wang JC, editor. Advanced reconstruction: Spine. AAOS/NASS; 2011. p.191-201 より改変)[4)]
外側塊外縁の陥凹の最底部（矢印）から 2-3 cm がスクリューの刺入点である．

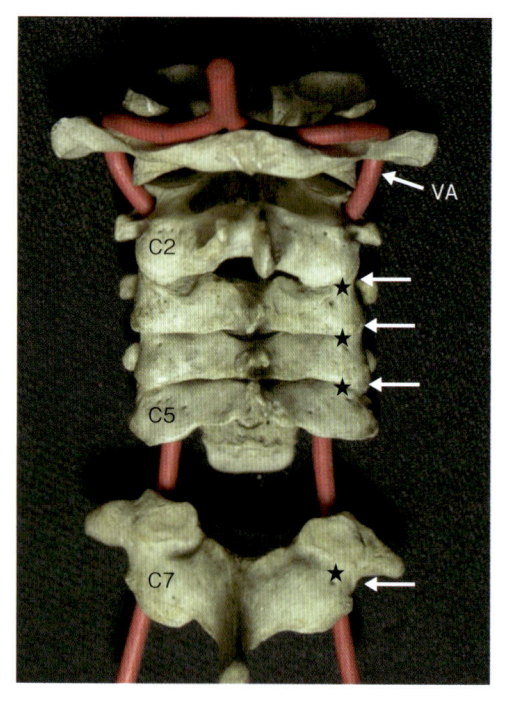

**図4** C2におけるスクリュー刺入点

C2の場合，C1/2の椎弓間からC2の関節間部から椎弓根の内縁を直視あるいは直接触知でき，この椎弓根の内縁に沿って（赤矢印）スクリューを刺入する（＊スクリュー刺入点）．

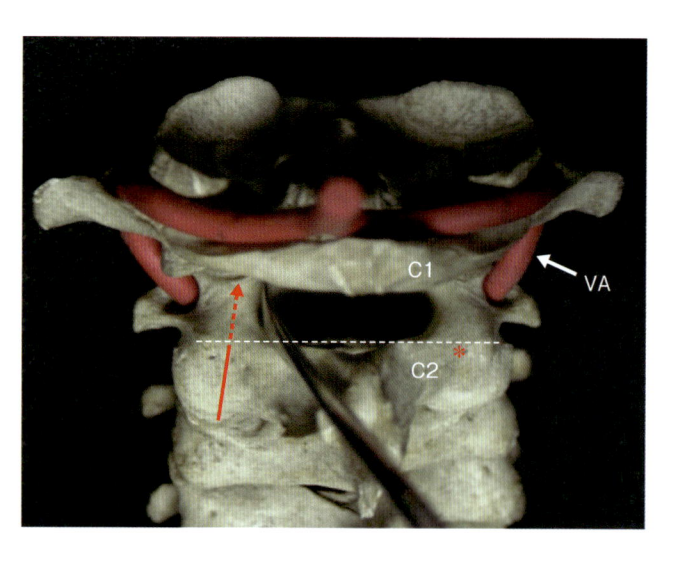

#### 図5 側面X線透視方向のコントロール

両側の下関節突起の下端に神経剥離子などを置いて，両側の剥離子の像が重複するようX線方向を調整して正確な側面X線透視像を得る．2つの矢印先端は椎弓根の上端，下端を示す（⇒：神経剥離子）．

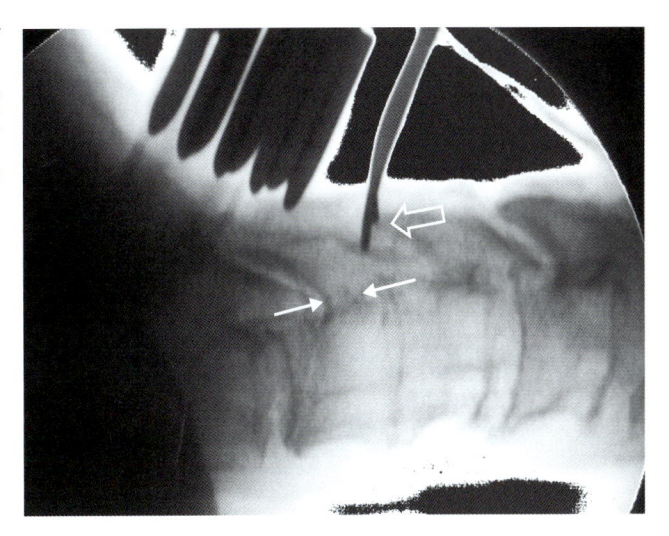

#### 図6 外側塊のロート状切除によるスクリュー刺入点の確認

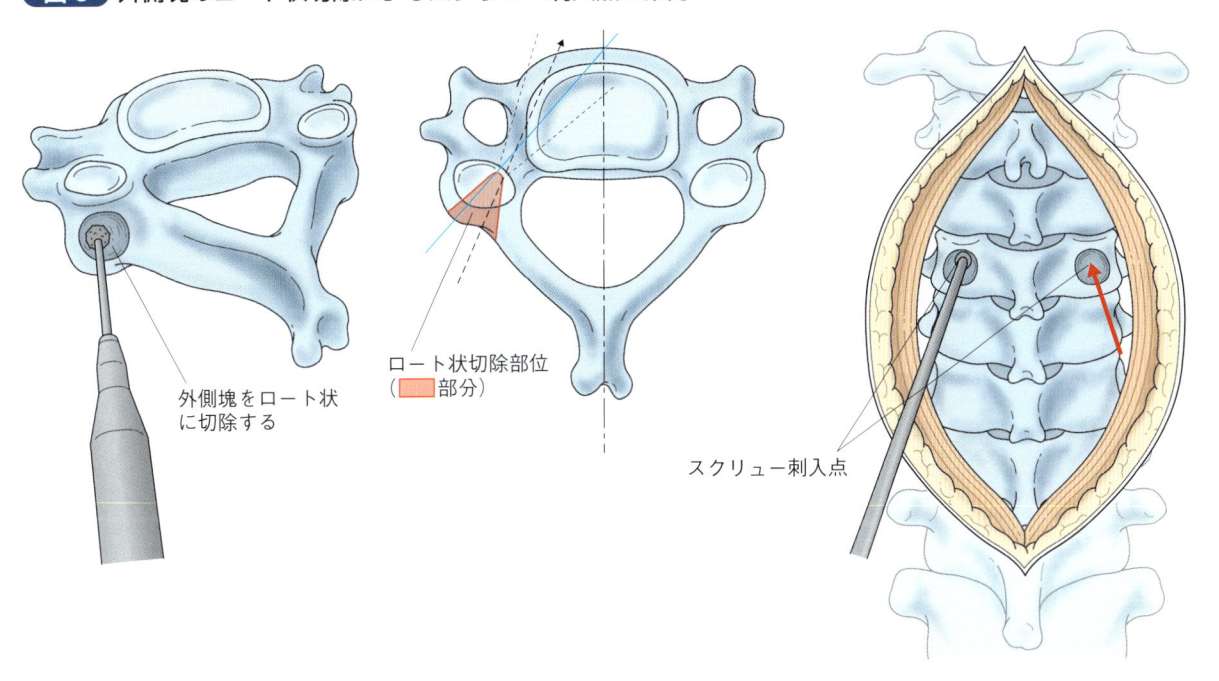

外側塊をロート状に切除する

ロート状切除部位（■部分）

スクリュー刺入点

③椎弓根スクリューの刺入

- 椎弓根プローブの刺入に先立ち，刺入点から椎弓根の入口部を目指してロート状に外側塊をエアドリルで削る．これにより刺入点は椎弓根の入口部に近づき，タップやスクリューが逸脱した場合の神経血管損傷のリスクは減じる．スクリュー刺入の自由度も増す（図6）．小さい鋭匙で掻破すると，椎弓根髄腔が確認できることが多い．
- 先端がやや鈍で軽度彎曲した頸椎用の椎弓根プローブをX線透視で確認しながら椎体まで挿入する．この際，刺入方向が確実に内側に向かうよう，プローブの彎曲の凹側を脊柱管側にして持つ．
- プローブが椎体まで刺入されたら，タップを切る．
- プローブ，タップ，サウンダーでの確認，スクリュー刺入までは側面X線透視下に方向，深度を確認しながら行うのが確実である（図7）．
- 椎弓根が小さい，あるいは二次性の変化が強い例では，椎弓根の髄腔が直視できないことや，椎弓根プローブの刺入が不可能なこともある．不安定性の著しい例では，プローブ挿入の際に強い力を加えると脊髄障

### 図7 側面X線透視下の椎弓根スクリューの刺入

A：椎弓根スクリュー刺入点の位置を確認してロート状に外側塊上を切除する．
B：上下の破線は椎弓根の上端・下端の高さを示す．2つの破線間の中央に椎弓根プローブを刺入する．
C：プローブで形成されたスクリュー導入孔にタップを切る．
D：同じく透視像を確認しながらスクリューを刺入する．

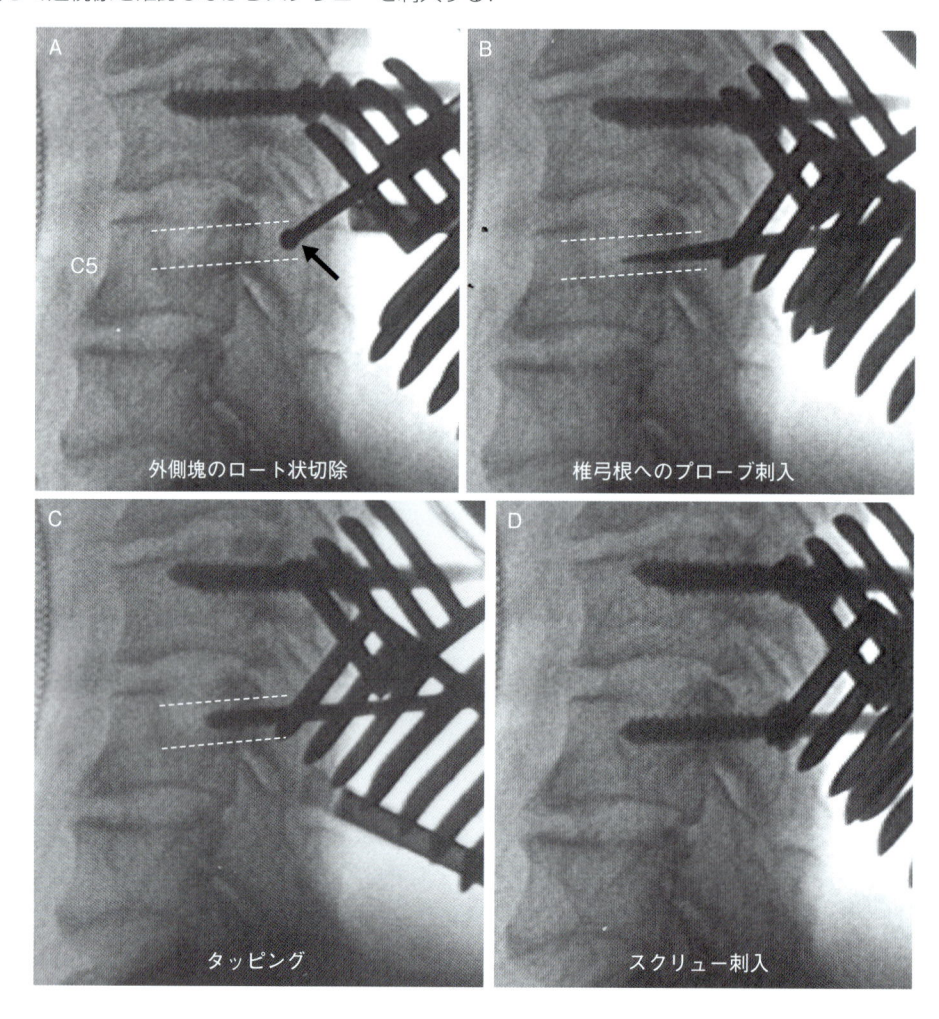

A　外側塊のロート状切除
B　椎弓根へのプローブ刺入
C　タッピング
D　スクリュー刺入

害が悪化する危険がある．その際筆者は，側面X線透視で確認しながら，先にKワイヤーあるいは小径のエアドリルを椎体まで刺入して導入孔を作製し，ついで最少径のタップを切っている．

- 頸椎の椎弓根は常に外側で薄く[5]，プローブやタップは容易に外側に逸脱しやすい．椎弓根サウンダーで外側への逸脱が判明した場合，そこでスクリュー刺入を諦めず，椎弓根の内側皮質骨に沿ってより内側に刺入しなおすと，正しく椎体まで刺入される．椎弓根の内側に逸脱した場合も同様で，外側に向け再度の刺入を試みてよい．

> **注意ポイント ④**
>
> タップを引き抜く際，タップの刺入方向と同一方向に引き抜く．矢状面に対するタップの引き抜き角度が刺入角度より小さくなると，タップ引き抜きの際，椎弓根の外側皮質骨が破壊され，スクリューが外側に向きやすくなる．

**図8** 硬膜上の瘢痕組織の剥離摘出

後弯矯正に先立ち，硬膜上の瘢痕組織は可及的完全に切除する．剥離にはMicro Cobb Elevatoriumが有用である．

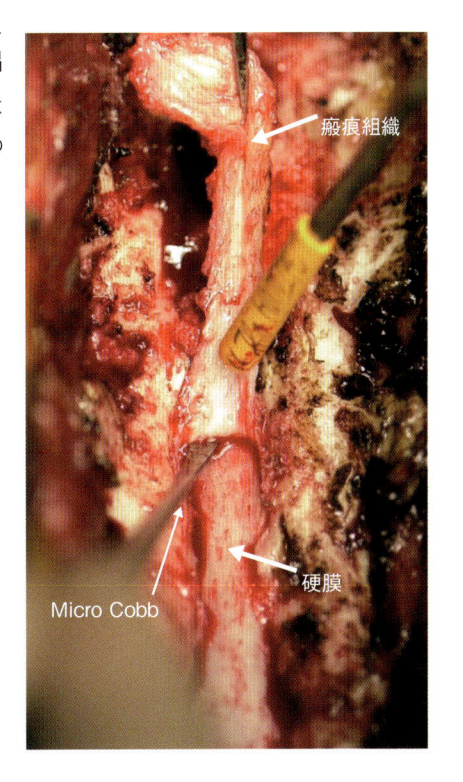

瘢痕組織
硬膜
Micro Cobb

> **注意ポイント 5**
>
> 頚椎後弯症における後弯矯正や頚椎損傷例における脱臼整復と，整復位の保持には十分な大きさの径のスクリューを選択しなければならない．椎弓根の皮質骨にスクリュースレッドが確実に食い込む径のスクリューを選択する．

### ④プレートあるいはロッド固定

- 種々の頚椎用インストルメンテーションが頚椎椎弓根スクリュー固定に使用されるが，前方脱臼や後弯矯正が必要な例では constrained type が有利である．
- 外側塊上に骨移植する場合，プレート・ロッド設置に先立ち，外側塊後方骨皮質の decortication を行う．
- 椎弓切除後後弯変形の矯正の場合，硬膜が瘢痕組織で覆われているので，瘢痕を硬膜から剥離してから後弯を矯正すべきである．瘢痕組織を硬膜上に残したまま後弯を矯正すると，瘢痕組織のたわみにより脊髄圧迫をきたす危険がある（図8）．

### ⑤創閉鎖

- 筋層下に術後硬膜外血腫予防のためドレナージチューブを留置するが，椎弓切除や椎弓形成術を併用した場合は2本留置が望ましい．

## 5）注意すべき合併症

### ①椎骨動脈損傷

プローブやタップ刺入により椎骨動脈が損傷される危険性を完全に否定することはできない．通常は片側の椎骨動脈が完全に閉塞しても，脳幹・小脳の機能が障害されることは少ない．損傷動脈をただちに修復することは現実的には難しい．骨蝋を刺入孔にパックすることで比較的容易に止血される．

### ②神経根損傷・障害

- 頚椎では腰椎と異なり，神経根は椎弓根の上縁に沿って椎間孔外に出る．また腰椎では椎弓根の脊柱管側

の面と硬膜は近接しているが，頚椎では椎弓根と硬膜の間にスペースがあり，さらに硬膜内で硬膜と脊髄の間にはくも膜下腔が存在する．したがって，内側および尾側への多少のスクリュー逸脱，スクリューネジ山の露出が，神経組織を損傷する危険性は少ない．しかし，椎弓根の頭側にスクリューが逸脱すると，神経根損傷の危険性が高い．特に頚椎症性の変化が強い例では椎間孔が狭窄状態になっていることが多く，軽度の頭側・尾側への逸脱が神経根損傷を引き起こすことがありうる．術中，椎弓根サウンダーで頭側への穿破を認めたら尾側に刺入し直す．確実に椎体までプローブが挿入されることを確認してからスクリューを刺入すべきである．

- スクリューによる神経根の直接の傷害以外に，整復による椎間孔狭窄に，あるいは後弯矯正による脊髄の後方移動に起因する神経根の tethering によると考えられ神経根障害の頻度は低くない[6]．後弯矯正を行う場合，椎間孔狭窄による神経根傷害発生に十分注意する．矯正前から椎間孔狭窄が著しい場合，無症状であっても，予防的に椎間孔拡大を行ってから後弯矯正をしたほうが安全である．Tethering による場合は数カ月で自然回復することが多い．

> **注意ポイント ⑥**
>
> スクリューが原因の神経根傷害の場合，障害側のスクリュー・プレートを抜去すべきであるが，片側固定となっても固定性は高く，術後カラー併用により十分な安定性が維持できる．固定性を高める目的で固定範囲を延長することは勧められない．

### 6) 後療法

- 術後外固定，後療法

RA などで骨の強度に特に不安がある例や著しく長い範囲の再建固定を行った場合を除き，術後外固定を省略しても問題ない．原則として座位，立位，歩行は手術の翌日から許可する．

### 文献

1) Abumi K, Shono Y, Taneichi T, et al. Correction of cervical kyphosis using pedicle screw fixation systems. Spine. 1999; 24: 2389-96.
2) Johnston TL, Karaikovic EE, Lautenschiager EP, et al. Cervical pedicle screws vs. lateral mass screws: uniplanar fatigue analysis and residual pullout strengths. Spine J. 2006; 6: 667-72.
3) Abumi K, Takada T, Shono Y, et al. Posterior occipitocervical reconstruction using cervical pedicle screws and plate-rod systems. Spine. 1999; 24: 1425-34.
4) Abumi K, Ito M, Kotani Y. Cervical pedicle screw fixation. In: Wang JC, editor. Advanced reconstruction: Spine. AAOS/NASS; 2011. p.191-201.
5) Karaikovic EE, Kunakornsawat S, Doubs MD, et al. Surgical anatomy of the cervical pedicles: landmarks for posterior cervical pedicle entrance localization. J Spinal Disord. 2000; 13: 63-72.
6) Hojo Y, Ito M, Abumi K, et al. A late neurological complication following posterior correction surgery of severe cervical kyphosis. Eur Spine J. 2010; 20: 890-8.

<鐙　邦芳>

## Section 2 中下位頚椎

# E 頚部選択的筋解離術

### 1) 適応疾患

- アテトーゼ脳性麻痺による動揺性の高い頚（神経根症・脊髄症を伴う）
  ①予防的（痛みのある時期）適応
  ②治療（神経根症・脊髄症に対する）としての適応
  ③前方後方除圧固定術との組み合わせ適応（脊髄の圧迫所見を認める重篤な頚髄症に対して）
- 後方除圧術後の頭前倒れ変形（前方胸鎖乳突筋全解離を使用）

### 2) 手術の考え方（目的）

- 頭の動揺性緊張，縦方向への圧力を少なくする．
  ①椎体変形・椎間板変性の進行を防止する．
  ②神経根・脊髄への動的な刺激を軽減する．
  ③除圧固定術後の椎体間固定をより容易かつ安定したものに変える．
  ④除圧固定術後の隣接椎間板の変性の進行を少なくする．
  ⑤整形外科選択的痙性コントロール手術を用いる．

### 3) 整形外科選択的痙性コントロール手術とは

体の筋の特性を利用
- 長い筋，多関節性の高い筋（頭・頚最長筋，頚板状筋，胸鎖乳突筋など）は抗重力性が少ない．
  （切離しても頭の支持力は減弱しない）
- 短い筋・多関節性の少ない筋（長・短回旋筋，多裂筋，半棘筋・頭板状筋など）は体の支持力（抗重力性）が高い．
- 短い筋は緊張・動揺を起こしにくい（温存）．
- 長い筋・多関節性の高い筋は，長さの分だけ緊張や動揺を起こしやすい（切離）．
- 支持性の低い多関節筋を屈伸両側，左右両側でバランスよく緩め，緊張・動揺を少なくする．

この考え方を頚に活用し，正常に近い筋バランスを頚にもたらし，頚髄症治療を非麻痺患のそれと同様に容易にする．

### 4) 術前準備

- 責任高位の把握・確認：画像所見（XP，MRI，CT，脊髄造影）により，単独施行か前方後方除圧固定との併用か，の診断をする．
- 術後装着の軟性カラーを準備．

図1 頭部固定と肢位

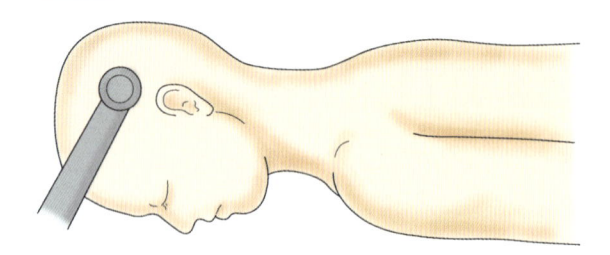

図2 後方皮切

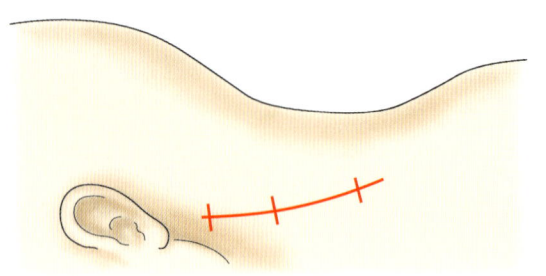

## 5-1）後方解離術後体位

- 腹臥位
- 3点固定の頭部保持器を使用
- 両下腿に，静脈血栓症予防用包帯を使用
- 両股伸展・膝屈曲位で固定
- 両肩部下方引き上げ用テープを使用
- 両臀部に体幹末梢移動防止用テープを使用
- 頭部側を20°挙上
- 頭部を体幹に対し20°程度屈曲し，頭全体を背側に引いた状態でメイフィールドに固定する（図1）．

## 5-2）手術手技

①皮切
- 乳様突起下部後縁から斜め内下方へ，第2胸椎棘突起の外側4cmのレベルに直線の皮切を加える（図2）．
- 40万倍エピネフリン加生理的食塩水を皮下注射する．

②胸鎖乳突筋中枢および僧帽筋の展開
- 皮切中枢よりで胸鎖乳突筋を皮下に求め，後縁と前縁を確認する．筋腹が前下方から後上方に走り，乳様突起に起始することを確認する．皮切末梢では皮下の展開を中央に広げ僧帽筋上行枝を棘突起まで展開する．

③小後頭神経，大耳介神経の確認
- 胸鎖乳頭筋中枢の後縁に沿って僧帽筋との間に小後頭神経が上行している．また，胸鎖乳突筋前縁の上中1/4のレベルに大耳介神経が位置するが，切離部位が神経よりも中枢なので出現しないことが多い．小後頭神経は必ず出現するので後方に避ける．

④僧帽筋の展開
- C7棘突起レベルで僧帽筋上行枝を外側から棘突起にかけて展開する．

⑤胸鎖乳頭筋起始部切離（図3）
- 胸鎖乳突筋起始部のレベルの後縁から筋腹と下部組織の間を分け，小後頭神経を後方に避ける．さらに筋の前縁より顔面神経，大耳介神経，外頚動脈の存在のないことを確認しつつ，筋の前面の展開を進め，後方からの展開と交通させる．
- 胸鎖乳突筋は浅枝と深枝に分かれており，深枝は腱様起始部をもっているので，腱様起始部を合わせて全切離する．浅枝だけを切って深枝を残すと効果が少なくなるので，ていねいな展開のなかで浅枝，深枝ともに切離する．

**図3** 僧帽筋上行枝の切離

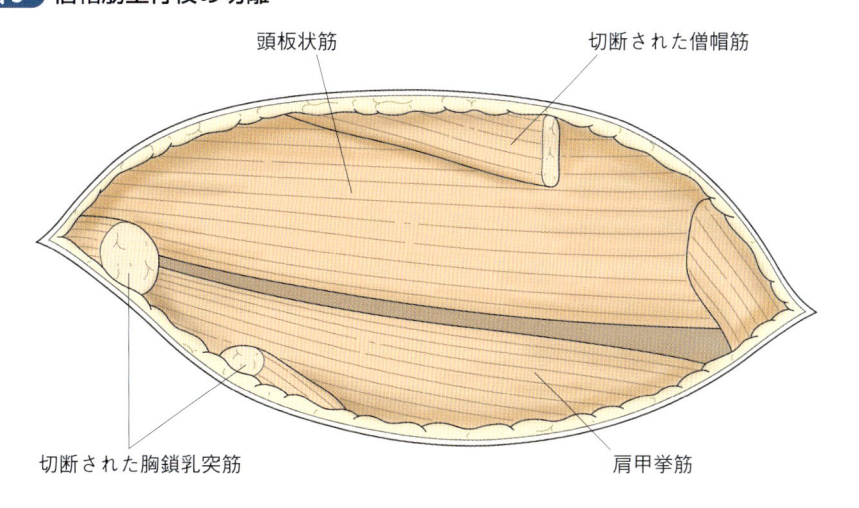

頭板状筋　　切断された僧帽筋
切断された胸鎖乳突筋　　肩甲挙筋

**図4** 頭最長筋，頸板状筋，頸最長筋の展開

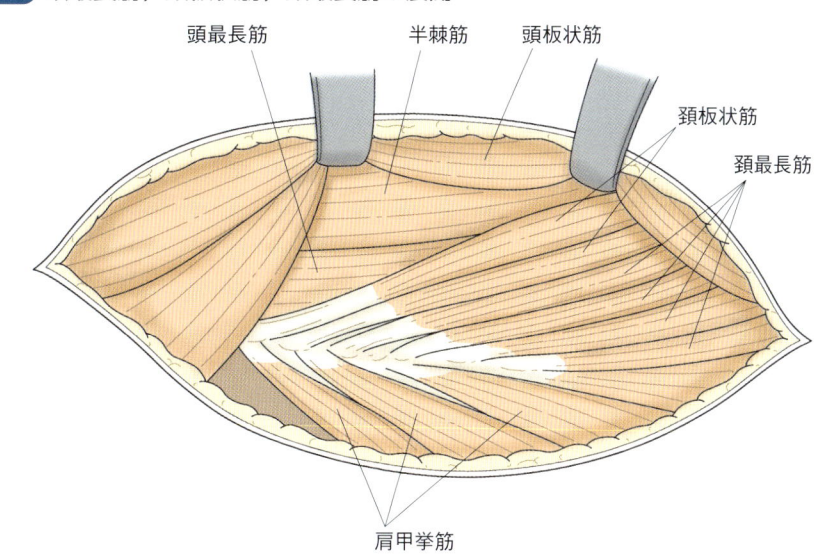

頭最長筋　半棘筋　頭板状筋
頸板状筋
頸最長筋
肩甲挙筋

⑥僧帽筋上行枝の切離（図3）
- 創の末梢側に移る．肩の上方突出がなく，頚の長い人（特に女性）では僧帽筋は温存する．肩が挙上し，頚の短い人では，展開した僧帽筋を $C_7$ 棘突起方向にやや末梢方向に斜めに横切し，上行線維のみを切離する．

⑦頭最長筋，頸板状筋，頸最長筋の同定，肩甲挙筋，前・中・後斜角筋の同定（図4）
- 胸鎖乳頭筋中枢部切離の後には，その後縁部付近より頭板状筋の筋束が幅広く位置し，末梢方向に棘突起まで覆っている．
- 頭板状筋の外側縁を末梢に沿って分離していくと，肩甲挙筋のやわらかい腱をもたない筋束が位置する構造になっている．頭板状筋と肩甲挙筋の間を分け入ると，内側に頸板状筋，頸最長筋が位置し，さらに頭最長筋がその内側に位置する．肩甲挙筋の前方末梢には前・中・後斜角筋のやわらかい中枢側に薄い腱膜をもった筋束が位置する．頭板状筋の下，内側よりに，半棘筋，その下に多裂筋，長・短回旋筋が位置する．頭板状筋の下，外側よりには半棘筋をおおうようにやや薄い頭最長筋が位置する．

**図5** 頚最長筋，頚板状筋の切離

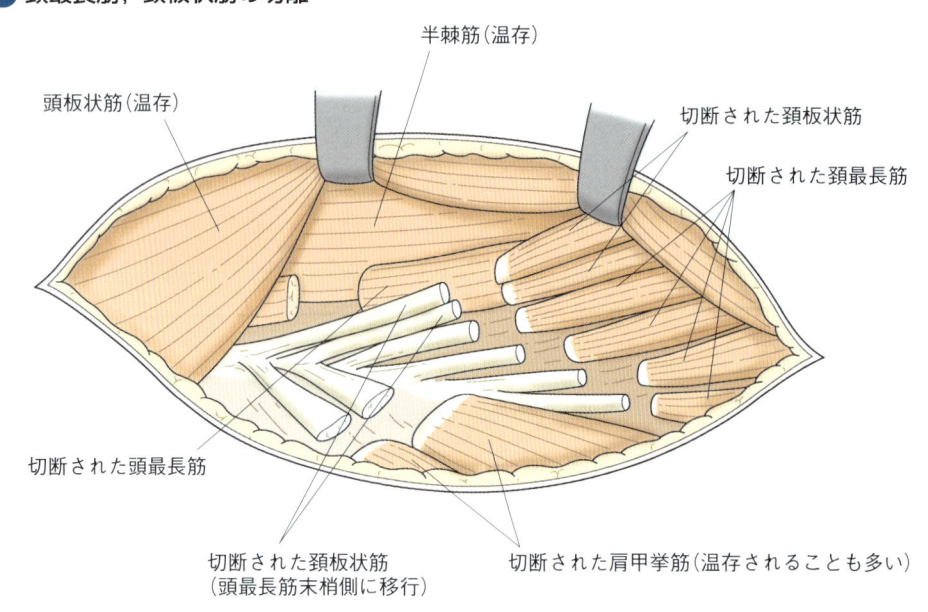

頭板状筋（温存）
半棘筋（温存）
切断された頚板状筋
切断された頚最長筋
切断された頭最長筋
切断された頚板状筋（頭最長筋末梢側に移行）
切断された肩甲挙筋（温存されることも多い）

⑧頚最長筋，頚板状筋の切離（図5）
- 頭板状筋を内側に避け，肩甲挙筋，前・中・後斜角筋を外側に避けると，内側に頚板状筋，頚最長筋がC1-C7の横突起に付着するように，末梢後内側から斜めに侵入してきている．それぞれの横突起付着部は腱成分を有し，頚板状筋はC1-C2，頚最長筋はC3-C7の横突起に付着している（図4）．腱成分を含んだすべての筋束を横切する．末梢のC5-C7の頚最長筋の付着部は非常に同定が難しく，僧帽筋を下方に引き下げながら末梢方向に展開し，第1肋骨を出し，その背側を走るC5-C7の頚最長筋を横切することになる．

⑨頭最長筋の分離と切離（図5）
- 頚最長筋，頚板状筋を切離すると，その内側に半棘筋に接する形で頭最長筋をみることができる．頭最長筋は末梢側，表面側に薄い腱膜をもっており注意深い同定が望まれる．乳様突起に向かう筋束であることを確認後切離する．頭の伸展力を残したい場合には頭最長筋を末梢側で切離し，この筋をC1-C2の横突起から切離した頚板状筋腱，C3の横突起から切離した頚最長筋腱に移行し，伸屈力として残す．

⑩肩甲挙筋，前・中・後斜角筋の温存
- まず肩甲挙筋はこれら筋群の一番外側に位置し，やわらかい感じの筋である．頭部支持筋とも考えられ，温存するが，反りの強い例では，C1-C2の横突起に付着する外側の2本の筋束を切離する．
- 前・中・後斜角筋は頭部支持筋，胸郭拡大筋として，外側に避け大事に温存する．

⑪頭板状筋，半棘筋の温存
- 頭板状筋は頭部支持筋として温存する．切離した頭最長筋のすぐ下，内側寄りに半棘筋がある．これも温存する．

⑫閉創
- 切離部にドレナージチューブを留置する．チューブは手術創の2-3cm外側から皮膚外に出し，糸で固定する．
- 皮下組織皮膚を追層縫合し，閉鎖する．

## 6-1）前方解離手術体位 2

- 仰臥位に体位を変える．
- 頚・胸移行部に 5 cm 直径のタオルを敷き，鎖骨上部の展開を容易にする．

## 6-2）手術手技

①皮切
- 胸骨・鎖骨結合部から鎖骨上縁に沿って 4 cm の皮切を加える．
- 40 万倍エピネフィリン加生食を皮下注射する．

②胸鎖乳突筋の切離
- 皮切内側寄りで胸鎖乳頭筋，胸骨枝腱を展開しこれを全切離する．胸骨板の外側にやや幅のある鎖骨枝を展開，緊張の軽いケースでは内側 2/3 を横切，前屈の強い例では全切離する．

③閉創
- 皮下組織皮膚を縫合閉創する．

## 7）注意すべき合併症

①抗重力筋の切離（頚がグラグラ，頚の傾きが起こる）（選択筋不良）
②頚の前屈，頭の前方下垂
　屈筋解離不十分（胸鎖乳突筋）
③小後頭神経損傷
④顔面神経損傷
⑤外頚静脈損傷
⑥副神経損傷
（これまで経験はない）

## 8）後療法

- 術後 48 時間でドレナージチューブ抜去．
- 軟性カラー 6-12 カ月使用．徐々に支持力の増大を待つ．
  頚の伸張反射筋（防禦機転）を切離しているので，残された筋の伸張反射が強くなってくるまでは，決して急がず，ゆっくりはずしていく．遠距離で術後観察の困難な早期退院例ではフィラデルフィア装具を付けて 2 カ月，その後軟性カラーを装着，徐々に術後 6-12 月を目途に日常生活の中で少しずつカラーを外していく．

### ▶文献

1) 松尾 隆．脳性麻痺の整形外科的治療．東京：創風社；1998．
2) Matsuo T. CEREBRAL PALCY: Spasticity-control and orthopaedics—An introduction to orthopaedic selective spasticity-control surgery（OSSCS）—. Tokyo: Soufusya; 2002.

〈松尾　隆〉

# III

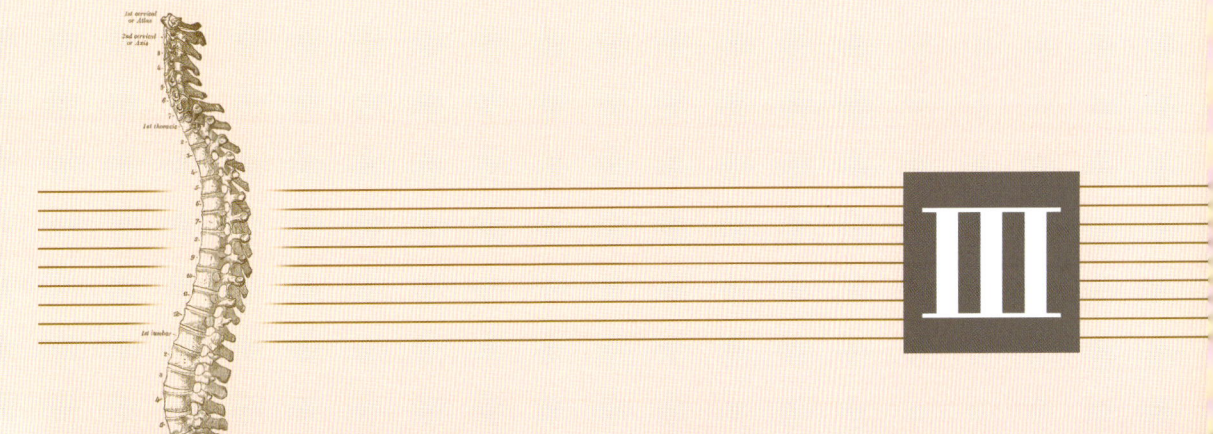

# 胸椎・胸髄の外科

## Section 1　上中位胸椎

# 前方固定術：胸骨縦割アプローチ，開胸アプローチ

### a　胸骨縦割アプローチ

#### 1）適応疾患

頚胸移行部-上位胸椎における前方病変
- 変性疾患（後縦靱帯骨化症 OPLL，椎間板ヘルニア，脊椎症）
- 脊椎感染症（脊椎カリエス，化膿性脊椎炎）
- 炎症性疾患（透析性脊椎症，関節リウマチ）
- 転移性腫瘍，脊椎原発腫瘍
- 脊髄腫瘍
- 脱臼骨折・破裂骨折

> **注意ポイント 1**
> 後方アプローチや他の前方アプローチ（頚椎アプローチ[1,2]，胸鎖関節部分切除[3,4]，開胸アプローチなど）が選択可能な場合もあり，このアプローチの適応は限られる．変法も多く報告されているが[5-7]，一般的に T3 より頭側の OPLL がよい適応である．

#### 2）術前準備

- 責任高位の把握・確認：画像所見（X-P，MRI，脊髄造影，CT など）で病巣を 3 次元的に把握する．
- 胸部外科（心臓血管外科）との打ち合わせ：胸骨縦割，大血管の周辺の処理（細かい血管の結紮，血管のテーピングなど）を依頼する．
- 手術高位の確認：高位の X 線コントロールは，術中に脊椎を露出させた後に行う．この部では高位誤認しやすいため注意する．

> **注意ポイント 2**
> 一般的に T1-3 の前方病変が適応とされるが，再構築 CT 像や MRI 像で，胸骨と脊椎の関係，上位胸椎のアライメント，病巣の広がり（矢状面，横断面）から胸骨縦割アプローチが適切かどうか判断する[8-10]（図 1, 2）．

#### 3）手術体位

頚椎前方固定を行う際の体位と同様の背臥位で，上背部に数 cm のシーツなどを敷き，頚部を軽度伸展，右回旋させる．

**図1** 胸骨縦割アプローチ：第1胸椎傾斜角（T1 tilt），第2胸椎傾斜角（T2 tilt），胸骨上端と脊椎の位置関係

A：T1/2 の椎間板ヘルニア摘出も容易ではない．
B：T3/4 の椎間板ヘルニア摘出も可能である．

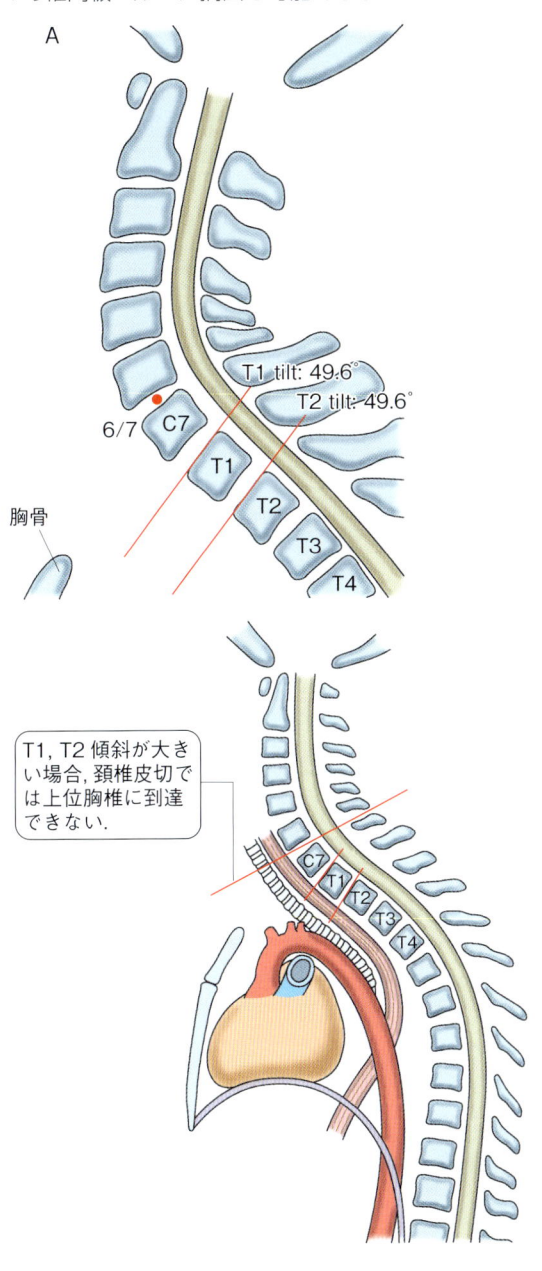

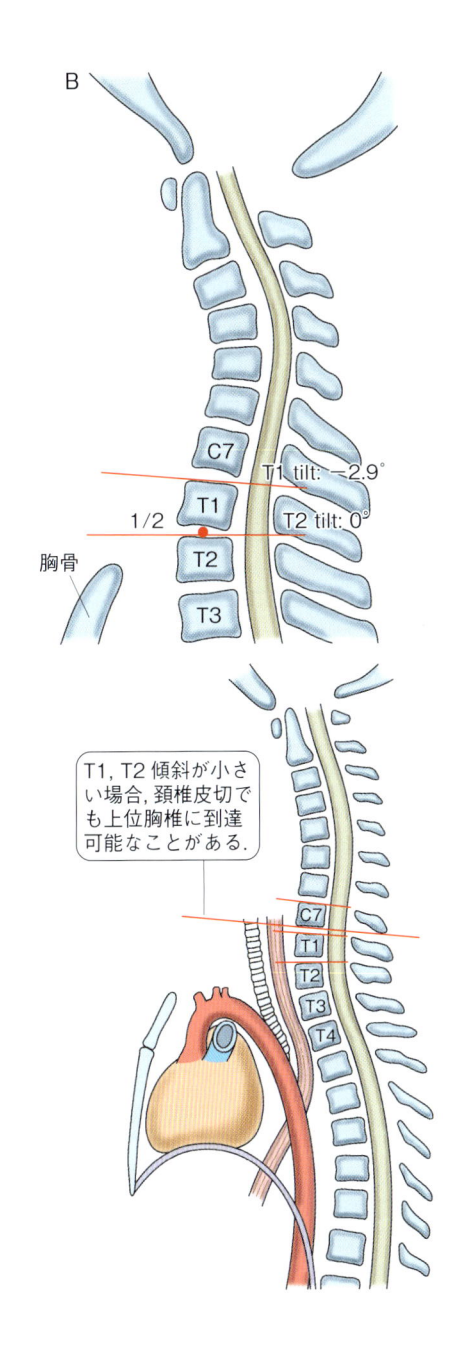

## 4) 手術手技 （胸椎後縦靱帯骨化症の場合）

①皮切
- 左胸鎖乳突筋前面から胸骨前面正中を通り剣状突起に至る皮切を入れる（図3）．

②頚椎前面と胸骨の展開
- 下位頚椎を通常の前方アプローチと同様に食道気管は右側に大血管は左側によけて頚椎椎体前面を露出させる．胸骨柄上端-剣状突起まで胸骨全体を露出させる．

③胸骨の縦割
- 胸骨の上下端からその裏面をツッペルや指で鈍的に剝離，腸ベラを胸骨後面に挿入し，胸骨をボーンソー

### 図2 切除範囲と進入路

椎間板ヘルニアのように間口が狭い摘出（A）では病変部に対し垂直に進入しなければならないが，椎体亜全摘（B，C）を行うような場合には，脊髄への除圧は斜めからでも可能となる．

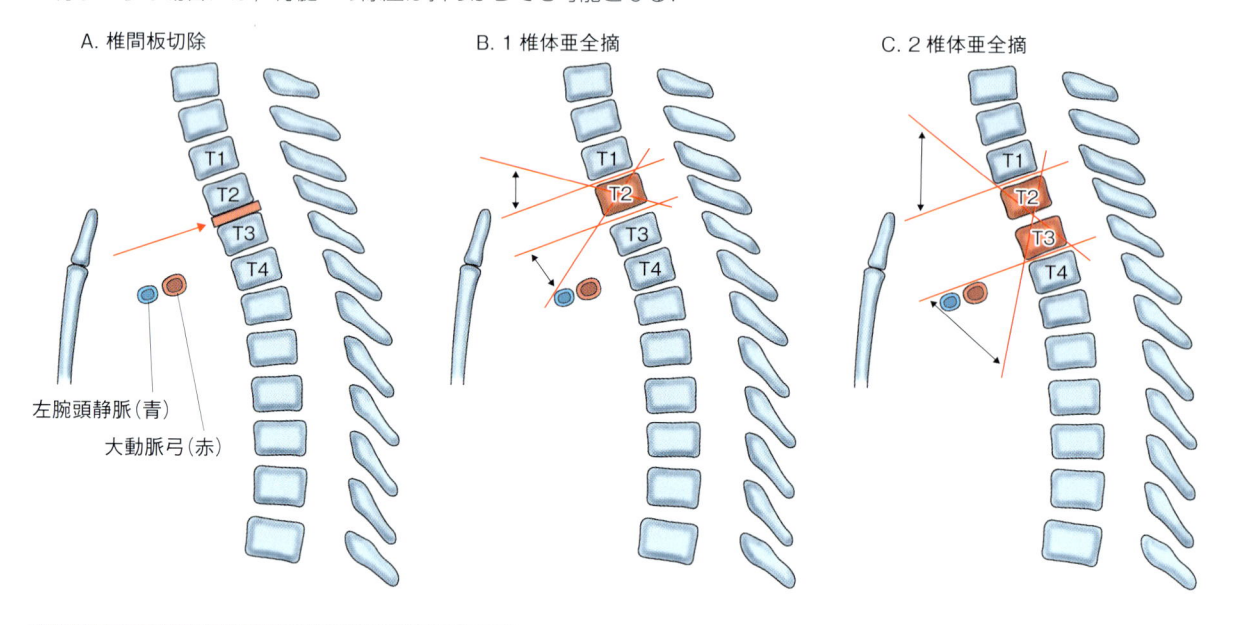

A. 椎間板切除　　B. 1椎体亜全摘　　C. 2椎体亜全摘

左腕頭静脈（青）
大動脈弓（赤）

### 図3 胸骨縦割アプローチ：皮切

左胸鎖乳突筋尾側1/2に通常の頸椎前方皮切を入れ，胸骨にそって剣状突起先端まで延長する．

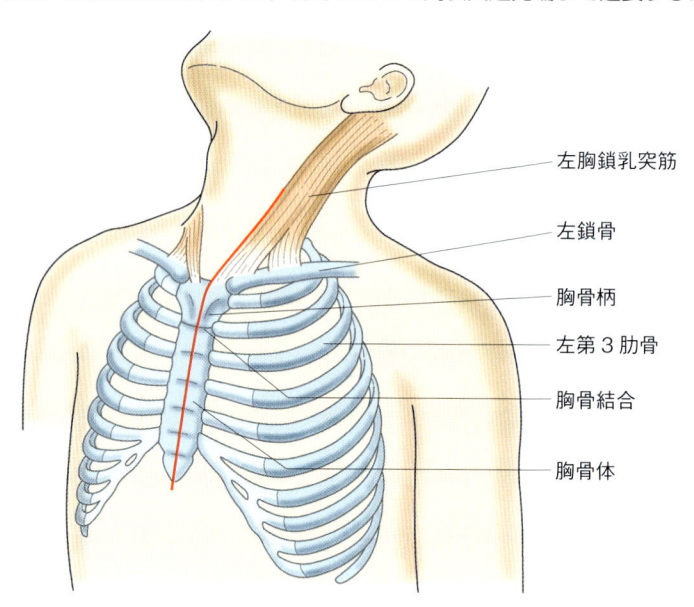

左胸鎖乳突筋
左鎖骨
胸骨柄
左第3肋骨
胸骨結合
胸骨体

で縦割する．骨髄からの出血をボーンワックスで止める．開胸器で縦割した胸骨を左右に拡げる（図4）．

④血管の処理
- 頸椎椎体前面の展開を尾側に拡げていく．腕頭動静脈周辺の細い血管を結紮切離しながら，大血管を露出させていく．

⑤胸椎前面の展開，高位確認
- 腕頭動静脈をタオルで被い鈍なヘラで尾側方向に保護し，上位胸椎椎体前面を露出させる（図5）．頸長筋を側方まで剝離し椎体を展開する際，胸管を損傷しないよう注意する．ここで下位頸椎の椎間板をマークし側面X線像で高位確認を行う．

### 図 4　胸骨の縦割

胸骨の裏面をツッペルや指で鈍的に剝離，腸ベラを後面に挿入しボーンソーで縦割する．

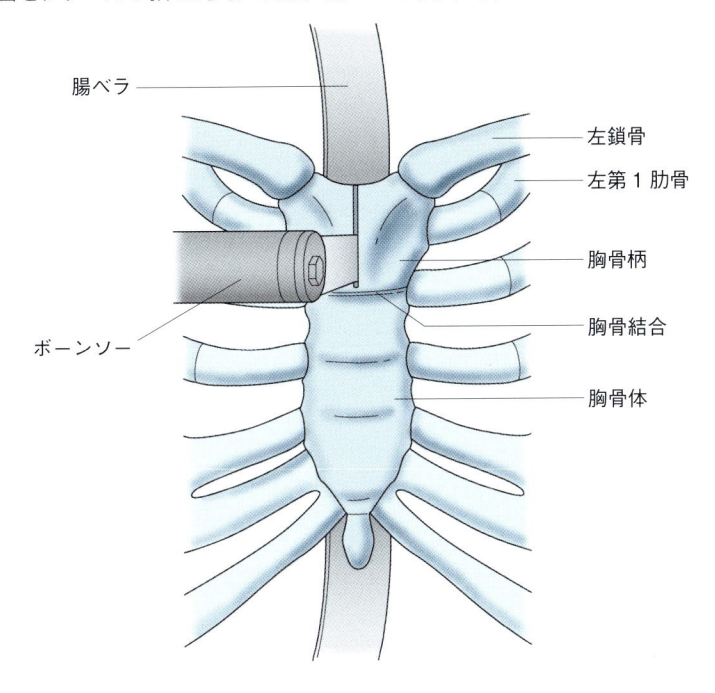

- 腸ベラ
- 左鎖骨
- 左第1肋骨
- 胸骨柄
- 胸骨結合
- ボーンソー
- 胸骨体

### 図 5　胸椎前面の展開

頸椎椎体前面の展開を尾側に拡げていく．食道，気管，頸動静脈を左右に，腕頭動静脈を尾側方向に保護し，上位胸椎椎体前面を露出させる．

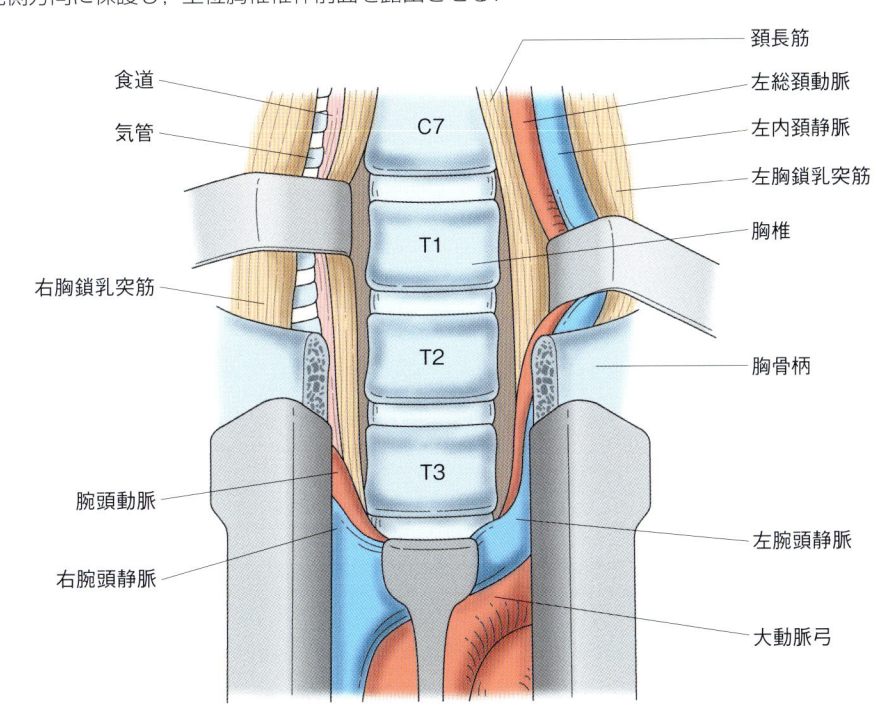

- 食道
- 気管
- 頸長筋
- 左総頸動脈
- 左内頸静脈
- 左胸鎖乳突筋
- 胸椎
- 右胸鎖乳突筋
- 胸骨柄
- 腕頭動脈
- 右腕頭静脈
- 左腕頭静脈
- 大動脈弓

前方固定術：胸骨縦割アプローチ，開胸アプローチ

### 図6 椎体掘削，骨化巣摘出

A：術前計画に従って，顕微鏡視下に椎体をエアードリル（ダイヤモンドバー）で掘削していく．
B：骨化巣の厚いところから薄くし，全体にまんべんなく薄くしていく．十分な幅で掘削していくことが重要である．

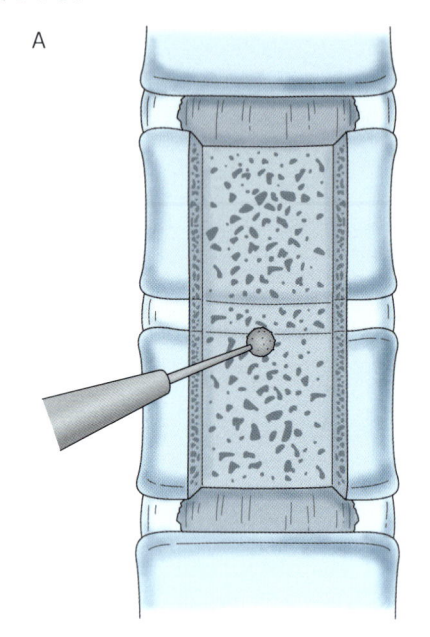

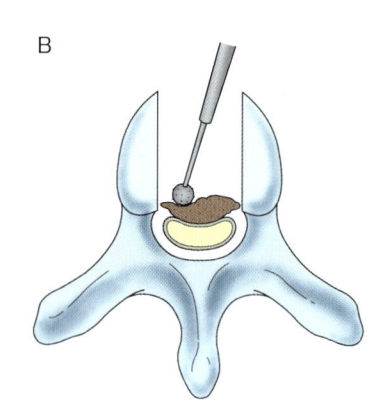

> **注意ポイント ③**
>
> 尾側では創が深くなり大血管が出てくるため，開創器が重要である．頚椎開創器と腸ベラを組み合わせたり，手術台に土台を固定する開創器セットを使用する．また深い術野であるため，手術道具は長目のものを用意する．

⑥ **椎体掘削，骨化巣摘出**
- 術前計画に従って，顕微鏡視下に椎間板を切除，椎体をエアードリル（ダイヤモンドバー）で掘削していく．骨化巣の厚いところから薄くし，全体にまんべんなく薄くしていく．全摘出できることもあるが，硬膜外出血，髄液流出などの理由で浮上術にとどめることもある．浮上しやすいように十分な幅で掘削していくことが重要である（図6）．

⑦ **骨移植**
- 腸骨もしくは腓骨を挿入する．尾側と頭側を交互に少しずつ打ち込んでいく（図7）．

⑧ **胸骨再建と閉創**
- 縦隔-頚椎にドレーンを設置し，チタン合金製ワイヤーで胸骨を再建する．

## 5) 注意すべき合併症

①大血管損傷：損傷が生じたら，指などで押さえ胸部外科（心臓血管外科）医に応援を要請する．
②硬膜外出血：創が深くバイポーラーも使いづらい．止血剤，ベンシーツなどを詰めて待つ．止まりにくい場合，閉創し後日続きを行う場合もある．
③食道，気管，胸管，反回神経損傷：まず頚椎部で椎体を展開し，尾側に伸ばしていく．椎体の展開，剥離はツッペルなど使用し，慎重に行う．
④胸管損傷

### 図7 骨移植

尾側と頭側を交互に少しずつ打ち込んでいく．
A：正面図，B：横断図

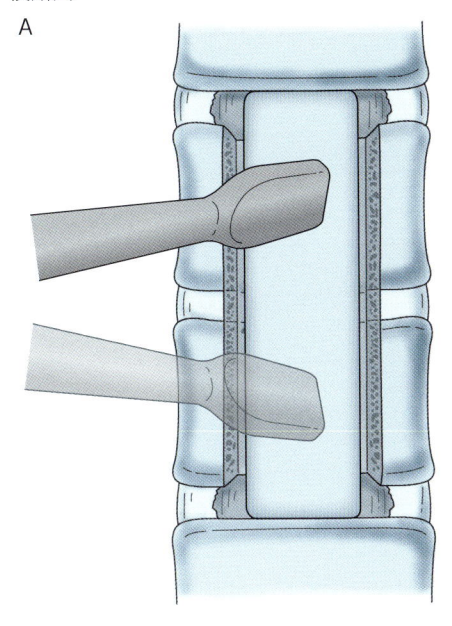

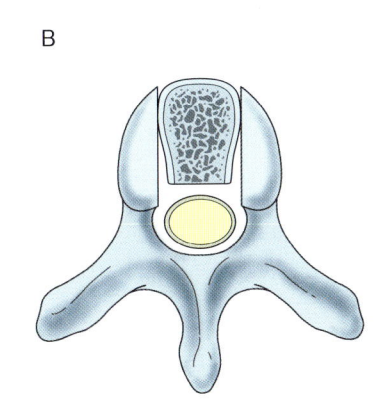

⑤硬膜損傷・髄液漏出：ネオベール，フィブリン糊などで対応する．

### 6）後療法

- 術後 36-48 時間で，ドレーンチューブを抜去し，離床を許可する．
- 症例によって頚椎カラー，ハローベストを使用する場合がある（2-6 カ月）．

## b 開胸アプローチ

　病変が T3/4 椎間板より尾側へ広がっていたり，左右へ偏在している場合に適している．正面から脊椎にアプローチできないが，展開は広い．胸椎後弯が強いと胸骨縦割アプローチで到達できる範囲は狭くなり，開胸アプローチのほうが有利となる場合もある[8-10]．

### 1）適応疾患

胸椎前方病変
①変性疾患（椎間板ヘルニア[11]，後縦靱帯骨化症，脊椎症）
②脊椎感染症（脊椎カリエス，化膿性脊椎炎）
③炎症性疾患（関節リウマチ，透析性脊椎症）
④転移性腫瘍，脊椎原発腫瘍
⑤脊髄腫瘍
⑥脱臼骨折・破裂骨折
⑦側弯症

### 2）術前準備

- 責任高位の把握・確認：画像所見（X-P，MRI，脊髄造影，CT など）で病巣を 3 次元的に把握する．胸部

**図8 右開胸アプローチ：体位と皮切**

正側臥位で，下側になる股関節と膝関節を軽度屈曲させる．腋窩や腓骨頭の上下に枕を入れ，神経麻痺防止に配慮する．手術側の肋間を広げるよう手術台を腰の部分で折り曲げる．

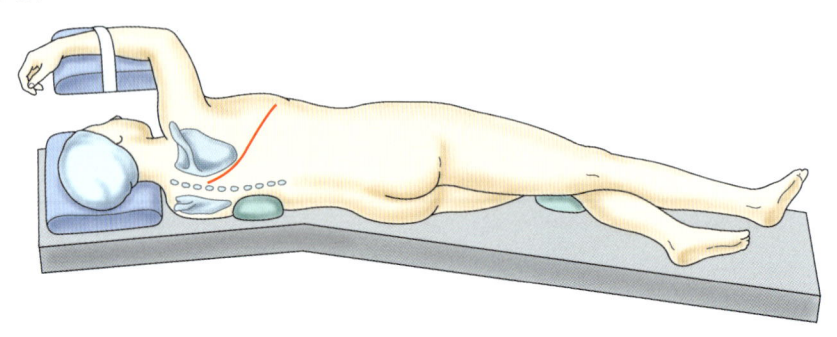

- 単純X線などで切除する肋骨を決定する（目的とする椎体の1-2頭側の肋骨）．
- 胸部外科（呼吸器外科）医との打ち合わせ：開胸・閉胸に協力を要請する．
- 肋骨のマーキング：体位をとった後，肋骨を触診し，切除する肋骨をマークする（術前胸部X線での第11，12肋骨の形態を参考にする）．
- 手術高位の確認：高位のX線コントロールは，術中に脊椎を露出させた後に行う．

### 3）手術体位

- 開胸アプローチ：正側臥位で，下側になる股関節と膝関節を軽度屈曲させる．腋窩や腓骨頭の上下に枕を入れ，神経麻痺防止に配慮する．手術側の肋間を広げるよう手術台を腰の部分で折り曲げる．上肢は，下側では直角に上側ではそれ以上に挙上させる（図8）．

> **注意ポイント 4**
>
> 大動脈を避けるため右側開胸が望ましいが，病巣の偏在が明らかな場合や側弯症では進入側はおのずと決まってくる．

### 4）手術手技 （孤立性良性腫瘍の場合）

#### ①皮切

- 目的とする椎体の2椎頭側の肋骨に沿い，脊柱起立筋外縁から前腋窩線まで延長する．

> **注意ポイント 5**
>
> T6より頭側の椎体が目的の場合，肩甲骨周囲の筋群を切離し，肩甲骨を挙上器でつり上げる必要がある[12,13]．皮切も前方，後方を頭側に伸ばしU字状にする．
> あるいは，肩甲骨周囲筋の温存のため，小開胸や内視鏡用ポートを併用するなどの工夫が必要となる[14,15]．

#### ②肋骨の展開

- 直下に現れる僧帽筋，広背筋を電気メスで切離し，露出させる．

#### ③肋骨の切除

- 電気メスで肋骨中央の骨膜に切開を入れ，全周性に骨膜下に剥離する．外肋間筋の走行に沿い肋骨上面では後方から前方に，下面では前方から後方に向かって剥離する．できるだけ長く肋骨を露出させ，前方，

### 図9 肋骨の展開と切除

僧帽筋, 広背筋を切離し, 目的とする肋骨を露出させる (A). 外肋間筋の走行に沿い肋骨上面では後方から前方に, 下面では前方から後方に向かって剥離する (B).

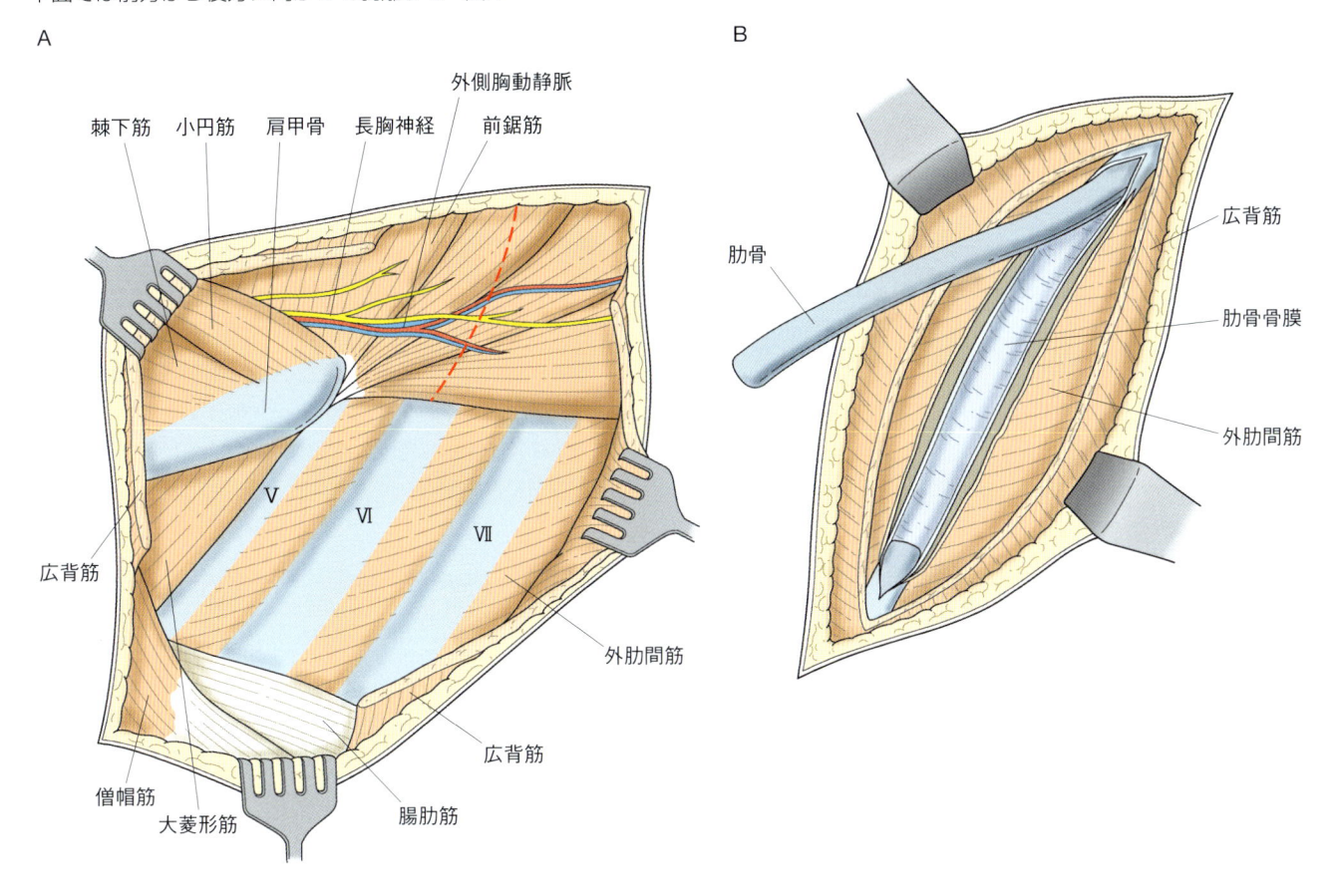

A

棘下筋　小円筋　肩甲骨　長胸神経　外側胸動静脈　前鋸筋

広背筋　僧帽筋　大菱形筋　腸肋筋　広背筋　外肋間筋

Ⅴ　Ⅵ　Ⅶ

B

肋骨　広背筋　肋骨骨膜　外肋間筋

次いで後方を切離し取り出す (図9).

> **注意ポイント 6**
> 皮切, 切除肋骨長が長いほど広い術野を得ることができる. さらに広い視野, 作業空間が必要な場合, 1) 切除肋骨の上下の肋骨頭を切除する. 2) 切除肋骨の上下の肋骨を後方部で切離 (人工的に骨折を起こす) し可動性を与える. 3) 数本離して2カ所で開胸する (皮切は1つ). 4) 必要な肋間に, 小開胸や内視鏡用ポートを追加する.

> **注意ポイント 7**
> 胸膜外アプローチを行う場合は, 骨膜を慎重に切開し, 壁側胸膜との間を剥離していく.

④血管の処理
- 壁側胸膜を切開し, 頭尾側に脊椎を露出させていくと, 椎間板, 椎体, その中央を横走する肋間動静脈, 肋骨頭が確認できる. 切除椎体 (腫瘍) やスクリュー挿入する椎体の肋間動静脈を結紮切離する (図10).

⑤腫瘍椎体の全摘
- 頭尾側の椎間板を切除し, 椎体を切除する. 腫瘍の種類, 範囲で切除する方法は異なる (図11).

⑥人工椎体の置換と骨移植
- 上下椎体に椎体プレート, 椎体スクリューを設置する. スクリューは大血管の位置に注意を払いながら対

### 図10 胸椎の展開

壁側胸膜を切開し，頭尾側に脊椎を露出させていくと，椎間板，椎体，その中央を横走する肋間動静脈，肋骨頭が確認できる．

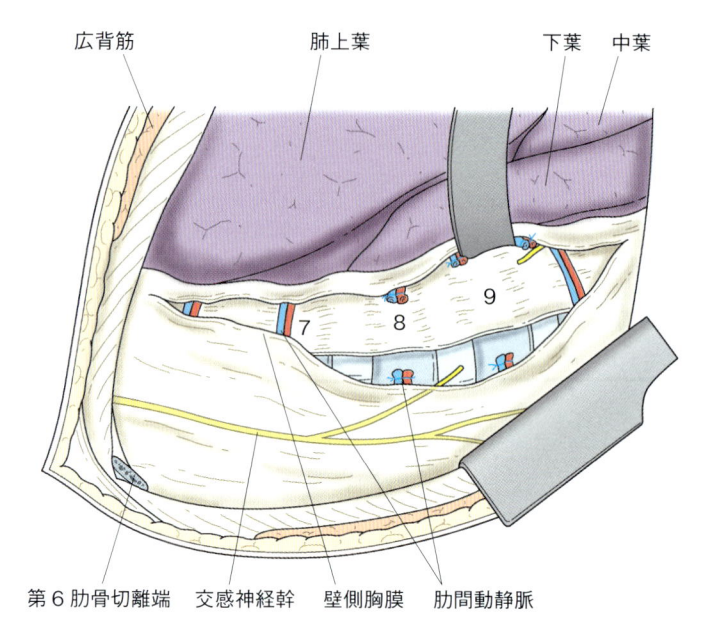

広背筋　　肺上葉　　下葉　中葉

第6肋骨切離端　交感神経幹　壁側胸膜　肋間動静脈

### 図11 腫瘍切除

頭尾側の椎間板を切除し（A, B），腫瘍椎体を（ノミ，エアードリルなどで）切除する（C, D）．

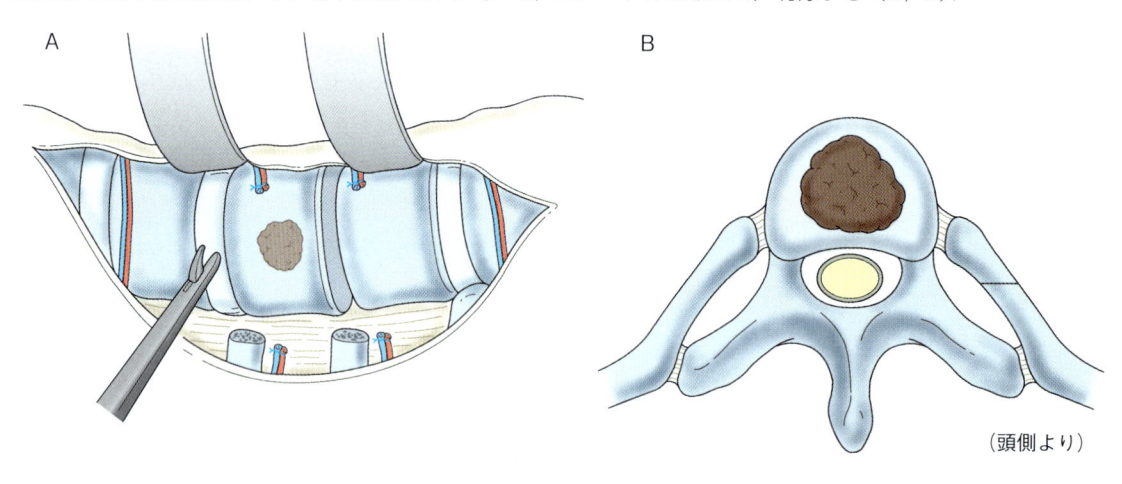

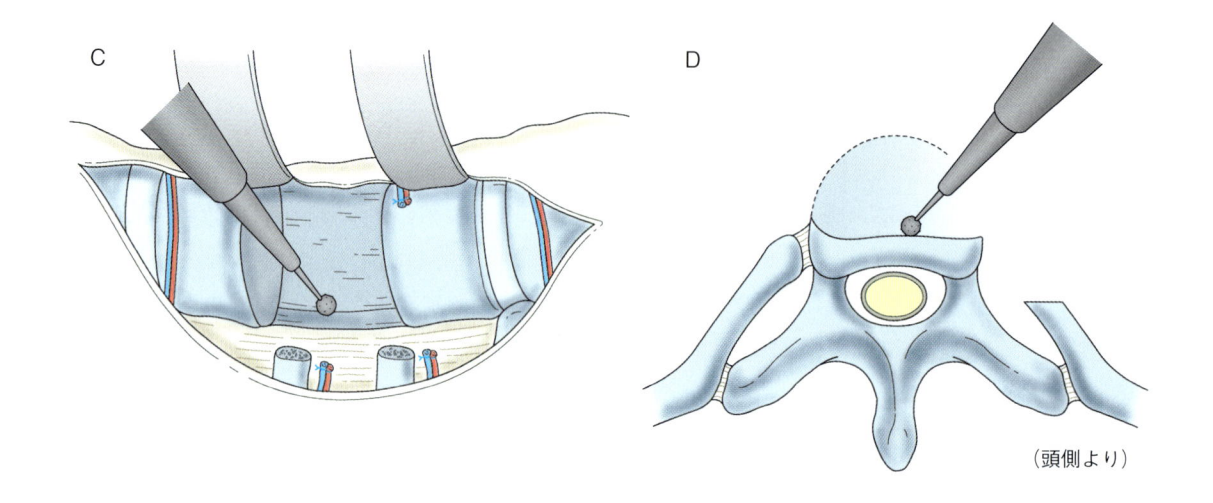

A

B

（頭側より）

C

D

（頭側より）

228　Section 1　上中位胸椎

### 図12 人工椎体の置換と骨移植

人工椎体挿入，骨移植後，金属インプラントで固定する．

A

椎体プレート，スクリュー
人工椎体

B

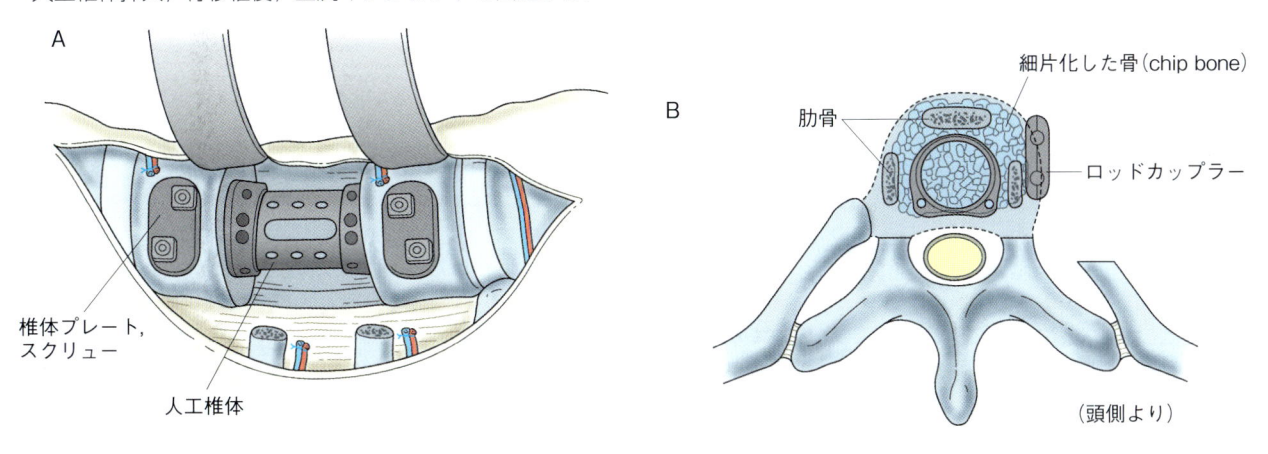

細片化した骨（chip bone）
肋骨
ロッドカップラー

（頭側より）

### 図13 閉胸

閉胸する際，肋間動静脈の走行に注意する．

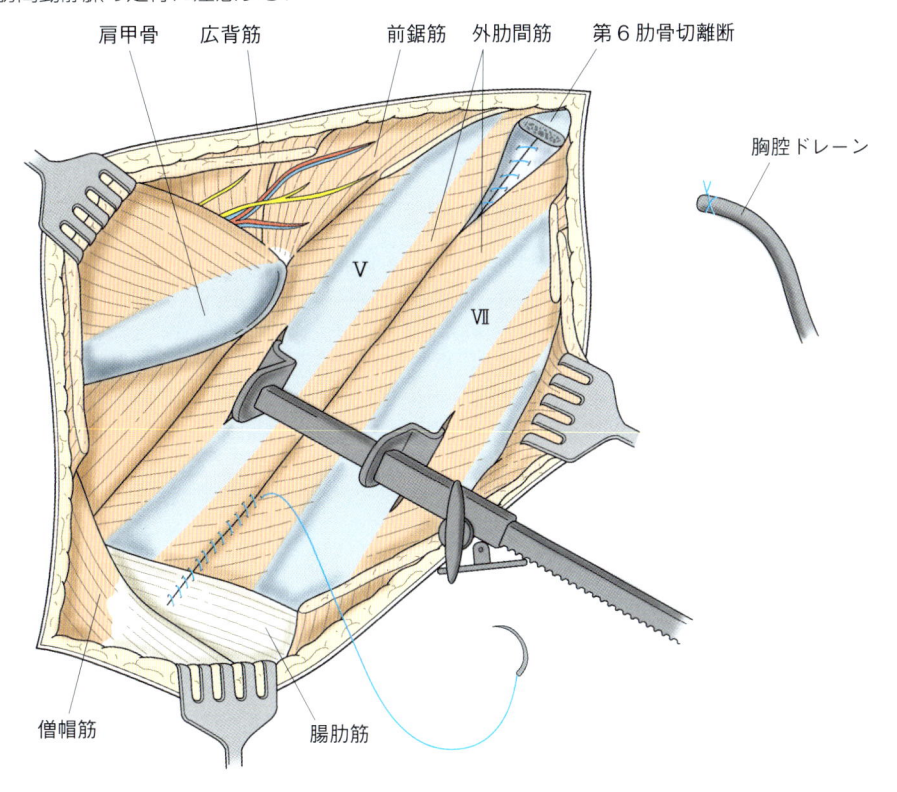

肩甲骨　広背筋　前鋸筋　外肋間筋　第6肋骨切離断
胸腔ドレーン
僧帽筋　腸肋筋

側皮質を貫く．切除された椎体の間隙に，人工椎体，切除肋骨，腸骨などを挿入し，上下の椎体スクリュー間に設置されたロッドで固定する（図12）．

⑦閉胸
- 胸腔内にドレーンを設置し，閉胸する（図13）．

## 5）注意すべき合併症

- 大血管損傷：タオルで血管を保護しながら脊椎の処置を行う．損傷が生じたら，指などで押さえ胸部外科医に応援を要請する．

前方固定術：胸骨縦割アプローチ，開胸アプローチ | *229*

- 硬膜外出血：前述
- 気胸，無気肺：リークテスト，胸部 X 線撮影で確認する．
- 硬膜損傷・髄液漏出：前述

### 6) 後療法

- 術後の除痛と呼吸リハビリテーション．
- 胸膜腔からの浸出液量が減少したらドレーンチューブを抜去し，離床する．
- 中下位胸椎の場合，硬性コルセットを 3-6 カ月間装着させる．

### 文献

1) Rossitti S, Stephensen H, Ekholm S, et al. The anterior approach to high thoracic (T1-T2) disc herniation. Br J Neurosurg. 1993; 7: 189-92.
2) Sharan AD, Przybylski GJ, Tartaglino L. Approaching the upper thoracic vertebrae without sternotomy or thoracotomy: a radiographic analysis with clinical application. Spine. 2000; 25: 910-6.
3) 清水克時, 安藤元郎, 井戸一博, 他. 胸骨鎖骨部分切除前方進入法で切除した頚胸椎砂時計腫の 1 例. 整形外科. 1996; 47: 1710-2.
4) Sundaresan N, Shah J, Foley KM, et al. An anterior surgical approach to the upper thoracic vertebrae. J Neurosurg. 1984; 61: 686-90.
5) Grandjean JG, Lucchi M, Mariani MA. Reversed-T upper mini-sternotomy for extended thymectomy in myasthenic patients. Ann Thorac Surg. 2000; 70: 1423-4.
6) Xu R, Grabow R, Ebraheim NA, et al. Anatomic considerations of a modified anterior approach to the cervicothoracic junction. Am J Orthop. 2000; 29: 37-40.
7) Fujimura Y, Nishi Y, Nakamura M, et al. Long-term follow-up study of anterior decompression and fusion for thoracic myelopathy resulting from ossification of the posterior longitudinal ligament. Spine. 1997; 22: 305-11.
8) 細江英夫, 清水克時, 鈴木直樹, 他. 上位胸椎に対する前方進入法. 臨整外. 2006; 41: 367-73.
9) 細江英夫, 清水克時. 整形外科手術進入路—私の工夫—, 胸椎に対する進入路. MB Orthop. 2004; 17: 9-15.
10) 細江英夫. 上位胸椎前方直達手術. 脊椎・骨盤の外傷. 手技のコツ&トラブルシューティング. OS NOW instruction. 2007; 4: 103-6.
11) Ohnishi K, Miyamoto K, Kanamori Y, et al. Anterior decompression and fusion for multiple thoracic disc herniation. J Bone Joint Surg Br. 2005; 87-B: 356-60.
12) Seol HJ, Chung CK, Kim HJ. Surgical approach to anterior compression in the upper thoracic spine. J Neurosurg. 2002; 97: 337-42.
13) Micheli LJ, Hood RW. Anterior exposure of the cervicothoracic spine using a combined cervical and thoracic approach. J Bone Joint Surg Am. 1983; 65-A: 992-7.
14) 細江英夫, 清水克時, 宮本 敬, 他. 小皮切による胸椎前方手術. 脊椎・脊髄神経手術手技. 2009; 11: 26-9.
15) Bartels RH, Peul WC. Mini-thoracotomy or thoracoscopic treatment for medially located thoracic herniated disc? Spine. 2007; 32: E581-4.

＜細江英夫＞

## Section 2 全胸椎

# A 椎弓切除術

### 1) 適応疾患

- 胸椎黄色靱帯骨化症
- 硬膜外膿瘍，硬膜外血腫などの硬膜外病変
- 脊髄腫瘍（硬膜に達するまでのアプローチ）
- 胸椎後縦靱帯骨化症（後方インストゥルメンテーションとの併用）
- 転移性脊椎腫瘍（後方インストゥルメンテーションとの併用）
- 脊椎外傷（後方インストゥルメンテーションとの併用）
- 骨粗鬆症性椎体圧潰（後方インストゥルメンテーションとの併用）

### 2) 術前準備

- 責任高位の把握・確認：画像所見（X線像，MRI，脊髄造影，CTなど）と障害脊髄レベルの一致を確認する．
- 術後に装着する軟性コルセットをオーダーメードで作製しておく．
- 手術台と4点支持フレームが，透視可能であるかを確認しておく．
- 手術高位の確認：高位のX線コントロールは麻酔（全身麻酔）がかかり体位をとった後に行う．

### 3) 手術体位

- 4点支持フレーム上の腹臥位をとる（「Ⅰ．§6-B．基本的な手術手技」の項参照）．
- 上位胸椎手術では，Mayfield型頭蓋保持器などで頭蓋固定をすることにより，正しいアライメントを保持できる．
- Cアーム正面透視で椎弓切除を行う高位を確認し，18G注射針などを棘突起に刺入しておく．

### 4) 手術手技

①皮切

- 40万倍エピネフリン加生理食塩水を皮下注射する（皮下からの出血を軽減するため）．
- 椎弓切除を行う範囲よりさらに上位1-2椎頭側の棘突起高位から正中皮膚切開を加える．

②傍脊柱筋の展開

- 各棘突起の位置を確かめ，棘突起直上にメスを加える．電気メスで棘突起先端を剝離し，コブエレベーターを用いて傍脊柱筋を棘突起側面から椎弓に沿って骨膜下に剝離する．出血点はバイポーラーで止血する．ある程度剝離できたところで，ガーゼを詰めて止血してもよい．
- 椎弓に付着する残存した筋は電気メスやヘルニアパンチなどで切除し，椎弓外側（横突起基部）までを露出する．

**図1** 棘突起縦割による展開と閉創

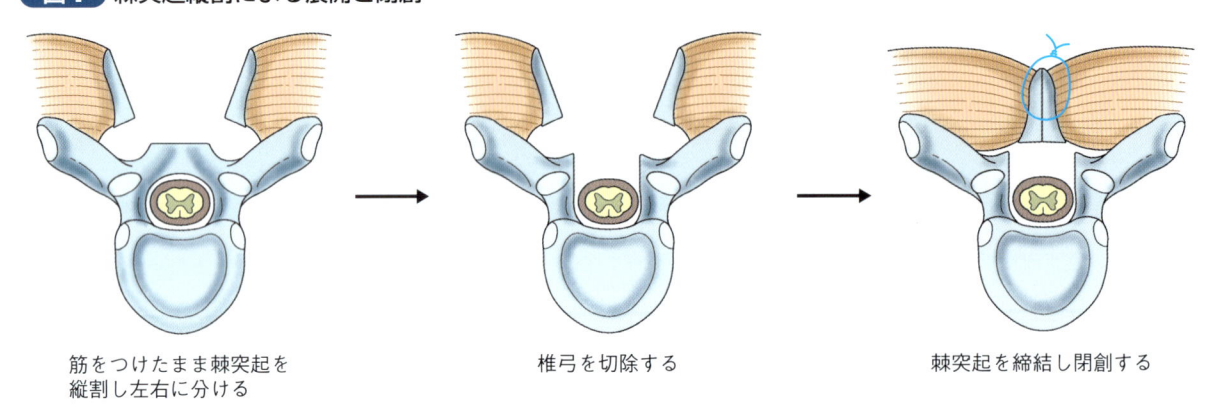

筋をつけたまま棘突起を縦割し左右に分ける　→　椎弓を切除する　→　棘突起を締結し閉創する

**図2** 棘突起と椎弓の切除範囲

棘突起と椎弓の切除範囲（T7, T8椎弓切除の場合）

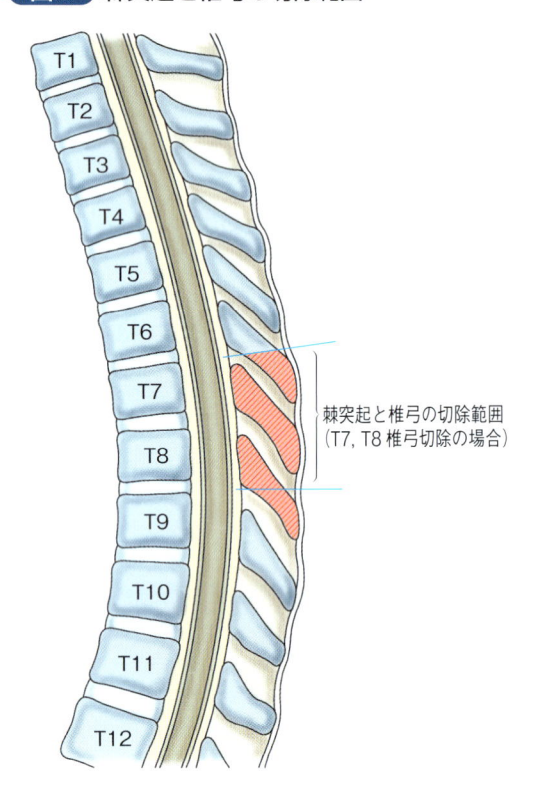

**図3** 椎弓の切除幅

切除幅は椎弓根間距離とする．

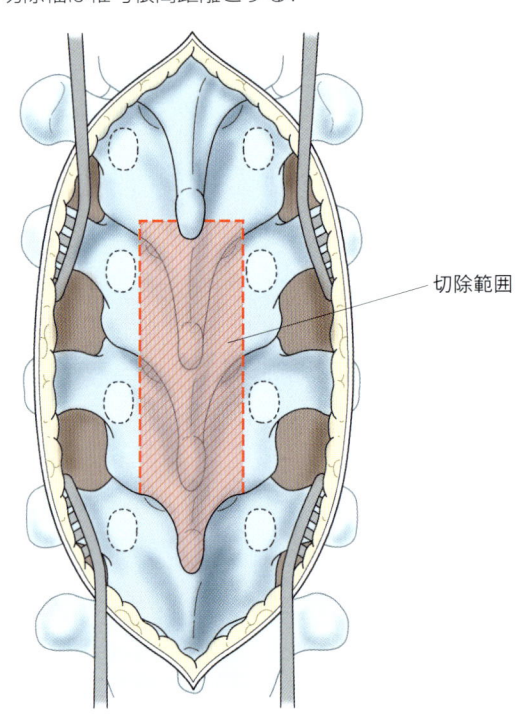

切除範囲

- 傍脊柱筋のダメージを少なくするため，棘突起を基部まで縦割し，筋をつけたまま左右に分けて展開し，椎弓切除後に棘突起を締結し直してもよい（図1）．

③棘突起の切除と椎弓の菲薄化

- 棘突起を棘突起剪刀やリウエル鉗子を用いて基部から切除し，椎弓間の黄色靱帯を露出する．胸椎部の棘突起は屋根瓦状に重なり合っているため，椎弓切除を行う最頭側椎の椎弓に重なっているさらに頭側椎の棘突起まで切除する必要がある（図2）．棘突起基部の切除断面から出血するので，適宜ボーンワックスを塗る．後に固定術で骨移植を併用する場合には，切除した棘突起を保存しておく．
- 術前のCTを参考に椎弓の切除幅を決める．切除幅は椎弓根間距離とする（図3）．
- 切除範囲の椎弓の外側骨皮質をスチールバーで除去し，ある程度薄くする（図4）．

**図4** 棘突起と外側骨皮質の除去

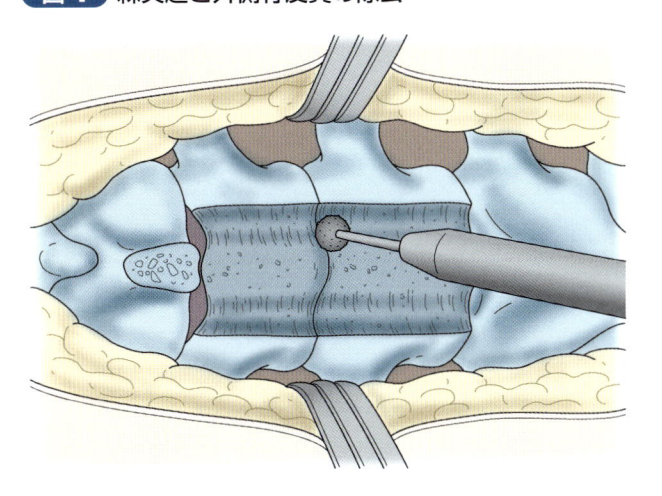

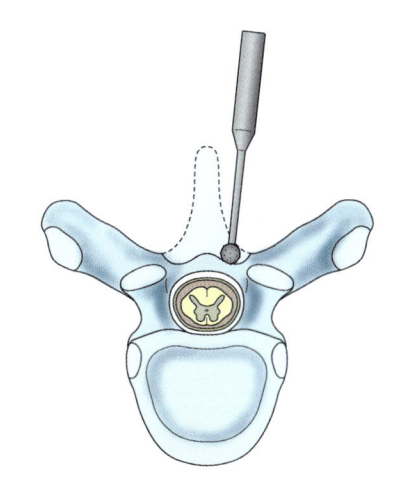

**図5** 側溝の掘削と正中縦割

側溝は外側が垂直になるように削る．正中・側溝ともに，内側骨皮質を薄皮1枚残すように可能な限り薄く削る．

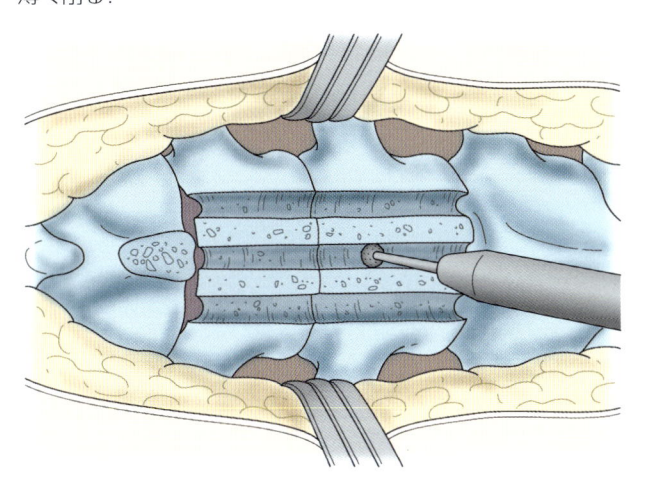

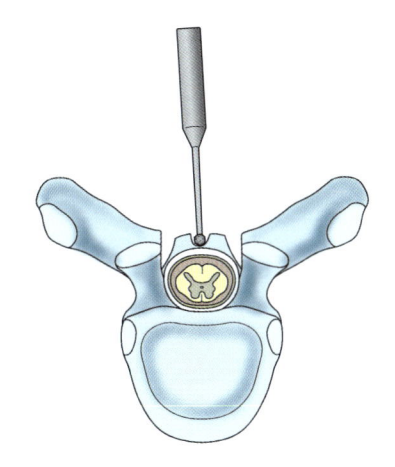

> **注意ポイント ①**
>
> 　中位胸椎では脊柱管がほぼ円形であり，椎弓が厚いわりに脊柱管横径が狭いため，あらかじめ椎弓を薄く削っておいたほうが，後の操作をやりやすい．正中縦割後に椎弓を左右に観音開きにするが，椎弓が厚いとヒンジ部分が十分に開かない．

④側溝の掘削と正中の縦割
- 径4mmのダイヤモンドバーを用いて，左右の側溝の掘削と正中の縦割を行う．胸椎では椎間関節の内側1/3から1/2が脊柱管の後壁を構成しているため，脊柱管全体を除圧するためには，椎間関節の内側を約1/2切除する必要がある．側溝の掘削の際に，上位椎の下関節突起内側部がなくなると椎間関節軟骨が現れるので，これをヘルニア鉗子などで取り除き，下位椎の上関節突起内側の掘削を進める．
- 各椎弓の尾側には黄色靱帯が存在するが，頭側には存在しないので，頭側を削る際には，正中・側溝のいずれにおいても，硬膜外が透見できるまで内側骨皮質を菲薄化するにとどめ，決して不用意にバーが骨皮質を貫通して脊柱管内に入り込まないようにする（図5）．
- 各椎弓の尾側は，正中・側溝ともに，黄色靱帯が現れるまで内側骨皮質を削る．

A．椎弓切除術

**図6** ダイヤモンドバーによる掘削

掘削の深さがわかりにくい場合は，小さなバーに変えることにより，掘削部の脇から深さを観察することができる．

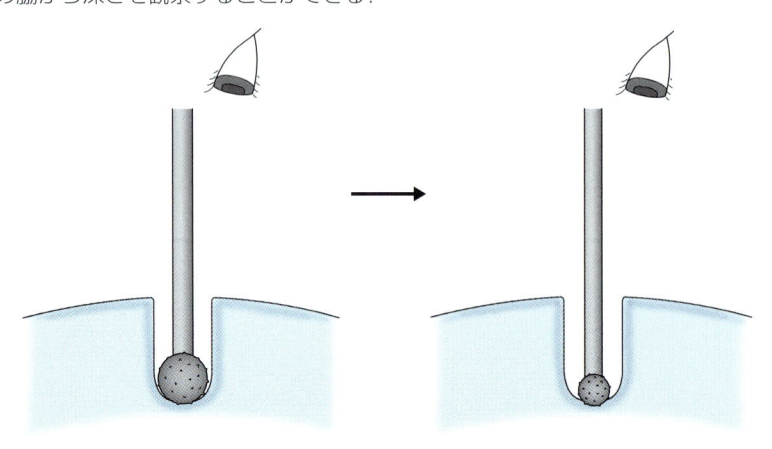

**図7** モスキート鉗子による正中の解離

薄く残った内側骨皮質を割りつつ左右に開大する．

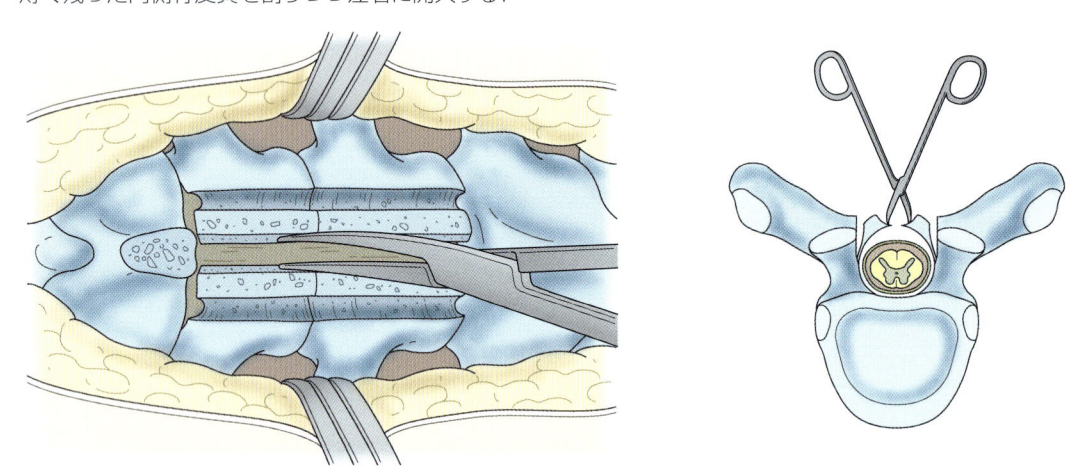

- 深部の掘削では，より小さなバー（径 2-3 mm）を用いるほうが，掘削部辺縁のトリミングをしやすい．側溝の掘削の際には，後で椎弓を左右に開きやすいように，椎弓側を多めに削っておくとよい．

> **注意ポイント 2**
> 脊髄が高度に圧迫されている例や麻痺の進行例など，より慎重な操作が必要な場合には，手術用ルーペまたは顕微鏡を用いる．

> **注意ポイント 3**
> 掘削の際に深度がわかりにくい場合は，バーを徐々に小さくしていくと，バーの脇から前方の骨皮質がみえるのでわかりやすい（図6）．

⑤椎弓と黄色靱帯の切除
- 縦割した正中部をモスキート鉗子で左右に分ける．菲薄化した内側骨皮質はひび割れて容易に左右に分けることができる（図7）．
- 椎弓外側が落ち込まないように注意しながらピンセットで持ち上げつつ硬膜外を剥離する（図8）．

### 図8 硬膜外の剥離

椎弓を持ち上げながら剥離を外側に進め，黄色靱帯を切離する．

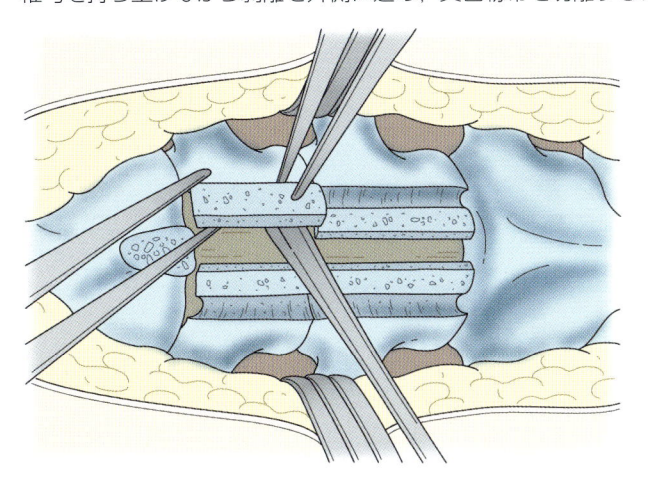

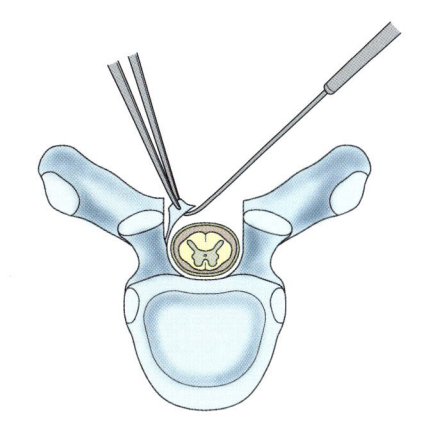

### 図9 椎弓切除（2椎弓）の完成

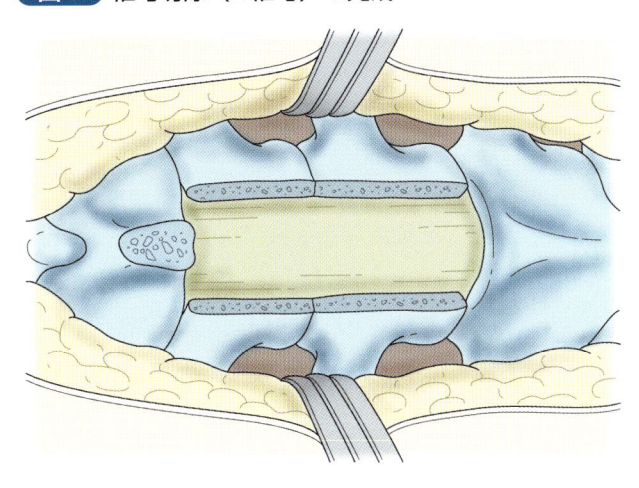

- 外側まで剥離を進めた後，ケリソンパンチまたはハサミで黄色靱帯を切離し，椎弓を切除する．外側に残った黄色靱帯は，ケリソンパンチなどで切除する（図9）．

> **注意ポイント 4**
>
> 硬膜外側では静脈が怒張している場合があり，損傷すれば相当量の出血を招く．直視下に出血点がわかる場合にはバイポーラで焼く．出血点が不明な場合にはアビテンを詰めてしばらく待つが，その際，脊髄を圧迫しないように注意する．

⑥黄色靱帯骨化症の場合
- 骨化巣の主体が外側にあり，正中縦割が可能な場合には，前述の方法に準じて骨化巣を切除する．その際，通常よりも片側あたり1-2 mm外側（椎弓根内側の骨皮質も若干削る程度の幅）で側溝を掘削すると骨化巣を切除しやすい．また，できるだけ椎弓と骨化巣を薄くし，骨化巣をつまみ上げながら裏面を剥離して摘出する（図10）．
- 膨隆型の黄色靱帯骨化症のように正中縦割が不可能な場合には，en bloc椎弓切除法に準じ，左右の側溝掘削のみで対応する．その場合にも，骨化巣を可能な限り薄くして慎重に摘出する（図11）．

**図10** 黄色靱帯骨化症に対する椎弓切除1
正中縦割が可能な場合には，可能な限り骨化巣を薄くし，左右に剝離して摘出する．

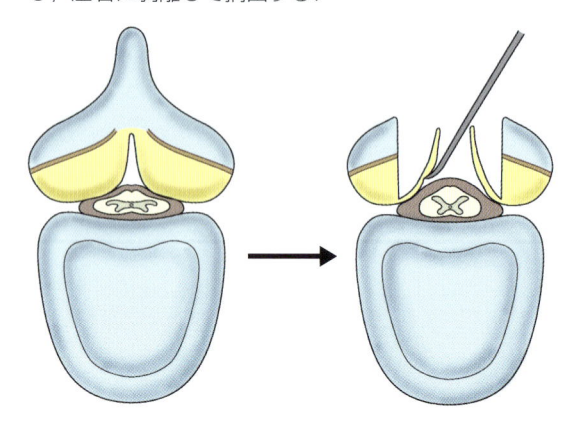

**図11** 黄色靱帯骨化症に対する椎弓切除2
正中縦割が不可能な場合には，可能な限り骨化巣を薄くし，片側から剝離して摘出する．

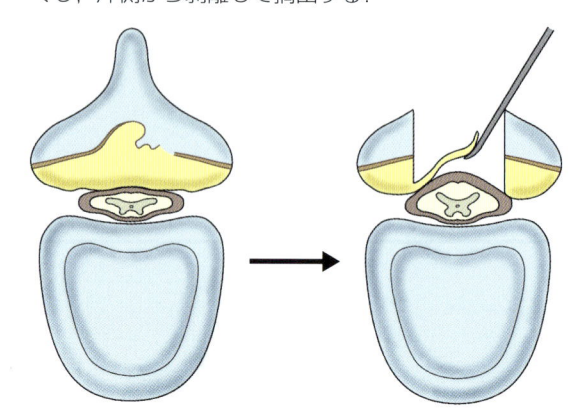

> **注意ポイント ⑤**
>
> 　黄色靱帯骨化症では，骨化巣と硬膜の高度な癒着や，硬膜自体の骨化がしばしばみられる．したがって，骨化巣の剝離・摘出には細心の注意を払い，髄液漏や硬膜欠損が生じた際に対応できる手技に習熟していなければならない．

⑦閉創
- 傍脊柱筋層下にドレナージチューブを留置する．チューブは手術創の3-5 cm外側から皮膚外に出し，糸で固定する．
- デッドスペースが少なくなるように左右の筋を寄せ，筋膜を正中で合わせ縫合する．上中位胸椎部では腰背筋膜は薄いため，密に縫合する．粗な縫合では，術後に上肢の動きに伴い離解する可能性がある．皮下組織，皮膚を追層縫合して閉創する．

## 5) 注意すべき合併症

①硬膜損傷
②脊髄・神経根損傷
③硬膜外血腫（術後）
④髄液漏（術後）

## 6) 後療法

- 術後約48時間で，ドレナージチューブを抜去し，その後離床を許可する．
- 歩行器歩行から始め，歩容が安定すればフリー歩行とする．
- 麻痺がある場合には車椅子での移動から始め，麻痺の改善をみながら歩行を許可する．
- 軟性コルセットを術後4-8週間装着させる．上位胸椎で創部が頸椎に達する場合には頸椎装具も考慮する．

> **注意ポイント ⑥**
>
> 　上位胸椎では上肢の動きに伴い創部に緊張が加わりやすい．創部の安静が必要と考えられる場合には，鎖骨骨折用固定帯などで左右の肩甲間部が開かないようにするとよい．

<宮腰尚久>

# Section 2　全胸椎

## B　後方固定術：椎弓根スクリュー固定法

### 1）適応疾患

- 胸椎後縦靱帯骨化症（後弯矯正術）
- 脊柱変形（側弯症などに対する矯正固定術）
- 転移性脊椎腫瘍
- 脊椎外傷
- 骨粗鬆症性椎体圧潰（椎体形成術などとの併用）

### 2）術前準備

- 責任高位の把握・確認：画像所見（X線像，MRI，脊髄造影，CTなど）と障害脊髄レベルの一致を確認する．
- 術後に装着する装具（軟性または半硬性コルセット）をオーダーメードで作製しておく．
- 手術台と4点支持フレームが，透視可能であるかを確認しておく．
- 手術高位の確認：高位のX線コントロールは麻酔（全身麻酔）がかかり体位をとった後に行う．
- CTを参考に，使用する椎弓根スクリューの太さと長さ，刺入角度をおおまかに決めておく．

> **注意ポイント ①**
>
> T1とT2の椎体は前後径が短く横径が長い腎型で，椎弓根は太く（6-9 mm），著しく外側に傾いている．T3からT9の椎弓根は横径が小さく，T4-T5では4-5 mmと最小となり，T10-T12では6-10 mmと太くなる．椎弓根軸の矢状面に対する角度は，上位胸椎で約27°，中位胸椎で約10°，下位胸椎ではほぼ0°である．椎弓根スクリューの刺入角度は，上位胸椎で約30°，中位胸椎では約15°，下位胸椎では約10°を目標とする（図1）．

### 3）手術体位

- 4点支持フレーム上の腹臥位をとる（「Ⅰ．§6-B．基本的な手術手技」の項参照）．
- 上位胸椎手術では，Mayfield型頭蓋保持器などで頭蓋固定をすることにより，正しいアライメントを保持できる．
- Cアーム正面透視で椎弓根スクリューを刺入するすべての椎骨で，上下の椎間板に平行に，側弯症では椎骨の回旋に合わせてCアームで調整し，真正面像が得られるかを確認しておく．また，高位を確認し，18G注射針などを棘突起に刺入しておく．

**図1** 椎弓根スクリューの刺入角度

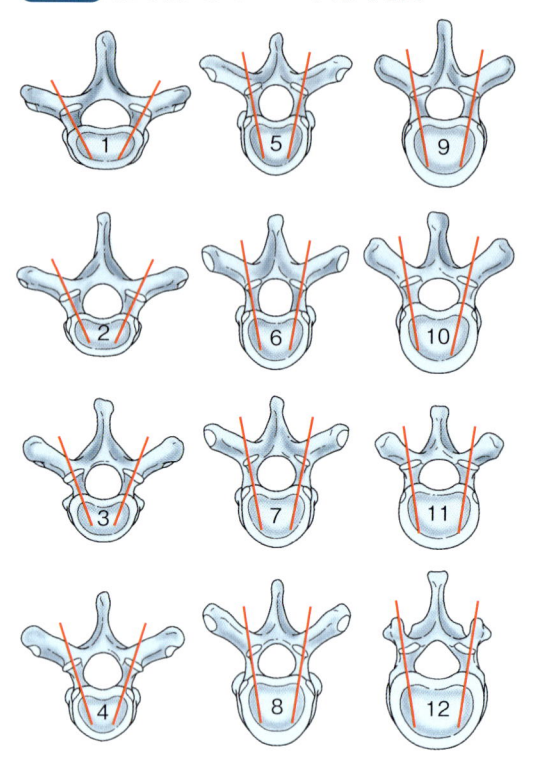

**図2** 横突起先端までの展開

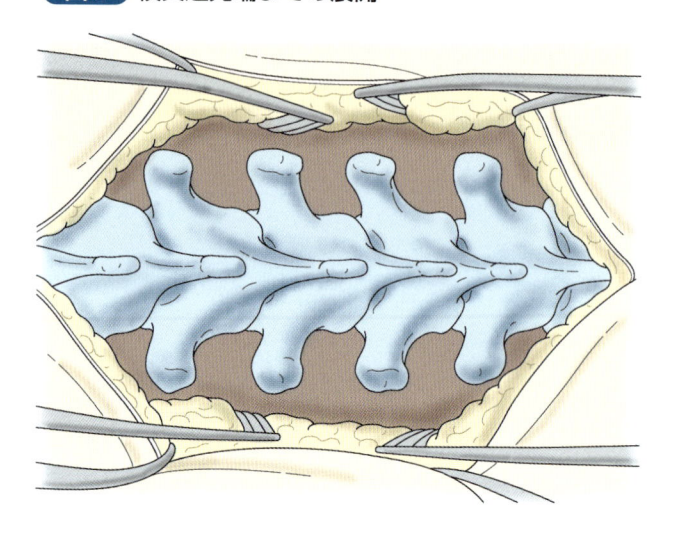

**図3** 横突起の咬除による椎弓根スクリュー刺入部の露出（椎弓切除後）

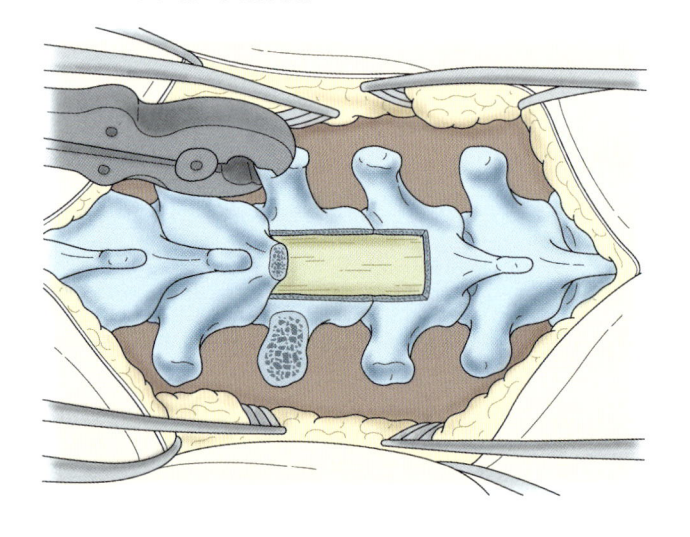

## 4）手術手技

①皮切
- 40万倍エピネフリン加生理食塩水を皮下注射する（皮下からの出血を軽減するため）．
- 頭側は固定上端の2椎上まで，尾側は固定下端椎の棘突起下端まで正中皮膚切開を加える．

②傍脊柱筋の展開
- 各棘突起の位置を確かめ，棘突起直上にメスを加える．電気メスで棘突起先端を剝離し，コブエレベーターを用いて傍脊柱筋を棘突起側面から椎弓に沿って骨膜下に剝離する．出血点はバイポーラで止血する．ある程度剝離できたところで，ガーゼを詰めて止血してもよい．
- 椎弓に付着する残存した筋は電気メスやヘルニアパンチなどで切除し，固定範囲の椎間関節包も切除する．椎弓根スクリューを刺入する椎骨では，横突起先端まで露出する（図2）．

③椎弓根スクリューの刺入
- 椎弓根スクリューを刺入する椎骨の横突起を，大きなリウエル鉗子を用いて基部から咬除する（図3）．特に横突起基部の上端はスクリューの刺入点になるので，念入りに咬除する．横突起をできるだけ咬除する

**図4** 椎弓根スクリュー刺入点

**図5** プロービング

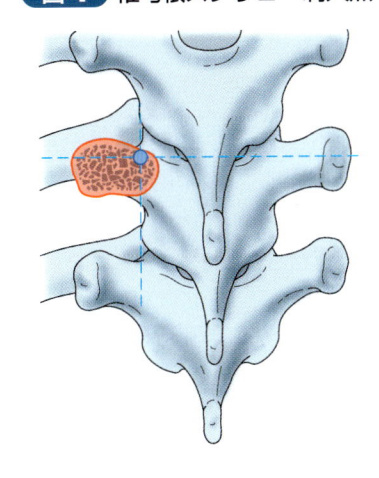

はじめに先端を外向きに 1.5-2.0 cm 刺入し（A），椎弓根内壁を越えたところで内向きに刺入する（B）．

A

B

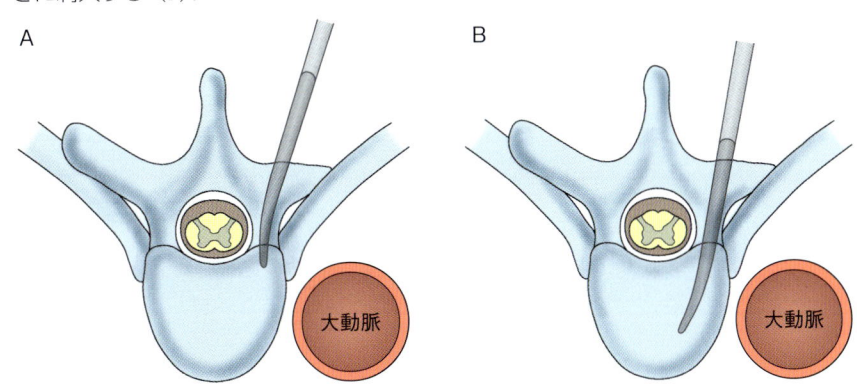

大動脈

**図6** 椎弓根スクリューの刺入手順

A: プロービング．B: フィーラー（ペディクルサウンダー）による皮質骨穿破の有無の探索．C: タッピング．D: スクリューの刺入．

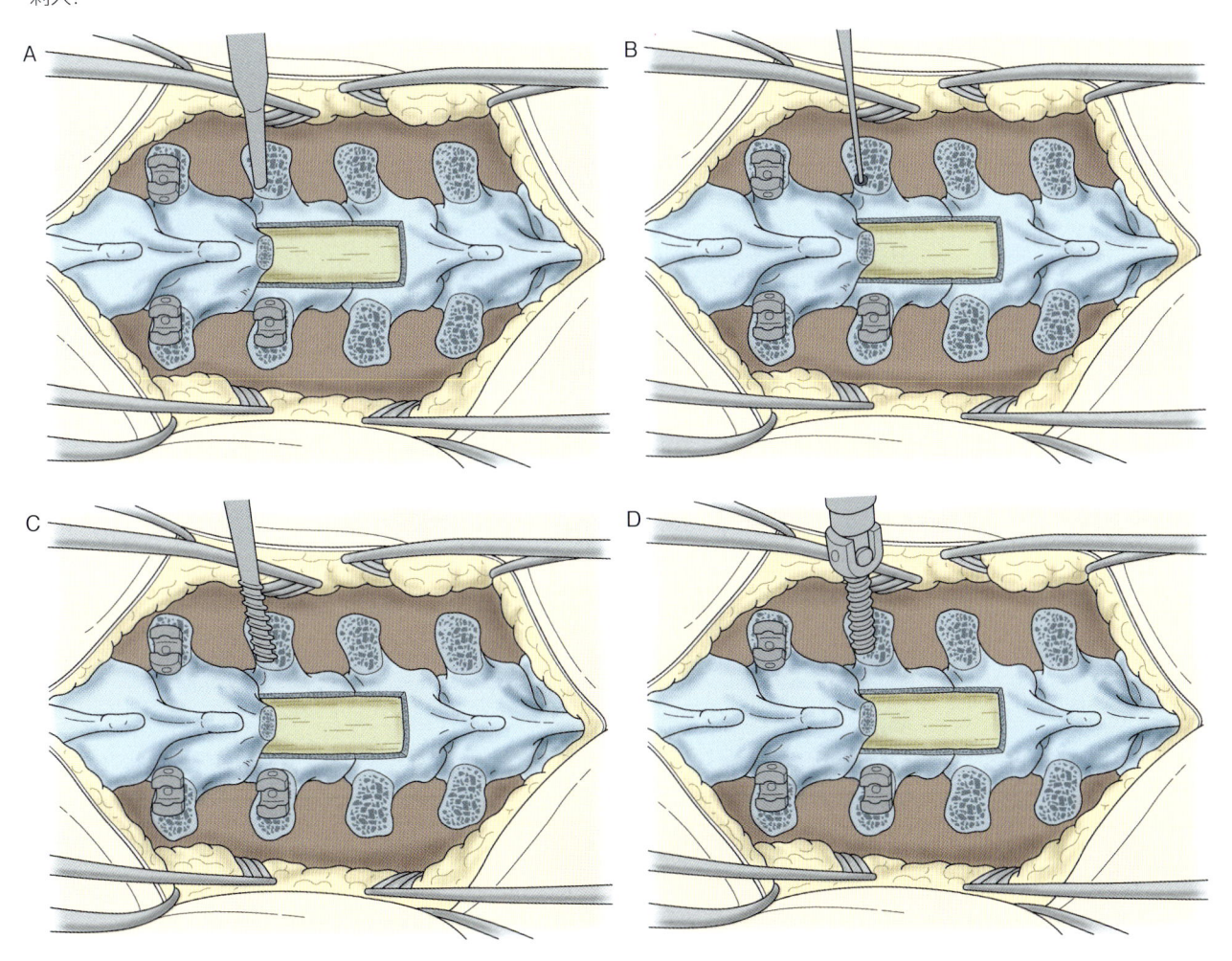

B．後方固定術：椎弓根スクリュー固定法

**図7** 正面透視による確認

A: はじめはプローブを外向きに刺入する（椎弓根内縁を越えない）．B: 15-20 mm 刺入したらプローブを内向きにしてさらに刺入する．C: フィーラー（ペディクルサウンダー）による探索．D: タッピング．E: 椎弓根スクリューの刺入．F: スクリュー刺入完了．G: すべてのスクリューを刺入してから側面透視で深さを確認する．椎体前後径の 1/2-2/3 刺入されていればよい．足りなければ，さらに深く刺入する．

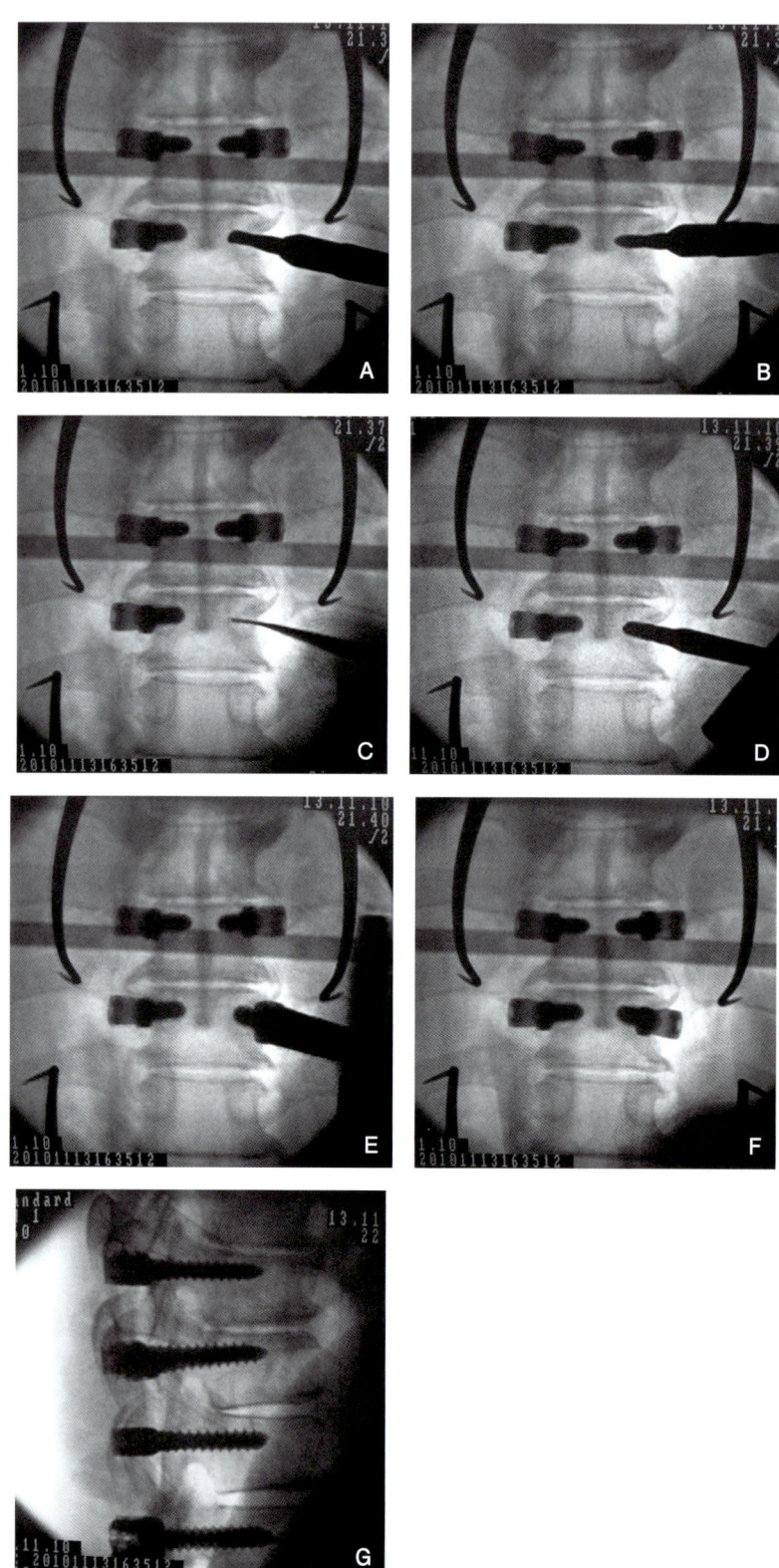

**図8** 椎弓根スクリューの位置
A: 椎弓根内へのスクリュー刺入．B: pedicle-rib unit 内へのスクリュー刺入．

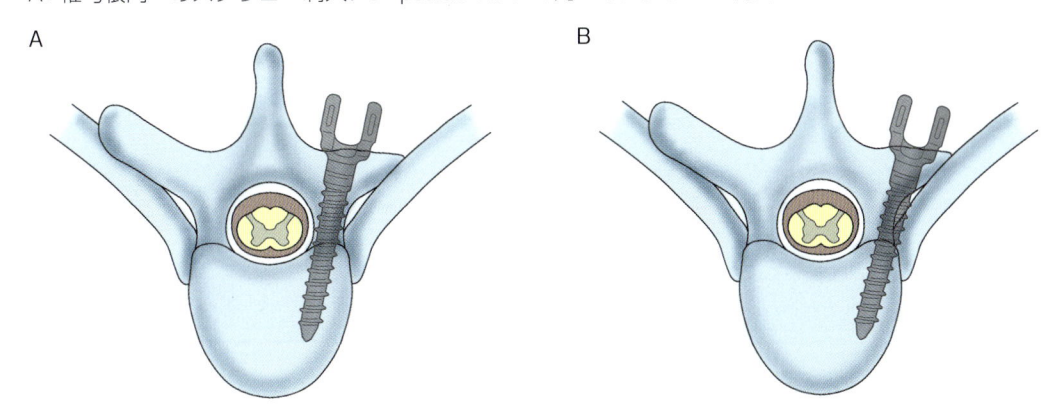

ことによって，インストゥルメント全体を低く設置することが可能となる．切除した横突起は，後に粉砕して移植骨に用いる．咬除断面から出血するので，適宜ボーンワックスを塗る．

- 正面透視下に，椎体の外側縁よりやや外側からプローブをできるだけ上位終板に平行に刺入する．中位胸椎の椎弓根スクリューの刺入点は，椎間関節外側縁と横突起咬除後の海綿骨面の上端の交点にほぼ一致する（図4）．
- プローブは，はじめは先端を外向きに刺入して脊柱管内への誤刺入を防ぐ．1.5-2.0 cm 刺入し，椎弓根内壁を越えたところで先端を内向きにして刺入し直し，椎体外への逸脱を防ぐようにする（図5）．特に中位胸椎の左側には大動脈が近接しているので，十分に注意する．
- プロービング後，必要に応じて，フィーラー（ペディクルサウンダー）で椎弓根や椎体の皮質骨を穿破していないかを探索する（図6A, 6B）．
- 必要に応じて，刺入予定のスクリュー径よりも1サイズ細い径のタップでタッピングを行い，スクリューを刺入する（図6C, 6D）．やせている例では，術後にインストゥルメントが皮下に触れないようにするため，スクリューはできるだけ深く刺入する．
- 椎弓根スクリューの刺入中は，適宜，正面透視で操作を確認する（図7）．
- 胸椎は椎弓根外側で pedicle-rib unit を形成するため，椎弓根スクリューが多少外側にはみ出しても，先端が椎体内に入っていれば問題はない（図8）．

> **注意ポイント 2**
>
> 透視を使用しなくとも椎弓根スクリューの刺入は可能であるが，重大な合併症を防ぐためにも，相当な経験を積むまでは透視で確認しながら刺入するほうがよい．ただし，放射線被曝量を最小限にするため，透視は確認のためだけに間歇的に使用し，連続透視は可能な限り避けるようにする．

> **注意ポイント 3**
>
> 刺入椎骨ごとに合わせた正面透視下に椎弓根スクリューを刺入することにより，側弯症などの回旋変形を伴う場合であっても，誤刺入（逸脱）を防ぐことができる．

**図9** Fixed angle screw と Multi-axial screw のスクリューヘッドの大きさの違い

A：fixed angle screw
B：multi-axial screw

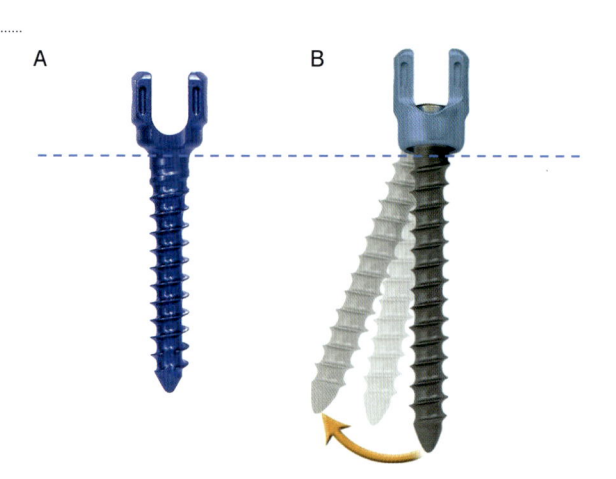

**図10** 椎間関節軟骨の除去と decortication

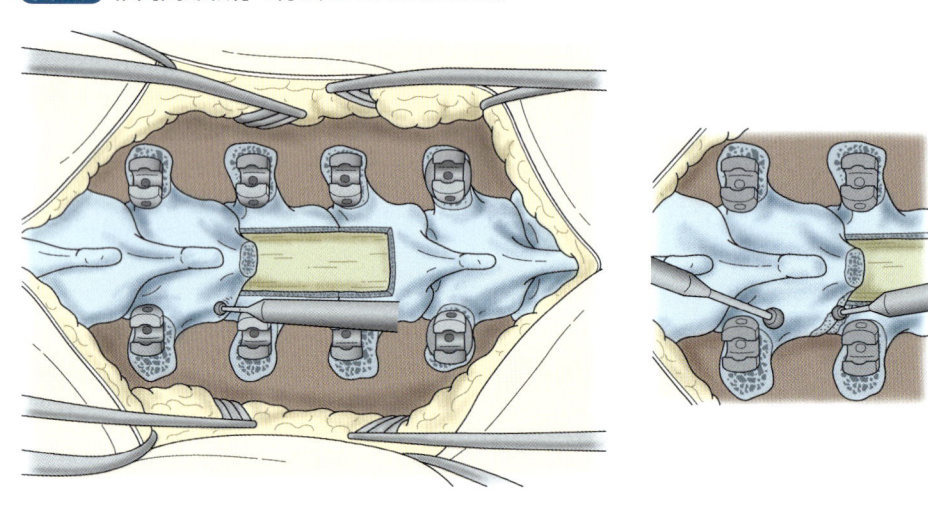

> **注意ポイント ④**
>
> Multi-axial screw はロッドとの連結には容易であるが，スクリューヘッドが大きい（図9）．インストゥルメントをできるだけ低く設置したい場合には，fixed angle screw を用いる．後に矯正を加えたい場合にも fixed angle screw のほうが有利である．

> **注意ポイント ⑤**
>
> 骨脆弱性の著しい例では，スクリューの引き抜き強度を増加させるために，椎弓根内にハイドロキシアパタイトのスティック（HA スティック）を挿入してから椎弓根スクリューを刺入する．

④ロッドの設置と骨移植
- ロッドを設置する前に，固定範囲の椎間関節軟骨をエアトームや鋭匙で取り除き，椎間関節内に少量の粉砕した自家骨を充填しておく．ロッドの設置面に対応する椎弓外側を中心に decortication を施す（図10）．
- 長さを整えたロッドを胸椎後弯に合わせて曲げて設置し，セットスクリューを用いて椎弓根スクリューに固定する．クロスリンクで左右のロッドを連結する（図11，図12）．
- 粉砕した自家骨を移植する．その際，ロッドの裏面にできるだけ詰めるようにする（図13）．

図11 ロッドの設置

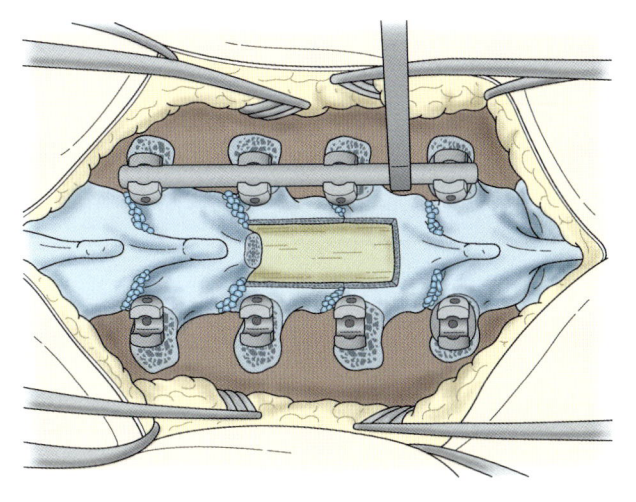

図12 セットスクリューによるロッドの固定とクロスリンクによる連結

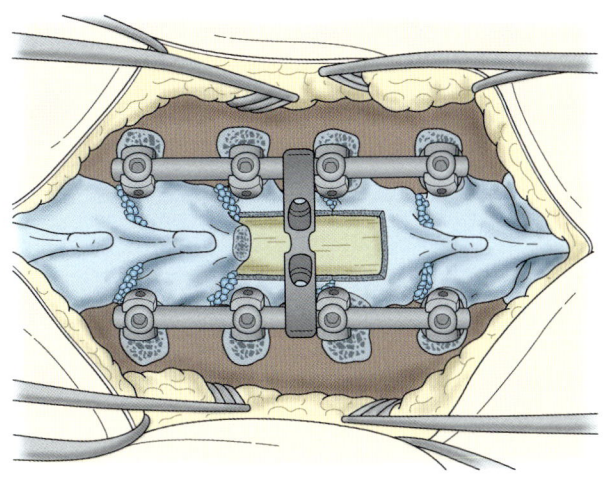

図13 粉砕自家骨による骨移植

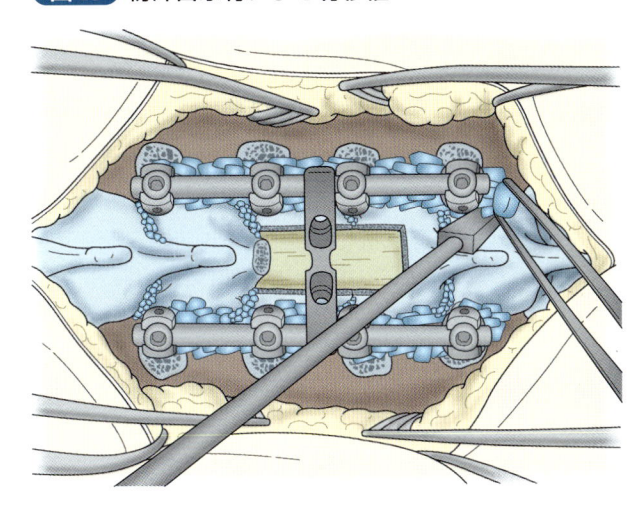

- 移植骨が動きやすい場合には，フィブリン糊を散布して固定する．

> **注意ポイント 6**
> 骨脆弱性の著しい例では，インストゥルメントの脱転を防ぐため，ポリエチレン製のテープを上下端の椎弓下に通し，ロッドやクロスリンクと締結する（sublaminar taping）．

⑤閉創
- 傍脊柱筋層下にドレナージチューブを留置する．チューブは手術創の3-5 cm外側から皮膚外に出し，糸で固定する．
- デッドスペースが少なくなるように左右の筋を寄せ，筋膜を正中で合わせ縫合する．上中位胸椎部では腰背筋膜は薄いため，密に縫合する．粗な縫合では，術後に上肢の動きに伴い離解する可能性がある．皮下組織，皮膚を追層縫合して閉創する．
- X線2方向撮影によりインストゥルメントの設置状況を確認する（図14）．

**図14** 術後のX線2方向撮影

A：正面像．B：側面像．

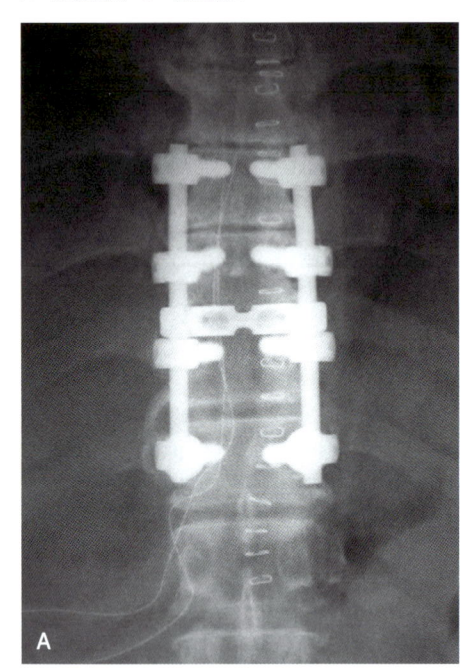

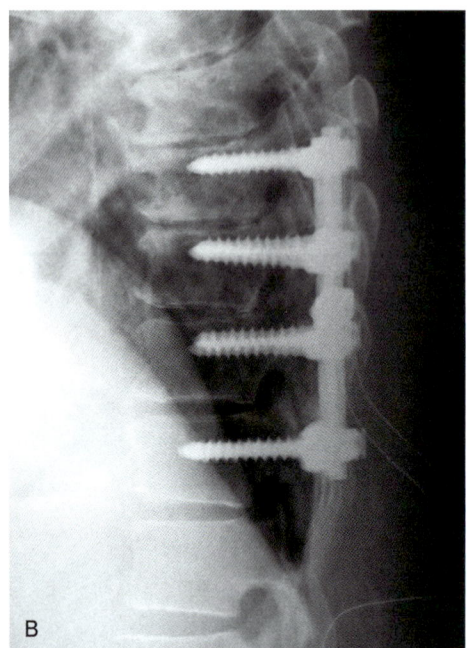

**図15** 胸椎後縦靱帯骨化症に対し，6.35 mm径のロッドを使用して後弯矯正（dekyphosis）を行った例

A：術中写真．B：術後X線正面像．C：術後X線側面像．

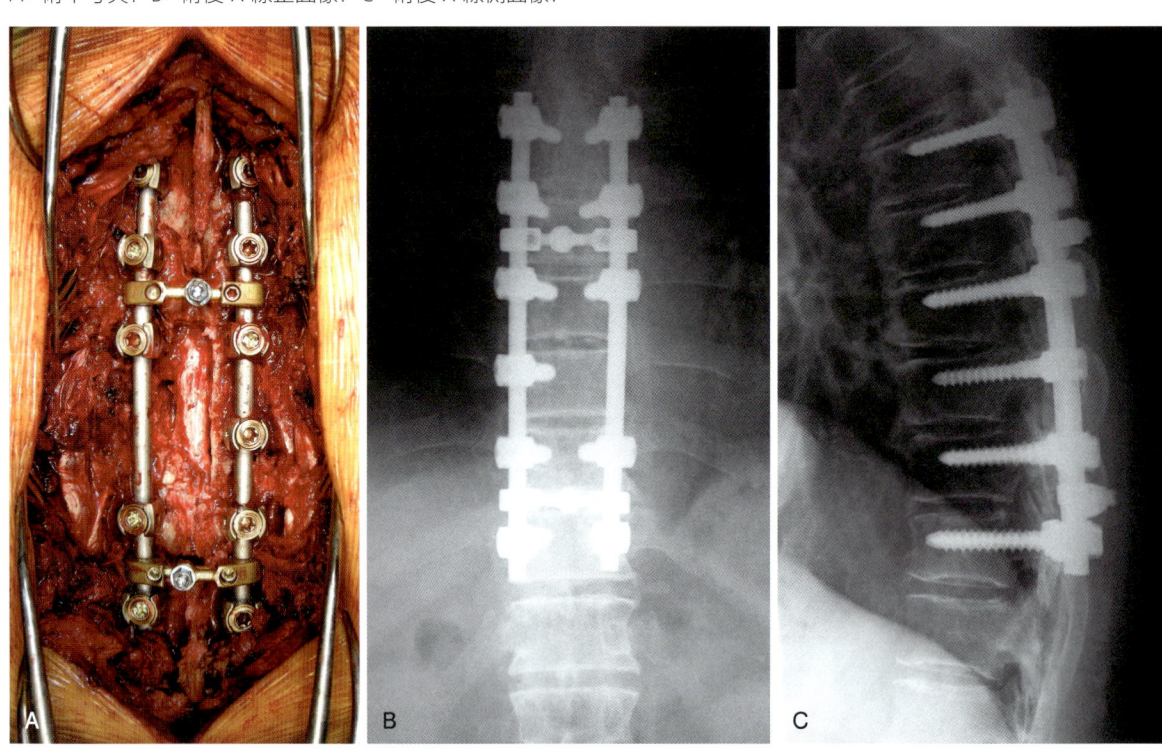

**図16** 背筋の薄い転移性脊椎腫瘍に対し，オフセットコネクターを用いてロッドを連結した例

A：術中写真；上下端にはポリエチレン製テープによる sublaminar taping も併用している．
B：術中写真；頭側から見たところ．C：術後 X 線正面像．D：術後 X 線側面像．

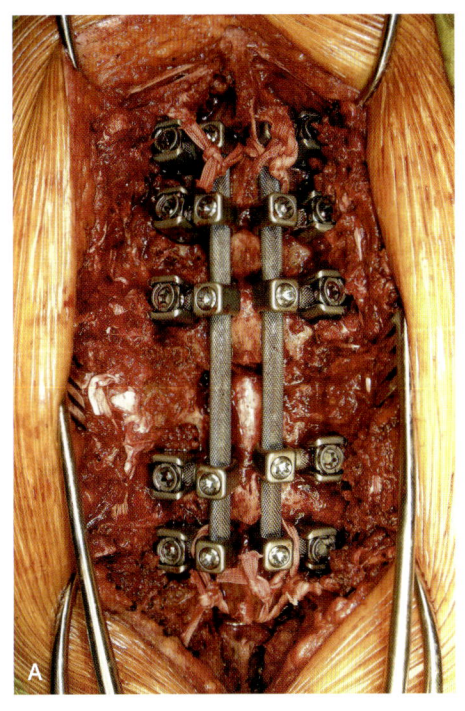

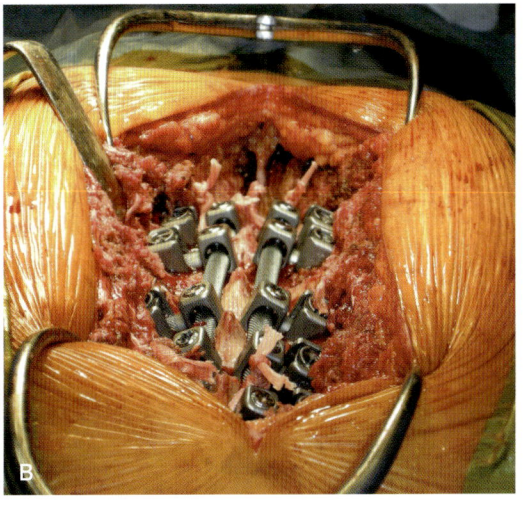

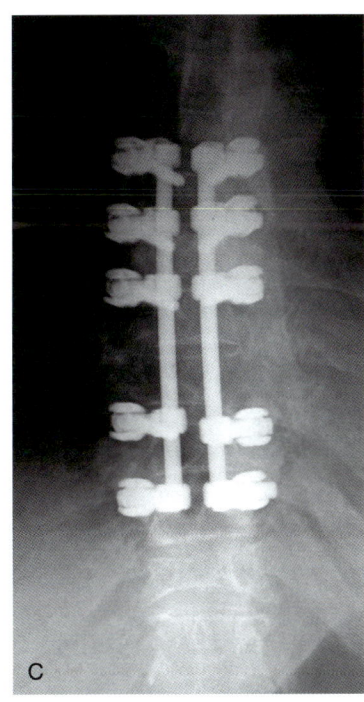

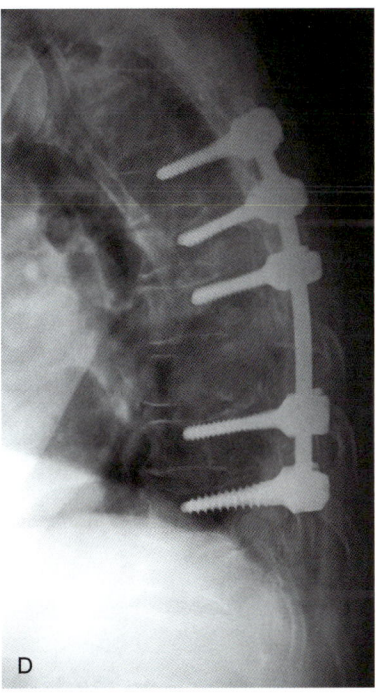

⑥その他： 体格によるインストゥルメント選択について
- 体格の大きな症例に対して後弯矯正（dekyphosis）などを行う場合には，太いロッドを使用する（図15）．細いロッドでは，矯正位を保つことが難しい．
- 後弯の強い高齢者などでは，背筋がきわめて薄く，インストゥルメント設置後の閉創に難渋したり，術後にインストゥルメントが皮下に触れて疼痛を訴えたりすることがある．このような場合には，オフセット

**図17** オフセットコネクター使用によるデッドスペースの縮小

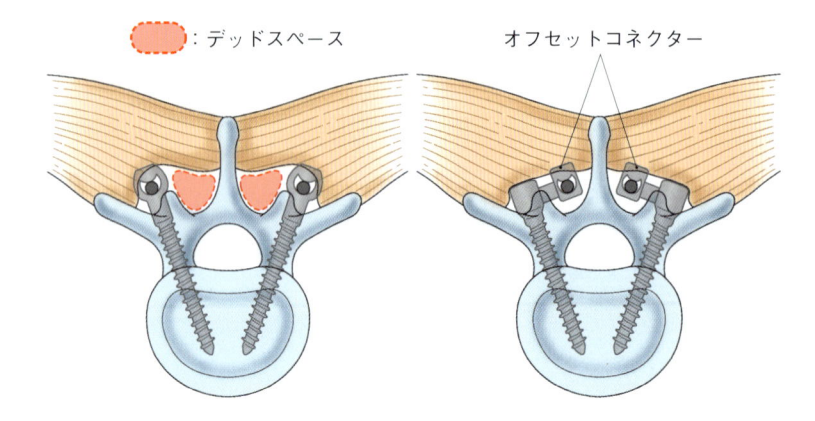

コネクターを用いてロッドを椎弓根スクリューの内側に設置するとよい（図16）．背筋内のデッドスペースの縮小にも有効である（図17）．

### 5) 注意すべき合併症

①大血管損傷（致死的合併症）
②硬膜損傷
③脊髄・神経根損傷
④硬膜外血腫（術後）
⑤創部感染（術後）
⑥インストゥルメントの折損・逸脱（術後）

### 6) 後療法

- 術後約48時間で，ドレナージチューブを抜去し，その後離床を許可する．
- 歩行器歩行から始め，歩容が安定すればフリー歩行とする．
- 麻痺がある場合には車椅子での移動から始め，麻痺の改善をみながら歩行を許可する．
- 骨脆弱性の程度に応じて，軟性または半硬性コルセットを術後6-12週間装着させる．ただし，骨強度が保たれている若年者において，椎弓根スクリューを多椎骨に刺入することにより強固な固定ができた場合にはコルセットは不要である．上位胸椎で創部が頚椎に達する場合には，頚椎装具も考慮する．

> **注意ポイント 7**
> 上位胸椎では上肢の動きに伴い創部に緊張が加わりやすい．創部の安静が必要と考えられる場合には，鎖骨骨折用固定帯などで左右の肩甲間部が開かないようにするとよい．

＜宮腰尚久＞

Section 2 　全胸椎

# C　段階的後方進入胸髄除圧術

### 本術式の概要

1) 本術式は，他の高位の神経組織と比べ圧迫に対して脆弱な胸髄への手術侵襲を，時間的，空間的にできるだけ分散させて，より安全に胸髄除圧を行うことを意図している．
2) 第1段階から最大第3段階までの除圧処置を，すべて後方進入法のみで，それぞれ数週間の間隔を空けて段階的に行う．
3) 第1段階とは頚椎から上位胸椎までの片開き式椎弓形成術，第2段階とは上位胸椎から中・下位胸椎までの片開き式椎弓形成術，第3段階とは後方進入胸髄前方除圧・脊椎固定術（大塚法）である．
4) 最もよい適応疾患は胸椎後縦靱帯骨化症（OPLL）である．
5) 上位胸椎のOPLLに対しては第1，3段階の順に，また，中位胸椎から下位胸椎のOPLLに対しては第1，2，3段階の順に除圧処置を行う．
6) 第1，第2段階の椎弓形成術を行った時点で神経症状が改善すれば，第3段階へは進まない．
7) 第3段階では，OPLLが嘴状に脊柱管内へ突出し胸髄を圧迫している高位にのみ手術を行う．
8) 最近では，頚椎に脊柱管狭窄がなく胸髄のみが圧迫されている場合には，第1段階を省略することがある．

### 適応疾患

- 胸椎後縦靱帯骨化症（OPLL）

第3段階で行う大塚法は，胸椎椎間板ヘルニア，胸椎破裂骨折にも応用できる．

### a　胸椎部椎弓形成術

#### 1) 術前準備

- 術前のCT，MRIにより，脊髄圧迫の高位と範囲，圧迫の程度を把握しておく．
- OPLLなどにより頚椎にも脊柱管狭窄がある場合には，まず第1段階として頚椎部椎弓形成術を行う．これは，あらかじめ頚椎の椎弓形成術を行っておくと，胸椎の椎弓形成術後には硬膜管が後方へ移動しやすくなり，OPLLから胸髄へ加わる圧迫力がより軽減されて除圧効果が高まるからである．

#### 2) 手術体位

- 体幹を4点支持固定の腹臥位とする．
- 上位胸椎に対する手術では，頚椎手術と同じくMayfieldの頭蓋3点支持固定器で頭蓋骨を固定する．中・下位胸椎に対する手術では，顔面への圧迫力が加わりにくいことからキャッチャーマスク型の頭蓋固定器でもよい．

**図1** 椎弓および椎間関節の掘削位置

A は open 側，B は hinge 側．
①棘突起，②椎弓，③下関節突起，④上関節突起，⑤横突起，⑥椎弓根
A は B よりもやや外寄りとなる．

**図2** 椎間関節高位での水平断図

尾側より見た図．斜線は掘削部．
①椎弓，②上関節突起，③胸髄，④椎体，⑤肋骨

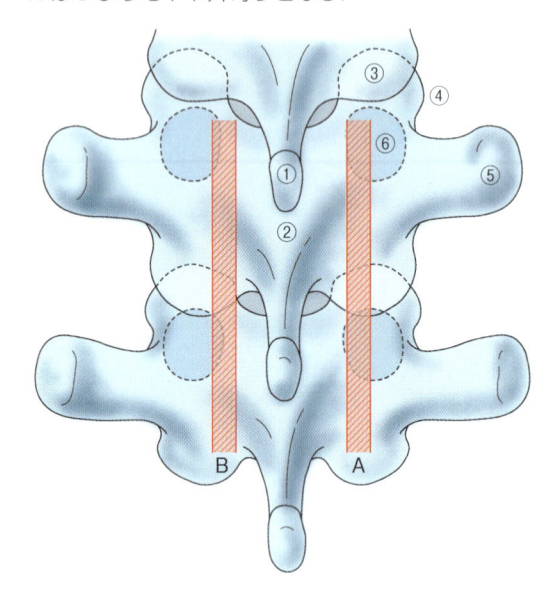

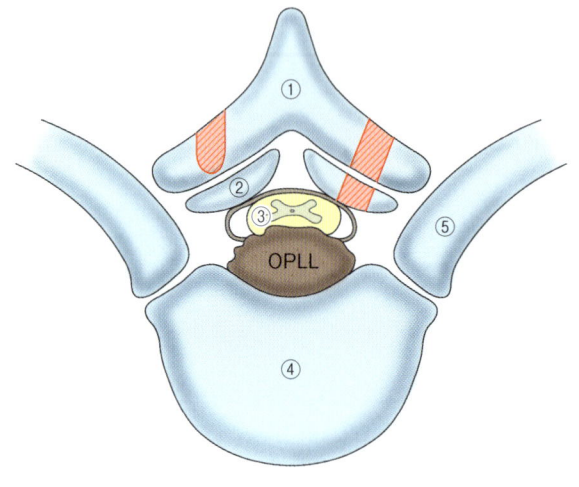

**図3** 椎弓高位での水平断図

尾側より見た図．斜線は掘削部．
①椎弓，②横突起，③胸髄，④椎体，⑤肋骨

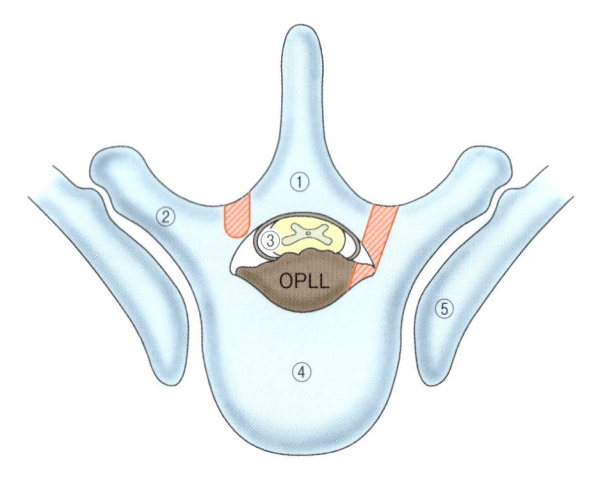

**図4** Hinge 側と open 側の骨処置を終了した術中写真

左が頭側（本例では右側が hinge 側，左側が open 側である）．

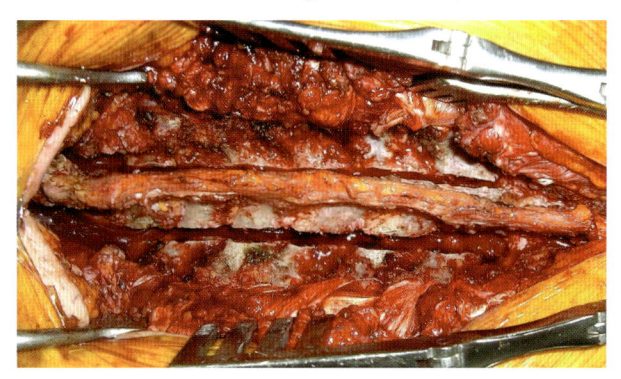

## 3）手術手技

①皮膚切開
- 皮膚を正中縦切開後に，棘突起・椎弓から左右それぞれの傍脊柱筋を剥離し，側方は横突起内縁までを展開する．

②Hinge 側の側溝の作製（図1のB）
- 直径 4 mm のダイヤモンドバーのバー先を体軸の矢状断方向に向け，椎弓の基部および下関節突起の内側を内板に至るまで深く掘削する（図2と図3の左側斜線）．バー先が内板に達したら，そのままバー先をやや内側へ平行移動させ，バーの内側面で骨を掘削する意識で行うとよい．

Section 2　全胸椎

**図5** 椎間関節高位での脊柱管の拡大状況
点線は切除部分

**図6** 椎弓高位での脊柱管の拡大状況
点線は切除部分

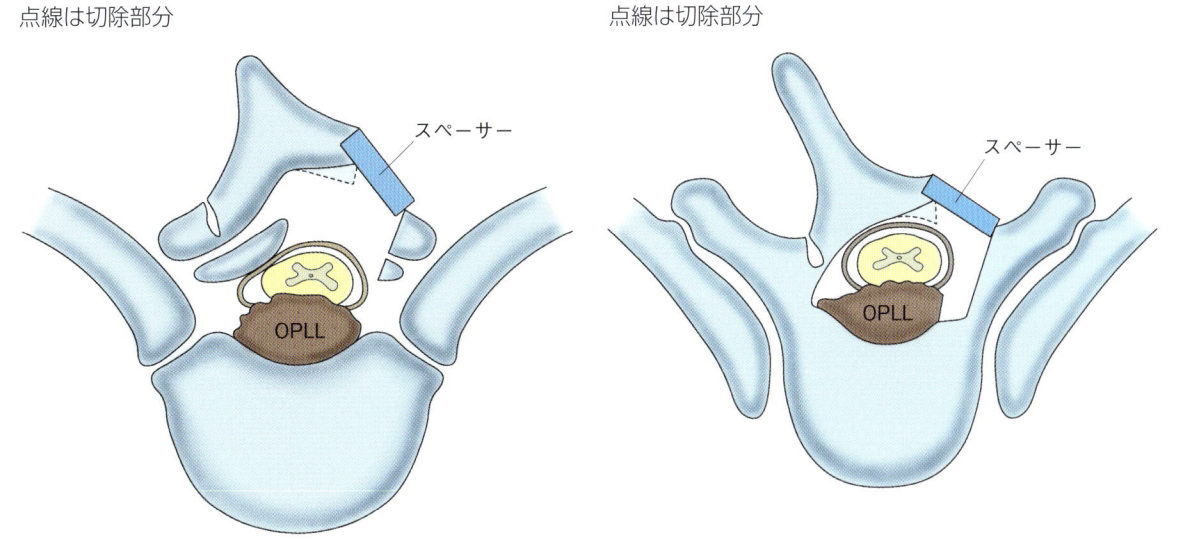

> **注意ポイント ①**
> バー先を矢状断方向ではなく内方へ傾けて掘削すると，比較的表層の椎弓がhinge部となることから，十分な脊柱管の拡大が得られない．

③Open側の部分椎弓切除および部分椎間関節切除（図1のA）
- 直径4mmのダイヤモンドバーのバー先を矢状断方向ではなくやや内方に向け，椎弓の基部および椎間関節の内側を掘削し，深部にある上関節突起の内側を切除する（図2の右側斜線）．OPLLが側方まで広く張り出している場合には，その外側縁を椎弓根の内側とともに掘削・切除する（図3の右側斜線）．

> **注意ポイント ②**
> 十分な脊柱管の拡大を得るためには，必ずopen側の上関節突起の内側を切除しなくてはならない．バー先をやや内方に向けると，後側方からの視野が得られ切除処置を行いやすい．

④棘突起群のhinge側への押し倒し
- Hinge側とopen側の骨処置が終わってから（図4），当該高位の棘上・棘間靱帯の頭尾側端をそれぞれ隣接から切り離し，棘突起群を手でhinge側へ押し倒して脊柱管を拡大する．骨性抵抗が強く押し倒しが不十分な場合には，適時，hinge側の側溝の掘削を追加する．Open側では，傾けた椎弓の内板も可及的に切除し硬膜管の背側も除圧する（図5と図6の点線部分）．

> **注意ポイント ③**
> ①胸椎OPLL患者では棘上・棘間靱帯も骨化していることが多いため，頭尾側端をそれぞれ隣接から切り離さないと棘突起群を押し倒しにくく，頭尾側端で除圧が不十分となりやすい．
> ②頚椎では椎間関節が脊柱管外の真横または前側方にあるため，上関節突起の影響を受けることなく脊柱管が拡大できる．一方，胸椎の椎間関節は脊柱管に面した後側方にあり，片開き式椎弓形成術ではhinge側の上関節突起は切除できないため，hinge側の脊柱管側方の拡大には限界がある（図5）．

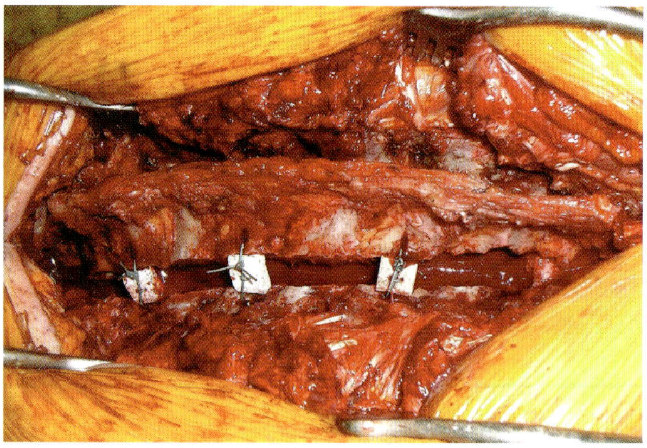

**図7** Open 側に椎弓スペーサーを固定した術中写真

⑤椎弓スペーサーの固定
- それぞれの椎骨に椎弓スペーサー（HOYA株式会社，東京）を固定し，脊柱管の拡大状態を維持する．スペーサーの側面に作られた溝を，内側の椎弓側では外板または海綿骨内へ，外側の椎間関節側では外板へ把持させ固定するのが安全である（図5，図6）．頸椎とは異なり骨切り部は厚く多量の海綿骨があるため，頸椎部で行うようなスペーサーを皮質骨（内板および外板）同士で把持はせずに，椎弓側ではスペーサーを海綿骨内へ食い込ませても安定して固定される．
- 非吸収糸を用いてスペーサーを骨組織へ締結する方法は，頸椎部と同様である．
- 棘上・棘間靱帯が骨化し棘突起群が一塊となっている場合には，スペーサーは各椎骨ではなく1つ置きの椎骨に固定してもよい（図7）．

⑥閉創
- 十分に洗浄し，吸引ドレーンを1本留置してから，傍脊柱筋，筋膜，皮下組織，皮膚の順に閉創する．

## 4）注意すべき合併症

①気動ドリルのバー先による硬膜・脊髄損傷
- Open側の部分椎弓切除，部分椎間関節切除，OPLLの外側縁の切除に際しては，神経組織を損傷しないように細心の注意を払う．骨組織が掘削し終わる時の手に伝わる抵抗感の減少と，気動ドリルの音の変化に意識を集中させる．

②血腫形成による脊髄圧迫
- 術後2日間はドレーンを留置して，血腫の形成を予防する．

③スペーサーの脱転
- スペーサーの側面に作られた溝を，椎弓側では外板または海綿骨内，椎間関節側では外板へ把持させ固定することで，スペーサーの脱転を予防できる．

## 5）後療法

- 深部静脈血栓症の予防，筋力強化，関節の拘縮予防などを目的に，術直後からベッド上で下肢の自動運動を行う．術翌日よりベッドアップを開始し，術後2日目でドレーンを抜去した後は，神経症状の回復の状況に応じて，順次，車椅子，歩行器歩行，1本杖歩行へとリハビリを進める．
- 外固定は不要である．

## b 後方進入胸髄前方除圧・脊椎固定術（大塚法）

### 1）術前準備

- 上位胸椎のOPLLに対しては第1段階として，また，中位胸椎から下位胸椎のOPLLに対しては第1, 2段階の順に，それぞれ椎弓形成術を行っておく．こうして頚・胸椎部の硬膜管を後方へ移動させておくと，大塚法での硬膜管前方のOPLLへの直接的な除圧処置をより安全に行うことができる．
- 術前のCT，MRIにより，OPLLが嘴状に脊柱管内へ突出し胸髄を圧迫している高位を確認する．さらに，矢状断のCTにより，手術すべきOPLLの頭尾側端の高位と，椎弓根および椎間板の高位との位置関係を把握しておく（図8）．

> **注意ポイント 4**
> 腰椎とは異なり，胸椎では椎弓根は頭側終板のごく近傍に位置することに注意する．

### 2）手術体位

- 体幹を4点支持固定の腹臥位とする．
- 上位胸椎に対する手術では，頚椎手術と同じくMayfieldの頭蓋3点支持固定器で頭蓋骨を固定する．中・下位胸椎に対する手術では，キャッチャーマスク型の頭蓋固定器でもよい．
- 術中の脊髄モニタリングとしてのMEP（motor evoked potential）の検査を行う場合には，手術体位が固定された時点で電極を設置する．

### 3）手術手技

①皮膚切開
- あらかじめ行ってある椎弓形成術での手術創を部分的に再切開し，棘突起・椎弓から左右それぞれの傍脊

**図8** 矢状断CTによる，手術すべきOPLLの頭尾側端と椎弓根および椎間板との高位関係の把握

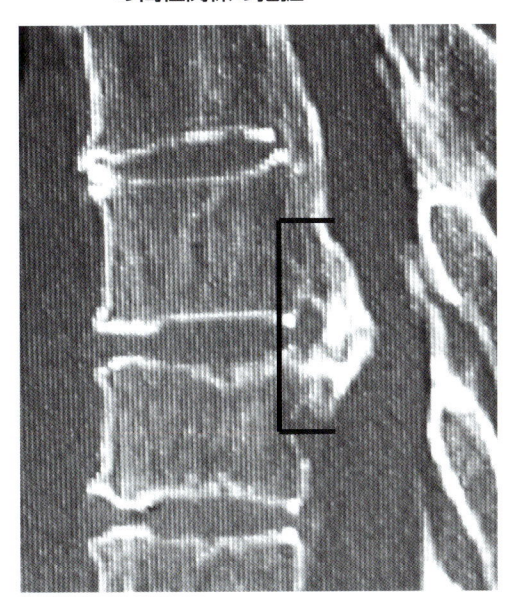

**図9** 横突起の外板切除と左右の全椎間関節切除

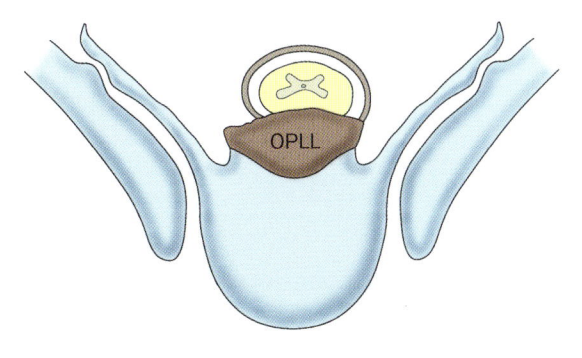

**図10** 胸神経の走行と椎弓根の位置の確認

①切除した上位椎体の棘突起，②外板切除と海綿骨掘削を行った横突起，③椎弓根，④椎間板，⑤全椎間関節切除部，⑥胸神経，⑦硬膜管，⑧OPLL
太線の間が，前方除圧の際に椎体への堀削を行う範囲である．図は概念図であり，すべての構造物がこのように明瞭に展開されるわけではない．

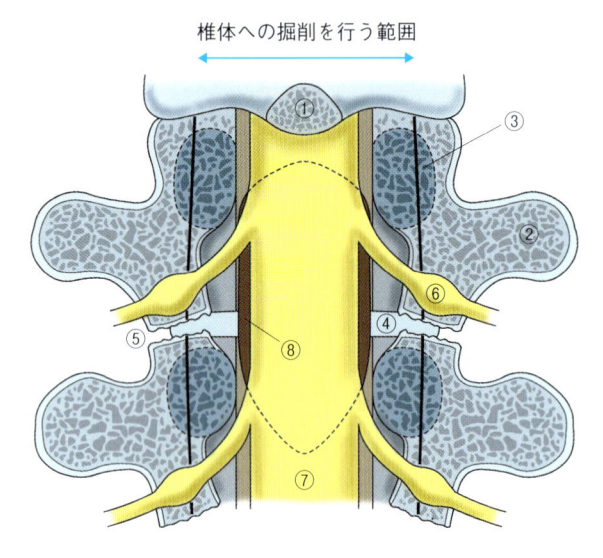

**図11** OPLL の側面からの掘削

斜線は椎体内への掘削

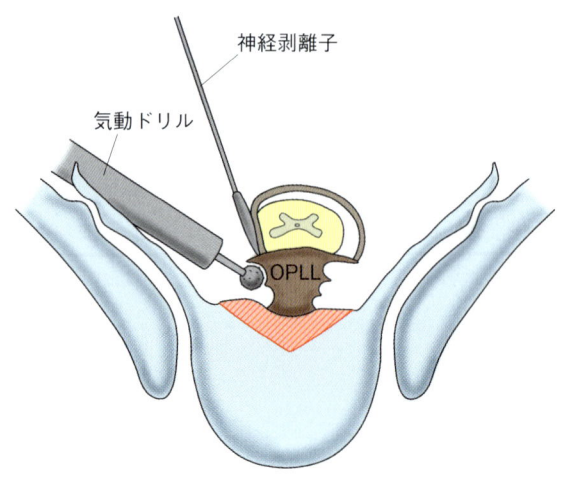

柱筋を剥離し，側方は横突起外縁までを展開する．

②当該高位での椎弓切除術
- 椎弓形成術の数週間後での手術のため，hinge 側のみならず open 側でも硬膜表面の癒着や瘢痕形成は少なく，血腫や結合組織を除去しつつ容易に椎弓切除が行える．
- 術中の脊髄モニタリングとしての SCEP（spinal cord evoked potential）の検査を行う場合には，椎弓切除を行った時点で電極を設置する．

③横突起の外板切除と椎間関節全切除（図9）
- 脊髄の片側への連続集中的な手術侵襲を避けるため，OPLL の掘削は必ず左右両側から術者と助手とが交互に行う．
- 横突起の外板切除と左右の全椎間関節切除とを行ったあと，胸神経の走行と椎弓根の位置とを確認する（図10）．さらに，椎弓根の位置を指標にして，手術すべき OPLL の頭尾側端を推測する．

> **注意ポイント 5**
>
> 横突起の外板切除は海綿骨を含めて十分に行い，内板を残す程度まで深く掘削する．これにより，その後の OPLL の掘削に際しては，気動ドリルを水平近くまで傾けやすく，正中に向かってより深く掘削が行える．
> 胸神経は切断しなくても神経剥離子で頭尾側方向に避ければ，除圧操作の邪魔になることはない．

④OPLL の掘削（図11）
- 神経剥離子で硬膜の側面を防護しつつ，OPLL を直径 4 mm のダイヤモンドバーを用いて少しずつ掘削する．すでに横突起の外板切除と椎間関節全切除とがなされているため，OPLL 側面の working space は広

**図12** 神経剝離子（矢印）によるOPLLと椎体後面との完全離断の確認

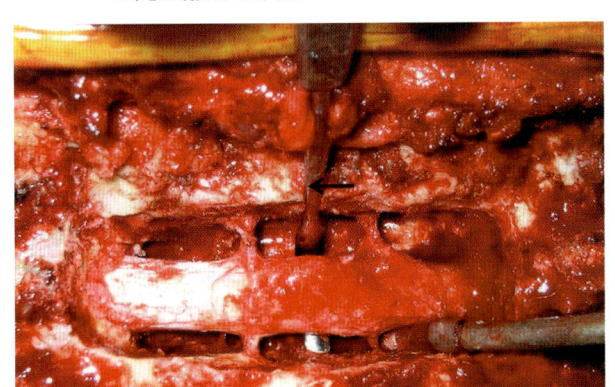

**図13** OPLLの腹側への落とし込み

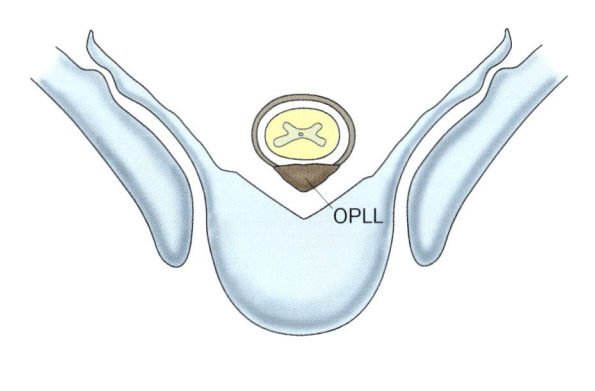

く，最初はこの側面から掘削し始める．次第にバー先を内側へ平行移動させるとともに，OPLLの内部を腹側から背側に向かう意識で掘削を進める．OPLLの後外側を薄く殻状に残してから，硬膜を内側へ軽く寄せOPLLとの癒着を先刃で慎重に剝がす．現れたOPLLの殻の辺縁をスタンツェで少しずつ切除すると，次第に椎体後面が正中近くまで見えるようになる．この操作を左右交互に繰り返して行う．

- 掘削を進めるにつれてworking spaceはさらに広くなることから，バー先を直径5 mmの大きなものに取り替える．気動ドリルを水平近くまで傾け，胸神経のそれぞれ頭尾側からバー先を扇状に振り動かすと，効率よく正中付近の掘削が行え，次第に椎間板も露出されてくる．OPLLの背側正中部にある硬膜との癒着は無理には剝がさず，OPLLの殻を残す．
- 最後に切り離すOPLLの最頭側部と最尾側部は全く見えないため，それらの高位は矢状断のCTを参考にして椎弓根と椎間板との位置関係から推測する．この両端部の離断は，全くのブラインド操作であり，かつ，神経剝離子で硬膜を十分には防護することができないため特に慎重に行う．

⑤OPLLの腹側への落とし込み
- 曲がり神経剝離子を左右から掘削部へ差し入れ，OPLLが十分に椎体後面から離断されたことを確認してから（図12），殻状になったOPLLを腹側へ落とし込む（図13）．OPLLの摘出を目指すのではなく，その薄い殻を硬膜の腹側に着けたまま椎体内へ落とし込むことで，硬膜損傷による髄液漏をより防ぎうる．万一髄液漏が生じた場合には，スポンゼルと脂肪組織とで硬膜損傷部を圧迫する．

> **注意ポイント ⑥**
> OPLLは正中付近で硬膜と癒着していることが多いため，OPLLを摘出しようとしてブラインド操作で無理に引き剝がすと，硬膜を損傷しやすい．術者としてはOPLLを摘出したいとの強い衝動に駆られるが，本術式の主たる目的はOPLLの摘出ではなく，胸髄の除圧であることをあらためて思い起こすことが重要な場面である．

⑥脊椎固定術
- 術後の脊椎不安定性を防止するため，除圧後，椎弓根スクリューを頭尾側それぞれ2椎体に挿入して脊椎固定を行う（図14）．胸椎の椎弓根は頭側終板のごく近傍に位置しているため，スクリューの刺入方向をやや尾側に向けないと誤って椎間板内へ挿入することになる．
- もし，椎弓根の横径が小さくスクリューの挿入が困難と予想される場合には，経椎弓根ではなく，横突起から刺入したスクリューを椎弓根の外縁を突き抜け再び椎体内へ挿入する方法を用いるか，またはスクリュー

図14 上下2椎体への椎弓根スクリュー固定

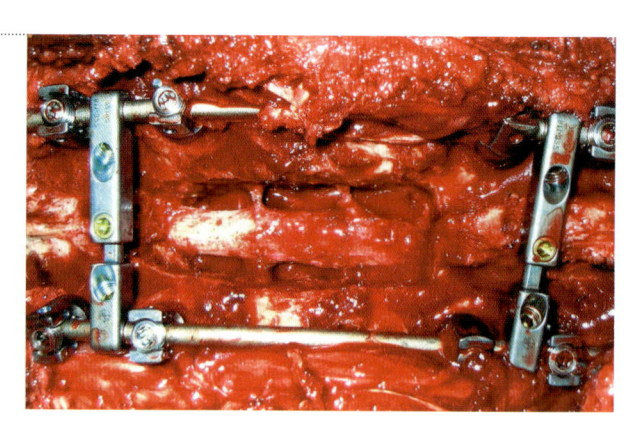

ではなくフックシステムを用いて脊椎固定を行う．

⑦閉創
- 十分に洗浄し，吸引ドレーンを1本留置してから，傍脊柱筋，筋膜，皮下組織，皮膚の順に閉創する．髄液漏が生じた場合には，吸引ドレーンは陰圧とせず，自然圧で吸引を行う．

## 4）注意すべき合併症

### a．術中

#### ①気動ドリルのバー先による硬膜・脊髄損傷

術中は MEP または SCEP などによる脊髄モニタリングを行い，経時的に脊髄機能を監視する．しかし，たとえ脊髄モニタリングを行っていたとしても手術操作による脊髄損傷は一瞬の出来事であるため，手術操作それ自体には十分留意する．特に，気動ドリルで硬組織を掘削する際には神経剝離子で硬膜を必ず防護することと，OPLL の最頭側部と最尾側部の離断時には，手に伝わる骨性の抵抗感と，骨組織が切れ終わる際の気動ドリルの音の変化に注意することなどである．

#### ②大量出血

OPLL の周辺では血行が多く，掘削処置時に出血が生じやすい．硬膜外の小血管からの出血に対しては，スポンゼルとノイロシートを用いて圧迫止血する．骨の掘削面からの出血に対しては，ボーンワックスを骨面に塗って止血する．片側の止血処置を施しつつ，左右から交互に掘削処置を行うと効率よく手術を進めることができる．

#### ③髄液漏

OPLL と硬膜との癒着が強い場合には，薄くなった後側方の OPLL の殻と硬膜との癒着を剝がす際と，最後に OPLL を腹側へ落とし込む際に，硬膜とくも膜とが破れて髄液が漏出しやすい．特に OPLL を腹側へ落とし込む際には，その最頭尾側が十分に離断されていないと，硬膜に無理な力がかかり裂け目が生じて髄液が漏出しやすい．髄液漏が生じた場合には，スポンゼルと脂肪組織とで硬膜損傷部を圧迫したのち，ドレーンは自然圧で吸引する．

#### ④インストゥルメントの脊柱管内や椎間板内への逸脱

椎弓根スクリューの刺入の際，内方へ向けすぎると脊柱管内へ逸脱し，また，方向をやや尾側に向けないと椎間板内へ挿入することになる．スクリューを本固定する前にマーカーを置き，術中イメージや X 線写真で必ず刺入の位置と方向とを確認する．

b．術後

①髄液嚢腫

髄液の漏出が続くと，硬膜外腔に髄液嚢腫が形成され，これが時に新たな脊髄への圧迫要因となる．再手術により硬膜損傷部を修復または圧迫補強をしなくてはならないこともある．

②血腫形成

血腫も新たな脊髄への圧迫要因となるため，髄液漏がない場合にはドレーンを陰圧にして吸引する．

③感染

本術式では，手術時間が長いこと，大量出血に伴う血腫が生じやすいこと，生体にとっては異物であるインストゥルメントを設置すること，髄液漏が生じた場合には髄膜炎になる可能性があることなどから，特に感染には注意する必要がある．術中は，頻回に生理食塩水で術野を洗浄し，抗生物質を3時間ごとに点滴注射する．また，通常は術後3日間，髄液漏が生じた場合には術後1週間は抗生物質を点滴投与して，感染防止に努めることが重要である．

④脊髄空洞症

術前からあったOPLLによる脊髄への侵襲に加え，術中の手術操作，術後の血腫や髄液嚢腫による後方からの新たな圧迫が重なり，術後に外傷性の脊髄空洞症が生じることがある．

⑤手術高位の椎間不安定性，椎体骨折

本術式では，両側の全椎間関節切除と椎体後方の掘削を行うため，前方に胸郭があるとはいえ椎間の不安定性が生じやすく，また，椎体を前方に向かって掘削しすぎると椎体骨折を生じる可能性がある．このため，除圧術後の脊椎インストルメンテーション手術は不可欠である．

⑥インストゥルメントの脱転

本術式が適応となる胸椎OPLL患者の多くは，他の脊柱靱帯も骨化し脊柱の可動性が著しく低下している．このような例では，dekyphosisを目的としてインストゥルメントに過度の後弯矯正力を加えると，インストゥルメントの固定性が破綻して術後に脱転を生じる場合がある．

## 5）後療法

術直後からベッド上で下肢の自動運動を行う．術翌日よりベッドアップを開始し，神経症状の回復の程度に応じて，順次，車椅子，歩行器歩行，1本杖歩行へとリハビリを進める．上位胸椎のOPLLに対しては頚椎カラーを約1カ月間，また，中位胸椎から下位胸椎のOPLLに対しては硬性コルセットを約2カ月間装着する．

髄液漏などの合併症がなければ，通常術後2日目にドレーンを抜去する．髄液漏がある場合には，自然圧で吸引を続け，1日の吸引量が100cc以下になった頃ドレーンを抜去し，その後皮膚上からガーゼで圧迫固定をしておく．

### ▶文献

1) 大塚訓喜, 寺山和雄, 土屋 崇, 他. 胸椎部における後方進入による脊髄前方除圧術. 整形・災害外科. 1983; 26: 1083-90.
2) 都築暢之, 阿部良二, 日下部伸三, 他. 頚椎 Tension-band laminoplasty. 東日本臨整会誌. 1991; 3: 654-63.
3) 都築暢之, 阿部良二, 斎木都夫, 他. 胸椎後縦靱帯骨化症に対する頚胸椎広範囲椎弓拡大形成術. 臨整外. 1993; 28: 303-11.
4) 阿部良二, 都築暢之, 飯塚 正, 他. 広範囲頚胸椎脊柱管拡大術における胸髄後方移動度の検討. 臨整外. 1995; 30: 457-62.
5) 都築暢之, 平林 茂, 斎木都夫, 他. 胸椎後縦靱帯骨化症に対する段階的後方進入脊髄除圧法. 臨整外. 2001; 36: 559-68.
6) Tsuzuki N, Hirabayashi S, Abe R, et al. Staged spinal cord decompression through posterior approach for thoracic myelopathy caused by ossification of posterior longitudinal ligament. Spine. 2001; 26: 1623-30.

7) 平林　茂, 都築暢之, 阿部良二, 他. 胸椎後縦靱帯骨化症に対する段階的後方進入脊髄除圧法―特に OPLL 摘出法について―. 脊椎・脊髄神経手術手技. 2001; 3: 7-10.
8) 都築暢之, 平林　茂, 斎木都夫, 他. 胸椎後縦靱帯骨化症に対する段階的後方進入胸髄除圧法―広範囲頚胸部脊柱管拡大・後方進入前方除圧複合術式. 脊椎脊髄ジャーナル. 2002; 15: 119-26.
9) 都築暢之, 平林　茂, 斎木都夫, 他. 胸椎後縦靱帯骨化症に対する段階的・間隔的後方進入胸髄除圧法：第1段階；頚・胸髄後方移動, 第2段階；後方進入胸髄前方除圧. 日本脊椎脊髄病学会雑誌. 2002; 12: 442-9.
10) 平林　茂, 都築暢之, 山田博信, 他. 胸椎後縦靱帯骨化症に対する後方進入法の選択根拠. 別冊整形外科. 2006; 50: 145-9.
11) 平林　茂, 山田博信, 井口浩一, 他. 後方進入胸髄前方除圧術（全周性胸髄除圧）における手術手技上の要点. 脊椎・脊髄神経手術手技. 2006; 8: 36-9.
12) 平林　茂, 松下　隆, 都築暢之. 胸椎部靱帯骨化症に対する手術療法―特に後縦靱帯骨化症に関して. 脊椎脊髄. 2009; 22: 171-8.

<平林　茂　都築暢之>

## Section 2 全胸椎

# D 脊髄全周性除圧術

## 1) 適応疾患

- 胸椎後縦靱帯骨化症（OPLL）および黄色靱帯骨化症（OLF）合併例
- 胸椎症性脊髄症（大きな骨棘などを認め，椎体後方の前方圧迫が高度な場合）

脊髄を腹側から強く圧迫している OPLL などの骨性病変で MRI などの画像上，脊髄後方にくも膜下腔がなく，椎弓腹側と前後で脊髄が絞扼されているような症例が脊髄全周除圧術の適応となる．

## 2) 術前準備

- 責任高位の把握・確認：画像所見（XP, MRI, 脊髄造影，CT など）．
- 可能であれば脊髄誘発電位などを用いて責任高位を把握しておく．
- 術後に装着する軟性装具をオーダーメードで作製しておく．
- 脊髄機能モニタリングを行う．

## 3) 手術体位

- Hall フレームの腹臥位をとる（「Ⅰ．§6-B. 基本的な手術手技」の項参照）．腹部が十分に除圧されていることを確認する．
- 手術高位の確認：麻酔（全身麻酔）がかかり，体位を取ったのちに行う．たとえば，18 G 注射針を予想高位の棘突起に刺入して X 線コントロールを行う．

## 4) 手術手技

後縦靱帯骨化症（OPLL）を例に述べる．手術は第 1 ステップ（後方アプローチ）と第 2 ステップ（前方アプローチ）に分かれる．

■第 1 ステップ

①椎弓切除と側溝作製
- 腹臥位で後方進入にて OPLL の範囲より，頭尾側に 1 椎弓広く椎弓切除を行う．OLF が合併している場合はエアトーム（ダイヤモンドバー）を用いて，薄切し，少しずつ除圧する．

②側溝（gutter）の作製
- 切除予定の OPLL に正確に一致した範囲に，直径 3 mm のダイヤモンドバーを用いて深さ 10 mm の溝（gutter）を硬膜管の両側に沿って椎体に掘り込んでおく（図 1A, B, 図 2B）．gutter のなかに止血剤であるアビテンやインテグランを詰め込んで椎体や静脈叢からの出血を止める．

### 図1 第1ステップ：椎弓切除と gutter 作製

A：術者の視野．椎弓切除後に硬膜管に沿って gutter を作製する．
B：横断面

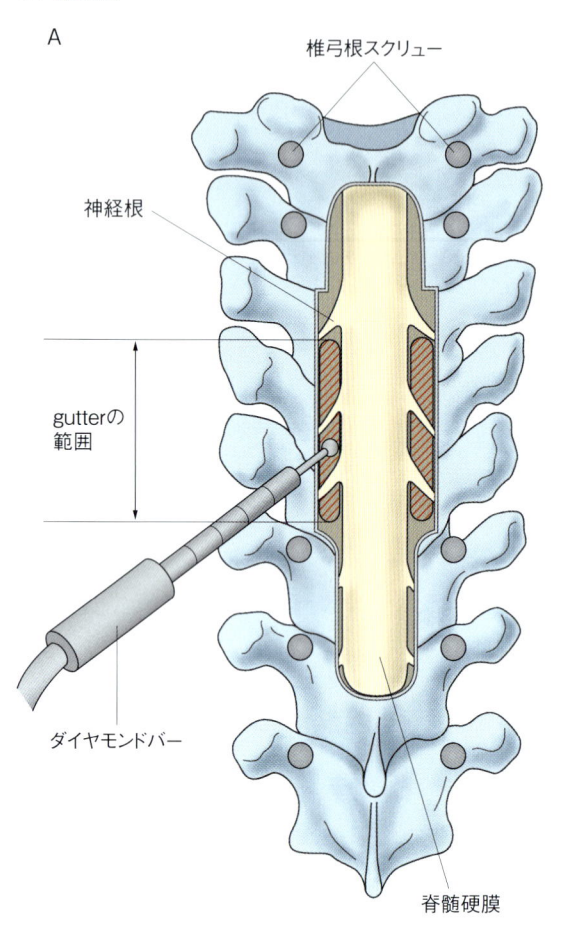

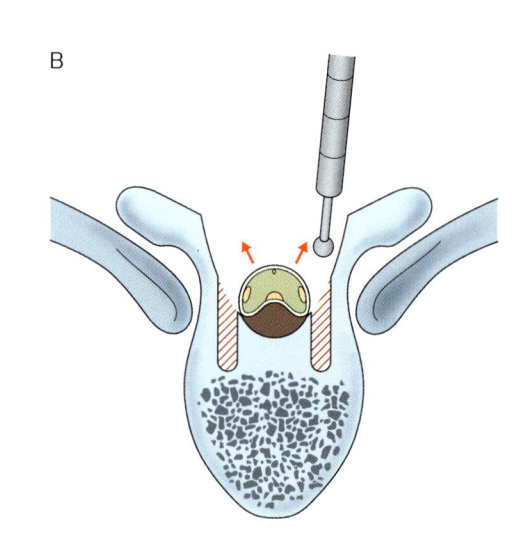

> **注意ポイント ①**
>
> gutter は脊髄側方の除圧になると同時に第2ステップで前方手術の際に切除すべき OPLL の頭尾・左右両方向の正確な目印となる．

> **注意ポイント ②**
>
> 術中機能モニタリングを用いて，伝導ブロック高位（範囲）を特定することが可能である．

③後弯の軽減（dekyphosis）

- ここで脊柱支持性の確保および若干の胸椎後弯の軽減（dekyphosis）による脊髄の間接除圧を目的として椎弓根スクリューを用いた後方インストゥルメンテーションを加える．実際には underbending したロッドを椎弓根スクリューのヘッドに押し込んで取り付ける（図2A，B）．

> **注意ポイント ③**
>
> 実際には underbending したロッドをスクリューヘッドに押し込むと 5°-10° 程度の dekyphosis が得られる．

### 図2 第1ステップ：後方手術

A：術前矢状面像
B：Dekyphosis 後，硬膜管は全体に後方へシフトする（関節除圧）．

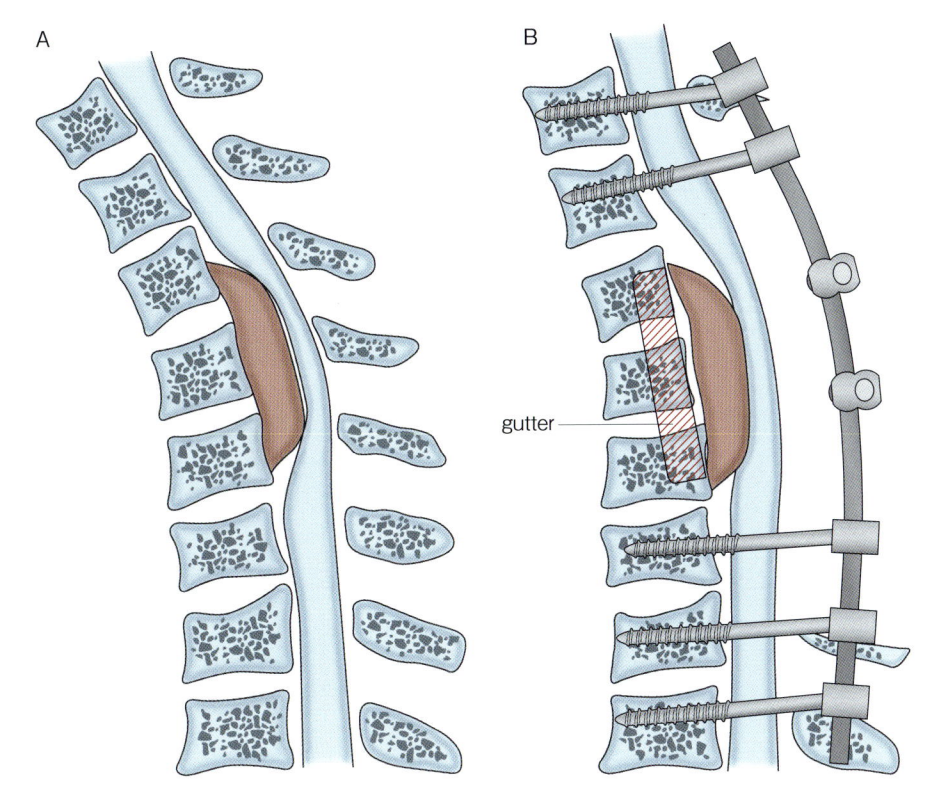

> **注意ポイント ④**
>
> この時エコーを用いて脊髄前方の圧迫を画像的に確認することができる．もしも OPLL と脊髄腹側の間にエコーフリースペースが認められ，十分に脊髄除圧が得られていれば，前方手術はキャンセルする．

④切除した棘突起，椎弓などの局所骨を後側方に移植する

第1ステップ後のリハビリテーション，第2ステップに進むかどうかの決定

　第1ステップ終了の術後 3-4 週間，リハビリテーションを行い神経症状の回復を観察する．同時に MRI や脊髄造影 CT で第1ステップ終了後の脊髄のアライメント，後方シフトの状態，圧迫状態を観察し，ステップ2 の前方除圧が必要かどうかを判断のうえ，実際に行うかどうかを本人と相談のうえ決定する．第1ステップだけで脊髄麻痺の改善が得られ，本人が満足し，退院する場合もある．

■第2ステップ
- 前方進入を上位胸椎（第1, 2 胸椎）では仰臥位，胸骨縦割で，それ以下の高位は側臥位，開胸で行う．
- ステップ1で作製した gutter を目安にして手術顕微鏡下にダイヤモンドバーで OPLL を薄く削り切除する．OPLL が硬膜と癒着して切除するのが危険な場合は骨化巣を浮上させる（図 3A, B）．すでに OPLL の側方は切り離されており，また頭尾側の範囲も正確に示されているので OPLL 切除，または浮上が比較的安全，容易，また完全に行える．すでに後方の椎弓切除が行われているので前方操作との間で脊髄は後方に逃げ道があり，はさまれることはない．脊髄全周にわたって除圧が行われると，硬膜拍動が直視下によく見えるようになる．

**図3** 第2ステップ：OPLL切除または浮上と椎体間固定

A：椎体削除
B：OPLL切除または浮上
C：全周除圧完成，椎体間固定

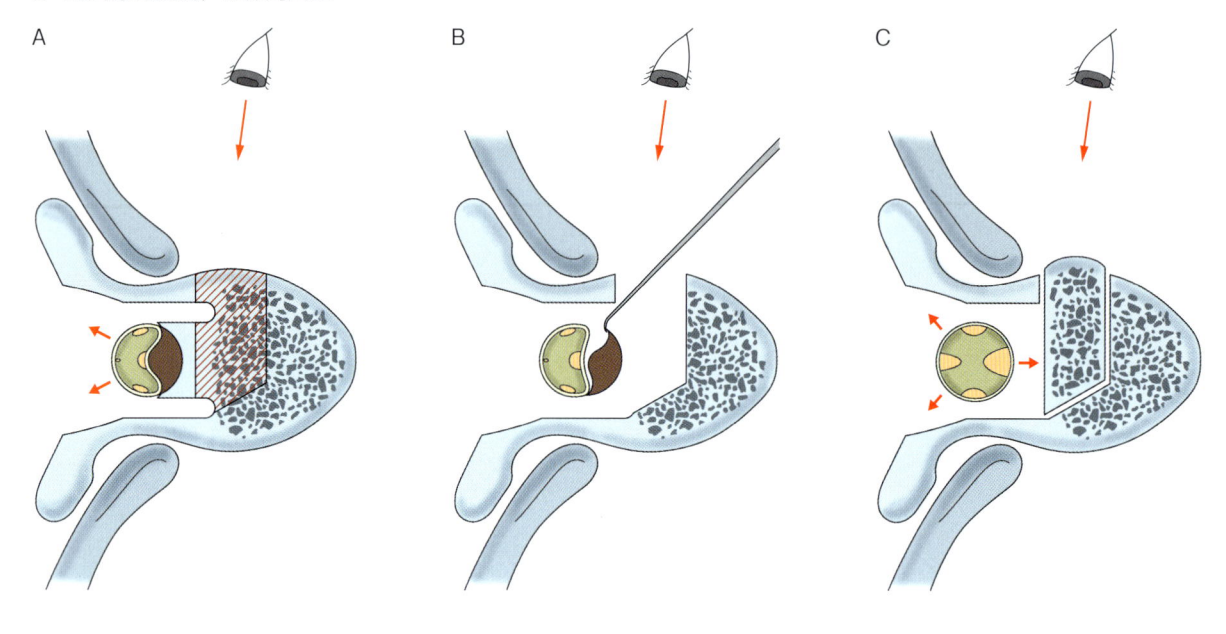

**図4** 全周除圧の完成と椎体間固定

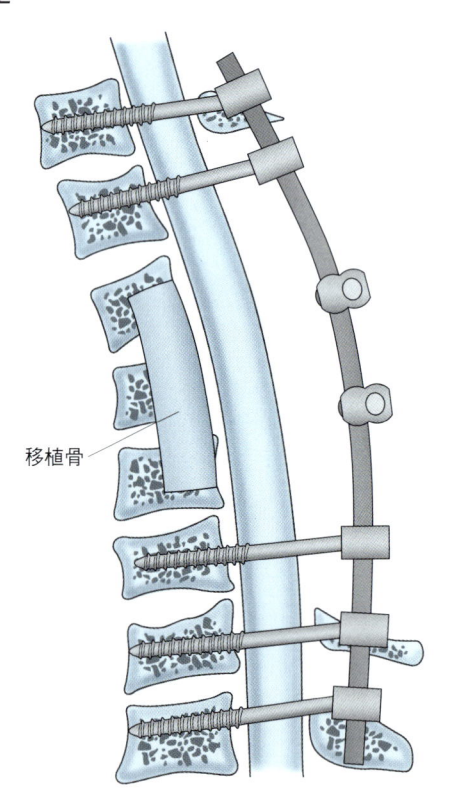

移植骨

- 切除した肋骨，もしくは腸骨を用いて椎体間に移植する（図3C，図4）．最近は，OPLLを除圧するための骨切除量が椎体の20-30％であるため，原則として椎体間固定を省略している．

## 5) 注意すべき合併症

- 髄液漏
- 脊髄損傷
- 硬膜外血腫

## 6) 後療法

- 術後出血，浸出液が1日量で20cc程度になったらドレナージチューブを抜去し，その後，リハビリテーションを行う．
- コルセットは移植骨が落ち着く3カ月間程度装用する．

<川原範夫　富田勝郎>

## Section 2 全胸椎

# E Total en bloc spondylectomy（腫瘍脊椎骨全摘術）

### 1）適応疾患[1-4]

- 原発性脊椎悪性腫瘍
- 易再発性の原発性脊椎良性腫瘍（骨巨細胞腫など）
- 単椎罹患で主要臓器転移や他の遠隔転移がない，予想予後が1年以上の転移性脊椎腫瘍

### 2）術前準備

- 腫瘍椎切除範囲の設定[3]
  画像診断（単純X線撮影，MRI，CT）から腫瘍病巣の拡がりと脊髄圧迫程度を立体的に把握する．
  ①椎骨切除範囲の決定：前縦靱帯（椎体前方），椎間板（頭尾側），後縦靱帯（椎体後方），黄色靱帯，棘間靱帯，骨膜，椎間関節，肋骨頭関節などの腫瘍に対するbarrierレベルでの切除に配慮する．椎体外腫瘍接触部の隣接臓器切除の検討．
  ②脊髄（硬膜）の処置：直視下に脊柱管内腫瘍被膜外操作が可能なアプローチを選択する．
  ③血管の処置：分節動静脈の処置が必須で，椎体外に進展している腫瘍では，血管外科に相談する．中位胸椎では，後方から進入対側の分節血管の処置が可能なこともある．
- 腫瘍椎骨切除後の再建：インストゥルメンテーションと人工椎体を準備する．後方は椎弓根スクリュー主体，前方は専用のスクリュー・ロッドシステムを用意，適切なサイズと方向を計測する．
- 塞栓術：出血対策として術前手術予定3日以内に，塞栓術（embolization）を行う[3,5,6]．
- 輸血の準備：十分な他家血の他に，できれば貯血による自己血（自己血MAP 800 ml，自己血FFP 4単位）を準備する．
- 脊髄モニタリングの準備：脊髄麻痺対策として，脊髄モニタリングを行う．
- 高濃度抗がん剤洗浄の準備：術中腫瘍細胞の汚染が危惧される場合，腫瘍椎骨切除後洗浄に使用する高濃度抗がん剤（MMC，CCDPなど）を用意する．

> **注意ポイント ①**
> 準備は大変だが，これらの準備度により腫瘍切除度，安全性，出血量，手術時間が著しく向上する．

### 3）手術体位

- 後方では，腹圧を減らす手術フレームを用いた腹臥位（Hall frame使用，「手術体位」の項参照）．
- 固定範囲が，上位胸椎に及ぶ場合は，Mayfield tongueを用いて頭部を固定する（胸椎部術野が深くならず，手術操作も容易）（図1）．

**図1** 手術体位

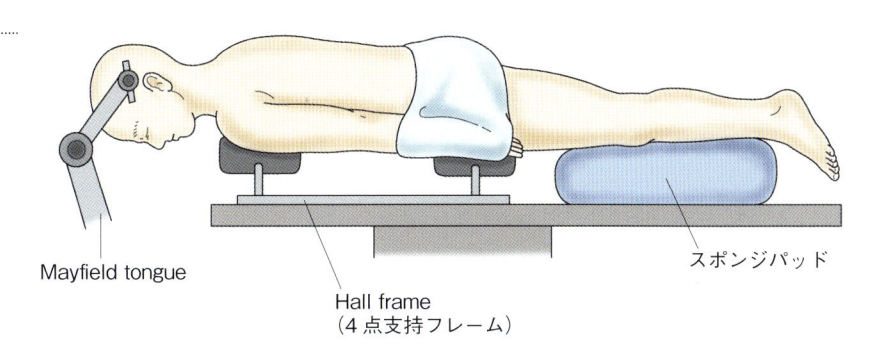

Mayfield tongue
Hall frame（4点支持フレーム）
スポンジパッド

**図2** 皮切

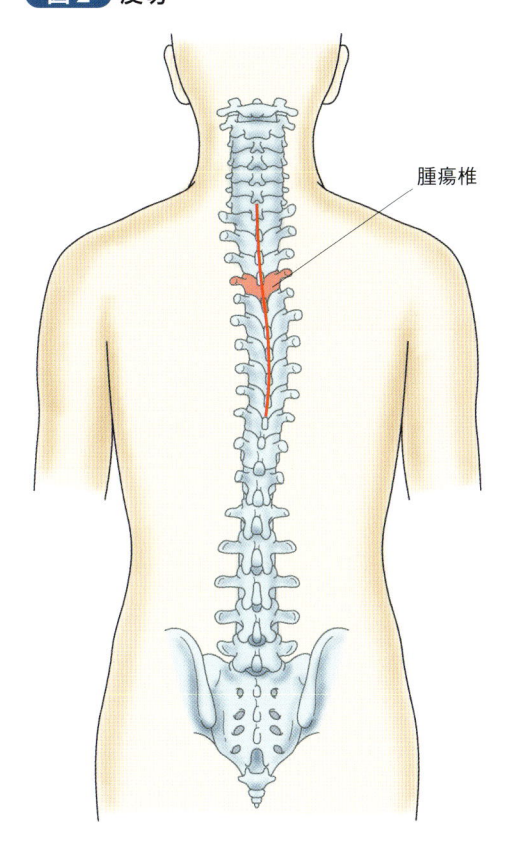

腫瘍椎

**図3** 椎弓・肋骨の展開

腫瘍椎の肋骨を展開するために傍脊柱筋を一部横切する．

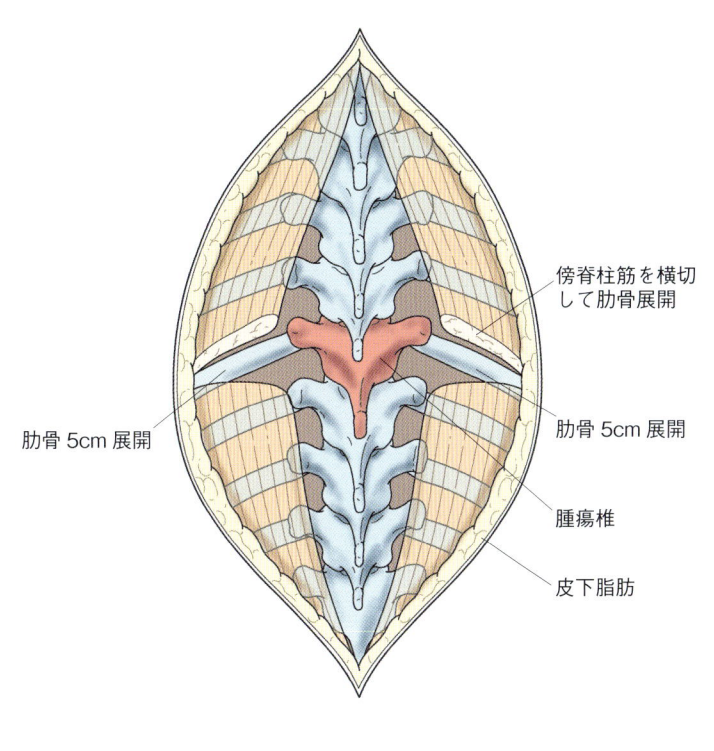

傍脊柱筋を横切して肋骨展開
肋骨 5cm 展開
肋骨 5cm 展開
腫瘍椎
皮下脂肪

## 4) 手術手技[1-5]

①皮切
- 切除椎骨上下 3 椎弓以上（図2）

②切除・固定範囲椎弓の展開
- 傍脊柱筋を椎弓から剥離して除圧・固定範囲の椎弓・横突起，肋骨基部を露出する．
- 外側は肋骨基部から約 5 cm まで十分に展開する（図3）．

> **注意ポイント ❷**
> 　大きい術野，長時間の手術のため，操作しない部位（術野）は開創器をゆるめ，操作時以外は露出させない．

③椎弓根スクリューの設置および肋骨切除（図4）
- 切除予定椎骨頭尾側各 3 椎弓に椎弓根スクリューを設置する[3,4]．

E．Total en bloc spondylectomy（腫瘍脊椎骨全摘術）

**図4** 椎弓根スクリューの設置，肋骨切除

椎弓根スクリューを設置して，腫瘍椎の肋骨を3-4cm切除する．

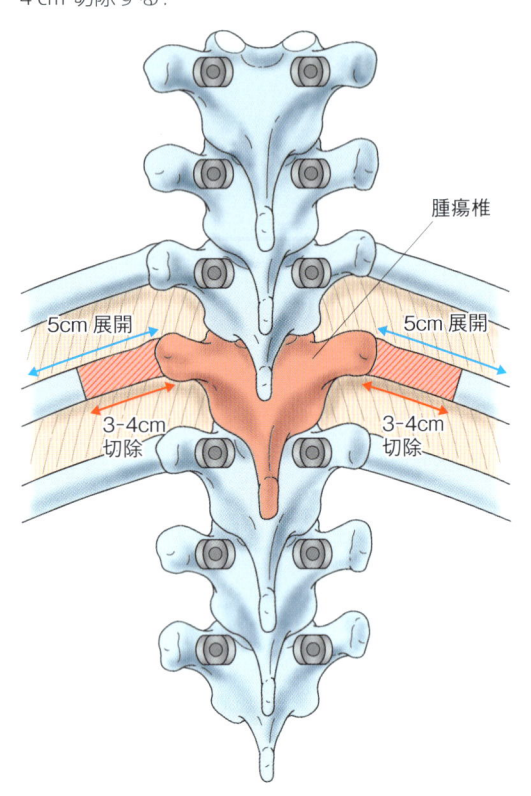

**図5** 椎弓根切離による椎骨後方要素切除

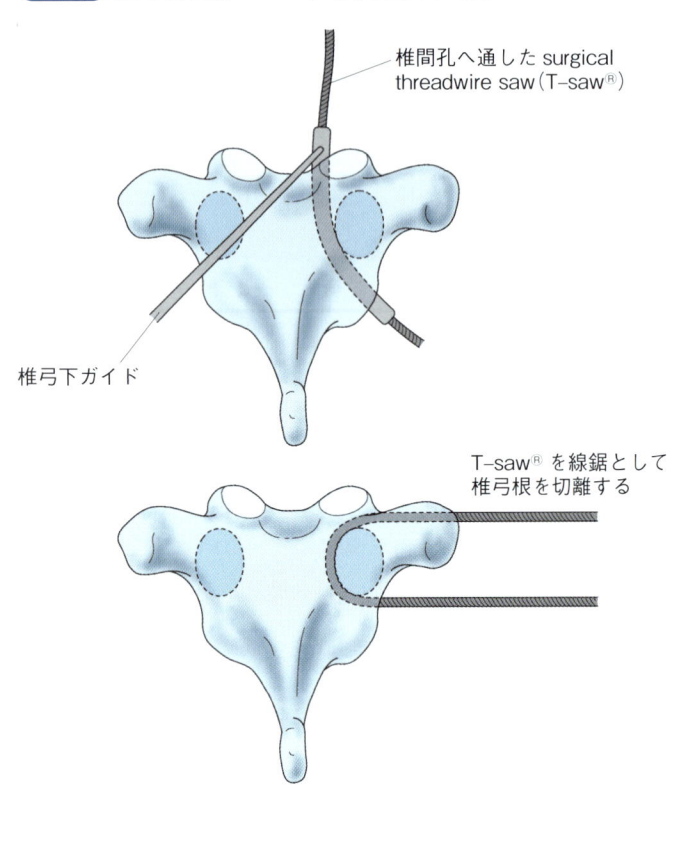

- 次いで腫瘍椎骨高位の肋骨を壁側胸膜から剥離して肋骨を肋骨基部から3-4cmの部分で切断する．
- 分節動脈とその分枝（背枝：dorsal branchおよび脊髄枝：spinal branch）を同定して分枝を結紮，切離する（わかりにくければ椎弓切除，椎間関節切除後に行う）．

④椎弓根切離，椎弓切除，椎間関節切除
- 腫瘍椎骨の隣接上位椎骨の下関節突起を切除して腫瘍椎骨の上関節突起を露出する．
- 富田ら考案の専用のsmoothなwire（surgical threadwire：T-saw®）をこの上関節突起間から左右の椎間孔へ椎弓下ガイドを用いて通し，このwireを線鋸として側方に引き，横突起腹側で椎弓根を切離する（図5）[5]．
- 棘突起，椎弓を持ち上げながら，黄色靱帯を切離する（横突起を含む椎骨後方要素をen blocに切除できる：en bloc laminectomy[4]）．
- 腫瘍が硬膜管内に進展している場合は無理せず，piecemealな椎弓，横突起，椎間関節切除（後方要素切除）を行う[3]．

> **注意ポイント 3**
> 腫瘍の被膜を破らないように直視下に確認しながらpiecemealな後方要素切除を行う[3]．

- この時点までには脊髄モニタリング電極の設置を完了しておく．以後はモニタリング下に操作する．

⑤椎体前方の剥離
- 神経根（肋間神経）と肋間動脈（ventral branch）をたどって分節動脈の同定を行う．
- 上位胸椎（T1-T3）では，椎体前面に分節動脈はない．
- 切除予定椎骨の神経根（肋間神経）と分節動脈の分枝（背枝および脊髄枝）を結紮，切離する（図6）．
- 分節動脈を完全に椎体後縁から剥離後，分節動脈と椎体の間を剥離して椎体前面まで進める（図7）．

### 図6 神経根と分節動脈の分枝の結紮・切離

X印を結紮・切離する．

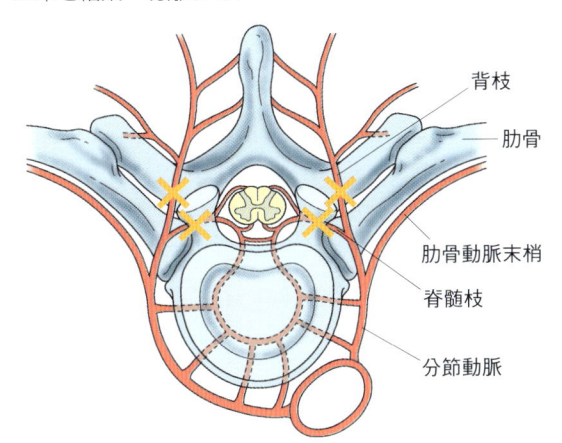

（図中ラベル：背枝／肋骨／肋骨動脈末梢／脊髄枝／分節動脈）

### 図7 椎体前方の剥離

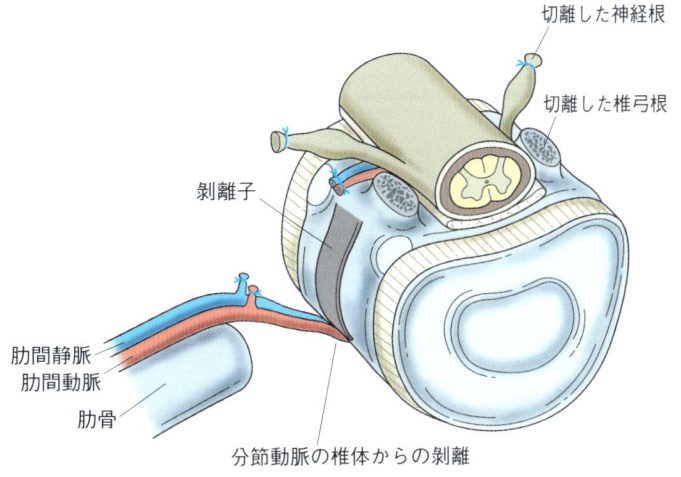

（図中ラベル：切離した神経根／切離した椎弓根／剥離子／肋間静脈／肋間動脈／肋骨／分節動脈の椎体からの剥離）

### 図8 T5 左側からの分節動脈処理

胸椎高位によっては，大動脈が偏在しているために左側進入だけで大動脈両側の分節動脈の処理（白矢印）が可能である．
腫瘍側椎体前面での血管処理を不要にできる（黒矢印）．

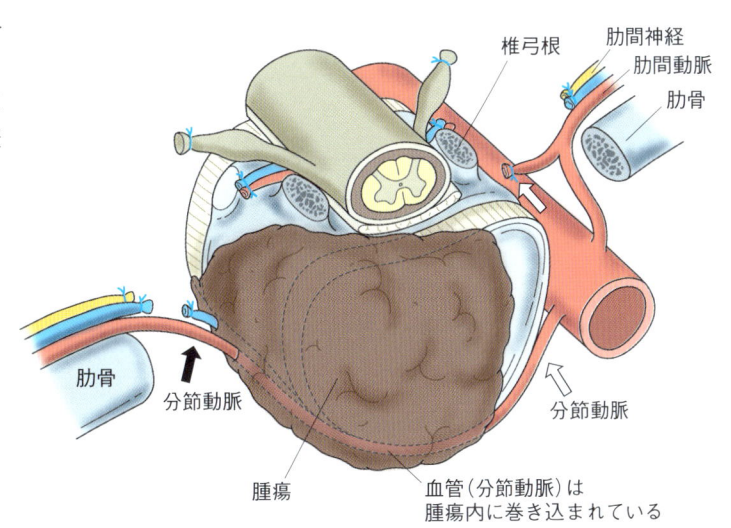

（図中ラベル：椎弓根／肋間神経／肋間動脈／肋骨／分節動脈／腫瘍／血管（分節動脈）は腫瘍内に巻き込まれている）

- 椎体前面に達したら，剥離幅を徐々に広げる（腫瘍椎頭尾側椎間板まで十分剥離する）．
- 分節動静脈が椎体外腫瘍部内に巻き込まれていれば，無理に剥離しないで，椎体後面付近で分節動静脈を結紮切離してから壁側胸膜も腫瘍側につけて椎体前方を剥離する（この時点で開胸となる）[3]．

> **注意ポイント 4**
>
> 中位胸椎（T5周辺）は左側進入だけで大動脈両側の分節動脈の処理が可能である（図8）．
> 腫瘍の局在にもよるが，intralesional な操作になる腫瘍側椎体前面での血管処理が不要にできる（血管外科医の協力が必須）[3]．

⑥腫瘍椎体後面の剥離と椎間板の可及的切離

- 小剥離子にて脊髄硬膜前面と後縦靱帯の間を丁寧に剥離する．
- 脊柱管内に腫瘍が進展している場合は，腫瘍の被膜を破らないように注意して行う．

> **注意ポイント 5**
>
> この操作以後，椎間板切離までの硬膜外静脈叢からの出血が最も多い．静脈叢からの出血にはアビテンシート®やフィブリン糊など止血剤を用いる[6]．切離予定の椎間板高位では，双極電気メスによる徹底した凝固止血を行うことが以後の出血量減少に重要である．

E．Total en bloc spondylectomy（腫瘍脊椎骨全摘術）

**図9　椎間板の切離**

腫瘍椎の頭尾側椎間板と腫瘍椎の隣接椎体のendplateの間（赤線）で，レトラクターで椎間板前方を保護しながら，尖刃刀や髄核鉗子を用いて全周性に切開を加える．

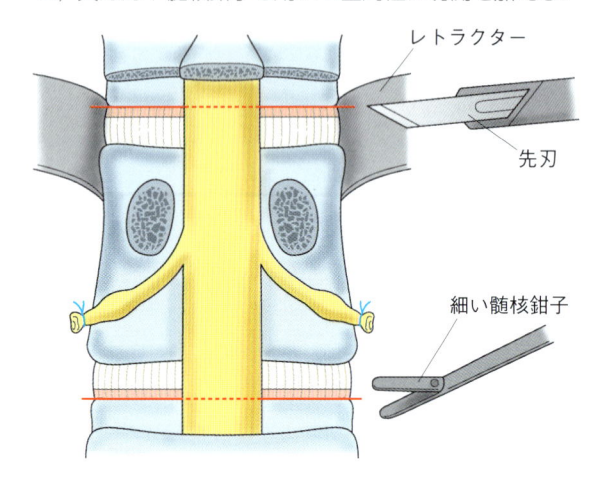

**図10　硬膜腹側の後縦靱帯の切離**

硬膜腹側の後縦靱帯切離は，曲がり尖刃刀により押し切りする（赤線）．

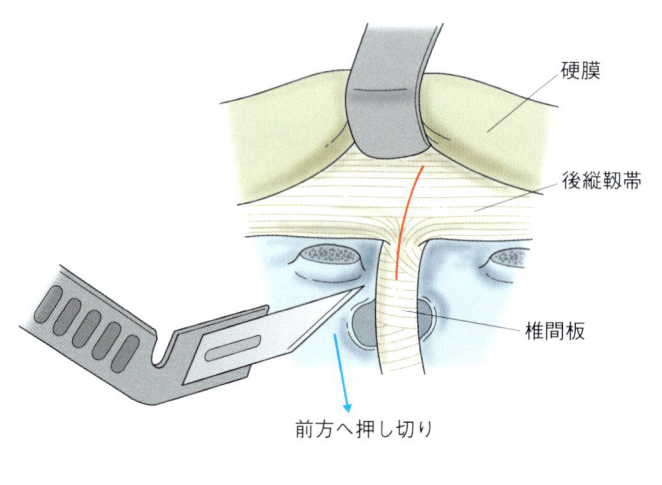

- 腫瘍椎の頭尾側椎間板と腫瘍椎の隣接椎体のendplateの間で，レトラクターで椎間板前方を保護しながら，尖刃刀や髄核鉗子を用いて全周性に切開を加える（図9）．

⑦インストゥルメントの設置と椎間板の完全切離・腫瘍椎体の摘出
- 片側の椎弓根スクリューやフックに短めの仮ロッドを装着（仮固定）する．
- 尖刃刀や髄核鉗子を駆使して椎間板の連続性残存部分を完全に切離する．
- 脊髄硬膜を完全に保護することが重要である．
- 椎体外腫瘍が大きい場合や壁側胸膜を越えて浸潤している可能性があれば，無理に後方からの摘出を断念して前方進入に移る（⑩へ）．

> **注意ポイント ⑥**
> 硬膜腹側の後縦靱帯切離は，曲がり尖刃刀による押し切りが安全である（図10）[3]．

- 頭尾側椎間板の完全切離が終了すると硬膜外静脈叢からの出血はほとんどなくなる．
- 切離した椎体をen blocにくぐり抜けるように摘出する．
- 切離した腫瘍椎体を前方へ押し込み左右に動かして十分な可動性を確認してから摘出する．
- 腫瘍椎摘出後の「吊り橋状」の硬膜管に肉眼的に腫瘍の遺残組織がないかどうかを徹底的に確認する．
- 硬膜外腔に腫瘍が浸潤していた場合は高濃度抗がん剤による洗浄（シスプラチン：ランダ®原液 200 m$l$ 前後など）を行う．

⑧人工椎体の設置
- 腫瘍椎体摘出後，後方から人工椎体（チタン合金製メッシュタイプなど）を設置する（図11）．
- 人工椎体のサイズは挿入前にノギスで測定し，摘出椎体より若干短め，横幅はほぼ同サイズのものを用いる．
- 片側のロッドに装着した椎弓根スクリューやフックの固定ネジを少し緩め，人工椎体に圧迫力を加えて仮固定を行う．
- 対側の椎弓根スクリューやフックに最終のロッドを挿入し，人工椎体に圧迫力を加えて最終固定を行う．
- この際，頭尾側の椎体間を少し短縮固定すると，脊髄の血流も増加することが証明されている[5,6]．

**図11 人工椎体の設置と固定**

上下の椎体間に圧迫力を加えて，少し短縮して固定する．

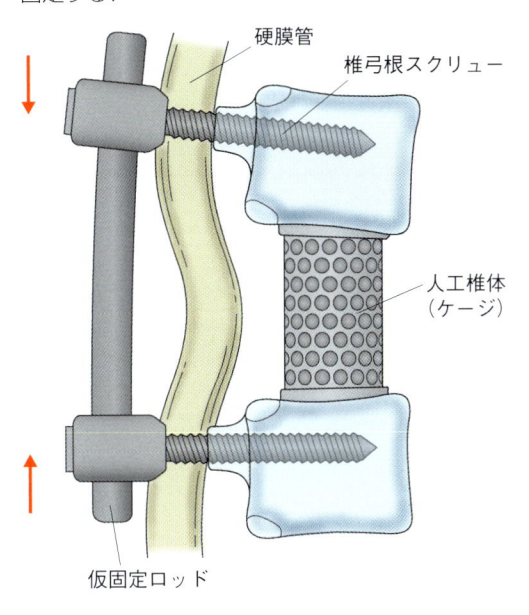

(図中ラベル：硬膜管，椎弓根スクリュー，人工椎体（ケージ），仮固定ロッド)

**図12 後方固定の完成と骨移植**

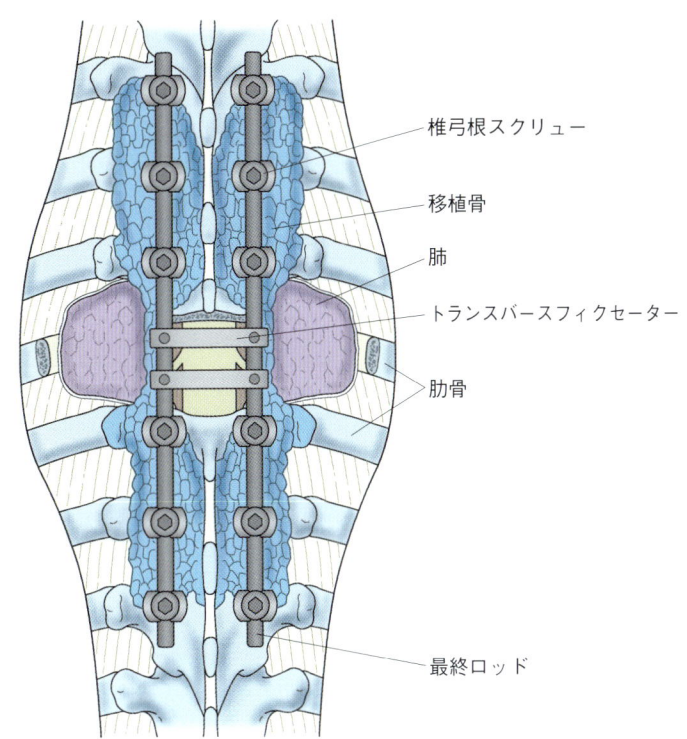

(図中ラベル：椎弓根スクリュー，移植骨，肺，トランスバースフィクセーター，肋骨，最終ロッド)

⑨骨移植と創閉鎖
- 十分洗浄してから，ダイヤモンドバーにて椎間関節の decortication を行い，人工椎体周囲や後方 instrument 周囲に切除肋骨を含めた自家骨移植を行う（図 12）．
- 血腫予防目的の持続吸引ドレーン（通常 2 本）を留置する．

⑩前方法の追加
- 前方法を加える場合は，後方インストゥルメンテーション設置と可及的骨移植後に，体位変換を行う．
- 生検が胸腔鏡視下で行われているようであれば，隣接臓器である肺の部分切除も必要なことが多い．
- 胸部外科に前方椎体を展開，必要時肺・胸膜の部分切除してもらい，終了後に腫瘍椎体を前方から摘出する[1-3]．
- 人工椎体を後方単独法と同様に切除椎間に挿入する．
- 圧迫力を加えての固定はできない（先の後方固定で動かない）ので，人工椎体の大きさは間隙とぎりぎりのものを選択する．
- 人工椎体の適合が不良のことも多く，できうる限り前方インストゥルメンテーションを併用する（図 13）[3]．
- 十分洗浄して閉胸する．胸腔ドレーンを留置する．

## 5) 注意すべき合併症

①脊髄損傷
②出血性ショック，大出血
③髄液漏
④感染（早期も遅発性もあり）
⑤肺炎
⑥遅発性インストゥルメンテーション破損

**図13** 人工椎体の設置と前方固定の完成

人工椎体の大きさは間隙とぎりぎりのものを選択し，できる限り前方インストゥルメンテーションを併用する．矢印は肺の部分切除痕．

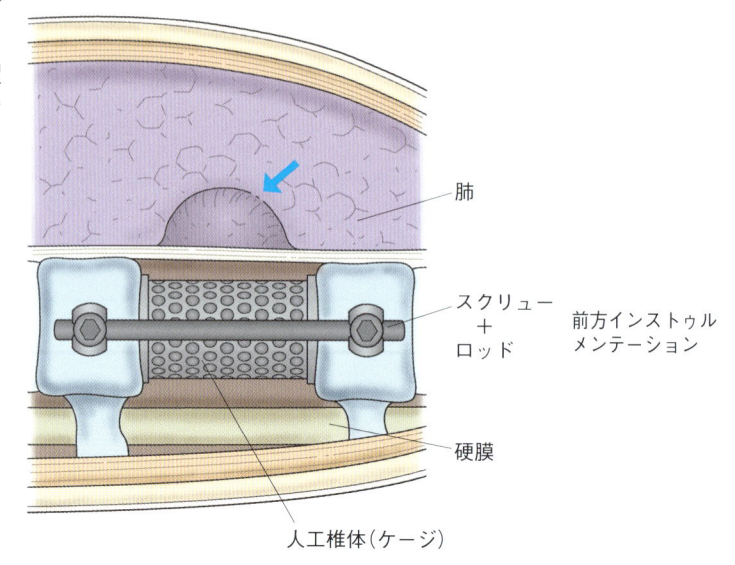

## 6）後療法

- 術後1-2日間はICUで全身管理を行う．
- 全身状態に問題がなければ，数日後より端座位，歩行を許可する．
- 持続吸引ドレーンは1日量30-50 m*l*以下を目安に抜去する．
- 胸腔ドレーンは，肺や胸膜の修復程度もあり，胸部外科と抜去の時期は相談する．
- 体幹装具は硬性コルセットを3-6カ月使用させる．

### 文献

1) 徳橋泰明．腫瘍性疾患．In：戸山芳昭，編．最新整形外科学大系 No.12．胸腰椎・腰椎・仙椎．東京：中山書店；2006. p.301-22.
3) 徳橋泰明，松崎浩巳，根本泰寛．転移性脊椎腫瘍に対する手術治療の最前線．脊髄の科学，基礎と臨床の進歩．脊椎脊髄．1999；12：497-506.
3) 徳橋康明．多椎罹患脊椎悪性腫瘍に対する脊椎全摘術．In：松崎浩巳，他，編．執刀医のサージカルテクニック，脊椎アドバンス．東京：メジカルビュー社；2008. p.114-27.
4) 徳橋泰明．転移性脊椎腫瘍の治療．日本整形外科学会雑誌．2007；81：573-84.
5) 富田勝郎，川原範夫．転移性脊椎腫瘍に対する後方単一進入手術—Total en bloc spondylectomy．脊椎脊髄．1994；7：15-24.
6) 村上英樹，川原範夫，富田勝郎．脊椎腫瘍摘出時における出血対策．In：徳橋泰明，他，編．脊椎脊髄術中・術後のトラブルシューテイング．東京：三輪書店；2003. p.25-7.

＜徳橋泰明　大島正史＞

Section 3 胸腰移行椎

# A 脊柱短縮術

## 1) 適応疾患

- 胸腰椎移行部の骨粗鬆性椎体偽関節[1]
- 原則的に遅発性対麻痺を呈するもの[1]
- どの高位までが,脊椎後方短縮術により対処可能かは明らかではないが,L2 以下の腰椎は脊椎後方短縮術ではなく前方法を選択している.

## 2) 術前準備

- 偽関節であることの確認:前後屈側面像による変化,より明瞭には仰臥位側面像と座位もしくは立位側面像とを比較して,偽関節による不安定性があることを確認する.
- 脊髄圧迫の確認:MRI により脊髄圧迫を確認する.脊髄造影を行うと体位変化による脊髄圧迫が確認でき,ミエロ後 CT では,詳細な脊髄圧迫状況がわかる.侵襲的検査であるので実際に脊髄造影を行うことは少ない.
- CT によって,脊柱管内骨突出の状況(除圧する部分の形態や程度)と椎体内骨欠損状態を把握する.
- 可能な限り術後に装着するコルセットを作製しておく.軟性装具(ダーメンコルセット)を処方することが多い.

## 3) 手術体位

- Hall フレーム上の腹臥位をとる.
- 椎弓根スクリュー刺入時 2 方向の X 線コントロールが望ましい.そのため前後像が撮影可能なカーボン製支持台は有用である.
- 広範囲の展開を行うので,術前マーキングより術中に布鉗子など明瞭に撮影しやすい器械を使用してマーキングを行うほうが確実と考える.側面像で椎弓根スクリュー刺入方向を把握しておく.

## 4) 手術手技

①皮切
- エピネフリン加生理食塩水もしくは局所麻酔薬を皮膚内と骨膜下に注射する.
- 罹患椎を中心とした正中縦皮切を加えるが,骨折椎の上下 2 椎に椎弓根スクリューが設置可能なような長さとする.

②傍脊柱筋の剥離
- 電気メスで腰背筋膜を棘突起上で縦切して,コブエレベーターで棘突起側面の骨膜下に進入する.確実に骨膜下であることを直視と手応えで確認して,ガーゼを骨膜下に挿入して止血と側方への展開を広げる.
- 上下 2 椎に椎弓根スクリューを挿入するので,上 2 椎は椎弓を完全に展開し,下の 2 椎はその 2 椎間の椎

**図1 椎弓切除範囲**
頭側椎の尾側1/2から骨折椎のすべての後方成分を切除する．

椎弓切除範囲

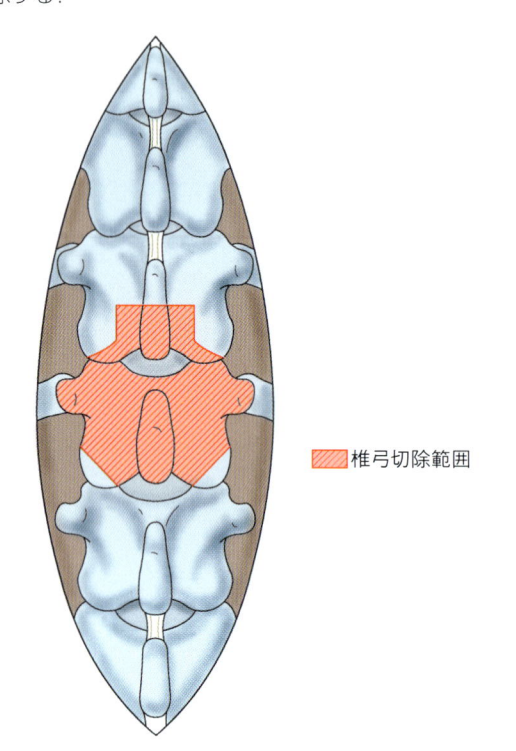

**図2 椎間孔の開放**
このシェーマでは内側の脊柱管から神経根に沿って開放する．

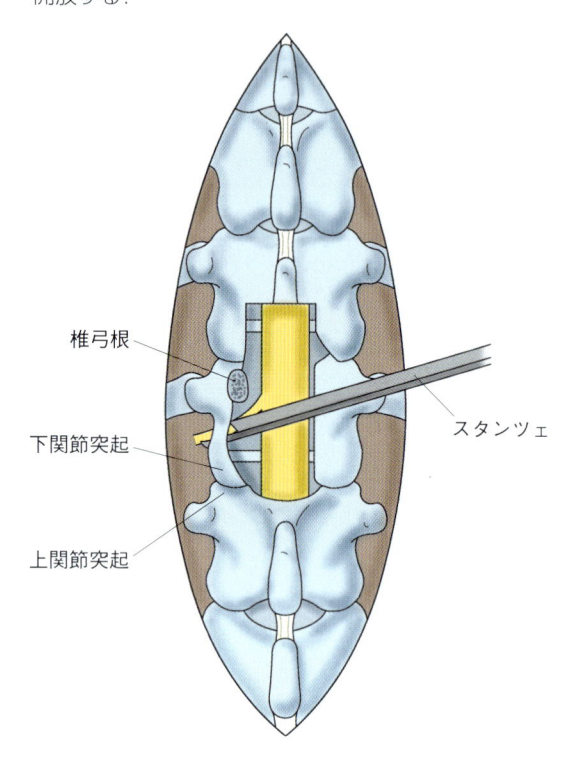

椎弓根
下関節突起
上関節突起
スタンツェ

　　間関節が展開できれば十分である．
- 骨折椎の側方は横突起まで展開する．椎弓は全部切除するので側方をすべて展開し，椎間孔まで進入可能とする．ただし，骨切除を行いながら，徐々に側方に展開を行ってもよい．

③椎弓・椎間関節突起・椎弓根切除
- 骨折のある高位に加え頭側椎尾側の椎弓を切除する（図1）．多くの場合，頭尾側とも椎間関節突起を切除する．この時，黄色靱帯骨化や椎間関節骨棘が硬膜と癒着していることも多く，慎重な操作が必要である．

> **注意ポイント ①**
> 　加齢によって棘突起は肥大し，しかも海綿骨が豊富に含まれる．良質な移植骨となりうるので，エアトームで削除するのではなく，リウエルやスタンツェにて骨切除する．

> **注意ポイント ②**
> 　脊髄圧迫が強い際には脊髄周辺は，神経合併症を避けることを優先し，骨温存にこだわらずエアトームなどを使用してもよい．

- 操作の基準点は椎弓根である．横突起を目印にしたり，椎弓切除を外側に延長して骨皮質をすべて除去し，海綿骨を目印にしながら椎弓根を確実に同定する．
- 椎弓根の内側から神経根に沿って椎間孔を開放するか，外側から椎間孔を開放する（図2）．尾側椎の上関節突起の頭側に神経根が温存される（図3）．
- 椎弓根を削除しつつ，鋭匙やエアトームなどにより椎弓根内より椎体内に進入した後（図4）に椎体内を鋭匙やエアトームで空虚にする（図5）．

④前方除圧

**図3** 椎弓切除・椎間関節切除後
椎弓根基部と神経根が直視できる．

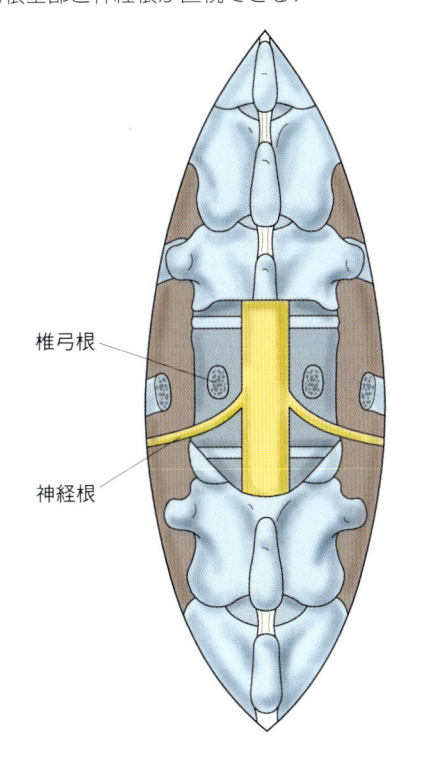

椎弓根
神経根

**図4** 椎体内掻爬
椎弓根基部から椎体内に進入する．

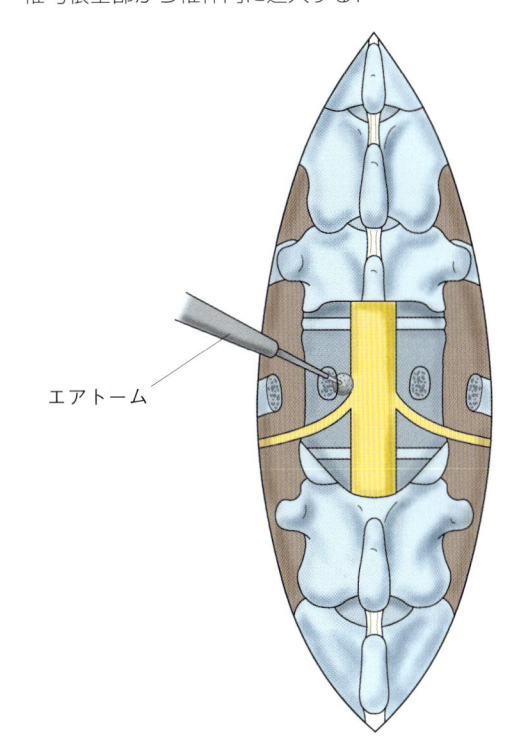

エアトーム

**図5** 椎体内掻爬（横断面）
椎体内に硬化骨がある場合のみエアトームを使用する．

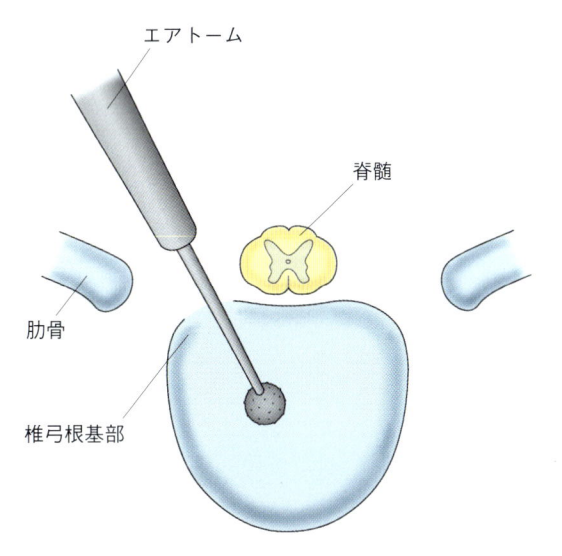

エアトーム
脊髄
肋骨
椎弓根基部

- 椎体内部は空洞を伴い瘢痕組織が残った椎体を覆っている．鋭匙で掻爬して，piece by piece に内容を摘出する．

> **注意ポイント ③**
> 偽関節部の組織は椎間板ときわめて似ている．椎体内であることに自信がもてない場合にはX線コントロールを行う．

- 同時に椎体外側を展開する．骨の粗鬆化の程度によるが，硬い場合には椎体の 1/2 以上前方まで展開する．

④前方除圧
- 椎弓根を削除しているので，硬膜と同時に椎体の後壁が直視できている．硬膜管前方の椎体後壁を側方か

**図6** 椎体後壁の切離
剝離子で脊髄を保護する．

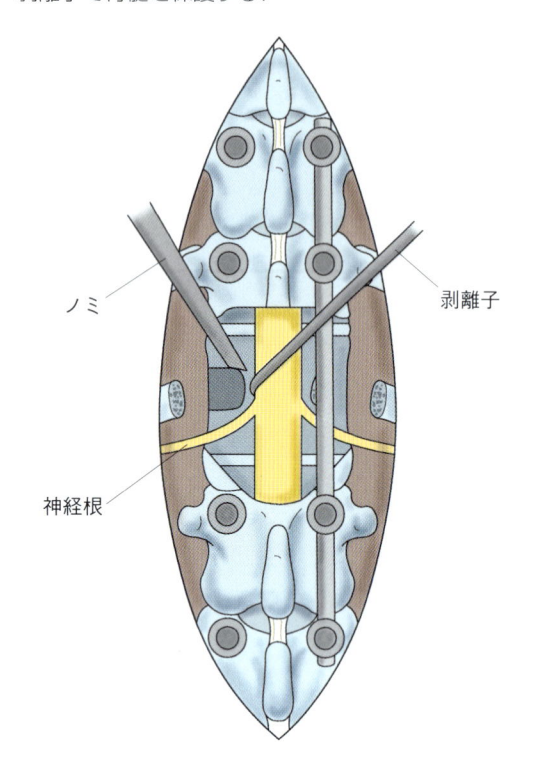

**図7** 椎体後壁の切離（横断面）
直視下に行う．

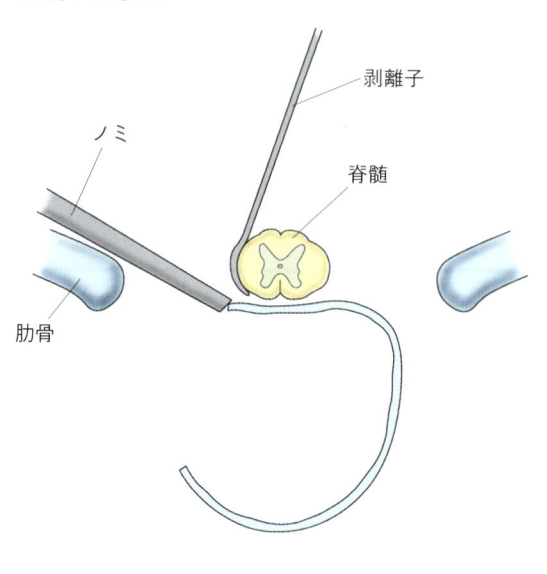

らのぞきこむようにして，硬膜管をわずかによけながら操作する．決して後方ではなく側方からの操作である．

> **注意ポイント ④**
> 器械を皮膚に当たりそうなくらい可能な限り傾けて，側方から操作する．
> ● 関節リウマチの場合は，突出した椎体後壁は粘膜剝離子によって椎体内に押し込める程度の柔らかさの壊死骨か，椎間板に酷似した軟部組織である．通常の骨粗鬆症では，骨皮質が残っている場合も多い．

● 椎弓根の上縁付近・椎体下縁の脊髄圧迫が比較的軽度の部分で硬膜と後縦靱帯を剝離しながら，幅狭のノミにて切離する（図6, 7）．一気に切離するのではなく，切離した部分を少しずつ摘出して左右から徐々に正中に操作を進めていく．この操作もノミを外側に押しつけ十分に側方より操作する．ノミを骨皮質に当てる時，ヘルニア鉗子を挿入する時も直視下に行うことが大事である．

> **注意ポイント ⑤**
> 骨切りは後方に突出していないか軽度突出の部位で行うが，操作すべき骨の外縁は直視可能である．直視下に骨の外縁に器械を当てて器械を操作する．

● 最終的には正中部分が動くことを確認して，3 mm のヘルニア鉗子で前方に押し出すようにして除圧を完成させる（図8）．初めのうちは，かなり正中の操作であると思っても正中に達していないことが多い．剝離子にて十分に探索し正中を把握する必要がある．

**図 8　ヘルニア鉗子による椎体後壁の除圧**
ヘルニア鉗子を前方に押し込む．

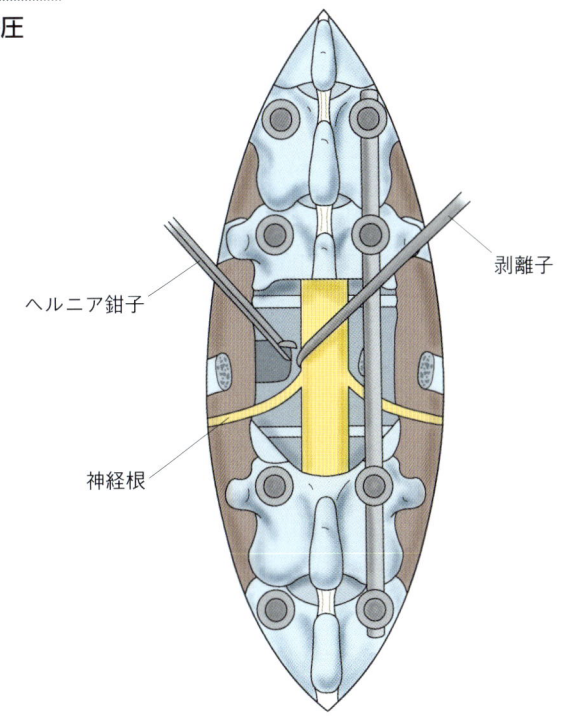

剥離子
ヘルニア鉗子
神経根

> **注意ポイント 6**
> 左右が連続しているか否かは椎体後壁の動きや反対側の器械を剥離子にて触れることなどにより確認する．

⑤椎弓根スクリューとロッドの設置
- ④で記した除圧終了時の不安定性を考慮して，完全な正中除圧を行う前に仮固定を行う．ロッドは除圧操作の際の障害となるのであまり早期から設置しないようにしている．不安性の具合を観察しながら最終段階以前に仮固定する．
- 固定は，上下 2 椎に椎弓根スクリューを設置する．確実に椎弓根内に椎弓根スクリューを設置し，ロッドを術野の弯曲に一致させて曲げる．重症の骨粗鬆症であるため椎弓根スクリューの挿入はきわめて容易である．固定力増強のためにハイドロキシアパタイトを使用することがある．

⑥後方短縮
- 両側にロッドを設置し椎弓根スクリューを介して椎体後壁を圧しつぶすように短縮する．これらの操作により上下の薄い終板が接触して高さの低い椎体ができる（図 9, 図 10）．

> **注意ポイント 7**
> ロッドを装着した時点でかなり短縮されている．短縮の際には両側のコンプレッサーを交互に繰り返し少しずつ短縮させる．同時に体外からの矯正力も加える．

- 短縮後に硬膜前方に突出した骨片がないか，椎体後壁に大きな段差がないかを直視して確認する．術中エコーを行うと，椎体後壁の状態と脊髄の状態が観察可能で，さらに安全性が向上する．
- 椎体前方に大きな骨欠損ができると術後の偽関節や instrumentation failure が危惧される．X 線コントロールを行い，大きな欠損の際には除圧部から椎体前方への骨移植を行う．

**図9** 脊柱短縮前
コンプレッサーにより徐々に短縮する．

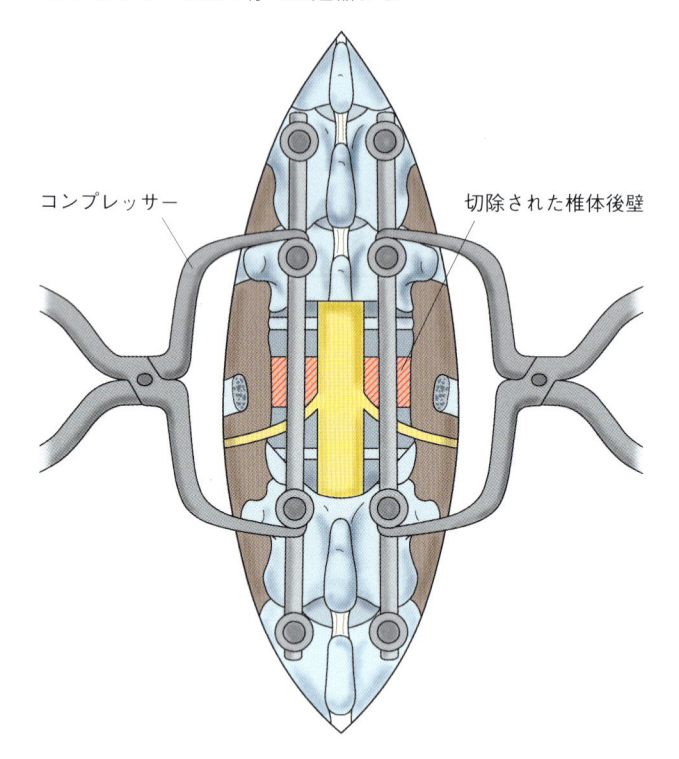

コンプレッサー　　切除された椎体後壁

**図10** 脊柱短縮後
椎体が接触する．

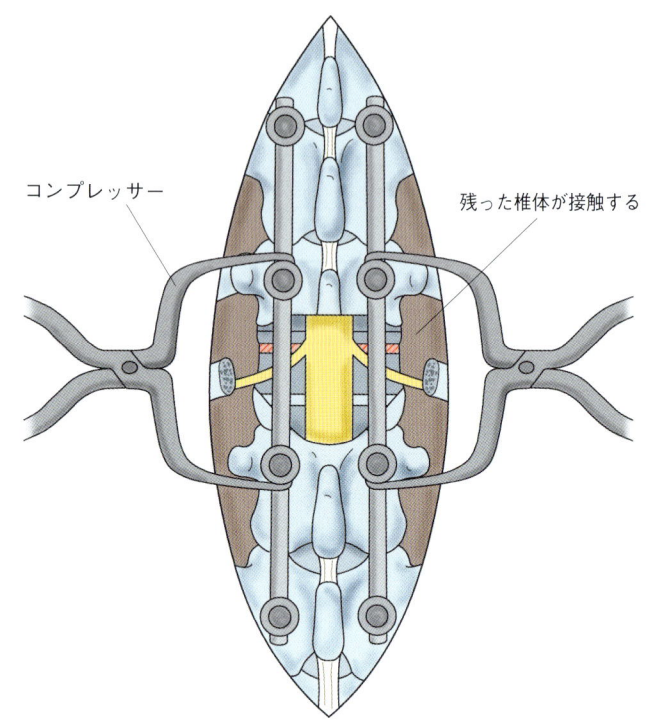

コンプレッサー　　残った椎体が接触する

⑦骨移植と閉創
- 椎弓，椎間関節切除により採取した自家骨を上下の椎弓上や後側方に骨移植する．吸引ドレーンを留置し，各層を丁寧に縫合していく．

### 5）注意すべき合併症

①硬膜損傷
②短縮時の椎体後壁の段差
③硬膜外血腫
④出血
⑤術後椎体骨折

### 6）後療法

- 術後48時間で吸引ドレーンチューブを抜去している．
- 1週間はベッド上とし，ベッドアップ60°まで許可している．
- コルセットを装着して1週間で端座位としている．

▶文献
1) Saita K, Hoshino Y, Higashi T, et al. Posterior spinal shortening for paraparesis following vertebral collapse due to osteoporosis. Spinal Cord. 2008; 46: 16-20.

〈税田和夫〉

Section 3 | 胸腰移行椎

# B 前方固定術：胸膜外・後腹膜アプローチ

### 1) 適応疾患

- 椎体破裂骨折（屈曲伸延損傷との合併損傷を含む）
- 骨粗鬆症性椎体圧潰
- 脊椎腫瘍（原発性，転移性）
- 化膿性脊椎炎
- 結核性脊椎炎
- 椎間板ヘルニア
- 脊柱管狭窄症
- 後縦靱帯骨化症
- 特発性側弯症（Lenke V，VI，前後合併手術を含む）
- 先天性側弯症（前後合併手術を含む）

### 2) 術前準備

- 責任高位の把握・確認：画像所見（X-P，MRI，脊髄造影，CT）と神経学的所見の一致を確認．
- 3D-CT で立体的な形状を把握しておく．
- X-P，CT で使用するスクリューの長さを計測しておく．椎体の回旋変形や大血管の位置を確認し，スクリューの刺入方向を確認しておく．
- 術後に装着する硬性装具を必要に応じオーダーメードで作製しておく．
- 手術高位の確認：対象椎体最頭側の 2 椎体程頭側の肋骨を切除することになるので，肋骨の数を確認し，第 12 肋骨の形状を把握しておく．

### 3) 手術体位

- 通常は右下側臥位をとる（「手術体位」の項，107 頁参照）．
- 側弯症で凸側が右の場合には左下側臥位をとる．
- 術中に体位が変わらないように，胸部と骨盤を固定する．
- 腋下部と側腹部に枕を入れる．
- 切除する肋骨をマーキングしておく．

### 4) 手術手技

①皮切
- 肋骨に沿った斜切開とする（図 1）．
- 切除する肋骨は対象椎体最頭側の 2 椎体程度頭側とする．肋骨の切除を近位方向に延ばせば 1 椎体頭側で

**図1** 皮切

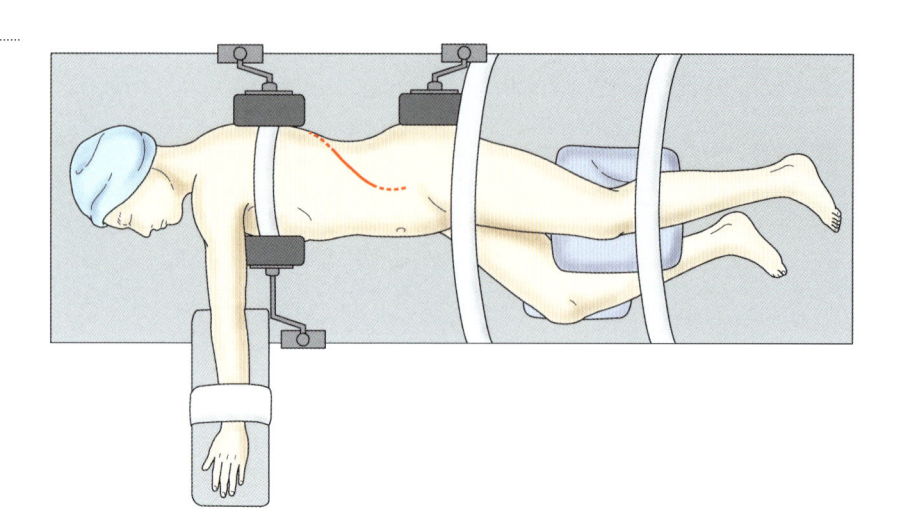

**図2** 外腹斜筋の切開

切除する肋骨

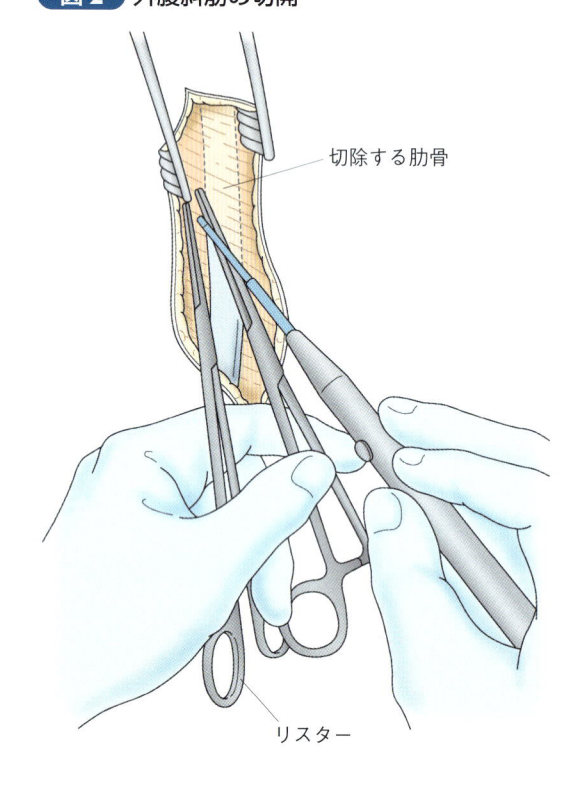

リスター

**図3** 肋軟骨の縦割と後腹膜腔への進入

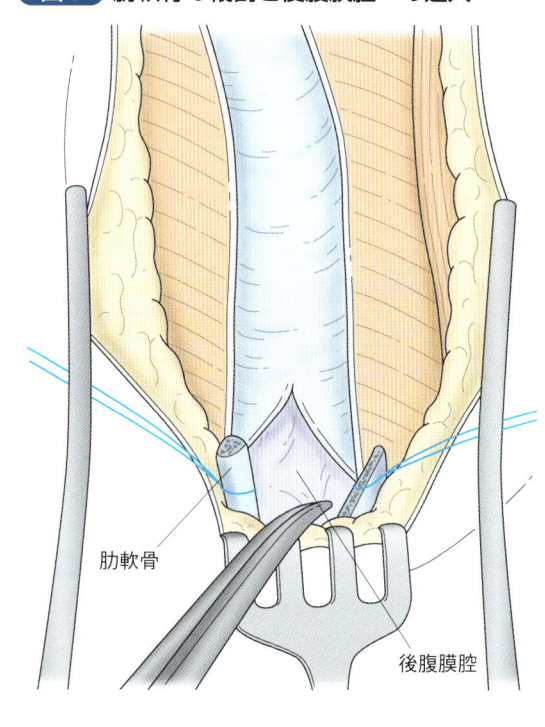

肋軟骨

後腹膜腔

も可能である．
- 後腋下線から肋骨・肋軟骨境界部までが基本であるが，対象とする椎間数により加減する．尾側に延長する際は腹直筋外側縁から恥骨に向かうよう皮切をカーブさせる．

②肋骨の展開，切除
- 皮下組織と外腹斜筋を切開する．外腹斜筋を切開する際には，2本のリスターを使用し，断端を電気メスで止血すると出血をコントロールしやすい（図2）．
- 肋骨は骨膜を電気メスで切開し，肋骨剝離子またはコブレトラクターで剝離する．
- この際，胸膜や肋間動静脈・神経を損傷しないように注意する．
- 後方を傍脊柱起立筋群の外側で肋骨剪刃を使用して切断し，前方は肋軟骨境界部で折るようにして切断する．切断端は骨ロウで止血しておく．

**図4** 胸膜の剥離

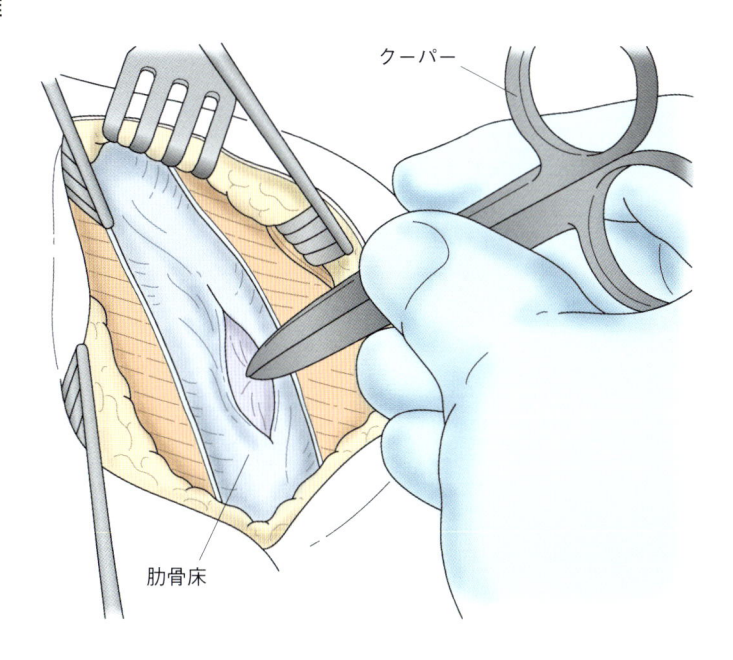

クーパー

肋骨床

- 切除した肋骨は移植骨に使用する．

③後腹膜腔への進入，横隔膜の処理
- 肋軟骨を尖刃で縦割すると後腹膜腔に入る．切離した肋軟骨にステイスーチャーをかけておく（図3）．
- 後腹膜腔はツッペルを使用して鈍的に広げる．腹膜を腹壁からツッペルで鈍的に剥離し，必要に応じ皮切に沿って内腹斜筋と腹横筋を切開する．徐々に椎体に向かって剥離していく．
- ある程度後腹膜腔を広げたら，今度は肋骨床を切開し胸膜を尾側に剥離していく．先が鈍のクーパーまたはツッペルを使用して丁寧に行う（図4）．
- 上記2つの手技を交互に行い，横隔膜の上下から胸膜と腹膜を剥離し，胸膜の下縁（折り返し）のやや尾側で横隔膜を切離していく（図5）．切離の際は2本のケリー鉗子で横隔膜をつかみ，電気メスで切離し，断端を確実に止血する．切離のたびにステイスーチャーを置く．ステイスーチャーは閉創の際に横隔膜再建に用いるが，しっかりと締結しておかないと外れてしまうので，8字状に締結する．
- 椎体に近づくと，横隔膜脚が現れる．これにもしっかりとステイスーチャーを置き，切離する．横隔膜脚を切離すると椎体を広く展開できるようになる（図6）．

> **注意ポイント ①**
> 胸膜の剥離を十分広く行うことが重要である．特に頭側後方（椎体側）を広めに剥離することで胸膜損傷を防ぐことができる．

④椎体の展開，髄節動静脈の結紮
- 第12肋骨の肋骨頭を確認し，椎体の高位を確認する．肋骨頭は椎体の後頭側にあるので，そこから胸椎の椎体の位置が確認できる．腰椎の椎体は大腰筋に覆われているが，その前縁から各椎間板のレベルでコブレトラクターを使用して大腰筋を後方に圧排すると椎体が露出される．
- 対象椎体の髄節動静脈を結紮する．動静脈を完全に露出させる必要はなく，周囲の軟部組織を含めて結紮する．なるべく椎体の真横でケリー鉗子（強弯）を使用して結紮する．
- 骨膜下に椎体を前縦靱帯から椎体後縁まで展開する（図7）．椎弓根まで展開できれば，その尾側に椎間孔があり，椎体後縁が探れる．

**図5** 横隔膜の切離

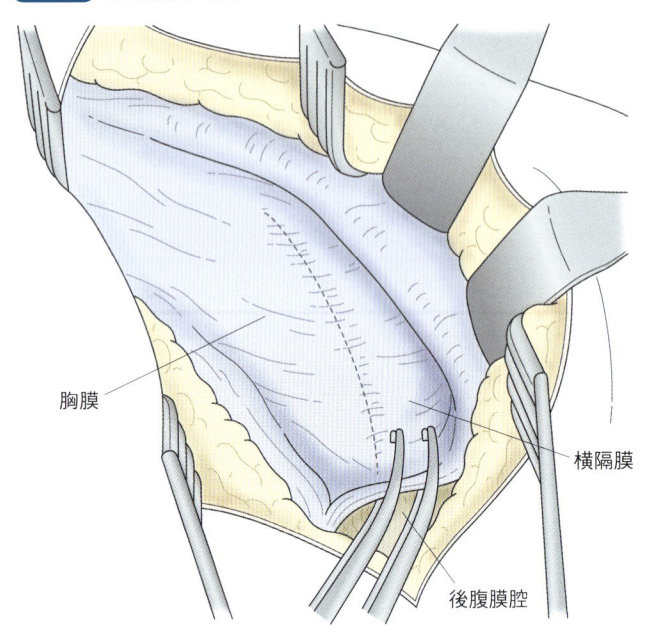

胸膜
横隔膜
後腹膜腔

**図6** 横隔膜脚の処理

ステイスーチャー
横隔膜脚
ステイスーチャー

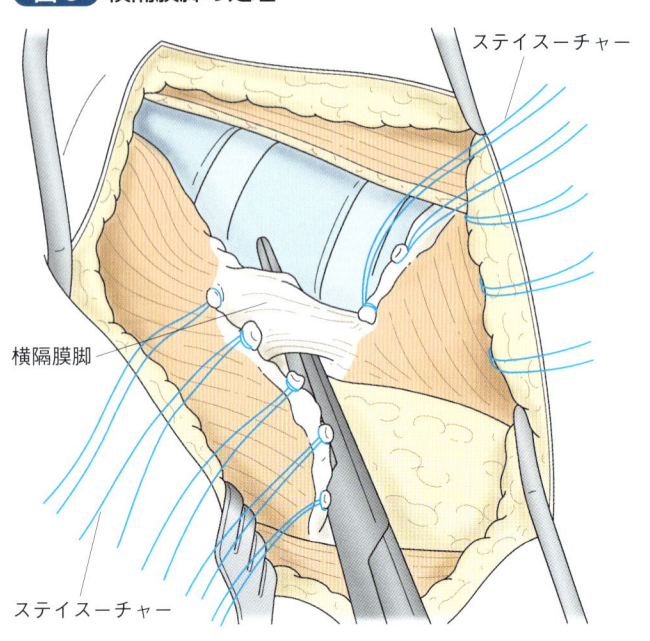

**図7** 椎体の展開

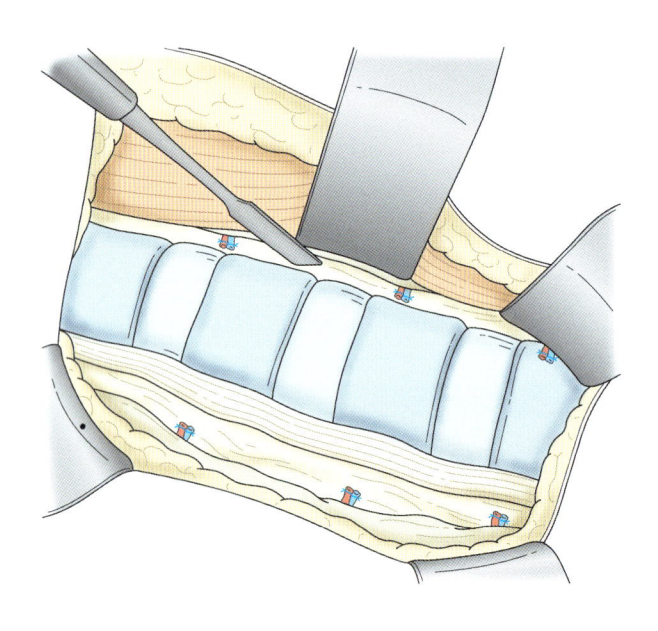

> **注意ポイント 2**
> - 椎体側面はリンパ管や交感神経も交差している．リンパ管を損傷すると乳び胸の原因となる．管腔組織は疑わしければ結紮しておくほうが安全である．
> - 髄節動静脈の結紮の際には椎体の栄養動静脈孔からの出血が必ず見られる．あわてずに出血している骨孔を見つけ，骨蝋で確実に止血する．
> - 髄節動静脈の結紮が不十分な場合も出血が持続する．一度目の結紮が不十分であった場合は，もう一度結紮し，二重にしておく．
> - 髄節動静脈の結紮は大動静脈側が重要であるので，そちらを優先させる．結紮点が大動静脈にあまり近づけないことが，大出血を防ぐ点で重要である．

図8 椎体切除と脊椎管除圧

除圧用弯曲ノミ

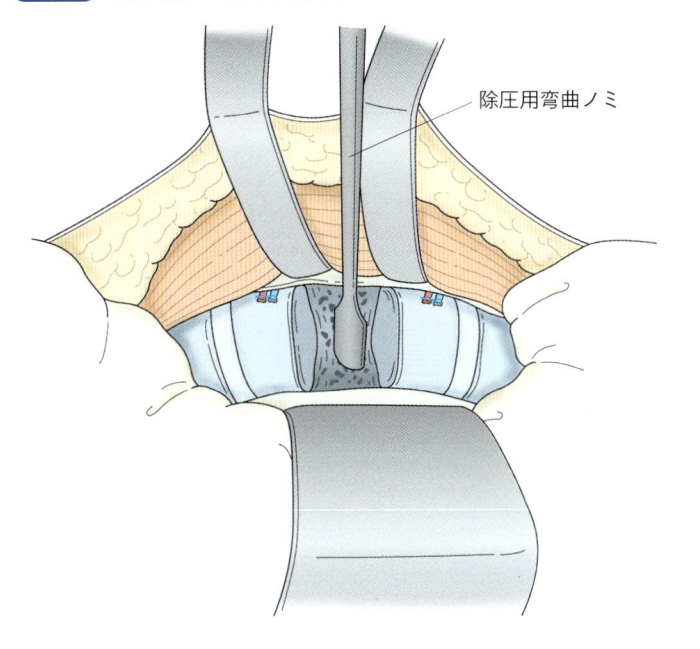

図9 対側の除圧

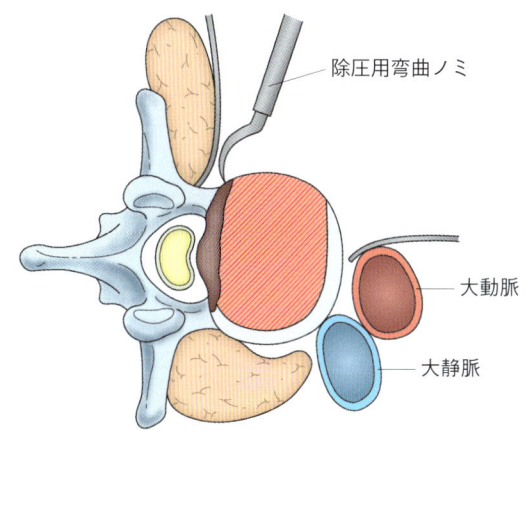

除圧用弯曲ノミ
大動脈
大静脈

⑤椎間板切除
- 対象椎体間の椎間板を切除する．
- メスで切開し，髄核鉗子で髄核と線維輪を切除する．この時点では終板までは切除せず，出血させないよう注意する．

⑥椎体切除，脊柱管除圧
- 除圧が必要である場合は椎体切除を行う．椎体の中央付近から開始し，椎体後方はノミを使用して徐々に薄くしていき，最後は除圧用弯曲ノミ，鋭匙，360°ケリソンなどを駆使して後壁を切除する（図8）．
- 後縦靱帯は切除する必要はない．これを切除すると硬膜外静脈叢からの出血に難渋することになる．
- 破裂骨折の場合は骨折型により圧迫部位が異なるが，健常部で後縦靱帯を露出しておくと除圧しやすい．
- 対側まで十分に椎体を切除し，除圧不足にならないように注意する（図9）．
- 椎体からの出血は骨蝋などの止血剤でこまめに止血する．

⑦椎体プレート，椎体スクリューの設置
- 椎体プレートは椎体の頭尾側および前後の中央に設置するように留意する．特に側弯症では回旋変形を十分に考慮に入れる．インプラントの設置位置が回旋変形矯正の鍵となる．前方に長いロッドがくるように椎体プレートを選択する（図10）．
- 術前に計測したスクリュー長に従い，bicortical（対側の椎体側壁を貫くよう）になるように刺入する．前方スクリューは椎体に垂直に，後方スクリューはやや前方に向ける．側弯症では回旋変形があるので要注意である（図11）．
- スクリューの長さが適切であるか，術中X線で確認しておくとよい．

⑧椎体スペーサー設置，骨移植
- 適切な長さの椎体スペーサーを設置する．椎体スペーサーの左右と前方に展開の際に切除した肋骨を支柱移植し，椎体スペーサーのなかに切除した椎体を細片化して充填する．自家骨が不足の場合はセラミック顆粒（HAあるいは$\beta$TCP）を混合するとよい．
- 椎体スペーサーを設置する際は，背部を助手が手で押して後弯を矯正する．椎体スクリューにスプレッダーをかける方法もあるが，骨粗鬆症がある場合はスクリューが弛むおそれがあり，そうでなくても側弯が形

B．前方固定術：胸膜外・後腹膜アプローチ

図10 椎体プレートの設置

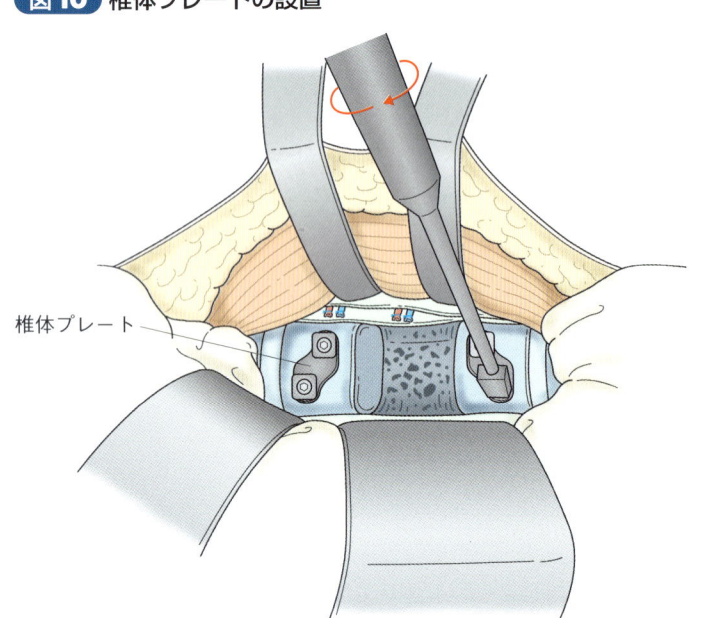

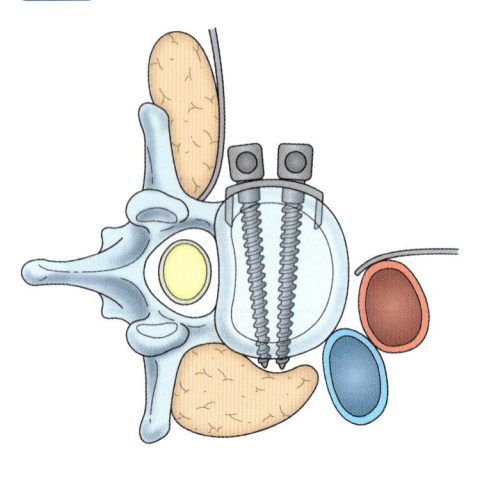

椎体プレート

図11 スクリューの方向

成されるおそれがある（図12）．
- 椎体スペーサー自体が椎体間に設置してから伸長できるものもあり，側弯が形成されずに後弯が矯正でき，有用である．ただし，骨粗鬆症がある場合は過度に矯正すると椎体に椎体スペーサーが食い込んでしまうおそれがある（図13）．
- 椎体スペーサー内だけでなく，椎体スペーサー外の骨移植を十分に行うことが骨癒合を確実に得るために重要である（図14）．

⑨ロッド挿入，固定
- 後方ロッドを設置し，圧迫力を加えて固定する．この際も圧迫力は適度に加え，側弯にならないように留意する．前方ロッドへの圧迫力は最小限とし，後弯にならないようにする．
- 2本のロッド間にロッドカプラーをつけることで固定力が増す（図15）．

⑩閉創
- 閉創前に後腹膜腔に生理食塩水を貯め，麻酔科医に肺の加圧を依頼し，胸膜損傷がないかを確認する．胸膜損傷がある場合は，吸収糸で縫合あるいは胸腔ドレーンを留置する．
- 後腹膜腔にドレナージチューブを留置する．チューブは，手術創の 2-3 cm 外側から皮膚外に出し，糸で固定する．
- 横隔膜を縫合する．ステイスーチャーを利用して横隔膜脚，横隔膜を縫合し，縦切した肋軟骨を合わせ縫合する．
- 切離した腹横筋，内腹斜筋，外腹斜筋，広背筋を縫合する．
- 皮下組織，皮膚を追層縫合して閉創する．

▶ 注意ポイント ③

ドレナージチューブを留置する際に，チューブが腹腔内に入らないよう注意する．

### 図12 椎体スペーサー設置と矯正

A：手による後弯の矯正．
B：スプレッダーによる矯正．
C：スプレッダーによる側弯形成の危惧．

A

B

C

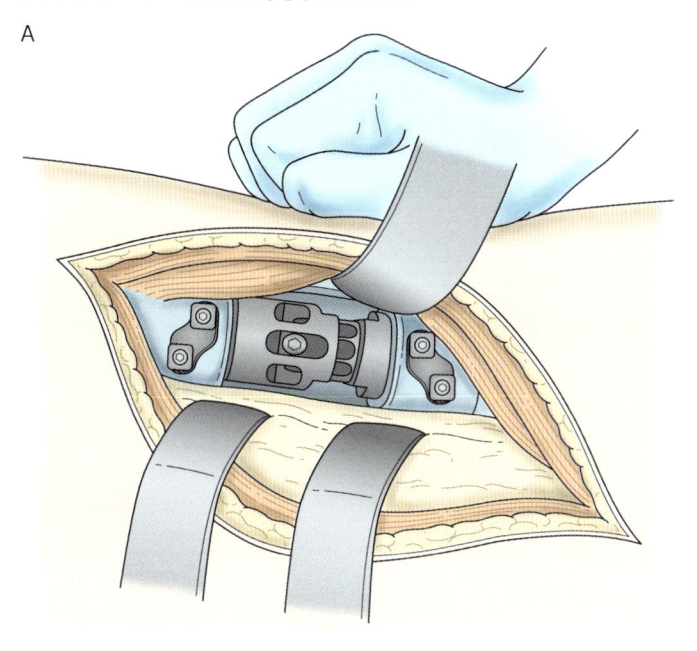

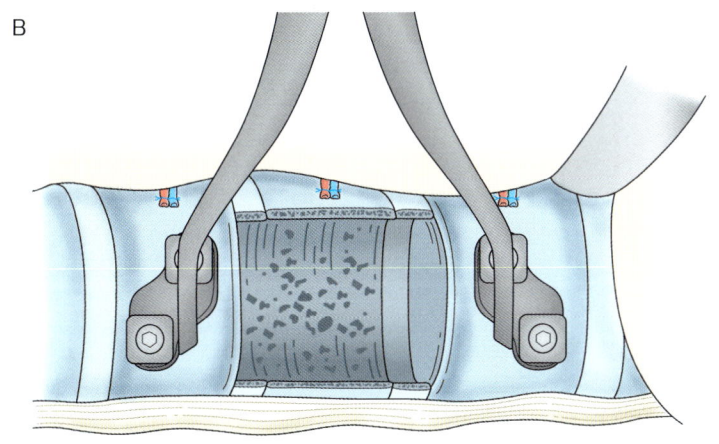

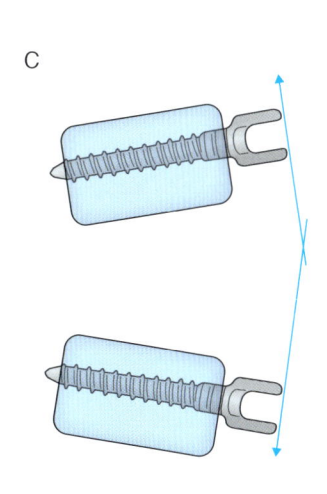

### 図13 伸長型の椎体スペーサー

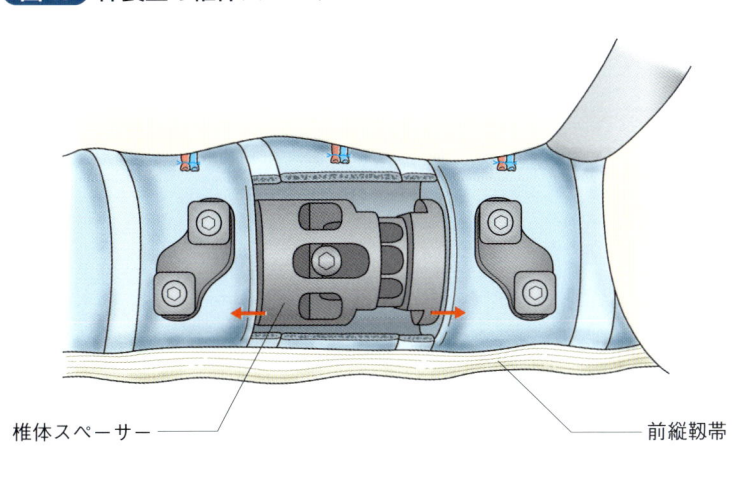

椎体スペーサー　　　　　　　　　　　　　　前縦靱帯

### 図14 骨移植

A：横断面．椎体スペーサーの周りに助骨移植などを行う．
B：側面線．

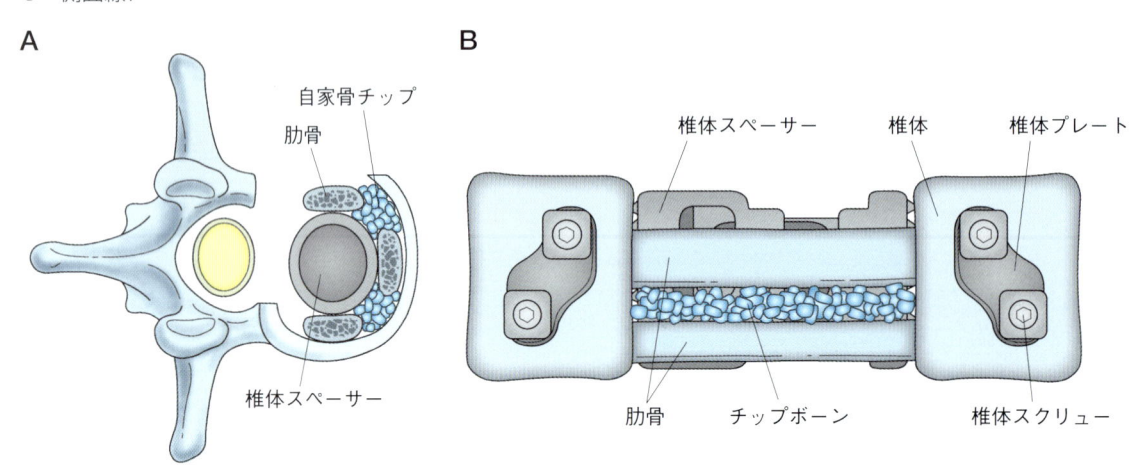

### 図15 instrumentation 完成図

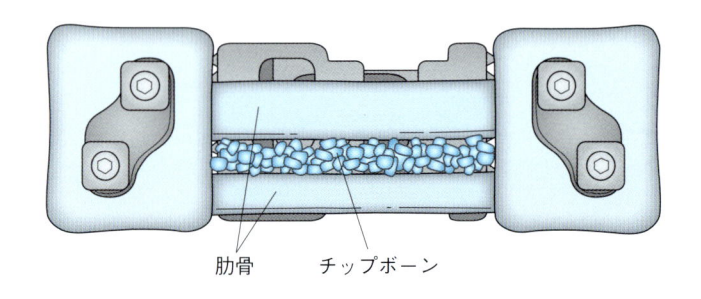

## 5) 注意すべき合併症

①肋間神経損傷
②胸膜損傷，腹膜損傷
③血管損傷（髄節動静脈，大動脈，大静脈）
④リンパ管損傷
⑤インプラント逸脱
⑥硬膜損傷
⑦脊髄・馬尾損傷
⑧後弯変形
⑨側弯変形
⑩インプラント脱転

## 6) 後療法

- 術翌日より離床を許可する．
- 術後約48時間で，ドレナージチューブを抜去する．
- 胸腔ドレーンが挿入された場合は，術後約5日で抜去し，その後離床を許可する．
- 歩行器歩行から始め，歩容が安定すればフリー歩行とする．

- 思春期側弯症を除き，硬性装具を術後 3-6 カ月間装着させる．

### ▶文献

1) Kaneda K. Anterior Fixation. In: Bradford DS, editor. Master Technique in Orthopaedic Surgery, The Spine. Philadelphia: Lippincott-Raven Publishers; 1997. p.471-86.
2) 飯田尚裕, 斉田道則, 木村長三, 他. 胸腰椎屈曲伸延損傷と破裂骨折の複合損傷の術後成績. 日本災害医学会会誌. 1999; 47: 454-9.
3) 飯田尚裕, 野原　裕, 稲見　聡, 他. 胸椎後縦靱帯骨化症に対する前方除圧固定術の治療成績. 日本脊髄障害医学会誌. 2010; 23: 16-7.
4) 飯田尚裕, 金田清志, 佐藤栄修, 他. 結核性脊椎炎に対する前方インストゥルメンテーションの応用. 日本パラプレジア医学会誌. 1995; 8: 214-5.
5) 飯田尚裕, 金田清志, 鐙　邦芳, 他. 脊柱側弯症における前後合併矯正固定術の検討―後方単独矯正固定術との比較―. 脊柱変形. 1997; 12: 142-6.

<飯田尚裕>

## Section 4 脊髄腫瘍切除術

# A 髄内腫瘍切除術

### 1）適応疾患

- 上衣腫
- 星細胞腫
- 血管芽細胞腫
- 海綿状血管腫 など

### 2）術前準備

- 髄内腫瘍で最も頻度の高い上衣腫と星細胞腫の術前の鑑別診断は，手術方法や予後に大きな影響を与えるため重要である．しかし，髄内腫瘍の鑑別診断は困難なことが多く，術中迅速病理診断の結果により，いずれの腫瘍であっても対応できるように術前計画を立てておく．現在の我々の方針は，上衣腫もしくは低悪性度の星細胞腫であれば腫瘍全摘出を目指し，高悪性度（WHO grade Ⅲ-Ⅳ）の星細胞腫では，機能的予後を考慮して可及的摘出に留めている．
- 腫瘍の横断面での局在により，後正中溝もしくは後根神経入口部のいずれの経路から腫瘍に到達するかを検討しておく．
- 血管芽細胞腫を疑った場合は，術前に血管造影を行い，腫瘍への流入動脈の走行を3次元的に理解しておくことが手術を成功させるうえできわめて重要である．
- 髄内腫瘍では腫瘍摘出操作により術後麻痺が増悪する可能性が高いことについて，術前にインフォームドコンセントを十分に行う必要がある．

### 3）手術体位と脊髄モニタリングの準備

- 中下位胸椎の場合は Hall フレーム上の腹臥位をとる．上位胸椎の場合は通常の頚椎後方手術と同じ腹臥位で Mayfield 固定器を用いて，頚部を軽度前屈位にする（「手術体位」の項，104頁参照）．
- 胸髄腫瘍の発生高位を間違えないように，上位腰椎，もしくは下位頚椎と病巣高位の胸椎棘突起にマーキングを2本行い，X線写真を撮像する．
- 術中脊髄モニタリング（通常は MEP，SEP）のための刺激電極，導出電極の設置を行う．

### 4）手術手技

①皮切と椎弓切除

- 腫瘍の大きさより頭尾側に少し長めの皮切を後方正中におく．傍脊柱筋を骨膜下に剥離展開する．腫瘍の大きさより頭尾側に広めの展開を行う．上位胸椎の場合は棘突起縦割し両側に拡大し（図1），硬膜内の操作後は棘突起を還納するが，中下位胸椎の場合は椎弓切除を行う．骨削除部位と硬膜外静脈叢からの出血を十分に止血し洗浄を行うことが，その後の顕微鏡視下の硬膜内操作を安全に行うために重要である．

**図1** 椎弓を縦割拡大したところ
- 縦割して拡大した椎弓
- 硬膜

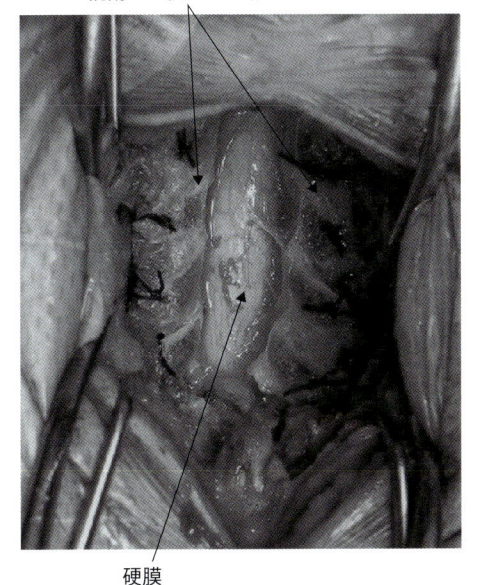

**図2** 硬膜・くも膜を展開したところ
- 縦割した硬膜とくも膜
- 後正中溝を入る血管
- 髄表の血管

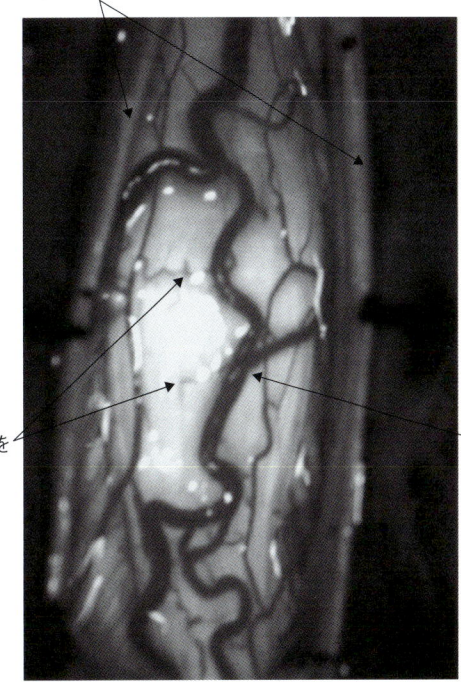

②硬膜・くも膜の処理
- 顕微鏡視下手技に移る．まず硬膜をメスで縦切開し，切開縁をピンセットで把持して線維方向に割きながら展開していく．その際，硬膜とくも膜が癒着している場合があるので，慎重に剥離操作を行う．縦切した硬膜に釣り糸をかけて周囲の筋層に縫着する．この操作は硬膜外静脈叢からの血液流入防止にもつながる．
- くも膜の切開は十分に脊髄表面をくも膜を介して観察し，必要最小限とする．腫瘍により脊髄が腫大してくも膜と軟膜が癒着している場合は，脊髄表面の血管を損傷しないようにバイポーラピンセットで剥離し凝固切離する．縦切したくも膜の断端は硬膜にヘモクリップで一時的に固定する．

③後正中溝の展開
- 髄内のアプローチの前に顕微鏡の拡大率を最大限にまで上げて脊髄表面をじっくりと観察し，後正中溝を探す．このとき脊髄の中央で髄表に出てくる後溝静脈を数カ所でみつけ，これらをつなげると自ずと後正中溝がみえてくる（図2）．

> **注意ポイント ①**
> 腫瘍発生高位では後正中溝が偏位していることが多く，後溝静脈の同定が困難なことが多いので，腫瘍の頭側あるいは尾側部の正常脊髄で後溝静脈を探したほうが確実に後正中溝に達することができる．

- 後溝静脈の外側で軟膜のみを鋭利なメスの歯を上向きにして切開を加える．軟膜を切開すると直下に脊髄が確認できる．軟膜下にマイクロ剥離子を挿入し，マイクロ鋏で軟膜を切開していく．後正中溝と交差する太い静脈が存在する場合，静脈と外層軟膜を剥離し正中上から移動することで，できるだけ温存するように努める．やむなく切除する場合は，流出経路を考えて切離部位を決定する．この際バイポーラの出力を最低にして，目印である後溝静脈を凝固しないように注意する（図3）．また，凝固した血管がバイポー

**図3** 軟膜を切開し後正中溝を出したところ

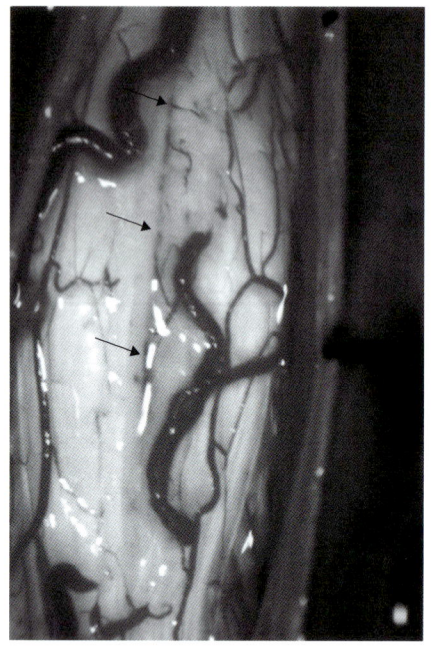

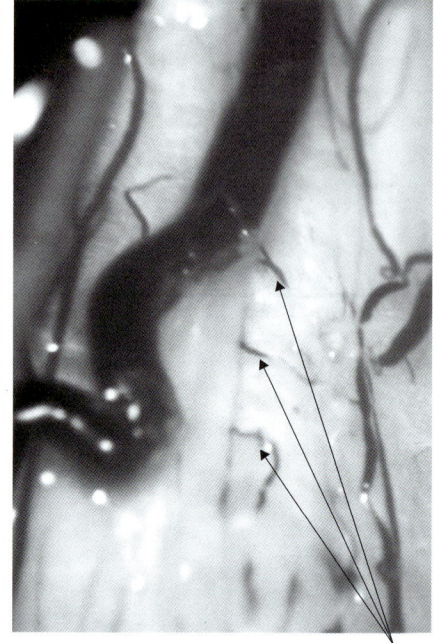

後正中溝を入る溝静脈

**図4** 髄内への進入

後正中溝を鈍的に分けたところ

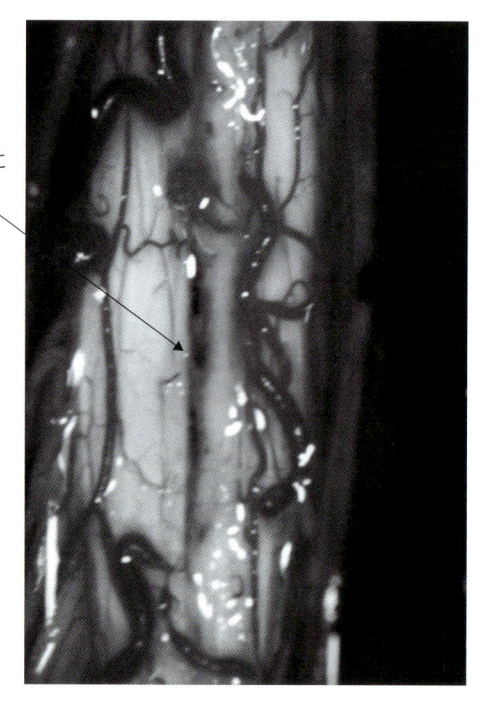

ラに付着しないように，バイポーラを離す直前に人工髄液をかけるとよい．

> **注意ポイント ②**
> 軟膜は腫瘍の存在する範囲よりも大きめに切開することが，後正中溝を展開する際に脊髄に過度なストレスを与えないために重要である．

- 鋭利なピンセットの開く力を利用して，できるだけ神経線維の走行にそって，後索を慎重に分離する．少し剥離が進んだら，マイクロ剥離子を用いて長軸方向に後正中溝を分けていく（図4）．確実に後正中溝を

**図5** 脊髄と腫瘍の愛護的剥離
さらに脊髄を鈍的に分けて腫瘍が見えてきたところ

**図6** 腫瘍の腹側を剥離しているところ
腫瘍
脊髄

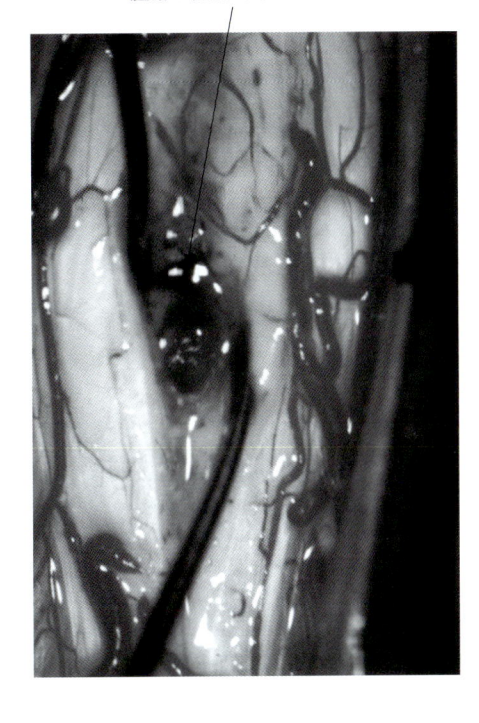

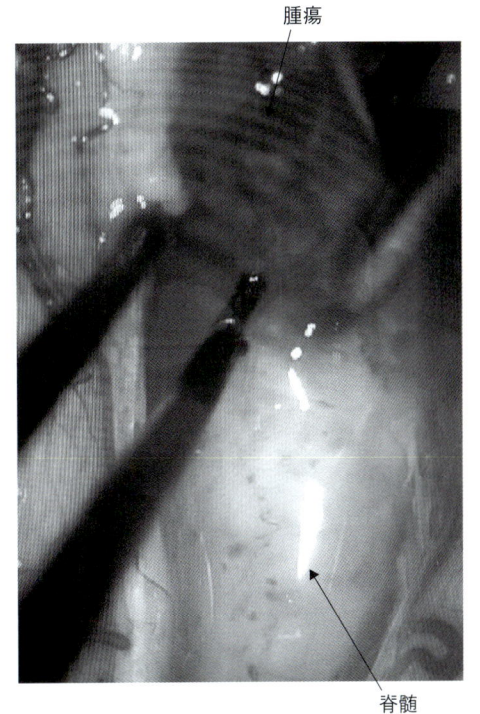

入っていれば次々と溝静脈が出現する．十分に後正中溝を分離しないで，深部に剥離を進めることは脊髄に過度なストレスを加えることになるので決して行ってはならない．後正中溝を腫瘍の局在範囲を越えて十分に展開し腫瘍に到達したら，組織をできるだけ挫滅しないように鋭的に生検を行い，術中迅速病理診断の結果を待つ．

④髄内腫瘍の剥離と摘出

● 上衣腫の場合

上衣腫は発育が遅く，浸潤性に乏しく，髄内中心部に発育することが多く，神経線維や灰白質を侵さないため，腫瘍と正常脊髄の剥離はさほど困難ではない．腫瘍頭尾側に反応性嚢腫が存在する場合はより境界が明瞭になる．また，腫瘍の頭尾側に反応性グリオーシスが存在し腫瘍との剥離に難渋する場合は，無理をせず反応性グリオーシスはできるだけ温存する．腫瘍の頭尾側の剥離ができたら，小さく切ったMQAをレトラクター代わりに挿入する．腫瘍の側方を剥離する際は，後索が腫瘍により非常に薄くなっていることが多いので，これを保護するために細心の注意を払う．両手にマイクロ剥離子を持ち脊髄にできるだけ力が加わらないように縦方向に腫瘍の表面をなぞるように剥離する（図5）．剥離操作は，まず背側から側方にかけて行う．

> **注意ポイント ③**
> 腫瘍が大きい場合は，側方の剥離は脊髄に過度な牽引力が加わり危険である．腫瘍鉗子やCUSAを用いて腫瘍の体積を減少させると，腫瘍の剥離・摘出操作がより安全に行える．その際，CUSAの出力と吸引力は慣れないうちは極力弱めで使用したほうが安全である．

次いで頭尾側の剥離を行い，最後に腹側の剥離に移る（図6）．腫瘍の尾側端を腫瘍鉗子で軽く引き上げながら腹側を剥離し，途中で腹側から腫瘍に入る流入動脈を確実に凝固切離することが重要である．この時できるだけ中心動脈を，腫瘍の流入動脈から剥離し，凝固しないように注意する．しかし，腫瘍が前正

A．髄内腫瘍切除術

**図7** 腫瘍摘出後

MQ をレトラクターとして入れている

腫瘍を摘出
したところ

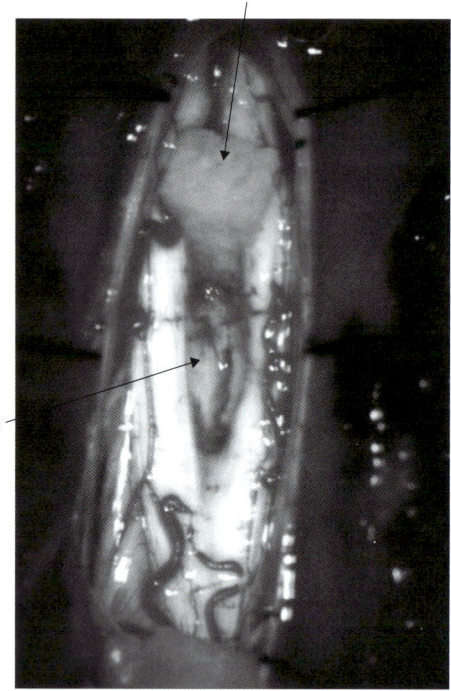

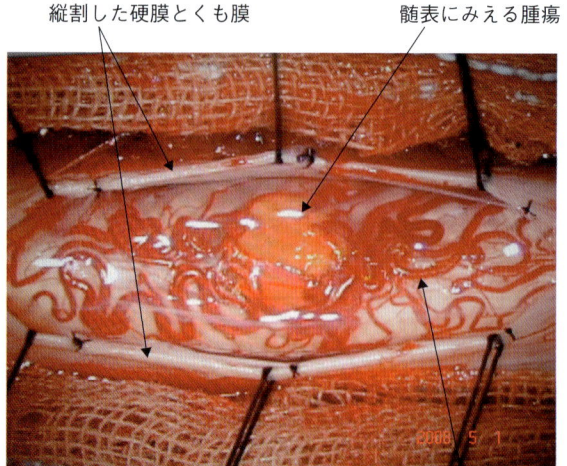

**図8** 血管芽細胞腫を髄表より観察したところ

縦割した硬膜とくも膜　　髄表にみえる腫瘍

腫瘍周囲の怒張した血管

中中隔を巻き込んで成長した場合は剥離が困難であり，やむなく腫瘍ぎりぎりで流入血管を切離凝固することもある．腹側の剥離ができれば腫瘍の全摘出が可能である．MQA で軽く脊髄をなぞりながら腫瘍の取り残しがないことと止血を確認する（図7）．腫瘍摘出後は脊髄が二分されたまま髄液に曝れないように，軟膜を 9-0 吸収糸で縫合する．

● 星状細胞腫の場合

　星細胞腫は，1）偏在性に発育することが多いため後正中溝の同定が困難，2）浸潤性に成長し正常脊髄との境界が不明瞭であるために剥離が困難なことが多い．後正中溝の剥離は正常脊髄から始めることは前述したが，腫瘍局在部位では著しく偏位していることもしばしばあり，その場合は左右の後根入口部を結ぶ線の中点を参考にする．低悪性度の場合は，腫瘍と脊髄の剥離を前述した方法で根気強く行えば，浸潤性腫瘍ではあるが全摘出できることがある．しかし，高悪性度の場合は全く境界がわからないことが多く，どこまで腫瘍摘出にこだわるかは，腫瘍の発生高位，術前の麻痺の程度，術中モニタリングを参考にして，個々の症例により決定する．

● 血管芽細胞腫の場合，腫瘍は髄表から確認できることが多く，血管成分に富む結節と囊胞からなり，動静脈奇形のように拡張した流入動脈と流出静脈がある（図8）．

> ▶ **注意ポイント ❹**
> 　血管芽細胞腫は大部分の症例で空洞を伴うため，造影 MRI を行わずに脊髄空洞症と誤診されることがあるので注意を要する．

● 本手術の成功のポイントは，腫瘍の流入動脈を確実に凝固切離できるか否かである．そのためにも術前の血管造影により流入動脈の走行を 3 次元的に把握しておくことが重要である．腫瘍の流入動脈は後脊髄動脈から入ることがほとんどである（本例では腫瘍の尾側に存在する）．腫瘍と脊髄の境界を尖端が鋭なバイポーラーで鈍的に剥離し，流入動脈を確実に凝固切離する．マイクロドップラーを用いて動脈性の血流を

**図9** 腫瘍への流入動脈を凝固したところ

腫瘍の尾側に存在する血管を凝固・切離する

**図10** 腫瘍と脊髄の剥離（尾側）

腫瘍の尾側に存在する空洞

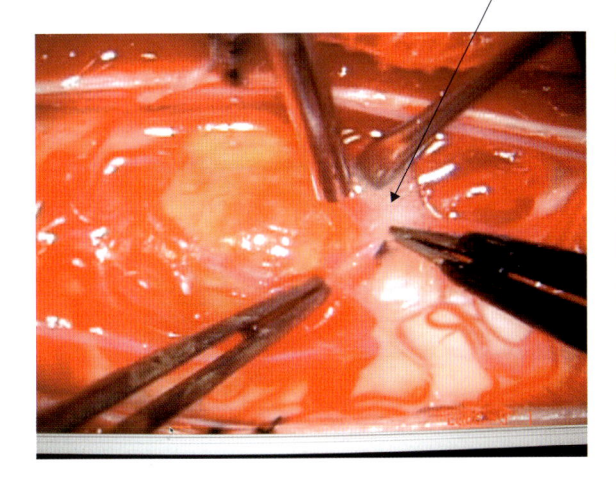

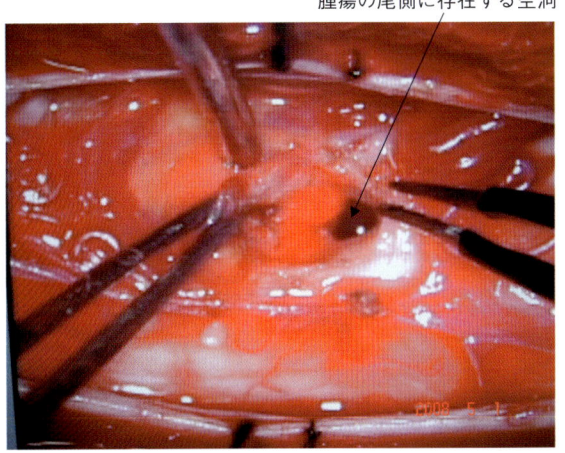

**図11** 腫瘍と脊髄の剥離（側方）

腫瘍の側方を剥離

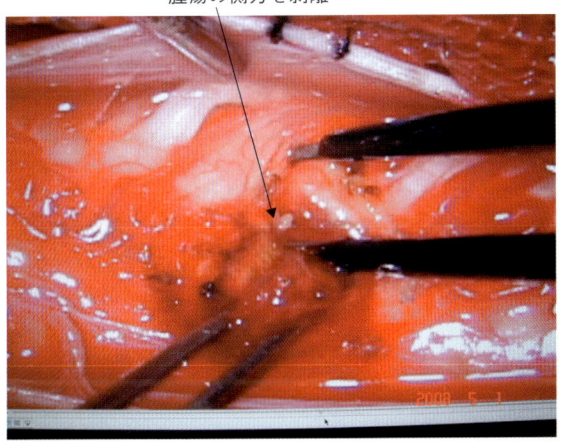

**図12** 腫瘍摘出後

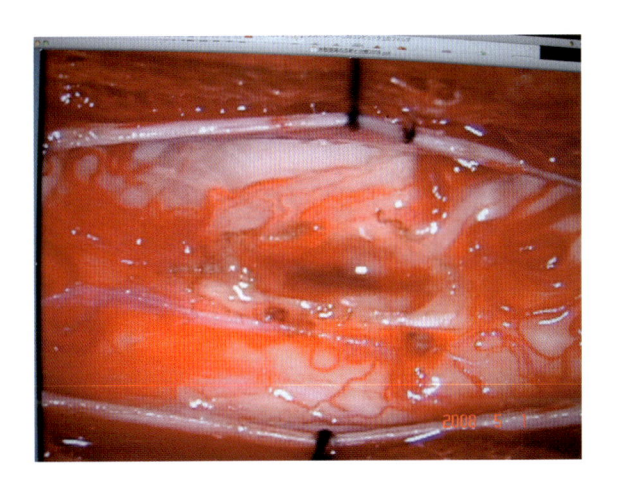

確認すると確実である（図9）．

> **注意ポイント 5**
>
> 腫瘍は後外側に偏在し流入動脈の処置は比較的容易であるが，頻度は低いが腫瘍が正中部に存在する場合は前脊髄動脈から栄養されていることが多く，血管の処置はきわめて困難である．

- 腫瘍と脊髄の剥離を進めて尾側部に存在する空洞内に入る．腫瘍の腹側は空洞に接しているため剥離は容易であるので，そこを突破口にして腫瘍と脊髄の剥離を進めていく（図10）．流入動脈が確実に処置できていれば，腫瘍は徐々に縮小していく．腫瘍の側方を脊髄から剥離する際に，軽く引き上げながら尖端が鋭なバイポーラで鈍的に剥離を進めても出血はほとんどしない．このとき，最後まで流出静脈を1本は残しておくことが重要である（本例では頭側に存在する）（図11）．ある程度鋭的に剥離したら，腫瘍を頭側に引き上げながらマイクロ剥離子を用いて全周性に剥離し，最後に流出静脈を凝固切離して腫瘍を全摘出する（図12）．

A．髄内腫瘍切除術

**図13** 硬膜・くも膜縫合後

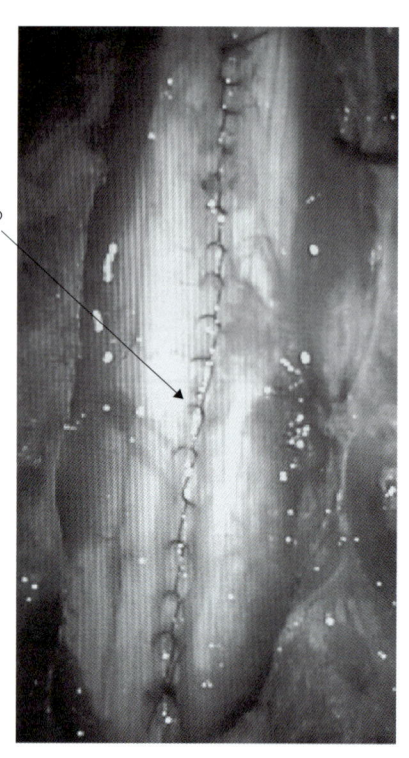

硬膜とくも膜を連続縫合したところ

> **注意ポイント ⑥**
> 部分摘出術後には高頻度に腫瘍の増大をきたすため全摘出を目指すべきである．

### ⑤硬膜・くも膜縫合と閉創

- くも膜下腔を十分に洗浄したら，くも膜と硬膜を 5-0 ナイロン糸で連続縫合する（図13）．この際，両膜を止めていたクリップは除去し，確実にくも膜を縫合すること，くも膜下腔に血液が残らないように十分洗浄することが，術後の癒着性くも膜炎や髄液漏を防止するうえで重要である．
- 脊髄とくも膜との癒着が顕著でくも膜を温存できなかった場合は，人工硬膜をくも膜下に挿入し，癒着性くも膜炎の防止に努める．腫瘍摘出後の脊髄の腫脹が著しい場合は，無理に硬膜を縫合せず人工硬膜を用いて硬膜形成術を行う．
- 十分に洗浄を行い硬膜外静脈叢からの出血がないことを確認したら，ドレーンを留置して閉創する．この際，髄液漏を防止するために筋層と皮下組織をしっかりと縫合することが重要である．

## 5) 注意すべき合併症

### ①麻痺の出現・悪化

- 髄内腫瘍摘出術のポイントは，"いかに脊髄に対して atraumatic な操作で腫瘍を摘出するか"の一言に尽きる．髄内腫瘍の摘出では後正中溝から正確に進入することが，術後の後索路症状の出現を最小限にとどめるために重要である．また，術中脊髄モニタリングは脊髄腫瘍の手術に不可欠であり，我々は頭蓋・脊髄電気刺激で脊髄および末梢神経記録によるモニタリングを全例に行っており，50％以上の電位低下が生じた場合は摘出操作を休止することで，術後重篤な麻痺出現を未然に防ぐよう努めている．髄内腫瘍摘出術が長時間に及んだ場合には脊髄浮腫による麻痺の増悪や呼吸不全に対する予防的処置として，マンニトールやグリセオールを使用したり，上位頸髄腫瘍の場合は抜管を遅らせて ICU 管理を考慮するべきである．

また，術前に高度な麻痺を有した症例では，術中・術後にステロイドを使用し，その際は抗潰瘍剤の併用も必ず行う．

②細菌性髄膜炎
- 脊髄腫瘍の術後に感染症を併発すると，髄液を介して細菌性髄膜炎を引き起こし，重篤な機能障害をきたすおそれがある．予防が最も重要であることはいうまでもないが，万が一発生した場合は早期に適切な措置を行わなければならない．髄膜刺激症状である激しい頭痛や吐き気が持続する場合は，MRI や CT を行い本疾患が疑われれば，髄液への移行がよいペニシリン系抗生剤を十分量投与する．さらに脳室内に膿の貯留が疑われる場合は躊躇せず，脳外科医の協力の下に直ちに開頭・ドレーンを留置し排膿することが，重篤な機能障害を最小限にするためにも重要である．

③髄液漏
- ドレーンは術後より弱陰圧として，内容液が漿液性になったら早めに抜去し，連日創部やドレーン刺入部から髄液の流出がないことを確認する．もし髄液の流出がみられた場合は，spinal drainage を腰椎高位に留置し，創部の治癒を待って抜去する．

## 6) 後療法

- 創部痛が自制内で，感染や髄液漏の徴候がない場合は，通常 4 日前後で 30°程度のギャッジアップを許可し，その後頭痛や吐気が出現しなければ座位を開始し，1 週間前後で立位・歩行を開始する．その後は神経症状に応じてリハビリプログラムを組む．
- 麻痺が高度な場合は褥創に注意し，術直後より全身状態が許せばベッド上での四肢筋力訓練や関節可動域訓練を開始し，関節の拘縮予防に努める．術後 1 週前後で斜面台起立訓練（起立性低血圧に注意する），筋力訓練を重点的に行い，平行棒内での起立・歩行訓練へと徐々に進めていく．
- 必要に応じて長・短下肢装具や杖の処方を考慮し，転倒などの事故には細心の注意を払う．

### ▶文献
1) 中村雅也, 千葉一裕, 戸山芳昭. 髄内腫瘍の診断と治療. 整災外. 2003; 46: 689-96.
2) 中村雅也, 千葉一裕, 戸山芳昭. 脊髄・髄内病変 脊髄髄内進入法後正中進入法. 脊椎脊髄. 2004; 17: 569-73.
3) 中村雅也, 戸山芳昭. 脊髄腫瘍の診断と治療（教育研修講演）. 日本脊椎脊髄. 2005; 16: 472-86.
4) 中村雅也, 千葉一裕, 池上 健, 他. 脊髄髄内腫瘍の手術成績 最近 10 年間の自験例の検討. 臨整外. 2006; 41: 415-22.
5) Nakamura M, Ishii K, Watanabe K, et al. Surgical treatment of intramedullary spinal cord tumors. Prognosis and complications. Spinal Cord. 2008; 46: 282-6.

＜中村雅也＞

### Section 4 脊髄腫瘍切除術

## B 硬膜内髄外腫瘍切除術—特にダンベル腫瘍の安全な摘出のために

　脊髄腫瘍の手術的加療において，手術後神経症状の悪化が生じることが一番懸念される．脊髄腫瘍でも腫瘍の局在や組織像によって手術の難易度が変わってくる．原発性脊髄腫瘍のなかでは，神経鞘腫が最多で 56%，次に髄膜腫が 12% と報告されている．最多の神経鞘腫は，硬膜内髄外：硬膜外：砂時計腫＝152：3：86 であり，2/3 が硬膜内髄外で 1/3 が砂時計腫であった[1]．神経鞘腫のうち，術後麻痺の悪化が危惧されるのが砂時計腫で，特に頚椎部，腰椎部の砂時計腫は術後の神経症状の悪化をきたしやすい腫瘍である[2-5]．本稿では硬膜内髄外腫瘍で最多の神経鞘腫，特に砂時計腫摘出のコツを症例呈示をして論述する．

① 症例は，MRI T2 強調 sagittal 像で頚椎部 C4/5 椎間高位，C5 神経根由来の硬膜内髄外腫瘍である（図1）．

② MRI axial 像では硬膜内から左硬膜外椎管孔に広がり，前方は椎骨動脈の位置まで達するダンベル型腫瘍で，Gd で造影される神経鞘腫である（図2）．

③ 左ダンベルタイプの腫瘍の場合，左側を広げる片開き式椎弓形成術を行い硬膜を露出する．さらにダンベル腫瘍部の背面外縁を露出するために左 C4 下関節突起と C5 上関節突起をエアートーム（関節突起は腫瘍で菲薄化しており，切除は容易であるが，ダイヤモンドバーを使用したほうが安全である）で削壊する（図3）．腫瘍背面全様が露出できるまで関節突起を削る．

④ 硬膜が露出できたら，術中エコーを行う．ここでは硬膜内腫瘍病変と脊髄の関係，また axial view でダンベル腫瘍の深さ，そして最も重要なのは腫瘍によって圧迫されている椎骨動脈がどの位置に存在するかをパワードップラー（angiography のように見える）で確認することである（図4）．

⑤ まず硬膜内の腫瘍を摘出する．硬膜は頭尾側に切開し，硬膜内腫瘍を露出する．左のダンベル腫瘍なので硬膜切開は正中よりも 2 mm ほど左よりに加える（図5）．

⑥ 硬膜内腫瘍から硬膜外へ伸展する腫瘍との位置関係を確認し，硬膜内の腫瘍を硬膜外ダンベル腫瘍から切

### 図1 MRI 矢状断像

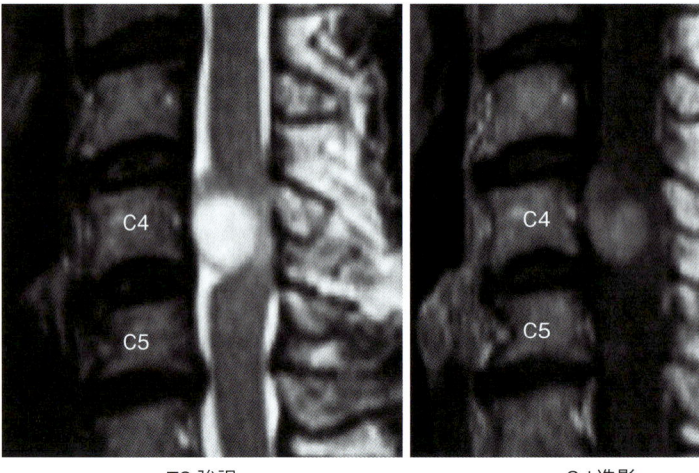

T2 強調　　　　　　　　　　　　Gd 造影

### 図2 MRI 横断像

T2 強調　　　　　　　　　　　　　　　　　　　Gd 造影

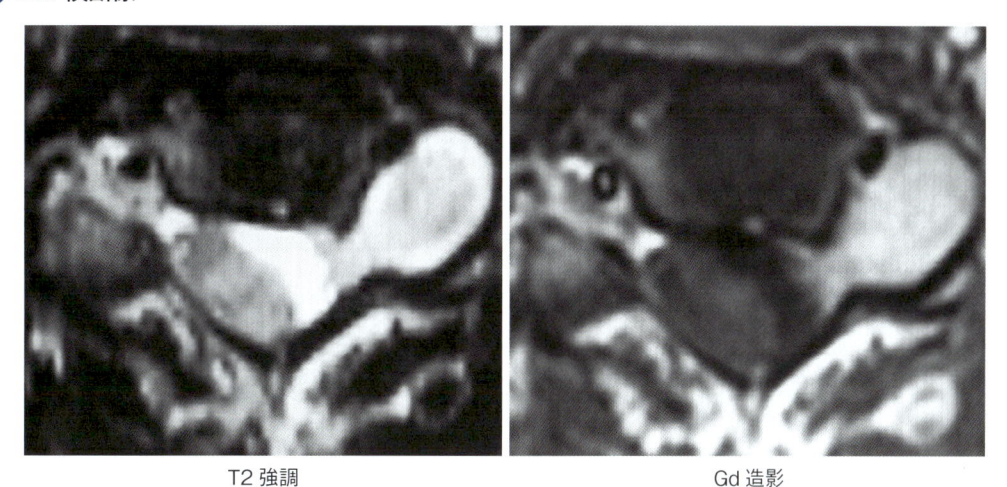

### 図3 片開き式椎弓形成術

頭側　　尾側　　ダンベル腫瘍

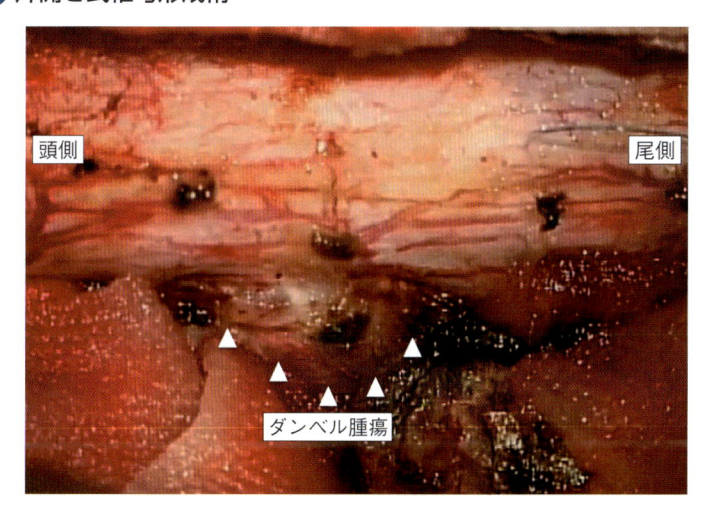

### 図4 術中エコー

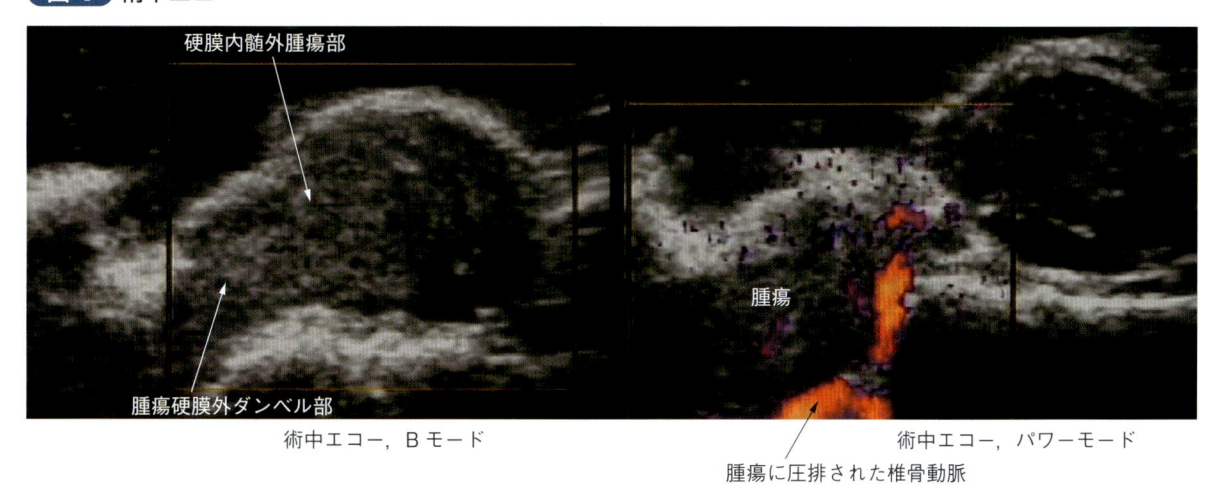

硬膜内髄外腫瘍部
腫瘍硬膜外ダンベル部
術中エコー, B モード

腫瘍
術中エコー, パワーモード
腫瘍に圧排された椎骨動脈

B. 硬膜内髄外腫瘍切除術―特にダンベル腫瘍の安全な摘出のために

**図5** 硬膜切開

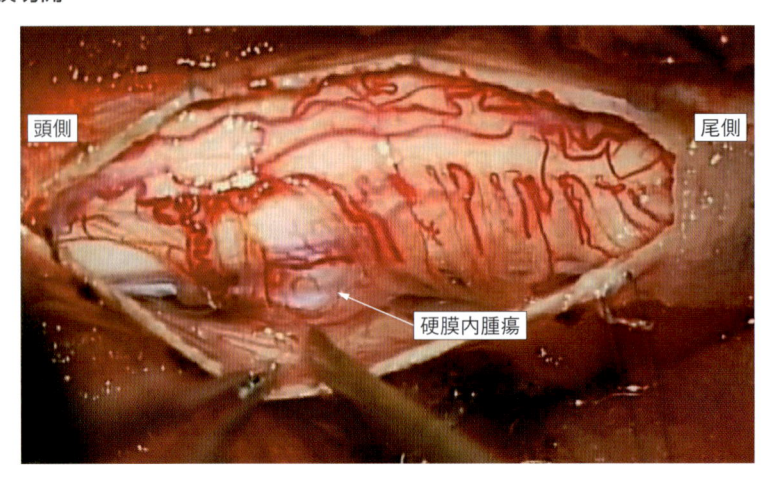

頭側　尾側
硬膜内腫瘍

**図6** 硬膜のT字切開と腫瘍露出

頭側　尾側
硬膜内腫瘍
硬膜をT字切開

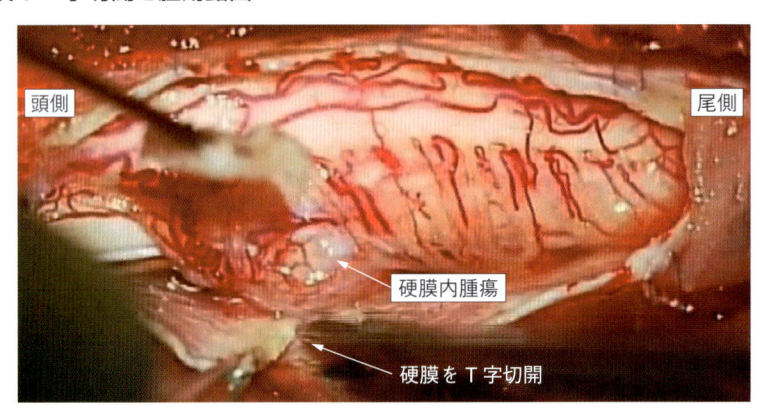

**図7** 原因神経の切離

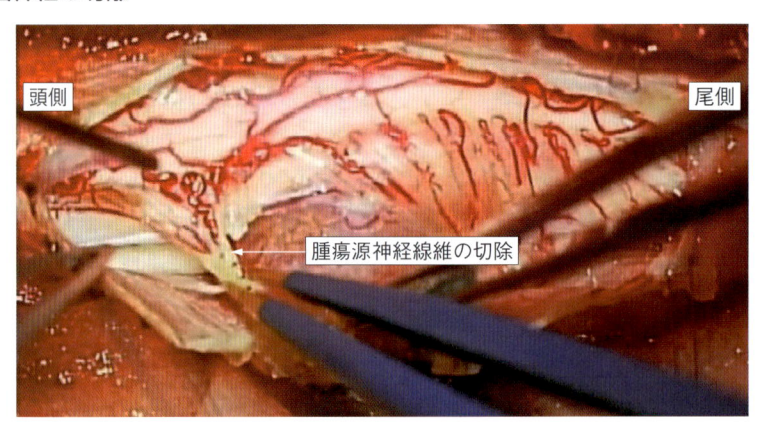

頭側　尾側
腫瘍源神経線維の切除

　離しながら摘出するために硬膜をT字切開する（図6）．
⑦　硬膜内腫瘍起源の神経線維（C5後根形成）を確認して凝固後切離する（図7）．
⑧　切離後硬膜内部腫瘍を，硬膜外部ダンベル腫瘍から切り離して摘出する（図8）．
⑨　次に硬膜外ダンベル腫瘍部の腫瘍被膜に横切開を入れる（図9）．
⑩　腫瘍実質と被膜との間は粗な組織であり，剥離は容易である．剥離時に止血綿を押し込みながら剥離する

**図8** 硬膜内の腫瘍摘出

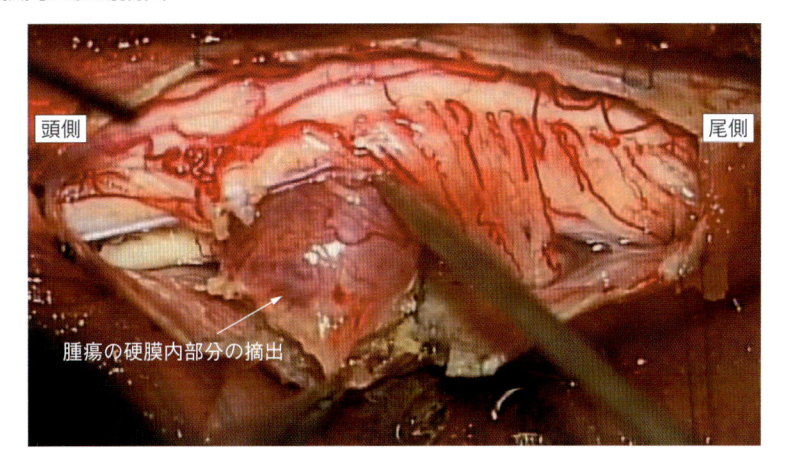

*腫瘍の硬膜内部分の摘出*

**図9** 硬膜外の腫瘍被膜切開

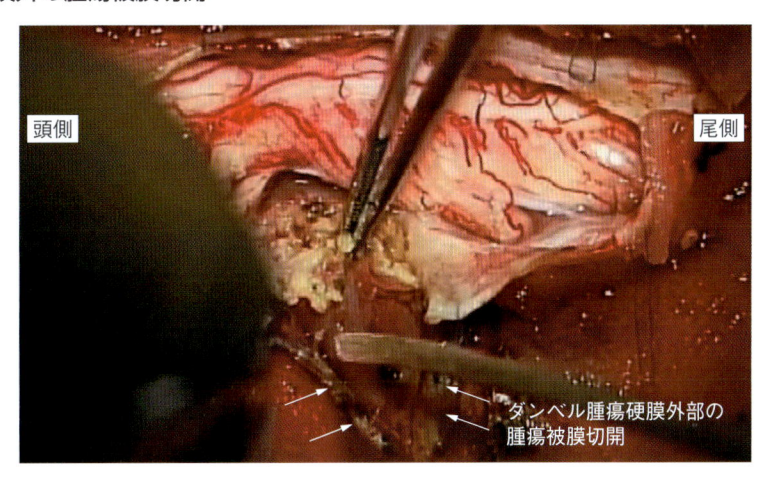

*ダンベル腫瘍硬膜外部の腫瘍被膜切開*

と，出血は少なくまた腫瘍腹側と被膜の間の剝離も可能となる．

> **注意ポイント ①**
> 
> 腫瘍核出術ではなく腫瘍被膜と骨との間を剝離して腫瘍摘出を行おうとすると出血が多く困難を要する．コツは被膜と腫瘍実質の間をみつけて剝離することである（図10）．

⑪　ダンベル部腫瘍が一塊となり核出されたところである．
　腫瘍は椎骨動脈のある前方まで伸展していたが，全摘出可能であった（図11）．

⑫　腫瘍摘出後は，術中エコーで残存腫瘍がないか必ず確認すべきである（図12）．

⑬　硬膜形成はゴアテックスを使用して行うと容易である．
　髄液漏出予防に，ネオベールとボルフィールを使用すると有効である（図13）．

**図10** 腫瘍被膜と腫瘍実質間の剥離

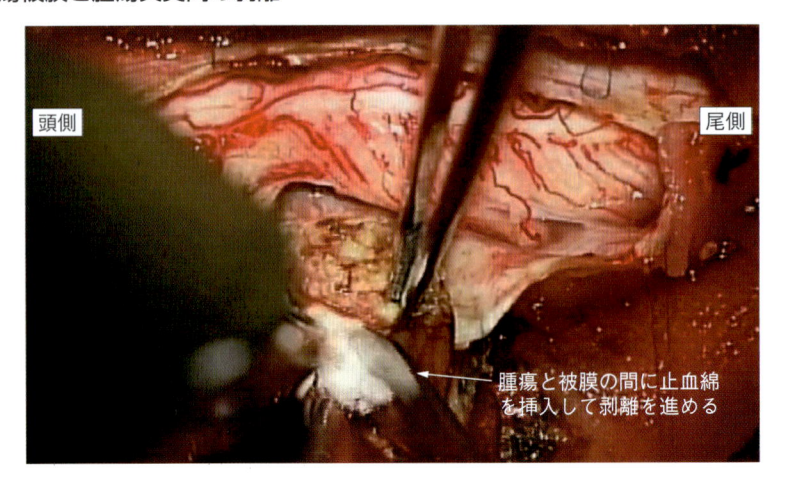

腫瘍と被膜の間に止血綿を挿入して剥離を進める

**図11** 硬膜外の腫瘍摘出

被膜と腫瘍の剥離に入れた止血綿

一塊として摘出したダンベル腫瘍

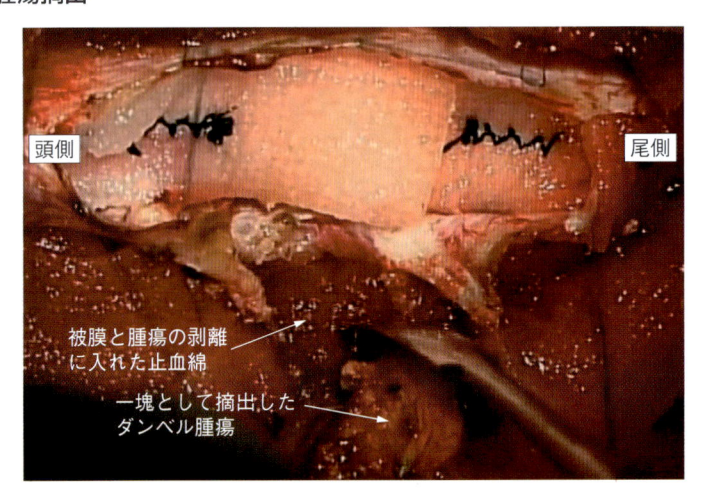

**図12** 腫瘍摘出後のエコー（横断像）

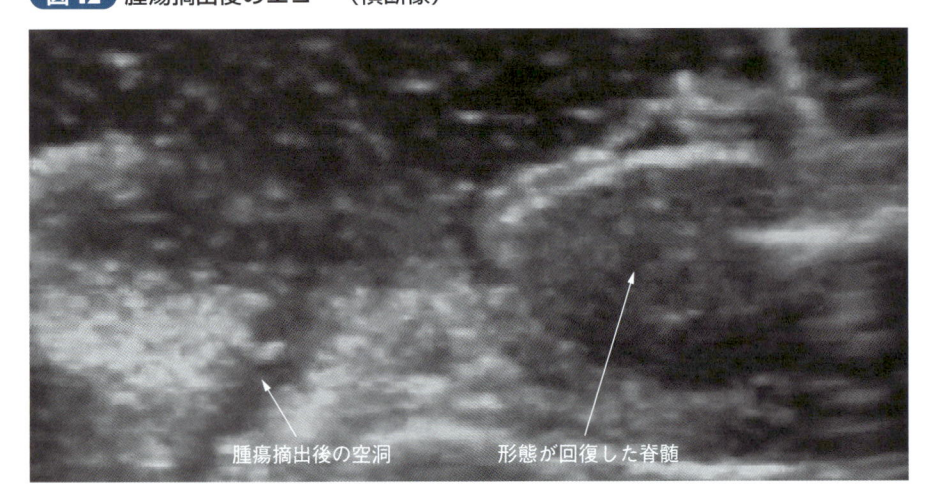

腫瘍摘出後の空洞

形態が回復した脊髄

**図13** ゴアテックスを使用しての硬膜形成

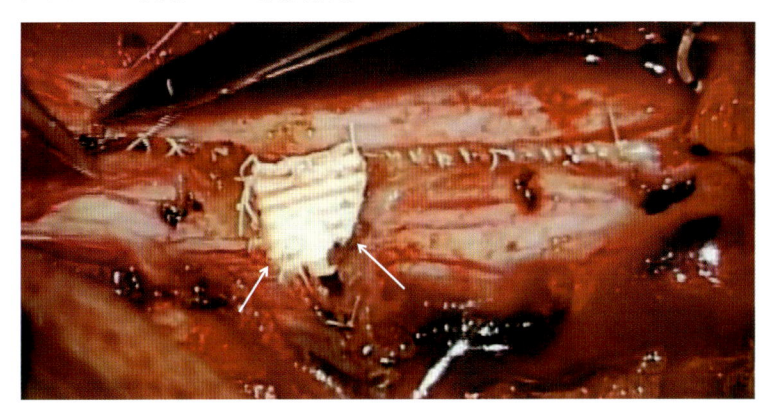

### 文献

1) 平野健一, 松山幸弘, 酒井義人, 他. 原発性脊髄腫瘍の疫学. 臨床整形外科. 2009; 44: 355-62.
2) 松山幸弘. 胸椎部 dumb-bell 型腫瘍の摘出法（後方到達法）. 脊椎脊髄ジャーナル. 2008; 21: 59-65.
3) 片山良仁, 松山幸弘, 酒井義人, 他. 一期的に後方摘出した巨大胸腔内ダンベル型腫瘍の2例. 整形外科. 2008; 59: 591-5.
4) 片山良仁, 松山幸弘, 吉原永武, 他. 第3腰神経より発生したダンベル型巨大神経鞘腫の1例. 整形外科. 2006; 57: 1457-61.
5) 吉原永武, 松山幸弘, 後藤 学, 他. 頚椎部に発生した dumb-bell 型神経鞘腫の治療成績. 臨床整形外科. 2003; 38: 1209-14.

&lt;松山幸弘&gt;

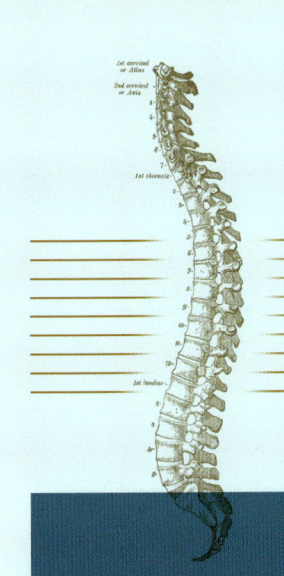

# IV

# 腰椎の外科

### Section 1 後方除圧術

## A 椎間開窓術，椎弓切除術

### a 椎間開窓術

#### 1）適応疾患

- 腰部脊柱管狭窄症
- 腰椎変性すべり症
- 腰椎椎間板ヘルニア（椎間板切除までのアプローチ）
- 椎間関節嚢腫

#### 2）術前準備

- 責任高位の把握・確認：画像所見（X-P，MRI，脊髄造影，CT など）と障害神経根レベルの一致を確認．神経根造影・ブロックでの症状の再現性・軽減の有無を確認．
- 術後に装着する軟性装具（ダーメンコルセット）をオーダーメイドで作製しておく．
- 手術高位の確認：高位の X 線コントロールは麻酔（全身麻酔）がかかり，体位をとった後に行う．

#### 3）手術体位

- Hall フレーム上の腹臥位をとる〔「I．§6-B．基本的な手術手技」の項（112 頁）参照〕．
- ヤコビー線（両腸骨陵上縁を結ぶ線で通常 L4/5 高位を通る）を参考に棘突起に 18 G 注射針を刺入し，X 線写真あるいは C アームイメージを用いて当該棘突起の高位を確認する．

#### 4）手術手技

①皮切

- 40 万倍エピネフリン加生理的食塩水を皮下注射する（皮下組織からの出血を軽減するため）．
- 罹患椎間を中心に上下の棘突起上に正中皮膚切開を加える．

②傍脊柱筋の展開

- 棘上・棘間靱帯を温存しつつ，電気メスで腰背筋膜を棘突起の外縁に沿って切離する．コブエレベーターを用いて，傍脊柱筋を棘突起の側面に沿って骨膜下に剥離する．ある程度剥離できたところで，ガーゼを詰めて止血する．さらにガーゼをコブエレベーターの先端につけて鈍的に剥離を進め，椎弓-椎間関節の外側まで展開する．
- 片側のみの開窓の場合は展開も片側のみとし，片側型の開創器を設置する（図1）．両側開窓の場合は，両側展開し両側型開創器を設置する．
- 椎弓に付着する残存した筋は電気メスやヘルニアパンチなどで切除し，椎弓表面を露出する．この際，椎間関節包を傷つけないように注意する．

**図1** 術野の展開と椎弓切除部位

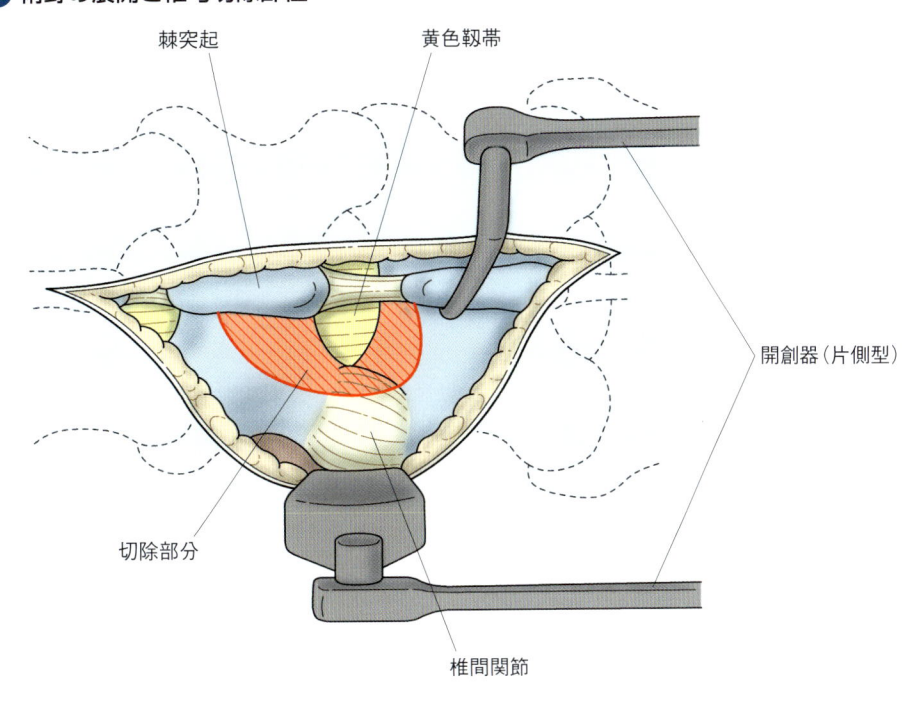

棘突起　黄色靱帯　開創器（片側型）　切除部分　椎間関節

**図2** 下関節突起，黄色靱帯の切除

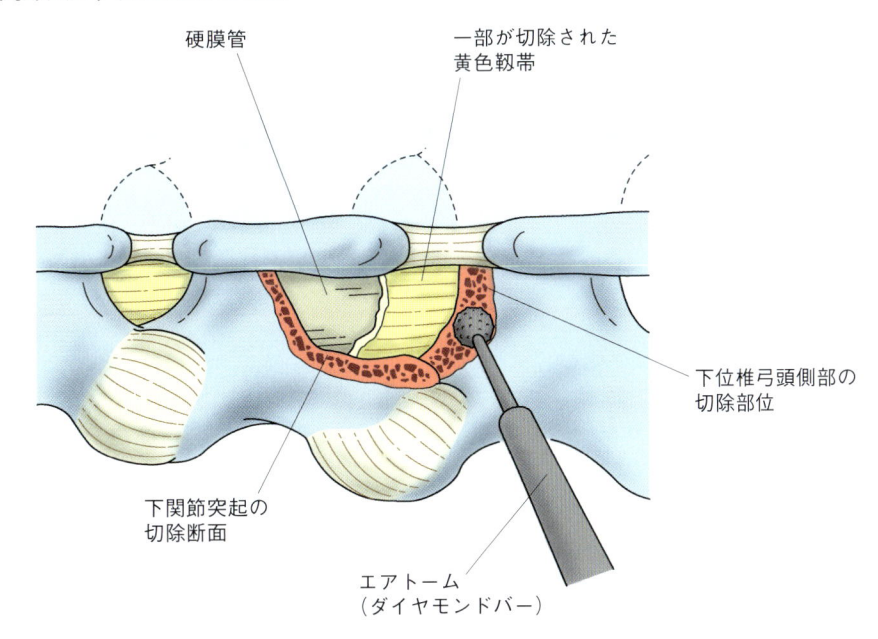

硬膜管　一部が切除された黄色靱帯　下位椎弓頭側部の切除部位　下関節突起の切除断面　エアトーム（ダイヤモンドバー）

③下関節突起の切除
- エアトームを用いて，上位椎弓の尾側 1/2 から下関節突起の内側約 1/3 にかけて切除する（図2）．

> **注意ポイント ❶**
> 　下関節突起を削る際，外側にいきすぎると関節軟骨面が露出し，関節切除となってしまう．これは術後の椎間不安定性を引き起こす．上下位椎の棘突起を布鉗子で把持して上下に引っ張ることにより椎間関節を動かし，関節面がどの位置かを適宜確認するべきである．

A．椎間開窓術，椎弓切除術

**図3** 椎弓への黄色靱帯の付着領域

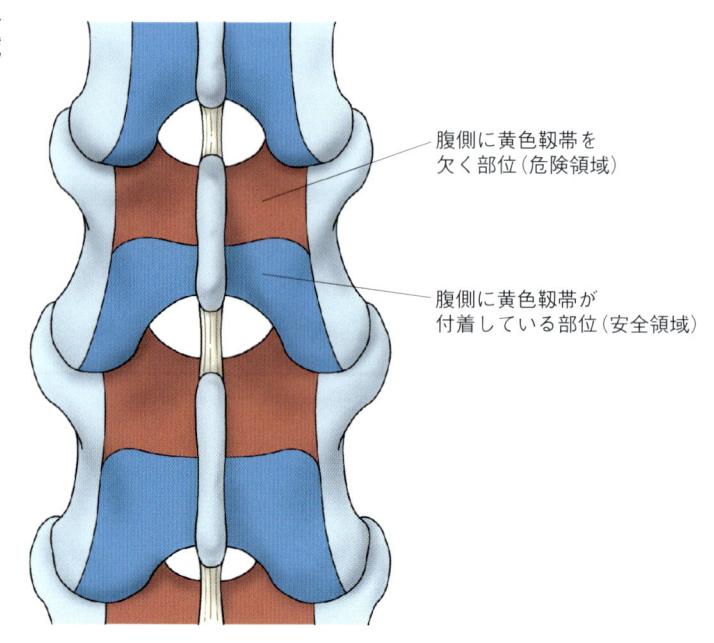

腹側に黄色靱帯を欠く部位（危険領域）

腹側に黄色靱帯が付着している部位（安全領域）

> **注意ポイント ②**
> 
> 　椎弓の尾側1/2には黄色靱帯が付着しており，下関節突起の腹側には上関節突起があるので，この部分はエアトームの使用に関しては比較的安全な領域である．そのため，スチールバーが用いられる場合もあるが，硬膜・神経損傷の危険性があるので，相当な経験を積むまではダイヤモンドバーを用いるべきである（図3）．

④黄色靱帯の切除

- 上記の椎弓尾側部と下関節突起の切除により黄色靱帯が現れる．尖刃刀を用いて黄色靱帯の正中寄りの部分に徐々に縦切開を加えていく．硬膜外腔（通常は脂肪組織が存在する）に達したところで，靱帯を鉤付きピンセットでつかみ，尖刃刀で切開を広げていき靱帯を切除する．
- 下位椎弓の頭側部をエアトームを用いて薄く削る（図2）．黄色靱帯切除により頭側に露出した硬膜外腔よりケリソンパンチを椎弓下に挿入し，この部分の骨を徐々に切除していく．エアトームを用いて，この部分の椎弓に一部開窓して硬膜外腔を露出し，その開窓部を起点として尾側から骨・黄色靱帯を切除する方法もある．

> **注意ポイント ③**
> 
> 　椎弓の頭側1/2の腹側には黄色靱帯を欠くので，硬膜損傷の防止に細心の注意が必要である（図3）．スチールバーは鋭利であり硬膜・神経損傷の危険性が高いので使用しない．ダイヤモンドバーを用いる．しかし，たとえダイヤモンドバーを用いても，強い力で椎弓を突き抜けると硬膜・神経を損傷するおそれがある．エアトームが骨を抜ける感触を会得することが大事である．

⑤上関節突起内側部の切除

- 上関節突起内側縁が脊柱管側に張り出し，神経根を圧迫している場合が多い（図4A）．
- 上関節突起内側部をエアトーム（ダイヤモンドバー）で削ってある程度薄くし，神経剝離子を腹側に挿入して剝離してからケリソンパンチで骨および黄色靱帯の残存部を切除する（図4B，C）．

### 図4 上関節突起内側縁の切除

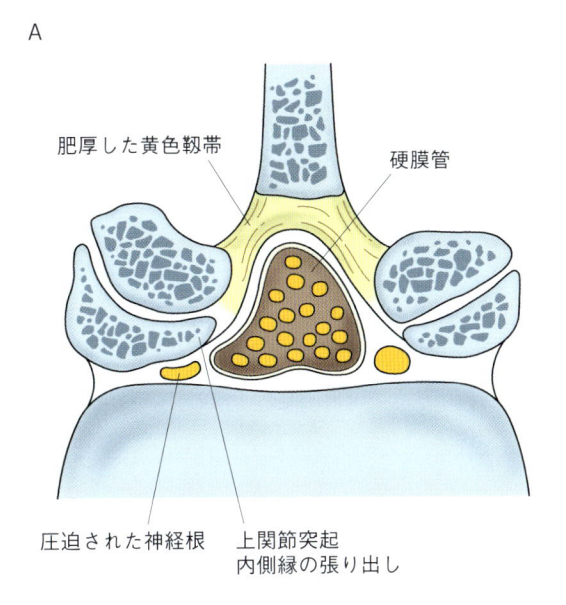

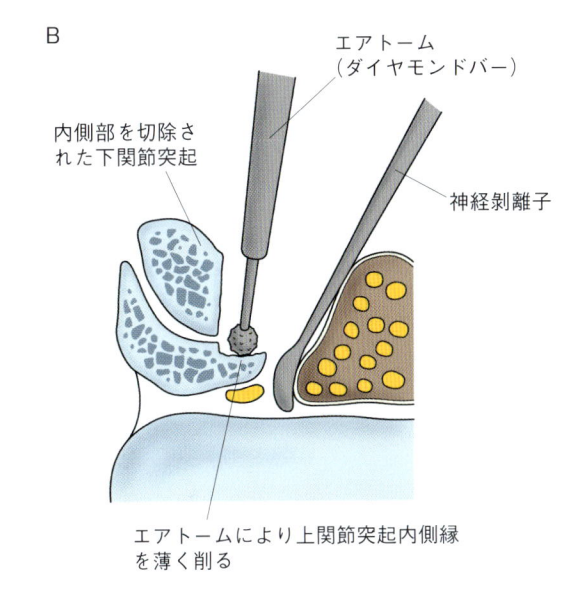

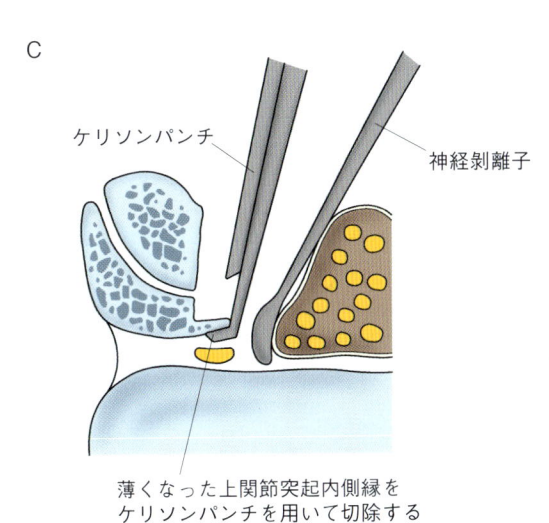

A
- 肥厚した黄色靱帯
- 硬膜管
- 圧迫された神経根
- 上関節突起内側縁の張り出し

B
- エアトーム（ダイヤモンドバー）
- 内側部を切除された下関節突起
- 神経剝離子
- エアトームにより上関節突起内側縁を薄く削る

C
- ケリソンパンチ
- 神経剝離子
- 薄くなった上関節突起内側縁をケリソンパンチを用いて切除する

> **注意ポイント 4**
>
> ケリソンパンチを使用する場合は，神経剝離子を椎弓や黄色靱帯と硬膜・神経根との間に挿入して癒着がないかを確かめ，癒着がある場合は十分に剝離しながら切除を行うことが重要である．

⑥神経根の確認
- 上関節突起内側縁および黄色靱帯を切除すると神経根が現れる（図5）．
- 神経根の外側縁が確認できたら，神経剝離子を用いて内側へ愛護的によけ，可動性を確認する．
- 可動性が不良な場合は，椎間孔入口部での狭窄の有無を確かめる．入口部から神経剝離子を遠位に向けて挿入してみて狭窄が強い場合は，下位椎弓の切除を追加して神経根の徐圧をはかる．
- 椎間板の突出が顕著に認められる場合はこれを切除する．

A．椎間開窓術，椎弓切除術 *303*

図5 神経根の除圧

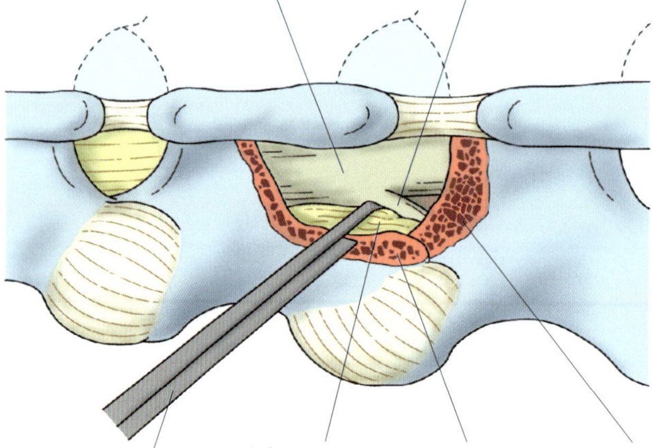

（硬膜管／神経根／残存した黄色靱帯／下関節突起の切除断面／上関節突起の切除断面／ケリソンパンチ）

> **注意ポイント 5**
> 神経根周囲の静脈が怒張している場合が多い．バイポーラーで丹念に焼く．出血してしまった場合は，アビテンを詰めて止血されるまでしばらく待つ．

> **注意ポイント 6**
> 下位椎弓の切除を遠位に拡げすぎると，医原性の関節突起間分離を作製してしまう可能性があるので注意する．

⑦閉創
- 傍脊柱筋層下にドレナージチューブを留置する．チューブは，手術創の 2-3 cm 外側から皮膚外に出し，糸で固定する．
- 筋膜を棘上靱帯に縫着する．両側の開窓を行った場合は，両側の筋膜を正中で合わせ縫合する．
- 皮下組織，皮膚を追層縫合して閉創する．

## 5）注意すべき合併症

①硬膜損傷
②馬尾・神経根損傷
③椎間関節破壊（切除）
④硬膜外血腫

## 6）後療法

- 術後約 48 時間で，ドレナージチューブを抜去し，その後離床を許可する．
- 歩行器歩行から始め，歩容が安定すればフリー歩行とする．
- 軟性コルセットを術後 4-6 週間装着させる．

## b 椎弓切除術

### 1) 適応疾患

- 腰部脊柱管狭窄症（発育性狭窄，左右の椎間関節間距離が小さい場合など）
- 腰椎変性すべり症（すべり椎弓上縁が硬膜管を圧迫している場合など）
- 脊髄・馬尾腫瘍切除術
- 硬膜外血腫・膿瘍除去術

### 2) 術前準備

「椎間開窓術」と同じである．

### 3) 手術体位

「椎間開窓術」と同じである．

### 4) 手術手技

①皮切
- 40万倍エピネフリン加生理的食塩水を皮下注射する（皮下組織からの出血を軽減するため）．
- 切除しようとする椎弓の上位棘突起上縁から下位棘突起中央-下縁に及ぶ正中皮膚切開を加える．

②傍脊柱筋の展開
- 電気メスで腰背筋膜を棘突起上で縦切し，コブエレベーターを用いて，傍脊柱筋を棘突起の側面にそって骨膜下に剥離する．ある程度剥離できたところで，ガーゼを詰めて止血する．さらにガーゼをコブエレベーターの先端につけて鈍的に剥離を進め，椎間関節包を温存しつつ椎弓-椎間関節の外側まで展開する．以上の展開を両側に行い，両側型の開創器を設置する（図6）．
- 椎弓に付着する残存した筋は電気メスやヘルニアパンチなどで切除し，椎弓表面を露出する．脊柱管狭窄症やすべり症で変性の強い症例で，椎間関節の下関節突起部に骨軟骨性のフラグメントがある場合はこれ

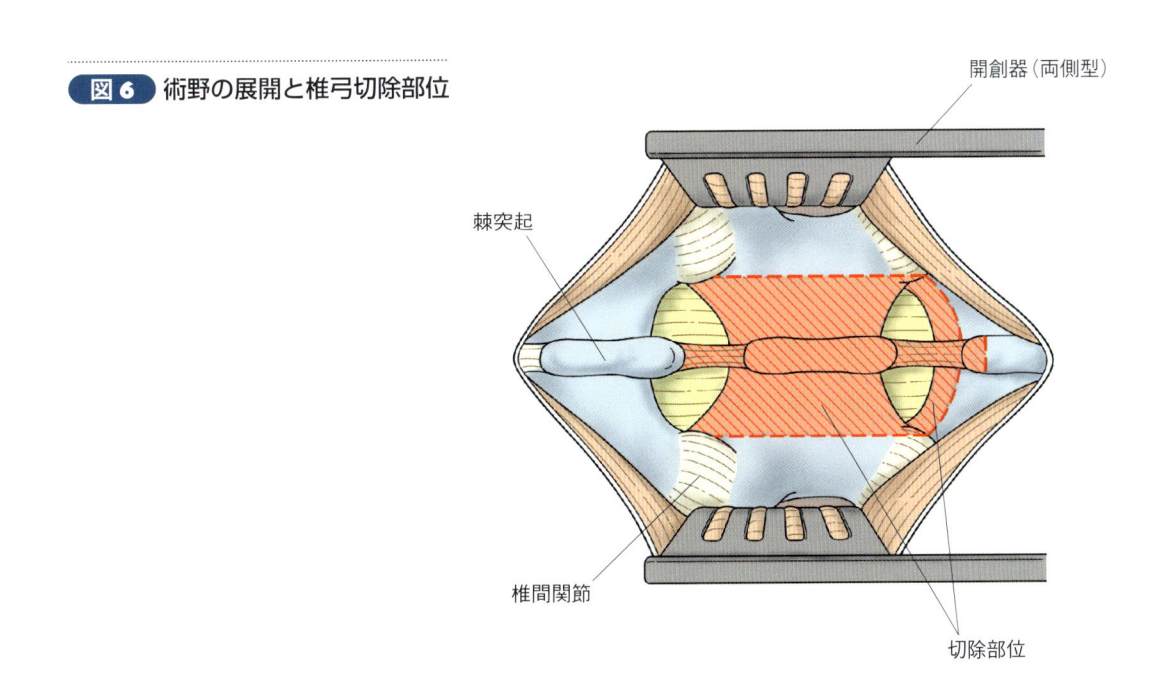

図6 術野の展開と椎弓切除部位

（開創器（両側型），棘突起，椎間関節，切除部位）

**図7** 椎弓の切除

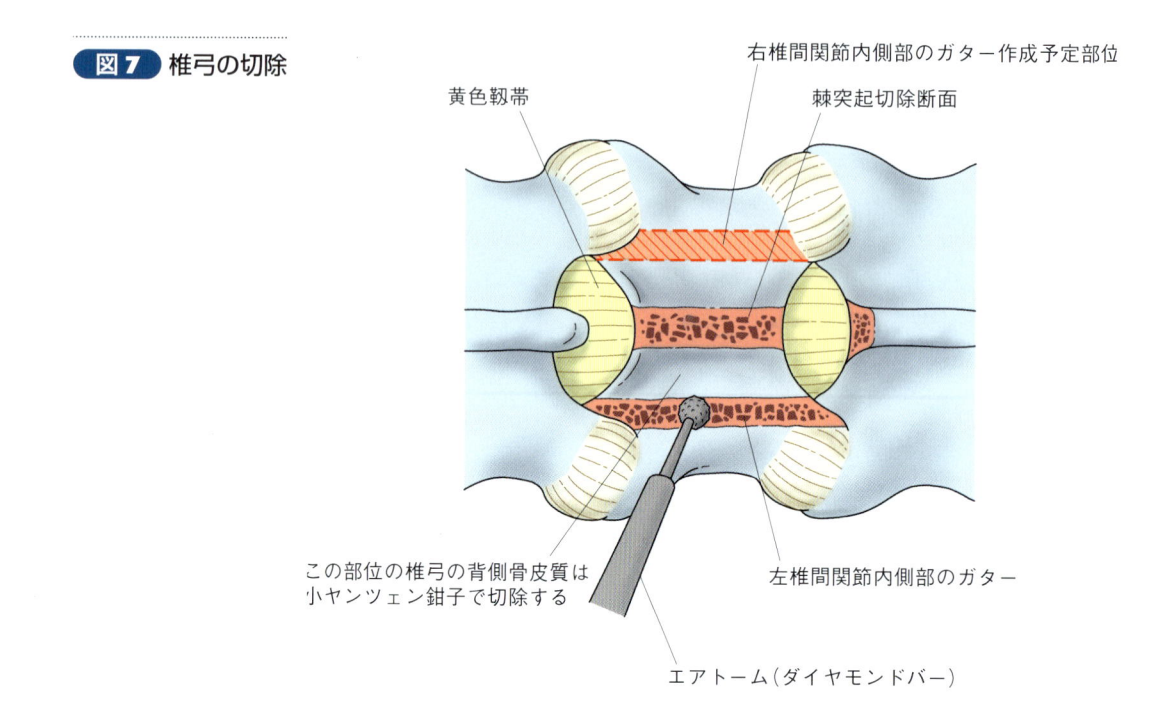

- 黄色靱帯
- 右椎間関節内側部のガター作成予定部位
- 棘突起切除断面
- この部位の椎弓の背側骨皮質は小ヤンツェン鉗子で切除する
- 左椎間関節内側部のガター
- エアトーム（ダイヤモンドバー）

を切除する．

③椎弓・黄色靱帯の切除
- 切除椎弓の上下の棘間・棘上靱帯を切除し，次いで棘突起をリウエル鉗子やヤンツェン鉗子を用いて基部から切除する．基部の切除断面からは出血があるのでボーンワックスを塗る．椎間固定術で骨移植を併用する場合は，切除した棘突起骨片を保存しておく．
- 両側の椎間関節の内側縁に沿って，エアトームを用いて上下方向にガターを掘るように椎弓を削っていく．次いで，椎弓の正中部にも上下方向にガターを掘っていく（図7）．

> **注意ポイント ⑦**
> 「椎間開窓術」で述べたように，椎弓の頭側1/2の腹側には黄色靱帯がないので，エアトームによる硬膜損傷に注意する．ダイヤモンドバーを用いる．

- 左右の溝と正中の溝の間にそれぞれ椎弓の皮質骨が残存するのでそれを小ヤンツェン鉗子を用いて切除する．さらにエアトームで残存椎弓を薄くしていく．
- 下位椎弓の頭側部もエアトームを用いて薄くする．下位椎弓との間に出現する黄色靱帯を尖刃刀を用いて切除して硬膜外腔に達し，これをとりかかりとして，ケリソンパンチを用いて，椎弓・黄色靱帯を切除する．この際，硬膜との癒着がないか，神経剥離子を用いて確認しながら切除を進めていく．
- 腰部脊柱管狭窄症ではしばしば黄色靱帯の著しい肥厚が認められる．この場合は，まず当該椎弓頭側部の切除により硬膜外腔に達し，ここから尾側に向かってケリソンパンチなどを用いて椎弓・黄色靱帯の切除を進めていく方法もとられる．

④神経根の確認
- 除圧部外側に残存する上関節突起内側縁や黄色靱帯をケリソンパンチを用いて切除する．この部分の腹側には圧迫された神経根が存在するので，必ず神経剥離子を用いて癒着を剥離してから切除する．ケリソンパンチの先が入らない場合は無理をせず，エアトームで十分薄くしてから切除するようにする（図8）．
- 神経根が確認できたら，神経剥離子を用いて内側へ愛護的によけ，可動性を確認する．
- 可動性が不良な場合は，椎間孔入口部での狭窄の有無を確かめる．狭窄が残存している場合は，下位椎弓

**図8** 黄色靱帯の切除と神経根の除圧

**図9** 椎弓切除後の硬膜・神経根の状態

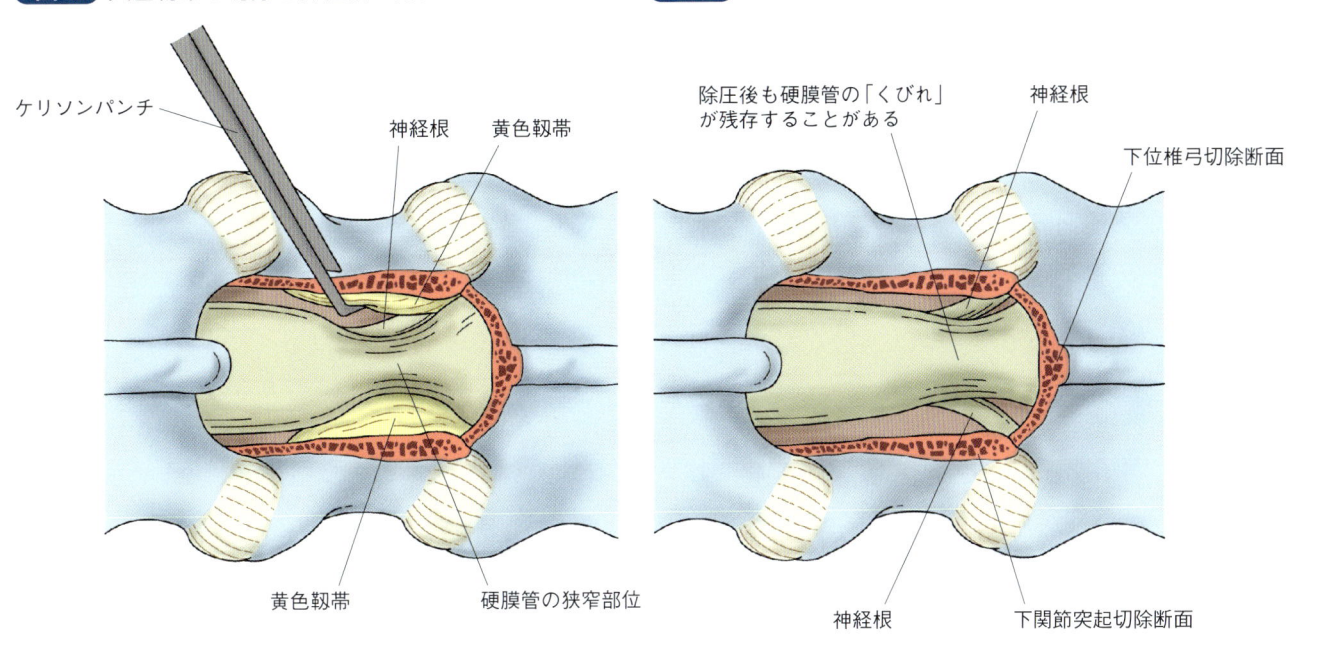

の切除を追加して神経根の徐圧をはかる（図9）．
- 神経根周囲の静脈が怒張している場合は，バイポーラーで凝固する．出血した場合はアビテンを用いて止血する．

⑤閉創
- 傍脊柱筋層下にドレナージチューブを留置する．
- デッドスペースができないよう，傍脊柱筋の深部から糸をかけて可及的に左右の筋を合わせるように縫合する．筋膜，皮下組織，皮膚を追層縫合して閉創する．

## 5）注意すべき合併症

①硬膜損傷
②馬尾・神経根損傷
③椎間関節破壊（切除）
④硬膜外血腫（術後）

## 6）後療法

- 術後約48時間で，ドレナージチューブを抜去し，その後離床を許可する．
- 歩行器歩行から始め，歩容が安定すればフリー歩行とする．
- 軟性コルセットを術後4-8週間装着させる．

〈山下敏彦〉

## Section 1　後方除圧術

# B-1　内視鏡下椎弓切除術：片側進入両側除圧
Microendoscopic laminectomy（MEL）

### 1）適応疾患

①腰部脊柱管狭窄症
- 神経除圧を要するもののうち，脊椎の矯正や固定を要しない病態であれば内視鏡下除圧の適応となる．したがって，従来法の椎間開窓術で対処可能な症例は，本法の適応となる．
- 画像診断で腰椎に変性側弯やすべりなどの脊柱変形がある場合や，それに伴う不安定性が認められる場合であっても，下肢神経症状が主症状の場合には適応となる．
- 椎間不安定性を伴ったⅡ度以上のすべりや腰痛が主症状の症例は適応外である[1]．

②脊柱管内嚢腫病変
- 椎間関節嚢腫，椎間板嚢腫，黄色靱帯嚢腫などの脊柱管内嚢腫病変も本法の適応となるが，神経根や硬膜管と強く癒着していることが多い．あらかじめ両側除圧を行った後に，癒着を丁寧に剥がして嚢腫を摘出するのが安全である[2]．

> **注意ポイント 1**
> 手術に熟練すれば内視鏡下に3椎間除圧も可能である．しかし無理をせずに，術者の技量に応じて手術椎間数を決めることが大切である．

### 2）術前準備

①責任高位の確認
- すべての脊椎手術において重要であることはいうまでもないが，特に内視鏡下除圧の適応を決定する際には，除圧椎間数や部位も考慮して術者が判断する．
- 脊柱管狭窄の診断をMRI所見のみに頼るのではなく，画像所見と障害神経根レベルとの一致を確認する．そのためには，神経根造影やブロック，脊髄造影，電気生理学的検査なども積極的に利用する．
- L5神経根症の場合には，L4/5脊柱管内病変の検索と同時に，L5/Sの外側病変（far-out症候群）の存在についても必ず確認しておく．重複神経圧迫（double crash syndrome）であることも稀ではない（24頁参照）．

②手術アプローチの際に役立つ器機や画像の準備
- 内視鏡では局所しか見えないため，変形の高度な腰椎ではオリエンテーションをつけにくいことがある．ナビゲーションシステムはこの点で非常に有効である．ナビゲーションシステムが利用できない施設では，術前に3D-CTを撮影し，腰椎を後方から見た立体像を再構成しておくと，術中に部位の確認がしやすい．

**図1** 骨標本で再現した本アプローチの視野（L4/5 左後方 45°から見たところ）

実際には黄色靱帯・棘間靱帯・硬膜管が存在するため，最初からこのようには見えない．骨組織を探触しながらオリエンテーションをつけるため，この位置関係を熟知しておく必要がある．

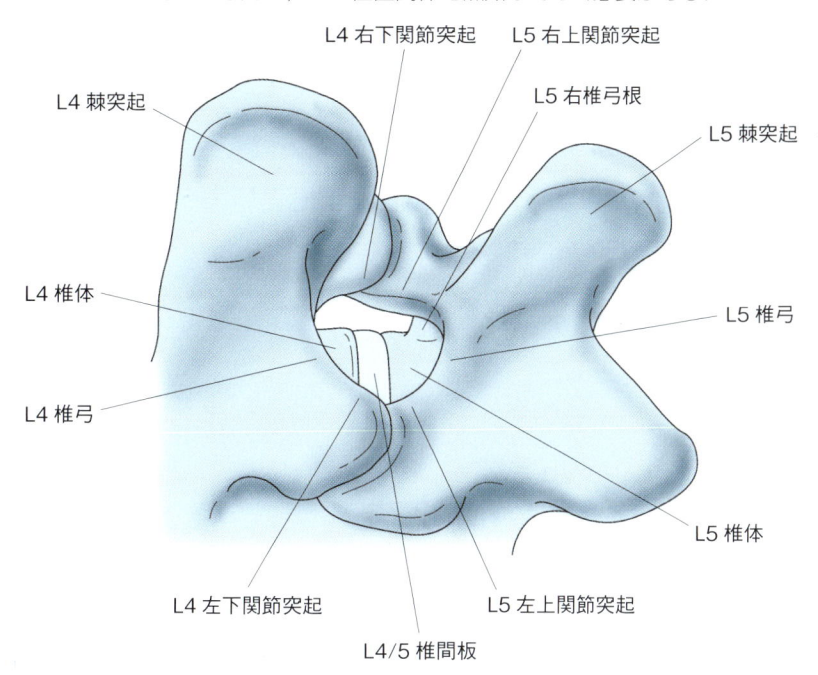

（図中ラベル：L4 棘突起，L4 右下関節突起，L5 右上関節突起，L5 右椎弓根，L5 棘突起，L4 椎体，L5 椎弓，L4 椎弓，L5 椎体，L4 左下関節突起，L5 左上関節突起，L4/5 椎間板）

> **注意ポイント 2**
>
> 内視鏡下片側進入両側除圧では，進入側と対側の構造物の見え方が全く異なる．骨標本や模型を手に取ってみて，斜め 45°くらいの角度からの視野に慣れておくとよい（図1）．

③進入側の決定
- 症状の左右差が明らかな場合は，症状優位側からアプローチしたほうが神経根の処置を行いやすいことが多い．
- 術前のCT像を用いて進入側を検討するが，以下の場合には症状優位側とは反対側からのアプローチを行うことがある．
  * 椎間関節の肥厚が著しく，症状優位側からのアプローチでは同側神経根への到達が困難と予想される場合．
  * 椎間関節に矢状面化があり，症状優位側の椎間関節の骨切除を行うことで下関節突起骨折が生じると予想される場合．
  * 変性側弯が強く，凹側からのアプローチで同側の神経根に到達しようとすると，椎間関節を破壊してしまうことが予想される場合．
  * 棘突起の配列異常があり，症状優位側にチュブラーレトラクターを設置することが困難な場合．
  * 神経根に沿って椎間孔入口部から外側方向に除圧を進める必要がある場合．
  * 変性すべり症などの2根障害で，同じレベルの脊柱管内除圧と外側除圧を症状優位側から同時に行った際に，椎間関節を破壊してしまう可能性のある場合．

**図2** 術中体位

術中にX線透視が使用できれば，どのような体位でもよい．正面像の確認ができれば，オリエンテーションをつけやすい．

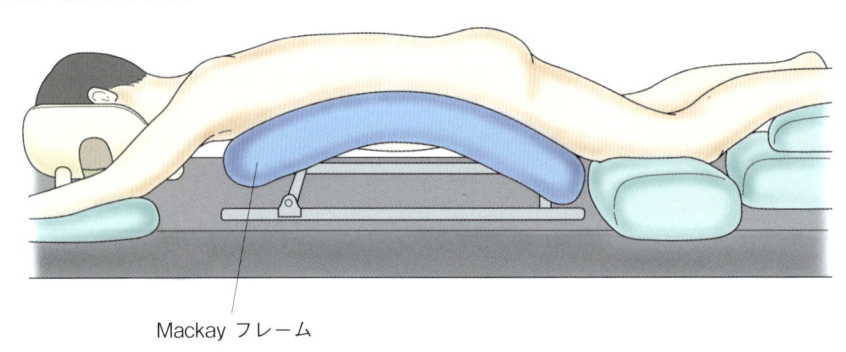

Mackayフレーム

## 3）手術体位

- 腹臥位で腹圧を上げないような体位で，術中にX線透視が使用できればいずれでもよいが，アーチ型のラミネクトミーフレーム（Mackayフレーム：図2）や4点支持のフレーム（Hallフレーム）を使用すると体位がとりやすい．
- X線透視の正面像で，除圧を行う椎弓間を確認し，皮膚にペンでマークする．

> **注意ポイント 3**
> X線透視は正面像で確認できるように準備をしておくと，後ほどチュブラーレトラクターのレベル確認をする際に，内外側方向の位置関係も把握しやすい（側面像では頭尾側方向のレベルだけしか確認できない）．

## 4）手術手技

術者は進入側に立ち，手術を行う．

①皮切
- 皮切部位の決定
  * 1椎間除圧の場合は，皮膚に付けた椎弓間のマークの直上に，チュブラーレトラクターをまず当ててみる．内外側方向の位置決定には，棘突起外縁とチュブラーレトラクターが接するくらいの場所を見つけて，チュブラーレトラクターで円形の型を皮膚に付ける（図3）．その円の縦方向の直径を皮切線とする（通常は正中から1cm程度外側に16mmの縦切開をおくことになる）．
  * 隣接する2椎間除圧の場合は，2つの椎弓間のマークの間に，チュブラーレトラクターの直径分の皮切を1つおき，皮下を剝離して皮膚を頭尾側にずらすことで2椎間に到達できる（筋膜はそれぞれ別に切開する）．
  * 隣接する3椎間除圧の場合は，部位により皮切の数が異なる．L3/4，L4/5，L5/Sの場合には，L4/5付近に1つの縦切開皮切をおけば3椎間除圧が可能なことが多い．一方，L2/3，L3/4，L4/5の場合にはL2/3を1つの皮切で，残りをもう1つの皮切で行うとアプローチが容易である．
- 40万倍エピネフリン加生理食塩水を皮下・筋肉注射して，出血を防ぐ．

### 図3 皮膚切開部位

チュブラーレトラクターの位置と皮切部位（16 mm）を示している（以下の図はすべて L4/5 左側進入両側除圧の場合）．

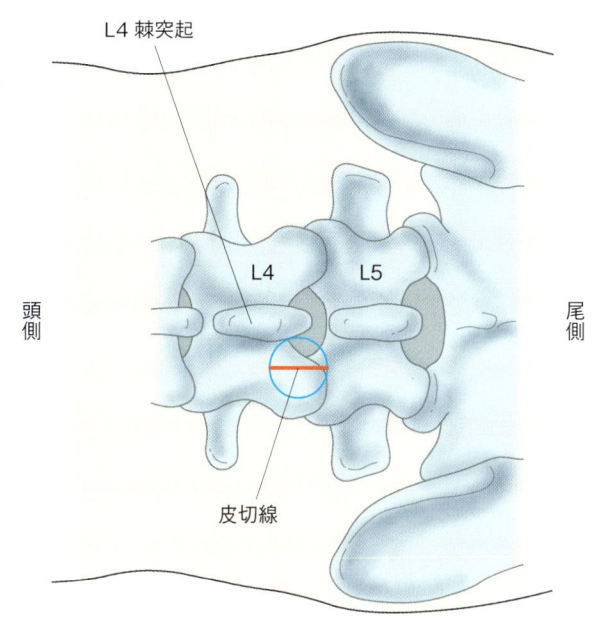

> **注意ポイント 4**
>
> 1 皮切で複数椎間にアプローチする際には，皮膚を切開する前に皮膚の可動域を確認しておく．腰部の皮膚が頭側あるいは尾側への一方向にしか動かないことも多く，至適切開部位が 2 椎弓間の中点であるとは限らない．

②チュブラーレトラクターの設置

- 筋膜をメスで 1 cm ほど縦切開する．
- ガイドワイヤーは硬膜損傷のおそれがあるために使用しない．最初は直径 5.3 mm のダイレーターを挿入して軟部組織を剥離しながら椎弓を探触し，椎弓間の場所の見当をつけておく（図 4）．
- 順次ダイレーターを挿入して傍脊柱筋間を広げてゆく．腰椎の変形が強くオリエンテーションがつきにくい場合は，いったんダイレーターをすべて抜去して，指を挿入して触知するとわかりやすい（いわゆる"finger navigation"）．
- 順次挿入したダイレーターに直径 16 mm のチュブラーレトラクターを重ねて挿入し，フレキシブルアームを介して手術台に固定する（図 5）．
- ダイレーターを抜去して，25°斜視内視鏡をチュブラーレトラクターに挿入する．時計文字盤でチュブラーレトラクターの位置を表現すると，最初は 9 時方向に固定する．以後は内視鏡画像下に操作を行う．
- チュブラーレトラクター内に残った筋肉や軟部組織を髄核鉗子で除去して，チュブラーレトラクターを椎弓に接するまで挿入し，椎弓下縁と黄色靱帯を露出する（図 6）．
- 肥厚した椎間関節にチュブラーレトラクターが乗り上げてしまい，椎弓間にうまくアプローチできない時（図 7）には，内視鏡の視野外（チュブラーレトラクター外）で棘突起が干渉している．その際には，主に頭側の棘突起の基部をハイスピードドリルで削ってワーキングスペースを確保した後に，チュブラーレトラクターを正中寄りに再挿入すると，棘突起列と椎間関節を温存したまま，ほぼ正中から脊柱管にアプローチが可能である[3]．
- チュブラーレトラクターの位置を再度 X 線透視下に確認する．

### 図4 軟部組織の剥離

直径 5.3 mm のダイレーターで椎弓から軟部組織を剥離する．同時に椎弓間の場所を探触する．

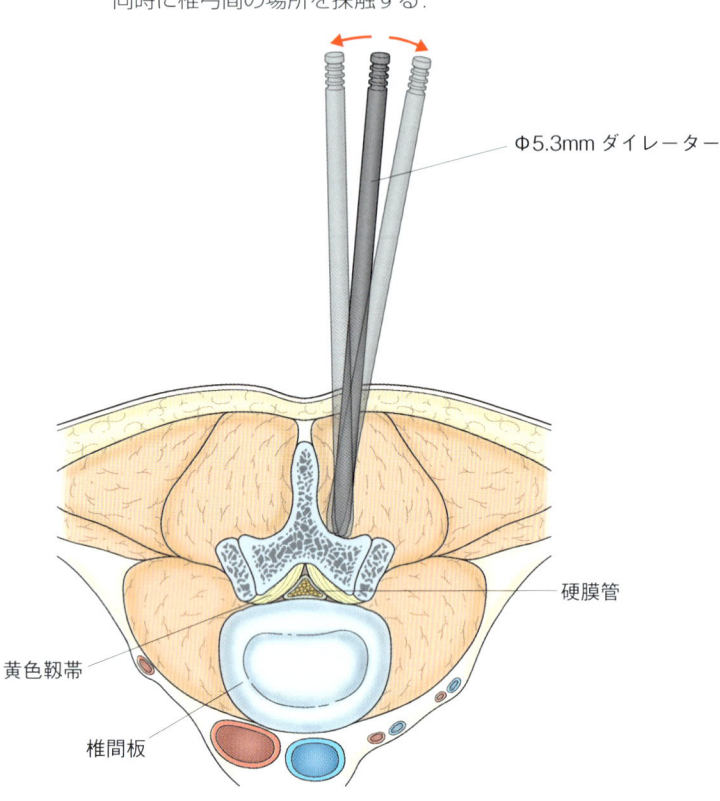

Φ5.3mm ダイレーター
硬膜管
黄色靱帯
椎間板

### 図5 チュブラーレトラクターの設置

フレキシブルアーム
チュブラーレトラクター

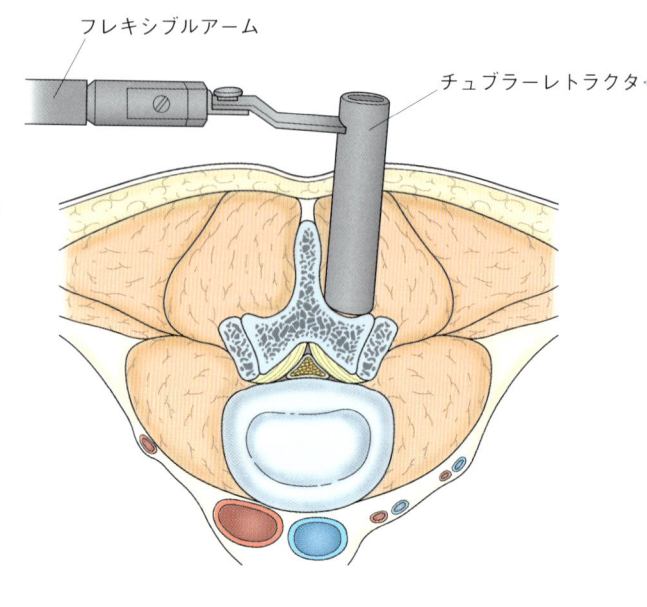

### 図6 進入側椎弓と黄色靱帯の露出

A：腰椎の変形が少なく，黄色靱帯の肥厚が主因となる腰部脊柱管狭窄症では，このような視野であることが多い．
B：チュブラーレトラクターの位置

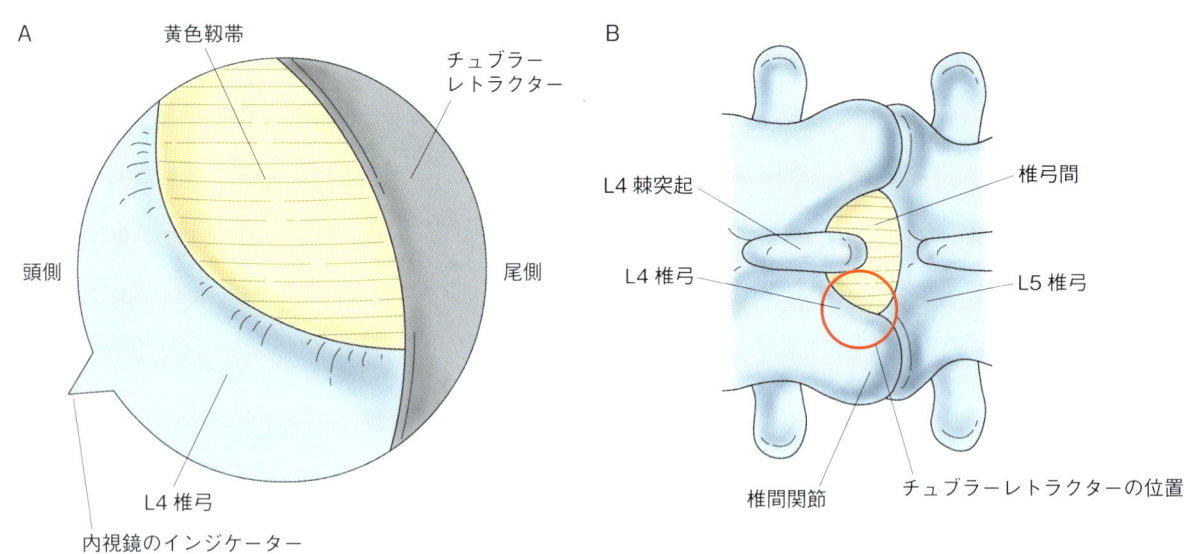

A
黄色靱帯
チュブラーレトラクター
頭側
尾側
L4 椎弓
内視鏡のインジケーター

B
L4 棘突起
椎弓間
L4 椎弓
L5 椎弓
椎間関節
チュブラーレトラクターの位置

Section 1　後方除圧術

### 図7 椎間関節の肥厚が強い場合の最初の視野

A：椎弓間は深いところにあり，かつ狭い．椎間関節を切除してアプローチすると，下関節突起骨折を生じることがあるので注意を要する．
B：チュブラーレトラクターの位置

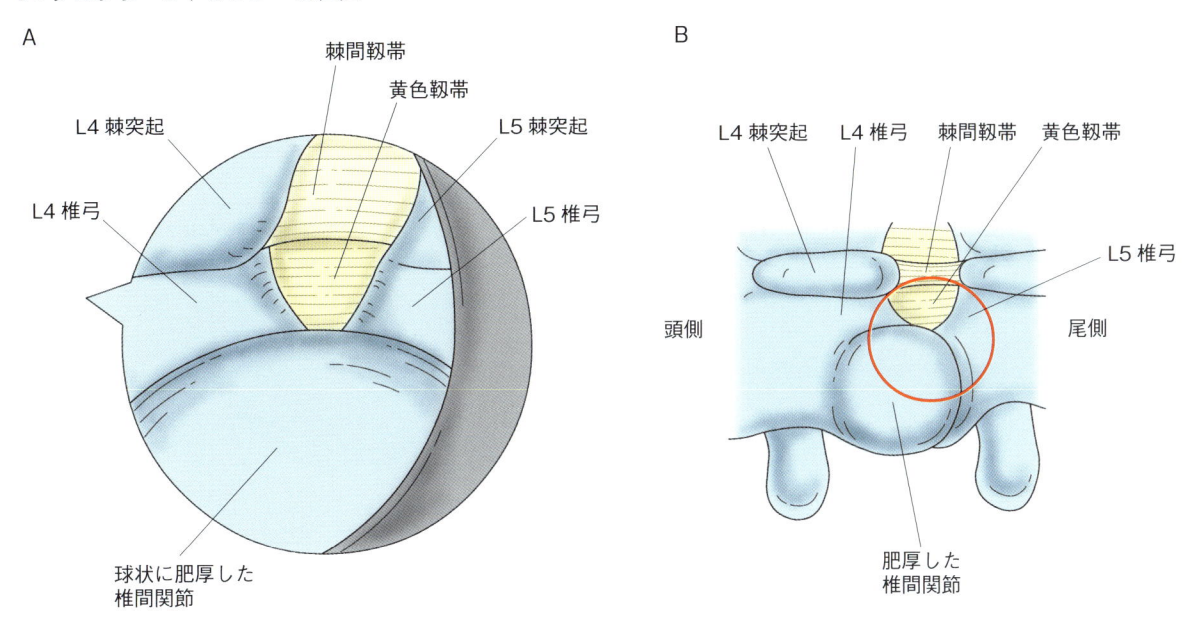

**注意ポイント 5**

脊柱管狭窄症では棘突起と椎間関節の間が狭く，直径の大きなチュブラーレトラクターではアプローチしにくいことがある．

③椎弓の骨切除

- 骨切除前の状態で見えている椎弓は正中よりも進入側のみであり，対側の椎弓は棘間靱帯に隠れて見えない．
- ハイスピードドリル（直径 4.5 mm ダイヤモンドバー）で頭側椎弓下縁に沿って骨切除を進めていくと，椎弓と靱帯の境界が「放物線」のような形で見えてくる．その放物線の頂点が脊柱管の正中と一致する（図8）．
- 脊柱管の正中が同定できれば，進入側と対側の椎弓を同じ幅で，あたかも「放物線を頭側に平行移動」していくような感じで骨切除を進めていく．
- 棘間靱帯を適宜切除すると，対側椎間関節や尾側椎弓上縁が見えてくる．
- ある程度の荒削りが完了したら，ドリル先を直径 3 mm のダイヤモンドバーに換えて，黄色靱帯の椎弓への付着部を削る．付着部の黄色靱帯は周囲よりもやや白っぽいので，色調の変化に注意しながら骨切除を進める．
- 黄色靱帯が骨から剝がれると，硬膜外から少量の出血がみられる．ケリソン骨鉗子や鋭匙を用いて頭側の靱帯付着部を全部剝がすと，硬膜管の拍動が黄色靱帯の動きとして見えるようになる．
- 同様に黄色靱帯の尾側付着部を剝離する．尾側椎弓上縁は，靱帯と椎弓の重なりの部分がないので，骨の削りすぎに注意する．
- 椎間関節はトランペット状に骨切除し，両側の外側陥凹部を骨性に開放する（図9）．進入側および対側の上関節突起切除をする際には，先端のカーブしたドリルやケリソン骨鉗子などの処置具が必要となる．

**図8** 頭側椎弓の切除

「放物線」として見える椎弓の「頂点」が脊柱管の正中にほぼ一致する．正中線を想定し，左右等距離で椎弓を削り，あたかも「放物線を頭側に平行移動」していくかのように，骨切除を進める．

（正中線，骨切除面，棘間靱帯，黄色靱帯，L4 椎弓，φ4.5mm ダイヤモンドバー）

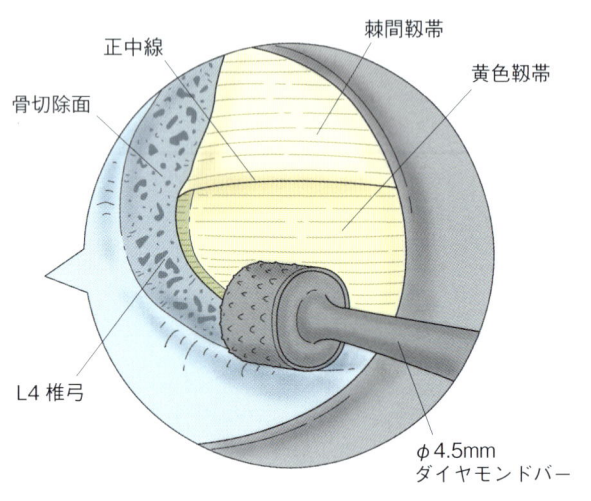

**図9** 対側椎間関節部の骨切除

上関節突起をトランペット状に骨切除して，外側陥凹部を骨性に開放する．

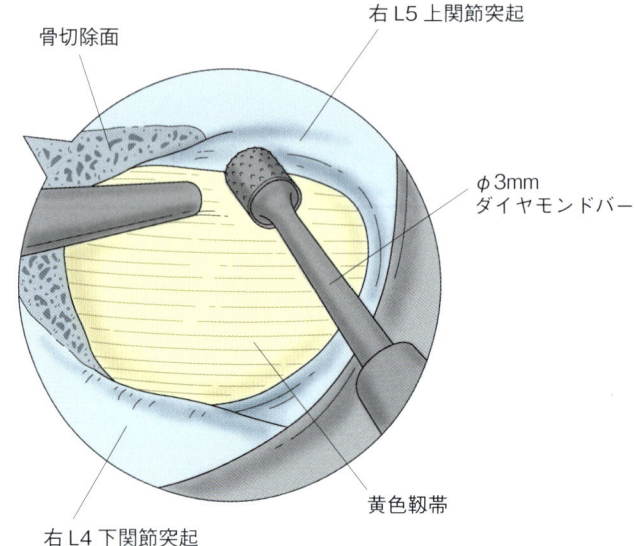

（骨切除面，右 L5 上関節突起，φ3mm ダイヤモンドバー，黄色靱帯，右 L4 下関節突起）

- ドリルを用いた骨切除は，なるべく黄色靱帯摘出前に終わらせておくようにする．

> ▶ **注意ポイント 6**
> 
> ドリルを使用するときは，左手の吸引管で深さを測りながら，右手のドリルで骨切除を進める．両手をチュブラーレトラクターに固定して，指の関節の動きでドリル先や吸引管をコントロールする（図10）．

> ▶ **注意ポイント 7**
> 
> 斜視内視鏡画像では慣れるまでは距離や長さの見当をつけにくい．骨切除量の推計には，大きさのわかっているドリルの先端などをメジャー代わりにして利用すると便利である．

> ▶ **注意ポイント 8**
> 
> 頭側方向への椎弓切除は弧を描くように進める．特に上位腰椎で進入側を多く切除すると，下関節突起骨折の原因となる．

④黄色靱帯の摘出

- 黄色靱帯の頭尾側端からボールプローブを挿入し，黄色靱帯と硬膜の間の癒着を剥離する．黄色靱帯の正中は最初から割れているので，ここから両側に観音開きとする（図11）．
- 肥厚した黄色靱帯の奥に硬膜が見える．狭窄の強い症例であっても，硬膜外脂肪が大量に認められることがある．ボールプローブで十分に硬膜を剥離してから，髄核鉗子やケリソン骨鉗子を用いて黄色靱帯を摘出する．必ずしも靱帯を一塊として摘出する必要はなく，少しずつ剥離と摘出を繰り返すほうが安全である．
- 黄色靱帯が石灰化しているとき（白い砂のような点々が見られるとき）には，硬膜が靱帯と癒着していることも多く，注意を要する．
- 外側陥凹部の黄色靱帯をケリソン骨鉗子で切除する際には，吸引管で硬膜管を軽く内側に寄せ，硬膜と靱

### 図10 ドリルの使用法
両手をチュブラーレトラクターに固定して，指の関節の動きでドリル先をコントロールする．

（ドリル，吸引管，カメラ，指を固定する，チュブラーレトラクター）

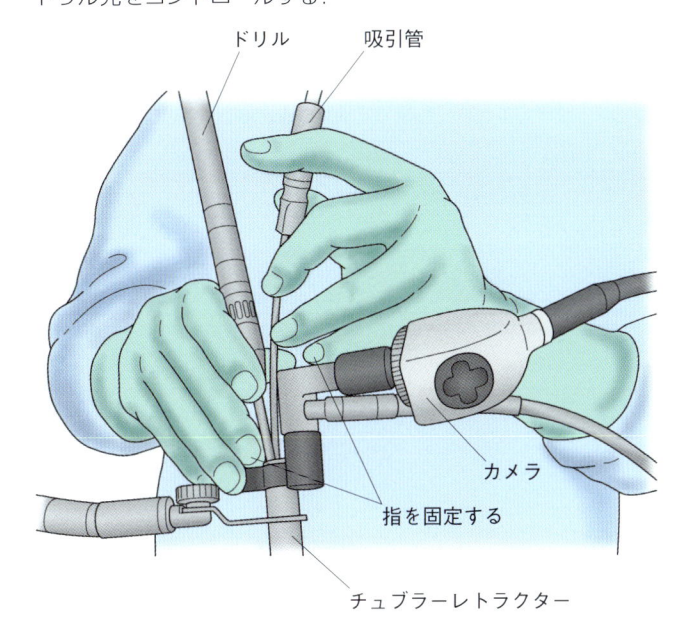

### 図11 黄色靱帯の摘出
黄色靱帯と硬膜の癒着を剥離した後に，正中部から黄色靱帯を観音開きとして摘出すると安全である．

（黄色靱帯，硬膜，吸引管，ボールプローブ，5mm）

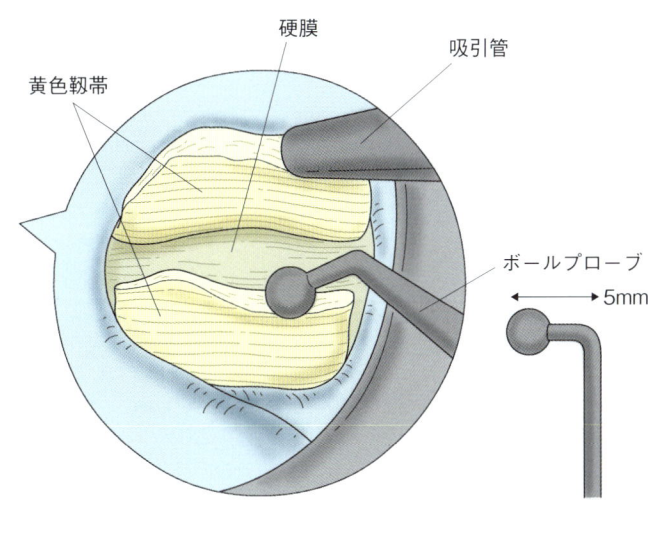

### 図12 外側陥凹部での黄色靱帯摘出
黄色靱帯と硬膜の間隙が少なく，ブラインド操作で刃物を挿入すると硬膜損傷の危険性がある．左手の吸引管で硬膜を軽く引っ張って間隙をつくり，直視下にケリソン骨鉗子の先端を滑り込ませると安全に切除できる．

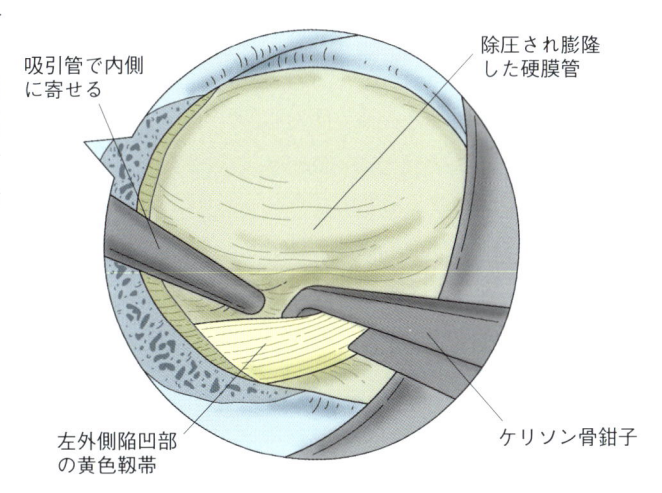

（吸引管で内側に寄せる，除圧され膨隆した硬膜管，左外側陥凹部の黄色靱帯，ケリソン骨鉗子）

帯の間に間隙を作った状態で，ここにケリソン骨鉗子の刃先を滑り込ませる（図12）．ブラインド操作にならないように注意する．
- 黄色靱帯と硬膜の癒着が高度で剥がれない場合には，黄色靱帯の連続性を癒着部の周囲で絶って浮上させることにより硬膜管の除圧をはかる．

> **注意ポイント ❾**
> 黄色靱帯を摘出する際に，硬膜が異常な動きをするならば，靱帯と硬膜の癒着が残存している可能性があるので，再度剥離をやり直す．一瞬の硬膜の引きつれなども注意して見落とさないようにする．

⑤除圧の確認
- 両側神経根の外側縁までを除圧する（図13）．ボールプローブやペンフィールドを使用して内側へ神経根

**図13** 除圧の確認

両側神経根の外側縁までを除圧し，神経根の緊張を確認する．当該椎間にすべりがある場合には，頭側の椎弓切除が椎間板の上縁を超えているかを確認する．
A：進入側神経根の除圧
B：対側神経根の除圧

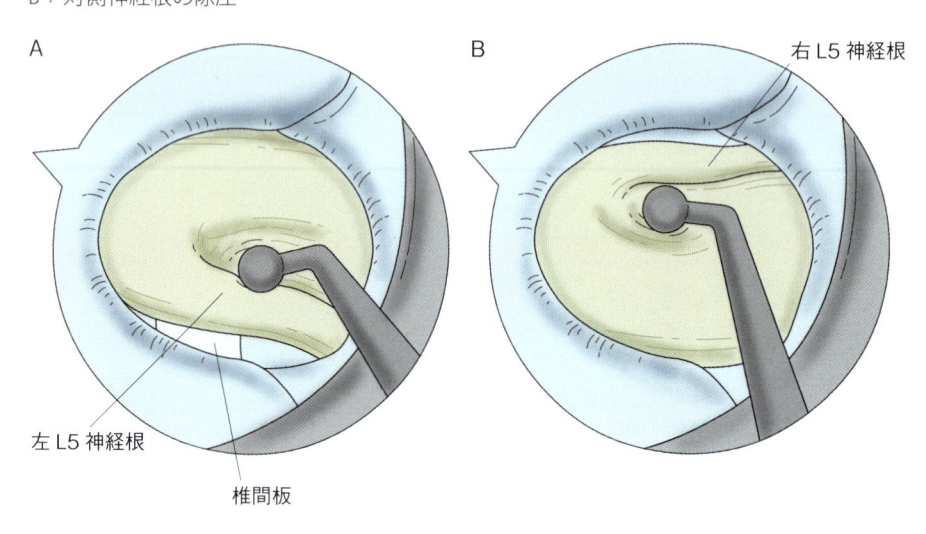

A　　　　　　　　　　　　　　　B　　　　　　　　　右L5神経根

左L5神経根
椎間板

を寄せ，可動性を確認する．
- 神経根の可動性が悪い場合は，椎間孔入口部での狭窄の有無を確認し，unroofing を追加する．それでもなお可動性が改善しない場合には，外側障害（far-out 症候群）を合併している可能性がある．
- 椎間板の突出が神経根の圧迫に関与している場合には，後縦靱帯をメスで切開して摘出する〔Ⅳ．§2-B．内視鏡下椎間板摘出術（MED）の項参照〕．
- 変性すべり症による脊柱管狭窄では，頭側椎弓切除は椎間板レベルを超えていることを確認する．
- 体位をとる際に，前屈気味の腹臥位をとっている場合にも，頭尾側方向の除圧不足には注意する．
- 神経根周囲の静脈瘤をバイポーラーで焼灼止血する．椎体後面からの出血は吸収性局所止血剤（アビテン®など）を詰めて止血する．

⑥**閉創**
- 活動性の出血がないかを再度確認し，止血する．骨からの出血はボーンワックスを用いて止血する．
- 生理食塩水でチュブラーレトラクター内を洗浄する（20 m*l* 注射器で 5-6 回程度）．
- 筋肉からの動脈性出血がないかを確認しながら，チュブラーレトラクターを抜去する．
- 1 椎間につき 1 本ずつの閉鎖式ドレナージチューブ（直径 3 mm）を挿入し，手術創の外側から皮膚外に出し，ナイロン糸で固定する．
- 筋膜と皮下組織を各 2-3 針ずつ，2-0 吸収糸を用いて縫合し，皮膚はステリストリップ™でテーピング固定して閉創する．

## 5）注意すべき合併症

①手術部位誤認
- チュブラーレトラクターの角度を少し変えるだけで L4/5 と L5/S の両方に到達できるため，部位誤認には特に注意を要する．チュブラーレトラクター設置後に X 線透視で確認することが必要である．
- 移行椎があるときにも，除圧椎間を間違えないように注意する．
- X 線では椎弓間が開いて見えていても，実際にはほとんど隙間がないこともあるので，レベル確認は慎重

に行う．

② 硬膜損傷
- ケリソン骨鉗子を硬膜外腔で操作する際に誤って硬膜を損傷することが多い．特に内視鏡視野の辺縁では像がゆがむため，術者のイメージとは異なってケリソン骨鉗子の先端と切除対象物の間に隙間ができ，そこにたわんだ硬膜が挟まってしまう．手術操作はなるべく視野の中心で行う．
- 高度の狭窄や硬膜癒着がある場合には，硬膜が最初から菲薄化していることがあり，吸引管で触っただけで硬膜に穴が空いてしまうこともあるので注意する．
- ドリル先から発生する摩擦熱で硬膜に穴が空いてしまうことがあるので，1カ所で長時間ドリルを回転させないように注意する．
- 手術に慣れるまでは，右手の処置具の操作ばかりに気をとられてしまい，左手の吸引管で硬膜を強く押したり傷めたりしていることがあるので注意する．
- 髄液漏があったとしても，フィブリン糊を用いた硬膜パッチ[4]で対処できることが多い．この処置で不十分であれば，内視鏡下に硬膜縫合を行う．
- 内視鏡下に処置が困難だと判断すれば，躊躇することなくオープン手術に変更する．また，事前に手術法変更の可能性についての説明を必ずしておく．

③ 馬尾・神経根損傷
- 外側陥凹狭窄が高度な場合や神経根奇形がある場合などには，神経根の確認が困難なことがあり，特に注意が必要である．
- 術前に 3D-MRI[5]などを用いて，神経根の分岐異常の情報を得ておく．

④ 椎間関節破壊（下関節突起骨折）
- 変性すべり症のある椎間関節を破壊すると，術後にすべりや不安定性悪化の原因となる可能性がある．
- 進入側の椎弓をドリルで削る際に，内外側方向（真横）に切除を進めると，下関節突起の基部で骨折を生じやすい．椎弓切除は弧を描くように進める．
- 椎間関節はトランペット状に骨を切除し，下関節突起はなるべく残して上関節突起を多く切除する．
- 内視鏡手術に慣れるまでは，椎弓横径の長い L5/S や L4/5 に適応を絞ったほうが，医原性の椎間関節破壊を生じにくい．

⑤ 術後硬膜外血腫
- ドレーントラブルさえなければ，血腫除去術まで必要になる症例は少ない．
- ドレーンチューブを抜去した後に，疼痛が強くなることがある．軽度の硬膜外血腫によるものと思われるが，そのほとんどが保存療法で軽快する．

⑥ 皮膚損傷
- 皮切が小さすぎると，チュブラーレトラクターで創縁が挫滅されていることがある．
- 皮下からの出血をバイポーラーで止血する際に，誤って皮膚を焼いてしまわないように注意する．

## 6）後療法

- 離床は手術椎間数に関係なく，手術終了5時間後から許可している．
- 術後のコルセットは通常使用していない．ただし患者の希望により，使用することもある．
- 翌日からリハビリテーションを開始する．
- 術後約48時間でドレナージチューブを抜去する．

▶文献

1) 中川幸洋, 吉田宗人. 腰部脊柱管内外病変に対する内視鏡下除圧術の利点と課題. 脊椎脊髄. 2011; 24: 19-26.
2) 吉田宗人, 中川幸洋, 麻殖生和博. 脊柱管嚢腫病変の手術. In: 吉田宗人, 編. 内視鏡下脊椎後方手術の実際. 京都: 金芳堂; 2005. p.85-92.
3) Nomura K, Yoshida M. Microendoscopic decompression surgery for lumbar spinal canal stenosis via the paramedian approach: preliminary results. Global Spine J. 2012; 2: 87-94.
4) Shibayama M, Mizutani J, Takahashi I, et al. Patch technique for repair of a dural tear in microendoscopic spinal surgery. JBJS. 2008; 90-B: 1066-7.
5) 山田 宏, 吉田宗人, 木戸義照, 他. 脊髄神経根の3次元MRI. 脊椎脊髄. 2008; 21: 115-21.

<野村和教　吉田宗人>

Section 1 後方除圧術

# B-2 内視鏡下後方除圧術：正中進入法
Microendoscopic muscle-preserving interlaminar decompression（ME-MILD）

　本法は，八田が考案した筋肉温存型椎弓間除圧術（muscle-preserving interlaminar decompression：MILD）を内視鏡手術に応用し2004年に考案した術式で，内視鏡下筋肉温存型椎弓間除圧術（microendoscopic muscle-preserving interlaminar decompression：ME-MILD）と名付けている．本法の特徴は，正中から進入するので傍脊柱筋が術野に全く現れず，筋肉を温存できることである．また，両側の椎間関節の切除幅をコントロールできるので，関節の温存も容易な低侵襲除圧術である．

## 1）適応疾患

- 腰部脊柱管狭窄症
- 腰椎椎間板ヘルニア

　（特に上位椎間に発生した症例や，正中型ヘルニアで両側からアプローチが必要な症例）
- その他，従来の後方除圧術で対処してきた腰椎疾患のほとんどに適応できる．
- 筆者は，除圧椎間数に制限を設けておらず，最大で5椎間除圧の経験がある．

## 2）術前準備

### ①除圧高位の決定

- 神経根型では神経学的所見，選択的神経根造影・ブロックでの再現痛，神経根造影所見，およびブロックの効果を検討して除圧高位を決定する．
- 脊髄造影はルーチンでは行っていないが，馬尾症状を有しMRIで多椎間に狭窄を認める場合は，脊髄造影動態撮影も参考にして除圧高位を決定する．

### ②除圧範囲の決定

- 本法では，椎弓や椎間関節の切除幅を調整して深部を広く除圧できる．
- 両側の椎間関節を温存しながら過不足なく除圧するために，術前のCT画像で除圧椎間毎に手前と深部の切除幅を決定し，計測しておく（図1）．

## 3）手術体位

### ①体位のとりかた

- 腹臥位をとるにあたり，特別なフレームは必要ない．
- 腰椎を後弯位に体位をとると，棘突起の切除量は減るが，ほとんどの症例は後屈位で狭窄が強くなるので，術中に狭窄の状態を過小評価し，除圧不足になる可能性がある．前弯位にすると，棘突起の切除量が増えるほか，除圧操作がしにくくなる．筆者らは，腹圧が上昇しないよう配慮するが，術中の腰椎アライメントに関しては特別な工夫は行っていない．

### ②除圧高位の確認

- 腹臥位に体位をとった後，X線透視正面像で除圧高位を確認し，除圧高位の頭側椎体下縁の高さでパイロッ

**図1** CTによる術前プラン

両側の椎間関節を十分温存するために，CT画像上で台形をイメージし，骨成分を除圧する時の手前と深部の切除幅を計測しておく．

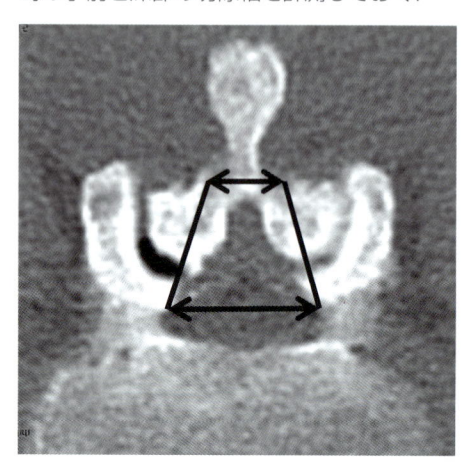

**図2** パイロット針の位置

パイロット針は，X線透視下に除圧高位の頭側椎体下縁の高さで棘突起に刺入する．この位置が，棘突起切除範囲の上縁の目安となる．

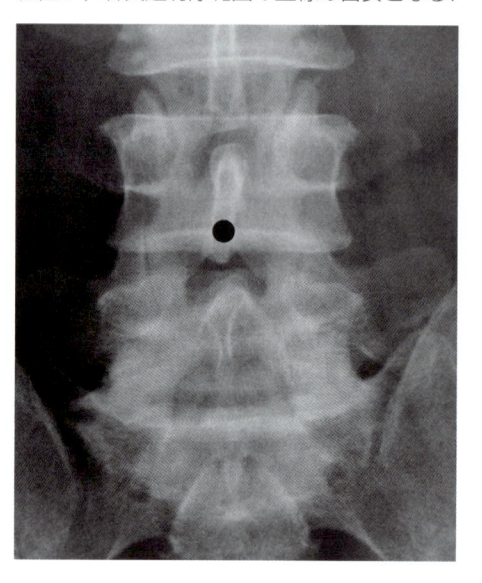

ト針を棘突起に刺入する（図2）．この位置が棘突起切除範囲上縁の目安となる．
- 多椎間除圧を行う場合，すべての除圧椎間に対してパイロット針の刺入が必要である．

### 4）手術手技

L4/5高位の除圧を行うと仮定して記す．

#### ①皮膚切開から棘突起の掘削まで

- L4棘突起に刺入したパイロット針刺入部のやや尾側からL5に向けて，正中線上で約2 cmの皮膚切開を加える．複数椎間を除圧する場合は，それぞれ個別に皮膚切開を加える．
- L4棘突起のパイロット針刺入部からL5棘突起上端まで胸腰筋膜と棘上靱帯を尖刃で切開する．正中で切開するとほとんど出血しない．この時点で出血があれば正中で切開できていないので修正が必要である．
- L4棘突起後方の骨膜を一部剥離してハイスピードドリル（ダイヤモンドバー）で小孔を作製し，バーを棘突起内に挿入して骨内から周囲の皮質骨に向かって骨膜を残しながら掘削する．空洞となった骨内に先端を鈍に加工した直角型のゲルピ（図3）を入れて左右に広げると，尾側に続く棘上・棘間靱帯は骨膜と連続性を保ったままつっぱるので，筋膜と靱帯をL5棘突起に達するまで尖刃を用いて正中線上で切開する（図4A，B）．
- L4棘突起の基部に掘削を進めていくと，尾側から黄色靱帯が術野に露出する．通常，黄色靱帯がはじめに現れるのが正中線上であり，オリエンテーションがつきやすい．なお，深部が幅広い術野となるように，棘突起基部を頭側に向けて掘削しておくと，内視鏡システムの自由度が広がる（図4B）．

> **注意ポイント ①**
>
> 棘突起切除の上縁はパイロット針の位置を目安とし，左右両側，尾側に向かって掘削するが，ギプスカッターでギプスを切る時の感覚で削ると骨膜を温存しながら皮質骨まで切除できる．

**図3** 本法に使用しているゲルピ

市販の直角型ゲルピの先端を，軟部組織を傷めないよう鈍に加工して用いている．

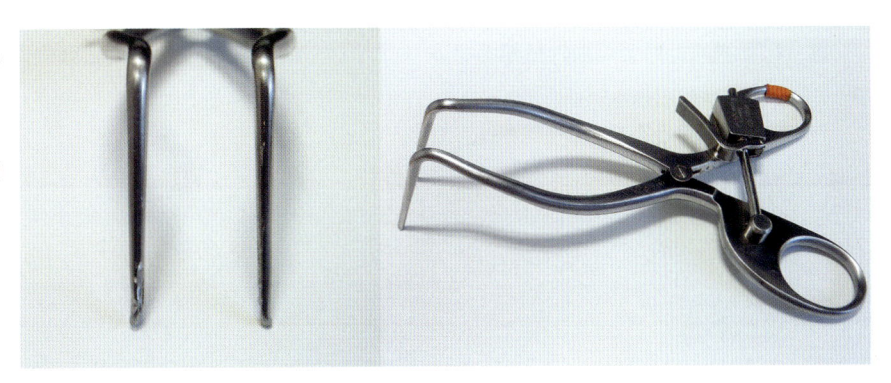

**図4** 棘突起の切除

L4 棘突起の背側にハイスピードドリルで小孔を作製し，棘突起を egg-shell 状に骨膜を残して切除し，ゲルピで視野を確保する．骨膜に連続した棘上・棘間靱帯は L5 棘突起に向かって切り下げる（A，B：赤線）．L4 棘突起基部は頭側に向かって掘削しておく（B：青破線）．

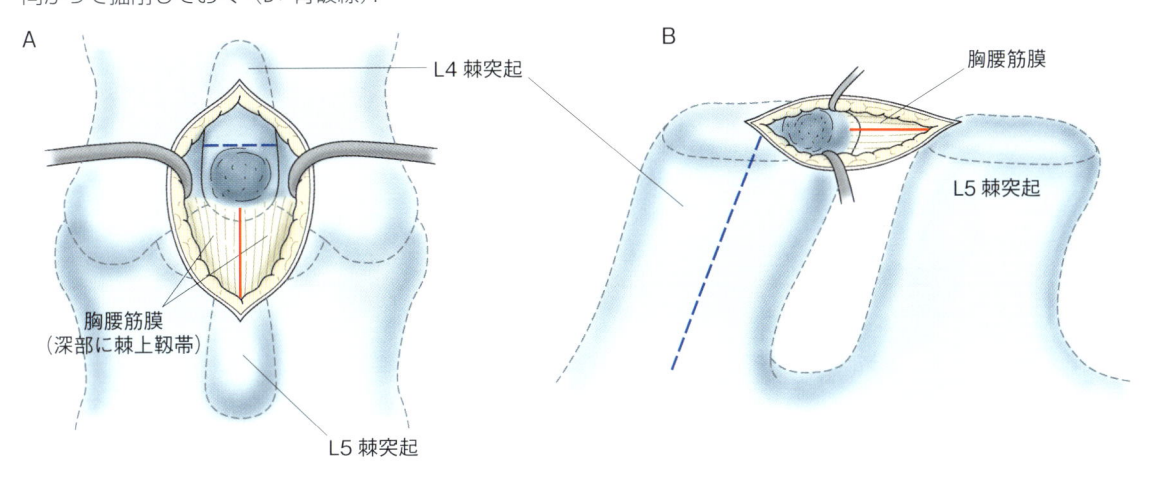

A
- L4 棘突起
- 胸腰筋膜（深部に棘上靱帯）
- L5 棘突起

B
- 胸腰筋膜
- L5 棘突起

② 椎弓，椎間関節内側部の切除
- 黄色靱帯が術野に現れたら，骨に埋もれた靱帯を発掘するように L4 棘突起に続く L4 椎弓や L4/5 椎間関節内側部の掘削を進める（図5）．頭側は L4 椎弓腹側の黄色靱帯付着部まで切除し，両側椎間関節内側部の切除幅は術前 CT での計測どおりとする．術野は小さいが，ハイスピードドリルのバーの直径から切除幅を計測できる（図6）．

> **注意ポイント ②**
> 小さい皮膚切開で除圧を行うので，深部は暗くなって操作が難しい．内視鏡の光源を術野に入れると明るい視野で操作できるが，顕微鏡やルーペを用いて行うと，より安全である．なお，このアプローチでは筋組織は術野に全く現れない．

③ 内視鏡下除圧
- 以上の操作で確保したスペースに内視鏡システムの外筒（チュブラーレトラクター：径 16 mm）を設置する（図7）．先端が曲がった鋭匙を用いて黄色靱帯を L4 椎弓腹側の付着部から剥離して完全に遊離させる．この時点で，術野に硬膜が現れる．両側椎間関節の腹側についても，鋭匙で骨と靱帯の間を剥離してから骨切除を進める．

### 図5 椎弓と椎間関節内側部の切除

棘突起基部を掘削していくと，黄色靱帯が正中に現れるので，靱帯周囲の骨（椎弓と椎間関節内側部）を切除して，靱帯を露出させる．

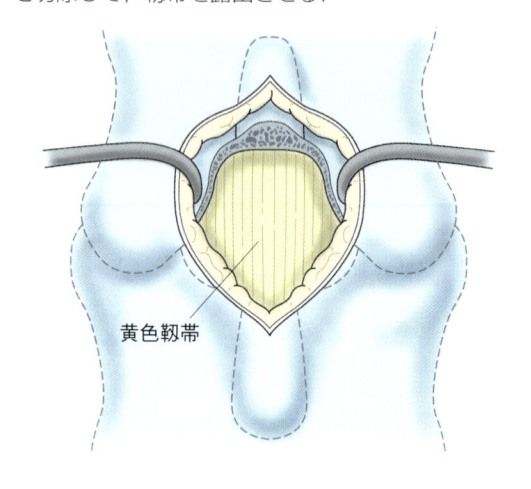

### 図6 椎間関節内側部の切除幅

術前に決定した切除幅（図1）どおりに除圧を行うには，ハイスピードドリルのバーの直径を目安にすると容易である．この図では，バーの直径を3mmとすると，12mmの幅で切除したことになる．

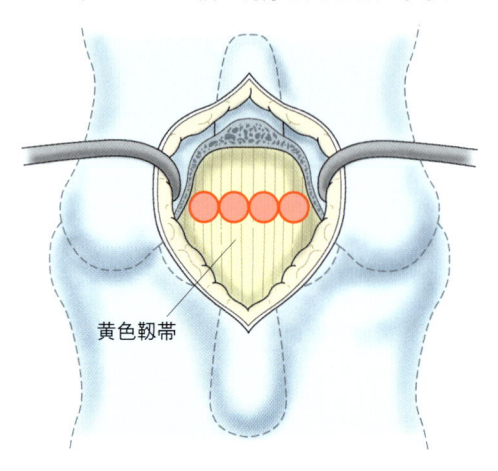

### 図7 内視鏡システム（チュブラーレトラクター）の設置

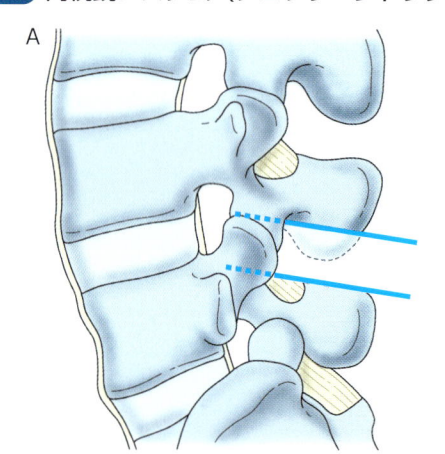

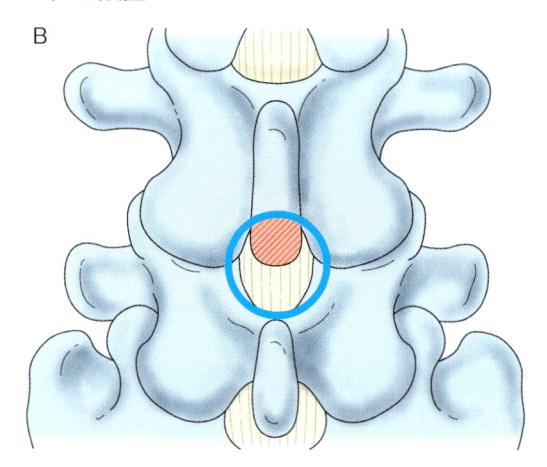

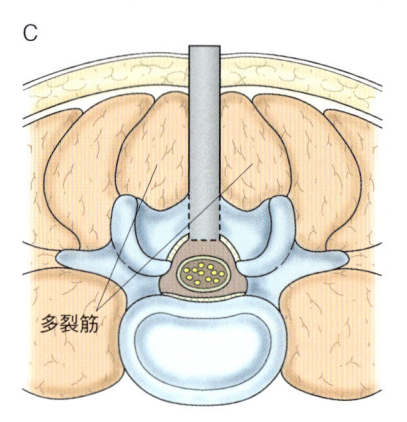

A：尾側の棘突起は温存し，16mm径のチュブラーレトラクターを挿入できように，頭側の棘突起を部分切除する．
B：脊柱管の直上にチュブラーレトラクターを設置する．
C：多裂筋は，正中で縦割した棘突起の骨膜，棘上・棘間靱帯を介して軽度圧排されるが，術野に筋組織は現れない．

### 図8　椎間関節の切除

斜視鏡の視野を示す．弯曲した機器を用いて骨切除を進めるが，チュブラーレトラクターを傾けると，さらに深部の骨切除を幅広く施行できる．

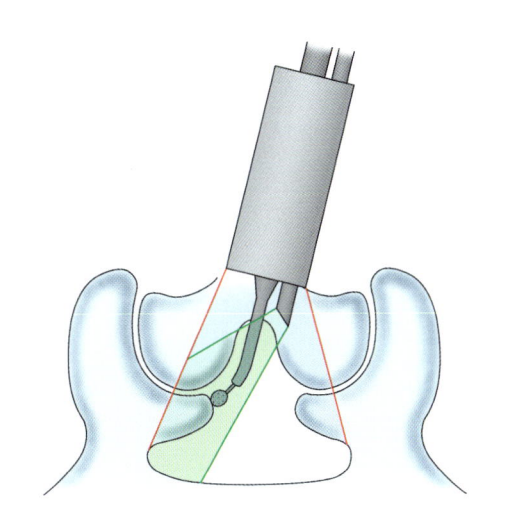

### 図9　黄色靱帯切除の手順

①L4 椎弓付着部の骨切除と，靱帯/骨間の剥離を行い付着部から遊離させる．②先端が鈍のプローベを使い，正中で L5 椎弓まで鈍的に裂く．③L5 椎弓の靱帯付着部を正中から両側に向かって切除する．④最後に両側椎間関節腹側の付着部を，靱帯とともに切除する．

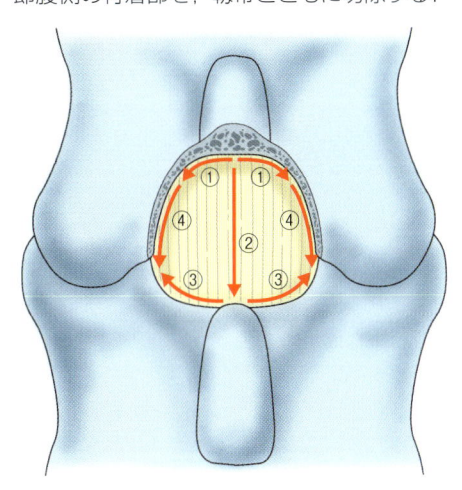

> **注意ポイント 3**
>
> モニターを患者の頭側中央に設置して手術を進め，モニターの上方に頭側が映るように内視鏡を設置している．左右対称で良好なオリエンテーションが得られることが，正中進入の利点のひとつであり，このようにモニターを接置することで，助手は画像を執刀医と同じ認識で共有できる．

- 術前のシミュレーションどおりに両側椎間関節を温存するうえで，脊椎内視鏡システムが斜視鏡であるという特徴が非常に役に立つ．さらに，本術式では，内視鏡システムの外筒を任意の方向に傾けることができるので，深部をより幅広く除圧できる．先端が長くて弯曲がついた内視鏡用のハイスピードドリルか，ケリソン鉗子を用いて骨切除を行う（図 8）．
- 次に，先端がボール状で L 字型に曲がったプローベを使い，頭側から尾側に向かって黄色靱帯を硬膜と剥離しながら正中で鈍的に二分する（図 9）．中心型で狭窄が強い症例でも，正中では硬膜外腔の脂肪組織がわずかであっても残っていることが多く，この操作は比較的容易である．靱帯を強引に尾側に引き裂くのではなく，後方に持ち上げるように操作すると，靱帯を安全に鈍的に裂くことができる．靱帯が分厚くて操作しにくいときは，先に浅層をパンチで切除しておく．
- 黄色靱帯を L5 椎弓に達するまで二分したら，L5 椎弓上縁の靱帯付着部を両外側に向かってハイスピードドリル，またはケリソン鉗子を用いて切除する．すでに頭側端が遊離している黄色靱帯は，この操作で尾側端も遊離することになり，外側部を残して左右に大きな flap となる．
- 最後に内視鏡システムを傾けて外側を鏡視し，腹側に張り出した骨棘や L5 上関節突起をこの部分に付着した黄色靱帯とともに切除する．椎間関節は，後方からではなく脊柱管内から除圧に必要な部分だけ切除できるので，両側椎間関節を温存しながら外側陥凹の十分な除圧が可能である．
- 内視鏡システムを傾けることで，椎間板，椎弓根内壁，椎間孔入口部を術野に入れることが可能であり，必要があれば椎間板を硬膜管の両側から切除することも容易である（図 10）．

### 図10 チュブラーレトラクターの方向による術野の違い

A：硬膜管の左にアプローチして除圧を行い神経根をレトラクトして椎間板を展開したところ．
B：硬膜管の右から除圧したところ，椎間板ヘルニアの切除も容易に行える．
C：除圧を終了し正中をみた術野で，左右対称である．

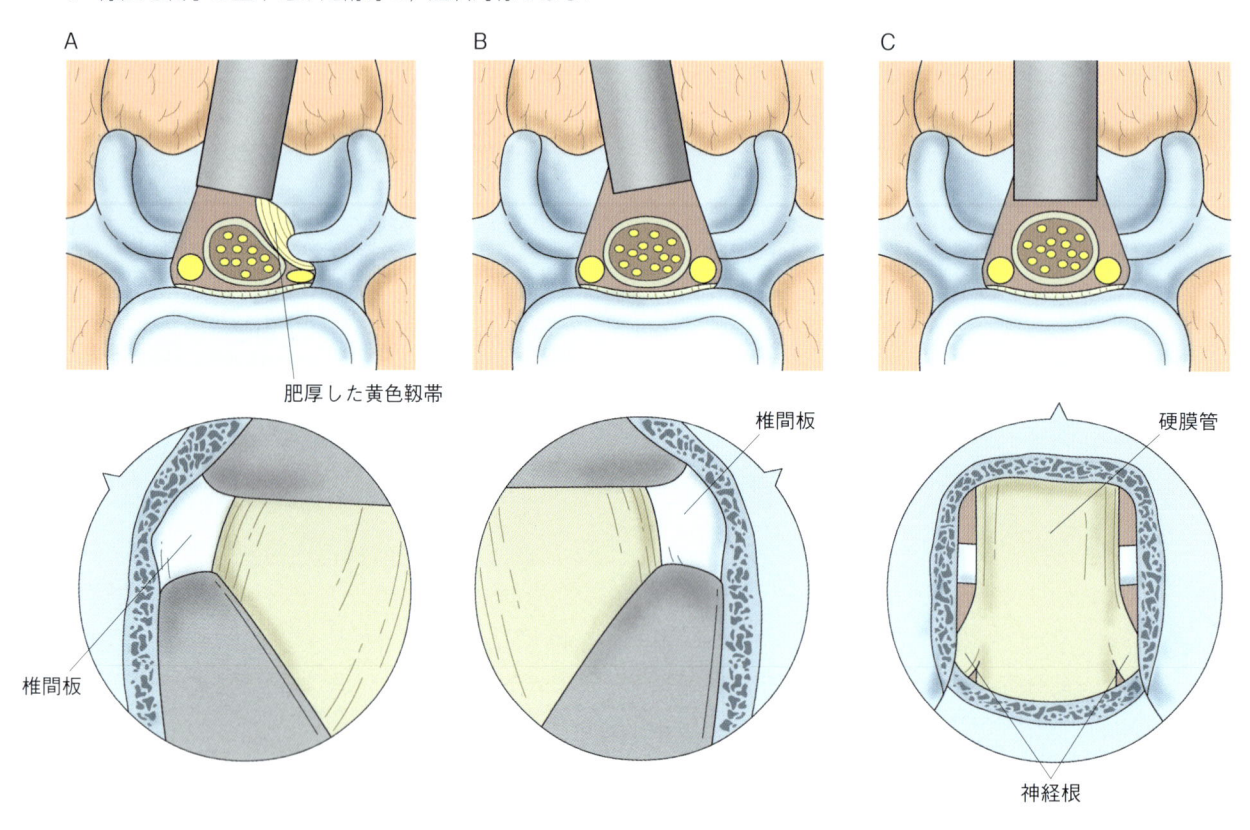

肥厚した黄色靱帯
椎間板
硬膜管
椎間板
神経根

> **注意ポイント 4**
>
> 　硬膜損傷を回避するために，硬膜とケリソン鉗子が接する機会をできる限り減らす必要がある．黄色靱帯が付着している周囲の骨の切除と，靱帯と骨との間の剝離により，黄色靱帯を浮遊させて靱帯を一塊で切除するのが理想である．実際には，一塊で切除することは困難であるが，靱帯の切除に入る前にできる限り骨切除を進め，黄色靱帯はできるだけ大きな塊で切除することを念頭におくべきである．

> **注意ポイント 5**
>
> 　変性すべり症に対しては，頭側椎弓の切除を十分に行っておく必要がある．本術式では，チュブラーレトラクターを傾けることで，頭側椎弓を全切除することも可能である．

④閉創
- 硬膜外血腫を予防するために，骨の切除面には骨ロウを塗布し，吸引ドレーンを硬膜外に確実に留置し閉創する．多椎間除圧を行った場合は，それぞれの椎間にひとつずつドレーンを留置する．ドレーンチューブは柔らかいシリコン製のものを使用し，硬膜上に留置している．両側に展開した胸腰筋膜，棘上・棘間靱帯と骨膜からなる複合体を吸収糸でしっかりと縫合する．

> **注意ポイント ❻**
>
> 術野が小さいので，糸を深部に通して縫合することが難しいが，強弯の針付きの吸収糸を使うと上手く行える．

### 5）注意すべき合併症

①硬膜損傷
②硬膜外血腫

> **注意ポイント ❼**
>
> 本術式に特有の合併症はないが，最も注意すべき合併症が術後硬膜外血腫である．できる限り止血を行うことと，適切な位置にドレーンを確実に留置することが重要である．

### 6）後療法

- 術翌日に離床を許可する．外固定は不要である．創が治癒すれば退院とし，退院後の安静度には特に制限を設けない．
- 椎間板ヘルニアの切除を併用した症例に限り，簡易型コルセットを術後2カ月間装着させ，その間は通常のMED（microendoscopic discectomy）の症例と同じく，腰部へ負担をかけないよう生活指導を行っている．
- ドレーンには陰圧をかけて排液量を測定し，1日の排液量が10g以下となるまで留置している．術後3-5日間程度，ドレナージを続ける症例が多い．

本術式は，脊柱管の直上からアプローチして鏡視するので，直視下にみた術野と近似した左右対称の術野が得られる（図10）．また，ワーキングスペースが片側進入両側除圧術よりも若干広く，オリエンテーションが良好で操作がしやすい内視鏡下除圧術である．

#### ▶文献

1) Hatta Y, Shiraishi T, Sakamoto A, et al. Muscle-preserving interlaminar decompression for the lumbar spine: a minimally invasive new procedure for lumbar spinal canal stenosis. Spine. 2009; 34: E276-80.
2) 三上靖夫，長江将輝，長谷 斉，他．腰部脊柱管狭窄症に対する正中アプローチ―内視鏡下筋肉温存型棘突起間正中進入椎弓間除圧術―．整・災外．2008; 51: 35-41.
3) 三上靖夫，柳澤和芳，長谷 斉，他．腰部脊柱管狭窄症に対する新しい3つの低侵襲内視鏡下除圧術 病態に合わせて考案した3つの手術法．臨整外．2006; 41: 489-97.

<三上靖夫　長江将輝>

## Section 1 後方除圧術

# C 外側開窓術および椎弓根内進入椎弓根部分切除術

　腰椎椎間孔狭窄，外側型ヘルニアなどの椎間孔内，椎間孔外神経根障害に対する術式として外側開窓術および椎弓根内進入椎弓根部分切除術，骨形成的椎弓切除術（片側，両側），椎間関節切除術とTLIFなどの固定術などがある．
　本稿では外側開窓術および椎弓根内進入椎弓根部分切除術について述べる．
　いずれの術式も除圧範囲は椎間孔内から椎間孔外までであるが，脊柱管内病変の除圧に対する開窓術に外側開窓術および椎弓根内進入椎弓根部分切除術を併用することも可能である．

### 1) 椎間孔部病変に対する治療法の選択

①外側型ヘルニアに対する治療法の選択
- 外側型ヘルニアは突出の形態により，限局突出型と広範突出型に分類されるが，ヘルニア腫瘤の位置からは脊柱管内から椎間孔内，椎間孔内，椎間孔内から椎間孔外，椎間孔外に分類される．脊柱管内から椎間孔内にヘルニアが存在する場合にはLove法に準ずる片側開窓術によりヘルニア切除が可能である．
- 椎間孔内，椎間孔内から椎間孔外，椎間孔外ヘルニアが存在する場合には外側開窓術により椎間関節の大部分を温存して外側型ヘルニアを切除することができる．

②椎間孔狭窄に対する治療法の選択
- 椎間孔狭窄では外側型ヘルニア以上に病態が多様であり，術前診断の確実性が劣る場合もあり，治療法の選択にもより配慮する必要がある．患者の年齢，術前診断の確実性，椎間孔狭窄のタイプ，椎間不安定性や脊柱管内狭窄の合併，長期にわたる腰痛歴の有無などを参考にして術式を選択する．
- 術前より椎間不安定性のある例，腰椎すべり症を合併する例，脊柱変形を合併する例，両側の椎間孔狭窄例，長期の腰痛歴のある例では椎間関節切除による椎間孔の除圧とTLIFによる固定術を併用するのがよい．
- 片側の椎間孔狭窄例では外側開窓術または椎弓根内進入椎弓根部分切除術により治療可能である．またL5/S高位でみられるfar out syndromeに対しては通常の外側開窓術を拡大し，さらに横突起，仙骨翼の部分切除を必要とする．

### 2) 術式

①外側開窓術
- 正中進入により該当する高位の椎間関節外側から横突起基部までを展開する．次にサージエアトームにより関節突起間部から椎間関節上外側にかけて幅数mmにわたり薄く掘削し，ケリソンパンチにより同部の骨を切除し，さらに椎間孔外縁に達する黄色靱帯を切除し，上関節突起腹側に椎間孔内の神経根を確認する．除圧範囲は各種病態により異なり，外側開窓の範囲を適宜調節する．外側型ヘルニアでは椎間板高位の最小限の外側開窓によりヘルニアの展開と切除が可能である．外側型ヘルニアではヘルニア腫瘤は神経根の尾側に存在し，頭側に神経根を圧排しているので椎間板の尾側にまず到達しヘルニアを切除すれば神

**図1** 外側開窓術（L4/5）

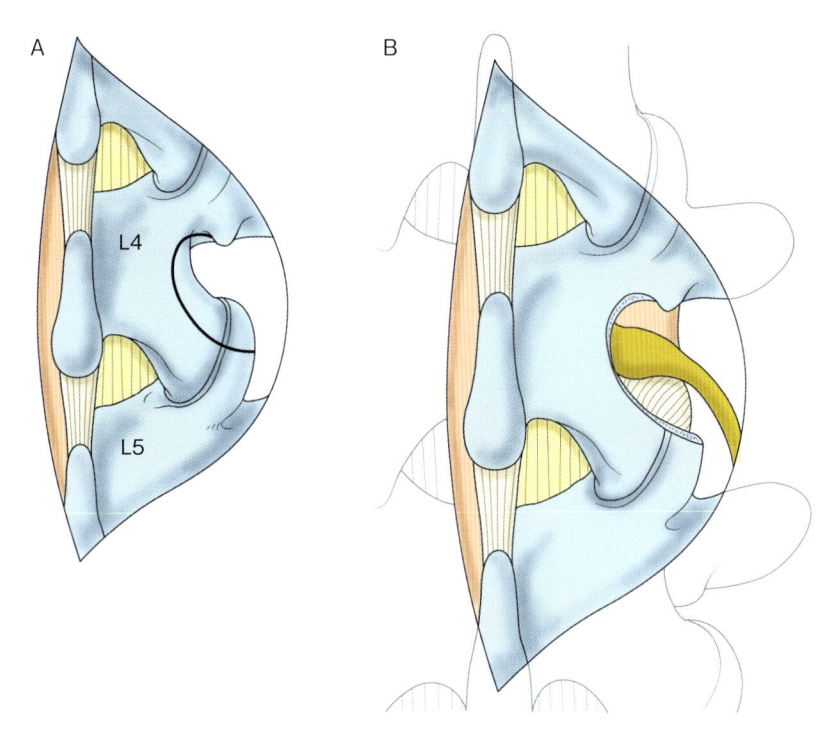

**図2** far out syndrome に対する拡大外側開窓術による徐圧

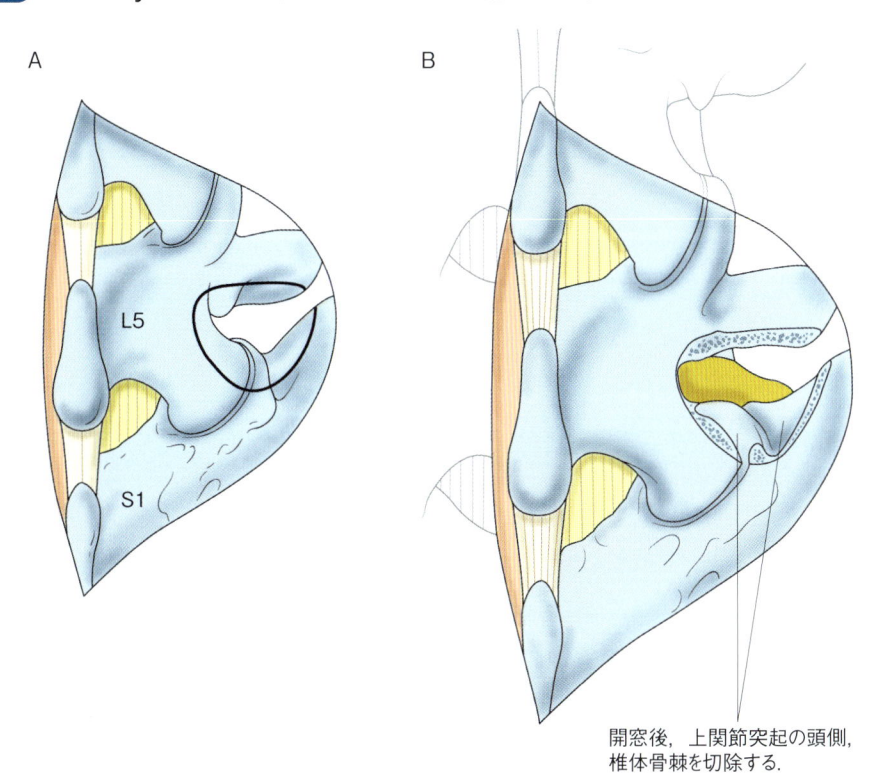

開窓後，上関節突起の頭側，椎体骨棘を切除する．

経根に無理な圧排を加えずにヘルニアを切除できる（図1, 2）．椎間板の尾側への到達のためには L5 上関節突起基部から L5 椎弓根上縁を触れ，その頭側の L5 椎体上縁と椎間板を確認すればよい．内視鏡を用いた場合にも，外側開窓の範囲は基本的には同様である．

C．外側開窓術および椎弓根内進入椎弓根部分切除術

### 図3 椎弓根内進入椎弓根部分切除術の原理
A：上下型または全周型椎椎間孔狭窄における神経根圧迫様式
B：IPPP による除圧後の神経根所見
C：IPPP における椎弓根切除範囲

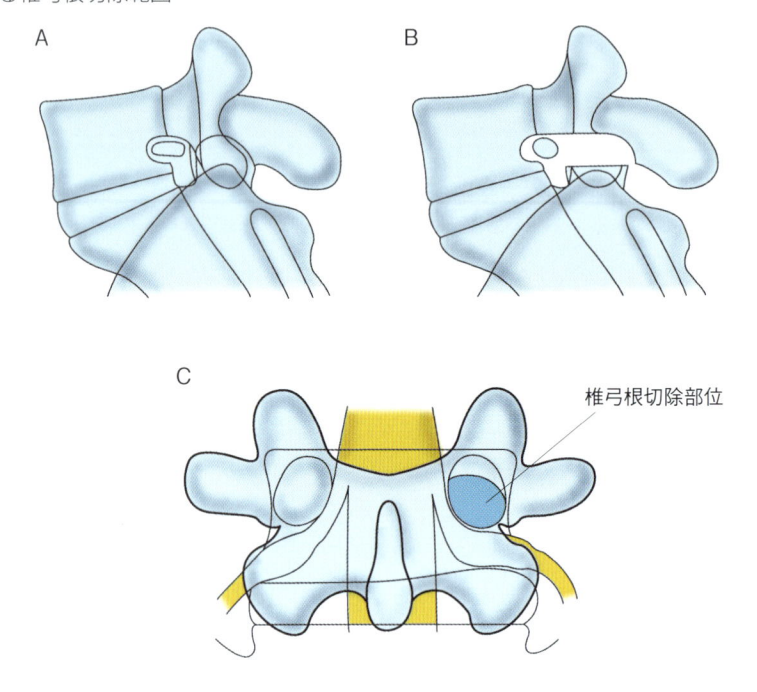

椎弓根切除部位

- 椎間孔狭窄においては十分な除圧のためには上関節突起頭側と椎間孔内の黄色靱帯および椎間関節包の切除，さらに場合により椎弓根の部分切除を必要とするため，外側開窓の範囲を頭尾側および正中側に拡大する必要がある．
- また L5/S 高位でみられる far out syndrome に対しては外側開窓術を拡大し，さらに横突起，仙骨翼の部分切除を必要とする（図 2 の L5/S1）．
- 図 2 L5/S1 の実線部分が骨切除範囲である．ダイヤモンドバーにて S1 上関節突起外側，横突起下縁と仙骨翼上縁を掘削し，ケリソンパンチにて骨切除を完成させる．この際，超音波骨メスにて骨と靱帯間を十分に剥離しつつ操作を進めるとより安全に除圧ができる．椎間孔背側の靱帯群を慎重に切除し，L5 神経根を同定する．高度の上下型絞扼や全周型絞扼においては，神経根あるいは後根神経節が紙のように扁平化して黄色靱帯や椎間関節包に癒着している場合がある．この場合神経根を同定しづらいことがある．神経組織は膨隆椎間板や椎体骨棘により前下方から後上方に圧排されている．椎間板を同定し頭側の神経根を確認する．椎弓根の下縁を確認し，椎弓根に密着している神経根あるいは後根神経節を同定してもよい．椎間孔内から椎間孔外にかけて神経根の緊張がなくなるまで十分に骨と靱帯の除圧を行う．頭尾方向の圧迫に対しては後述の椎弓根内進入椎弓根部分切除術に準じて，椎弓根の尾側を切除する．

> **注意ポイント ①**
> 十分な椎間孔部の除圧の結果，椎間関節が 1/2 以上切除され椎間不安定性が懸念される場合には，固定術の併用も検討されてよい．

②椎弓根内進入椎弓根部分切除術（IPPP）
- 椎弓根内進入椎弓根部分切除術（IPPP）は椎間孔狭窄のうち，比較的高齢者にみられる上下型や全周型狭窄に対する容易で低侵襲な除圧術である．

**図4** 椎弓根内進入椎弓根部分切除術

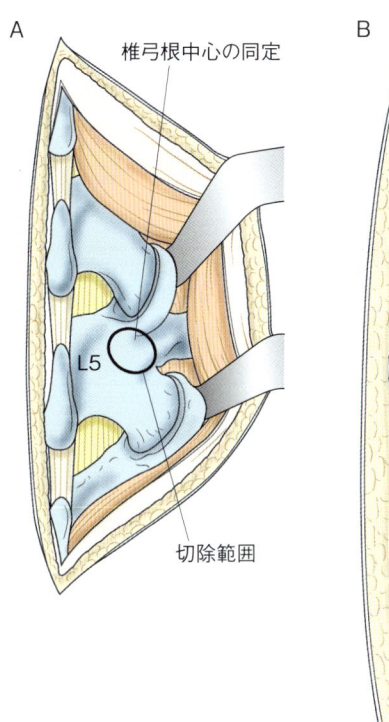

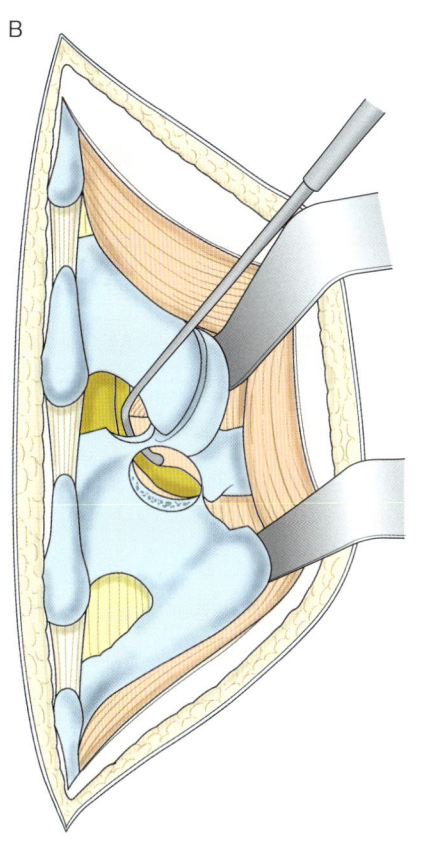

### 3) 本術式の原理 （図3）

- 高齢者の椎間孔狭窄の病態は，頭尾方向からは椎弓根下縁と膨隆椎間板や椎体骨棘により，また背側からは黄色靭帯や上関節突起先端により主に椎間孔内外側で後根神経節が圧迫されていることが多い．したがって椎弓根下縁を十分に切除し，神経根を頭側に浮上させ，さらに上関節突起先端を切除すれば狭窄は解除される．
- 椎間関節への侵襲を最小限とするため，椎弓根尾側半分と上関節突起先端の切除を経椎弓根的に行うため，本術式を椎弓根内進入椎弓根部分切除術とし，実施してきた．
- 比較的高齢者にみられる上下型や全周型狭窄が適応となる．すべり症は椎間不安定性を合併する場合には，本法の適応とならない．対象となる原因疾患としては，腰部脊椎症，陳旧性腰椎圧迫骨折が含まれる．

### 4) 手術手技 （図4, 5）

- 全身麻酔下に腹臥位とする．
- 以下右L5神経根症状に対し，右L5のIPPPを行うことを想定して術式を述べる．
- 全身麻酔下にL5棘突起に注射針を刺入し，X線撮影を行い，手術高位を確認する．正中片側進入により，右L4/5，L5/S椎間関節，L5横突起基部までを展開する．Taylor鉤を，L5横突起をはさむように右L4/5，L5/S椎間関節外側にかける．
- まず除圧を予定するL5椎弓根に，椎弓根スクリューを挿入するつもりで椎弓根内に小孔をあける．横突起中央を通る線と椎間関節裂隙を縦に結ぶ線の交点を中心にダイヤモンドバーで小孔をあけ，直鋭匙で椎弓根内を穿孔し，位置を確認する．さらにダイヤモンドバーで椎弓根内尾側を中心に，縦径約1 cm，横径

**図5** 椎弓根内進入椎弓根部分切除術

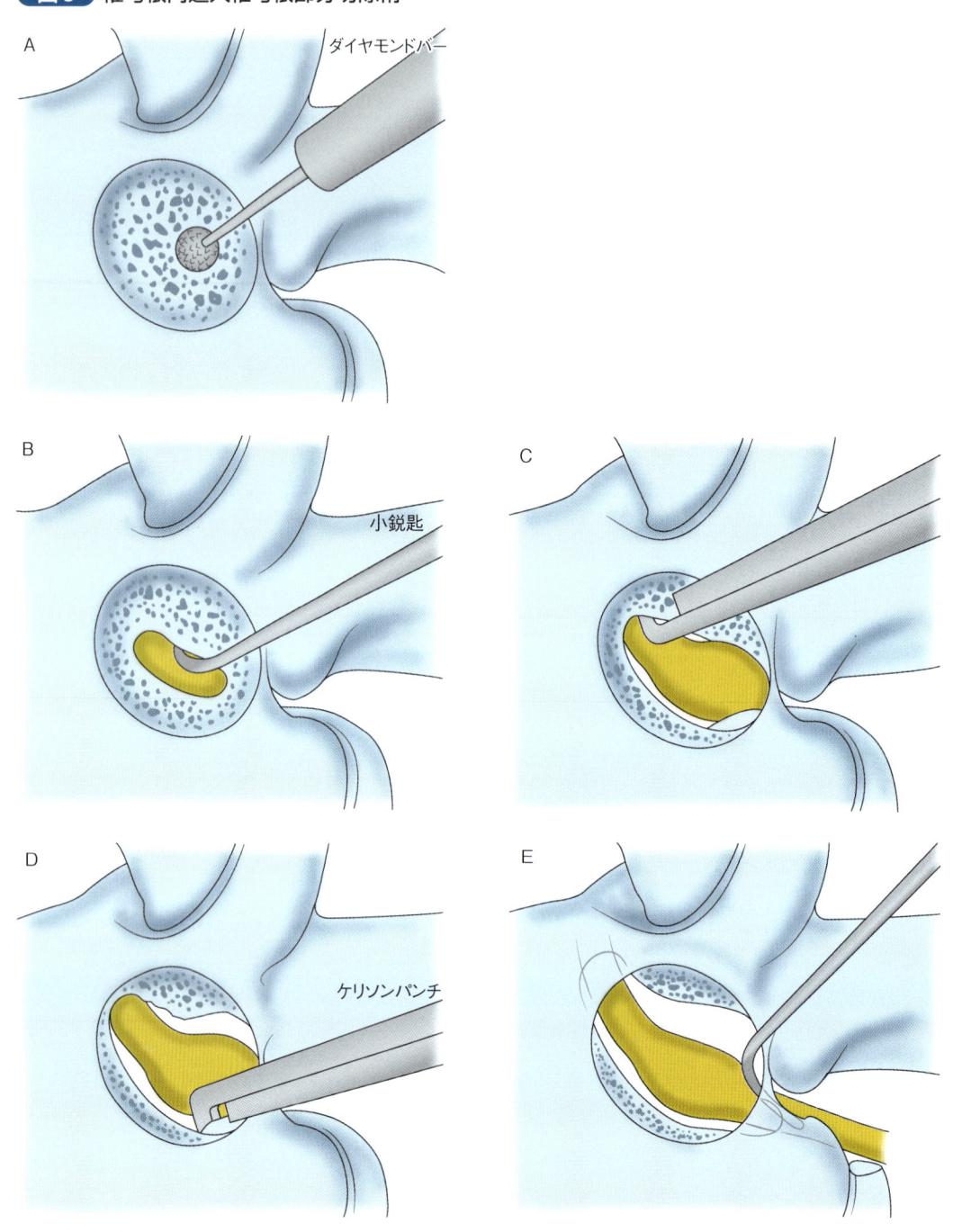

1 から 1.5 cm，深さ 1.5 cm 程度に椎弓根内に穴を拡大する．海綿骨からの出血は，綿球の先端に骨ロウをつけ止血する．

- 椎弓根下縁の皮質骨を，椎弓根のなかから薄く削除してゆくと，椎弓根下縁を横走する神経根または後根神経節があらわれる．1 mm 以下に菲薄化された椎弓根の下縁と内側下縁は，超音波骨破砕器（ソノペット）または小鋭匙にて切除する．神経根の損傷を避けるため，上記の操作により神経根が十分に露出し，その走行を確認してから，ケリソンパンチによる除圧を追加する．神経根が十分に頭側に浮上するまで，椎弓根下縁と内側，外側を削除してゆく．
- 全周型椎間孔狭窄例では，上関節突起上縁も神経根にそって椎弓根内から，ケリソンパンチで切除する．

Section 1　後方除圧術

変性した黄色靱帯や椎間関節包が神経根に癒着している場合には，神経鉤で剝離してからケリソンパンチで切除する．
- 椎弓根外縁より外側の椎間孔外の除圧も神経根に沿ってケリソンパンチで除圧することによりなされる．
- 除圧後は神経根を頭側に移動することにより，神経根の尾側に椎体骨棘や変性膨隆椎間板を確認することができるが，通常はこれらに手をつける必要はない．ただし外側型ヘルニアを合併した場合には，同一術野にて同時に切除する．
- 椎弓根内側縁の削除により，神経根に沿って中枢側に除圧してゆくことで，外側陥凹の除圧も可能であるが，脊柱管内の確認も行いたい場合にはL4/5の黄色靱帯も切除し，L5神経根近位部を観察する．固定術は通常併用しない．
- 軟性コルセットを装着のうえ，手術翌日より離床，歩行を許可する．

手術時間は60分から90分程度，出血量は平均100 ml程度で，片側の開窓術や神経根管開放術と同様である．

### 注意ポイント ②

**手術のコツ**

椎弓根の下縁をダイヤモンドバーで菲薄化する際，神経根の走行を予想して全体的に皮質骨を薄く削除してゆく．神経根は椎弓の表面からおよそ1.5 cmの深部で椎弓根直下を通過する．手前だけを削除してしまうと，深部を削除する前に神経根が浮上してしまい，深部の除圧がしにくくなる．

また椎弓根の内側下縁や外側下縁の除圧が不十分であると，頭側に浮上した神経根が同部で圧迫されることがあるので，神経根が正常な走行となるまで椎弓根の内側下縁や外側下縁を切除する．

L5椎弓根は他の椎弓根と異なり，横径が大きく椎間孔部での神経根の圧迫範囲も，L4に比較し広くなる．したがってダイヤモンドバーによる椎弓根の掘削幅も広くする必要がある．

## 5) 本法の利点

本法の利点として，一方の圧迫因子である椎間板や椎体骨棘には触れずに，必要最小限の除圧により，椎間孔狭窄を解除できること，神経根は必ず椎弓根の尾側を走行するため，高度に圧排，変位している神経根の確認が外側開窓術より容易であること，慣れてしまえば操作は容易であることがあげられる．さらに外側開窓術では椎間孔部より近位の神経根除圧を追加する場合には，外側アプローチとは別に脊柱管内の開窓術を追加する必要があるが，本法では椎弓根除圧孔内より，神経根にそって外側陥凹を含むより近位の神経根の除圧を追加できる．

IPPPを実施する場合に一番問題となるのは，術前にいかにして正確な神経根の障害部位診断を行うかという点である．診断に際しては，臨床所見および選択的神経根ブロックにより，まず障害神経根高位を正確に決定したのちに，各種画像診断所見と対比して，椎間孔狭窄と診断したうえで本法の適応を検討する必要がある．

〈久野木順一〉

Section 1 後方除圧術

# D Far-out 症候群に対する内視鏡下除圧術

### 1) 適応疾患

- 腰椎変性側弯症
- 第 5 腰椎分離すべり症

### 2) 術前準備

- 神経根造影（図 1）・MRI 冠状断像・3 次元 MRI（図 2）のいずれかによる椎間孔内・外での第 5 腰神経の絞扼や浮腫の存在を証明する[1,2]．
- L5 神経根ブロックで，根性坐骨神経痛の軽減や連続歩行可能距離の延長が認められることを確認する．
- 浅腓骨神経の知覚神経活動電位（sensory nerve action potential：SNAP）を測定し，健患差 50％以上の振幅比をみるものを陽性とする[3]．
- 第 5 腰神経の椎間孔出口部電気刺激による複合筋活動電位の遠位運動潜時（distal motor latency：DML）が 15.2 ms 以上に延長しているものを陽性とする[4]．

### 3) 手術体位

- Hall フレーム上の腹臥位をとる．

### 4) 手術手技[5]

①皮切

- イメージ下に L5 横突起（transverse process），椎間関節外側面（lateral aspect of facet joint）と仙骨翼（sacral ala）の 3 つの骨性構造体で形成される三角形の領域（TLS triangle：図 3）を皮膚上にマーキングし，この三角形の中心を目標にチュブラーレトラクターを挿入できる位置に皮切を加える[5]．もしくは，イメージ下に神経根ブロックの斜位法の要領で，ガイドピンを椎間孔出口部に挿入し，皮切部を決定してもよい．

②チュブラーレトラクターの位置と視野の確保

- 腸骨稜を迂回するかたちで，できる限り外側から挿入する（図 4）．チュブラーレトラクターが内側に偏りすぎると神経除圧に際して，椎間関節や峡部の過剰切除が生じる．
- 腰仙角を考慮して，チュブラーレトラクターを中枢から末梢に傾けて挿入し，できるかぎり L5/S1 椎間板レベルと平行になるように設置する（図 5）．体表面に垂直に挿入すると L5 横突起の前方を探索することになる．
- L5/S1 椎間関節から峡部の外縁にチュブラーレトラクターをかけ（図 6），TLS triangle を構成する L5 横突起，椎間関節外側面と仙骨翼の骨性表面が明瞭に認識できるまで，軟部組織の切除を徹底する（図 7）．

### 図1 神経根造影
仙骨翼とL5椎体骨棘の交叉部位で造影剤の途絶をみる.

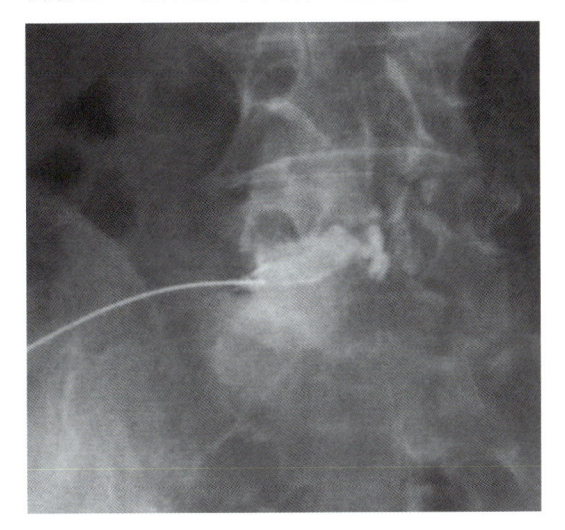

### 図2 3次元MRI
椎間孔より外側で脊髄神経の絞扼を認める.

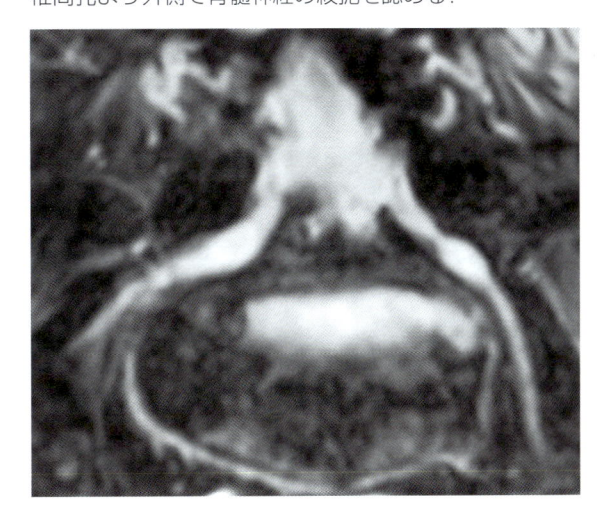

### 図3 TLS triangle
L5横突起(Transverse Process),椎間関節外側面(Lateral aspect of facet joint)と仙骨翼(Sacral ala)の3つの骨性構造体で形成される三角形の領域を意味する.

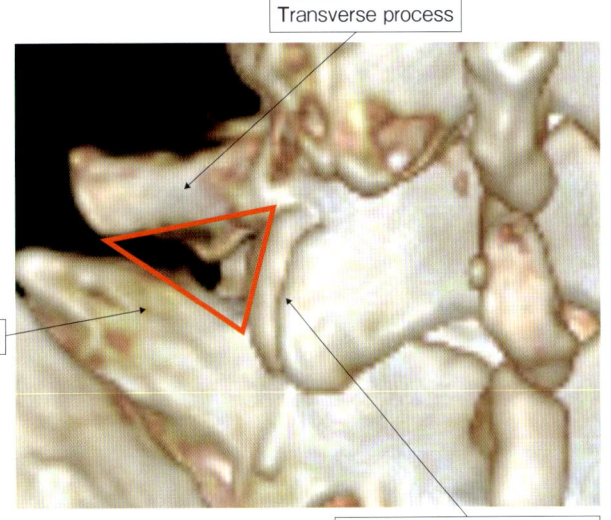

> **注意ポイント 1**
>
> シリアルダイレーターを挿入する前に,術者自身の指で術野を探索し,L5横突起・L5/S1椎間関節外側面・仙骨翼を触診しておく.この finger navigation でサージカルアナトミーの理解が容易となる.特に,仙骨翼は独特の形状を呈しているので,L5/S1椎間孔外の部位同定に際してよいランドマークとなる.

D. Far-out症候群に対する内視鏡下除圧術

**図4** チュブラーレトラクターの水平面における設置角度

腸骨稜を迂回するかたちで，できる限り外側から挿入する．

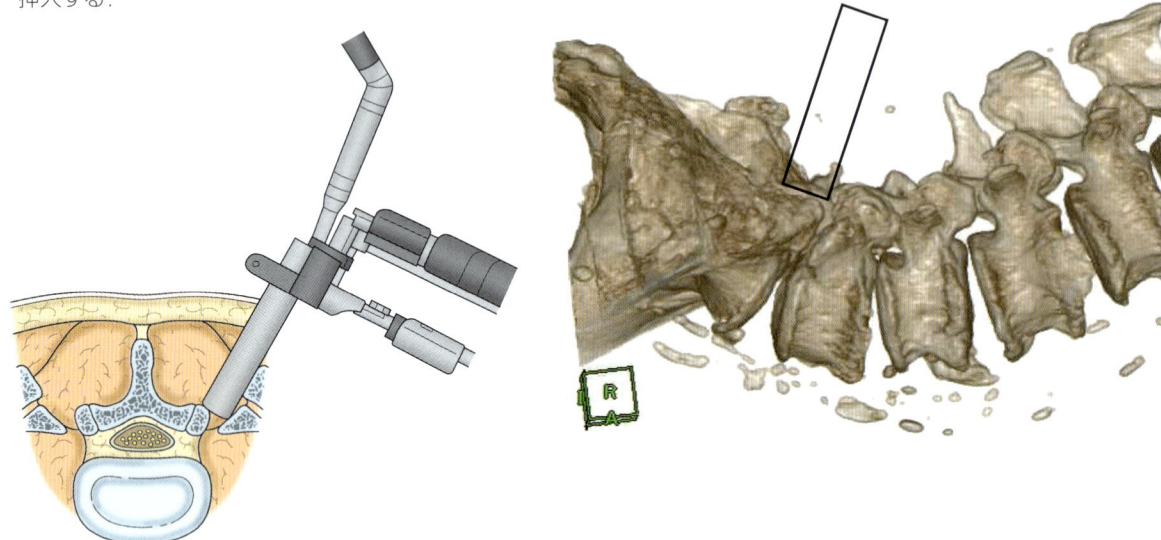

**図5** チュブラーレトラクターの矢状面における設置角度

L5/S1 椎間板レベルに平行に挿入する．

**図6** チュブラーレトラクターの設置部位

L5/S1 椎間関節から峡部の外縁にチュブラーレトラクターをかけ，TLS triangle を構成する3つの骨性構造体をすべて視野におさめる．

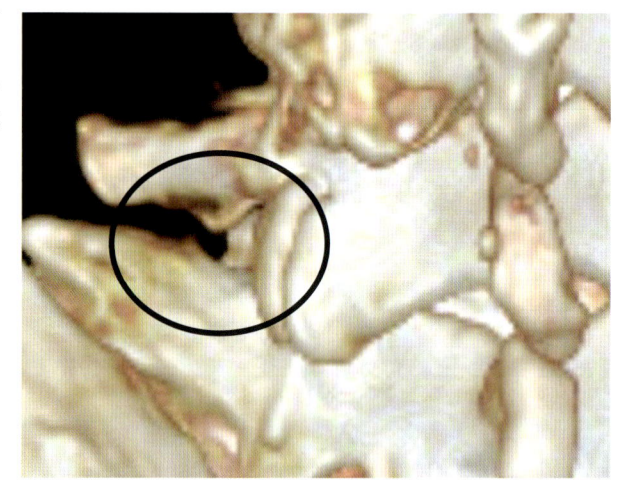

**図7** 軟部組織の切除後

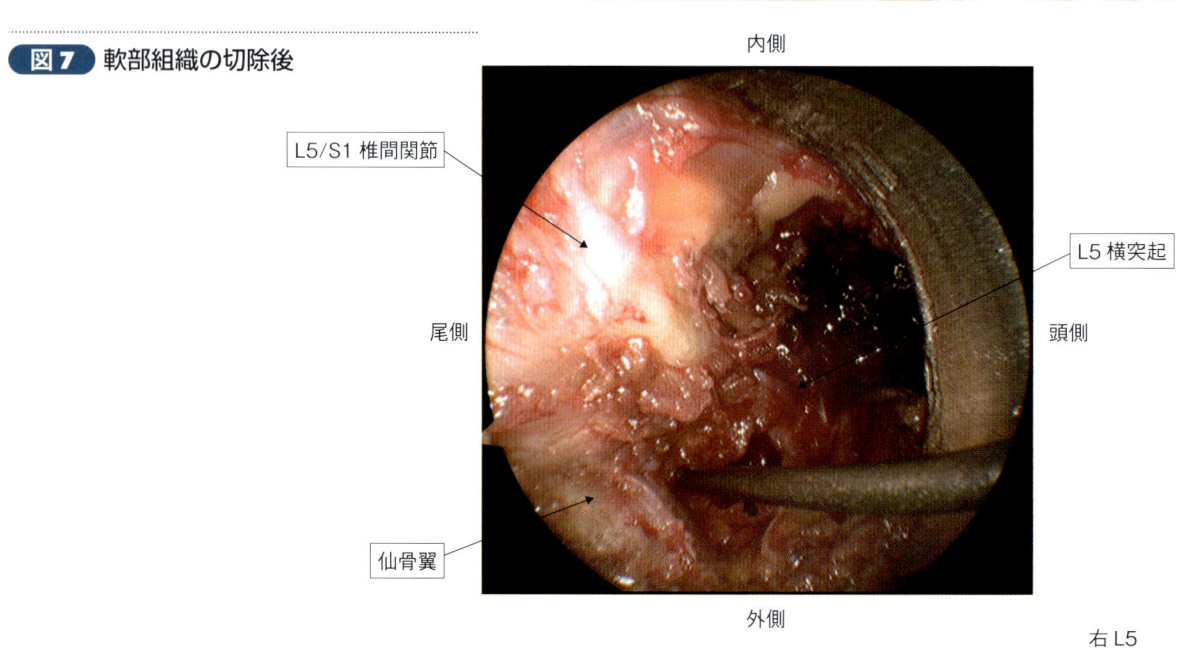

内側
L5/S1 椎間関節
L5 横突起
尾側
頭側
仙骨翼
外側
右 L5

Section 1 後方除圧術

**図8** レベル確認

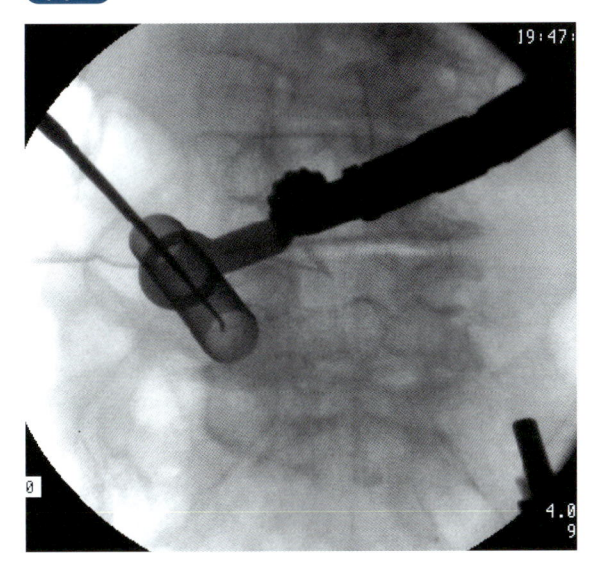

**図9** 至適骨性除圧部位

点線内をドリルアウトする.

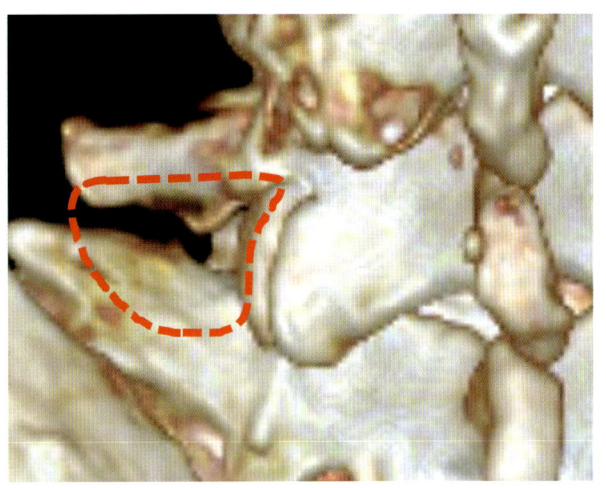

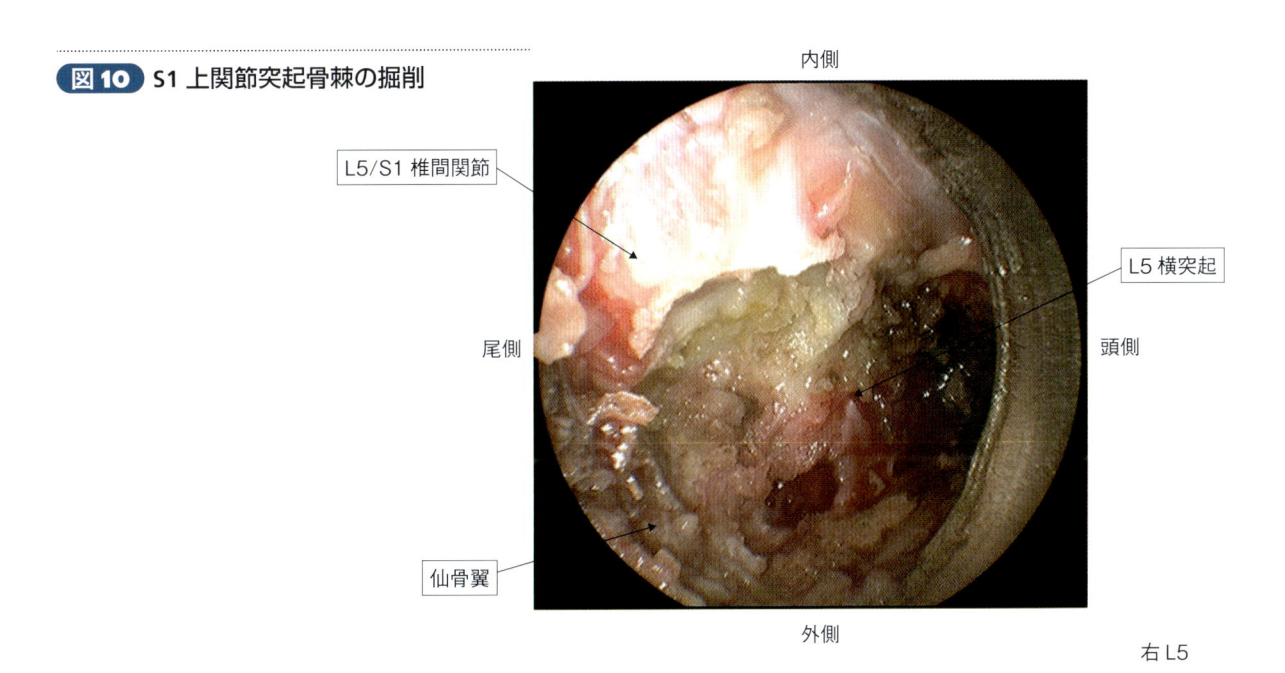

**図10** S1 上関節突起骨棘の掘削

内側
L5/S1 椎間関節
L5 横突起
尾側
頭側
仙骨翼
外側

右L5

③レベル確認
- イメージ下にチュブラーレトラクターが L5/S1 椎間孔出口部を正しく指しているかを確認する（図8）．プローベ先端を TLS triangle の中心において透視すると確実性が増す．

④骨性除圧（図9）
- 最初に S1 上関節突起の前側面に形成された骨棘を削って椎間孔出口部を拡大する（図10）．椎間関節面や峡部には切り込まないように留意する．TLS triangle を同定し（図11），中央に位置する腰仙靱帯を中心に骨性除圧を周囲に拡大していく．外側は必ず，横突起と仙骨翼が近接するところまで，また，中枢と末梢は靱帯の骨性付着部までを開窓し，腰仙靱帯が自然と膨隆してくるまで除圧を徹底する（図12）．

D. Far-out 症候群に対する内視鏡下除圧術

**図11** TLS triangle の同定

中央に観察されるのが腰仙靱帯で，同部に骨性間隙が存在する．

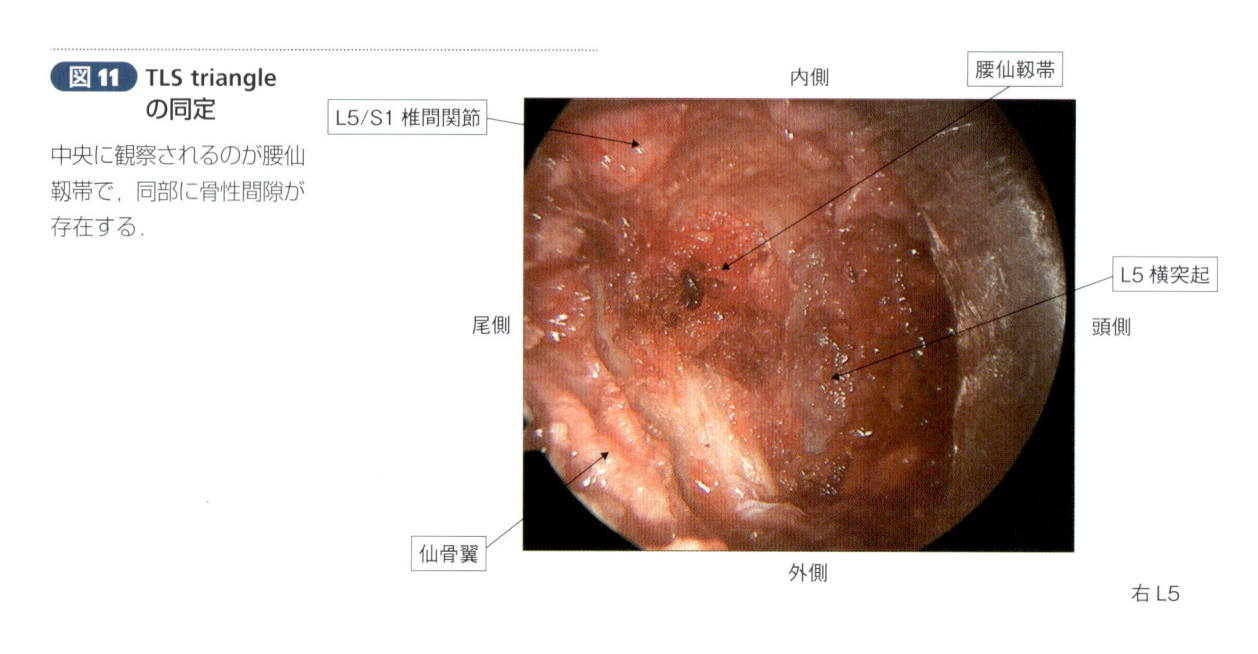

（右 L5）
ラベル：内側／腰仙靱帯／L5/S1 椎間関節／L5 横突起／頭側／外側／仙骨翼／尾側

**図12** 骨性除圧後

腰仙靱帯が自然と膨隆してくるまで骨性除圧を周囲に拡大する．

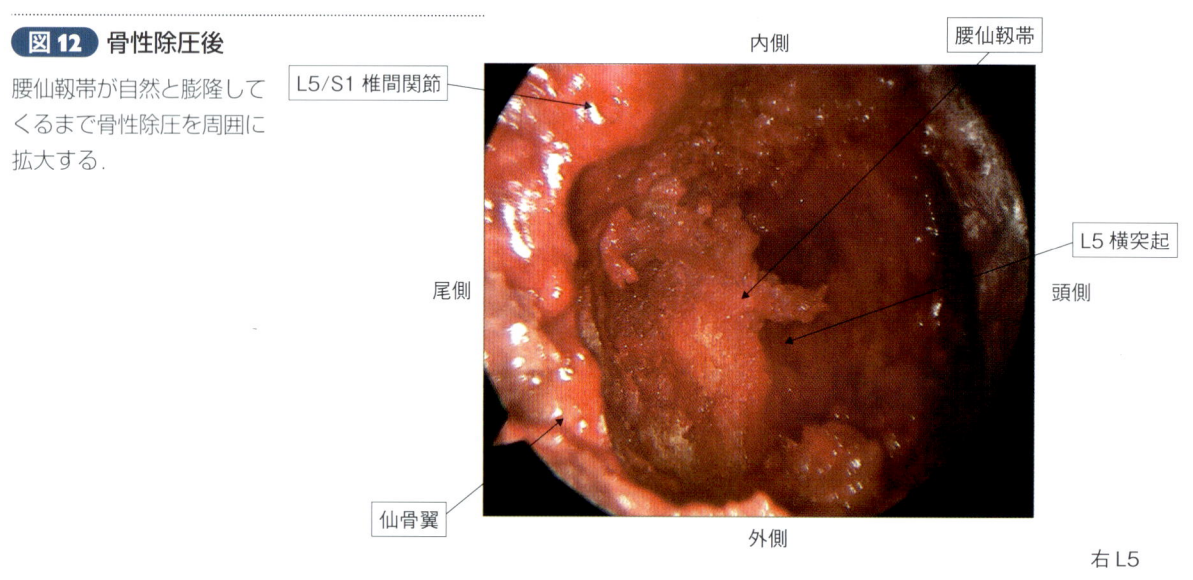

（右 L5）
ラベル：内側／腰仙靱帯／L5/S1 椎間関節／L5 横突起／頭側／外側／仙骨翼／尾側

**図13** 腰仙靱帯の切除

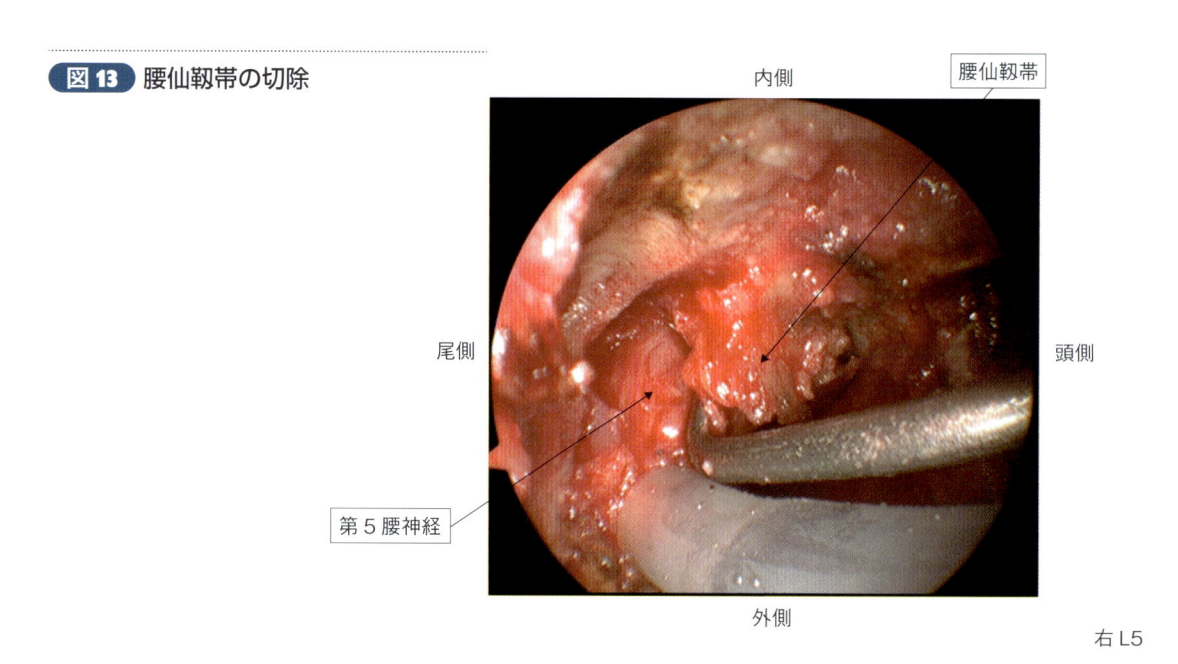

（右 L5）
ラベル：内側／腰仙靱帯／頭側／外側／第 5 腰神経／尾側

Section 1　後方除圧術

**図14** 第5腰神経周囲の絞扼輪の解除

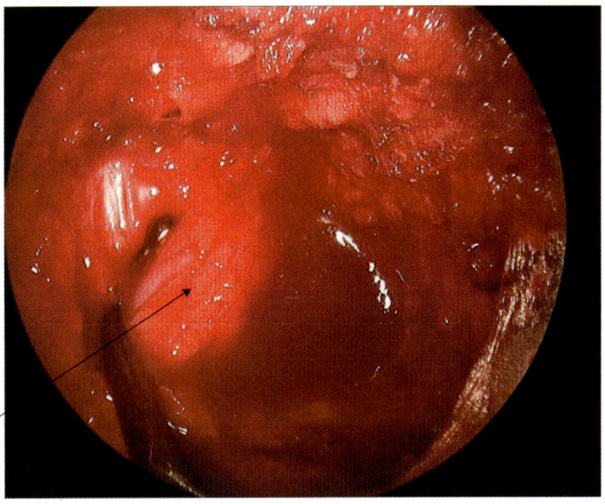

内側

尾側　　　　　　　　　　　　　　　　　　頭側

第5腰神経

外側

右L5

> **注意ポイント ❷**
>
> 　椎間孔内狭窄との合併例でも，神経圧迫の責任病巣の大部分は椎弓根外縁付近に集中して存在し，峡部下の神経根管内にまで病変が及ぶことは少ない．したがって，椎間孔内の除圧は峡部までを目安に行う．椎間関節や峡部の破壊による医原性不安定症の発生は術後成績不良の一因となるので不必要な切除は避ける．

⑤ **腰仙靱帯の切除**
- 腰仙靱帯は，著しく変性肥厚して神経と強く癒着しているので，これを丁寧に剥離して piece by piece に切除する（図13）．
- 分節動脈背側枝を損傷すると動脈性の出血をみるのでバイポーラで止血する．

⑥ **第5腰神経の確認**
- 腰仙靱帯を切除すると第5腰神経が現れる．
- 神経は扁平化し，瘢痕組織により強く絞扼を受けているので，ボールプローベで丁寧に剥離し，絞扼輪を解除する（図14）．
- 椎間孔内狭窄を伴う場合は，直接神経をレトラクトせず，まず，椎弓根の下半分を掘削して，間接的に神経を除圧する（図15）．神経を中枢へ逃がしても，膨隆椎間板の圧迫が強く神経剥離が困難な場合は，S1椎体の骨棘を切除する（図16）．このように骨棘を切除すると椎間板を下へ押し下げることが容易となり，神経との癒着が剥離可能となる（図17）．最後に椎間板を切除する．

⑦ **サージカルエンドポイント**
- 第5腰神経の横走化が消失し，十分な可動性を有するまで除圧を徹底する（図18）．
- 術後の単純レントゲン写真で，TLS triangle の拡大に伴い，神経圧迫のカウンターパートとなるL5椎体骨棘が開窓部から観察されるのが至適除圧である（図19）．

> **注意ポイント ❸**
>
> 　後根神経節には常に愛護的な操作を心がける．術後にアロディニアや疼痛過敏が発生した場合は速やかにステロイド療法を行い難治性の神経障害性疼痛に移行しないようにする．

**図15** 椎弓根部分切除

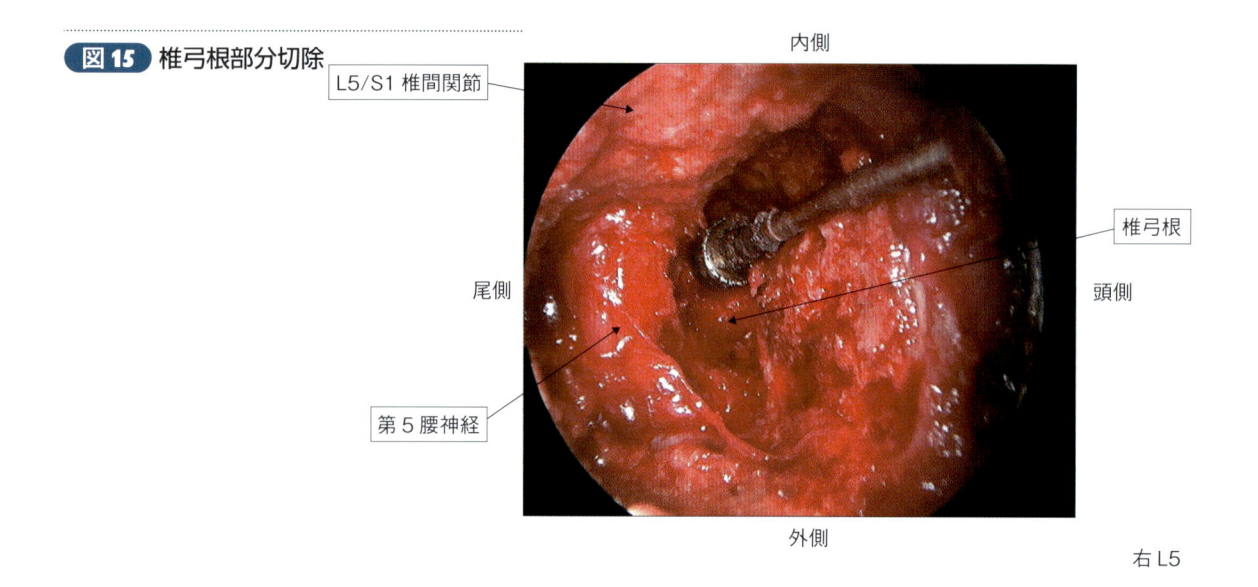

内側
L5/S1 椎間関節
椎弓根
尾側
頭側
第5腰神経
外側
右 L5

**図16** S1 椎体骨棘切除

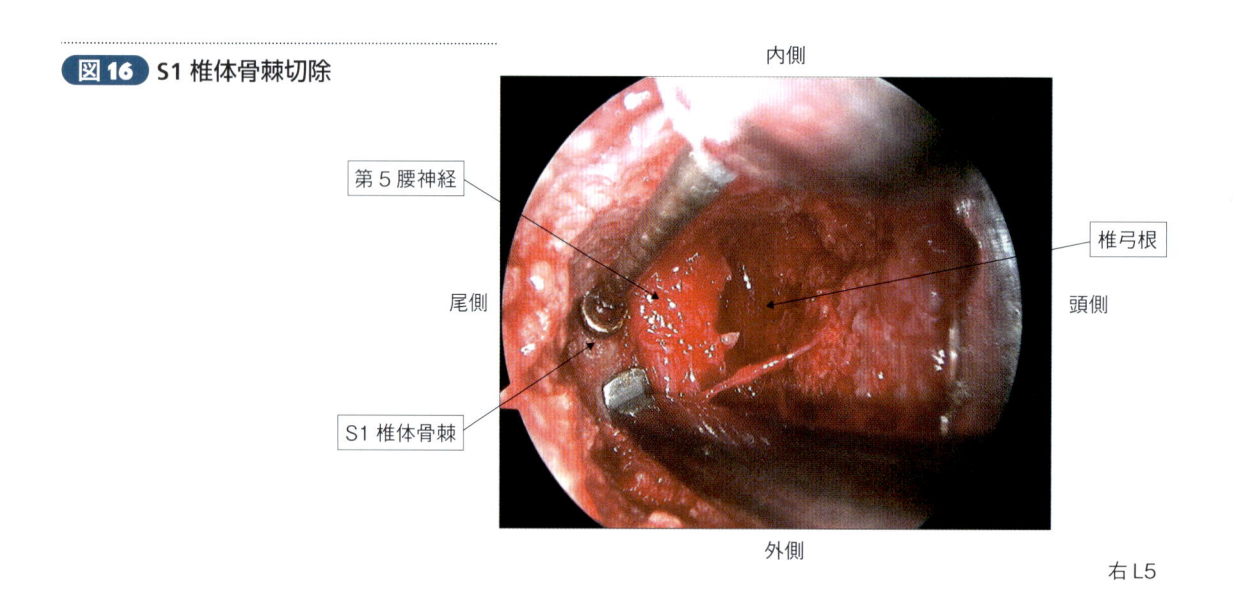

内側
第5腰神経
尾側
椎弓根
頭側
S1 椎体骨棘
外側
右 L5

**図17** 膨隆椎間板と神経間の剥離

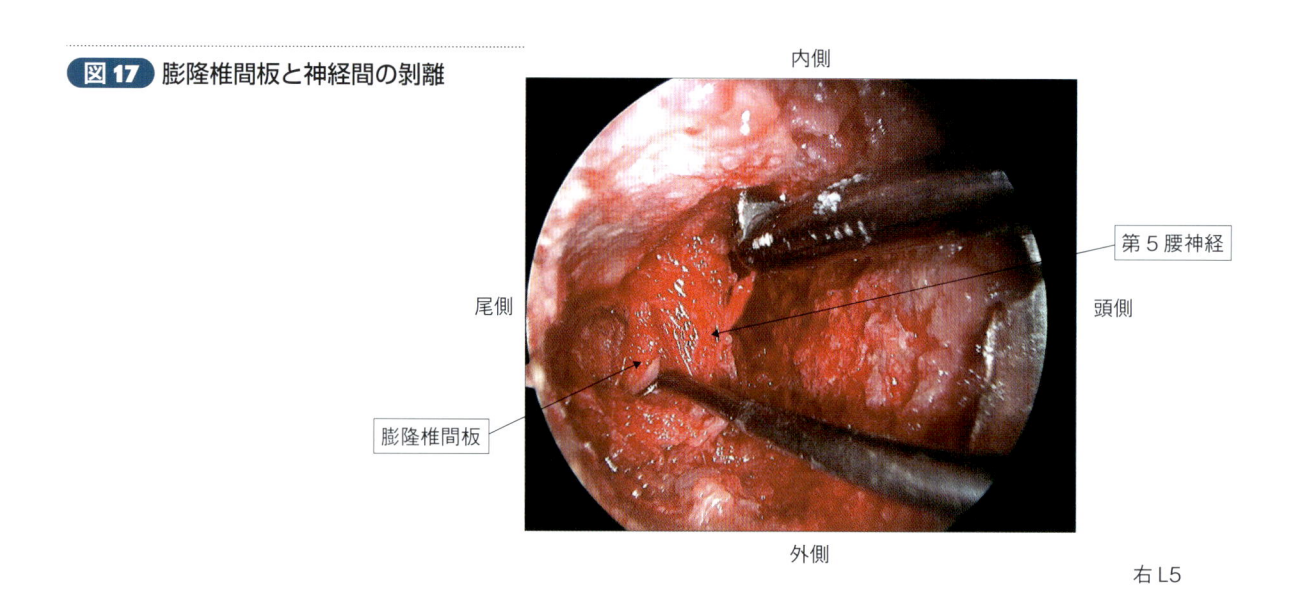

内側
尾側
第5腰神経
頭側
膨隆椎間板
外側
右 L5

Section 1　後方除圧術

**図18** サージカルエンドポイント

第5腰神経の横走化が消失し，十分な可動性を有するまで除圧を徹底する．

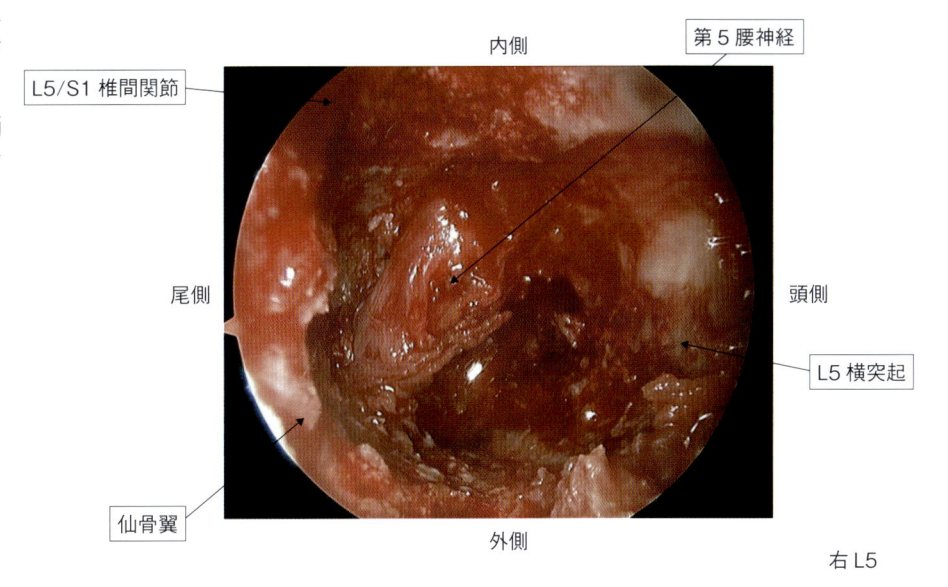

内側／第5腰神経／L5/S1椎間関節／尾側／頭側／L5横突起／仙骨翼／外側／右L5

**図19** 術前後の単純X線写真

TLS triangle の拡大に伴い，神経圧迫のカウンターパートとなる L5 椎体骨棘が開窓部から観察される．

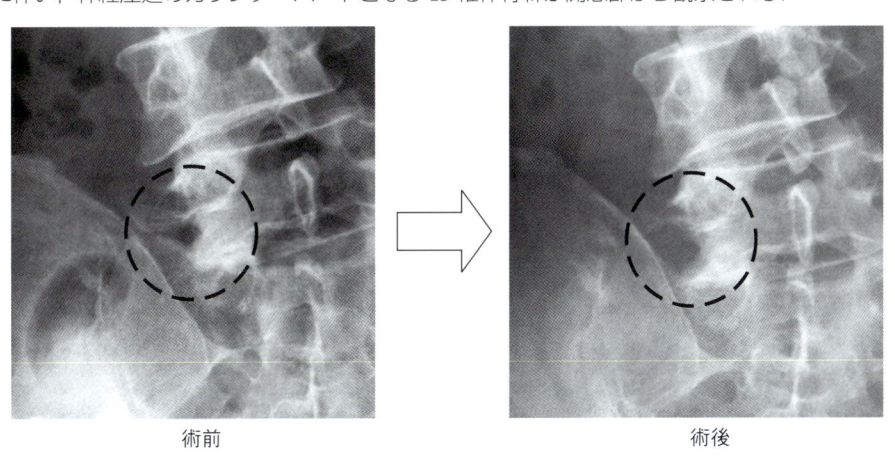

術前　術後

⑧閉創
- 傍脊柱筋層下にドレナージチューブを留置する．
- 真皮縫合とサージカルテープ固定にて閉創する．

## 5）注意すべき合併症

① 腰神経損傷
② 椎間関節破壊や医原性分離症による椎間不安定症（図20）
③ 後根神経節刺激症状

## 6）後療法

- 手術日から安静度制限はない．コルセットの装着も特に義務づけていない．
- 術後約48時間で，ドレナージチューブを抜去する．

D．Far-out 症候群に対する内視鏡下除圧術

**図20** 術後 CT

椎間関節面が完全に温存されている．

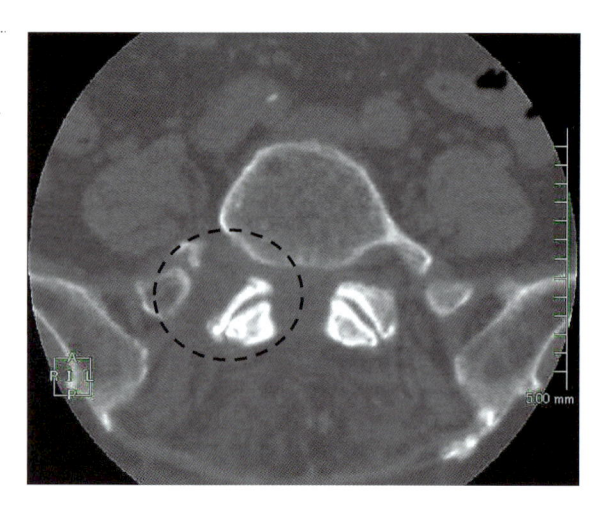

### ▶文献

1) 山田　宏, 吉田宗人, 玉置哲也, 他. 脊髄神経根の3次元MRI. 脊椎脊髄ジャーナル. 2008; 21(2): 115-21.
2) 山田　宏, 吉田宗人. 椎間孔内・外の狭窄ならびに圧迫病変の診断. 脊椎脊髄ジャーナル. 2008; 21(4): 364-8.
3) 安藤宗治, 川上　守, 橋爪　洋, 他. 感覚神経活動電位を利用した腰椎椎間孔部狭窄症の診断の有用性と限界. 末梢神経. 2006; 17(1): 58-66.
4) 岩崎　博, 山田　宏, 吉田宗人, 他. 電気生理学的手法を用いた腰椎椎間孔外狭窄病変の新しい診断法. 臨整外. 2008; 43: 1193-8.
5) Yamada H, Yoshida M, Hashizume H, et al. Efficacy of novel minimally invasive surgery using spinal microendoscope for treating extraforaminal stenosis at the limbosacral junction. J Spinal Disord Tech. 2012; 25: 268-76.

&lt;山田　宏＞

## Section 2 椎間板切除術

# A Love法，顕微鏡視下椎間板切除術

## a Love法

### 1) 適応疾患

- 腰椎椎間板ヘルニア

### 2) 術前準備

- 責任高位の把握・確認：症状と画像所見が一致していることを確認．また罹患神経根レベルと画像所見の一致を確認．特に移行椎を有する症例では注意．
- 術後装具：術後に軟性装具を装着する場合は，事前に作成しておく．
- 手術高位の確認：麻酔後に腹臥位をとった後に行う．

### 3) 手術体位

- Hallフレーム上に腹臥位をとる．腹部を圧迫しないようにすることが重要である．
- ヤコビー線を参考に，棘突起に18 G注射針を刺入し，X線写真またはCアームイメージを用いて高位の確認を行う．

### 4) 手術手技

①皮切
- 罹患椎間を中心に頭尾側の棘突起上に約5 cm長の正中皮膚切開を加える．
- エピネフリン加生理食塩水の皮下注射は行っていない．

②傍脊柱筋の剥離と展開
- 棘上・棘間靱帯を温存しつつ，電気メスで腰背筋膜を棘突起の外縁に沿って切離する．コブエレベーターを用いて，傍脊柱筋を棘突起の側面から剥離する（L4/5椎間の場合は，L4とL5の棘突起側面）．剥離がある程度できたところでガーゼを詰めて，そのガーゼをコブエレベーターで詰め込むことで止血と剥離を同時に行う（図1）．
- 詰めたガーゼを除去し，残った多裂筋腱性部を付着部で切離したら，再度ガーゼを詰めて止血と剥離を行う．ガーゼを除去して，そこにテーラー鉤を挿入し，テーラー鉤の爪を椎間関節外側にかけ重りを装着して傍脊柱筋を外側に引くと，棘突起，椎弓，椎間関節の展開ができる．
- 椎弓に付着している残存する筋や軟部組織は電気メスやバイポーラで焼灼後に髄核鉗子などで切除して，椎弓表面を展開する．

③椎弓切除範囲の確認
- 当該椎間の上位椎弓の下縁と下位椎弓の上縁を鋭匙で外側になぞって交点（椎間関節内縁）を確認する．

**図1** 傍脊柱筋の剥離

棘突起　多裂筋腱性部　棘突起

ガーゼ　コブエレベーター

**図2** 椎弓切除範囲の確認

棘突起　黄色靱帯　棘間靱帯　棘突起

鋭匙

椎弓
椎間関節　テーラー鈎

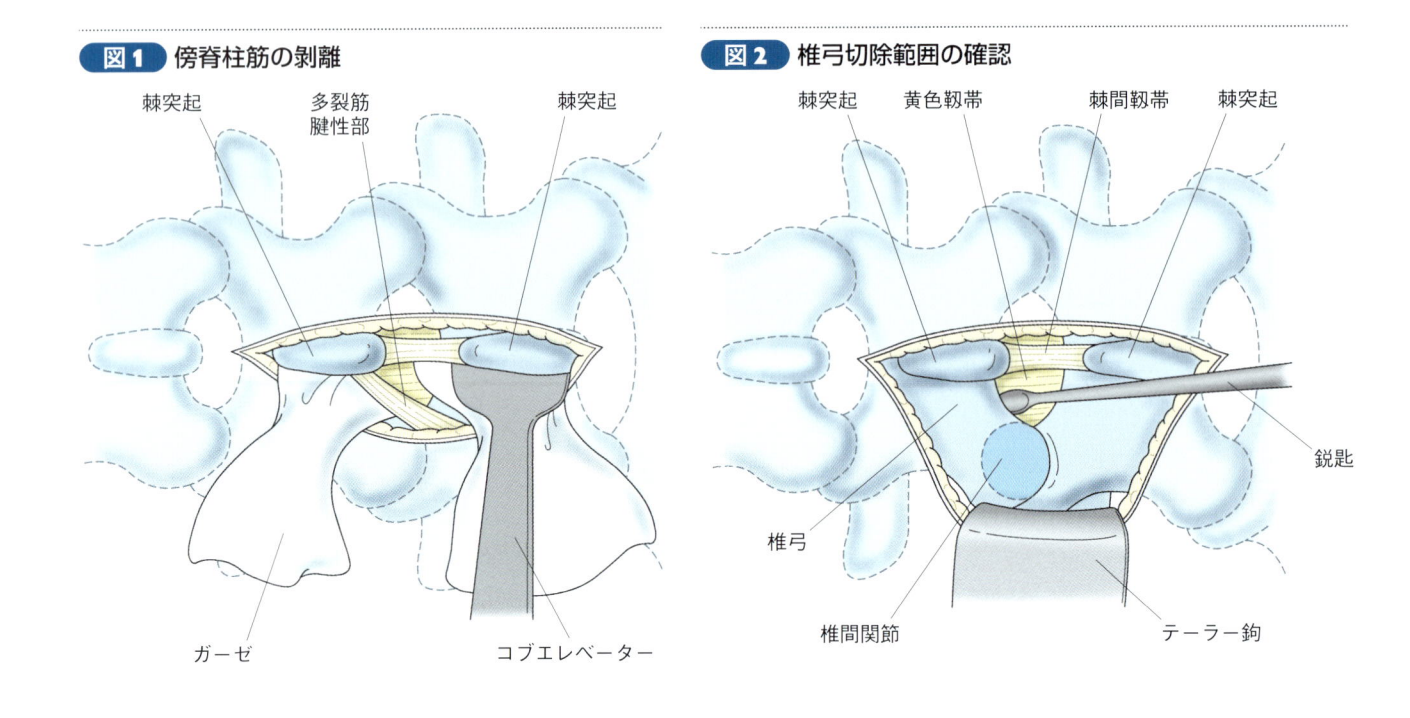

ここが椎弓切除する範囲の外縁の目安となる（図2）．

④部分椎弓切除
- 必要に応じて当該椎間の上位椎弓を部分切除する．通常は黄色靱帯の付着部まで切除すれば十分である．これで黄色靱帯頭側が遊離する．
- ここでは，ノミ，ハイスピードドリル，ケリソンパンチなどを用いる．
- 下位椎弓は黄色靱帯が付着している上縁を鋭匙で剥離するだけで黄色靱帯が遊離するが，2 mm程椎弓上縁を切除してもよい．

⑤**黄色靱帯の切除**
- 黄色靱帯を摂子で持ち上げ，尾側端から両刃エレバトリウムを挿入して，黄色靱帯と硬膜管の間を確認する．通常はここに硬膜外脂肪が存在する．
- この黄色靱帯と硬膜管の間に紐付きベンシーツを挿入して，黄色靱帯と硬膜管の間を剥離する．
- 黄色靱帯の下へ両刃エレバトリウムを挿入し，紐付きベンシーツの上を滑らせて黄色靱帯頭側端まで進める．
- 両刃エレバトリウムと紐付きベンシーツで硬膜管を保護しながら，尖刃刀で黄色靱帯正中部（できるだけ内側縁）を切離する（図3）．
- この時点で黄色靱帯は，外側付着部以外は遊離している．黄色靱帯を摂子や髄核鉗子でつまみ上げて，外側付着部を鋭匙で切離する．ケリソンパンチでできるだけ外側付着部に近い場所を切離してもよい（図4）．
- 残った黄色靱帯は，硬膜管や神経根を損傷しないように切除する（図5）．

➡ **注意ポイント** ①

黄色靱帯と硬膜が癒着している場合があり，黄色靱帯を無理に切除すると硬膜を損傷してしまうことがある．黄色靱帯と硬膜の間を慎重に剥離しておくことが重要である．

⑥神経根の確認
- 黄色靱帯を切除すると硬膜管と神経根が現れる．神経根が確認できない場合は，硬膜管を軽く内側によけ

**図3** 黄色靱帯と硬膜間の剥離

- 硬膜管
- 両刃エレバトリウム
- 紐付きベンシーツ
- 黄色靱帯

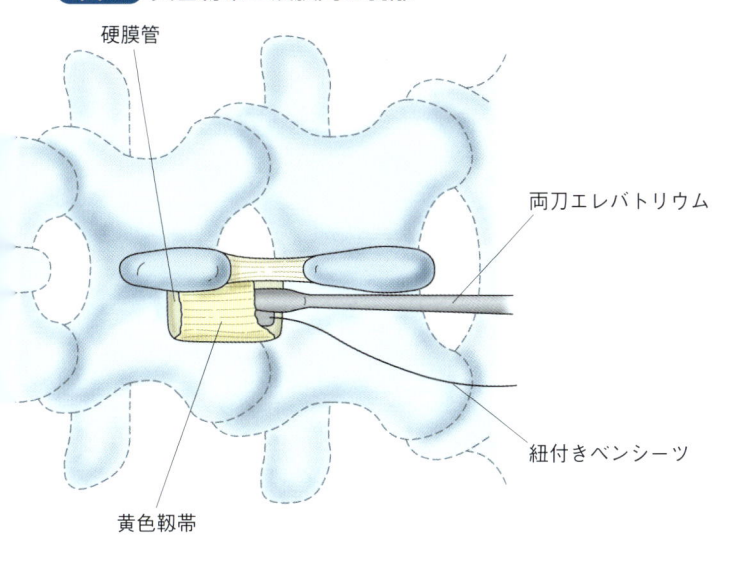

**図4** 黄色靱帯の切除

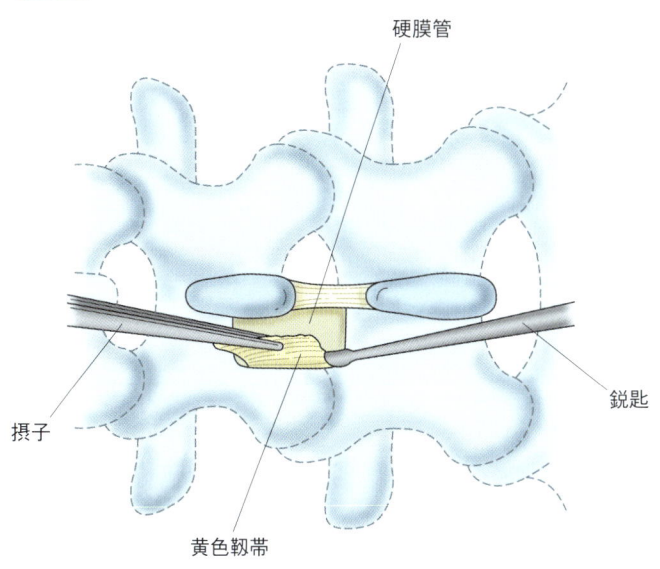

- 硬膜管
- 摂子
- 鋭匙
- 黄色靱帯

**図5** 残った黄色靱帯の切除

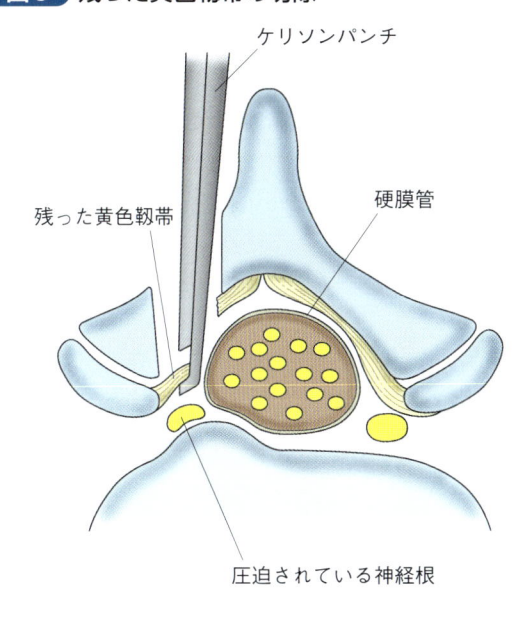

- ケリソンパンチ
- 残った黄色靱帯
- 硬膜管
- 圧迫されている神経根

**図6** 神経根の確認

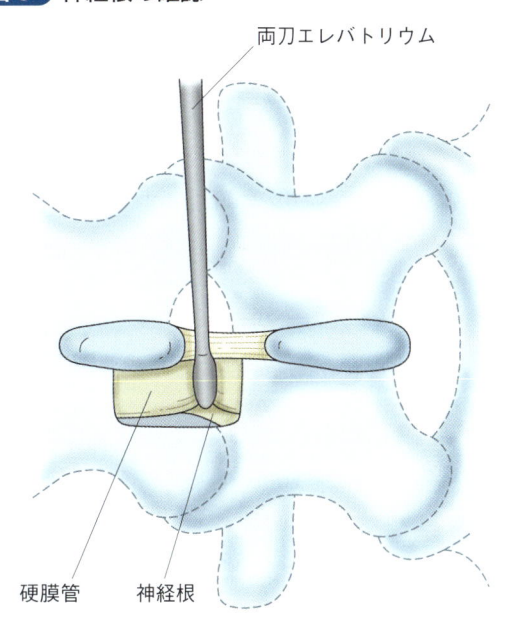

- 両刃エレバトリウム
- 硬膜管
- 神経根

ると硬膜管から分岐する神経根が見えてくる（図6）．
- 脊柱管狭窄を伴っている場合は，外側の椎弓切除（椎間関節の部分切除）の追加が必要になる．

**▶ 注意ポイント ❷**

脊柱管狭窄を合併している場合，神経根の除圧を先に行っておかないと，神経根の確認のため硬膜管を強く圧排することになる．

⑦椎間板ヘルニアの展開
- Love 神経鉤を用いて神経根を愛護的に内側によけると，突出した椎間板ヘルニアが現れる（図7）．
- 神経根が椎間板ヘルニアと癒着している場合は，癒着を剥離するため，神経根の分岐部から末梢にかけて少しずつ内側によけるようにする．

**図7** 椎間板ヘルニアの展開

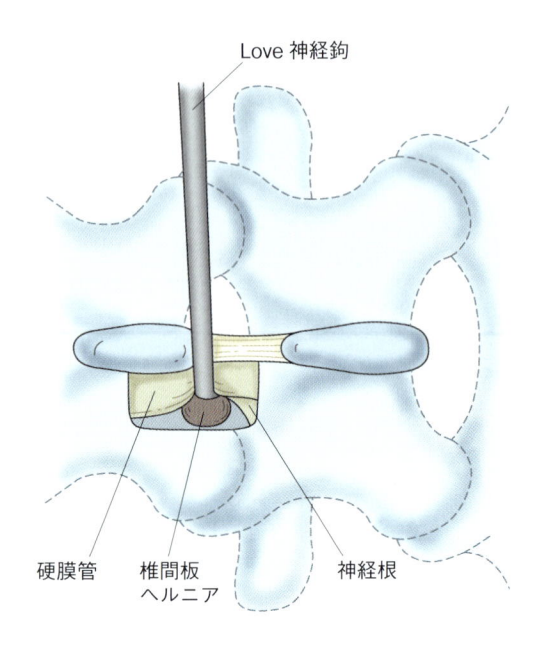

Love 神経鉤

硬膜管　椎間板ヘルニア　神経根

> ➡ **注意ポイント ③**
> 
> ● この際，怒張した硬膜外静脈叢が現れることがある．あらかじめバイポーラで焼灼しておくとよい．
> ● 大きな椎間板ヘルニアの場合，強く神経根を圧排してしまうことがある．Love 法の手術のなかで最も愛護的な操作が必要とされる箇所である．

⑧ 椎間板ヘルニアの切除

- 椎間板ヘルニアが線維輪から脱出している場合（transligamentous extrusion）は，髄核鉗子で脱出部分をつかんで軽く揺するようにしながら引き上げる．一塊として切除される場合が少なくない．
- 突出した椎間板ヘルニアで，脱出が確認されない場合（subligamentous extrusion）は，椎間板の突出した部分に尖刃刀で十字切開か円状切開を加える（図8）．切開部分の周囲から中心部に向けて両刀エレバトリウムを動かして，椎間板髄核を切開部から出るようにする（ミルキング）（図9）．出てきた椎間板髄核は上記のように切除する．
- 局所的に膨隆した椎間板ヘルニアの場合（protrusion）は，線維輪を一緒に切除する．
- Love 神経鉤でよけていた神経根を元の位置に戻して，神経根の圧迫が消失していることを確認する．

⑨ 神経根が除圧されたことを確認

- 両刀エレバトリウムを用いて神経根の可動性を確認する．
- 神経根の可動性が不良と判断された場合は，椎間板ヘルニアの取り残しがないか神経根を再度内側によけて確認する．

> ➡ **注意ポイント ④**
> 
> 脊柱管狭窄が神経根圧迫に関与していて可動性が不良と考えられる場合は，外側の椎弓切除（椎間関節の部分切除）を行う．

⑩ 閉創

- 生理食塩水で創内を洗浄後，筋層下に吸引ドレナージ用チューブを留置する．チューブは，手術創の外側

図8 椎間板の切開

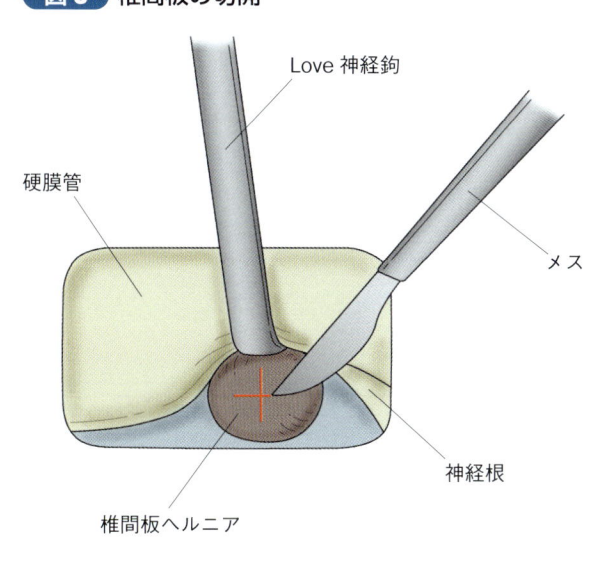

- 硬膜管
- Love 神経鉤
- メス
- 神経根
- 椎間板ヘルニア

図9 椎間板ヘルニアのミルキング

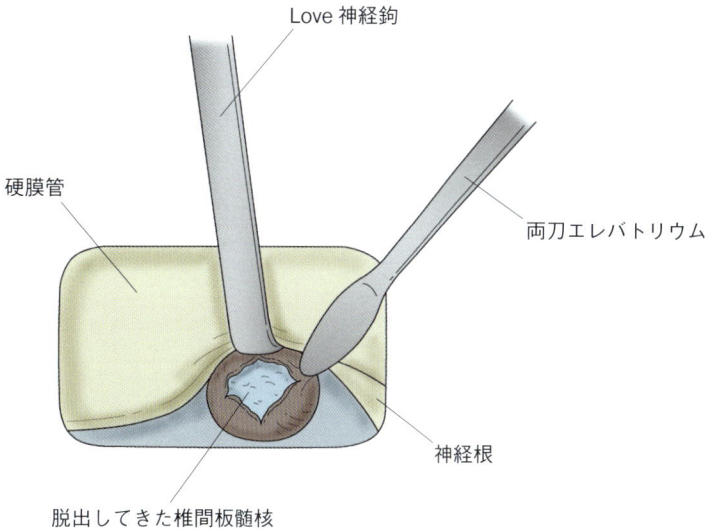

- 硬膜管
- Love 神経鉤
- 両刀エレバトリウム
- 神経根
- 脱出してきた椎間板髄核

2-3 cm の部位から皮膚外に出して，絹糸で固定する．

> **注意ポイント 5**
>
> チューブを縫い込んでしまって術後に抜けなくなることがある．その予防策としては，チューブを深めに入れておいて，皮下縫合後にチューブを少し引いてスムースに動くことを確認してから固定するのがよい．

- 筋膜を棘上靱帯に縫着する．皮下組織は深さを同じくして縫合する．これらの縫合には吸収糸を用いている．
- 最後に皮膚をマットレス縫合する．

### 5) 注意すべき合併症

① 硬膜損傷
② 神経根損傷
③ 椎間関節破壊
④ 硬膜外血腫
⑤ 椎間板ヘルニアの取り残し

### 6) 後療法

- 術後 24-48 時間でドレナージ用チューブを抜去する．
- 離床は術翌日から可能である．
- 歩行器歩行から開始し，歩容が安定したら支持なし歩行とする．
- 体幹装具を装着する場合は，術後 4 週ほど装着させるが，体幹装具の使用は必須ではない．

## b 顕微鏡視下椎間板切除術 （図10）

### 1）適応疾患，2）術前準備，3）手術体位

- これらはLove法と同じである．

### 4）手術手技

①皮切
- 罹患椎間を中心に頭尾側の棘突起上に約3cm長の正中皮膚切開を加える．

> **注意ポイント 6**
> 皮切長をLove法に比して短くできるが，そのためには皮切を入れる前にX線やCアームイメージで正確に皮切部位を決定しておくことが重要となる．

②傍脊柱筋の剥離と展開
- 開創器は，テーラー鉤が入らないので，Caspar開創器などを用いる必要がある．
- その後の手術手技は，顕微鏡を入れてLove法と同様に進める（図10A）．

> **注意ポイント 7**
> 椎間板切除を顕微鏡視下に行う最大の目的は，神経組織に対して愛護的な操作を行うことにより神経組織への侵襲を少なくすることである（図10B）．皮切を小さくすることが最大の目的ではない．

**図10** 顕微鏡視下椎間板切除術

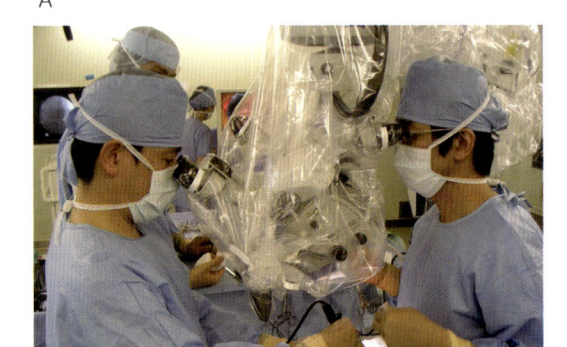

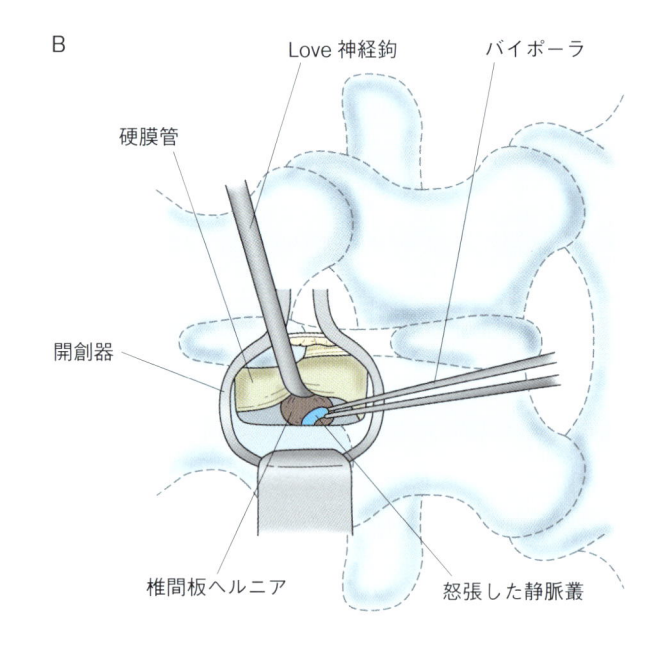

A

B
- Love神経鉤
- バイポーラ
- 硬膜管
- 開創器
- 椎間板ヘルニア
- 怒張した静脈叢

＜矢吹省司＞

| Section 2 | 椎間板切除術

# B 内視鏡下椎間板摘出術
Microendoscopic discectomy（MED）

## 1）適応疾患

- 従来法と同様で，保存療法の無効な腰椎椎間板ヘルニアに適応がある．
- 運動選手の椎間板ヘルニアの場合には，早期競技復帰を目的として適応とすることがある[1]．
- ヘルニアとは病態は異なるが，腰椎椎体後方終板障害にもこの術式が応用できる．
- 術者の技量に応じて手術適応を決定する．
- 内視鏡手術手技をマスターするまでは，容易な症例から徐々に適応を拡大していく．
  手術難易度の判断[2]
  ・椎間板高位では，椎弓間の最も広い L5/S，次いで L4/5 の順に容易である．上位腰椎になるほど難しくなる（図1）．

### 図1 椎弓間と椎間板レベルの関係

上位椎弓ほど横径は短くなり，椎弓間も狭くなる．また椎弓間と椎間板の位置の「ずれ」が大きくなる．

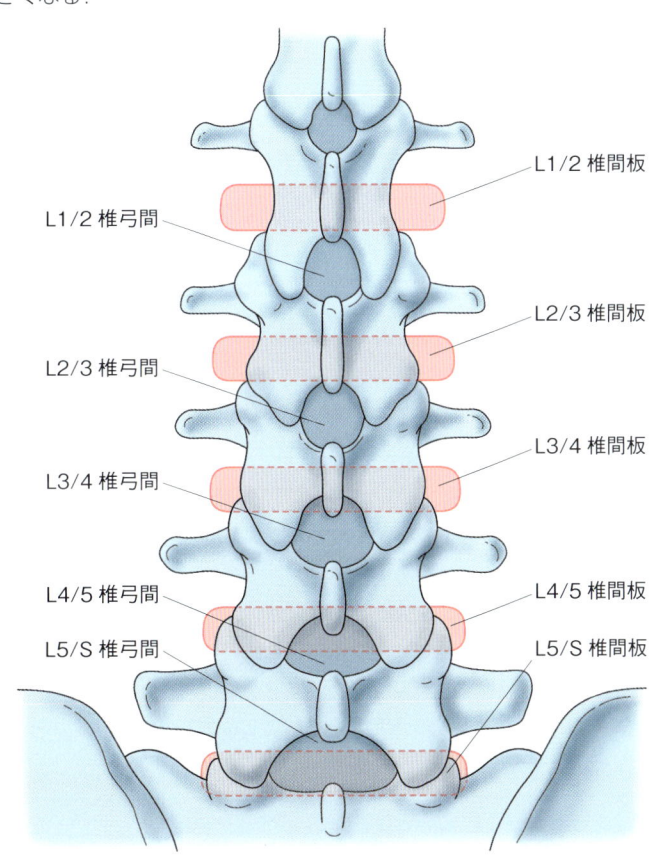

- L1/2 椎弓間 / L1/2 椎間板
- L2/3 椎弓間 / L2/3 椎間板
- L3/4 椎弓間 / L3/4 椎間板
- L4/5 椎弓間 / L4/5 椎間板
- L5/S 椎弓間 / L5/S 椎間板

- 脊柱管内のヘルニアでは，神経根直下に限局するものよりも，正中ヘルニアのほうが難しい．
- 頭尾側方向に移動したヘルニアは，椎間板高位のヘルニアよりも難しい．
- 巨大ヘルニアや，神経根の腋窩部に陥入したヘルニアは難しい．
- 再発ヘルニアに関しては，先行手術が何であっても適応となりうるが，後方アプローチによる椎間板摘出術後の症例は難しい．
- 最外側ヘルニアは脊柱管内のヘルニアとはアプローチが異なる．深さが深く，また動脈からの出血もあり，手術操作が難しい．
- 骨切除の必要な椎体後方終板障害や腰部脊柱管狭窄を合併したものは，難しい．

> **注意ポイント ①**
> 内視鏡手術に慣れるまでは，椎弓間が広く，かつ椎間板レベルとの間にずれの少ない L5/S または L4/5 の脊柱管内ヘルニア（初回手術）に適応を限定するとよい[3]．

### 2) 術前準備

①責任高位の確認
- 椎間板ヘルニアの診断を安易に MRI 所見のみに頼るのではなく，画像所見と障害神経根レベルとの一致を確認する．必要であれば神経根造影やブロック，脊髄造影，椎間板造影，電気生理学的検査なども積極的に利用する．

②腰椎の CT 撮影
- MRI では椎間板ヘルニアと椎体後方終板障害の区別がつきにくいことがある．また，骨性の外側陥凹部狭窄がヘルニアに合併していることがある．このような症例では，術前の CT 像が診断に有用である．
- 最外側ヘルニアの場合には，術前に 3D-CT を撮影し，腰椎を後方から見た立体像を再構成しておくとわかりやすい．

③進入側の決定
- 原則として，椎間板ヘルニアのある側が進入側になる．
- 正中ヘルニアで症状が片側性の場合には，有症状側から進入する．
- 大きな正中ヘルニアや椎体後方終板障害の場合には，両側進入で摘出することがある．
- 再発の正中ヘルニアの場合には，前回手術とは反対側から進入することがある．

### 3) 手術体位

- 腹臥位で腹圧を上げないような体位で，術中に X 線透視が使用できればいずれでもよいが，アーチ型のラミネクトミーフレーム（Mackay フレーム：図 2）や 4 点支持のフレーム（Hall フレーム）を使用すると体位がとりやすい．前屈位で椎弓間を開いたほうが，ヘルニアの摘出は行いやすい．
- X 線透視の正面像で，目的とする椎弓間を確認し，皮膚にペンでマークする．最外側ヘルニアの場合は，横突起，仙骨翼，椎間関節外側をマークする．

> **注意ポイント ②**
> X 線透視は正面像で確認できるように準備をしておくと，後ほどチュブラーレトラクターのレベル確認をする際に，内外側方向の位置関係も把握しやすい（側面像では頭尾側方向のレベルだけしか確認できない）．

#### 図2 術中体位

術中にX線透視が使用できれば，どのような体位でもよい．透視は正面像で確認できるようにしておいたほうが，間違いが少ない．

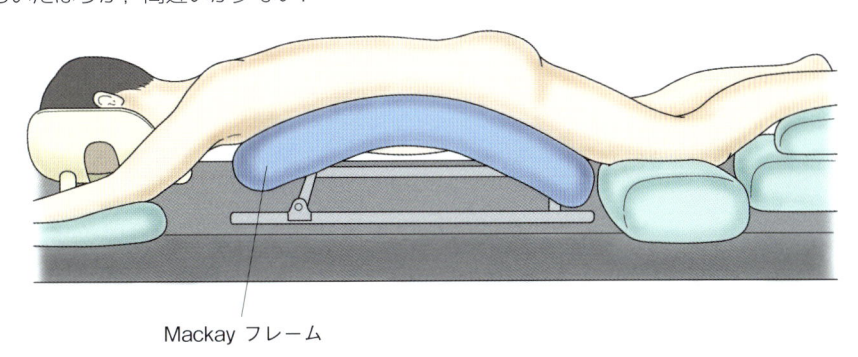

Mackay フレーム

▶▶▶ **注意ポイント ③**

L4/5やL5/Sのヘルニアの場合には，X線透視下にベッドの傾きを調節して，椎弓間と椎間板レベルを合わせておくと，ヘルニア摘出の段階でチュブラーレトラクターが体に対して垂直となり，操作が行いやすい．

### 4）手術手技

- 術者は進入側に立ち，手術を行う．

a）脊柱管内の椎間板ヘルニア摘出術

①皮切
- 目的とする椎間の上位椎弓下縁と，進入側の椎間関節がチュブラーレトラクターに一部かかる場所が進入点である（図3）．したがって，通常は正中から1cm程度外側に16mmの縦切開をおくことになる．

②チュブラーレトラクターの設置
- 筋膜をメスで1cmほど縦切開する．

#### 図3 チュブラーレトラクターの至適位置

L4/5・L5/S左進入の場合を図示した．皮切線は各円の直径（頭尾側方向）に一致する．

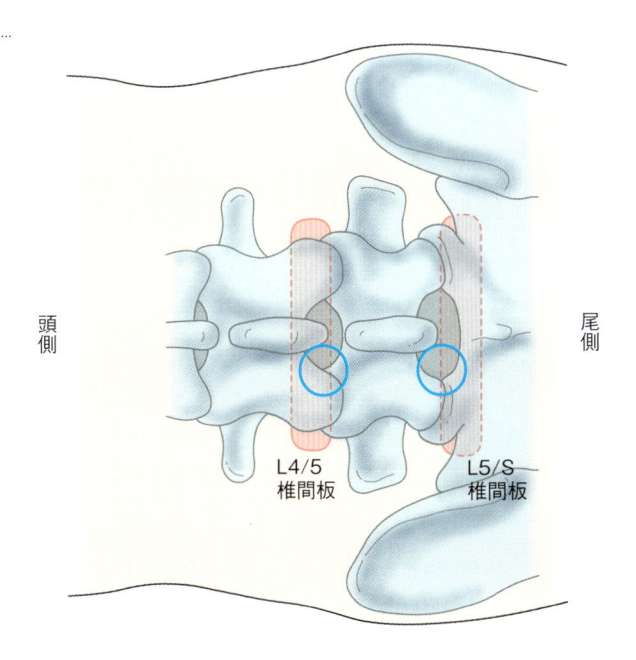

頭側　　尾側

L4/5椎間板　　L5/S椎間板

B．内視鏡下椎間板摘出術（MED）

**図4** チュブラーレトラクターの挿入

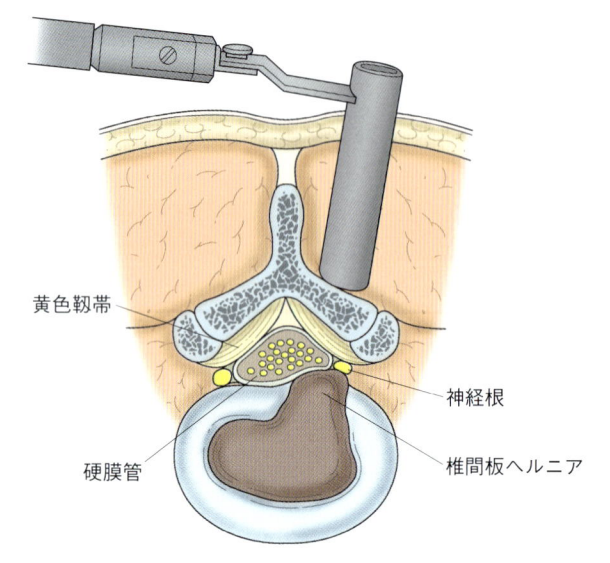

黄色靱帯
硬膜管
神経根
椎間板ヘルニア

**図5** 椎弓と黄色靱帯の露出

以下の内視鏡画像は L4/5 左進入の場合.

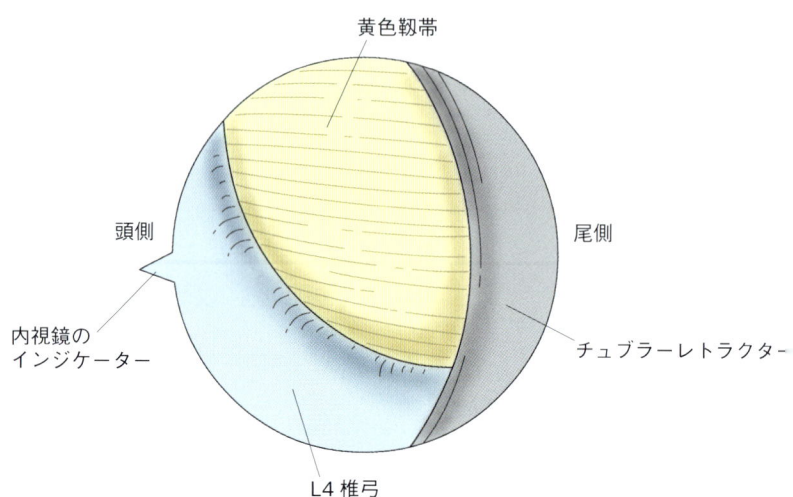

黄色靱帯
頭側
尾側
内視鏡のインジケーター
チュブラーレトラクター
L4 椎弓

- ガイドワイヤーは硬膜損傷のおそれがあるために使用しない．最初は直径 5.3 mm のダイレーターを挿入して椎弓を探触し，椎弓間の場所の見当をつけておく．
- 順次ダイレーターを挿入して傍脊柱筋間を広げてゆく．オリエンテーションがつきにくい場合は，いったんダイレーターをすべて抜去して，指を挿入して触知するとわかりやすい（いわゆる "finger navigation"）．
- 順次挿入したダイレーターに直径 16 mm のチュブラーレトラクターを重ねて挿入し，フレキシブルアームを介して手術台に固定する（図 4）．
- ダイレーターを抜去して，25°斜視内視鏡をチュブラーレトラクターに挿入する．時計文字盤でチュブラーレトラクターの位置を表現すると，最初は 9 時方向に内視鏡を固定する．以後は内視鏡画像下に操作を行う．
- チュブラーレトラクター内に残った筋肉や軟部組織を髄核鉗子で除去して，チュブラーレトラクターを椎弓に接するまで挿入し，椎弓下縁と椎間関節内縁および黄色靱帯を露出する（図 5）．
- チュブラーレトラクターの位置を再度 X 線透視下に確認する．

> **注意ポイント ④**
>
> 椎弓間が大きく開いている症例では，チュブラーレトラクター全体が椎弓間に入ってしまった場合に，オリエンテーションを失うことがある．特に L5/S では注意が必要で，正中を超えて反対側に達していることもある．

> **注意ポイント ⑤**
>
> 術者の意識はモニター画像に集中する一方で，チュブラーレトラクターの傾きにはあまり注意が払われていない．アプローチが進むにつれてチュブラーレトラクターがだんだん傾いてくる時は部位誤認の可能性が高い．このような場合には早めに X 線透視下に部位の再確認をしたほうがよい．

③椎弓の骨切除

- 曲がり鋭匙を用いて椎弓下縁と黄色靱帯の間を剥離する（図 6）．この隙間にケリソン骨鉗子の先端を挿入して骨を切除し，ボーンワックスで止血する．
- 椎弓や椎間関節が肥厚している場合には，内視鏡手術用ドリル（ダイヤモンドバー）を使用すると，安全

**図6** 黄色靱帯の剥離と椎弓部分切除

曲がり鋭匙を用いて，頭側の椎弓と黄色靱帯の間を剥離し，ここにケリソン骨鉗子を入れて，骨切除する．

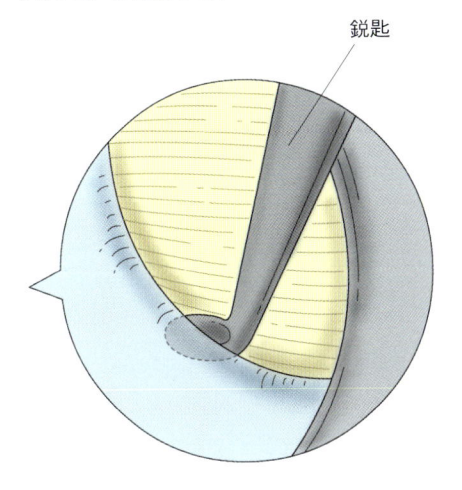

**図7** 黄色靱帯の切開

内視鏡を7-8時の位置（矢印）に固定すると，切断面が確認しやすい．黄色靱帯の浅層をメスで切開し，鋭匙で剥離すると，縦走線維からなる深層が現れる．

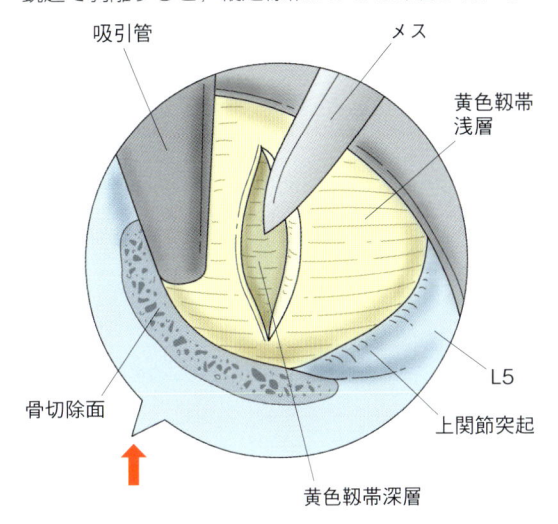

に骨切除が行える．
- 頭側・尾側に移動したヘルニアの場合には，それぞれ頭側・尾側に大きめに骨切除を行っておく．
- 大きな正中ヘルニアや，神経根腋窩部に陥入したヘルニアでは，神経根がかなり外側まで圧排されているため，あらかじめドリルなどを用いて外側陥凹部を骨切除しておく．
- 再発ヘルニアでは，黄色靱帯はなく瘢痕組織で覆われているため，最初からドリルを用いて骨と瘢痕組織の境界を露出させる．瘢痕組織をドリルで削って薄くしながら，正常組織との境界を見つけて，硬膜外腔に進入する．

> **注意ポイント 6**
>
> 上位腰椎では棘突起と椎間関節間の距離（椎弓横径）が短くなり，また椎弓間と椎間板レベルのずれが大きくなることから，手術が難しくなる（図1）．あらかじめ脊柱管狭窄症に準じて両側性に骨切除を行っておいてから，片側性に黄色靱帯を摘出すると，手術がしやすいことがある．

④黄色靱帯の摘出
- 黄色靱帯の切開面を観察しやすくするため，内視鏡を7-8時の位置で固定する．
- 小円刃メスを用いて，黄色靱帯の浅層を横切する（図7）．曲がり鋭匙で浅層を剥離しながら，縦走線維からなる深層を残す．
- 内視鏡の位置を9時方向に戻す．
- ペンフィールドを用いて，黄色靱帯深層をその線維方向に鈍的に裂いて，硬膜外腔に到達する（図8）．
- ボールプローブで黄色靱帯腹側の癒着を剥離して，そこにケリソン骨鉗子の先端を滑り込ませて靱帯を切除する．硬膜管や神経根背側の黄色靱帯を摘出する際には，左手の吸引管で硬膜を軽く内側に寄せてできた隙間にケリソン骨鉗子の先端を入れ，ブラインド操作にならないように注意する（図9）．
- 神経根の外側縁が確認できるところまで，黄色靱帯切除を行う．見えているものが神経根なのか硬膜管なのかが判断しづらいときには，神経根の分岐部（肩口）が確認できるまで，黄色靱帯を摘出する．

### 図8　硬膜外腔への進入

黄色靱帯深層を，ペンフィールドを用いて鈍的に裂き，硬膜外腔へ進入する．

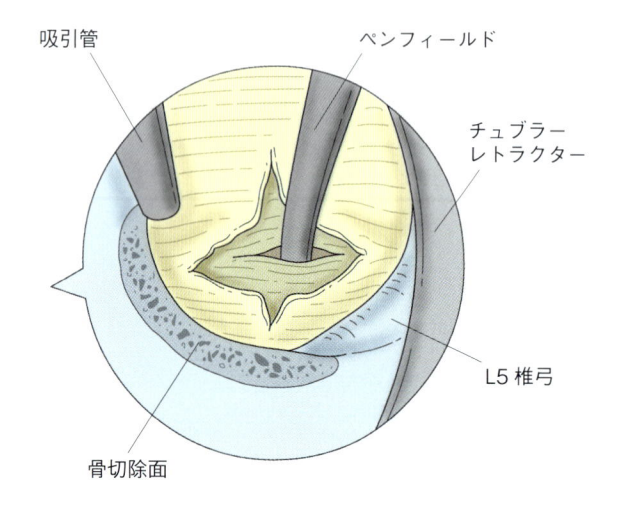

### 図9　外側陥凹部の黄色靱帯切除

左手の吸引管で硬膜を軽く寄せて黄色靱帯の腹側に隙間をつくり，そこにケリソン骨鉗子の先端を滑り込ませる．ブラインド操作にならないように注意する．

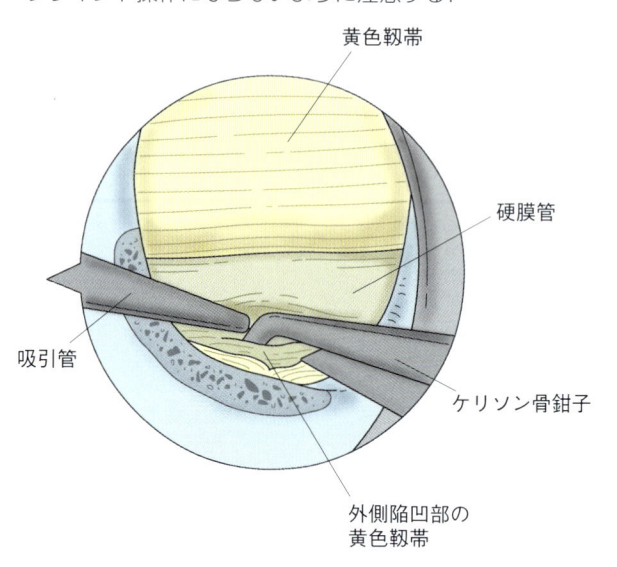

---

**注意ポイント ⑦**

　特にL5/S椎弓間では，L5下関節突起に付着する黄色靱帯をメスで切開すると，さらにその腹側に上関節突起に付着する黄色靱帯があり，それらの靱帯間に脂肪組織が認められることが多い．慣れるまでは，これを硬膜外の脂肪と勘違いすることがあるので注意を要する．

**注意ポイント ⑧**

　黄色靱帯の直下に必ずしも硬膜管や神経根があるとは限らない．ペンフィールドで触ってみて硬い印象がある場合や，押してみて塊として動く場合には，硬膜背側に脱出したヘルニアである可能性もある．

⑤ヘルニア腫瘤の摘出

- 神経根を確認し，ボールプローブやペンフィールドを用いて神経根の癒着を剝離する．無理なく神経根を内側に寄せることができれば，左手の吸引トラクターで保持しヘルニア腫瘤を露出する（図10）．
- 硬膜外の血管をバイポーラーで焼灼止血する．
- 脱出ヘルニアの場合は，このまま髄核鉗子でヘルニア腫瘤を摘出するが，神経との癒着を十分剝離してから摘出する．
- 後縦靱帯を穿破していない場合には，小円刃メスで靱帯や線維輪を切開し，ペンフィールドでその周囲を圧すると，切開口から変性髄核や線維輪塊が噴出してくる（図11）．ボールプローブや髄核鉗子を用いて椎間板内を郭清する．
- 椎体後方終板障害の場合には，内視鏡手術用のノミを用いて突出した骨を切除し，摘出する．正中に骨片があるときには，両側進入で終板を摘出することもある．
- 20 m$l$ ディスポシリンジの先に吸引管を連結し，この吸引管の先端を線維輪の切開口に挿入する．生食で椎間板内を加圧洗浄し，椎間板内部の取り残しを防ぐ．
- 後縦靱帯下の移動ヘルニアや硬膜外腔の脱出ヘルニアの遺残がないかを確認する．特に硬膜管腹側や神経

### 図10 ヘルニアの露出

神経根の癒着を剝離した後に，愛護的に内方に寄せ，ヘルニアを露出する．硬膜外の静脈瘤があれば，バイポーラーで焼灼処置する．

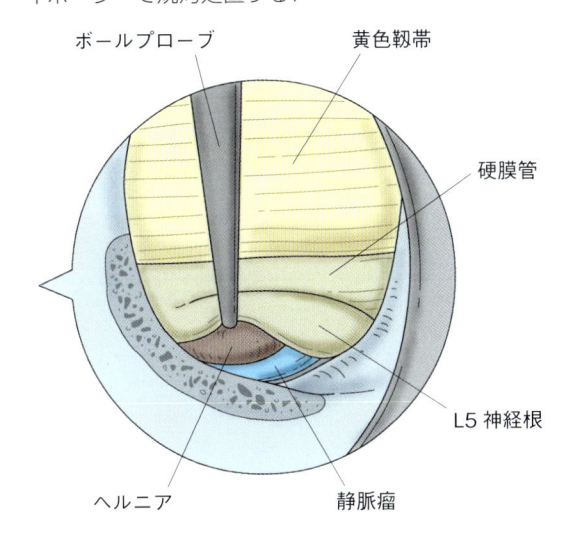

（ボールプローブ，黄色靱帯，硬膜管，L5神経根，ヘルニア，静脈瘤）

### 図11 ヘルニアの摘出

メスで後縦靱帯に切開を入れて，周囲を圧すると髄核が噴出する．

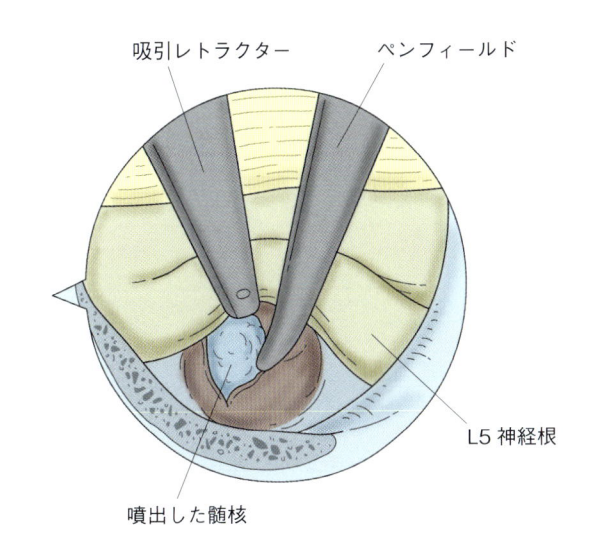

（吸引レトラクター，ペンフィールド，L5神経根，噴出した髄核）

### 図12 除圧された神経根

図は unroofing を追加したところ．

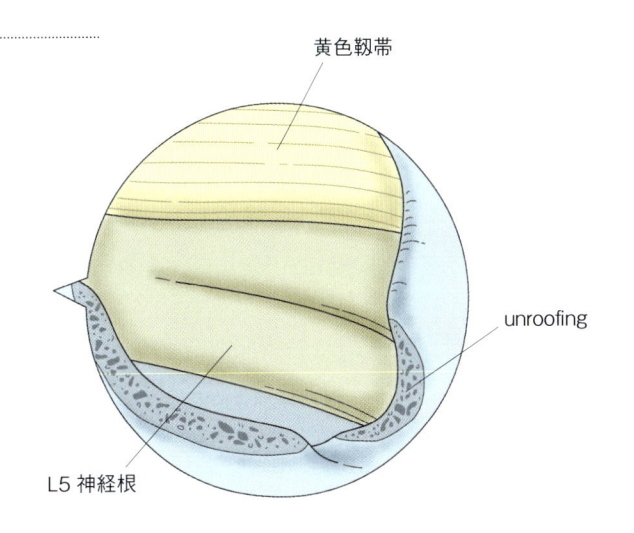

（黄色靱帯，unroofing，L5神経根）

根腋窩部は取り残しが多いので注意する．
- 椎間孔入口部が狭いときには，unroofing を追加することがある．
- 神経根が十分に緩んだことを確認して，ヘルニアの摘出を終了する（図12）．

> **注意ポイント 9**
> メスを使用するときには，刃先を神経から遠ざかる方向に向けて持ち，垂直方向に押して切ること（水平方向に引いて切ると，弾かれたときに神経損傷の危険性がある）．

> **注意ポイント 10**
> 椎間板内を髄核鉗子で探るときには，2 cm 以上深く挿入してはならない（腹部大動脈損傷を防ぐため）．

B．内視鏡下椎間板摘出術（MED）

### 図13 最外側ヘルニアの解剖学的位置関係

L5/S 左最外側ヘルニアの場合には，L5 神経根は頭側に変位している．チュブラーレトラクターの先端を"TLS triangle"（丸印付近）に設置する．

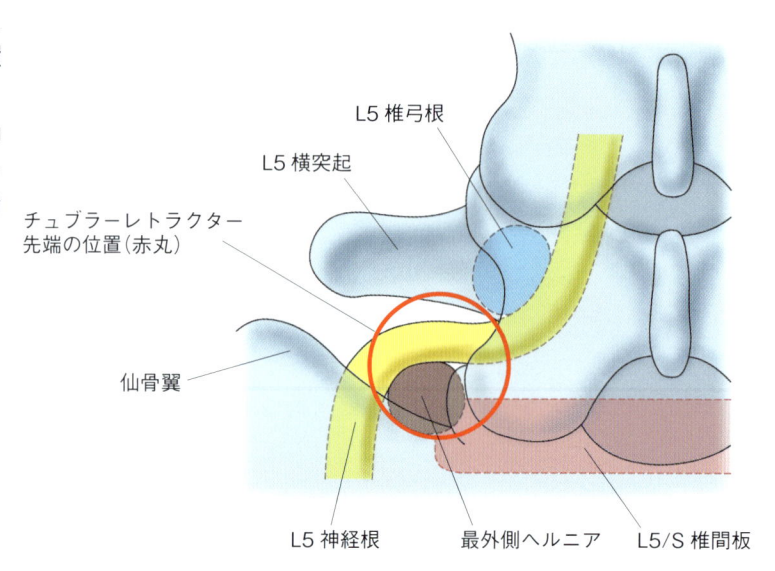

▶ **注意ポイント 11**

後縦靱帯腹側正中部のヘルニアを取り残すと早期に再発するため，手術終了前に十分に確認をしておく．

⑥閉創
- 硬膜外静脈叢からの出血をバイポーラーや吸収性局所止血剤（アビテン®）などを用いて止血する．
- 生理食塩水でチュブラーレトラクター内部を十分に洗浄する（20 m$l$ シリンジで 5-6 回）．
- 筋肉からの動脈性出血がないかを確認しながら，チュブラーレトラクターを抜去する．
- 閉鎖式ドレナージチューブ（直径 3 mm）を 1 本挿入し，手術創の外側から皮膚外に出し，ナイロン糸で固定する．
- 筋膜と皮下組織を各 2-3 針ずつ，2-0 吸収糸を用いて縫合し，皮膚はステリストリップ™でテーピング固定して閉創する．

b）最外側ヘルニア

①皮切
- 正中から約 3 横指外側で，X 線透視で確認した下位横突起上縁レベル（L5/S の場合は仙骨翼の頂点レベル）に 16 mm の縦切開を加える．

②チュブラーレトラクターの設置
- 脊柱管内のヘルニアの場合と同様の手順で，ダイレーターを順次使用して，チュブラーレトラクターを設置する．
- オリエンテーションがつきにくい場合には，指を挿入して触知しながら場所の見当をつける．L5/S 最外側ヘルニアの場合には，L5 横突起（TP）-椎間関節外側（lateral facet）-仙骨翼（sacral ala）で囲まれた領域"TLS triangle"[4]を探して直径 16 mm のチュブラーレトラクターを設置する（図13）．
- ダイレーターを抜去して，25°斜視内視鏡をチュブラーレトラクターに挿入して，最初は 9 時方向に固定する．以後は内視鏡画像下に操作を行う．
- チュブラーレトラクター内に残った筋肉や軟部組織を髄核鉗子で除去して，チュブラーレトラクターが横突起や仙骨翼に接するまで挿入する．この際に動脈性の出血がしばしばみられるため，止血を確実に行う．
- チュブラーレトラクターの位置を再度 X 線透視正面像で確認する．

**図14** 最外側ヘルニアの深さ

脊柱管内へのアプローチに比べ，最外側ヘルニアへのアプローチは，より距離が長い．

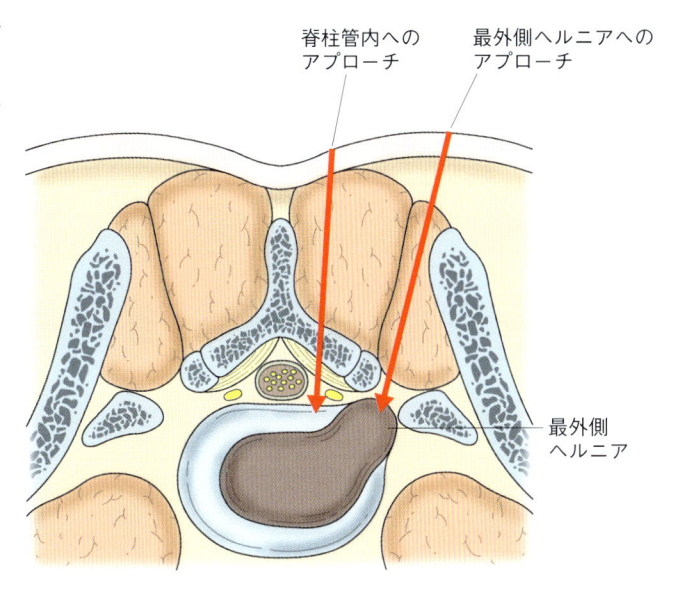

**図15** 骨と腰仙靱帯の露出

L5/S の場合にはまず L5 横突起，椎間関節外側，仙骨翼（TLS triangle）を手がかりとして，その間に張っている腰仙靱帯を露出する．

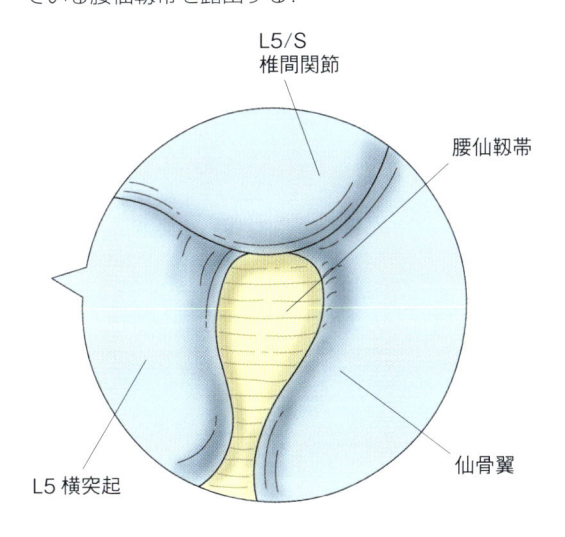

**図16** 腰神経と最外側ヘルニアの露出

L5 腰神経は椎間板ヘルニアによって頭側・背側に押し上げられていることが多い．仙骨翼から仙骨上関節突起の立ち上がりの部分をドリルで骨切除すると，椎間板に到達しやすくなる．

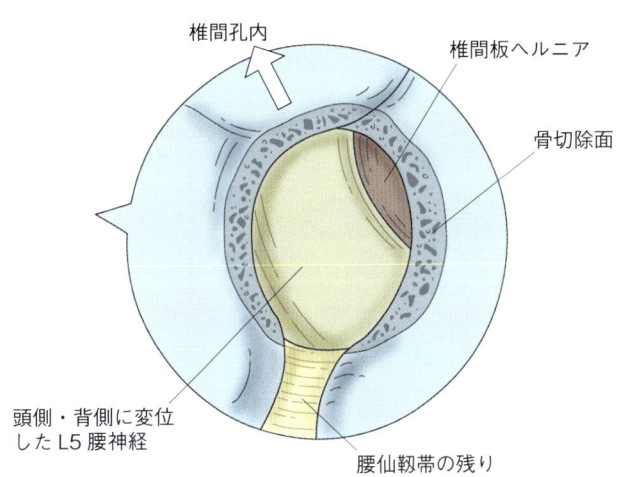

▶ **注意ポイント 12**

最外側ヘルニアは脊柱管よりも深いところに位置するため，ショートスコープ用のチュブラーレトラクターでは短すぎて届かないことがある．チュブラーレトラクターだけでもスタンダード用が準備できれば，手術がしやすい（図14）．

③骨・靱帯切除
- 骨切除は内視鏡手術用ドリル（ダイヤモンドバー）を使用して行う．
- L5/S の場合は仙骨翼〜仙骨上関節突起の立ち上がりまでと，L5 横突起下縁を骨切除する（図15）．腰仙靱帯の骨への付着部が剥がれれば，曲がり鋭匙を用いて剥離し，靱帯を摘出する．
- L4/5 から頭側の場合は，下位横突起の上縁をドリルで骨切除するだけで，薄い横突間靱帯が自然に剥がれて腰神経が露出することもある．そのつど神経を同定し，神経損傷には十分に注意する．

**図17** 最外側ヘルニア摘出後の腰神経
除圧された腰神経は本来の位置にもどり，触診上，緊張もなくなる．

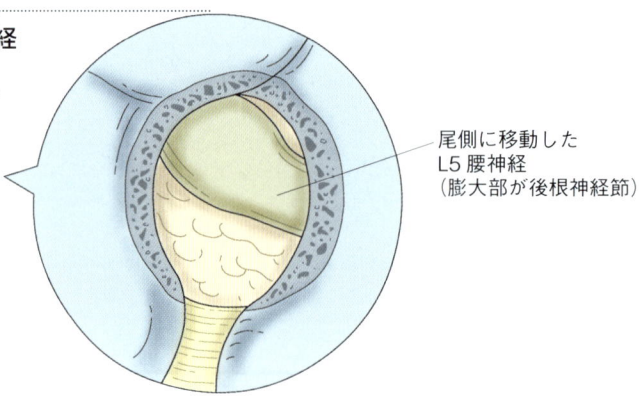

尾側に移動した
L5 腰神経
（膨大部が後根神経節）

④神経の確認とヘルニア腫瘤摘出
- 腰神経を確認すると，膨大部として後根神経節（DRG）が確認できる．腰神経は尾側から椎間板ヘルニアに押し上げられて横走していることが多い（図16）．
- 腰神経を少し頭側に寄せると，その尾側に椎間板ヘルニアを触れる．摘出の方法は脊柱管内のヘルニアの場合と同様だが，その際にDRGを刺激しすぎると，術後に疼痛が悪化することがあるので注意する．
- 神経は十分に除圧されると本来の位置に戻る（図17）．触診上も緊張が緩んだことを確認する．緊張がとれていれば，神経周囲の瘢痕組織などは無理に剥離したり摘出する必要はない．

⑤閉創
- 脊柱管内のヘルニアの場合と同様に止血，洗浄し閉創する．
- 原則として閉鎖式ドレナージチューブ（直径3 mm）を1本挿入する．しかし外側ヘルニアの場合には，術中出血が少量であればドレーンを入れなくても特に問題はない．

## 5) 注意すべき合併症

①手術部位誤認
- チュブラーレトラクターの角度を少し変えるだけでL4/5とL5/Sの両方に到達できるため，部位誤認には特に注意を要する．チュブラーレトラクター設置後にX線透視で確認することが必要である．
- 移行椎があるときにも，除圧椎間を間違えないように注意する．

②硬膜損傷
- ケリソン骨鉗子を硬膜外腔で操作する際に誤って硬膜を損傷することが多い．特に内視鏡視野の辺縁では像がゆがむため，術者のイメージとは異なってケリソン骨鉗子の先端と切除対象物の間に隙間ができ，そこに硬膜が挟まってしまう．手術操作はなるべく視野の中心で行う．
- 脱出ヘルニアが硬膜と癒着している場合には，十分に剥離をしてからヘルニアを摘出するように注意する．
- 手術に慣れるまでは，右手の処置具の操作ばかりに気をとられてしまい，左手の吸引管で硬膜を強く押したり傷めたりしていることがあるので注意する．
- 髄液漏があったとしても，フィブリン糊を用いた硬膜パッチ[5]で対処できることが多い．この処置で不十分であれば，内視鏡下に硬膜縫合を行う．
- 内視鏡下に処置が困難だと判断すれば，躊躇することなくオープン手術に変更する．また，事前に手術法変更の可能性についての説明を必ずしておく．

③馬尾・神経根損傷
- 正中ヘルニアで神経根が外側に圧排されている場合や神経根奇形がある場合には，神経自体をヘルニアと

誤認してしまう可能性があるため特に注意が必要である．
- 術前に 3D-MRI[6]などを用いて，神経根の分岐異常の情報を得ておく．

④椎間関節破壊（下関節突起骨折）
- 上位腰椎の椎間板ヘルニア摘出の際には，腰部脊柱管狭窄症に準じて両側性に骨切除を行ったほうが，椎間関節を破壊せずにヘルニアを摘出できる場合がある．
- 内視鏡手術に慣れるまでは，椎弓横径の長い L5/S や L4/5 に適応を絞ったほうが，医原性の椎間関節破壊を生じにくい．

⑤術後硬膜外血腫
- ドレーントラブルさえなければ，血腫除去術まで必要になる症例は少ない．
- ドレーンチューブを抜去した後に，疼痛が強くなることがある．軽度の硬膜外血腫によるものと思われるが，そのほとんどが保存療法で軽快する．

⑥皮膚損傷
- 皮切が小さすぎると，チュブラーレトラクターで創縁が挫滅されていることがある．
- 皮下からの出血をバイポーラーで止血する際に，誤って皮膚を焼いてしまわないように注意する．

⑦椎間板ヘルニアの早期再発
- 特に後縦靱帯腹側正中のヘルニアには到達しにくいため，慣れないと遺残させる可能性がある．このような場合に，早期再発がみられることがある．

## 6）後療法

- 手術終了 5 時間後からの離床を許可している．
- 術後のコルセットは通常使用していない．ただし患者の希望により，使用することもある．
- 翌日からリハビリテーションを開始する．
- 術後約 48 時間でドレナージチューブを抜去する．

### ▶文献

1) 野村和教, 貴志真也, 吉田宗人. スポーツ整形外科術後リハビリテーション・プログラム［体幹のスポーツ損傷］腰椎椎間板ヘルニア. 臨床スポーツ医学. 2011; 28: 211-9.
2) 吉田宗人, 中川幸洋, 麻殖生和博. 腰椎椎間板ヘルニア摘出術. In: 吉田宗人, 編. 内視鏡下脊椎後方手術の実際. 京都: 金芳堂; 2005. p.9-52.
3) Nomura K, Yoshida M, Kawai M, et al. Microendoscopic discectomy as a minimally invasive surgery for lumbar disc herniation: Technical training and lerning curve. 日本臨床脊椎脊髄病学会雑誌. 2009; 20: 649-52.
4) 中川幸洋, 吉田宗人, 山田 宏. 腰椎椎間孔狭窄に対する内視鏡手術. 脊椎脊髄. 2010; 23: 539-46.
5) Shibayama M, Mizutani J, Takahashi I, et al. Patch technique for repair of a dural tear in microendoscopic spinal surgery. JBJS. 2008; 90-B: 1066-7.
6) 山田 宏, 吉田宗人, 木戸義照, 他. 脊髄神経根の 3 次元 MRI. 脊椎脊髄. 2008; 21: 115-21.

＜野村和教　吉田宗人＞

## Section 2 椎間板切除術

# C 内視鏡下経椎間孔椎間板切除術

### a 経皮的内視鏡脊椎手術

#### 1）適応疾患

- 腰椎椎間板ヘルニア
- 再発ヘルニア
- 外側ヘルニア
- 硬膜外血腫・膿瘍除去術
- 椎間孔狭窄

#### 2）術前準備

患者の体型はそれぞれ異なるので CT で病巣に到達する経路を確認をして皮切する位置を決める．
Transforaminal approach では水平面から 0-25°で斜めに入る位置を正中からきめる．8-12 cm の正中から側方が刺入点となる．

#### 3）手術体位 （図1）

原則として腹圧を逃がした腹臥位にして Jacknife の形状で後方の椎間孔や椎弓間を広げる．透視の操作性が向上して術者の立つ位置も低くできる．やむを得ない場合は 4 点支持でも可能である

#### 4）麻酔法 （図2）

原則として全身的影響が少なく安全性が高い 1%リドカインによる局所浸潤麻酔で行っている．患者はモニター画面を見ながら手技をリアルタイムに観察でき，その病態の説明も直接できる点で非常に有用である．またソセゴンやドルミカムにより疼痛のコントロールをする場合がある．最低 50 例局所麻酔で施行してから全

**図1** 手術の体位

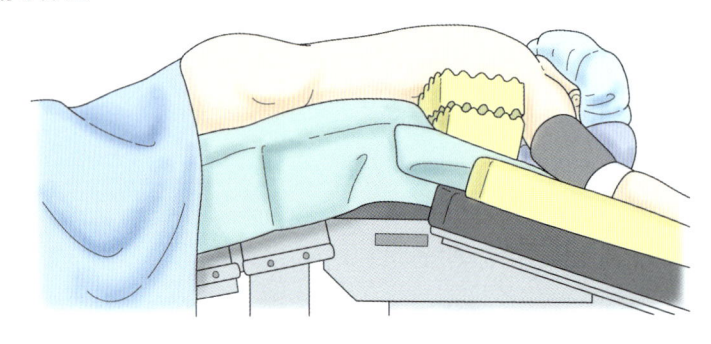

**図2** Posterolateralにアプローチして椎間板の線維輪周辺に局所麻酔施行

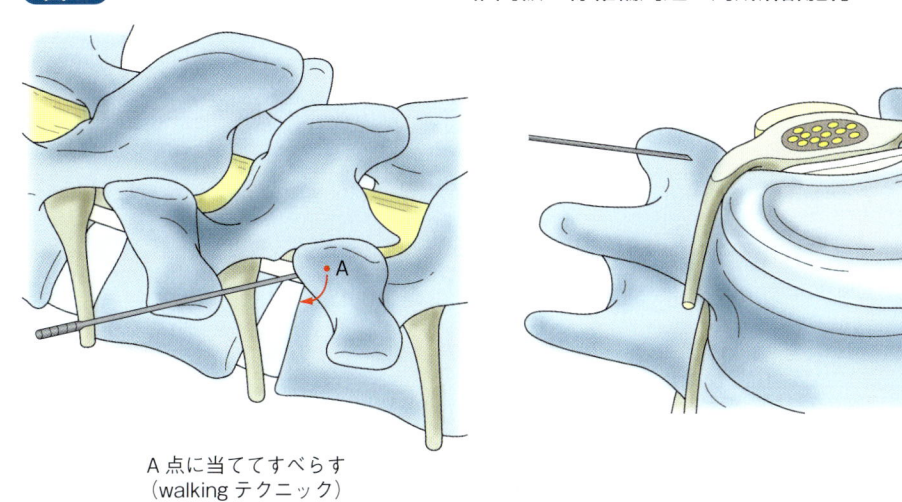

A点に当ててすべらす
（walkingテクニック）

**図3** safety triangle zoneを有効に利用

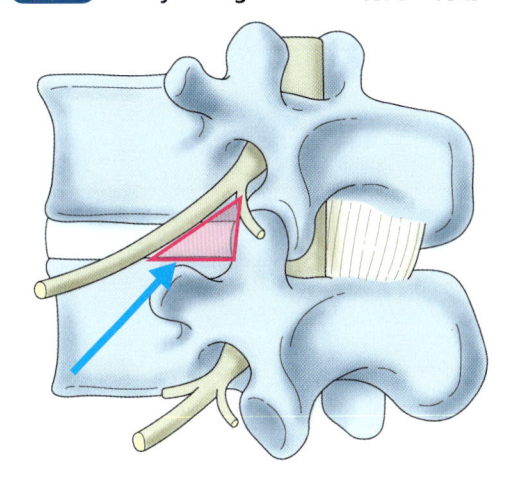

**図4** dilatorでの展開　神経近傍での安全な手技

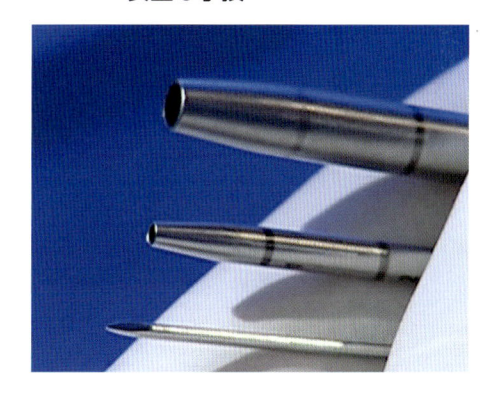

身麻酔に移行すべきである．決していきなり全身麻酔で行ってはならない．日帰り手術の麻酔のガイドラインが参考となる．

### 5）手術手技

1．Foraminal approach 椎間孔アプローチ

後側方の正中より 10-11 cm の部位から刺入し safety triangle zone（図3）に入り後側方アプローチ（posterolateral approach；後側方法）とほぼ体軸に対して前額面にアプローチして椎間孔に真横から到達する方法（transforaminal approach；経椎間孔法）がある．

a．Posterolateral approach 方法（後側方法）

①皮切

腹臥位で透視下に正中より 10-15 cm の長さで 30°-40°斜めに刺入する

②Dilator-cannula による展開（図4）

Obuturator あるいは dilator を徐々に大きめのサイズにして下肢の神経の反応をみて安全なルートをみつける．透視は2方向で最終的には AP 像で確認する．

C．内視鏡下経椎間孔椎間板切除術　*359*

③横突起の一部，椎弓根の一部切除

　Safety triangle zone が狭い場合は横突起や椎弓根の基部を切除して広くしたのちに cannula を収める．特に L5/S1 では椎間板が狭小化すると triangle が狭くなり操作性が低下する．その場合に横突起尾側部や椎弓根の基部を切除する（図5）．その結果 L5 神経根（exiting nerve）と S1 神経根（traversing nerve）を cannula の先端の角度を変えることにより同時に観察が可能となる（図6）．

④椎間板線維輪外側部に到達

　線維輪外縁は自由神経終末が発達しており充分に麻酔をして挿入する．特にいかに刺激せず椎間板の線維輪の中に入るかが本手技の基本である（図7）．

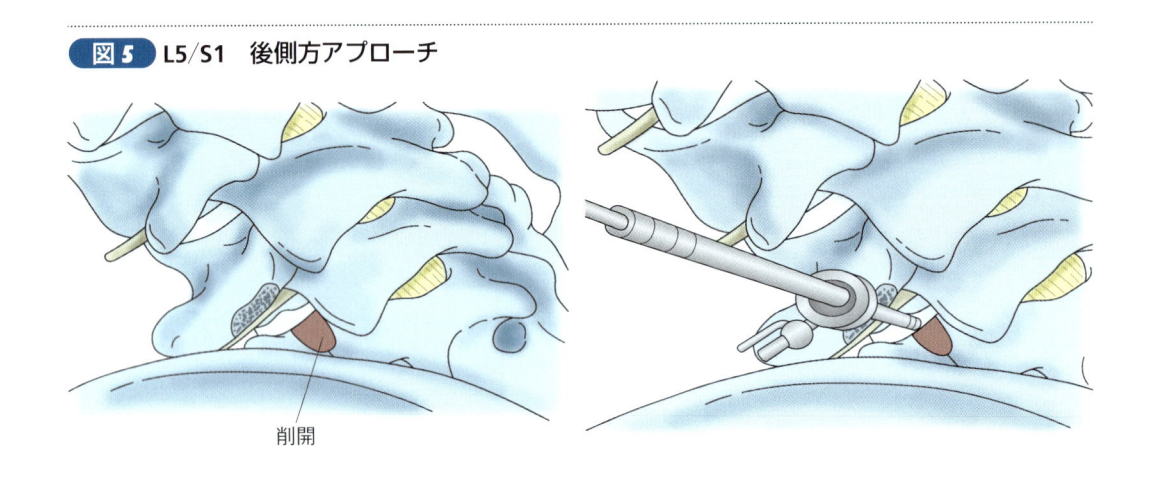

**図5** L5/S1　後側方アプローチ

削開

**図6** exiting（L5 神経根）と traversing nerve（S1 神経根）

traversing nerve（S1）

exiting nerve（L5）

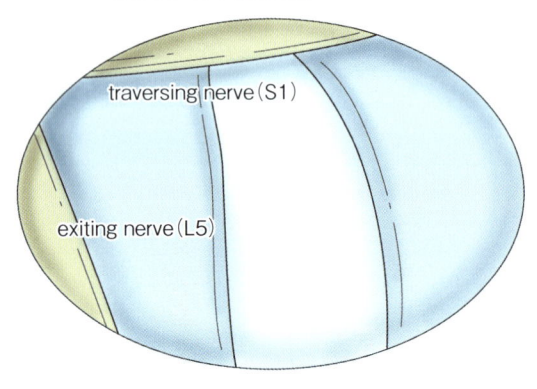

**図7** 椎間板に cannula を安定的に設置

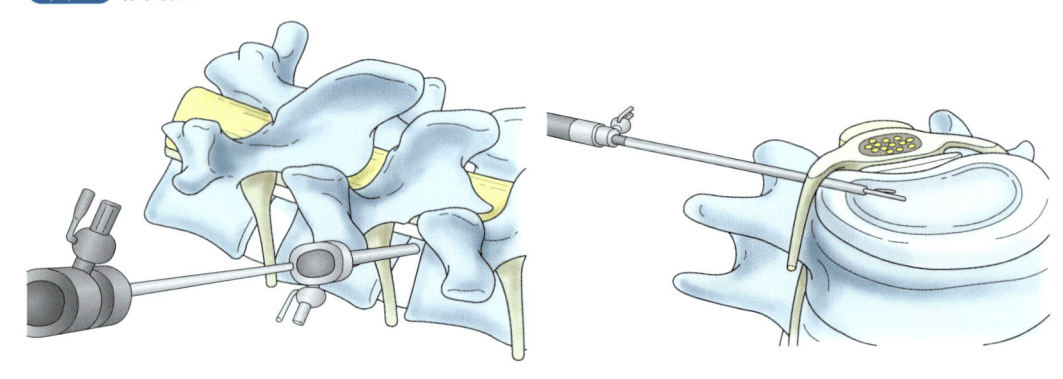

⑤椎間板ヘルニアの摘出

椎間孔外と椎間孔内までのヘルニア摘出と突出椎間板線維輪と髄核の摘出が可能となる．

> **注意ポイント ①**
>
> 刺入角度がつくとまた頭側に cannula が傾くと exiting nerve root の損傷の危険性が高くなる．また頭側の椎間板レベルになるに従い刺入するポイントは正中により角度はつくことが安全で exiting nerve の刺激が減少する（図 8）．

b．Transforaminal approach（経椎間孔法）

Transforaminal approacch はスコープの先端の視野角度 25°–30° を使い硬膜管の側方より病態の位置を確認して手術操作する．Dilator 先端も椎弓根基部にもっていき椎間板線維輪外側後縁を滑らせる．操作は主に outside in 法すなわち黄色靱帯の外側（outside）より脊柱管内に入り（in）椎間板組織を可及的に温存する手技である．論理的に safety triangle の面積は狭くなり exiting nerve の損傷の危険が増すので注意する．Posterolateral より挿入して最終的に hand down して transforaminal のアプローチに持っていく（図 9）．

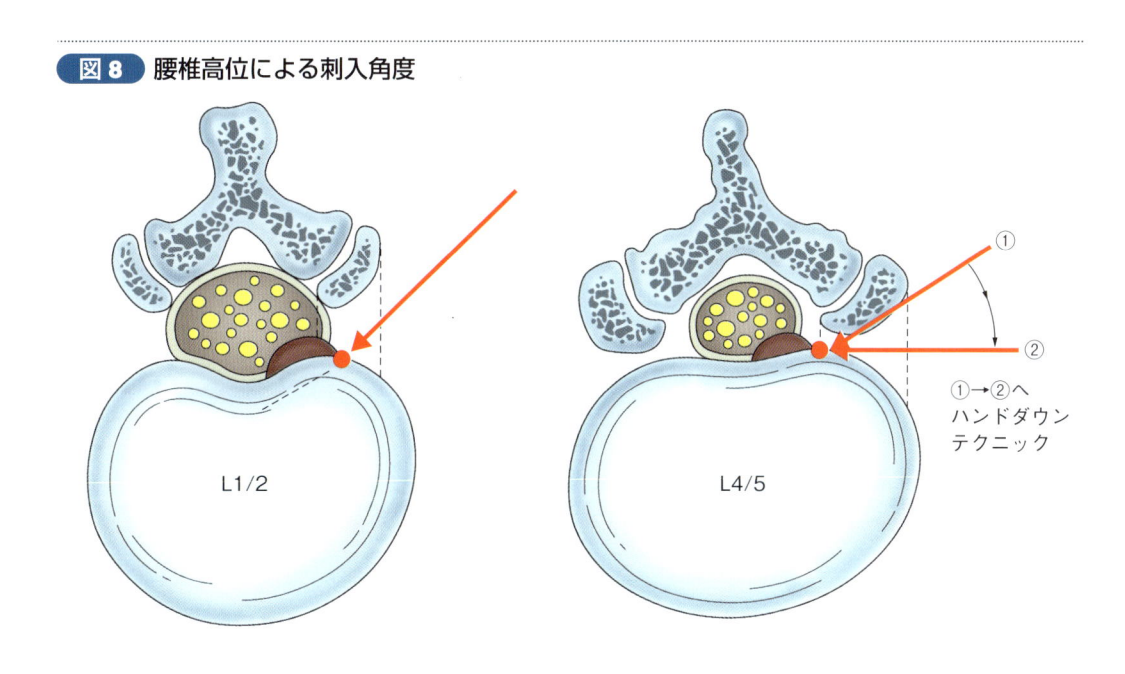

**図 8** 腰椎高位による刺入角度

L1/2　　　L4/5

①→②へ
ハンドダウン
テクニック

**図 9** ハンドダウン手技にて椎間板ヘルニアのある脊柱管内に cannula の先端を設置

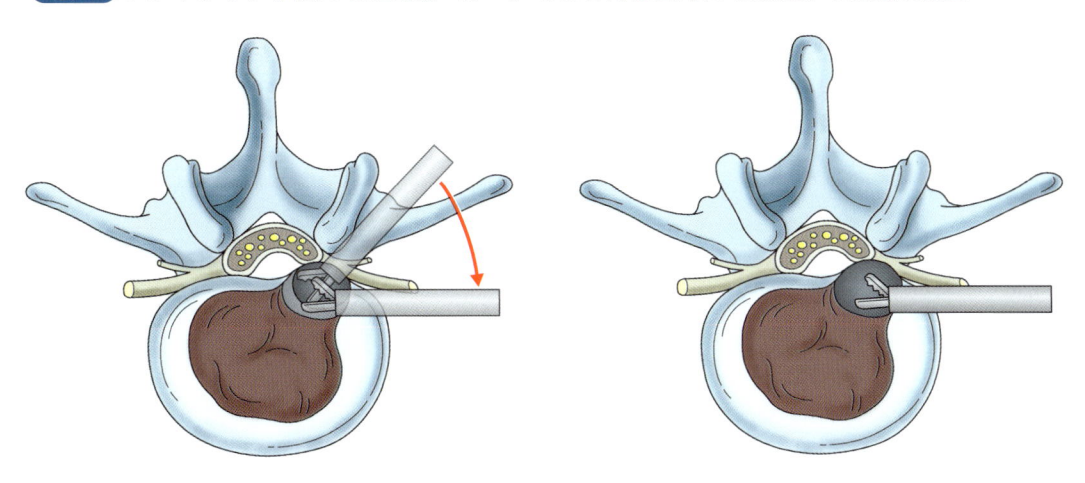

**図10** 線維輪外縁，後縦靱帯，硬膜管の順に確認

**図11** exiting nerve 損傷の回避

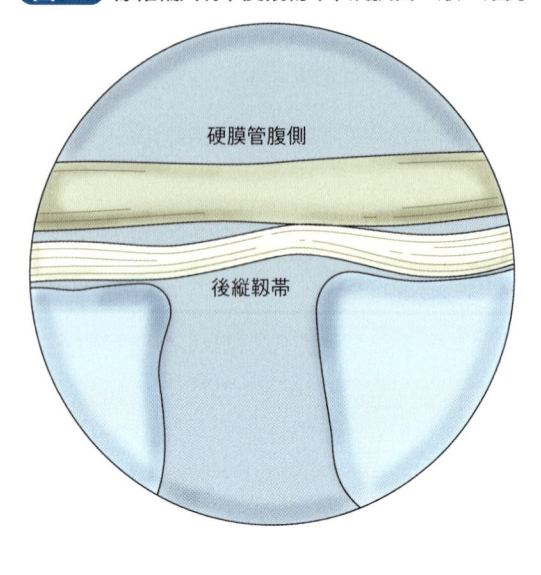

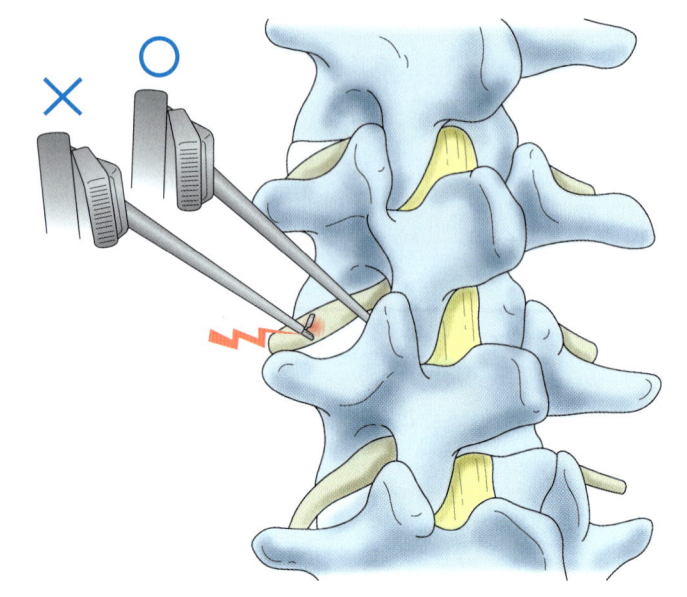

　椎間孔の内部まで入り黄色靱帯を切除して椎間板の線維輪後縁，後縦靱帯，traversing nerve root，硬膜管を側面より観察しながらヘルニアを掴んでくる（図10）．

> **注意ポイント ②**
> 　刺入はほぼ体幹の側面（5°−10°後方）からアプローチするために，腹囲の差により刺入のポイントが若干変わる．刺入角度が適正でない場合また乱暴な操作は exiting nerve root（たとえば L4/5 では L4 root）への刺激と思われる一過性の神経過敏症状（dysesthesia，numbness などの）出現頻度が若干高い．Neurovision によるモニターリングも有用である（図11）．

> **注意ポイント ③**
> 　直接硬膜管の側方に到達するためにまず黄色靱帯の処理，次に硬膜管周辺の血管の処理が必要となる．その際に有効な止血方法は surgicell の cotton type が有用である．止血されないのに無意味な bipolar coagulation は控えたい．

## b 腰椎経皮的内視鏡後方アプローチ

### 1）適応疾患

- 腰椎椎間板ヘルニア
- 外側陥凹部狭窄（lateral recess stenosis, subarticular stenosis）
- 椎間孔狭窄
- 腰部脊柱管狭窄
- 硬膜外嚢腫
- 硬膜外血腫・膿瘍

### 2）術前準備

病巣の確認は画像と神経所見との一致が必要である．ピンポイントでアプローチするので病巣の範囲と位置左右差の違いを CT, MRI で確認する．

### 3）手術体位

原則として腹圧を逃がした腹臥位にして Jacknife の形状で後方の椎間孔や椎弓間を広げる．透視の操作性が向上して術者の立つ位置も低くできる．

### 4）手術手技

#### a．Interlaminal approach 経椎弓間アプローチ[1]

①皮切　椎弓下縁延長上に 8-10 mm の小切開し筋膜まで切開をする

②椎弓下縁の展開　椎透視は最初は 2 方向で最終的には側方よりの透視で先端の位置を確認することが器械の操作性を維持できる（図 12）．

③黄色靱帯の露出　椎弓間部と椎間関節部の横断面で十分に広範囲に除圧する

④上下椎間関節突起内側部の切除（図 13）

黄色靱帯の下関節突起内側部刺入点を見極めて内側の骨切除をダイヤモンドバーで行う．下関節突起から上関節突起内側まで達したら Kerrison rongeur で切除する．神経根の刺激症状がでる場合があるので下肢の動きの変化を助手にモニターすると安全である．

⑥対側の椎弓腹側と椎間関節突起切除（図 14）

黄色靱帯を温存して椎弓の腹側を high speed drill で切除したのち黄色靱帯を浮上した後に切除する undercutting 法である．病巣側から入り神経根の外側部まで切除して頭尾側は黄色靱帯の椎弓付着部までを除圧範囲とする．神経根が両側に除圧され拍動を確認する．

L5/S1 の下関節突起内側部の切除は腹側に上関節突起が位置する．関節面を確認して黄色靱帯がでるまで high speed bur, Kerrison rongeur で上関節突起内側を切除する．

L4/5 より頭側のレベルでは上関節突起は外側に位置することが多い．下関節突起内側を 3-5 mm 切除する場

**図12** 椎弓下縁を切除して椎間関節内側部を high speed bur で切除

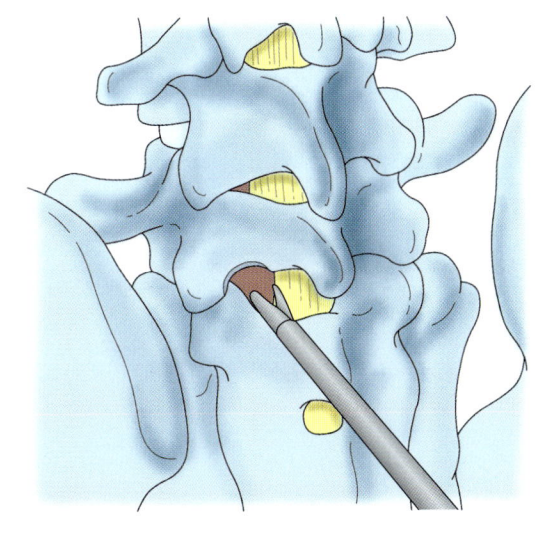

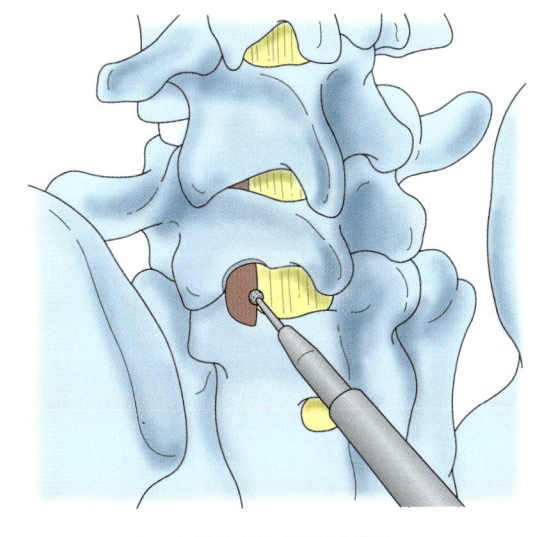

椎弓下縁を切除　　　　　　　　　下・上椎節突起内側部を削る

**図13** 椎間関節内側切除後に cannual 180°回転し神経を展開してヘルニア切除

**図14** 対側神経根除圧

ダイヤモンドバー

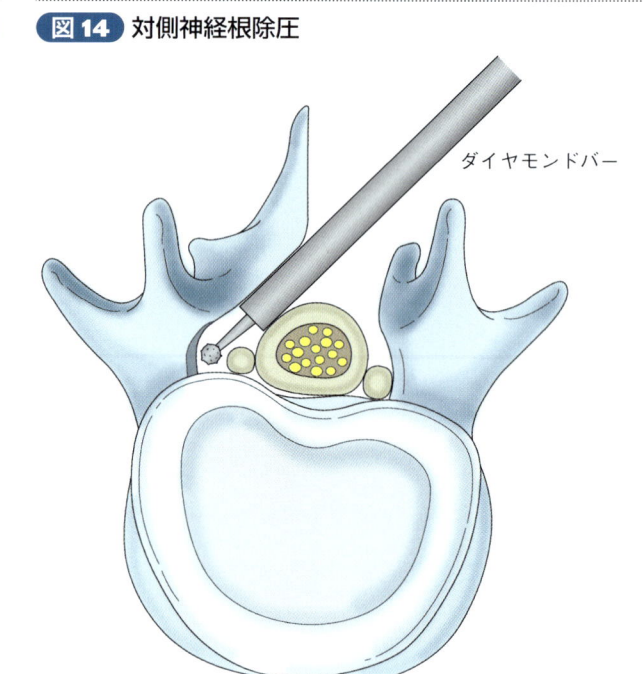

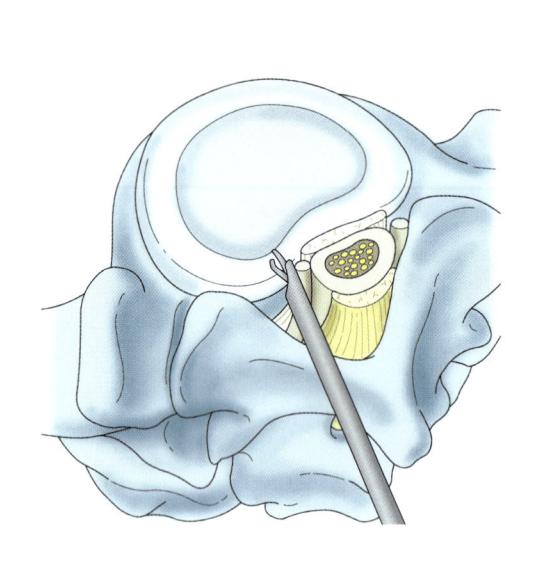

**図15** PETA 法　椎間板ヘルニアが脱出して頭側に転位した場合が適応

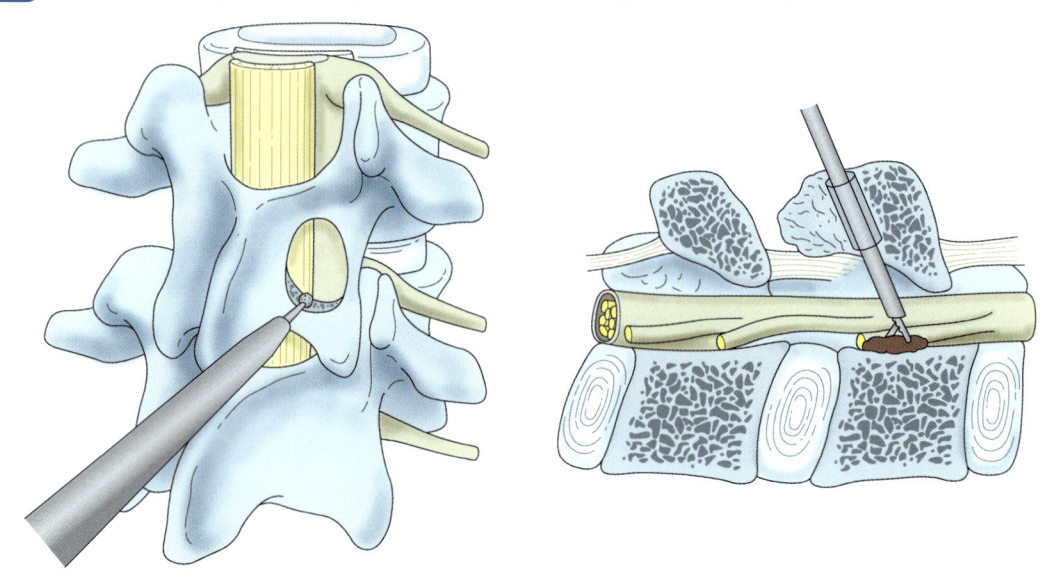

合は腹側に上関節突起がない場合が多いので慎重に切除する．

⑦黄色靱帯切除

　頭側は Chevron（逆 V 字形）の形状をして靱帯が正中尾側で欠落する部位より Kerrison を入れて尾側に切除する．尾側は黄色靱帯が椎弓上縁をサンドイッチ状に椎弓に入る部位を high speed で切除する．

　黄色靱帯外側部より入り神経根外側到達する靱帯温存法もある．

b．Translaminar approach 経椎弓アプローチ[2]（図 15）

　Macnab の唱えた hidden zone[3] でのヘルニアや狭窄が適応

①椎弓の上に円筒状の孔を作成

　migrated herniation や骨棘を切除するアプローチである．脊椎の構築を温存してピンポイントに到達可能で

ある．まず high speed bur にて椎弓外側部の皮質骨を切除して次に海綿骨そして内側の皮質骨を切除する．
②**神経根とヘルニア，狭窄部位の確認**　多くは腋下部にヘルニアが位置する．
③**除圧**　パンチでヘルニアを切除する．
④**閉創**　筋膜皮下を縫合するのみで皮膚は steri strip でよせる．

> **注意ポイント ④**
>
> 　直径は 10 mm 前後でトランペット状に内側部をケリソンロンジュールで拡大する．頭側に行くに従い椎弓峡部がせまくなるので円形から卵状の形状に孔をあける．開窓部から 3 mm の骨性組織を残すと骨折の危険がない．

## 5）注意すべき合併症

①硬膜損傷
②馬尾・神経根損傷
③椎間関節破壊（切除）
④硬膜外血腫（術後）

## 6）後療法

- 術当日から歩行開始して翌日か翌々日に退院．
- 軟性コルセットを術後 1 週間装着させる．

### 文献

1) 出沢　明．桂皮的内視鏡椎間板ヘルニア摘出術の進歩．日本臨床．2010; 68: 1383-90.
2) Dezawa A, Sairyo K. New minimally invasive discectomy technique through the interlaminar space using a percutaneous endoscope. Asian J Endosc Surg. 2011; 4: 94-8.
3) 出沢　明，草野信一．脊椎内視鏡の歴史と現状と展望〜内視鏡前方固定術から内視鏡椎間板ヘルニア日帰り手術まで〜．脊椎脊髄ジャーナル．2004; 17-6: 620-5.

<出沢　明>

# Section 2 椎間板切除術

## D 経皮的椎間板内手術
（経皮的椎間板切除術，椎間板内注入療法）

### 1）適応疾患

- 腰椎椎間板ヘルニア（日本整形外科学会腰椎椎間板ヘルニア診療ガイドライン）
    1. 腰・下肢痛を有する（主に片側，ないしは片側優位）
    2. 安静時にも症状を有する
    3. SLR テストは 70° 以下陽性（ただし高齢者では絶対条件ではない）
    4. MRI など画像所見で椎間板の突出がみられ，脊柱管狭窄所見を合併していない
    5. 症状と画像所見が一致する

### 2）術前準備

- 障害椎間板高位，障害神経根の確定診断

    問診，診察，神経学的所見から，腰部神経根症であることを確認し，画像所見（MRI など）で障害神経根を診断する．確定診断として，推測される障害神経根に造影を行い，その後 1% リドカイン 0.5-0.8 mL を投与して，再現性とブロック効果を確認する方法は有効である．

### 3）手術体位

- X 線透視可能な手術台で腹臥位あるいは健側下の半側臥位で行う．腰部あるいは骨盤部に枕を入れて椎間板腔を開大することもある．
- X 線透視で正面および側面ともに刺入椎間板に合わせ，頭尾側終板と椎間板腔が重ならずに完全に抜ける位置にセットする．

### 4）術式

#### ①椎間板穿刺

- X 線透視で標的椎間板腔を目指して穿刺を行う．腹臥位で穿刺する場合は正中から約 10 cm 程度外側からまず 1% リドカインで局所麻酔を行い，45°-60° 程度の傾きで椎間板に穿刺針尖端を進める．椎間板外層を穿通する際には抵抗を感じる．椎間板内中央に針尖端が到達すれば，正中および側面像の双方で位置を確認する．この操作で腰部神経根に接触した場合には患者が疼痛を訴えることがあるが，この場合は引いて再度別方向でトライする．側臥位あるいは半側臥位で椎間板穿刺も可能であり，この場合も標的椎間板腔が頭尾側椎体と重ならないように透視角度を合わせて実施することが重要である．椎間板を造影する場合は，現在イソビストが使用困難であるためにオムニパーク 240 を用いて行っている（図 1A，1B，1C）．

#### ②土方式経皮的髄核摘出術

- 市販されているセット（田中医科）を使用する．局所麻酔下で，まずは外套がついている三重構造の椎間板造影針（19 G）を刺入する．内側の二重針を抜去し，ガイドパイプを外套に重ねて皮下に刺入し，最後

**図1** 椎間板穿刺

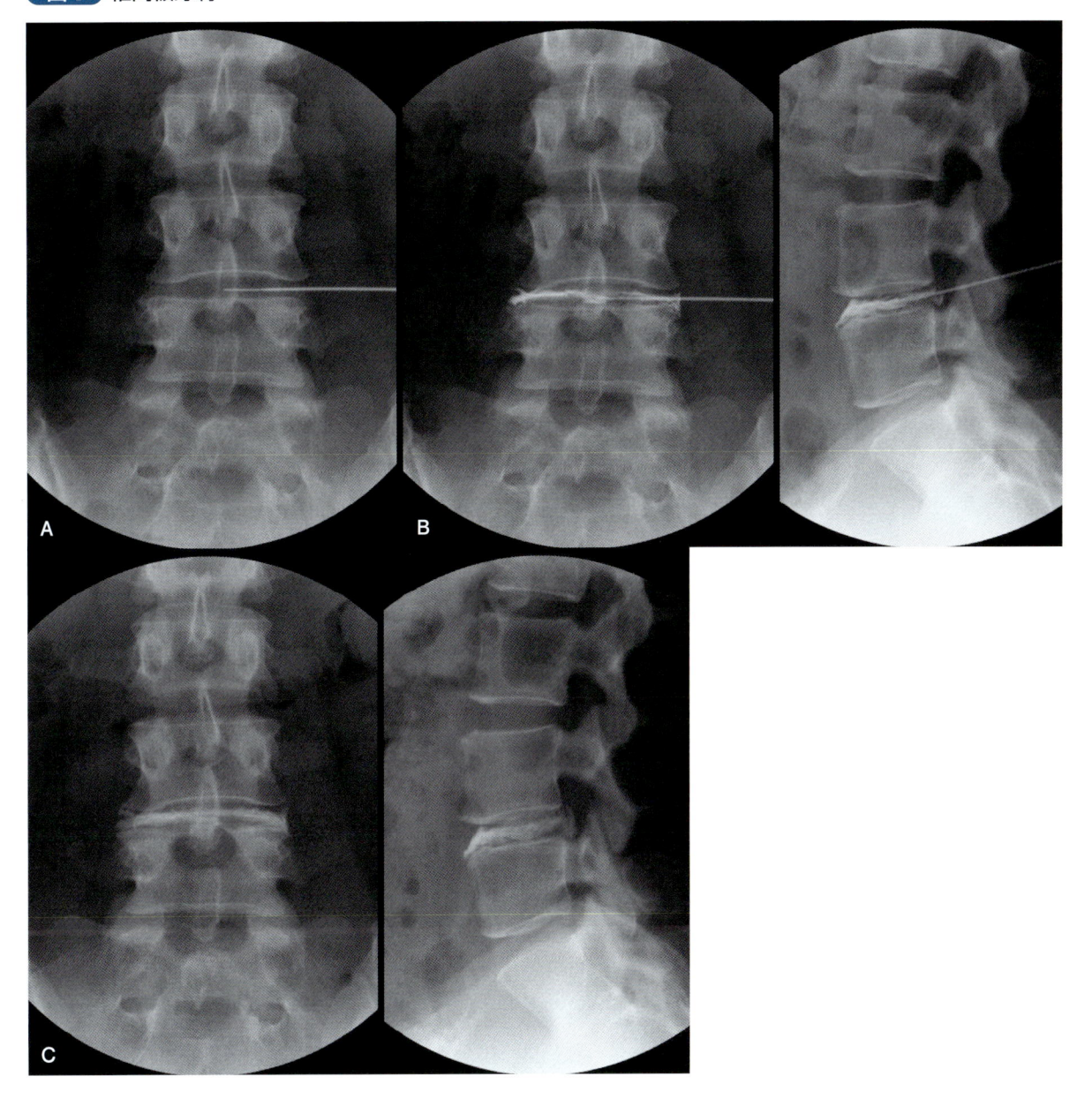

に外筒を挿入し椎間板摘出のためのカニューレとする．その後，内筒針を外筒から挿入し，椎間板外側から中央に穿孔する．椎間板鉗子を挿入して椎間板を郭清する．最後に生理食塩水で椎間板内部を十分に洗浄する（図2）．

③デコンプレッサー経皮的髄核摘出術（Dekompressor®）
- プローブとカニューレからなる市販品のキットである．カニューレは尖端が直あるいは曲のものがあり，穿刺針の径は1.5 mmである．まずスタイレット付きカニューレを椎間板中央に刺入し，プローブとカニューレを連結する．その後，2分間椎間板組織を摘出する方法である．

④経皮的レーザー椎間板減圧（蒸散）術（Percutaneous laser disc decompression）
- 米国のChoy[1]らの報告，本邦では米澤による研究[2]が行われ，里見ら[3]により発展してきた．報告では経皮的髄核摘出術と同程度の成績とされているが，隣接組織への副作用，神経損傷などの合併症が多い，健康保険適応外であることから，日整会腰椎椎間板ヘルニアガイドラインでは推奨されていない．しかし，里見らは脱出型ヘルニアや肉体労働者などへの適応を厳密にし，手技を正確に行えば低侵襲手術として有効

**図2** 経皮的髄核摘出

まずX線透視で刺入椎間板に角度を合わせる．正中から約10 cm外側から45°-60°の傾きで穿刺する．

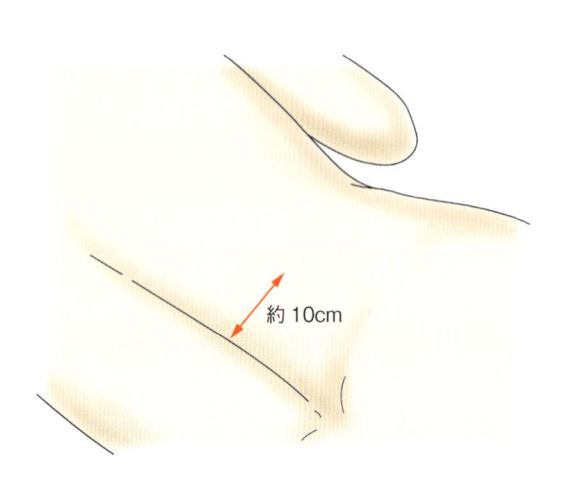

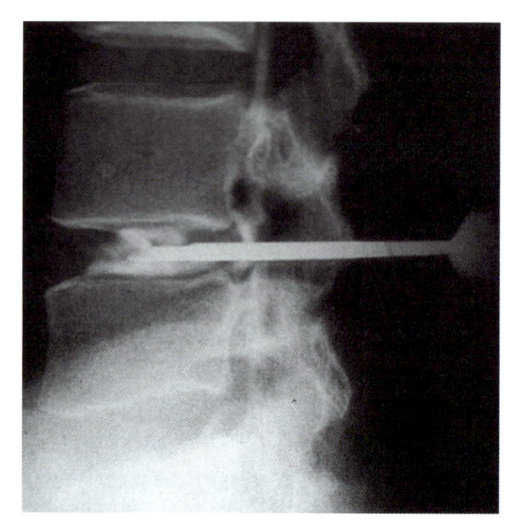

約10cm

と述べている．

- 患者を健側下の側臥位で通常どおり椎間板造影手技に準じ穿刺針を刺入する．外筒内にレーザーファイバーを刺入し，レーザー照射を行うが，里見らは正中に500 J，さらにその前後5 mmに500 Jずつ照射し，椎間板内圧の減少が一定になったことを確認するとしている．
- レーザーは従来Nd-YAGレーザーが使用されていたが，ホルミウムレーザーが使用されている．

⑤経皮的髄核融解術：椎間板内酵素注入療法（Chemonucleolysis）

- 歴史的にはパパイヤから抽出されたキモパパインが米国で1984年，カナダで1971年に腰椎椎間板ヘルニアに対する治療剤として承認を受けている．くも膜下出血による横断性脊髄炎や急性馬尾症候群，異種蛋白によるアナフィラキシーショックなどの合併症が報告されている．日整会腰椎椎間板ヘルニアガイドラインによると，椎間板内酵素注入療法（本邦未承認）はヘルニア摘出術よりも成績が劣り，経皮的髄核摘出術よりも優れた成績としている．

**手技**：側臥位とし，X線透視下に当該椎間板を目指して正中から約8 cm程度側方から椎間板穿刺を行い，正面および側面像で穿刺針尖端が中央に位置するように行う．5 mlの蒸留水で溶解したキモパパインを2 ml程度注入する．

**適応**：後縦靭帯を穿破していない椎間板ヘルニアが適応であり，キモパパイン注入数日前に椎間板造影を実施し，椎間板ヘルニア形態や注入量を決定する．

現在，バクテリア（Proteus Vulgaris）由来のムコ多糖分解酵素であるSI-6603（Chondroitinase ABC）やヒトリコンビナントMatrix metalloproteinase（MMP）-7などが臨床応用に向けて準備されている．

### 5）注意すべき合併症

①硬膜損傷

②馬尾・神経根損傷

③血管損傷

④血腫

## 6) 後療法

- 術当日は安静，翌日から軟性コルセットを装着し，腰椎前屈および回旋運動は回避させ，歩行は自由としている．

### ▶文献

1) Choy DS, Asher PW, Ranu HS, et al. Percutaneous laser disc decompression. A new therapeutic modality. Spine. 1992; 17: 949-56.
2) Yonezawa T, Onomura T, Kosaka R, et al. The system and procedures of percutaneous intradiscal leaser nucleotomy. Spine (Phila Pa 1976). 1990; 15: 1175-85.
3) 里見和彦，河合 大，小川 潤．〔整形外科とレーザー〕レーザーの腰椎手術への応用．日レ医誌．2001; 22: 15-22.

<波呂浩孝>

## Section 3 椎間固定術

# A 後側方固定術：椎弓根スクリュー法
Posterolateral fusion（PLF）

### 1）適応疾患

- 腰椎変性すべり症
- 腰椎分離すべり症
- 不安定性腰椎
- 多椎間腰椎固定
- 偽関節後の再手術
- 脊柱変形（変性側弯，flat back syndrome）
- 椎間板性腰痛（稀）

①後側方固定術のみでなく，椎体間固定術を考慮すべき疾患

- 除圧に伴い移植母床が不十分な症例（椎間孔部切除例など）
- 矢状面アライメント不良例（L1軸仙椎間距離＞35 mm，図1）[1]
- 椎間高の再建を要する症例

②禁忌

- 前方脊柱の支持性がない症例
- 椎弓根径がスクリュー径より細い症例
- 重篤な骨粗鬆症例（骨密度＜0.45 g/cm$^2$）

**図1** 立位腰椎側面単純X線像を用いた矢状面アライメント評価（L1軸仙椎間距離，LASD）

全脊柱X線像の代用として簡便で，腰椎矢状面アライメントの一部を評価できる．LASD 35 mm未満の症例の後側方固定術の成績は良好である[1]．
a：L1椎体の中央からの垂線とS1椎体上後縁の距離（L1軸仙椎間距離，L1 axis sacral distance, LASD）

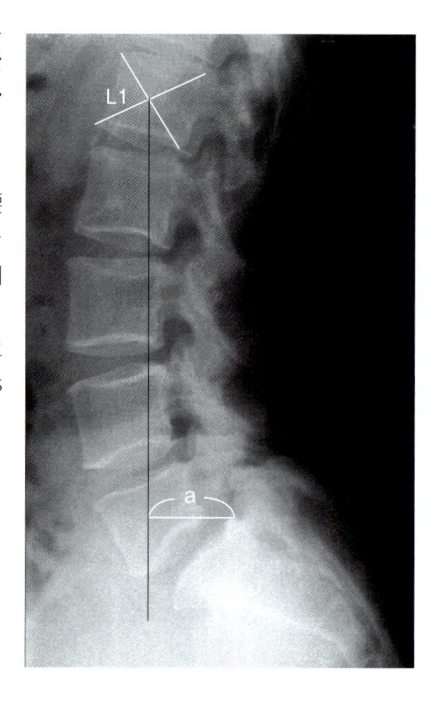

- 椎弓根骨折例
- 金属アレルギー

### 2）術前準備

- 臨床症状・神経学的所見と画像所見，必要とあれば電気生理学的検査で責任高位の把握・確認．
- 動態 X 線撮影で，不安定性の評価．
- 立位 X 線像による脊柱アライメントの評価．
- 骨粗鬆症の評価（高齢者）．
- 外固定による臨床症状変化の評価．
- 軟性あるいは硬性装具の作製．
- 除圧の範囲，除圧後の移植母床（椎間関節，横突起）の確認．
- CT 画像から椎弓根の形態，刺入部位，刺入角度，椎弓根スクリューの径・長さの確認・計測．
- 仙骨までの固定：S1 椎弓根スクリュー刺入角度と腸骨の関係を評価．
- 椎弓根スクリューシステムの決定．
- 自己血貯血，術中自己血回収装置の準備．
- 再手術例ではナビゲーションシステムの準備．
- 術中腹臥位での矢状面アライメントを評価．
- 術前抗生物質投与[2]

### 3）手術体位

- 血栓の予防：下肢弾性ストッキングとフットポンプの使用．
- 腹臥位での腹部圧迫を避ける．
    Hall 4 点フレーム，Axis Jackson テーブル（瑞穂医科）など．
- 眼球圧迫や頸椎過伸展を避ける．
- 術中 X 線透視（C アームイメージ）の確認．
- 腰椎アライメントを調整する．
    下肢伸展，股関節屈曲位などで適切な矢状面アライメントを得る．
    Axis Jackson テーブル（瑞穂医科）使用：骨切り術などで術中矢状面アライメントを調整に有用である（図 2）．
- X 線撮影，C アームイメージで手術高位レベルの確認．
    手術高位の腰椎棘突起に 18 G 注射針を刺入して撮影．

### 4）手術手技

#### ①皮膚切開

- 40 万分の 1 エピネフリン加生理食塩水を皮下注射する．
- 固定範囲の 1 椎上位の棘突起から固定範囲最下端の棘突起まで正中皮膚切開を加える．

#### ②傍脊柱筋の展開（図 3）

- 固定範囲の上位下位隣接椎間の棘上・棘間靱帯を温存する．
- 固定範囲の棘突起正中から棘上靱帯・後方軟部組織を電気メスにて縦切し，棘突起から骨膜下に傍脊柱筋をコブエレベーターで剥離展開する．
- さばきガーゼを順々に骨膜下にコブエレベーターで送り込み，椎弓，椎間関節を露出する．

### 図2 Axis Jackson 手術テーブル

X線透視が容易で，テーブルの角度を可変できるため，矢状面アライメントを術中に調整可能である．図の上は屈曲位，下は伸展位を示す．

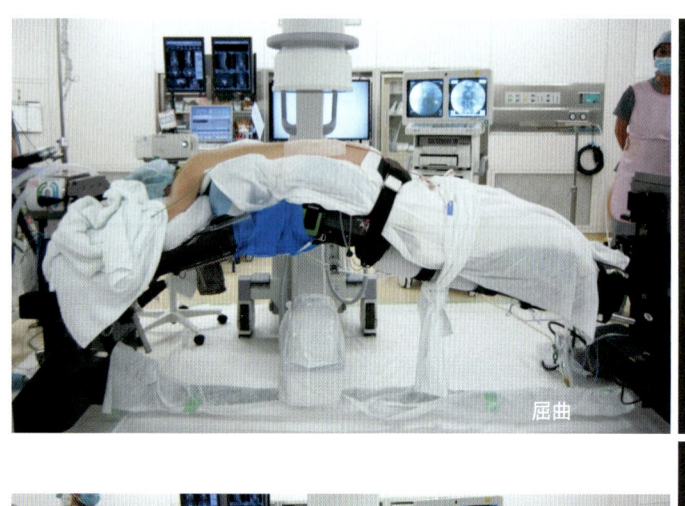

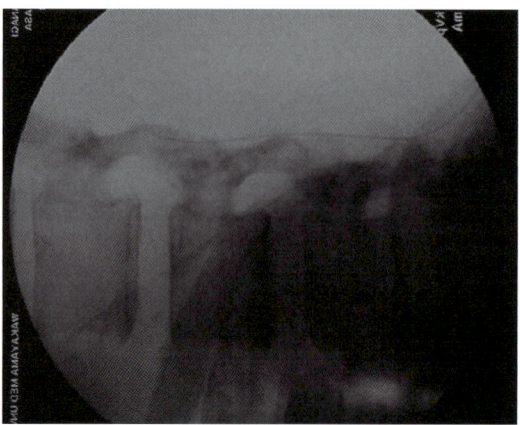

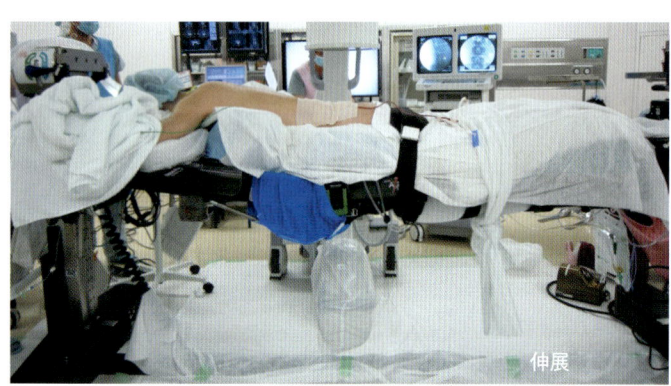

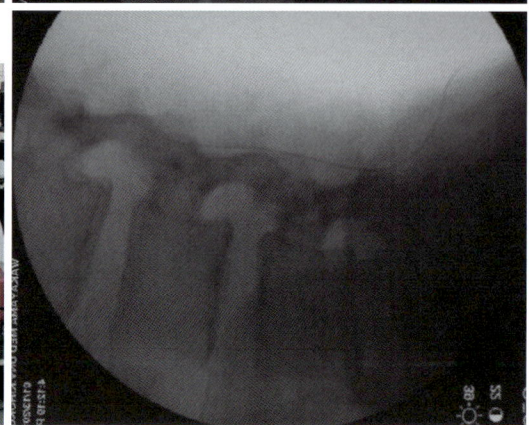

屈曲

伸展

術中X線像

③椎間関節，横突起の展開（図4）
- 固定範囲の隣接椎間関節包の損傷に注意する．
- 固定範囲の上位横突起の展開は椎弓から展開し，上関節突起外縁を指で触れ，コブエレベーターで剝離展開する．

> ➡ **注意ポイント ①**
> 横突起骨折を起こさないように，特に高齢者では注意する．

- 固定範囲の椎間関節包は内側より電気メスで切開し，関節面を露出させ，外側に展開する．
- 固定範囲の椎間関節の上関節突起外側に付着する多裂筋を電気メスで凝固切離し，横突起を露出する．
- 横突起上に筋鉤，開創器をかけ，棘突起間をバイポーラで止血しながら展開する．
- 横突起間膜の損傷を避ける．
- 椎間関節には外側からの血管支配（図5）[3]があることを念頭に入れ，展開，止血を行う．
- 傍脊柱筋，椎間関節は脊椎神経後枝の支配を受ける（図6）[4]ため，術野展開のために後枝内側枝損傷の可能性がある．
- 仙骨までの固定を必要とする場合には仙骨翼を展開する．傍脊柱筋のため正中からの展開が困難な場合は傍脊柱筋の筋間を展開するWiltseアプローチ（図7）[5]を用いる．多裂筋と長胸筋の間でアプローチすれば筋損傷は少ない．

### 図3 傍脊柱筋の展開（L4-S までの後側方固定術の場合）

固定範囲の上位下位隣接椎間の棘上・棘間靱帯（図ではL3/4）を温存して，椎弓，椎間関節包を展開する．

棘上・棘間靱帯温存
L3
椎間関節包

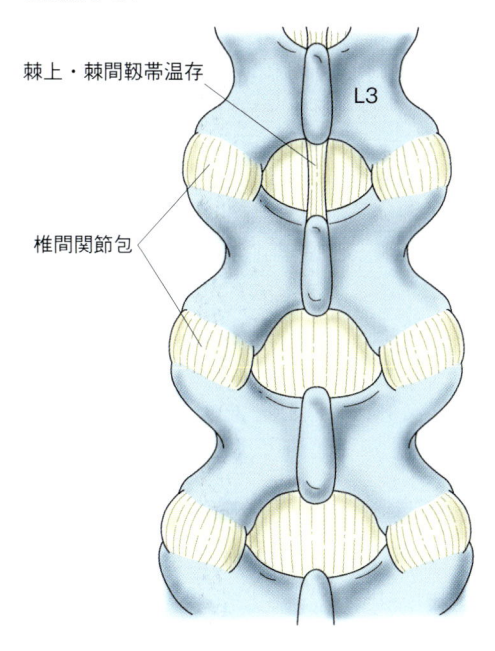

### 図4 椎間関節，横突起の展開（L4-S までの後側方固定術の場合）

固定範囲の隣接椎間関節包を損傷せずに固定範囲の椎間関節，横突起を展開する．

L3/4 椎間関節包，棘上・棘間靱帯温存
L3
L4 横突起
L5 横突起
仙骨翼

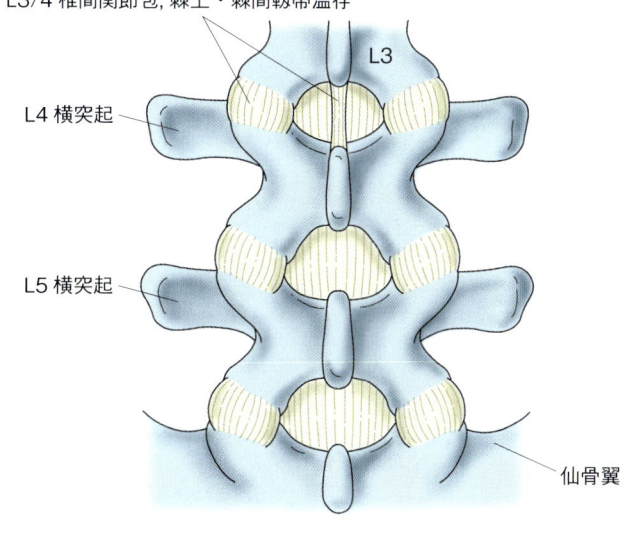

### 図5 椎間関節の血管分布

（本間信吾．In: 越智隆弘 編．New Mook 整形外科 No. 9 特集/腰部脊柱管狭窄（症）．東京: 金原出版; 2001. p.186-95)[3]

椎間関節は外側からの血管分布がみられる．①関節間動脈，②上関節動脈，③下関節動脈

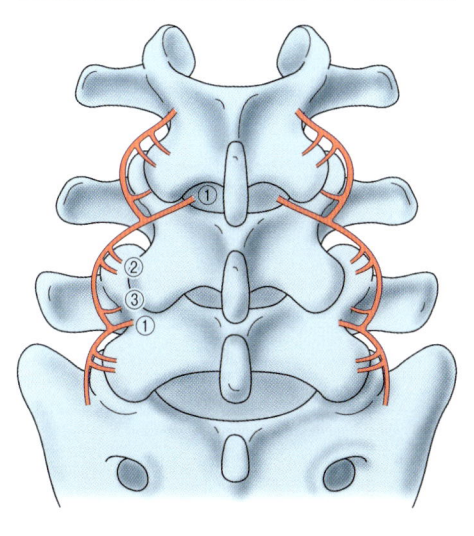

### 図6 椎間関節，椎弓根スクリュー刺入部位の神経支配

（佐藤栄修，他．整形外科．2002-7 増刊: 53: 1021-9)[4]

椎間関節は脊椎神経後枝からの支配を受け，椎弓根スクリュー刺入部位には後枝内側枝や外側枝が分布している．①後枝，②後枝内側枝，③後枝外側枝

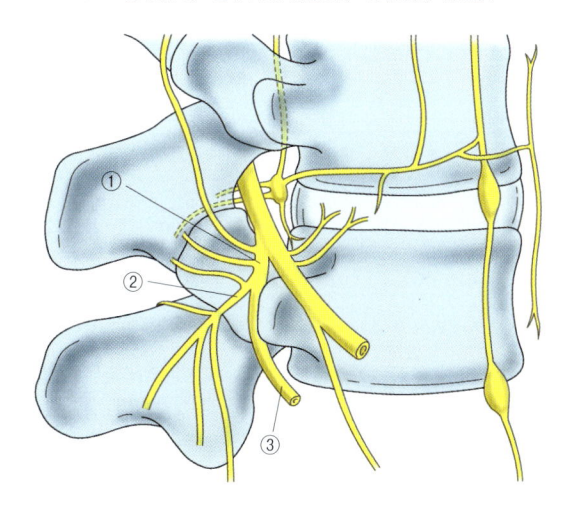

- 横突起・椎間関節外側にガーゼを詰めて圧迫止血しておく．
- 傍脊柱筋の阻血性変化を予防するために長時間の開創は避ける．

④馬尾・神経根の除圧（他項参照）
- 隣接椎間の棘突起列を損傷しないように，棘突起を切除する．

### 図7 Wiltse アプローチ

S1 椎弓根スクリュー刺入で，腸骨，傍脊柱筋が刺入の妨げになる場合にはこの筋間アプローチが有用である．

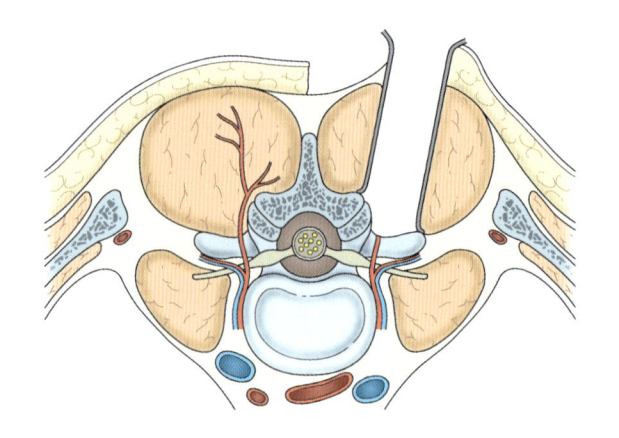

- 部分椎弓切除術，椎弓切除術を病態に応じて行う．
- 原則としてエアトームは用いずに，ノミ，ケリソンパンチで除圧を行う．
- 椎弓，椎間関節内縁の骨切除を行い，黄色靱帯を露出した上で，正中から外側に向けて黄色靱帯が硬膜と癒着がないことを確認して切除する．
- 再手術例ではエアトームで瘢痕組織の頭尾側椎弓，残存椎間関節を削開し，健常部の硬膜，神経根外側を確認したうえで除圧をはかる．
- 切除棘突起，椎弓，内側椎間関節は移植骨として用いる．

⑤椎弓根スクリューの設置
- 術中の刺入点決定と上位隣接椎間関節に障害が加わらない設置が重要
- 刺入点の決定
    - 横突起中央部の線と椎間関節中央を通る線の交点（図8A）．
    - 横突起中央の線と上関節突起外縁を通る線の交点（図8B）．
    - 副突起（図8C）．
    - 横突起中央の線上の横突起の基部（図8D）．
    - 上関節突起外縁で横突起の下1/3を通る線を刺入点（図8E）とする．
- 刺入点にエアトームあるいはオウルで刺入孔を作成
- 椎弓根プローベを進めて，椎体内に達する．
    - 横突起中央部の線と椎間関節中央を通る線の交点からの刺入は椎弓根側への傾斜を考慮せず，椎体に垂直に，矢状面で椎体終板に平行に刺入（図8A）．この刺入方法では固定椎間の1椎間上位の椎間関節が椎弓根スクリューで損傷される．
    - 横突起中央の線と上関節突起外縁を通る線の交点から椎弓根の傾斜に沿って内側に，かつ椎体終板に平行に刺入（図8B）．
    - 副突起（図8C）を刺入点とし，椎体終板に平行に刺入．
    - 横突起中央の線上の横突起の基部（図8D）から内側に傾けて刺入する．

> **注意ポイント 2**
> 固定椎間の1椎間上位の椎間関節に椎弓根スクリューやロッドが干渉する場合にはこの刺入点を用いる．

- 上関節突起外縁で横突起の下1/3を通る線を刺入点として，矢状面では椎体終板を貫通しない程度に頭側に向かって刺入（図8E），力学的強度が増す[6]．

### 図8 椎弓根スクリューの設置（参考図書1より改変）

A：Straight ahead．この刺入方法では固定椎間の1椎間上位の椎間関節を損傷する．
B：Inward．横突起中央の線と上関節突起外縁を通る線の交点を刺入点として椎弓根傾斜に沿って内側に，かつ椎体終板に平行に刺入する．
C：副突起が明確に認められれば，刺入点として用いる．
D：椎弓根スクリューや連結するロッドが上位隣接椎間の椎間関節に干渉する場合には横突起の基部から内側に向けて刺入する．
E：Up & In．上関節突起外縁で横突起の下1/3を通る線を刺入点として，矢状面では椎体終板を貫通しない程度に頭側に向かって刺入する．

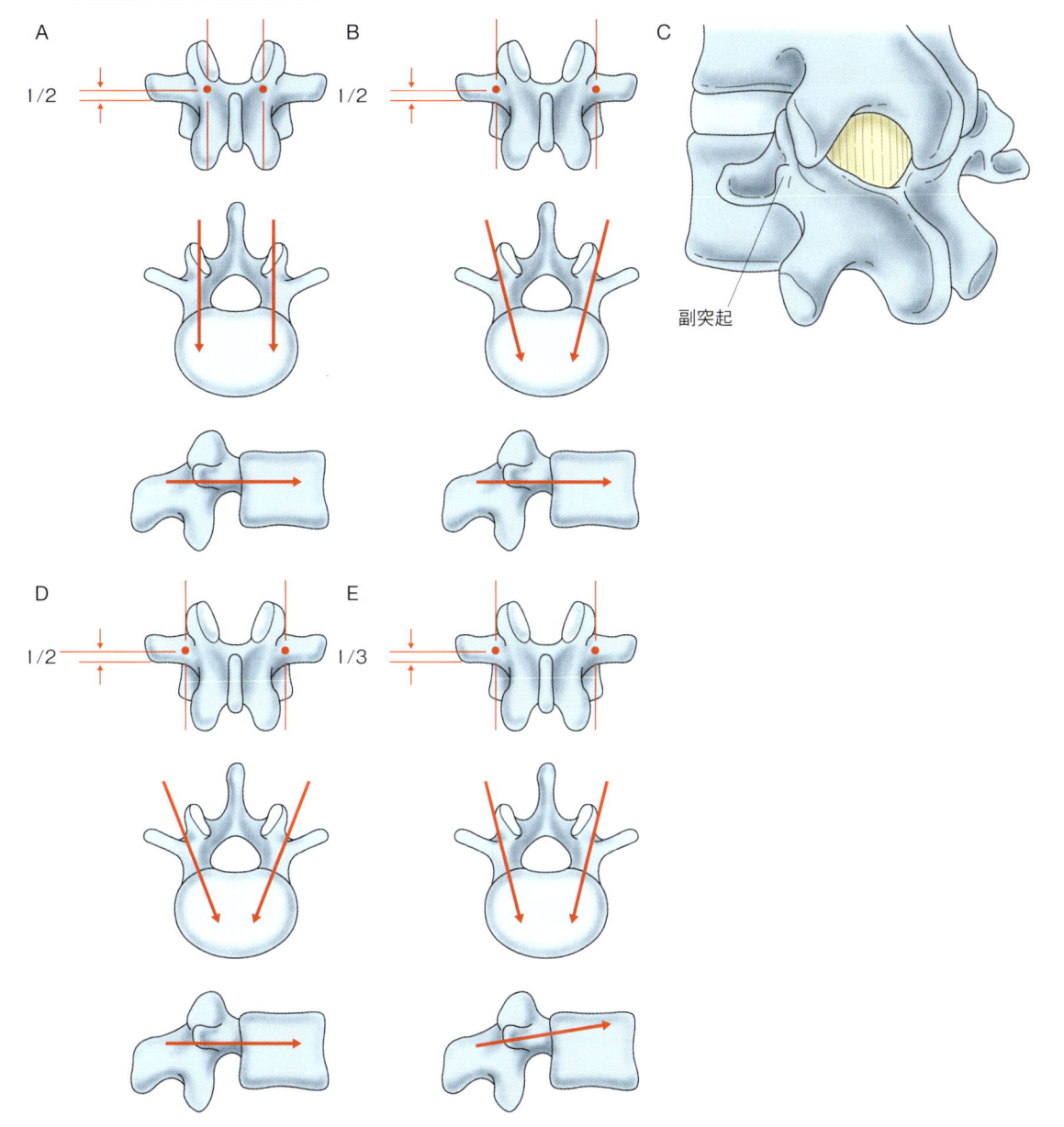

副突起

- フィーラーで，刺入方向が海綿骨内にあり，椎弓根皮質を穿破していないか確認．
- マーカーを留置して，Cアームイメージで誤刺入のないことを確認．
- Cアームイメージで側面X線像をみながら，術前計測した径，長さの椎弓根スクリューを刺入．頭尾側方向へのぶれのないことが確認できる．
- プローベあるいはスクリューの電位刺激による下肢筋電位を評価（椎弓根内側への逸脱による神経根障害

A．後側方固定術（PLF）：椎弓根スクリュー法

**図9** 椎弓根スクリュー逸脱の電気生理学的評価

先天性側弯症術中を示す．プローベ電気刺激による下肢筋電位を評価する．

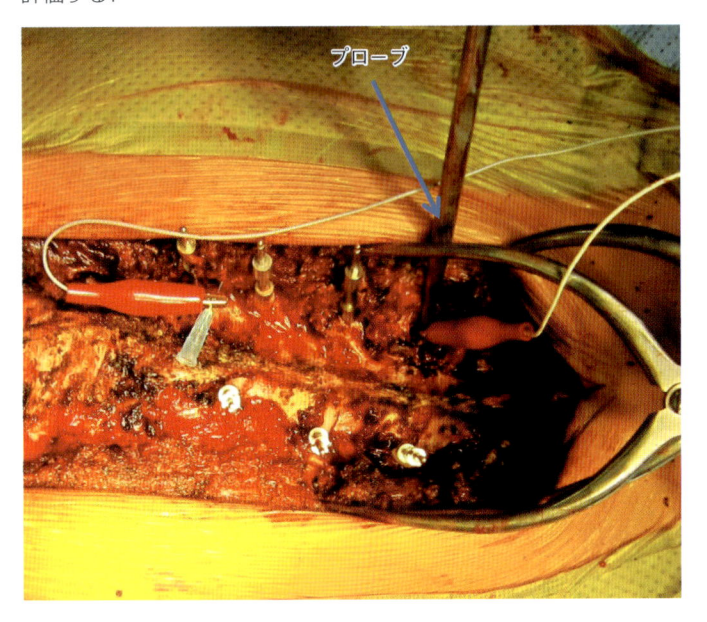

**図10** S1 椎弓根スクリューの刺入

S1 椎弓根スクリューは矢状面での S1 上終板の先端を向けて刺入する．

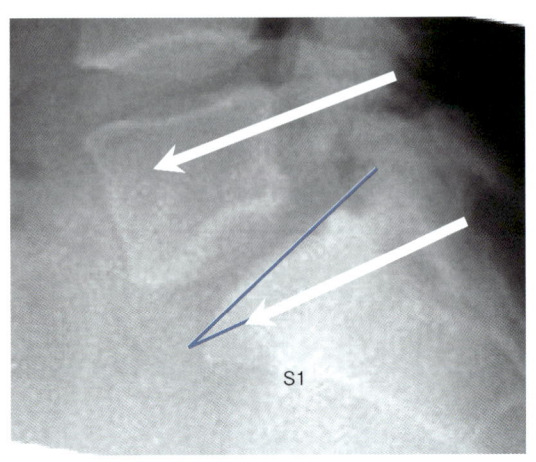

の診断に有用）（図9）．
- 偽関節の再手術例ではナビゲーションシステムが有用．
- 仙骨では S1 上関節突起部の外側から刺入し，S1 終板の方向に向けて刺入する（図10）．

> **注意ポイント ③**
> 正中アプローチでは S1 椎弓根スクリューが傍脊柱筋，腸骨のために外側から内側に向けて刺入困難な場合がある．その場合には Wiltse アプローチを用いる．

⑥ **移植母床の作製**（図11）
- 上関節突起外側，横突起，椎間関節，仙骨翼が移植母床となる．
- 関節突起間から横突起基部をノミにて骨皮質を翻転させ，横突起まで削る．
- 上関節突起は外側をノミにて切離し，翻転して母床とする．
- 仙骨翼は皮質骨を深く削り，翻転して母床を作製する．
- 椎間関節面は関節軟骨を切除する．

⑦ **骨移植**（図12）
- 切除棘突起，椎弓，内側椎間関節から得られた局所骨を粉砕し，生体活性セラミックスと混合し，母床に移植する．
- 骨移植が不十分であれば，腸骨より骨採取する．
- 移植骨が横突起靱帯を穿破しないように注意する．
- 隣接椎間関節を移植骨が覆わないように注意する．

**図11** 移植母床の作製（L4/5 側方固定術の症例）

上関節突起外側，横突起，椎間関節，仙骨翼（S1 までの場合）を移植母床とし，十分デコルチケーションを行う．

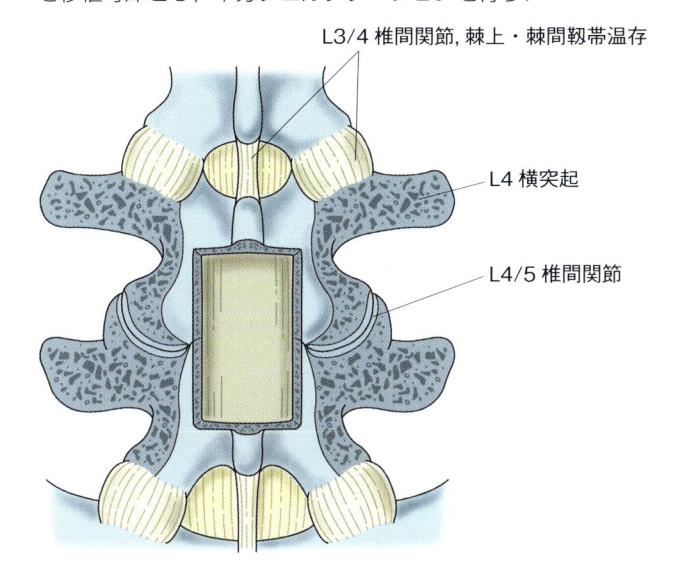

- L3/4 椎間関節，棘上・棘間靱帯温存
- L4 横突起
- L4/5 椎間関節

**図12** 骨移植

局所骨を粉砕し，生体活性セラミックスと混合し，母床に移植する．骨移植が不十分であれば，腸骨より骨採取する．

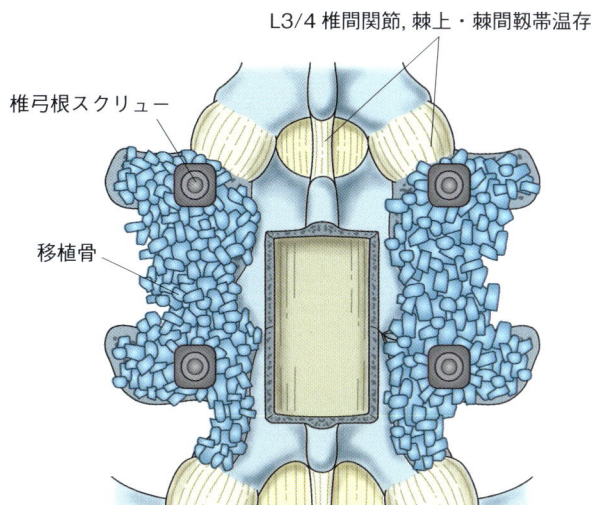

- L3/4 椎間関節，棘上・棘間靱帯温存
- 椎弓根スクリュー
- 移植骨

**図13** 椎弓根スクリューの連結

腰椎前弯位で，スクリューとロッドを締結する．上位隣接椎間関節をスクリューとロッドの締結部位で侵害しないことが重要である．

- L3/4 椎間関節，棘上・棘間靱帯温存
- 椎弓根スクリュー
- ロッド

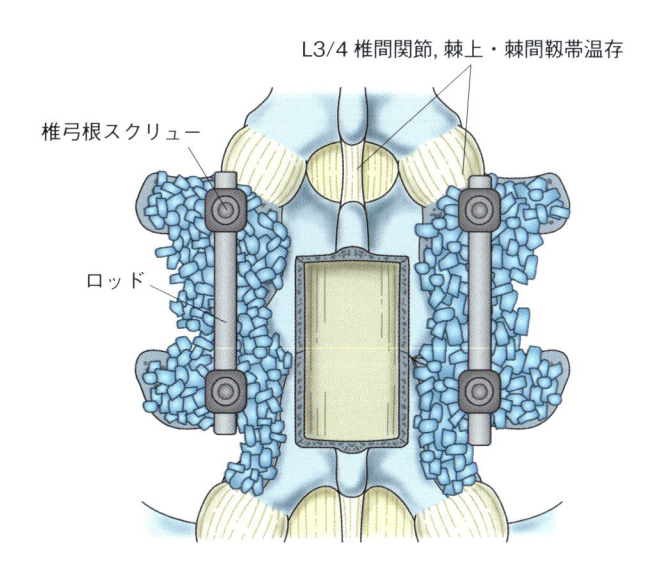

➡ **注意ポイント 4**

後側方固定術で重要な点は母床作製と骨移植にある．

⑧椎弓根スクリューの連結（図13）
- 椎弓根スクリューシステムにより多少の違いがあるため術前にシステムを熟知する．
- 腰椎前弯位で，スクリューとロッドを締結．
- 上位隣接椎間関節をスクリューとロッドの締結部位で侵害しないことが重要である．
- スクリューとロッドの締結時に，必要に応じて椎間に伸延力や圧迫力を付加する．
- 多椎間固定では左右のロッドを締結するシステムを併用する．

A．後側方固定術（PLF）：椎弓根スクリュー法

### 図14 椎弓根スクリューの前方穿破

Straight ahead の刺入で，穿破している．L5 椎弓根スクリューの椎体穿破による交感神経叢障害によると考えられる複合性局所疼痛症候群が術後に発生した．

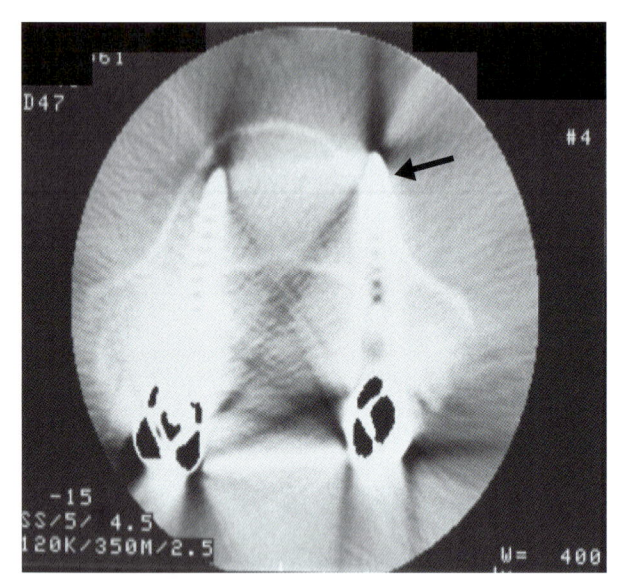

### 図15 異所性骨化

骨形成蛋白を用いた後側方固定術（治験症例）で生じた腰筋に沿った異所性骨化．臨床的には問題はない．

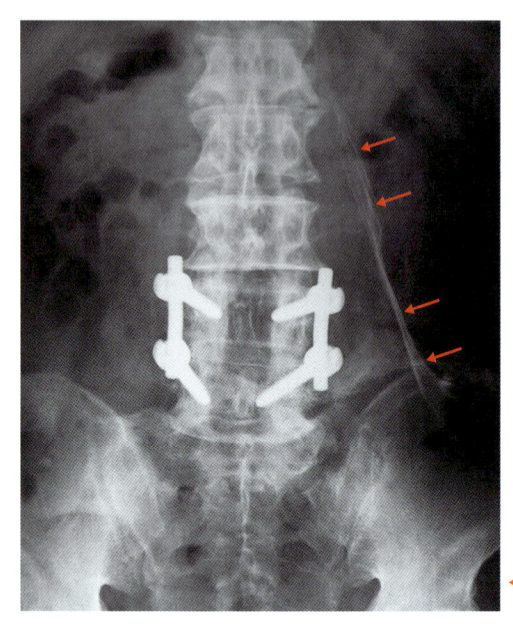

← 異所性骨化

⑨閉創
- 骨移植前にジェット洗浄機を用いて生理食塩水で術野を洗浄する[7]．
- 硬膜外，傍脊柱筋層下に閉鎖式ドレナージチューブを留置する．チューブは手術創の外側に出し，固定する．
- 筋膜，棘上靱帯を縫合する．
- 皮下組織，皮膚を縫合し，閉創する．

## 5) 注意すべき合併症

① 硬膜損傷
② 馬尾・神経根損傷
③ 椎弓根スクリューの誤刺入
　　神経損傷（図 14），椎弓根骨折，血管損傷，腸管損傷
④ 血腫
⑤ 骨癒合不全
⑥ 異所性骨化（図 15）
⑦ 椎弓根スクリュー・ロッドの折損
⑧ 椎弓根スクリューの弛み・脱転
⑨ 隣接椎間障害
⑩ 感染

## 6) 後療法

- 術翌日からコルセットを装着させ，離床，歩行を許可する．
- ドレーンチューブは術後 2 日で抜去する．

- 骨切り術に併用した場合は体幹ギプス，硬性コルセットを装着させる．
- 術後3カ月でCT撮影を行い，移植骨と母床の骨癒合を判定する．
- 骨癒合がみられれば外固定を除去する．
- 体幹・下肢筋力増強などの運動療法は術後早期から行う．

### ▶文献

1) Kawakami M, Tamaki T, Ando M, et al. Lumbar sagittal alignment influences the clinical outcome after decompression and posterolateral spinal fusion for degenerative lumbar spondylolisthesis. Spine. 2002; 27: 59-64.
2) Wimmer C, Nogler M, Frischhut B. Influence of antibiotics on infection in spinal surgery: a prospective study of 100 patients. J Spinal Disord. 1998; 11: 498-500.
3) MacNab I, Dall D. The blood supply of the lumbar spine and its application to the technique of intertransverse lumbar fusion. J Bone Joint Surg Br. 1971; 53: 628-38.
4) Bogduk N. The innervation of the lumbar spine. Spine. 1983; 8: 286-93.
5) Wiltse LL, Bateman JG, Hutchinson RH, et al. The paraspinal sacrospinalis-splitting approach to the lumbar spine. J Bone Joint Surg Am. 1968; 50: 919-26.
6) Krag MH. Biomechanics of thoracolumbar spinal fixation: A review. Spine. 1991; 16: S84-99.
7) Kawakami M, Tamaki T, Yamada H, et al. Effectiveness of pulsating water jet lavage to prevent infection after instrumentation surgery. Presented at the meeting of World Spine II. Chicago, Illinois, 2003.

### ▶参考図書

1) 佐藤栄修，伊東 学，金田清志．観血療法（適応と手技）E. instrumentation surgery. In：菊地臣一，他，編．腰痛・坐骨神経痛診療マニュアル．東京：全日本病院出版会；1997. p.192-201.
2) 浅野 聡，野原 裕．除圧＋後側方固定術（Instrumentation併用）．In：越智隆弘，菊地臣一，編．New Mook 整形外科 No.9 特集/腰部脊柱管狭窄（症）．東京：金原出版；2001. p.177-85.
3) 本間信吾．後側方固定術．In：越智隆弘，菊地臣一，編．New Mook 整形外科 No.9 特集/腰部脊柱管狭窄（症）．東京：金原出版；2001. p.186-95.
4) 佐藤栄修，百町貴彦，吉本 尚，他．Ⅶ手術的治療—各種術式の特徴と適応 5. 後側方固定術．整形外科．2002-7 増刊；53: 1021-9.
5) Biyani A, An HS. Principles of spinal instrumentation in degenerative disorders of the lumbar spine. In: Herkowitz HN, et al, editors. The Lumbar Spine, 3rd Edition, ISSLS Textbook. Philadelphia: Lippincott Williams & Wilkins; 2004. p.268-85.
6) Andersson GBJ, Shen FH. Operative management of the degenerative disc: posterior and posterolateral procedures. In: Herkowitz HN, et al. editors. The Lumbar Spine, Third Edition, ISSLS Textbook. Philadelphia: Lippincott Williams & Wilkins; 2004. p.317-23.

<川上 守>

## Section 3 椎間固定術

# B 後方進入椎体間固定術
Posterior lumbar interbody fusion（PLIF）

### 1）適応疾患

不安定性を有するあるいは除圧術後に不安定性の出現が予想されるすべての腰椎変性疾患である．
- 腰椎変性すべり症
- 腰椎分離すべり症
- 腰椎変性側弯症
- 椎間板ヘルニアの一部
- 腰部脊柱管狭窄症の一部
- 多数回手術例（MOB）
- 圧迫骨折などの外傷後の腰椎不安定症

### 2）術前準備

- 神経症状および各種画像所見より，責任神経根あるいは馬尾レベルおよびその障害部位の特定が必須である．
- 通常は画像診断として通常の単純X線の正面像と側面像，さらには前後方向への不安定性の有無確認のための動態撮影像，変性側弯などの際にはさらに正面像での左右側屈位の撮影が必要である．
- 椎間板変性の程度や脊柱管狭窄の程度，黄色靱帯の評価にはMRIで十分であり，必ずしも脊髄造影は必要ではない．骨性狭窄の評価や椎間関節の変形などの評価にはCTが必須である．当該椎間の椎間関節の形態，椎間板の狭小化の程度，椎体の骨性終盤の損傷の有無，Pedicle screwを使用する場合には椎弓根の広さや向きなどの事前の評価が重要であるからである．外側狭窄などの病態の把握には神経根造影が有用である．術前に全身麻酔下で体位を固定したうえで，当該椎間の棘突起に18Gの注射針を刺入し側面像を撮影する．部位の確認とともに，椎体の向き，椎間板の向き，椎弓根へのscrew刺入方向などの確認が必要であるからである．
- 必要に応じて術前に自己血の貯血あるいは術中の回収式自己血輸血の準備をしておく．術中の透視などは必要ない．

### 3）手術体位

- 我々は基本的には4点支持台を用いてknee chest positionにて腰椎の手術を行っている．腹部の圧迫が十分に取れていることと，胸部と膝関節で十分に体重を支えていることを確認する．腹圧を逃すことにより硬膜外腔からの出血を軽減することができる．骨盤はやや前傾姿勢として，腰椎の前弯を減少させることが重要である．前弯が強ければ椎弓間が狭くなり手術は極端に困難となる．すべりの整復やアライメントの是正は術中に行えるので体位とは関係ない．
- 坐骨神経を緩めるために膝関節は屈曲位とし，柔らかいパットなどを用いて皮膚障害が起こらないように

**図1** 後方切除範囲

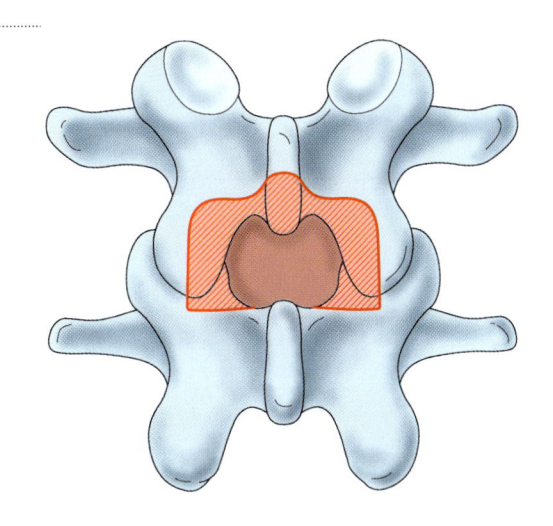

留意する．両下腿にはDVT予防のための弾性ストッキングを装着し，術中にはフットポンプを用いている．

> **注意ポイント ①**
> 腹臥位の手術では頸部の位置にも留意する必要がある．特に脊柱管狭窄症の高齢者の場合，頸椎にも狭窄病変を合併することが多いため，術中の頸部が長時間進展位で固定されると頸髄症が悪化する可能性があるためである．麻酔科医とも相談して術中に数回にわたり頸部の固定位置を変更することも大切である．

## 4）手術手技

### ①皮切

- 皮切に当たっては広い範囲の創部を十分にイソジン消毒のうえ，20万倍ボスミン加生理的食塩水を皮下注射しておく．これにより皮切時の出血を軽減することができる．
- 罹患椎間を中心に正中に皮切を加える．1椎間のPLIF単独であれば5cm程度の皮切で可能であるが，Pedicle screwなどの脊椎インスルメンテーションを追加する場合にはさらに上下方向に大きな皮切が必要となる．皮下からの出血をバイポーラーにて止血しつつ，ゲルピー開創器を用いて創部を展開し，電気メスにて筋膜まで展開する．

### ②傍脊柱筋の剝離と展開

- 棘上，棘間靱帯を温存しつつ，電気メスにて棘突起の両外側で腰背筋膜を切離展開する．棘突起に沿って傍脊柱筋群をコブのラスパにて骨膜下に剝離しつつ進入し，椎弓に至る．
- 各椎弓は外側縁まで展開し，椎間関節も外側まで関節包に沿って展開しておく．展開した部位にはやはりボスミン入りの生理食塩水に浸したガーゼをパッキングして止血しておく．Clowardの開創器を用いて両側の椎間関節背側まで筋肉を展開する．残存する筋組織や脂肪組織は髄核鉗子などを用いて可及的に切除する．軟部組織からの出血は丁寧に止血しておく．レベルが確認できれば刺入した18Gの針を抜去する．

### ③後方除圧（部分椎弓切除と内側椎間関節切除）

- 筆者らはノミを用いて除圧術を施行するようにしている．安全かつ短時間で除圧が可能であり，移植骨として用いる局所骨が十分確保できるからである．基本的には通常の開窓術と同様に後方除圧を行う．分離すべり症や椎間関節の垂直化の強い症例では椎間関節全切除もやむをえないが，椎間関節は可及的に温存する．椎間スプレッダーを用いて椎間を開大することが必要であるため，椎弓切除は行わない（図1）．

**図2** 椎弓腹側の除圧，黄色靱帯付着部の切離（A）と内側椎間関節切除（B）

A：①上関節突起内側の切除　②椎弓腹側の骨切除
B：椎弓腹側の骨切除

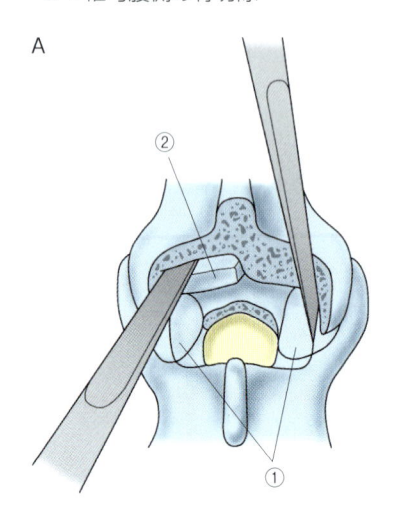

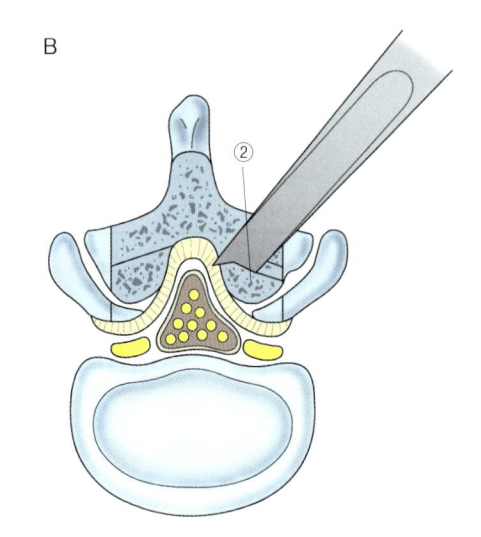

> **注意ポイント ❷**
>
> まず鋭のオイフ鉗子にて棘突起の基部を把持し，上位の椎弓を動かすことにより局所の不安定性の確認とともに，椎間関節の動きを確認する．下関節突起の位置と形態を確認するためでもある．椎間関節切除の際に下関節突起が全切除にならないように留意する．

- 椎間関節の関節面と平行かやや内側よりにノミを入れて下関節突起の切除を行う（図2A）．さらに椎弓の遠位 1/2 から 2/3 を横切する．前方には黄色靱帯があるのであまり危険はないが，再手術例ではかなりの注意を要する．硬膜に瘢痕性の癒着がみられるからである．椎間関節は基本的には末広がりの形にトランペット型の除圧を心がける（図2B）．
- 上位の椎弓の腹側は黄色靱帯の付着部まで細いノミにて undercut を行う．筆者は横幅が 4 mm 程度の両刃のノミを用いている．上関節突起の先端部の黄色靱帯付着部も可及的に切除し椎間孔の除圧を行う（図3A）．分離すべり症の場合には分離椎弓を切除のうえ，分離部の骨増殖を切除し圧迫された上位の神経根の除圧を行う（図3B）．
- 十分に硬膜管と両側の神経根が除圧確認されて後方除圧操作を完了する．

④硬膜外静脈叢の処置と神経根，硬膜の剝離

- 硬膜外の静脈叢の処置には椎間スプレッダーをかけて当該椎間板を広げておいたほうがやりやすい．椎弓スプレッダーは必ず残存椎弓の腹側の皮質骨までかけること．そうしないと強い開大力により残存椎弓が骨折を起こすことがある．まず神経根を同定のうえ，伴走する静脈を止血処置し，神経根を椎弓根から内側によけられるようにフリーとする．lateral recess 部には神経根の外側にスポンゼルとベンシーツにより止血したうえで神経根を内側によけられるように処置をしておく．同様に頭側の神経根に対してもベンシーツを詰めて周囲の止血とともに上外側への神経根の剝離をしておく．硬膜管腹側にも同様の処置をすると，硬膜は内側へよけることができる．硬膜腹側には癒着がみられることも多いので剝離には慎重な操作を要する．筆者はここには 90°の角度に曲がったラスパを用いている．PLIF には硬膜管のセルフリトラクター

**図3** 分離すべり症における上位神経根の除圧

A：①上位神経根，②分離部の骨増殖，③黄色靱帯，④上関節部突起
B：⑤椎間板

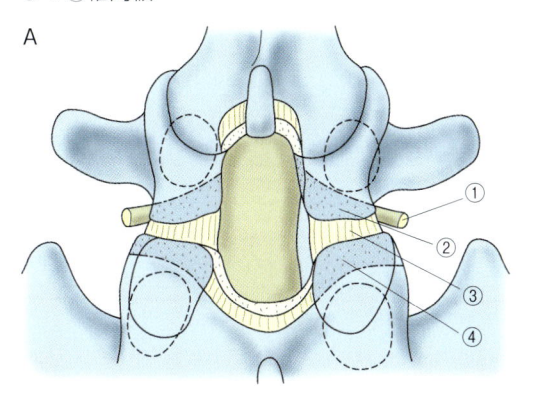

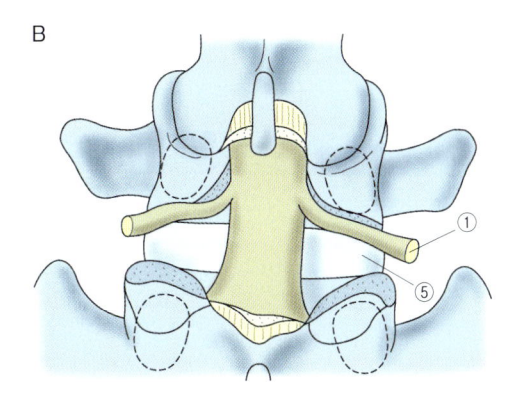

**図4** 硬膜外静脈叢の処理と神経根リトラクターを用いた椎間板の展開

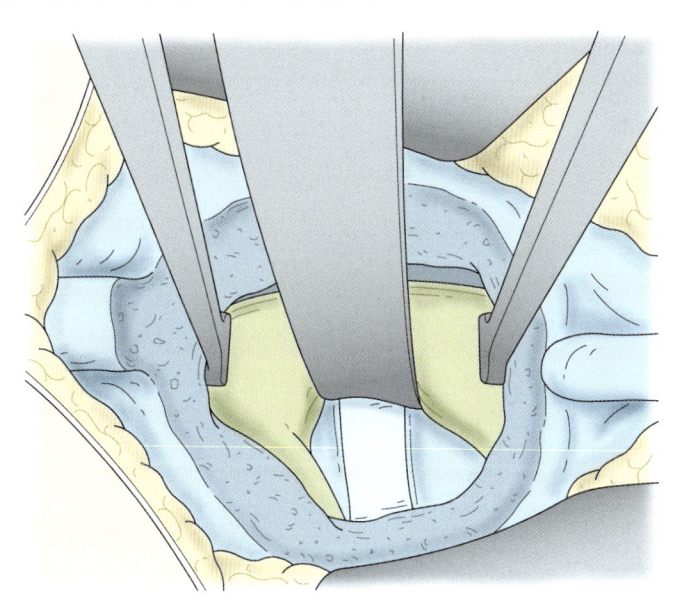

が便利である．これは椎間スプレッダーに連結して硬膜管および神経根を牽引してくれる装置である（図4）．

> **注意ポイント 3**
>
> 　セルフリトラクターを使用する際には硬膜管の牽引が脊柱管の正中を越えないように注意する．さらには神経根を手前に引っ張り上げたり，リトラクターの角で圧迫されたりすると根症状が出現，遺残しやすいので要注意である．
> 　硬膜外の静脈叢の処置には慎重を要する．椎間が開大されているため静脈叢が虚脱しているので，のちにメスを入れると出血することがある．基本は目の前の硬膜外の椎間板はすべて焼くつもりぐらいでちょうどよい．硬膜外からの出血のコントロールが本術式の1つのポイントであるが，ここに時間がかかりすぎると神経症状の出現につながるので可及的に短時間に処理を済まさねばならない．

**図5** 椎間板切除

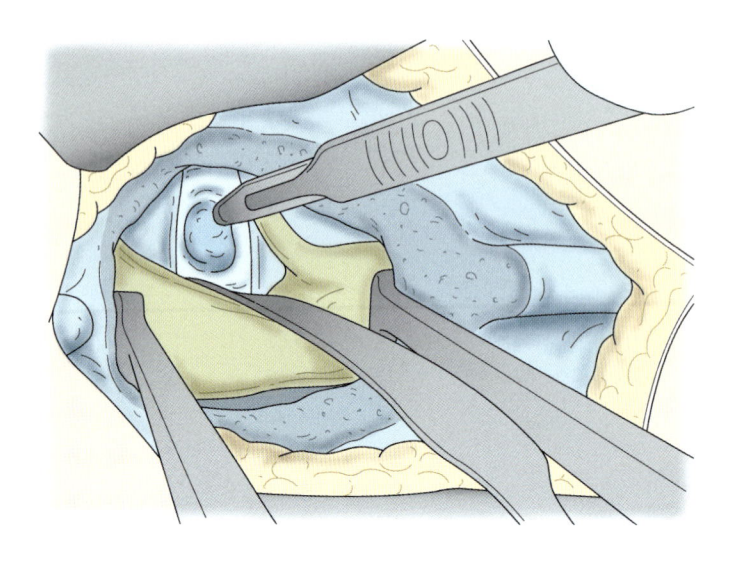

> **▶ 注意ポイント ④**
> どうしても出血のコントロールが困難な際には，椎間板切除に移ることが対策法である．理由ははっきりとはしないが，椎間板の切除により硬膜外からの出血が軽減することが知られている．

⑤前方椎間板の切除と移植母床の作製

- 次いで骨移植を行うための椎間板切除に移る．より広範囲な移植母床の作製のため，椎間板の切除は可能な限り外側まで必要である．スピッツメスにて線維輪を切開し，まずは髄核を可及的に切除し，上下の軟骨終盤をコブのラスパなどで十分に郭清する（図5）．
- 十分に椎間板が開大しない場合には小さめのラスパなどを用いる．不安定性の強い症例や分離すべり症などでは，前方の線維輪と前縦靱帯が破損している場合もあるので前方にあまり深く進入しないように注意する．髄核鉗子やケリソンパンチなどを用いて慎重かつ十分に椎間板の切除を行う．椎間板手前の後縦靱帯などの軟部組織が邪魔になる場合には小さなノミにて椎体の後縁ごと切除するようにしている．軟骨終盤の郭清にはリングキュレットなども有用である．椎間板外側の郭清には曲がったキュレットが有効である（図6）．

> **▶ 注意ポイント ⑤**
> - 高齢者などで椎体の骨粗鬆症が強い症例では，骨性終盤を破損して椎体内に侵入しないように留意せねばならない．十分に軟骨終盤と骨性終盤の境目を見極めて処理を行うこと．
> - 椎間板は中央がへこんだ構造になっているため，移植骨やケージの挿入には後方部分の椎体縁を一部切除する（図7A）．両外側もノミを用いて平らにしておく（図7B）ことも重要である．さらに椎間スプレッダーを用いて広げた椎間板腔の高さを測っておく（図7）．

### 図6 椎間板郭清に用いる各種リングキュレット（A）と椎間スプレッダー（B）

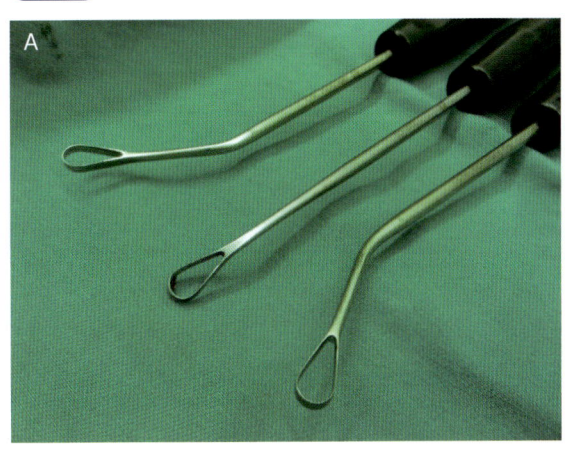

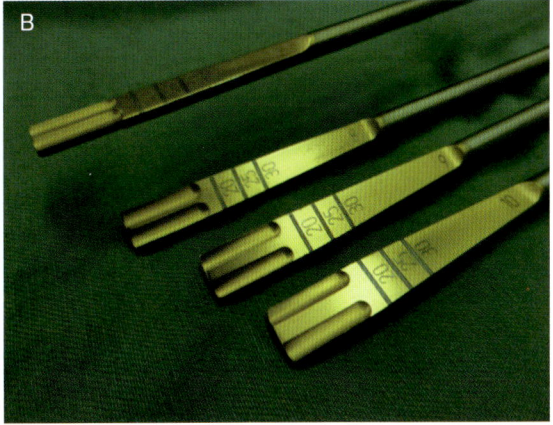

### 図7 椎間板郭清後の移植母床の作製
A：手前と奥の椎体縁の切除
B：両外側部も骨切除しておけば直方体型のケージを挿入しやすい

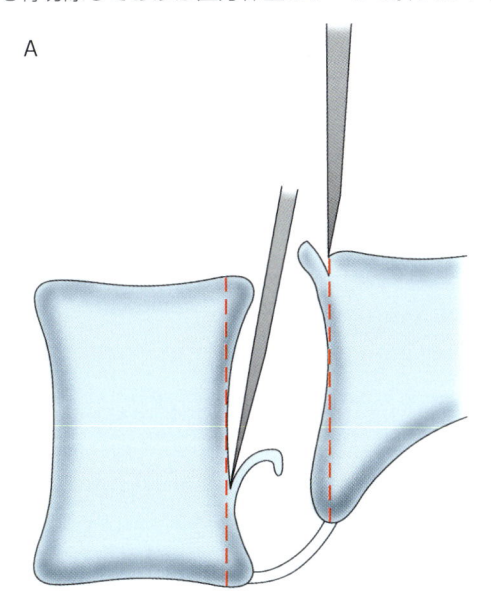

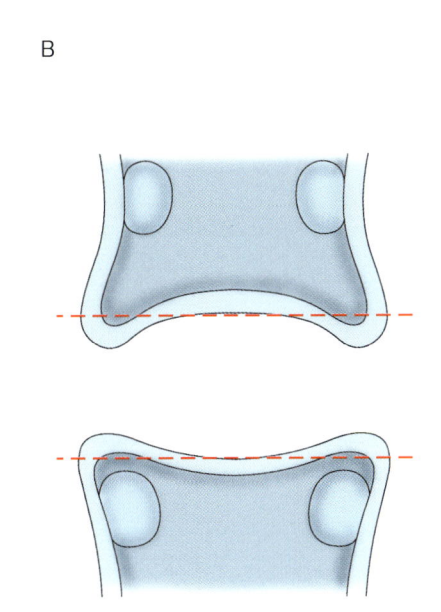

> **注意ポイント 6**
>
> 　硬膜外の静脈の処理と，椎間板の切除の操作の間は硬膜リトラクターによって神経根と硬膜管はリトラクトされている．この操作に時間を要すれば術後に神経症状の発生する可能性が高くなるため，可及的に速くこの部分の操作を終えることも重要である．止血に難渋する場合には，数回にわたって神経根の牽引を解除することも必要である．

⑥椎間スペーサーの挿入と骨移植
- 椎間板腔を十分に洗浄し，骨移植を行う．まず細かく砕いた局所骨を椎間板前方に敷き詰める．腸骨から移植骨を採骨する場合には，前方にも海綿骨を敷き詰めておく．あらかじめ採寸した大きさのスペーサーの中空部分に骨移植をして椎間板に挿入する（図8）．
- 椎間板腔が前弯している場合には前方に開いた台形のスペーサーを使用する．2椎間のPLIFなどの場合には一方は台形のスペーサーを用いたほうが前弯の保持には有利である．スペーサーの挿入にあたっては

**図8** 椎間スペーサーと自家骨を用いた骨移植

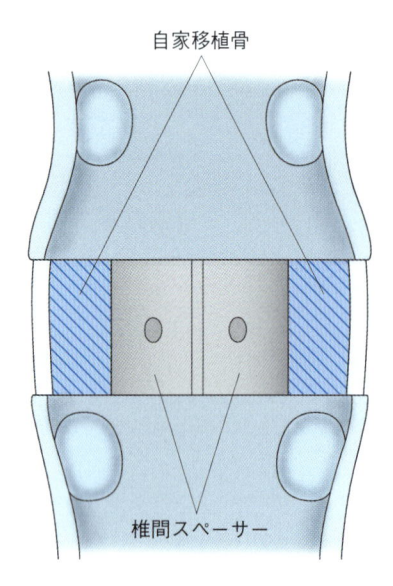

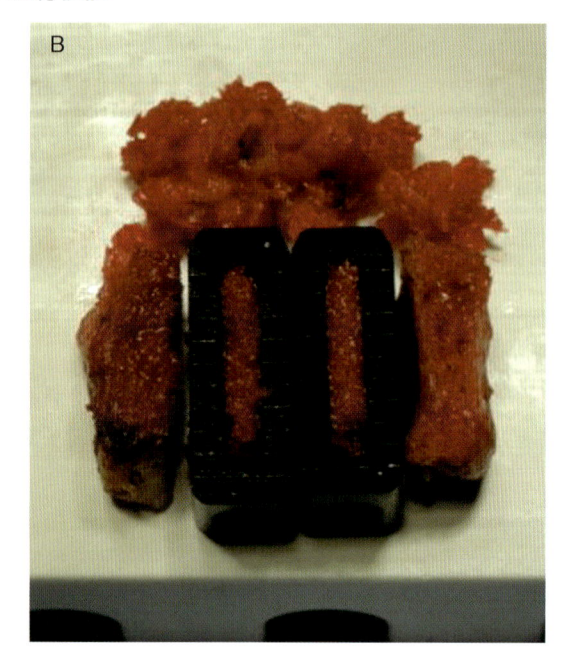

A　自家移植骨／椎間スペーサー
B

前方に深く進入しすぎないように注意する．我々は椎間板腔の中央部分に両側から2個のスペーサーを挿入したうえで，両外側に自家骨移植を行うサンドイッチ法を行っている．椎間板の骨性終盤は外側が強く，中央部は強度的には脆弱であるが骨癒合には適しているため，中央部に骨移植をするのも理にはかなっている．いずれにせよ使用するスペーサーの形状によって工夫が必要ではある．スペーサーは椎体の後壁よりやや深めに挿入するのが望ましいが，すべりの整復が不十分であれば上位の椎体後壁より前方に挿入されていることを確認しておく．

> **注意ポイント ⑦**
> - スペーサーを2つ並べて入れる際には，先に挿入したスペーサーの後縁に次のスペーサーが当たらないように注意して打ち込みを行う．縦に2つのスペーサーが挿入されれば，前方大血管の損傷の可能性があり非常に危険である．最初に挿入したスペーサーの位置を常に確認しながら2つ目のスペーサーの挿入を行う．
> - 十分な椎間板の掻破と移植骨の充填がこの手術の最も重要な点であることに留意するべきであろう．

⑦ 後方インスルメントによる固定

- 骨癒合率の改善と，早期の離床，および外固定の簡略化を目的として，1980年代半ばごろから本術式にも脊椎インスルメントが追加されることが多くなった．当初は棘突起間のwiringなどの簡易な固定術，さらには椎弓にかけるHook & Rod System，80年代後半からはPedicle Screw Systemが登場し，飛躍的に本術式が広まった．自家腸骨移植のみの時代には術後の安静臥床期間を2カ月余りとしていたのに対し，脊椎インスルメントの追加により一気に早期の離床が可能となった．

- Pedicle Screw Systemの術式の詳細についてはいまさら述べる必要はないであろう．固定椎間と上位椎間のそれぞれ椎間関節の外側まで展開し，横突起の基部から椎弓根内にスクリューを挿入し，ロッドあるいはプレートによる固定を行う．最近では経皮的に挿入するPedicle Screw & Rod Systemや小皮切から行う同様の方法も広まっている．また最近では椎弓根に対して内側から外方向に向けてスクリュー刺入を行う

Cortical Bone Traujectory 法も開発されている．本法では椎間関節外側までの展開が不要で，スクリューヘッドが硬膜のすぐ後外側に位置するため dead space も極端に少なくなるため，侵襲の小ささから有用である．

⑧洗浄と閉創
- 術野を生理食塩水にて十分に洗浄する．特にインスルメンテーションを追加する場合にはより厳重に洗浄する必要がある．筋層の下になる金属の刺入部も十分に洗浄する．創部にドレーンを留置し筋膜と皮下組織を縫合する．できるだけ dead space を少なくするために筋組織を寄せるなどの工夫もされている．筋膜は皮吸収糸にて，皮下は吸収糸にて縫合する．十分に皮下組織を合わせることができれば皮膚は縫合せず，ステイプラーまたはテープにて固定する．

## 5) 後療法

- ドレーンは 24-48 時間で十分に出血が収まったことを確認の上抜去する．ドレーン抜去とともに簡易コルセットを装着して離床を許可する．通常は術後 2 週間余りで退院となる．骨癒合がレントゲンで確認される術後 3 カ月余りはコルセットを装着させる．

## 6) 注意すべき合併症

- 最も注意すべきはやはり神経合併症である．
- 術中の硬膜管および神経根の牽引操作による術直後からの麻痺症状もあれば，術後徐々に進行する神経麻痺症状はほとんどが血腫によるものである．術前および術直後の神経症状の把握が必須であることはいうまでもない．
- 術後早期にスクリューの刺入位置および方向など，さらに移植骨の充填度などの確認のために CT を撮影しておく．

〈大和田哲雄〉

## Section 3 椎間固定術

# C 経椎間孔腰椎椎体間固定術
## Transforaminal lumbar interbody fusion (TLIF)

### 1) 適応疾患

- 腰椎変性すべり症
- 腰部脊柱管狭窄症
- 腰椎椎間板ヘルニア
- 腰椎椎間不安定症
- 椎間関節嚢腫
- 腰椎再発手術の salvage

### 2) 術前準備

①診断：愁訴，理学的所見による障害神経根，馬尾障害レベルの把握と各種画像（腰椎 X 線，脊髄造影，CT，MRI，神経根造影など）との一致の確認．
②術後装具の採型：軟性コルセット（ダーメンブレース），骨粗鬆症例では半硬性コルセットを作製しておく．
③手術高位の確認：全身麻酔後に行う．

### 3) 手術体位

- 全身麻酔後，4点フレーム上に腹臥位とする．過度の腹圧がかからないよう留意する．手術枕などを下肢に用いて腰椎前弯位を減じるよう工夫する．パッドの当たる胸部，骨盤部では，圧を逃がすようスポンジなどを用いる．
- X線コントロール下に当該棘突起に 18 G 注射針を刺入し，指標とする．

### 4) 手術手技

①皮切
- 40万倍エピネフリン加生理的食塩水を皮切の皮下と椎間関節周囲に注射する．
- 罹患椎間を中心に正中縦切開を加える．1 椎間固定では約 5-6 cm，2 椎間で 6-7 cm である（図1）．従来の椎体間固定術の約半分の皮切長でよい．経椎間孔腰椎椎体間固定術は，片側椎間関節の温存と神経組織への侵襲が少ないという利点があり，低侵襲という観点からも皮切，展開も minimal invasive にとどめる．
- 正中より 2 cm 外側の筋膜を縦切開し（図1），両示指を多裂筋と最長筋の間に入れて筋間を剝離する（Wiltse のアプローチ）（図2）．その際，貫通血管は凝固切離する．レトラクターで左右に引いて椎間関節，横突起を出す．椎弓根スクリュー刺入点を確認しておく．これを両側に行う．

②傍脊柱筋の展開
- 電気メスで腰背筋膜を棘突起の外縁に沿って切離する．コブエレベーターを用いて，椎間進入側の椎弓か

**図1** 皮膚切開と筋膜切開

A　皮膚切開　　1椎間では5-6cm

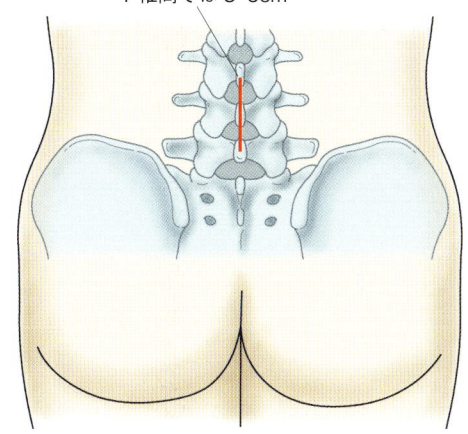

B　筋膜切開　　正中より2cm外側

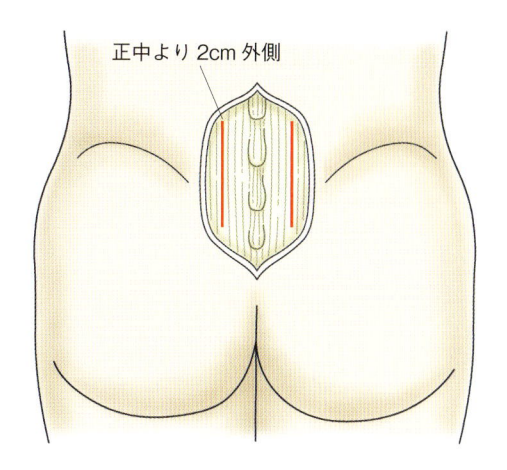

**図2** Wiltseアプローチによる外側展開

両示指を多裂筋と最長筋の間に入れて筋間を剝離する.

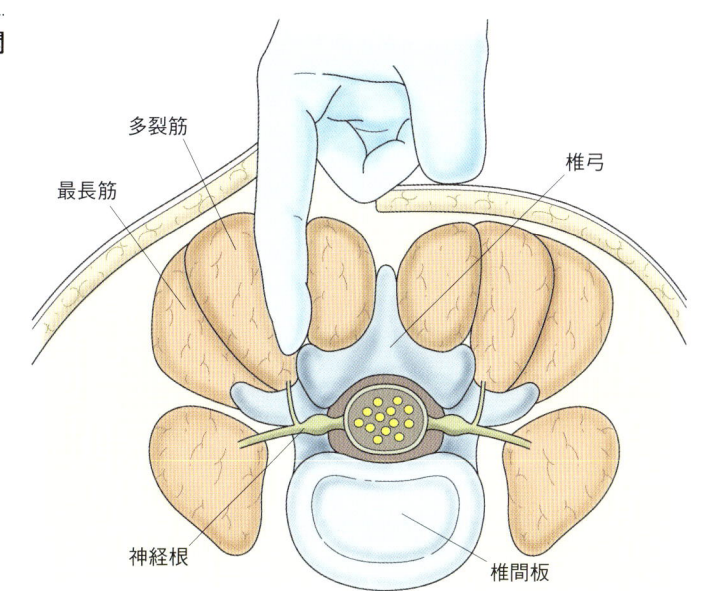

多裂筋／最長筋／椎弓／神経根／椎間板

ら傍脊柱筋を骨膜下に剝離する．先に外側より展開していたアプローチにつなげるように椎間関節部を展開する．反対側は，椎弓切除ができる椎間関節部内側までの展開にとどめる．
- 罹患棘突起を棘突起剪刀で根元から切離し，余分なところはリュエルで切除する．後に局所移植骨として用いる．ここに棘間スプレッダーをかけて伸張する．筋群はゲルピーを2本X字状にして広げると十分な視野が得られる．椎間スプレッダーを使用することで安全に除圧でき，神経根にも無理のない椎間開大が得られる

③下関節突起の切除
- 1cm両刃ノミを用いてPars interaricularis部分を切離し，椎間関節包を電気メスで切離後，下関節突起を一塊として切除する（図3）．その際，下関節突起と黄色靭帯の間を剝離し，骨性部分のみ取り出す．これにより，黄色靭帯は硬膜との癒着があっても慎重に剝がすことで，硬膜損傷を防ぐことができる．

**図3** 上・下関節突起と反対側椎弓の切除範囲

ノミを用いて Pars interarticularis 部分を切離し，下関節突起を一塊として切除する．
上関節突起は先端 1/2 を切除する．

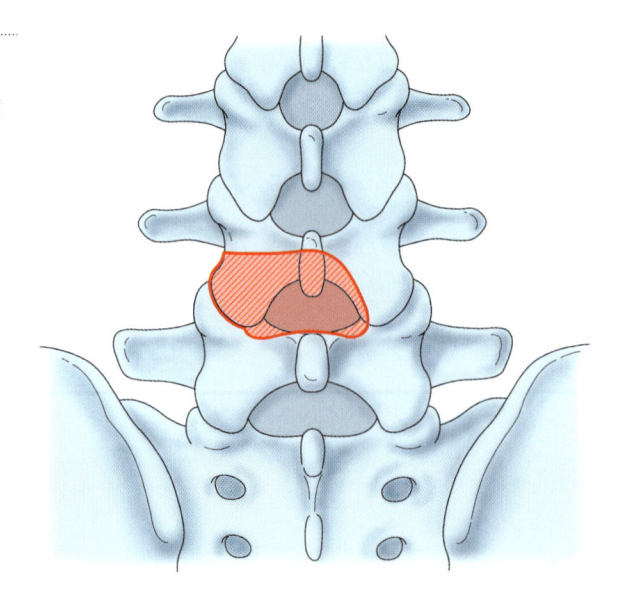

> **注意ポイント ①**
>
> 骨粗鬆症例では，椎弓が脆いので，ノミに加える力を加減する．一方，椎弓が固い場合は，1回で切離せずに 2-3 回に分けて徐々に切離し，ノミを捻って切離面に離間力を働かせ，切離されたことを確認する．ノミを用いる自信がない場合は，サージエアトームで徐々に削り，切離する．

④黄色靱帯切除
- 下関節突起を切除した後に黄色靱帯が現れるので，剥離子を用いて上位椎弓から剥がし，硬膜外腔を展開する．硬膜との癒着がないか確認し，癒着があれば，丁寧に剥がす．黄色靱帯は剥離子で下面をカバーして尖刃で切離し，コブ鋭匙を椎間関節部に当てて引っ張るようにすると一塊として切除される．

⑤進入反対側の椎弓切除
- ケリソンパンチを用いて斜めに除圧し，神経根が見えるまで削る．最小侵襲で済むように椎間関節はできるだけこわさないようにする（図3）．

> **注意ポイント ②**
>
> 片側進入両側除圧の要領でもよいが，すでに棘突起を切除しているため，無理せずとも十分に除圧できる．盲目的になって硬膜，神経根損傷を起こすことは確実に避けなくてはならない．

⑥神経根の確認
- 神経根の外側までしっかり確認できるように残存した黄色靱帯を完全に切除する．神経根の発赤，腫脹を観察し，癒着の有無による可動性を確認する．

⑦進入側上関節突起の切除
- 1.5 cm 両刃ノミを用いて上関節突起の先端 1/2 を切離する（図3）．軟部組織を丁寧に剥がしてこれを切除すると椎間孔内が現れる．

**図4** 硬膜管，神経根，椎間板の展開

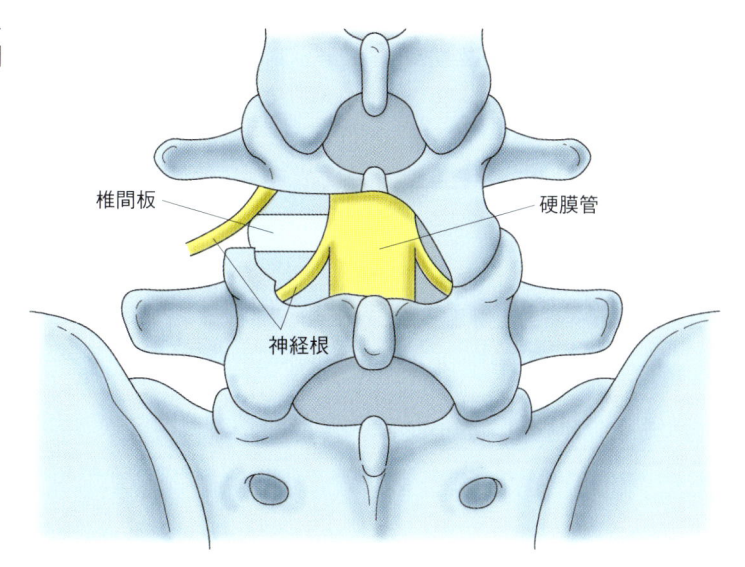

椎間板　硬膜管　神経根

> **注意ポイント ③**
>
> 　　上関節突起先端1/2切除の操作は，周囲に静脈叢が発達しているため，一気に取ろうとすると著しい出血をきたす．これを予防するには，上関節突起に付着する軟部組織を丁寧に剝がして凝固しながら切離するとよい．出血が多い場合は，吸引管で出血を制御しながらアビテンシートを敷き，この上にニューロシートを被せる．さらに上から生理的食塩水を散布し，ニューロシートの上から吸引する．上位神経根が走行しているので，決して圧迫してはならない．結局は丁寧に軟部組織を剝がして出血をさせないようにしたほうが，手術時間短縮が図れる．

⑧硬膜外静脈叢の凝固，切離
- 脊柱管内，椎間孔内には発達した静脈叢が存在する．椎体間固定術の成否は，この処置にかかっているといっても過言ではない．椎間板上，椎弓根周囲，神経根外側の静脈叢をバイポーラーコアギュレーターで徹底的に凝固し，切離する．椎間孔内では，切離した上関節突起下面，椎間板レベル，上位神経根に沿った静脈叢を丁寧に凝固し切離する．上位神経根は，L3/4 TLIF より上位では視野に現れるが，頻度が多いL4/5，L5/S1 TLIF ではこれを見ずに手術可能である（図4）．

> **注意ポイント ④**
>
> 　　硬膜外静脈叢は網目ネットワークになっており，凝固しても，切離しないと出血する．また，静脈叢の発達している部位は一定しているので，それを考慮して処置することが大切である．出血が多い場合は，吸引管で出血を制御しながらアビテンシートを敷き，この上にニューロシートを被せる．さらに上から生理的食塩水を散布し，ニューロシートの上から吸引する．

> **注意ポイント ⑤**
>
> 　　神経根外側の静脈叢を処置する際，ホフマン靱帯を一緒に切離すると神経根の可動性が得られる．

⑨椎間板の展開
- 切離した静脈叢を寄せると，椎間板が露出する．椎間孔内まで十分に見えるように展開する（図4）．

⑩進入側椎間板の摘出，椎間郭清
- 硬膜管と上位神経根を剝離子で保護し，尖刃で椎間板を矩形に切離する（図5）．パンチで椎間板を少し摘

### 図5 椎間板切除
尖刃で椎間板を矩形に切離する．

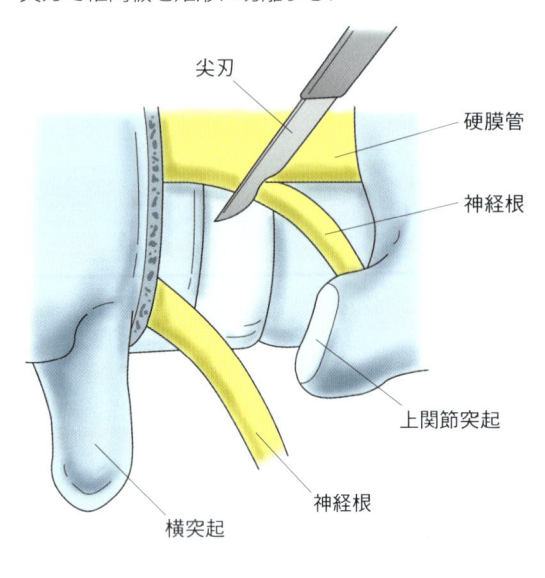

### 図6 椎間板郭清
リーマー，ラスプ，パンチを用いて前方まで徹底的に郭清する．

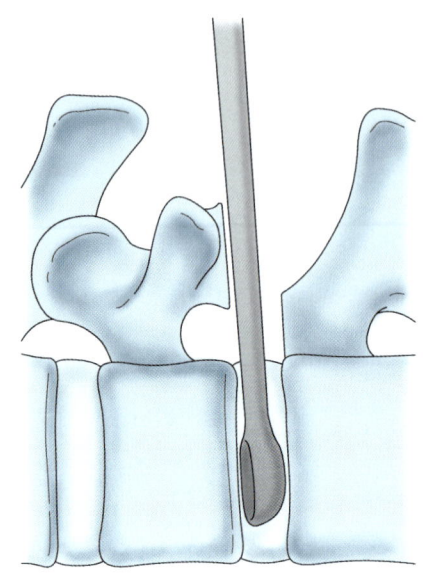

出する．次いで，円形リーマーを椎間板内に挿入して回転させ，パンチで摘出する．円形リーマーのサイズを上げて数回これを繰り返すと，一気に椎間板が取れてくる．コブエレベーターで subchondral bone と椎間板の間を剥がし，パンチのサイズを上げて徹底的に椎間板を摘出する．反対側は，曲がりパンチを用いて切除する．リング鋭匙を用いて残存する椎間板を掻き出す（図6-図9）．中央と反対側は曲がり椎間鋭匙を用いて摘出する（図10-図12）．十分な反対側の椎間板摘出が済めば，パンチ，曲がり椎間鋭匙の先端に対側線維輪が触知されるので，これをメルクマークとする．挿入口に直方体ラスプを挿入し，矩形に形を整える．反対側は，ゴルフパター形状のラスプ（自家製）で郭清する（図13）．

> **注意ポイント 6**
>
> 骨粗鬆症例では，リーマー，ラスプを用いると subchondral bone を損傷し，ひいては椎体間に挿入したスペーサーが沈下する原因となるので，その使用には十分な注意を要する．筆者は，骨粗鬆症例の手術では，サイズの小さいリーマーは使用するが，ラスプは用いない．

⑪スペーサートライアルによるスペーサーサイズの確認
- ブーメラン型のスペーサートライアルのうち最小の 7 mm から始め，1 mm ずつサイズをあげて，至適スペーサーサイズを決定する．多くは，8-9 mm サイズとなる（Devex spacer の場合）．

> **注意ポイント 7**
>
> スペーサートライアルはわずかな力でハンマーで打ち込むとよいサイズが最適である．椎体間高を得ようとして，無理にサイズの大きなスペーサーを打ち込む必要はない．この場合，subchondral bone を損傷し，スペーサーの沈下に直結する．初期の PLIF 手技において，できるだけスペーサーで椎体間を高くすることが推奨されたが，現在ではその必要性は低い．さらに，あまり大きなブーメラン型スペーサーは，片側から挿入した場合，ひっかかりのため，反対側深くまでは届かず，至適位置へ留置ができないことになり，バイオメカニカルにも不利である．しかし，挿入がしやすいからといって，ユルユルの低いスペーサーを用いることは，後に圧迫力をかけるにしても安定性の面で推奨できず，至適スペーサーサイズを選択すべきである．

図7 椎間板郭清用リーマー

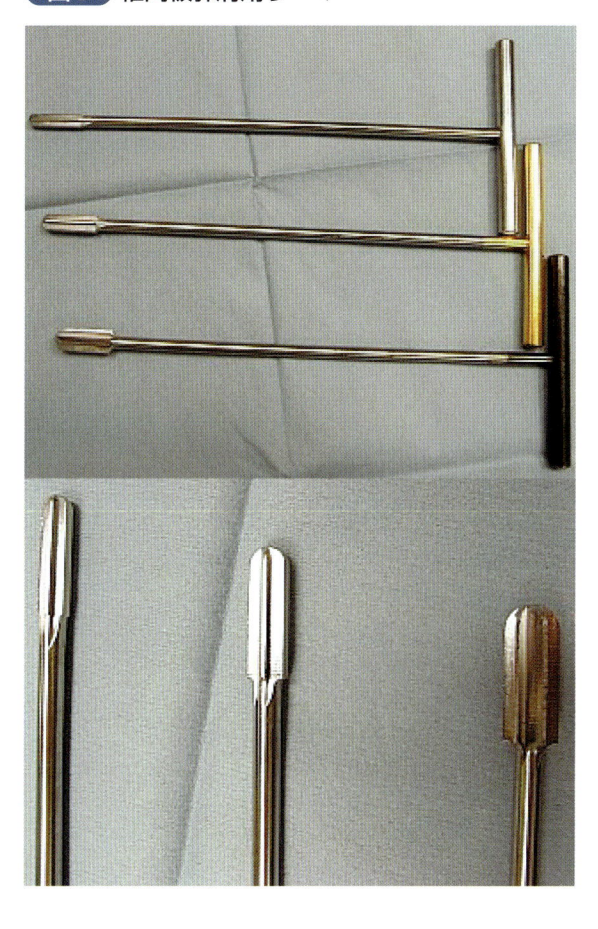

図8 椎間板郭清用リング鋭匙

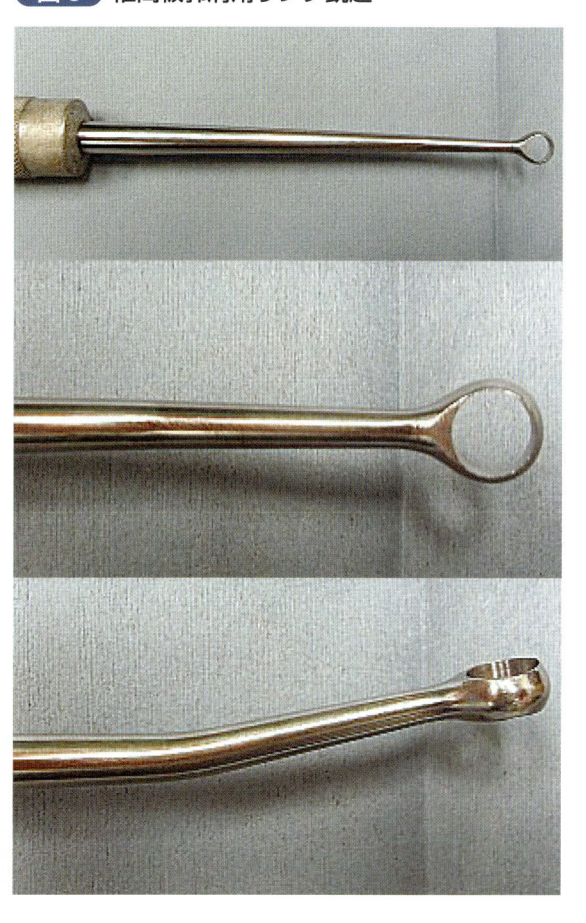

図9 椎間板郭清用ラスプ

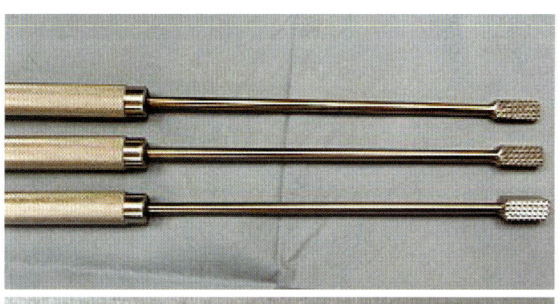

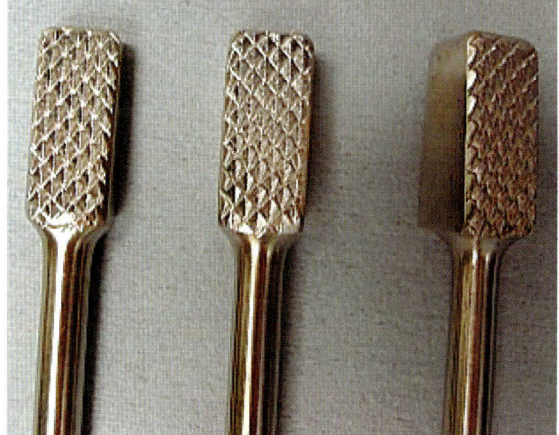

図10 椎間板郭清

前方，反対側は直，曲がり鋭匙，ラスプを駆使して郭清する．

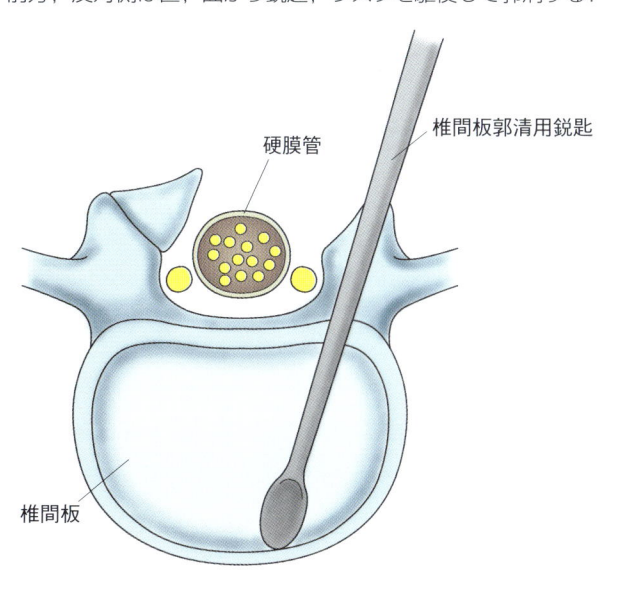

硬膜管
椎間板郭清用鋭匙
椎間板

C．経椎間孔腰椎椎体間固定術（TLIF）

図11 椎間板郭清用曲がり鋭匙

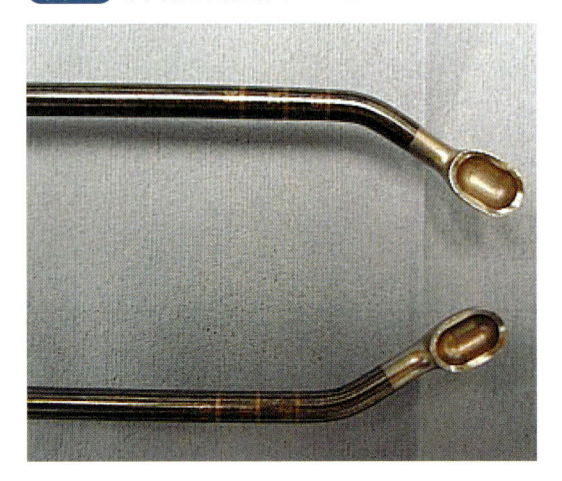

図12 椎間板郭清用曲がりラスプ

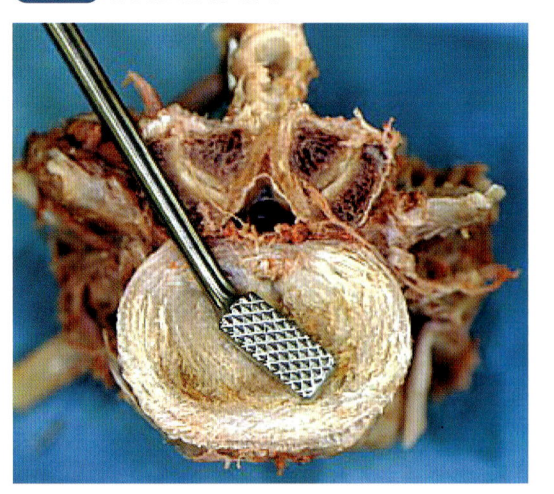

図13 反対側椎間板郭清用ゴルフパター型ラスプ

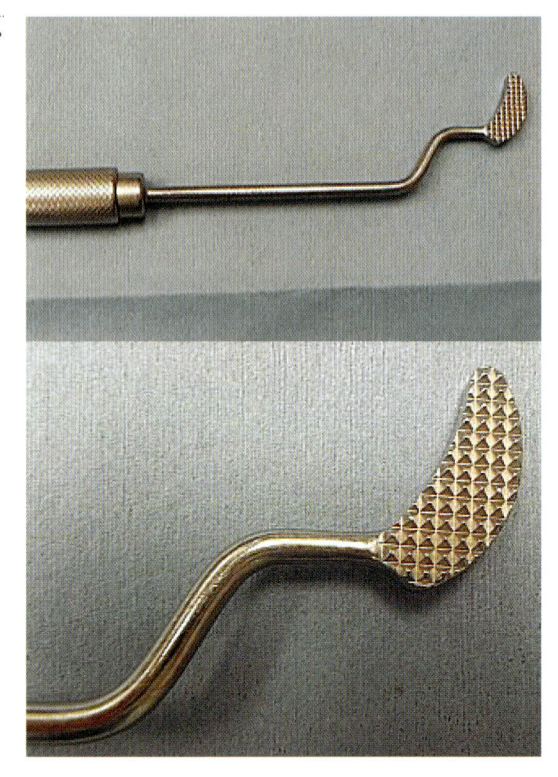

⑫移植骨の作製
- 移植骨は，すべて局所骨を用いる．腸骨からの採骨は，術後疼痛，違和感など少なからず愁訴となるので，筆者は一貫して局所骨のみを用いている．切除した棘突起，一塊にして切除した上，下関節突起，反対側の椎弓を切除した際得られた骨片をボーンミルに入れて砕く．ほぼ十分な移植骨量が得られる．

> **注意ポイント ⑧**
>
> 局所から得られた移植骨をボーンミルで破砕する際，その機種の特徴に留意すべきである．機種によっては，細片すぎて，結局移植骨量を少なくしてしまうものがあり，移植骨不足に陥る可能性がある．

**図14** ブーメラン型スペーサー（Devex）
左右の内腔に十分な移植骨挿入が可能で，表面には突起がついており，バックアウトを防いでいる．

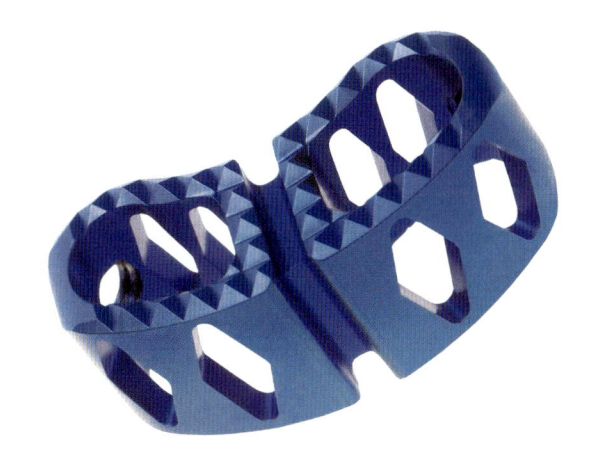

⑬郭清された椎体間腔への移植骨挿入
- 砕かれた移植骨を椎体間に挿入する．まず，前方ギリギリに敷き詰め，次いで反対側へ送り込む．その際スプレッダーを挿入して先端を広げると移植骨が効率よく反対側に充填される．再び，前方部分に十分量の移植骨を入れて圧迫する．

> ▶ 注意ポイント ⑨
> 椎体間腔に砕かれた移植骨を敷き詰める操作は，後の骨癒合にとって，きわめて重要な手技である．筆者は移植骨に十分にインパクトを加えるように設計された適正サイズのインパクターを使用している．

⑭Devex spacer の挿入（図14）
- 椎間スペーサーの Devex は，ブーメラン形状で，一側から挿入し，椎間板腔前方，中央に設置される．このスペーサーは左右の内腔に十分な移植骨挿入が可能で，表面には突起がついている．これにより，バックアウトを防いでいる．表面スムーズな同様のスペーサーもあるが，筆者はその使用例の中にスペーサーが至適位置にあり，圧迫力をかけたにもかかわらず，刺入口に向かい回旋しながら移動した症例を経験し，他の施設にも同様なことがあることから，表面突起を有する Devex spacer がブーメラン型の第一選択と考えている．
- スペーサーの空間に移植骨を敷き詰め，ここにもインパクトをかける．これをイントロデューサーに設置し，できるだけ斜めから椎間板腔に挿入する（図15）．さらに数種のイントロデューサーを用いて反対側，前方に送り込む（図15）．残った移植骨をスペーサー後方に充填する．

> ▶ 注意ポイント ⑩
> 椎体間腔に砕かれた移植骨を敷き詰める操作は，後の骨癒合にとって，きわめて重要な手技である．筆者は移植骨に十分にインパクトを加えるように設計された適正サイズのインパクターを使用している．

**図15** Devex スペーサーの椎間挿入

専用デバイスで前方，正中に設置する．

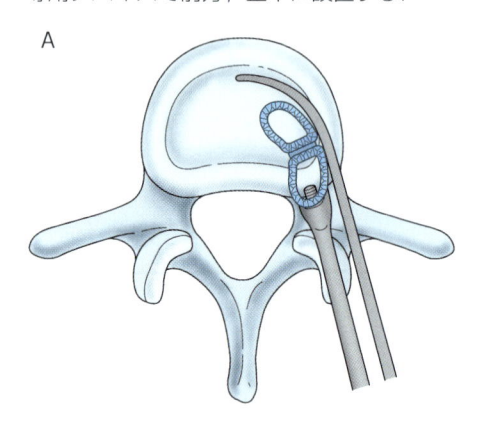

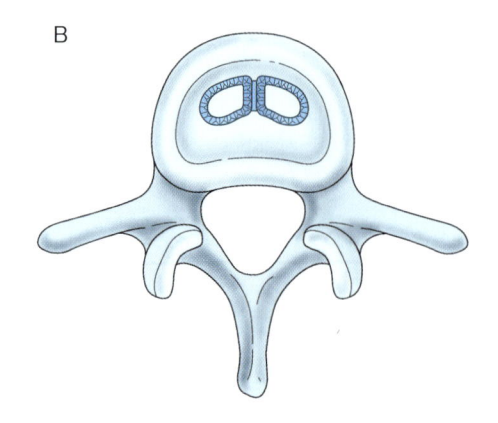

A　　　　　　　　　　　B

> **注意ポイント 11**
>
> 　Devex スペーサーを前方，正中の至適位置に挿入するには，ある程度のコツがある．まず，最初の打ち込みは斜めに入れる．それもあまり深くしない．ここで曲がりペアンをスペーサー側方に空いている穴に入れて手前に押し下げながら反対側に強く押し込む．次いで，直イントロデューサーで残存した回旋を矯正しつつ前方へ打ち込む．このようにするとほぼ最適な位置へ挿入できる．1 回の打ち込みで済ませようとせず，段階を踏んで挿入操作を行えば，満足できる結果が得られる．

⑮椎弓根スクリューの挿入

- 先に正中より外側筋間からの Wiltse のアプローチで展開しておいた椎弓根スクリュー刺入点にサージエアトームで穴をあけ，椎弓根プローブを刺入する．サウンダーで椎弓根内にとどまっていることを確認し，リーマーで刺入経路を決めて，術前に確認しておいた長さの椎弓根スクリューを刺入する．腰椎部では，φ7 mm のものを使用する．

> **注意ポイント 12**
>
> 　骨粗鬆症の強い例では，椎弓根スクリューの逸脱，引き抜きが危惧される．そこで，ハイドロキシアパタイト顆粒を専用イントロデューサーを用いて径椎弓根的に椎弓根内，椎体内に充填する．さらにリーマーで押し込み，そのうえで椎弓根スクリューを打ち込むと，ある程度の強度が得られる．骨粗鬆症例には積極的に応用すべき手技である．

⑯ロッドの締結，椎体間の圧迫

　外側の隙間から椎弓根スクリュー同士にロッドを挿入する．まず両方ともある程度締めておき，トルクメーターを使って十分な力を加えて下部スクリューを固定する．次いで，上位のスクリューを締め上げていくと，椎体間にスペーサーを入れた時点で得られたすべりの矯正がさらに整復される（図16）．

### 図16 TLIFの完成

ブーメラン型スペーサーの前後に局所骨を十分に移植し，椎弓根スクリュー間に圧迫力をかける．

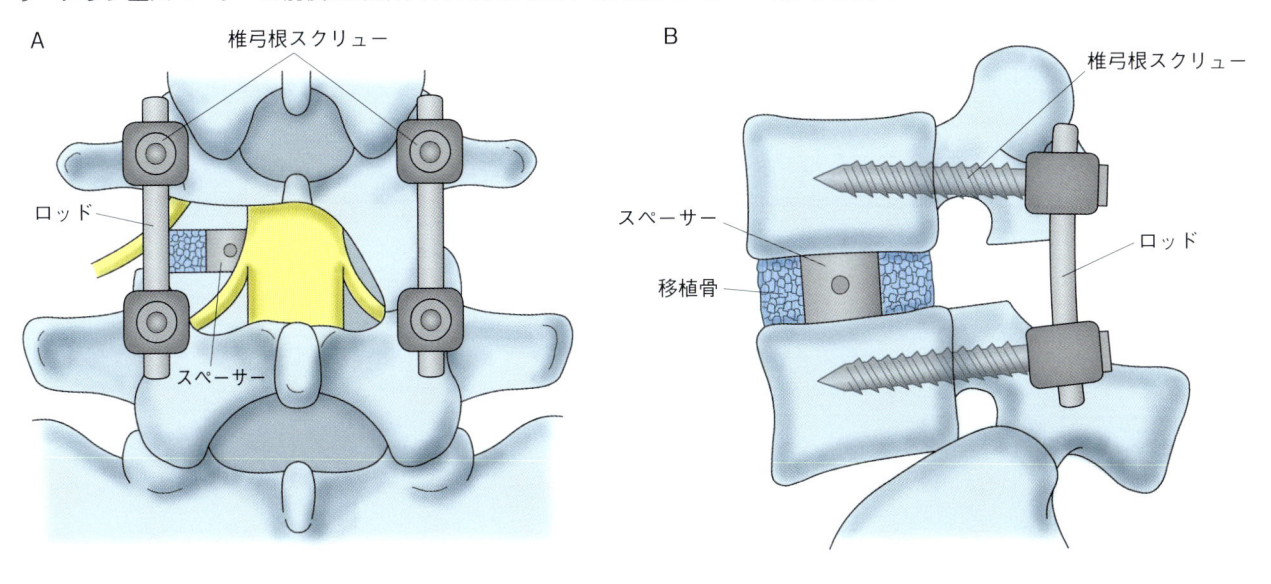

A　椎弓根スクリュー／ロッド／スペーサー
B　椎弓根スクリュー／スペーサー／移植骨／ロッド

### 図17 鍔付き Expedium pedicle screw によるすべりの矯正

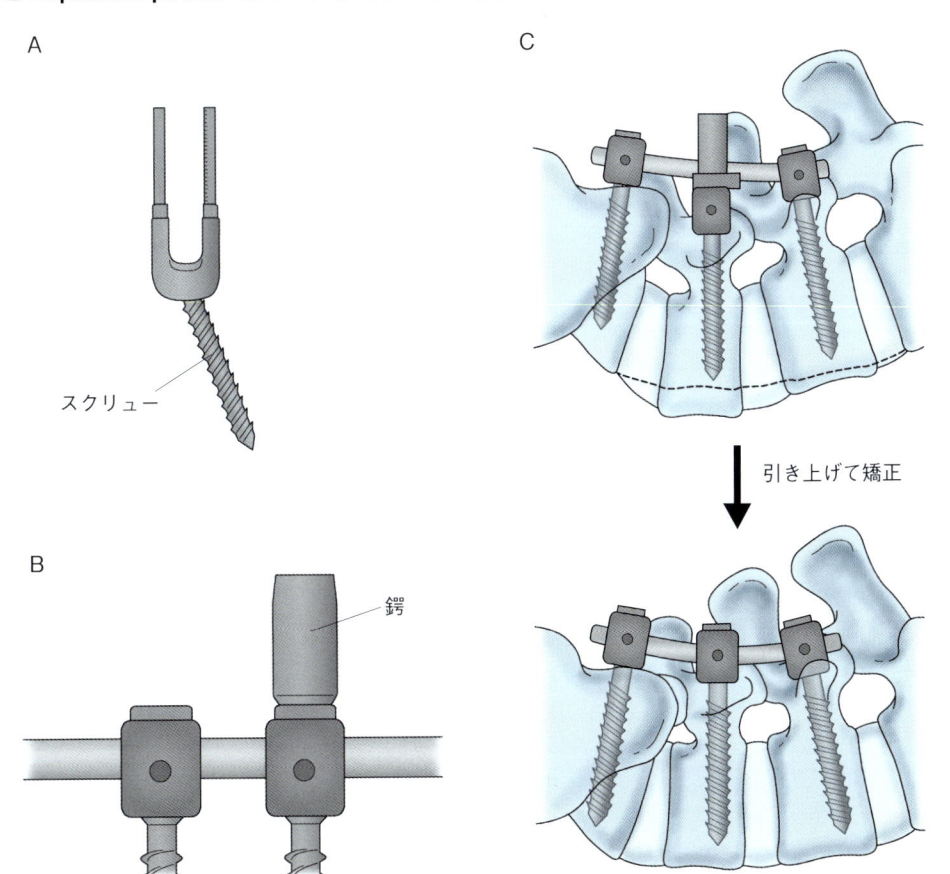

A　スクリュー
B　鍔
C　引き上げて矯正

C．経椎間孔腰椎椎体間固定術（TLIF）

> **注意ポイント 13**
>
> 変性すべり症に対する椎体間固定術ですべりの矯正をどうするかは意見の分かれるところである．筆者は，矯正する立場から鍔の長いリダクション効果をもち，ロッドが挿入しやすく，ナット締めも容易な Expedium スクリューを用いている．本スクリューはそのネジ切り構造からドライバーを一度廻せば，従来品の 2 倍長刺入され，挿入時間が短く，骨の硬い症例にも容易に打ち込める利点があり，多用している．このリダクション効果で，良好なすべりの矯正が無理せず得られる（図 17）．初期にすべりの矯正を得ようとして様々な合併症が報告された時代からは趣を一新しており，すべり矯正は忌避すべきでない．

⑰閉創
- 傍脊柱筋層下にドレナージチューブを 2 本留置する．チューブは創の 3 cm 外側から皮膚外に出し，必ず糸で固定する．
- 外側の Witse アプローチ部分，正中の筋膜を縫合する．
- 皮下組織，皮膚を順層縫合する．

## 5) 注意すべき合併症

①硬膜損傷
②馬尾・神経根損傷
③術後血腫
④術後感染
⑤スペーサーの移動，逸脱
⑥椎弓根スクリューの引き抜き，破損

## 6) 後療法

- 術後 48 時間でドレナージチューブを抜去し，その後離床する．
- 歩行器歩行から始め，歩容が安定すれば補助はいらない．
- 軟性コルセットを術後 3 カ月装着させる．骨粗鬆症例では，術後 1.5 カ月は半硬性コルセットを，その後 2 カ月軟性コルセットを装着させる．

<島田洋一>

**Section 3** 椎間固定術

## D 腰椎破裂骨折に対する後方固定術：椎体内 Hydroxyapatite（HA）併用

### 1）適応疾患

- 胸腰椎破裂骨折

胸腰椎損傷の代表的分類である AO 分類は，脊椎に働く 3 つの最も重要な機序（圧迫 compression, 伸延 distraction, 回旋 torsion）により規定されている．すなわち Type A 損傷は主として圧迫力により生じ，Type B は引っ張り力により，そして Type C は回旋力により起こる．いわゆる破裂骨折は椎体の圧迫損傷であり Type A3 に分類されるが，後方の伸延はしばしば前方の圧迫との組み合わせで起こるため，Type A 骨折は屈曲伸延損傷の前方部分として Type B にも生じる．回旋はしばしば圧迫や伸延とともに起こり，結果として Type A や Type B 損傷は，捻転力 axial torque により修飾されて Type C にも生じる．Type A 損傷では後縦靱帯は健常に保たれるが，伸延（Type B）または回旋（Type C）損傷では後縦靱帯は損傷しており，後縦靱帯の ligamentotaxis により脊柱管に突出した骨片を整復する本手術法は圧迫損傷である Type A3 が主な適応となる．

> **注意ポイント ①**
> 
> 破裂骨折を伴う B1 および B2 損傷では，椎体後壁の骨片はしばしば後方に転位するのみならず頭側に転位し，しばしば横軸周囲を 90°回転する．Type A3 の破裂骨折とは異なり，その骨片の前縁は CT で緻密に平滑に映るが，後縁は不鮮明になる．この現象は皮質反転徴候 inverse cortical sign ともよばれる．

### 2）術前準備

- 責任高位の把握と神経学的脱落症状の確認：画像所見（XP, MRI, CT など）と障害脊髄，馬尾，神経根レベルの一致を確認，特に脊髄円錐高位では会陰部症状や膀胱直腸障害を確認．
- 術後に装着する装具（CASH など）を採寸により注文する．
- 仰臥位での X 線側面像により整復状況を確認する．

### 3）手術体位

- Hall フレーム上の腹臥位をとる．
- C アームにより術中に確認しやすいようにセッティングする．

### 4）手術手技

①Ligamentotaxis による損傷椎体の間接的整復

- 手術は全身麻酔下に腹臥位で施行する．後方正中進入法を用いて骨折椎の上位および下位椎骨の椎弓根にシャンツスクリュー（AO Universal Spine System, 図 1）を設置する．Ligamentotaxis（リガメントタキシス）を使った間接的整復による後壁の除圧には 2 段階あり，まずスクリューを用いて後弯を矯正する操作

### 図1  シャンツスクリュー・システム

A：シャンツスクリュー・システム．設置した状態．
B：上はスクリュー-ロッド間にオフセットのないクラニアル・クランプ．下は通常のクランプ．
C：後弯の矯正を，レバーアームの長いシャンツスクリューを用いて単独に行えるのがフラクチャー・クランプの特徴である．

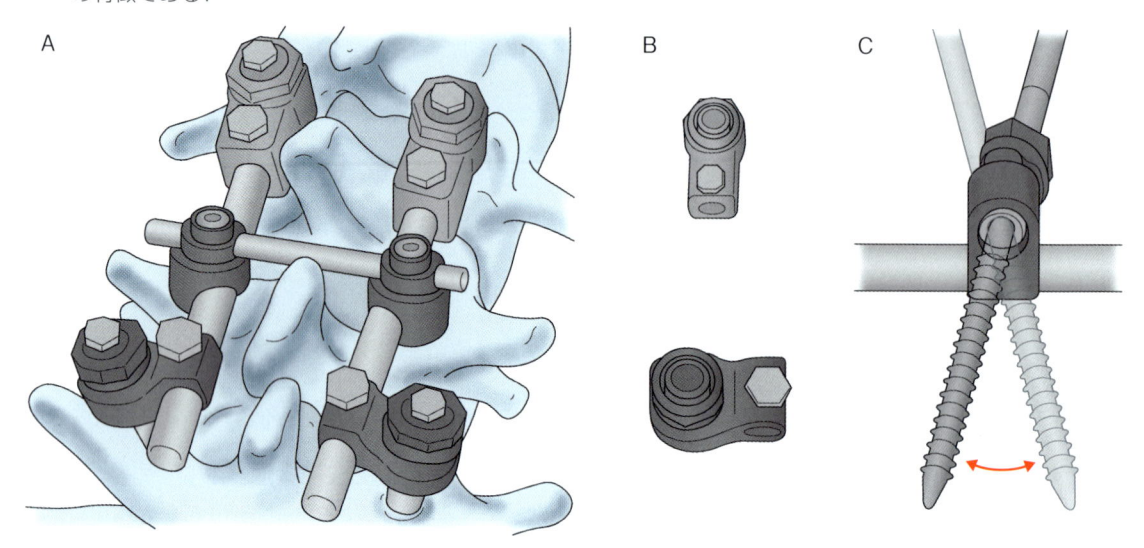

### 図2  フラクチャー・クランプの特徴

それぞれのフラクチャー・クランプによるシャンツスクリューの可動角度，すなわち後弯矯正の可能な角度を示す．

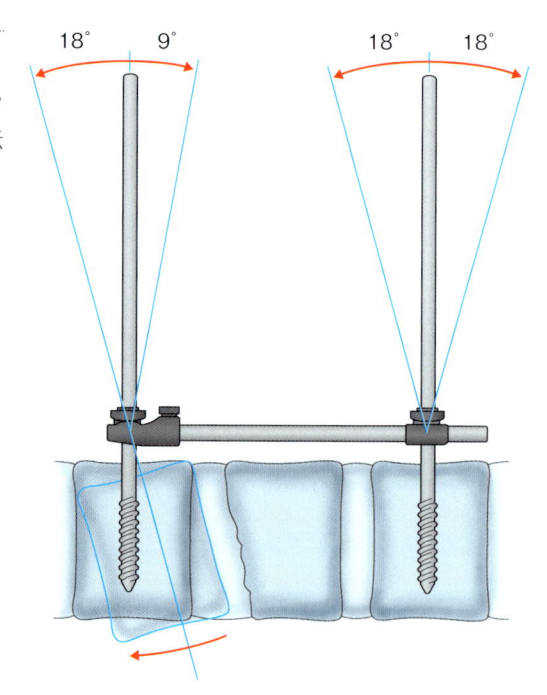

を行い（図2），次にスクリュー間に伸延力（distraction）をかけることで損傷椎体高ならびに後縦靱帯の緊張により脊柱管に突出した骨片を整復する．

> **注意ポイント ❷**
>
> シャンツスクリュー・システムの特徴である，後弯矯正と伸延の2つの操作を完全に独立して行えること，スクリューのレバーアームが長く後弯矯正が容易なこと（図2），伸延操作は頭尾側のスクリューの角度を保ったまま前弯を喪失することなく行えること，などを熟知しておくことが重要である．

②後弯の矯正
- シャンツスクリューを使った後弯矯正を行う前に，椎体の後壁に圧迫がかからないように，2つのC型をしたハーフリング（または強固なロッドホルダー）を，シャンツスクリューのクランプから5mmの距離をおいて左右の6mmのロッドに設置する．ここでX線透視下に，可能であれば両側同時に尾側のシャンツスクリューの背側端を徒手的に操作することにより後弯を矯正し，引き続いて同様に頭側のスクリューによる矯正を行う．十分な後弯の矯正と前弯が獲得できるまでこの操作を数回繰り返す場合もある（図3-5）．

> **注意ポイント ❸**
>
> シャンツスクリューでは頭尾側に同様のクランプを用いず，頭側にはクラニアルクランプを使用することができる（図1）．クラニアルクランプではロッドとスクリューのoff setがないため，頭側のロッドの装着がきわめて容易となるが，クランプがロッドに固定されておりスライドしないため，頭側のスクリューを用いて後弯の矯正を図る際にもハーフリングを尾側に設置する必要があるので注意．

③ligamentotaxisによる損傷椎体の整復
- 透視下にディストラクションをかけ脊柱管に突出した骨片の整復を図る（図6）．その際，隣接椎間板に過

**図3** 破裂骨折のシェーマ

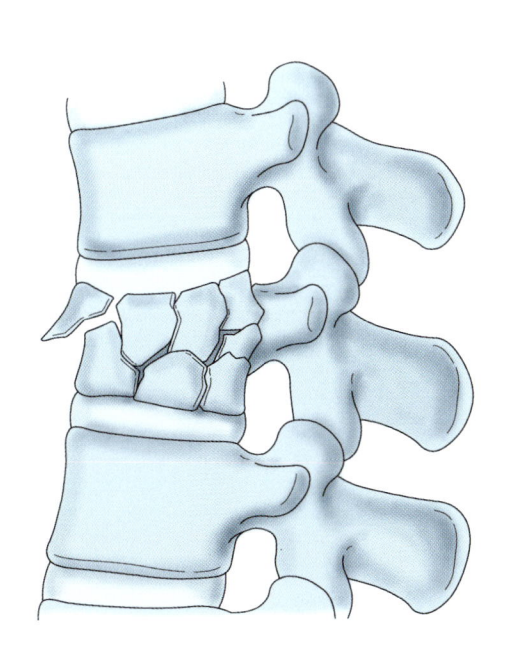

**図4** 後弯矯正1
椎体の後壁に圧迫がかからないように，2つのC型をしたハーフリング（または強固なロッドホルダー）を，シャンツスクリューのクランプから5mmの距離を置いて左右の6mmのロッドに設置する．ここでX線透視下に，可能であれば両側同時に尾側のシャンツスクリューの背側端を徒手的に操作することにより後弯を矯正する．

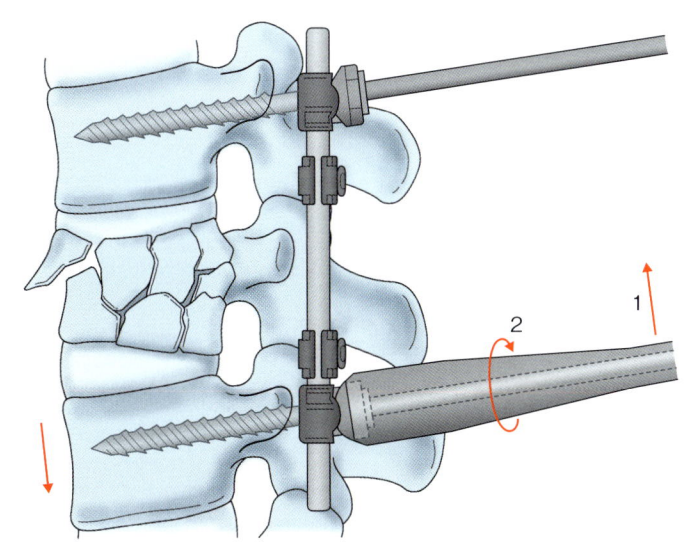

### 図5 後弯矯正2

同様に頭側のスクリューによる矯正を行う．十分な後弯の矯正と前弯が獲得できるまでこの操作を数回繰り返す場合もある．

A

B

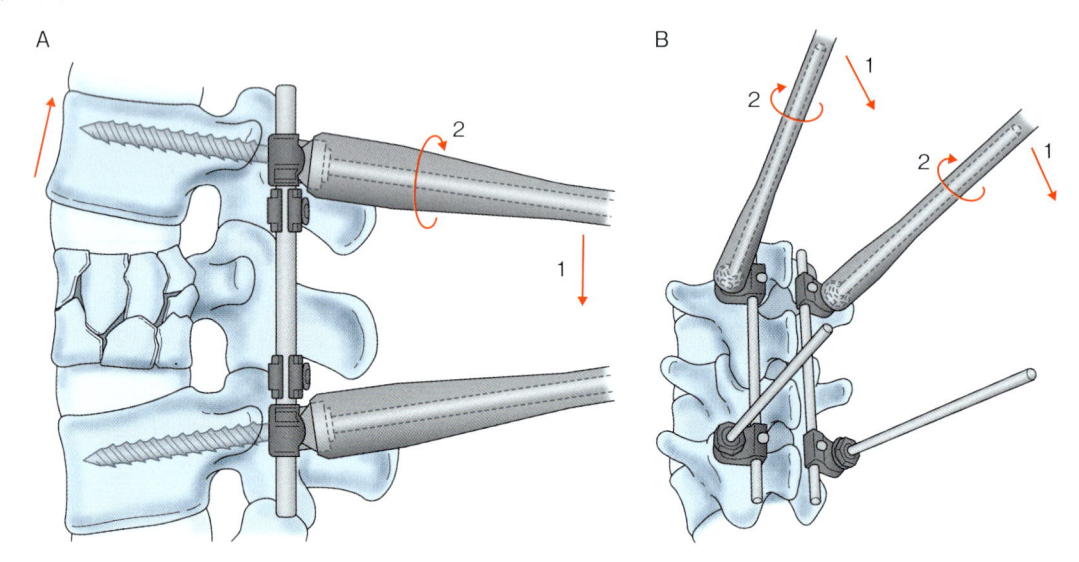

### 図6 ligamentotaxis による脊柱管の整復

透視下にディストラクションをかけ脊柱管に突出した骨片の整復を図る．こうした ligamentotaxis を用いた伸延（distraction）操作においては，このようにハーフリングを使用してもよい

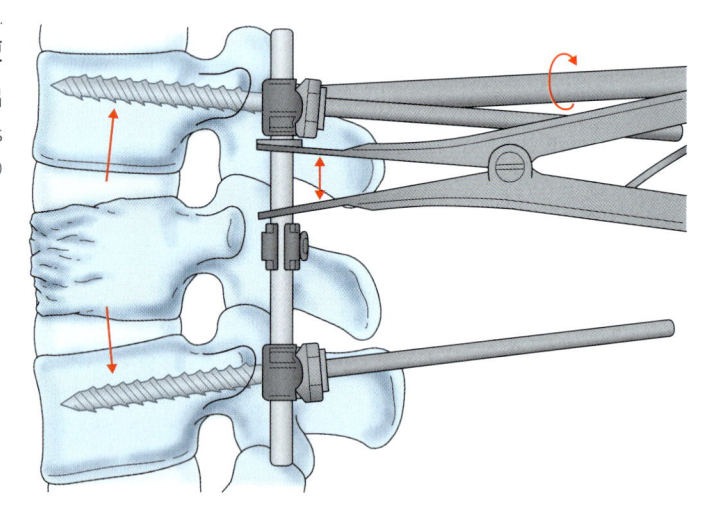

剰なディストラクションをかけることは矯正損失につながるため，隣接椎間が開大し過ぎないように注意する．

> **注意ポイント ④**
>
> 自験例では，骨片の脊柱管占拠率は CT 上術前 61%から術直後 23%に改善し，さらに術後 2 年では remodeling により 12%にまで改善した．神経症状も全例で ASIA 分類 1 段階以上の改善を認めている[1]．椎体後壁の完全な整復を目指して過度なディストラクションをかけることのないようにしたい（図8）．

④経椎弓根的な HA（ハイドロキシアパタイト）移植
- 間接的整復と固定が完了した後，損傷椎に経椎弓根的な HA の移植を行う．椎弓根スクリュー挿入と同様の手技により，椎弓根プローブを椎体に挿入する．次いでトロカールを伴うアクセスカニューラを挿入，カニューラが椎体の前方 1/4 程度に到達した後，整復によりできた椎体内の空隙（骨欠損部）に HA を透

### 図7 経椎弓根的な HA 移植

間接的整復と固定が完了した後（A），損傷椎に経椎弓根的な HA の移植を行う．椎弓根スクリュー挿入と同様の手技により，椎弓根プローブを椎体に挿入する（B）．

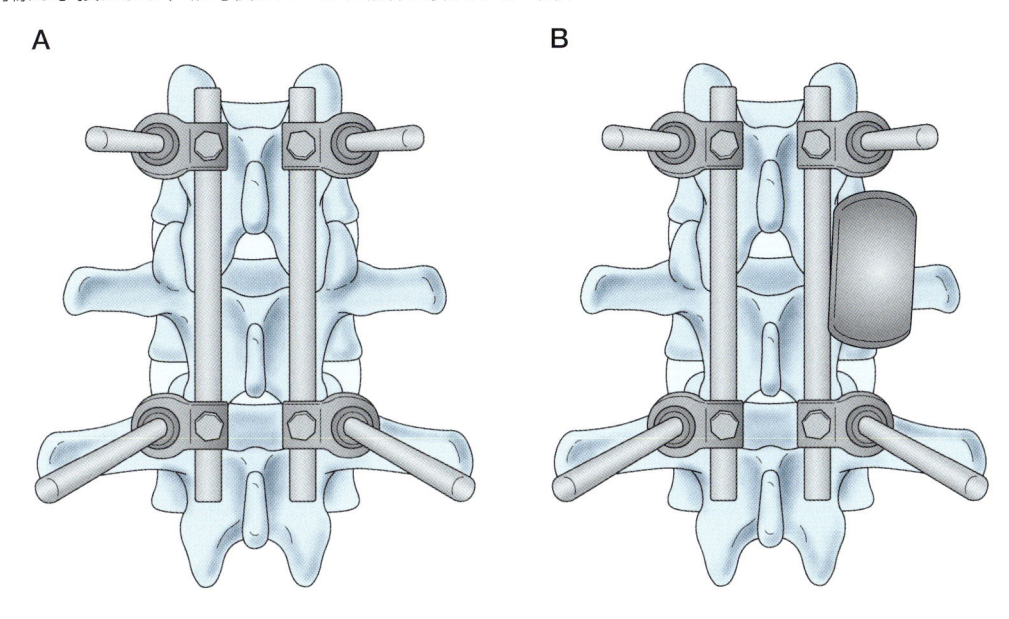

### 図8 術中の X 線透視画像

A：整復前，B：整復後，C：HA 充塡後

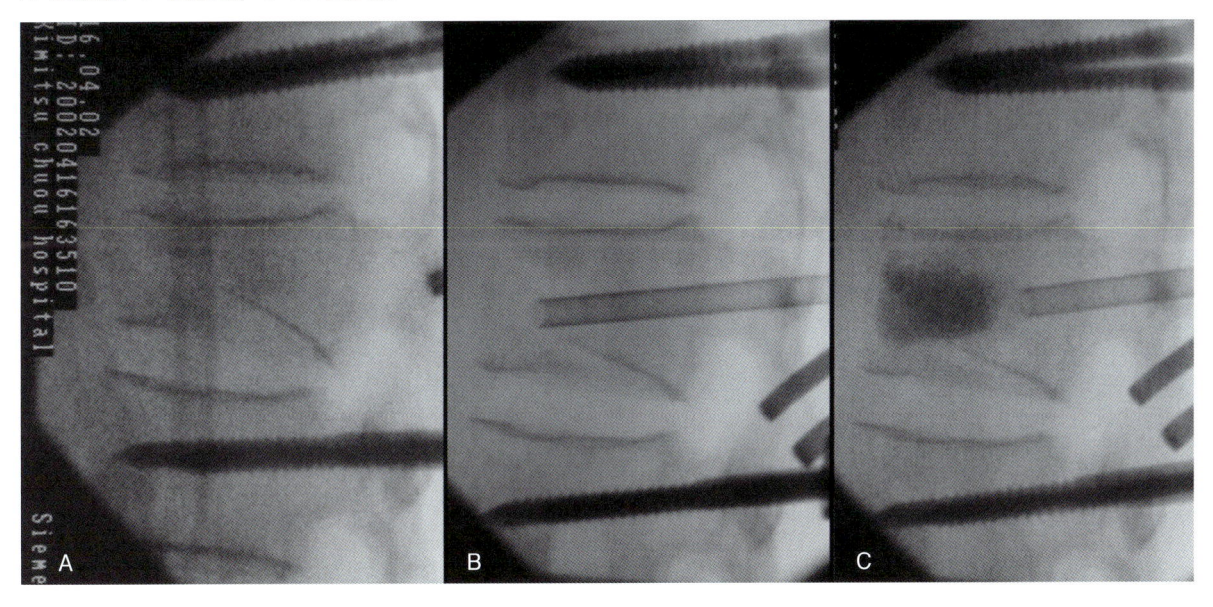

視下に徒手的に充塡する（図7，図8）．カニューラを徐々に後方へと引きつつ HA の挿入を続け，椎体の後方 1/4 程度に達したところで，最終的にはハンマーで HA を充塡し終了する．

- 多くの場合，片側からの操作で HA は椎体内の反対側まで充塡されるが，X 線前後像で HA が椎体の正中に到達しなかった症例では，対側椎弓根に同じ手技を繰り返し行う．椎弓部分切除や椎弓切除とそれに伴う骨片の整復や除圧，ならびに骨移植は行わない．

**図9** X線側面像の経過

術前（A），術直後（B），術後1年でインプラントを抜去して術後2年（C）.

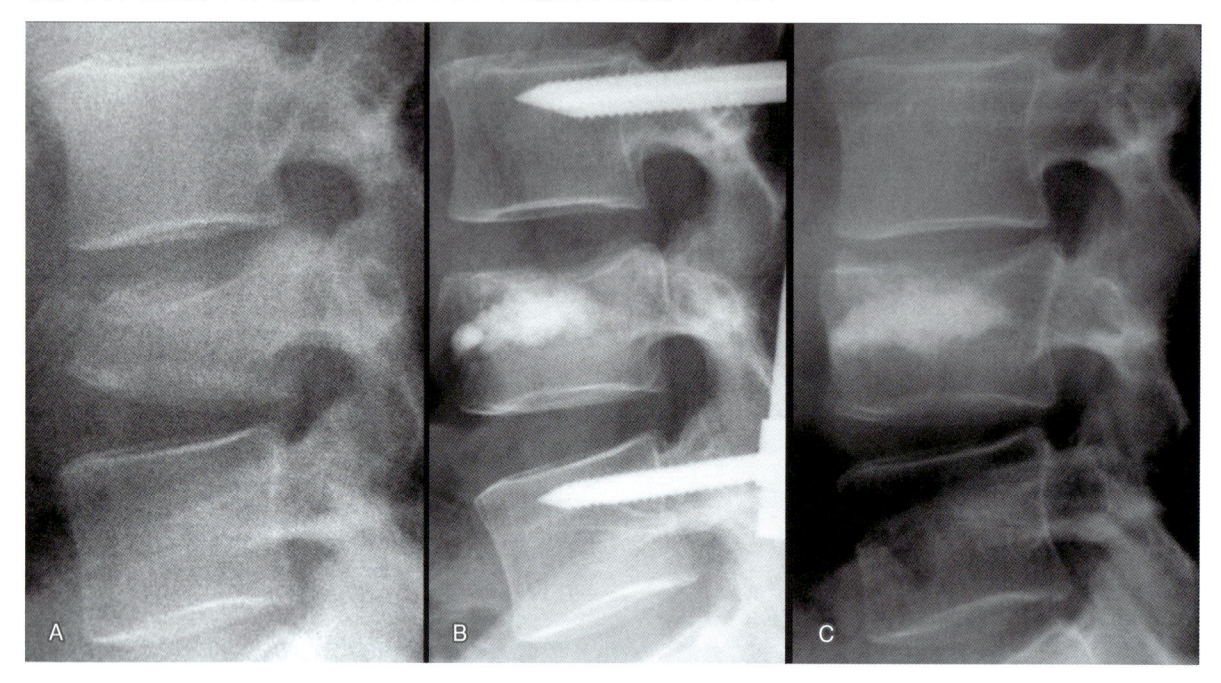

### 5）注意すべき合併症

①Split burst fracture ではしばしば椎弓に分割がみられ（この場合も Type A3 である），硬膜が分割部に挟まれていることがあり，術中に確認しておく．

### 6）後療法

- 胸腰椎移行部の骨折では，CASH 装具を装着して術翌日から離床・機能訓練を開始する．CASH 装具は簡便で採型が不要なためいつでも注文・装着が可能，前屈・後弯位を防ぐには最適，かつコンプライアンスが高い（患者さんが嫌がらない）装具であり，推奨したい．術後3カ月間装具を装着した後，フリーとする．術後1年前後でインプラントを抜去する（図9）．

> **注意ポイント 5**
>
> 骨移植を行わない本術式においてはインプラントの抜去が必須である．この手術はある意味では motion preservation surgery ともいえ，自験例では術後5年において損傷椎上下の椎間板の変性は進行せず，約 10°の可動域が保存されている．

#### 文献

1) Toyone T, Tanaka T, Kato D, et al. The treatment of acute thoracolumbar burst fractures with transpedicular intracorporeal hydroxyapatite grafting following indirect reduction and pediclescrew fixation: A prospective study. Spine. 2006; 31: E208-14.

＜豊根知明＞

## Section 3 椎間固定術

# E 腰椎前方固定術

## a 前側法アプローチ（腹膜外路）

### 1) 適応疾患

- 腰椎椎間板ヘルニア後方手術後の再手術，脊椎分離すべり症，単椎間の腰椎変性すべり症，化膿性脊椎炎，脊椎カリエス，脊椎腫瘍などに適応がある．
- 腹膜外路法は L4/5 椎間よりも頭側の腰椎前方手術に適した進入法である．

### 2) 術前準備

- 血管と腸腰筋の位置確認
- 術後疼痛対策としての硬膜外麻酔
- 軟性または硬性コルセットの作製

### 3) 手術体位

- 腹膜外路法は筆者らは 30°ほど傾斜させた右下半側臥位にて行っている（図1）．
- 腹膜外路法は椎間を大血管が広く覆う症例では傾斜角度を大きくし，より側方からのアプローチとする．

**図1** 手術体位

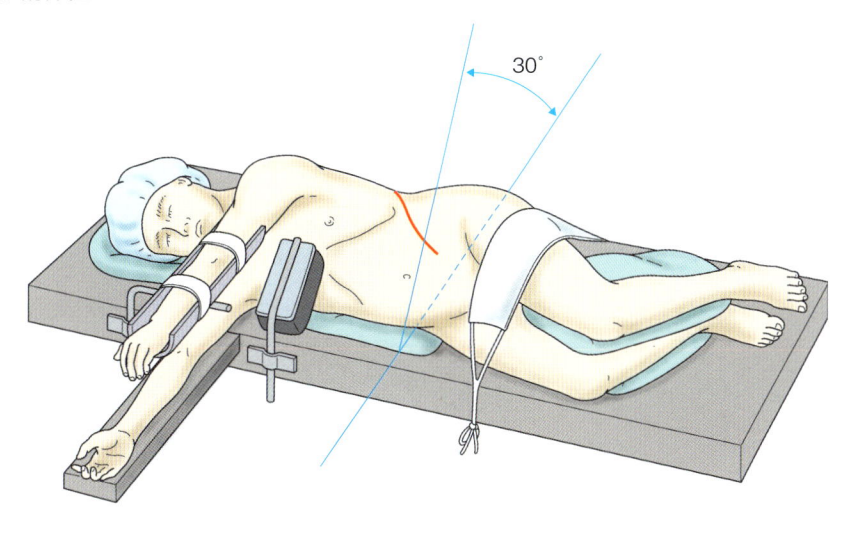

**図2** 手術アプローチ①

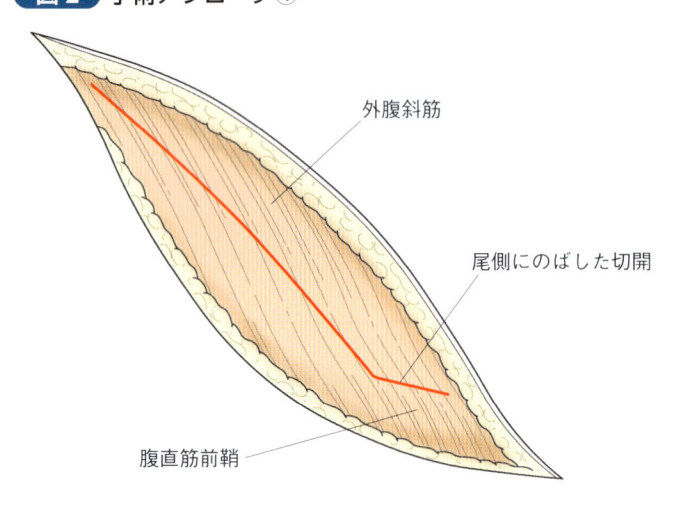

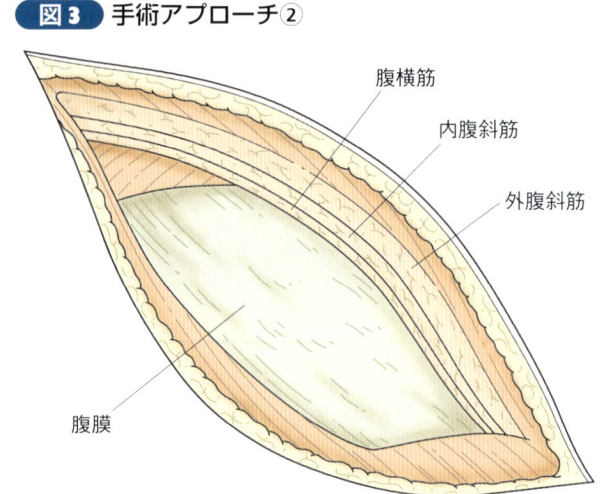

外腹斜筋
尾側にのばした切開
腹直筋前鞘

**図3** 手術アプローチ②

腹横筋
内腹斜筋
外腹斜筋
腹膜

## 4) 手術手技

### ①皮切
- 腹膜外路法による前方進入法の皮切は左腹部斜切開とし，MRIなどで臍の位置を参考にして，皮切の中央が手術椎間レベルとなるように決める（図1）．

### ②外腹斜筋の切開
- 皮切と同じ方向に皮下組織を切開後，外腹斜筋を皮切と同じ方向に切開する（図2）．切開には熱メスを用いると，電気メスでみられるような筋収縮が少なく，出血も少ない．

### ③腹膜の露出
- 切開が腹直筋の外側に達したら，切開を尾側に伸ばす．内腹斜筋は筋層を横断するため，止血を十分に行う．腹横筋の筋線維を2本のヘラにて鈍的に分けると，腹横筋膜が現れる．腹横筋膜は後方に向かってツッペルガーゼを用いたり用手的に剝離を進めると，自然に破れ，腹膜が露出する（図3）．

### ④後腹膜腔の展開①
- 腹腔内臓器は腹膜とともに右側へ圧排する．剝離の際，腸腰筋と腰方形筋とのあいだに誤って進入しないように，腰筋に達したら前方に引くようにする．この際，腹膜の折り返しを確認しつつ剝離を進める（図4）．

> **注意ポイント ①**
> 腹膜は，上下方向にも剝離することにより良好な展開が得られる．腹部手術の既往のある患者では，腹膜が破れやすいので注意が必要である．

### ⑤後腹膜腔の展開②
- 尿管は後腹膜腔の展開の際，腹膜とともにレトラクトされるが損傷しないように注意する．尿管は蠕動運動を示す．
- 手術に際しては，大腰筋の上を下行する陰部大腿神経などを損傷しないように注意する．交感神経幹は椎体・椎間板の前外側にあり，腰筋の前縁に沿って下行する（図5）．
- 腰椎の前方アプローチでは交感神経幹を剝離し，レトラクトあるいは切離せざるをえない場合も多い．わずかな操作でも下肢の皮膚温の上昇，発汗の減少などが生ずることがあるので，患者には術前からその可能性について説明しておく．ただし，この合併症が愁訴となることは少ない．

図4 後腹膜腔の展開①

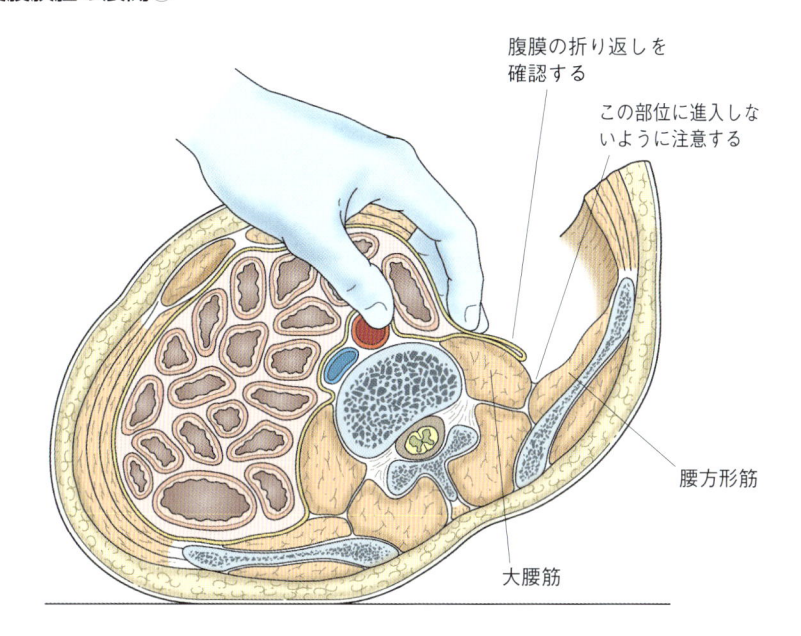

腹膜の折り返しを確認する
この部位に進入しないように注意する
腰方形筋
大腰筋

図5 後腹膜腔の展開②

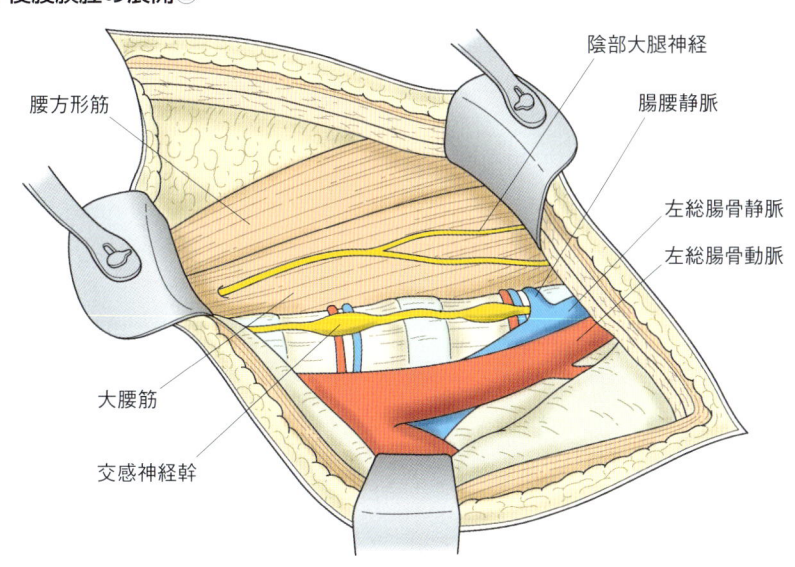

陰部大腿神経
腸腰静脈
腰方形筋
左総腸骨静脈
左総腸骨動脈
大腰筋
交感神経幹

- 後腹膜腔の展開を進める際には，大動脈や総腸骨動脈の拍動を触知する．L4/5椎間板レベルでは，左の総腸骨静脈の上外側が総腸骨動脈の下からはみ出ていることがあり，損傷しないように注意が必要である．

⑥L4/5椎間板の露出
- 静脈は，圧迫され内部の血液が除去されると周辺の軟部組織との区別がむずかしくなるため，不明瞭な場合には圧迫を解除し静脈の位置を確認する．
- 必要に応じ分節腰動・静脈を結紮切離すると，大血管の圧排が容易となる（図6）．

▶ 注意ポイント ❷

目的とする椎間板の同定が重要である．分節腰動・静脈は椎弓根高位に存在するために切り込まないように注意する．

E．腰椎前方固定術

### 図6 椎間板の展開

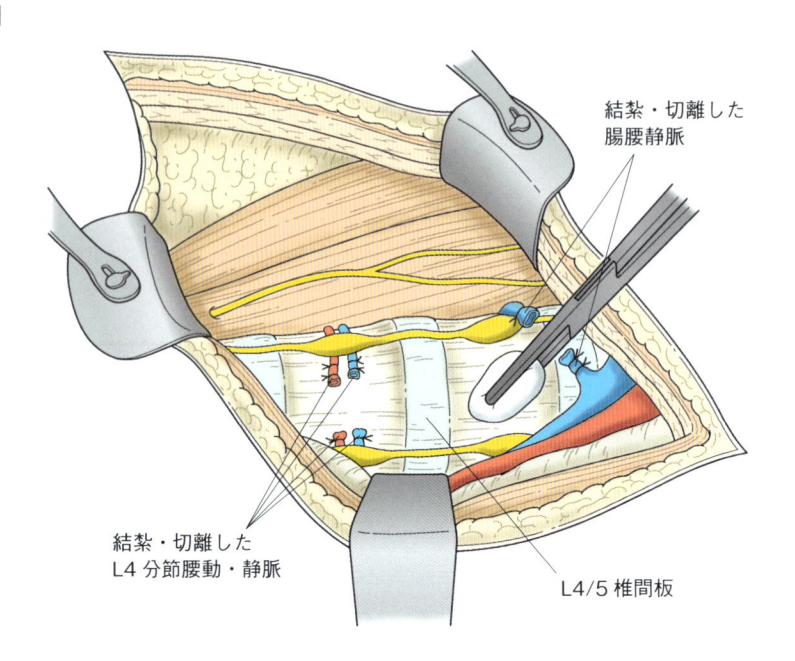

結紮・切離した腸腰静脈

結紮・切離したL4分節腰動・静脈

L4/5椎間板

### 図7 椎間板の切除

A：椎間板の切除の実際
B：椎体終板をノミにて切除

椎体終板

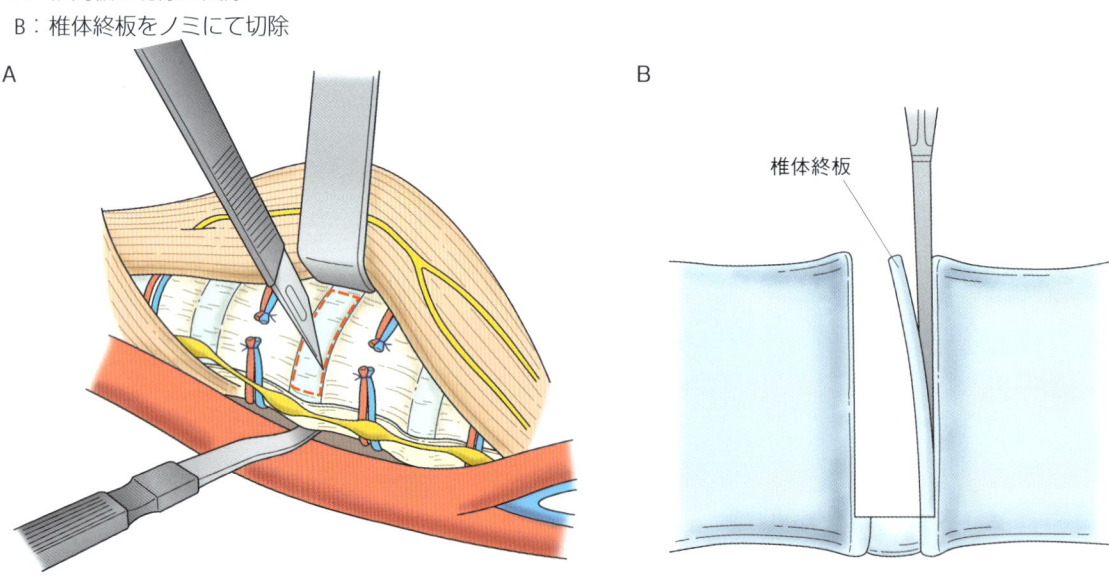

⑦椎間板の切除

- メスにて椎間板の線維輪を箱状に切開し，髄核鉗子で椎間板を切除する（図7A）．
- 十分に椎間板を切除後，上下の椎体終板をノミにて切除する（図7B）．
- 重要な点は椎体の角度を十分に考慮し，椎体まで大きく切除しないことが大切である．思わぬ出血を招くことがある．採骨中の出血を防止するために止血剤を充填しておく．

**➡ 注意ポイント 3**

椎体の角度を十分に把握して椎体終板を均一に切除する．後方の隅が十分に切除されていないと移植骨がうまく挿入できないことがある．

**図8** 自家骨を用いた骨移植

A：移植骨の挿入法
B：骨移植の完成図

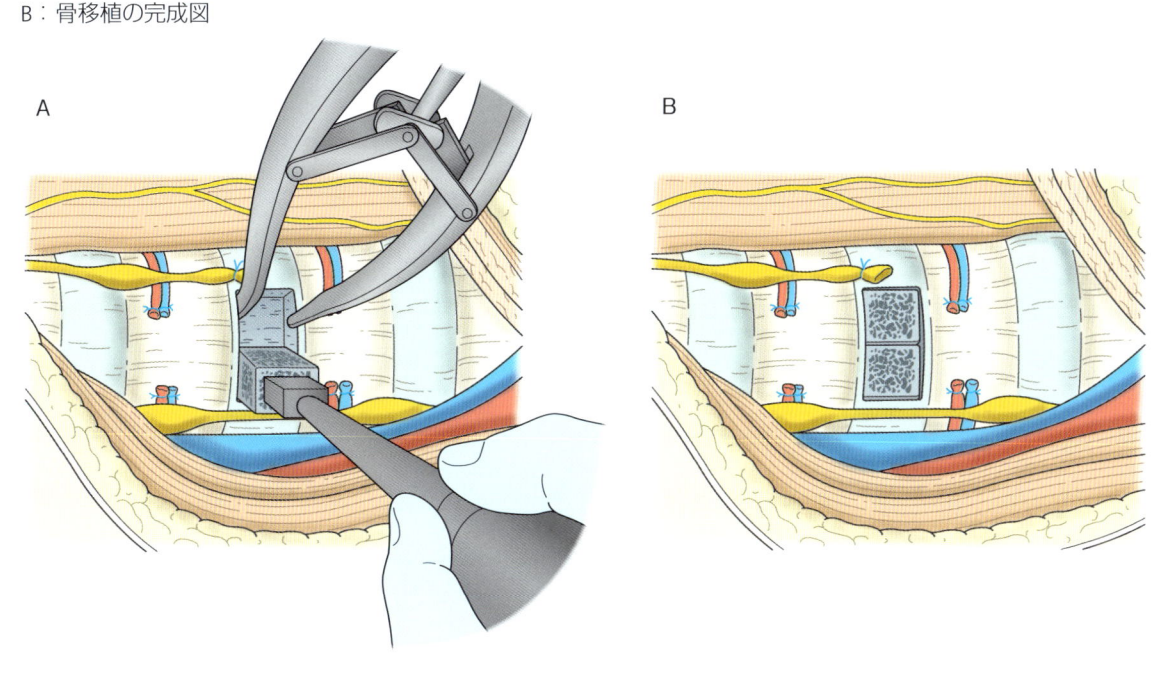

⑧固定術
- 腸骨よりの自家骨，もしくは cage を固定材料とし挿入する．片側に椎間開大器をかけ，空いているスペースに移植骨を挿入する（図8）．
- 自家骨は大きさが正確でないと挿入できないので計測は正確に行う．挿入後同様に止血剤とガーゼにて数分押さえておく．

⑨閉創
- ドレーンを留置する．
- 筋膜は，内腹斜筋と腹横筋は一緒に縫合する．次に外腹斜筋を縫合する．脂肪，皮膚を各々縫合する．

> **注意ポイント ❹**
> 腹膜を縫合しないよう気をつける．また，腸ヘルニアを起こさぬよう，筋層は十分に縫合する．

### 5）注意すべき合併症

①腹膜損傷
②血管損傷
③尿管損傷

### 6）後療法

- 術後48時間でドレーン抜去．
- 後方法に比較し，腸蠕動の低下をきたすので，排ガスを認めてから，飲水，食事を可とする．場合によっては腸蠕動を促進する輸液（パントール，プロスタルモンを使用する）．
- 術後数日から1週で歩行許可．
- 軟性コルセット，もしくは硬性コルセットを3-6カ月使用する．

## b 前方アプローチ（経腹膜法）

### 1）適応疾患

- 主として L5/S1 椎間の前方進入に用いられる．腹膜外路法による腰椎前方法と同じく，腰椎椎間板ヘルニア，後方手術後の再手術，単椎間の腰椎変性すべり症，脊椎分離すべり症，脊椎腫瘍など
- 化膿性脊椎炎，脊椎カリエスなど
- 後方手術の再手術例で後方進入が困難な場合など

### 2）術前準備

- 血管の位置確認
- 術後疼痛対策としての硬膜外麻酔
- 軟性または硬性コルセットの作製

> **注意ポイント 5**
> 腹腔内に高度の癒着が予想される例や，大血管が L5/S1 椎間を広く覆う例では本アプローチは困難であり，本法は適応が制限される．

### 3）手術体位

- 股関節，膝関節を軽度屈曲した仰臥位とする（図 9A）．

### 4）手術手技

①皮切
- 皮切は，L5/S1 椎間には臍部以下恥骨上までの腹部正中切開とする（図 9B）．

②腹腔までの展開
- 脂肪層の展開を正中部で行う．

**図 9** 手術体位と皮切

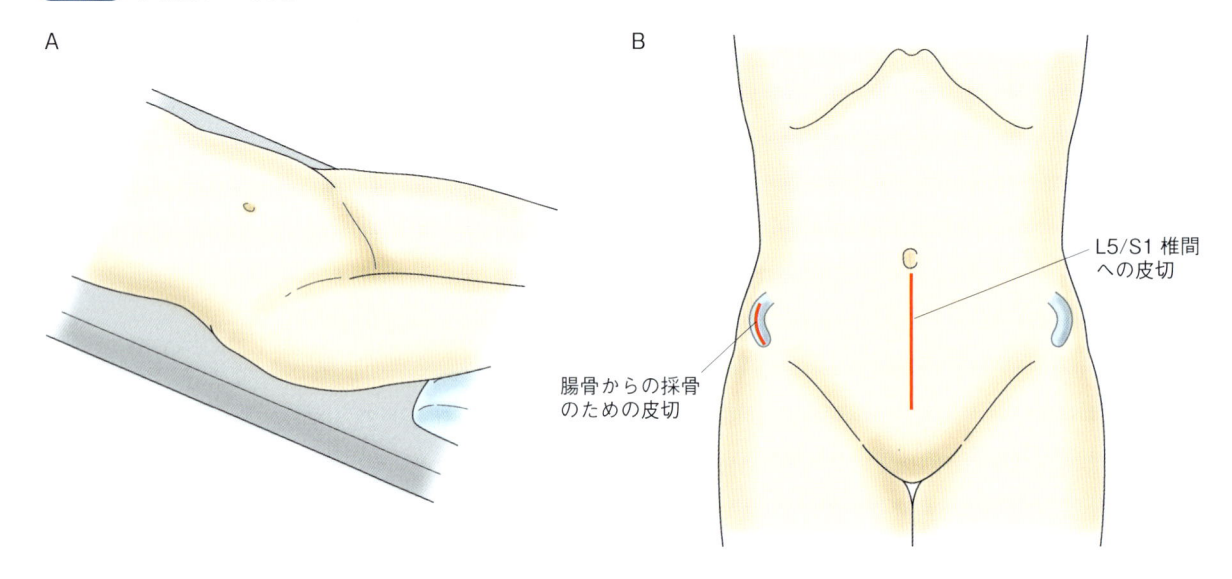

A

B

腸骨からの採骨のための皮切

L5/S1 椎間への皮切

**図10** 白線の切開
A：頭側の切開
B：尾側の切開

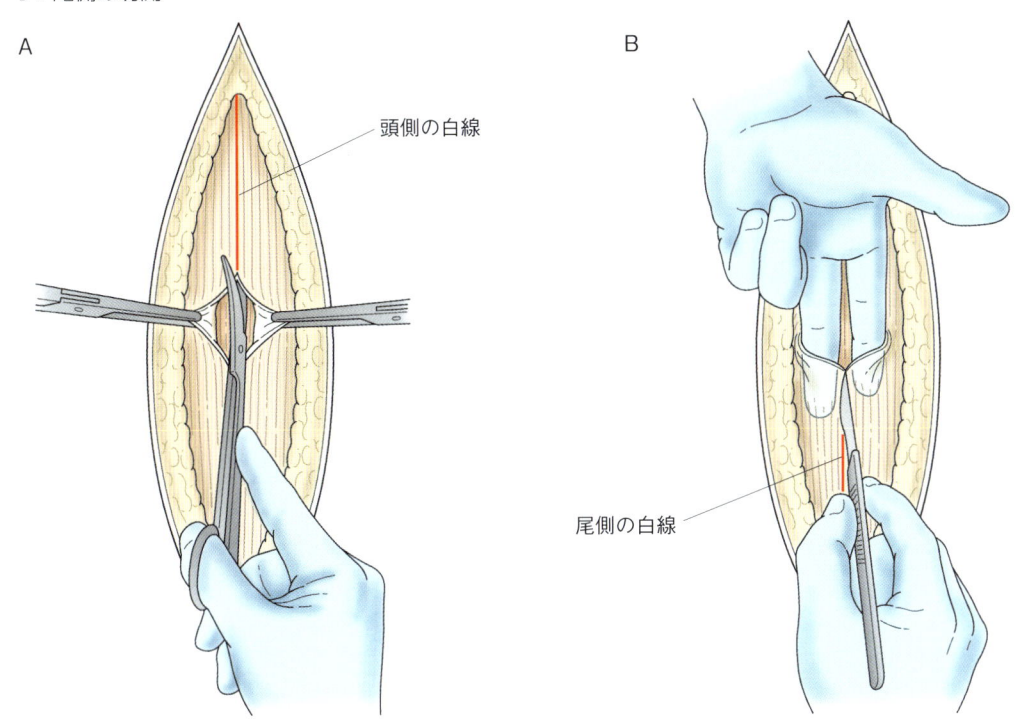

A　頭側の白線

B　尾側の白線

- ツッペルガーゼなどで筋膜部を丁寧に剝離すると正中部白線を確認できる．ただし高齢者は確認がやや困難なことがあり注意を要する．
- 白線は臍近くで幅が広いので，この部から切開を始める．頭側は剪刀にて，尾側はメスあるいは電気メスにて切開する（図10）．

> **注意ポイント 6**
> 白線は確認しにくいこともあり，丹念にツッペルガーゼなどで筋膜部を丁寧に剝離する．

③腹膜の切開
- 白線を切ると腹膜外の脂肪組織が現れる．脂肪を分け，腹膜をピンセットにてつまみ上げ，腸管の癒着などがないことを確認し，メスにて切る．
- 腹腔内に空気が入り込むことが確認できる．腹膜の切開を進めていくが閉創時に縫合しやすいように，腹膜と白線にステイスーチャーを置いておく．

④腸管の圧排
- 腹腔が開いたら手術台の頭部を下げ，濡れたロールガーゼなどを用いて腸管を上腹腔に収める（図11）．

> **注意ポイント 7**
> 腸管を上腹腔に収める操作は慣れないと上手くいかないことがある．十分に腸管を収めないと後の操作に支障をきたす．

⑤岬角の触診と後方の腹膜の切開
- 手で岬角の触診する．後方硬膜は鑷子でつまみ上げてメスで切開する．
- 同様に後腹腔内に空気か入り込むことが確認できる．

E．腰椎前方固定術 | *411*

**図11** 腸管の圧排

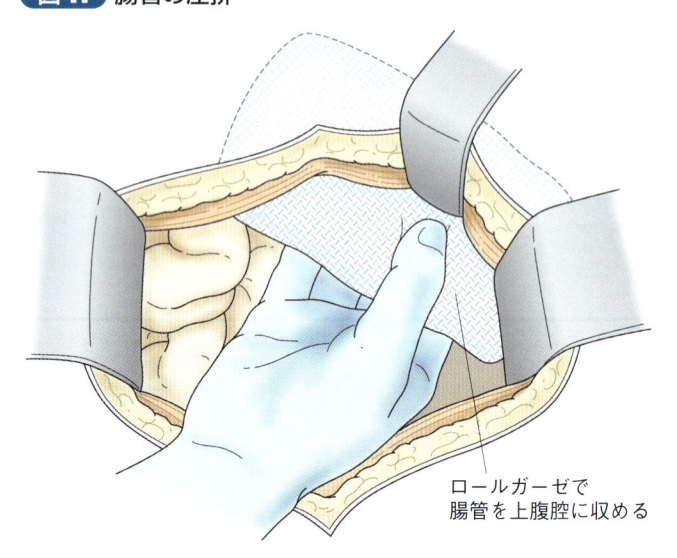

ロールガーゼで
腸管を上腹腔に収める

**図12** 後方腹膜の切開

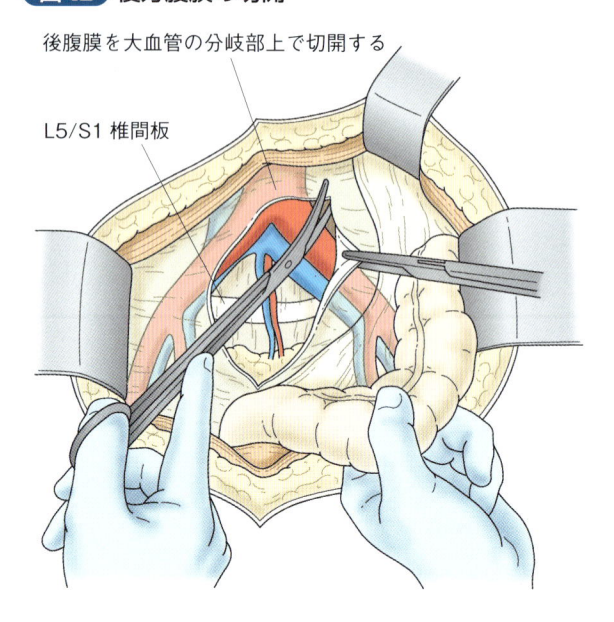

後腹膜を大血管の分岐部上で切開する

L5/S1 椎間板

- ツッペルガーゼなどで剥離を進め，大血管の分岐部上で切開する（図12）．
- 丁寧につまみ上げて血管損傷に気をつける．

⑥椎間板前方部の処置
- 後腹膜腔の軟部組織は，バイポーラコアギュレーターにて止血しながら鈍的に剥離する．
- 正中仙骨動脈は大動脈分岐部から，正中仙骨静脈は左総腸骨静脈から枝分かれするが破格も多い．進入時に切離しなければならないことがある．切離する際には，中枢側は二重結紮とする．
- 上下腹神経叢は仙骨の前にある神経叢で，網状をなす．ただし肉眼では確認はできない．上下腹神経叢を障害すると，男性患者において逆行性射精（retrograde ejaculation）を起こすことがある．
- 重要な点は後腹膜腔の軟部組織は可及的に愛護的に剥離を行う．また，広範囲の剥離は血管損傷とともにこの危険性を高めるようである（図13）．

> **注意ポイント ⑧**
>
> 鈍的な剥離とバイポーラーコアギュレーターにて止血が重要である．特にカリエス症例などは大出血をきたすことがあり，最大限の注意が必要である．

⑦椎間板の切除

メスにて椎間板の線維輪を箱状に切開し，髄核鉗子で椎間板を切除する（図7参照）．

十分に椎間板を切除後，上下の椎体終板をノミにて切除する（図7参照）．

重要な点は椎体の角度を十分に考慮し，椎体まで大きく切除しないことが大切である．思わぬ出血を招くことがある．採骨中の出血を防止するために止血剤を充填しておく．

移植骨のサイズを計測するために椎間開大器を使用して椎間を広げる．移植骨の高さ，奥行き，幅を計測する（図14，図15）．

> **注意ポイント ⑨**
>
> 椎体の角度を十分に把握して椎体終板を均一に切除する．後方の隅が十分に切除されていないと移植骨がうまく挿入できないことがある．

### 図13 大血管の間の展開

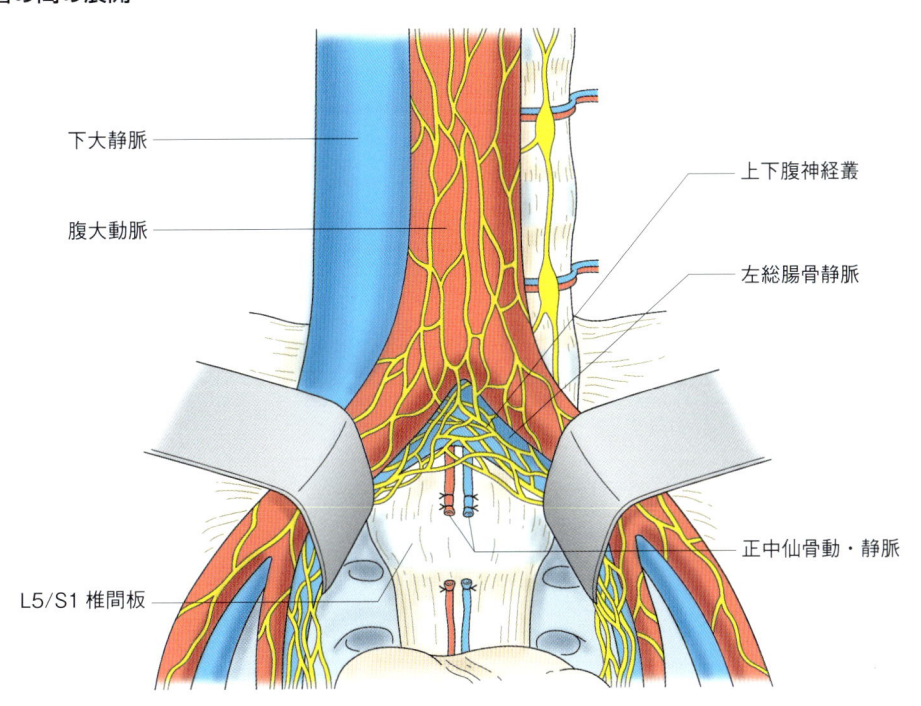

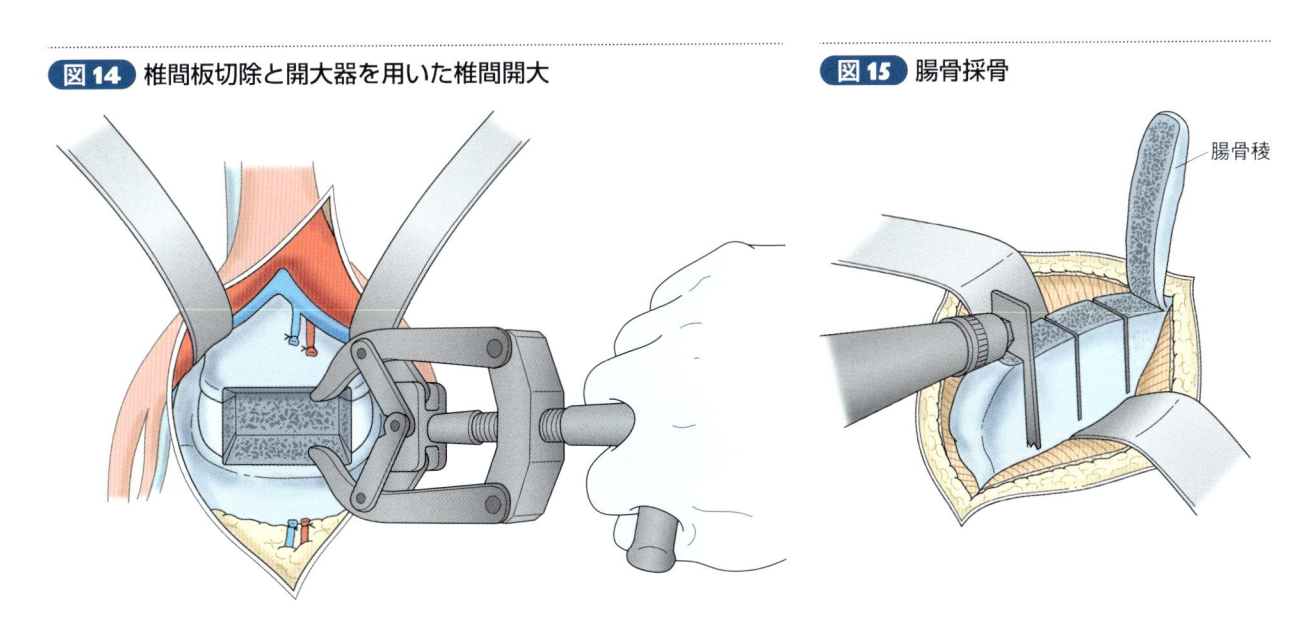

- 下大静脈
- 腹大動脈
- 上下腹神経叢
- 左総腸骨静脈
- 正中仙骨動・静脈
- L5/S1 椎間板

### 図14 椎間板切除と開大器を用いた椎間開大

### 図15 腸骨採骨

- 腸骨稜

⑧固定術
- 腸骨よりの自家骨，もしくは cage を固定材料とし挿入する．片側に椎間開大器をかけ，空いているスペースに移植骨を挿入する．片方の移植骨を挿入後椎間開大器をはずし，もう1つの移植骨を挿入する．最後はインパクターにて2つの移植骨を叩き込む．数 mm 嵌入するくらいが望ましい（図8参照）．
- 自家骨は大きさが正確でないと挿入できないので計測は正確に行う．挿入後同様に止血剤とガーゼにて数分押さえておく．

⑨閉創
- 微温湯で十分に洗浄を行う．特にダグラス窩には血液が溜まることがあるので十分に洗浄する．
- 後腹膜をまず縫合する．

- 腸管を元に戻し，腸管を大網にて覆うようにする．これは白線部と腸管との直接の癒着を防ぐためである．
- 白線と腹膜は一介に縫合する．縫合が不十分だと腸ヘルニアを起こすことがあるので，白線と腹膜はもう一度連続縫合を追加する．
- 脂肪層，皮下，皮膚を縫合し閉創とする．ドレーンは留置しないのが一般的である．

### 5）注意すべき合併症

①血管損傷
②尿管損傷
③男性患者において逆行性射精（retrograde ejaculation）を起すことがある．
④腰椎前方固定術後の逆行性射精は100例中5例にみられ，この合併症は十分にインフォームドコンセントを行うことが重要である．特にL5/S1で多い．

### 6）後療法

- 後方法に比較し，腸蠕動の低下をきたすので，排ガスを認めてから，飲水，食事を可とする．場合によっては腸蠕動を促進する輸液（パントール，プロスタルモンを使用する）．
- 術数日から1週で歩行許可．
- 軟性コルセット，もしくは硬性コルセットを3-6カ月使用する．

＜大鳥精司　高橋和久＞

## Section 4 分離部修復術

# 低侵襲腰椎分離部修復術

### 1) 適応疾患

低侵襲分離修復術の基本的適応は，以下のごとくである．
①腰痛が分離部由来である
②強い椎間板変性がない
③不安定性がない
④活動性の高い成人

### 2) 術前準備

①全身麻酔で行うため，通用の検査は必要．
②局所検査
- 腰椎単純X線撮影，機能撮影
- MRI（STIRを含む）
- 分離部造影およびブロック

③軟性のTLSOを使用するため作製しておく．いわゆるDamenコルセットである．

### 3) 手術体位

腹臥位で行う．通常の4点架台でも可能であるが，術中，Cアームで確認するため，ジャクソンフレームが望ましい（図1）．

### 4) 手術手技

手順は以下の5点である．
①分離部除皮質化
②経皮的ペディクルスクリュー挿入
③経皮的採骨
④フック＆ロッド設置
⑤骨移植

#### ①分離部除皮質化

L4棘突起中央からL5棘突起下縁に至る，約3横指の皮膚切開が通常必要である（図2）．小切開のため，Quadrant（メドトロニック・ソファモアダネック社）などの特殊な開創器があれば便利である．この切開では，左右同時に行うことは不可能なので，左右別々に行う．

図3のようにL4/5およびL5/Sの関節包の間に，瘢痕用組織で覆われた分離部偽関節の滑液包がみられる．ここで，この滑液包を切除し，分離内にある炎症性滑膜を摘出する．除皮質化に先立ち，まず，L4下関節突起

**図1** 手術のための体位

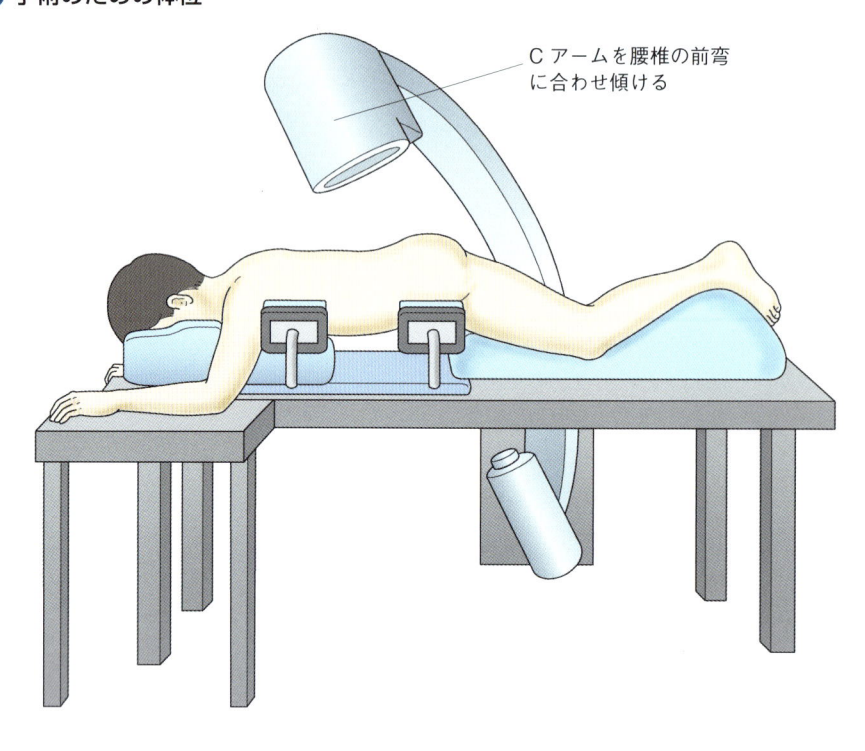

Cアームを腰椎の前弯に合わせ傾ける

**図2** 皮切部位

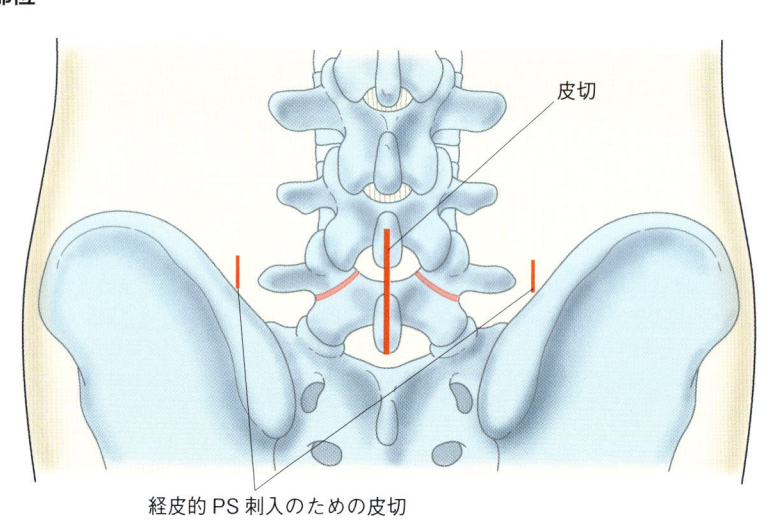

皮切

経皮的PS刺入のための皮切

の内側1/3を部分切除する（図4）．

　この操作で，L5状関節突起の関節軟骨部が露出され，後の骨移植の母床が広く確保できる（図5）．

> **注意ポイント ①**
> 　L4内側関節突起の部分切除が一番のポイントである．この操作を行わないと，少しすべりがある場合，L4下関節突起とL5の椎弓の境界が分離部に見えるという錯覚をきたす．

　除皮質化の範囲は，図6のごとくである．外側は横突起の基部，尾側は椎弓背面2/3，そして頭側はL5上関節突起の軟骨面まで広く行う．硬化した分離部の除皮質化も可及的に行う．

　図7のように大きく行う．海綿骨からの出血が得られればよい．

Section 4　分離部修復術

**図3** 分離部と滑液包

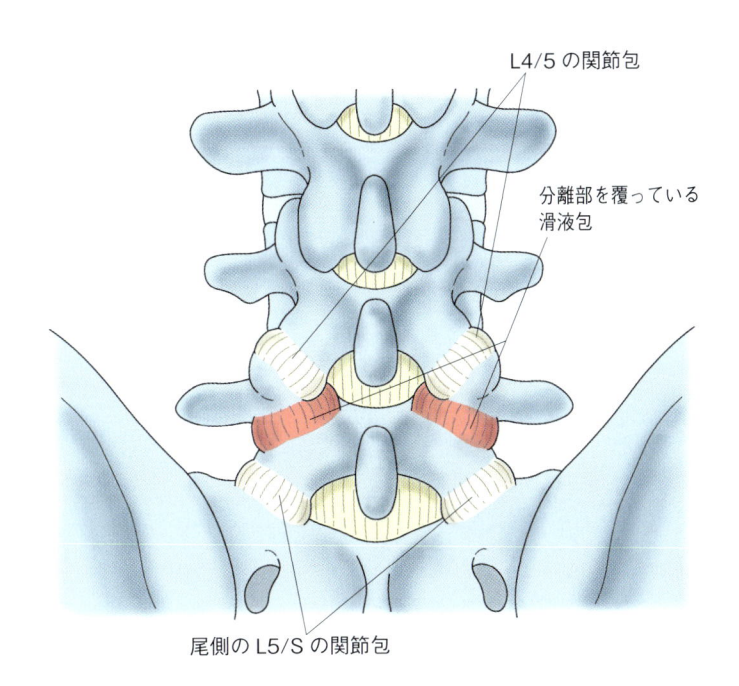

L4/5 の関節包
分離部を覆っている滑液包
尾側の L5/S の関節包

**図4** 椎弓切除部

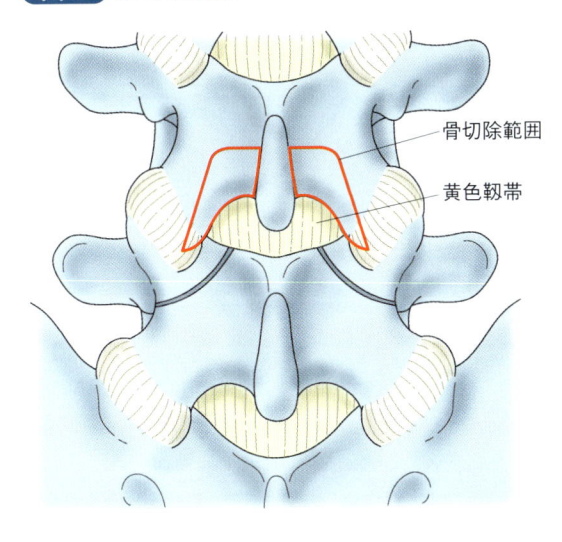

骨切除範囲
黄色靱帯

**図5** 椎弓切除後

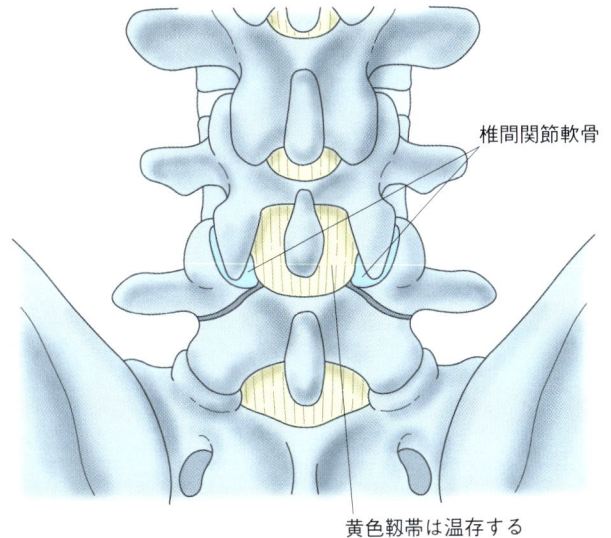

椎間関節軟骨
黄色靱帯は温存する

> **注意ポイント ②**
> 椎弓背面の除皮質化はあまり深く行わないように気をつける．最後に Hook を設置し，分離部を引き寄せる際に，椎弓が細くなりすぎると骨折を生じるおそれがある．

②経皮的採骨

　図1に示した，経皮的ペディクルスクリュー用の小切開を使用して行う．ここではトレフィンセット（メドトロニック・ソファモアダネック社製）を使用する．トレフィンセットを使用すると，十分量の海綿骨が腸骨から採取できる（図8）．採骨のための皮膚切開はあえて作製する必要はない．

図6 除皮質部

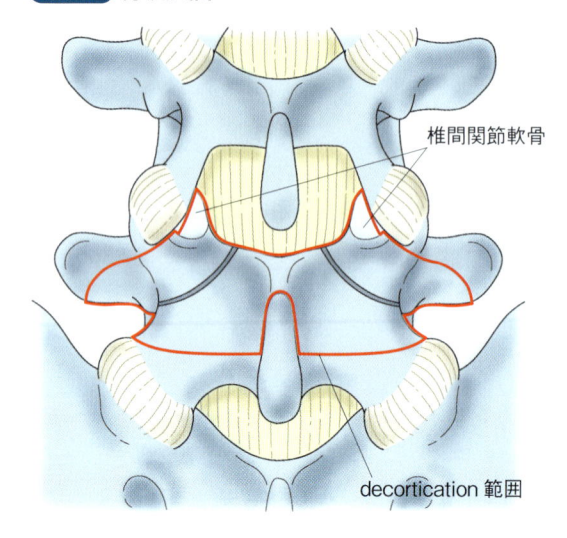

椎間関節軟骨

decortication 範囲

図7 除皮質後

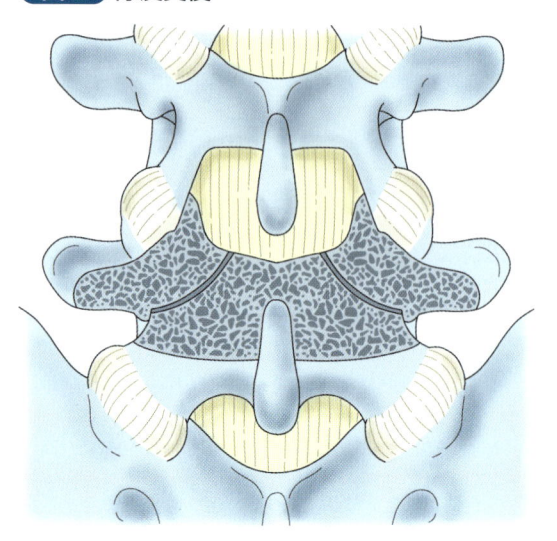

図8 採骨

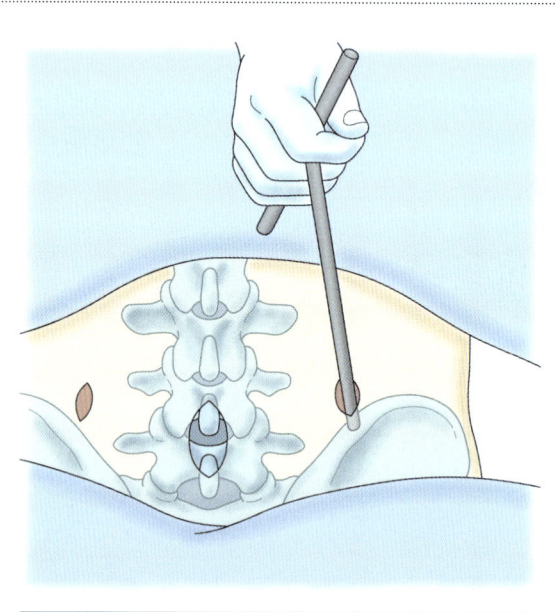

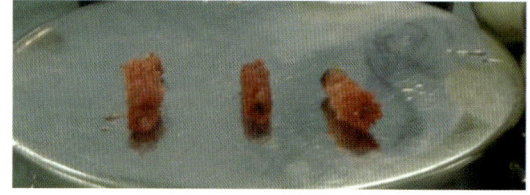

➡ 注意ポイント ③

左右どちらかからの海綿骨ブロックが3個とれれば，HAなどの人工骨を混合させると，十分な量が確保できる．

③経皮的ペディクルスクリュー挿入

図1に示す外側の切開部より経皮的にペディクルスクリューを挿入する．筆者は，パスファインダー（日本MDM社），イリコSE（アルファテック社），セクスタント（メドトロニック・ソファモアダネック社）を使用している．Cアームの正面像，側面像を参考に挿入する（図9）．

**図9** 経皮的椎弓骨スクリュー設置

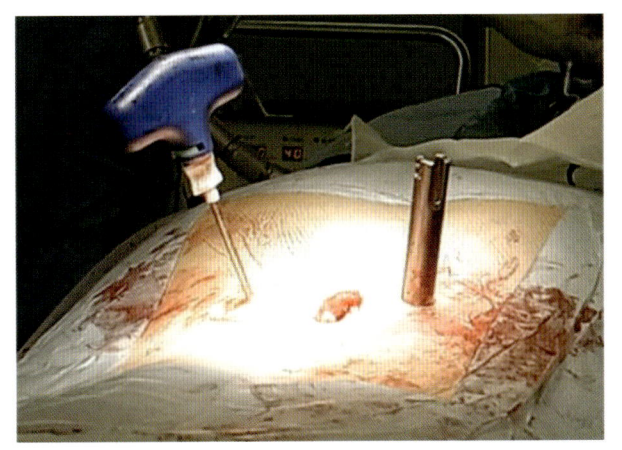

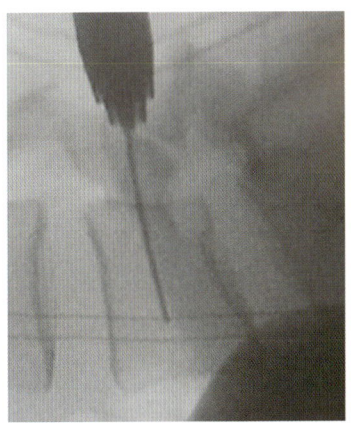

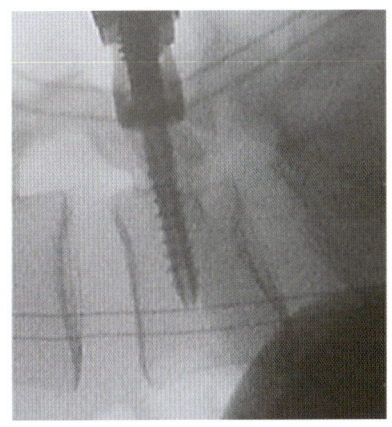

> **注意ポイント ④**
> 
> スクリュー誤設置が最大の合併症であり，椎弓根内側に誤設置されれば神経根損傷の可能性がある．経皮的スクリューが不慣れな場合は，躊躇せずに正中切開を大きく広げ，直視でスクリュー刺入部分を確認し，安全な刺入を行うことを勧める．椎弓根スクリューが正確に設置されないと，手術は失敗となる．

④フック&ロッド設置

　正中皮膚切開部から Hook-Rod を挿入する．L5 椎弓尾側の黄色靱帯を，hook-starter で剥離しておくと設置は容易である．最近の機種は，ロッド部分が容易に挿入できる．Hook を尾側から押し上げて，分離部に圧縮をかけた状態で screw-rod を締結する（図10）．

⑤骨移植

　図11のようにロッドの下，内側，外側に，十分量の海綿骨を on-lay-graft する．

⑥閉創

　陰圧式ドレーンを留置し，閉創する．

図10 スクリュー設置およびHook-Rod設置

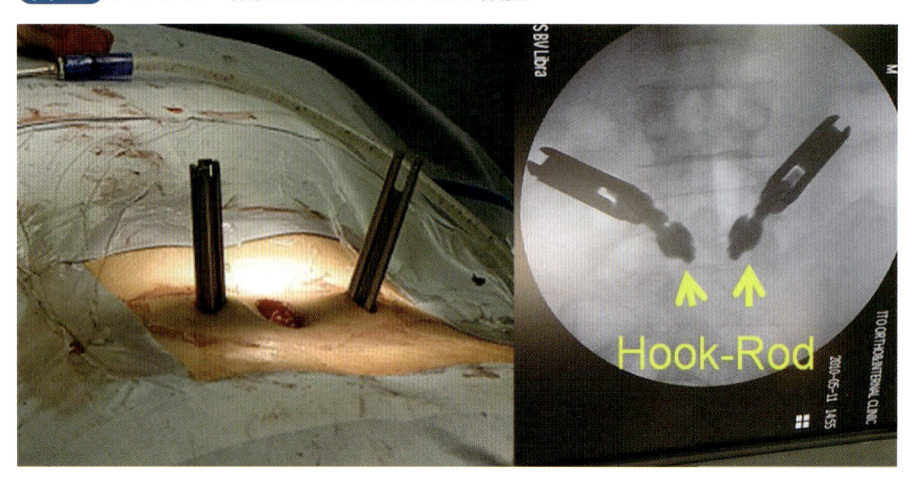

図11 骨移植部

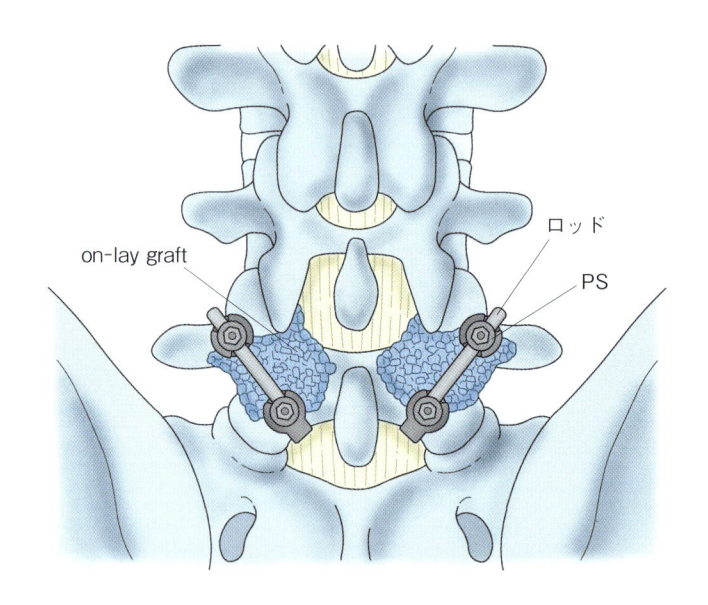

on-lay graft
ロッド
PS

## 5) 注意すべき合併症

①スクリュー誤設置による神経根損傷
②経皮的スクリュー刺入時のガイドワイヤーによるトラブル
③術後感染
④癒合不全

## 6) 後療法

翌日，ドレーンを抜去し，歩行開始する．創部を確認し，創部痛が軽減する術後1週間頃，退院可能である．軟性TLSOは術後3カ月装着する．強い伸展と回旋運動を行わないことを厳重に喚起する．

後療法成功のカギはタイトハムストリングス克服にある．腰痛患者の多くがタイトハムをもっている．分離症患者も例外ではない．次の2つのストレッチを術後早期から始め，タイトハムを治療する．次のActive stretchとJack-knife stretchを行うことで，柔軟なしなやかな体で，仕事やスポーツに復帰する．図12に代表例を示す．手術を行う前よりしなやかな・柔軟な身体になってもらい，野球に復帰した．脊椎外科医は，骨接合が成

図12 代表症例：術後半年で骨癒合と柔軟性獲得

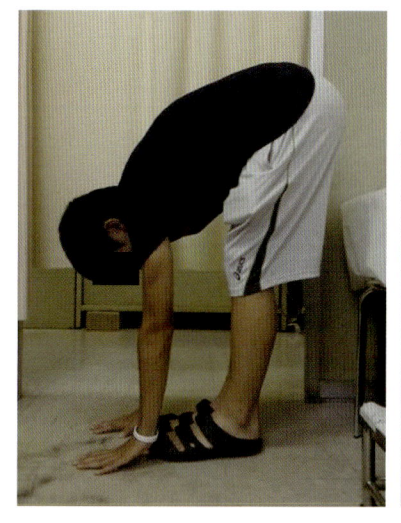

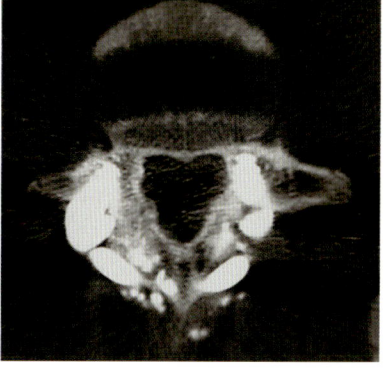

FFD: 10cm→－15cm　　　　　　1year post OP.

図13 タイトハムのための2つのストレッチ

アクティブ ストレッチ　　　　　　　　　　　　　パッシブ ストレッチ

膝伸展

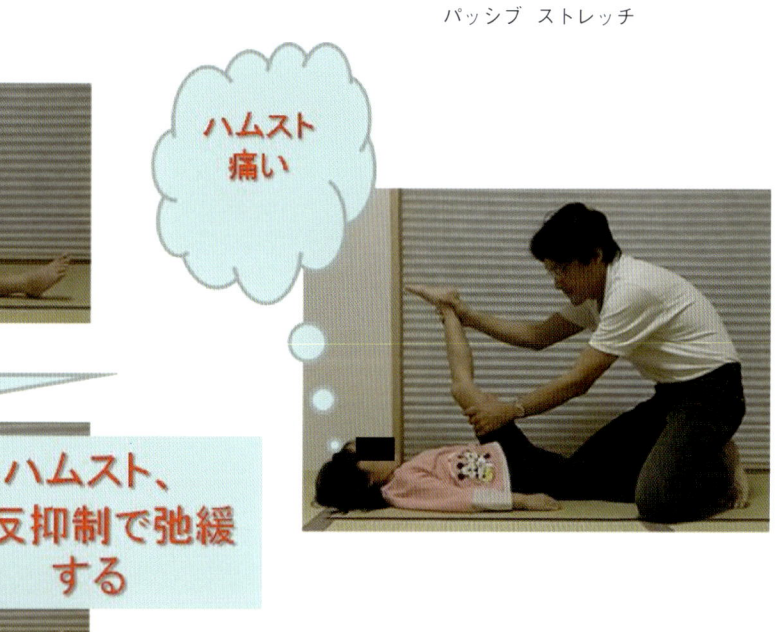

ハムスト、相反抑制で弛緩する

ハムスト痛い

功したら満足するのではなく，タイトハムまでも克服するという運動器全般を見据えられる，運動器治療のプロフェッショナルとなることを今，望まれていることを忘れてはならない．

①アクティブ ストレッチ

　図13に術後早期から行うストレッチ法を示す．臥位で行うため，術後早期から可能である．右のパッシブストレッチでは，他人からハムストリングスを強制的に伸ばされるため，ハムストリングスは痛みを感じ，ストレッチされるのではなく，収縮し抵抗する．一方，左のアクティブ ストレッチでは，自分自身が積極的に膝を伸ばす．大腿四頭筋が収縮すると，拮抗筋であるハムストリングスは相反抑制により，自動的に弛緩する．したがって，ハムストリングスに強い疼痛を感じない状態で有効的にハムストリングスを伸ばす．

低侵襲腰椎分離部修復術 | 421

図14 ジャックナイフ ストレッチ

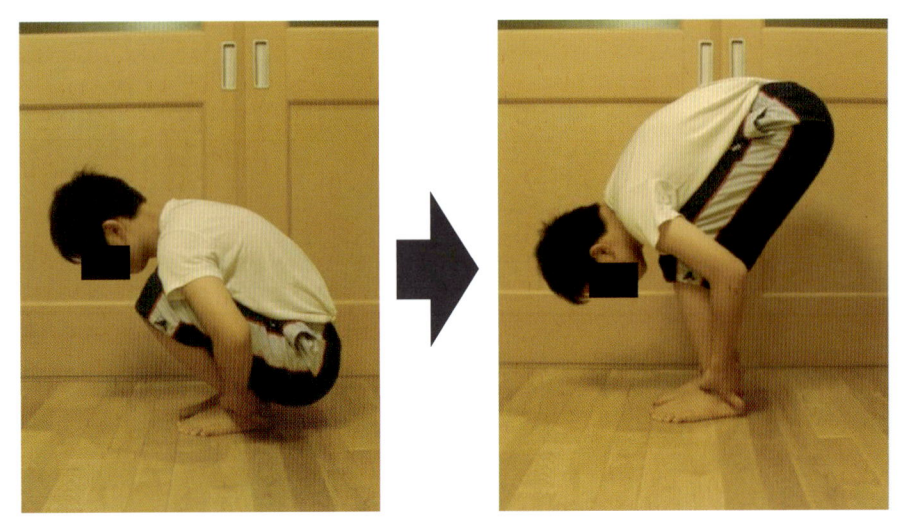

ストレッチ開始前　　　　　　　　　　ストレッチ中

②ジャクナイフ ストレッチ

　図14にジャックナイフ ストレッチ法を示す．創部痛がなくなると，このストレッチに移る．通常，術後1-2カ月は前屈の恐怖心があるため，前述のアクティブ ストレッチで慣れたのちの術後2カ月頃から行うことが多い．このジャックナイフ ストレッチは，立位で行うアクティブ ストレッチである．

<西良浩一>

## Section 5 椎体形成術

# リン酸カルシウムセメントを用いた椎体形成術

　Calcium phosphate cement（CPC：リン酸カルシウムセメント）は，骨伝導能を有する生体活性セメントであり，注入充填が可能なペースト状に調整できる人工骨である．欧米で一般に椎体形成術で用いられている polymethylmethacrylate（PMMA）セメントとは異なり，CPC は水和反応にて非発熱性に自己硬化するため，神経組織に近接する脊椎でも熱傷害を心配せずに使用可能であり，最終的には hydroxyapatite（HA）に変化するため，生体骨と直接結合する．骨親和性に優れ，骨との境界ではわずかながらゆっくりと骨に置換されるなど，長期的に骨内に安定的に存在しうる．

　一方，自己硬化の過程で多量の血液が混入した場合，HA の正常な結晶化が妨げられて，硬化後の最大圧縮強度が低下する．そのため，自己硬化完了以前に荷重した場合や，大量の血液混入にて，最大圧縮強度が低下した場合には，CPC 硬化体に多数の crack が入って fragmentation が発生し，十分な荷重支持力を失って，骨折椎体の不安定性が遺残する原因となる．したがって CPC を椎体形成術に利用する場合，この利点を活かし，欠点を補う術式が必要となる．

　両側の椎弓根上に X 線透過性円筒状レトラクターを 2 つのポータルとして設置する Biportal 法は，CPC に特化した椎体形成術式である．さらに 2010 年には椎体形成術用途に適した，硬化反応時間が大幅に短縮された早期硬化型 CPC が市販され，より早期からの荷重が可能となり，fragmentation のリスクが低下した．

　本稿では，この Biportal 法による CPC 椎体形成術について解説する．

### 1）適応疾患

- 骨粗鬆症性椎体骨折後の骨癒合不全に陥った椎体圧潰
  すなわち発症後少なくとも 2 カ月以上を経過した遷延治癒または偽関節の有痛性椎体圧潰症例が主たる適応．後壁損傷の有無を問わない．
- 急性期または亜急性期椎体骨折
  なんらかの理由で保存療法が継続できない要因を有する場合

> **注意ポイント 1**
>
> 　骨粗鬆症性椎体骨折の急性期の治療は，外固定を主体とする保存療法が第一選択となる．十分な保存療法を行っても腰背部痛が持続する保存療法抵抗例には balloon kyphoplasty（BKP）や本法を含む椎体補強術（vertebral augmentation）が適応となる．本法は骨折病態がさらに慢性に経過し，予後不良となった椎体偽関節や遷延治癒に対する治療としての有用性が特に高いと考えられる（図 1）．

**図1** 77歳女性　骨粗鬆症性椎体骨折後の偽関節（L1）に対するCPC椎体形成術

a：L1の進行性椎体圧潰・偽関節であり，座位（荷重位）では椎体が圧潰するが，仰臥位では整復される．
　CPC椎体形成術で腰背部痛は術直後から著明に改善した．
b：術後1週時のCTでは，変形の整復およびCPCの充填は良好である．後壁損傷が合併していても損傷
　部から脊柱管内へセメントの漏洩は発生していない．
本法はこのような予後不良となった椎体偽関節や遷延治癒に対する治療としての有用性が特に高いと考え
られる．

a

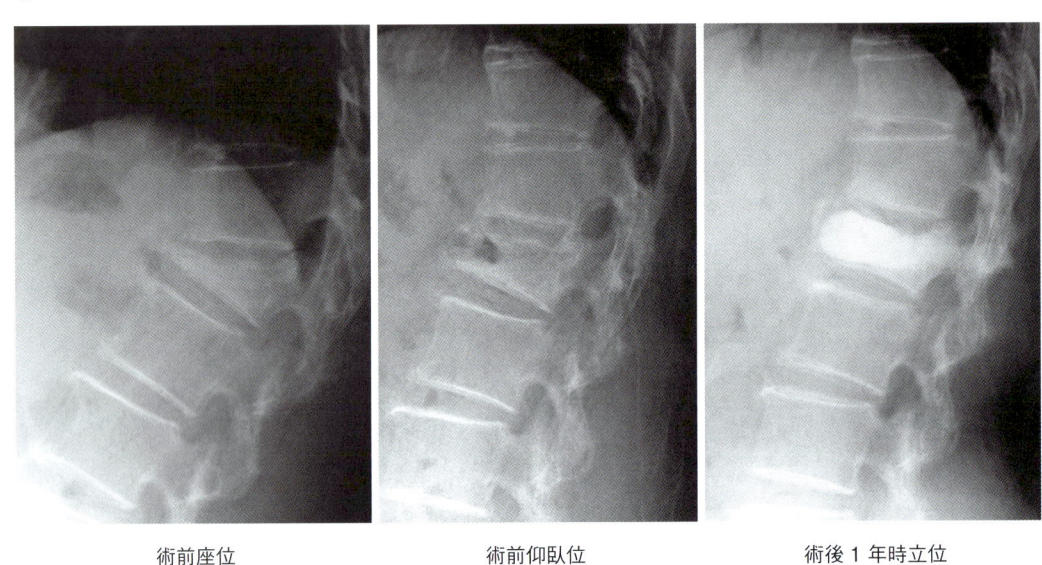

術前座位　　　　　　　　　　術前仰臥位　　　　　　　　術後1年時立位

b

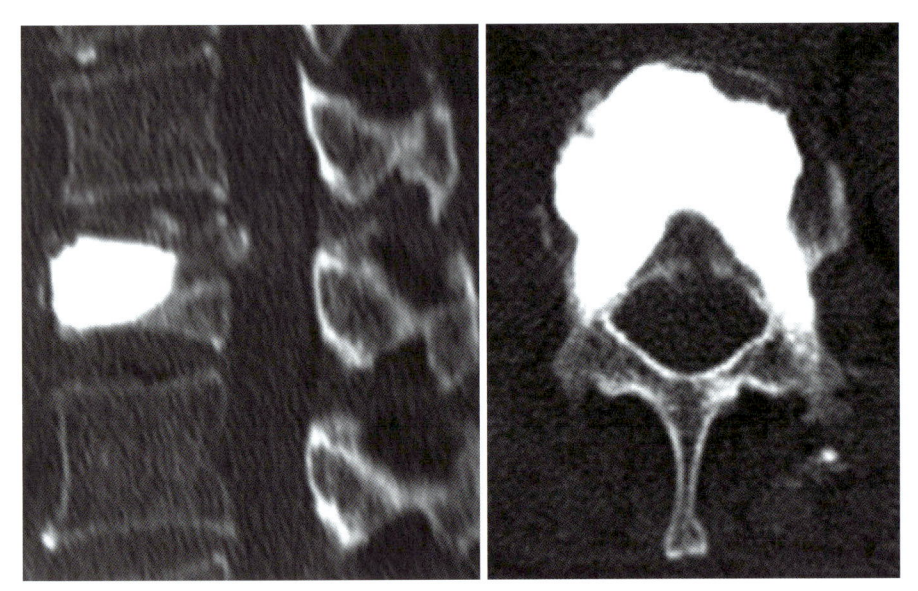

術後CT

Section 5　椎体形成術

### 図2 適応禁忌例

L1 骨折椎体の隣接椎間である L1/2 に著しい不安定性があり，CT でも終板が著しく粉砕している偽関節症例である．このような症例には椎体形成術単独での適応はなく，椎体形成術に pedicle screw などの instrumentation の追加が必要である．

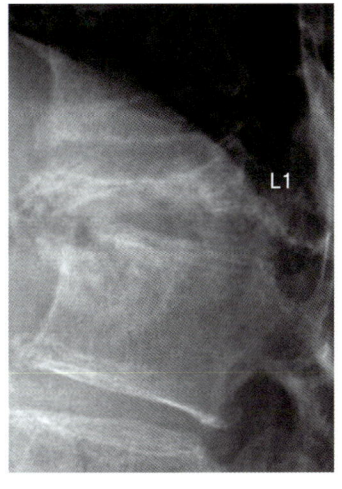

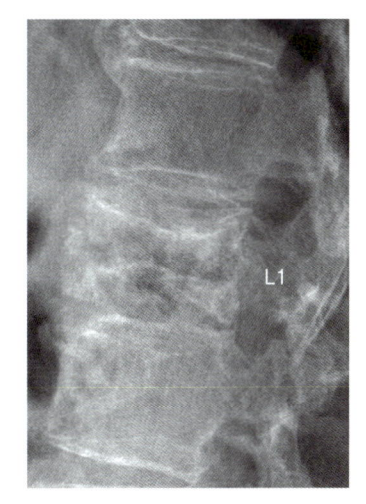

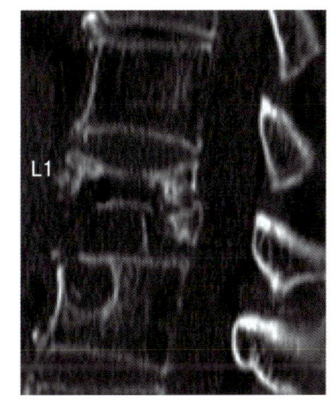

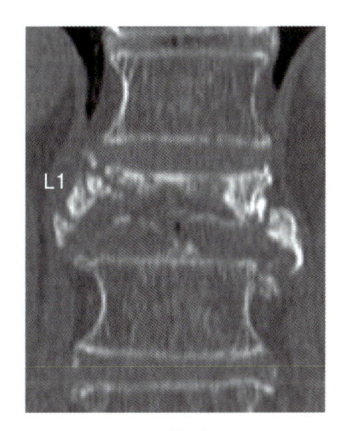

座位　　　　　　　　　仰臥位

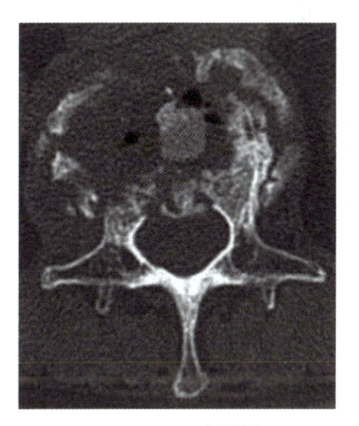

矢状断　　　　　冠状断　　　　L1 の CT　水平断

> **注意ポイント ❷**
>
> 適応禁忌は①終板が著しく粉砕した偽関節，②骨折椎体の隣接椎体間における著しい不安定性の存在，③DISH 内骨折などであり，これらの場合は椎体形成術単独ではなく，それに pedicle screw などの instrumentation を追加した方が無難である（図 2）．著しく骨質が不良な場合や，著しく椎体の圧潰・扁平化が高度な場合も注意が必要である．当然，全身性および局所の感染や易出血状態の場合は禁忌となる．

> **注意ポイント ❸**
>
> 椎体骨折のなかでも，X 線像で形態変化のない不顕性骨折の場合や，一定の時間を経て順調な骨癒合過程にある椎体は，急性期の時点で荷重位‒仰臥位側面像比較にて検出できていた骨折部の可動性が消失している．この場合，保存療法を継続することで骨癒合が得られ，痛みが消失する場合が多く，あえて椎体形成術を行う必要はない．

### 図3 荷重位（座位または立位）および仰臥位でのX線側面像の比較

受傷後 9 カ月経過しても強い腰背部痛が持続する 72 歳女性である．
立位では T12，L1 椎体の圧潰を示すが，仰臥位では L1 のみ椎体内 vacuum cleft が生じて椎体が開大して骨折部の異常可動性を示しているのに対し，T12 椎体には形態変化を認めない．MRI T2 像でも L1 椎体内に液体成分の貯留を認め，偽関節と診断できるが，T12 はすでに骨癒合していることが確認された．L1 椎体が腰背部痛の主因と判断し，L1 の椎体形成術にて著明な疼痛緩和が得られた．このように骨折部の異常可動性を残している椎体が本法のよい適応となる．

立位　　　仰臥位　　　MRI T2　　　術後

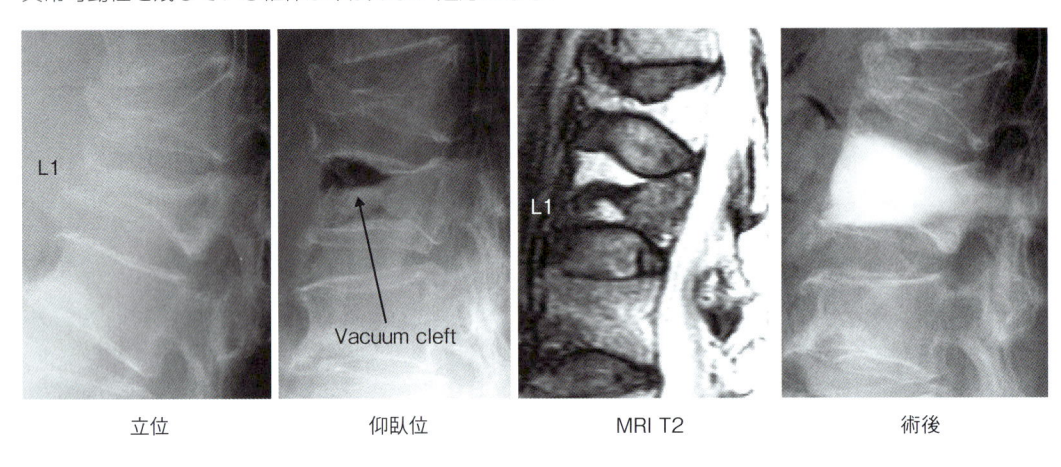

### 図4 CTによる骨折形態の評価

80 歳男性　T12 椎体骨折遷延治癒

後壁損傷の有無は単純写真では評価が難しい場合がある．CT は後壁損傷や頭尾側の終板の状態，前側壁の粉砕，骨欠損の程度を把握するのに有用であり，椎体形成術を適用する際には必須の検査の 1 つである．

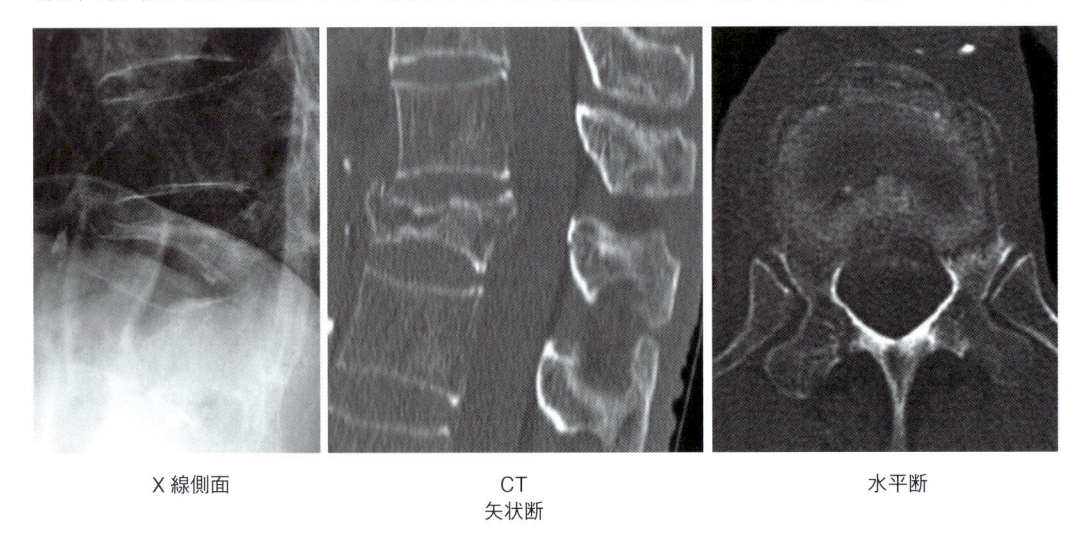

X 線側面　　　CT 矢状断　　　水平断

## 2）術前準備

- 腰背部痛の原因の検索

荷重位（座位または立位）および仰臥位での X 線側面像の比較（図 3）：骨癒合の得られていない骨折椎体では，急性期でも慢性期であっても荷重位では椎体が圧潰し，仰臥位では椎体の前方部が開大する．この骨折部の異常可動性を残している椎体が本法のよい適応となる．さらに MRI にて骨癒合不全状態を確認し，神経圧迫所見の有無を評価する．CT は後壁損傷や頭尾側の終板の状態，前側壁の粉砕，骨欠損の程度を把握するのに有用である（図 4）．

### 図5 手術体位

4点支持フレーム上の腹臥位とするが，大腿部にクッションを高く敷いて股関節を伸展させる．

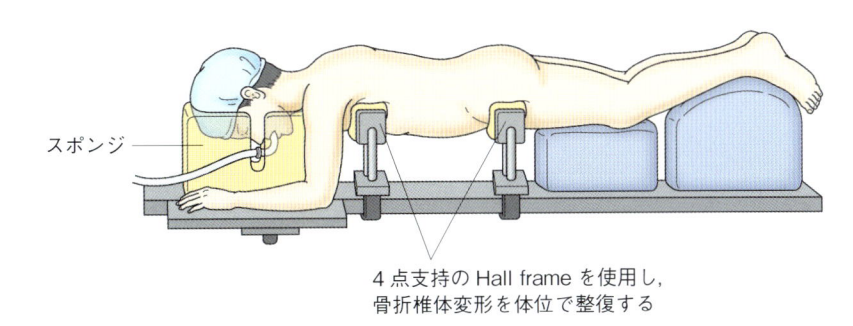

スポンジ

4点支持のHall frameを使用し，骨折椎体変形を体位で整復する

- 術後に使用する半硬性装具（十分な長さを有するもの）を作成しておく．

### 3) 手術体位

- 全身麻酔下，4点支持フレーム上の腹臥位とする．大腿部にクッションを高く敷いて股関節を伸展させることが体位による骨折変形の最大整復位を得るポイントである（図5）．

> **注意ポイント 4**
>
> 体位による骨折椎体の十分な整復が得られないままCPCを充填したとき（たとえば術前の仰臥位における整復位よりも矯正が不良な場合など）は，術後に患者が仰臥位で臥床すると，術中整復固定位よりもさらに大きく椎体前方部が開大する可能性がある．その場合，椎体内に充填したセメントと，開大した終板との間に間隙を生じ，椎体内の不安定性が一部残存する．
> したがって術前仰臥位での骨折整復位と同等以上の整復固定が重要である．

### 4) 手術手技

①皮切
- X線透視で骨折椎体の椎弓根を確認し両側椎弓根上に2-2.5 cmの小切開を加える（図6）．
- 筋膜も切開し，指で筋間を分け入り，鈍的に椎弓根背側部へ到達する．

②展開（ポータルの作成）
- 内視鏡脊椎手術で使用するdilatorで段階的に創を開大し，18 mm径X線透過性円筒レトラクター（ポータル）を両側に挿入し，フレキシブルアームを介して支柱に連結してそれを固定する（図7）．

> **注意ポイント 5**
>
> ポータルを2つ設置するBiportal法では，専用の手術器材があると便利である（図8）．CPCとセットで基本手術器材が貸し出されている．

③椎弓根孔の作成
- X線正面透視下に3.5 mm程度の径のオウルを椎弓根外側縁から，椎弓根内側壁を穿孔しないように注意して，椎体内のクレフトに向けて刺入する．
- 溝がついた棒状の椎弓根孔dilatorをツイストさせて，椎弓根外壁を破らないように椎弓根孔を拡大する（図9）．これにてポータルと椎体内クレフトは十分な大きさの孔を介して完全に交通する．

### 図6 皮膚切開

（武政龍一．骨粗鬆症性椎体圧潰に対するCPC椎体形成術．馬場久敏，編．OS Now Instruction No.18 腰椎の手術―ベーシックからアドバンスまで必須テクニック．東京：メジカルビュー社；2011. p.140-6 より改変）

X線透視で骨折椎体の椎弓根を確認し両側椎弓根上に2-2.5 cmの小切開を加える．

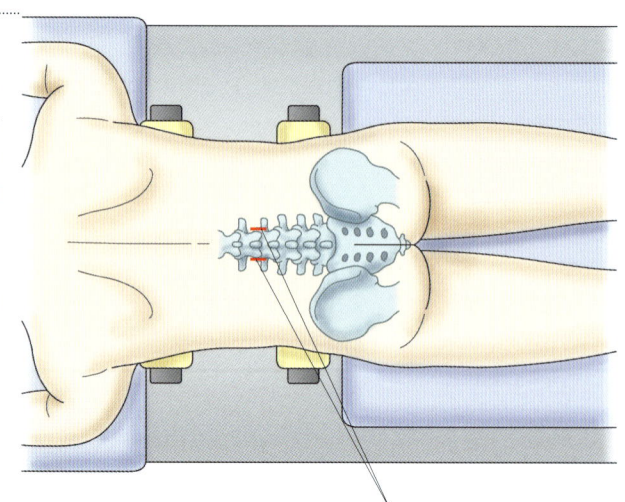

両側椎弓根直上に約2-2.5cmの皮切を加える．

### 図7 ポータルの作成

18 mm径X線透過性円筒レトラクターを両側に挿入し，フレキシブルアームを介して支柱に連結してそれを固定する．

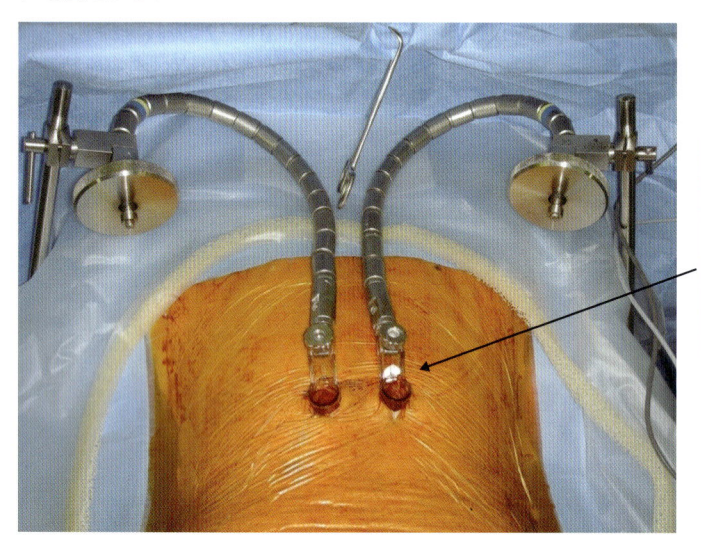

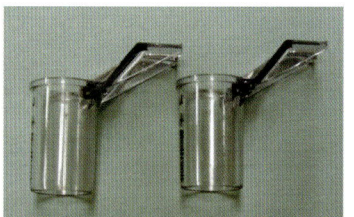

④骨腔掻爬およびラスピング

- 偽関節に本術式を行う場合は，偽関節腔内に存在する瘢痕肉芽組織や壊死骨を掻爬摘出する．まずストレート，次にカーブした鋭匙鉗子で，荷重支持に重要な椎体前方部などの骨腔内面を掻爬し（図10），最後にラスプで骨腔の内面をラスピングする（図11）．これにより，新鮮化された骨腔内面とCPCが直接接することで，CPCの骨伝導能が発現できる状態となる．
- 椎体後壁骨片の脊柱管内突出を避けるため，椎体後壁に近い部分の掻爬は行わない．

### 図8　Biportal 法専用手術器材

Biportal 法では，専用の手術器材があると便利である．
①オウル
②椎弓根ダイレーター
③各種の鋭匙鉗子
④ラスプ
⑤終板エレベーター
⑥フラッシング用シリンジアタッチメント
基本手術器材は CPC とセットで貸し出されている．

①オウル
②椎弓根ダイレーター
③各種鋭匙
④ラスプ
⑤終板エレベーター
⑥シリンジアタッチメント

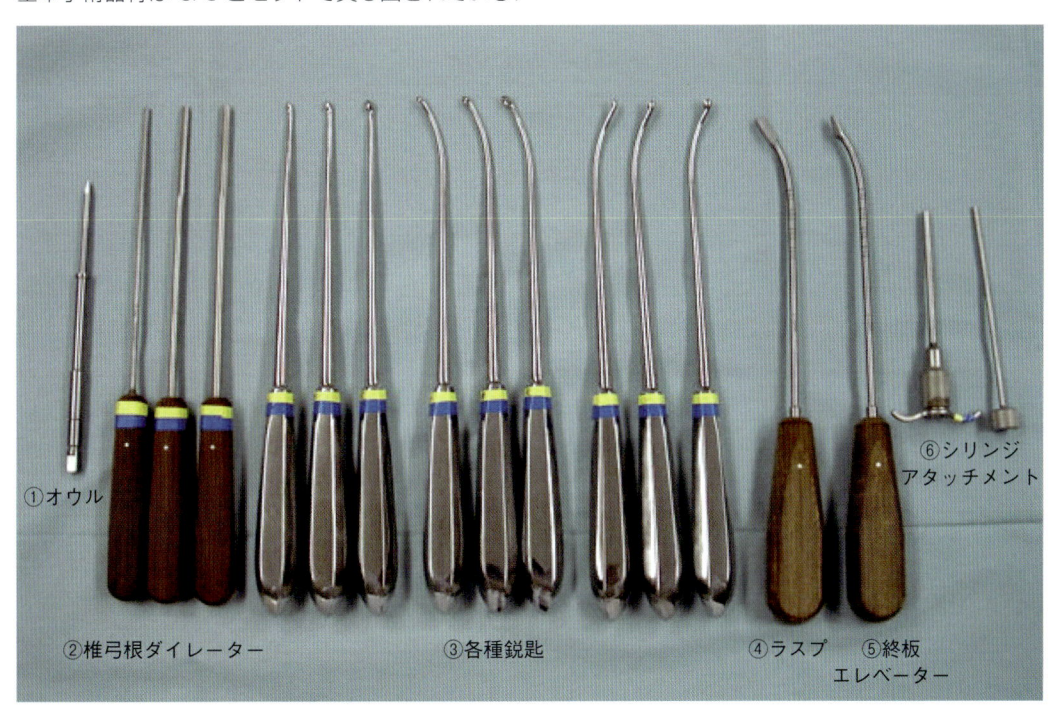

### 図9　椎弓根孔の作成

X 線正面透視下に 3.5 mm 径のオウルを椎弓根外側部から椎体内のクレフトに向けて挿入する．溝がついた椎弓根孔 dilator でツイストさせながらその小孔を拡大する．これにてポータルと椎体内クレフトは十分な大きさの孔を介して完全に交通する．

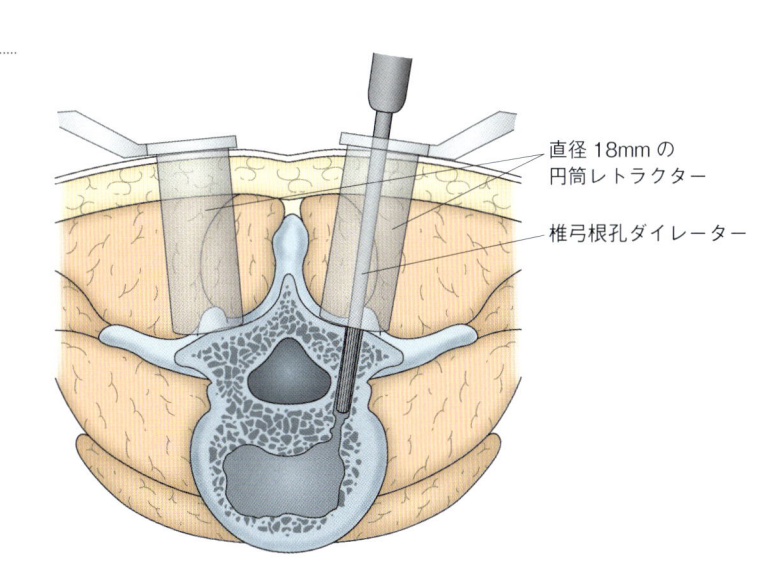

直径 18mm の円筒レトラクター
椎弓根孔ダイレーター

リン酸カルシウムセメントを用いた椎体形成術

### 図10 骨腔掻爬

（武政龍一．骨粗鬆症性椎体圧潰に対する CPC 椎体形成術．馬場久敏，編．OS Now Instruction No.18 腰椎の手術—ベーシックからアドバンスまで必須テクニック．東京：メジカルビュー社；2011．p.140-6 より改変）

偽関節に本術式を行う場合は，偽関節腔内に存在する瘢痕肉芽組織や壊死骨を掻爬摘出する．まずストレート，次にカーブした鋭匙鉗子で，荷重支持に重要な椎体前方部などの骨腔内面を掻爬する．椎体後壁骨片の脊柱管内突出を避けるため，椎体後壁に近い部分の掻爬は行わない．

椎体後壁に近い部分の掻爬は行わない

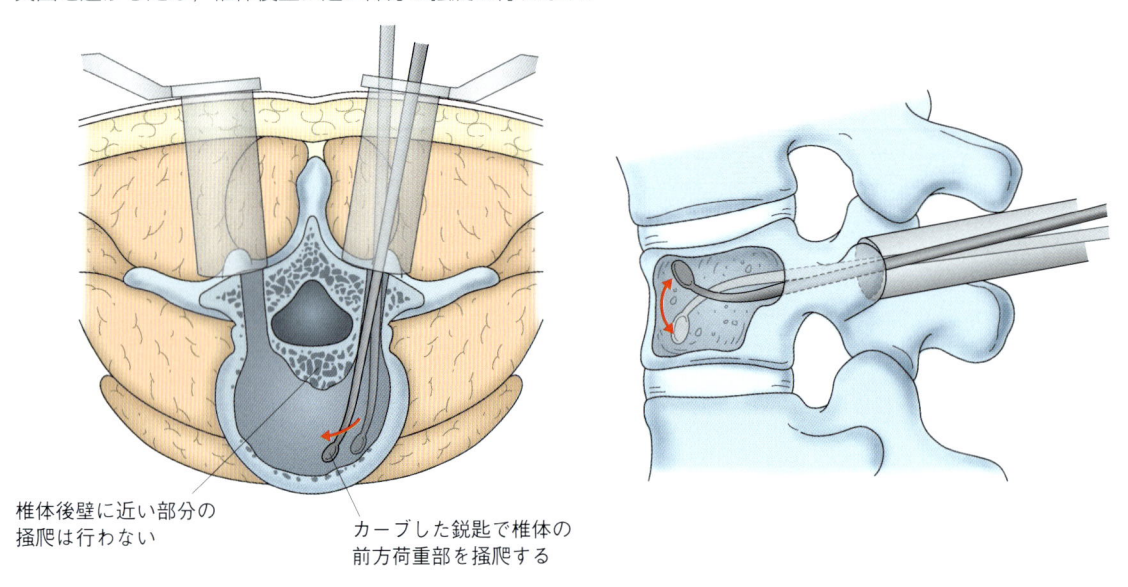

カーブした鋭匙で椎体の前方荷重部を掻爬する

### 図11 骨腔内面のラスピング

（武政龍一．骨粗鬆症性椎体圧潰に対する CPC 椎体形成術．馬場久敏，編．OS Now Instruction No.18 腰椎の手術—ベーシックからアドバンスまで必須テクニック．東京：メジカルビュー社；2011．p.140-6 より改変）

ラスプで骨腔の内面をラスピングすることにより，骨腔内面を新鮮化する．これにて CPC とホスト骨の直接結合がしやすい状態となる．

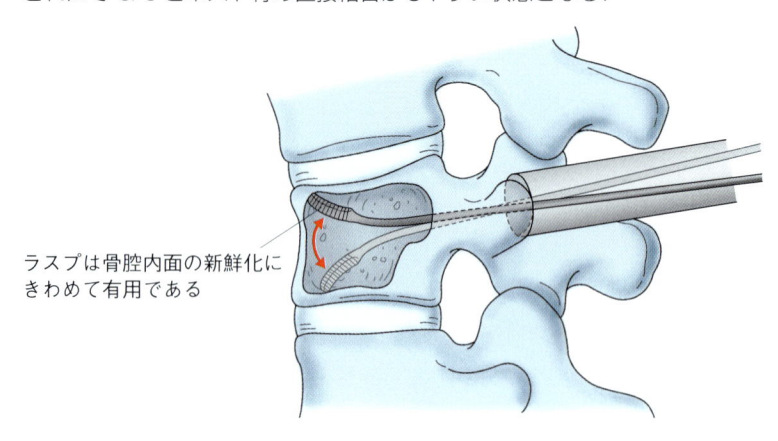

ラスプは骨腔内面の新鮮化にきわめて有用である

**図12** ラスプと終板エレベーター

骨腔内面の新鮮化と十分な大きさの骨腔を作成するためには，先がカーブしたラスプ（上）によるラスピングが最も有用である．（下）は終板エレベーター．

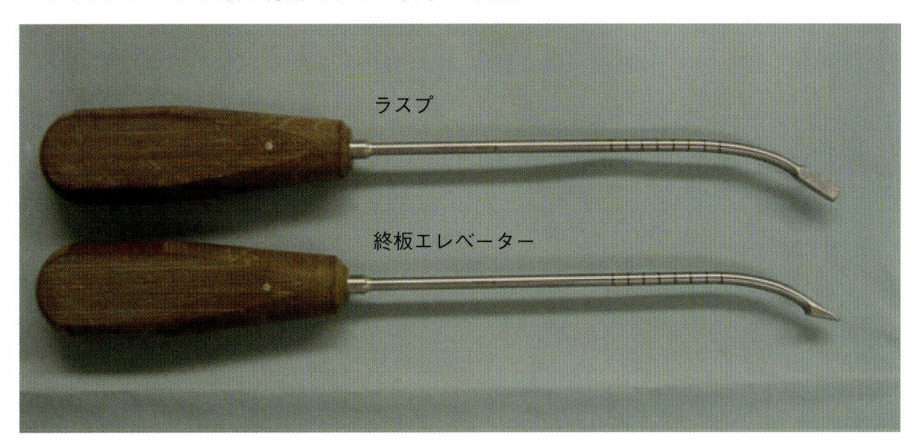

> **注意ポイント 6**
>
> 1. 椎体偽関節部には瘢痕肉芽組織や壊死骨が豊富に存在する．骨とCPCが直接結合するためには，適切な搔爬・ラスピングが重要である．瘢痕組織内にCPCやPMMAセメントが充填されても十分な固定性は得られず，椎体内でセメント塊が不安定に動き回り，脱転の原因となる．したがって，CPCでは椎体内に形成されたCPC硬化体のどこかの部分でホスト骨と癒合して安定化することが長期的にみて重要である．
> 2. 前側壁の骨欠損があっても，通常前縦靱帯を含む軟部組織で被覆されているのでそれを鋭匙などで穿破しないかぎり，CPC充填時に漏洩は発生しない．
> 3. 骨腔内面の新鮮化と十分な大きさの骨腔を作成するためには，先がカーブしたラスプによるラスピングが最も有用である．ラスピングで線維性の結合を解除すると，術中体位で得られた整復位から更なる矯正が得られる場合も多い（図12）．
> 4. 新鮮骨折の場合では，軽く搔爬は必要だが，骨折椎体内部の非損傷海綿骨を過度に摘出する必要はない．この場合でもラスプを用いて骨折椎体内の残存海綿骨を内部から周辺に押しつけて骨腔を形成し，CPCの充填空間を確保する．

⑤終板の開大による整復
- ラスプや，終板エレベーターを用いて，椎体終板を頭尾側方向に開大させる．骨粗鬆症があり終板は脆いので，力を一点に集中させず，器具の面を使って無理せず慎重に行う（図13）．

⑥フラッシング
- 搔爬やラスピングにより発生した骨腔内部のデブリや血餅は，CPCの充填阻害因子となるので，一方の椎弓根孔からフラッシング用のカニューレを骨腔内に挿入し，それにカテーテルチップシリンジを挿入して椎体内骨腔に向けて生理食塩水を勢いよく注入して，何度もフラッシングすることで排出する（図14）．
- 通常多量のデブリが対側の椎弓根孔から溢れ出る水流とともに勢いよく外に排出される．さらに髄核鉗子で骨腔内に残るデブリを摘出する．

#### 図 13 終板の開大による整復

ラスプや，終板エレベーターを用いて，椎体終板を頭尾側方向に開大させる．骨粗鬆症があり終板は脆いので，無理せず慎重に行う．

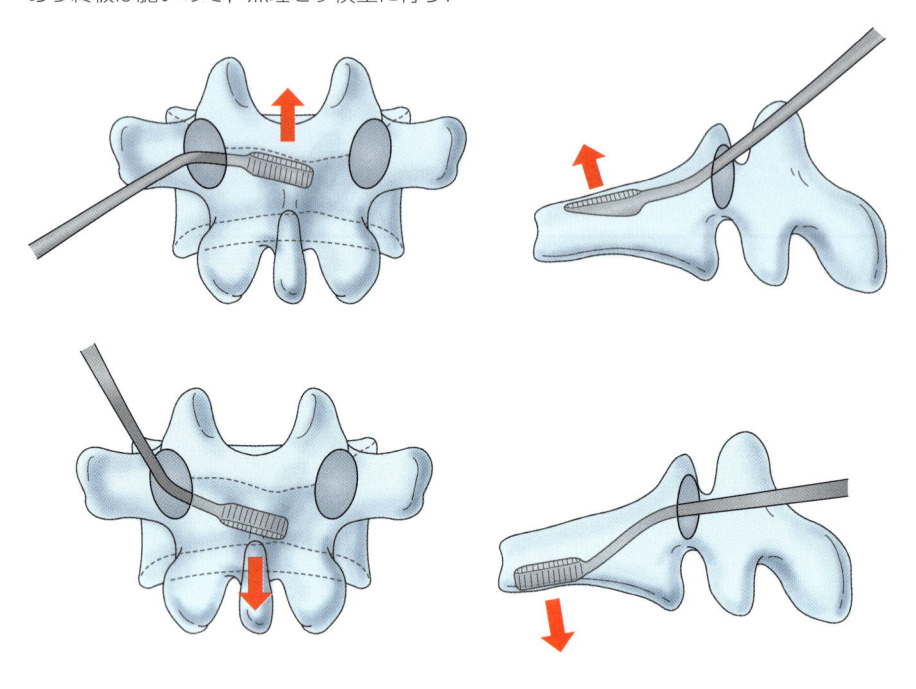

#### 図 14 フラッシング

一方の椎弓根孔からフラッシング用のカニューレを骨腔内に挿入し，それにカテーテルチップシリンジを挿入して椎体内骨腔に向けて生理食塩水を勢いよく注入すると，対側の椎弓根孔から水流とともにデブリが排出される．何度もフラッシングを行い，骨腔内のデブリを完全に摘出する．

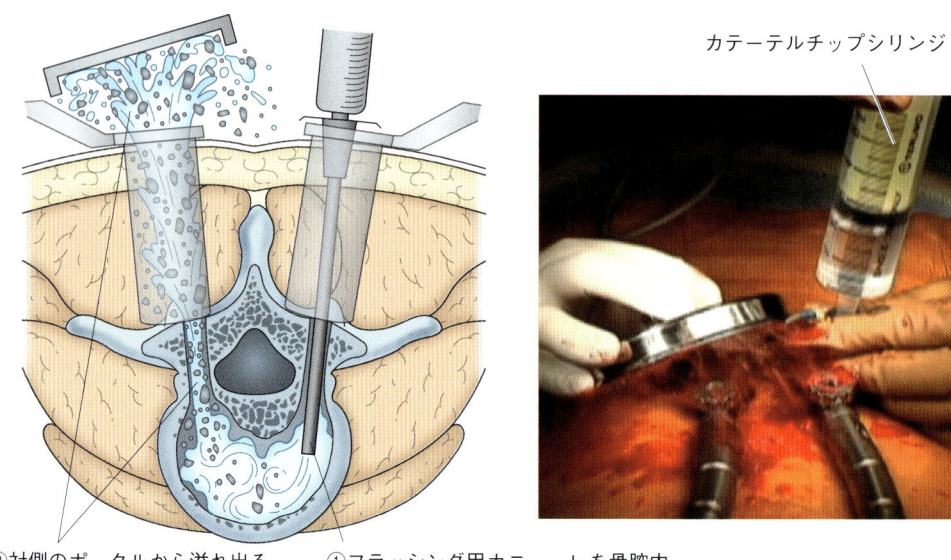

カテーテルチップシリンジ

②対側のポータルから溢れ出る水流とともに大量のデブリが排出される

①フラッシング用カニューレを骨腔内に挿入し，カテーテルチップシリンジで生食水を圧注する

Section 5　椎体形成術

**図15** セメントガンと充填ノズル

少しカーブさせた充填ノズルをシリンジにセットし，粘稠度の高いペースト状 CPC を専用シリンジに充填してセメントガンに装着する．

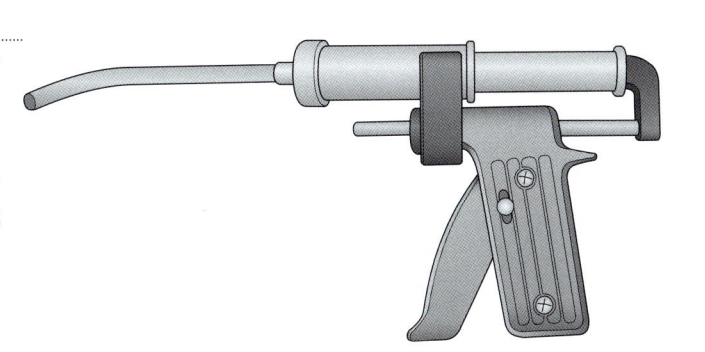

> **注意ポイント ❼**
>
> 　骨腔内に貯留する障害物がなくなれば，フラッシング操作で生食水は勢いよく対側ポータルから噴出する．もし勢いが弱い場合にはどこかに流通を妨げるデブリが遺残していると判断して，掻爬，ラスピング，フラッシングを繰り返す．

⑦骨腔造影
- 生理食塩水で 1/2 希釈した造影剤を骨腔に注入し，骨腔の形態と椎体外に漏れがないかどうかをチェックする．
- 骨腔形成が不十分なら再び掻爬やラスピング処置を追加する．イメージどおりの骨腔が形成されるまでこの操作を繰り返す．

> **注意ポイント ❽**
>
> 1　BKP などのバルーンによる骨腔形成操作では，標準化された方法で容易に骨腔が形成されるイメージが持たれているが，実際には骨欠損部や骨折粉砕部などの抵抗減弱部で不均一にバルーンが膨らみやすく，しばしば終板骨折部などから椎間板内などにバルーンが逸脱するなど，必ずしも思いどおりの骨腔形成ができるわけではない．本術式では骨腔作成の自由度はきわめて高く，意図した部位に思いどおりの骨腔を形成することができるのが特徴である．
> 2　骨腔の形態は，造影剤を入れなくても，骨腔貯留液を吸引すれば X 線透視での air 像として大まかに確認できる．

⑧CPC の練和
- CPC の粉体を練和容器に容れ，それに一定量の溶解液を混注して，ヘラで十分に両者を練和する．この間，麻酔医に一時的に低血圧処置をお願いして骨髄出血をできるだけ抑制する．
- CPC 充填を妨げる骨腔内の血腫形成を予防するため，CPC の練和作業中は，助手にゆっくりと生食水でフラッシングを継続してもらう．その際，約 42°C に暖めた生理食塩水を用いているが，その理由は骨腔内の温度を少しでも上昇させ，CPC の硬化反応を促進して，強度の立ち上がりを改善することにある．
- 少しカーブさせた充填ノズルをシリンジにセットし，粘稠度の高いペースト状 CPC を専用シリンジに充填してセメントガンに装着する（図 15）．

### 図16 CPC充填時のインジェクションノズル先端の位置

カーブさせたCPC充填用ノズルの先端を必ず骨腔の最深部に設置する．そこにCPCを置いてくる感覚にて骨腔最深部からセメントガンでCPCの充填を開始する．これは，たとえ骨腔内に少量の貯留血液があっても，CPCが血液と混合することなく，貯留血液を上面に押し出しながら骨腔に充満するようにするためである．

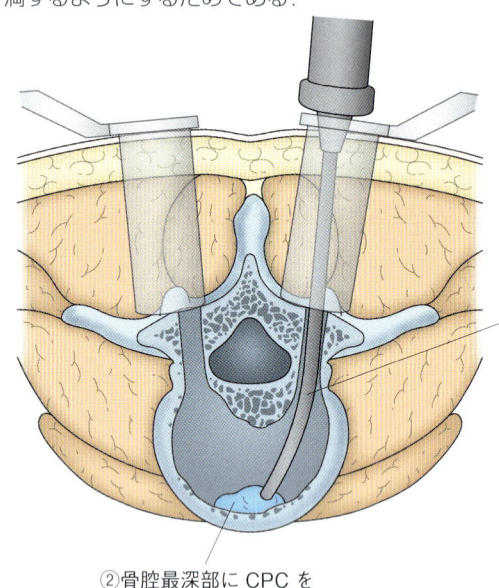

① CPC充填用ノズルの先端は必ず骨腔の最深部に設置する

② 骨腔最深部にCPCを"置いてくる"感覚で充填する

### 図17 CPCの充填

CPCは骨腔最深部から骨腔を満たしながら充填され，やがて反対側の椎弓根孔からあふれ出てくるので，それを確認したらノズルを少しずつ引き抜きつつノズル挿入側の未充填部をCPCで満たす．

③ CPCが対側の椎弓根孔から溢れ出る

④ ノズルを少しずつ引き抜きながら，ノズル挿入側の未充填部をCPCで充たす

---

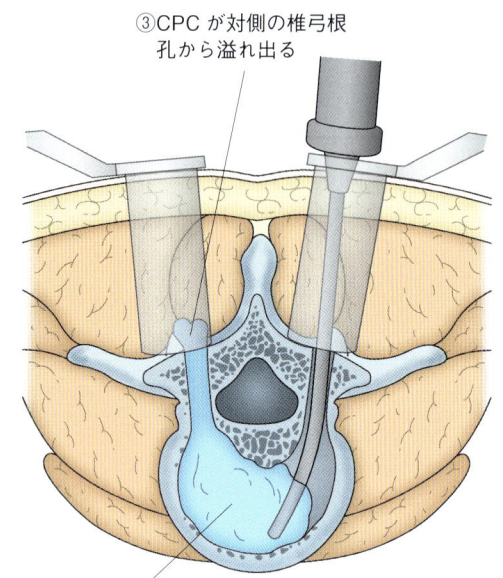

> **注意ポイント ⑨**
>
> CPC粉体と溶解液との混合比は，最大圧縮強度やセメントの粘稠度を決定する．椎体形成術では高い粘稠度で，硬化後の圧縮強度が高くなる高粉/液比を選択する．通常，粉剤36 gに溶解液8.8–9.0 mlを混和して約1分20秒かけてしっかり練和する．骨腔の容積は造影剤を骨腔内に注入する際に予測できるが，ノズル内や，練和容器内に残る分も勘案してやや多めにCPCを準備する．この高粉/液比で作成したペースト状CPCは容器内でも流動しない程度の高い粘稠度であり，大血管でないかぎり血管内に流入することは考えにくい．

⑨CPCの充填
- 骨腔内に貯留する液体を完全に吸引排出する．
- カーブさせたCPC充填用ノズルの先端をX線透視下に骨腔の最深部に設置する．そこにCPCを置いてくる感覚にて骨腔最深部からセメントガンでCPCの充填を行う（図16）．
- CPCは骨腔最深部から骨腔を満たしながら充填され，やがて反対側の椎弓根孔からあふれ出てくるので，それを確認したらノズルを少しずつ引き抜きつつノズル挿入側の未充填部をCPCで満たす（図17）．

### 図18 手術のキーポイント

手術の成否は，椎体の前方荷重部に一塊となる十分な強度をもった CPC の硬化体を形成することができるかどうかにかかっている．

T11　　　　　　　　　T12

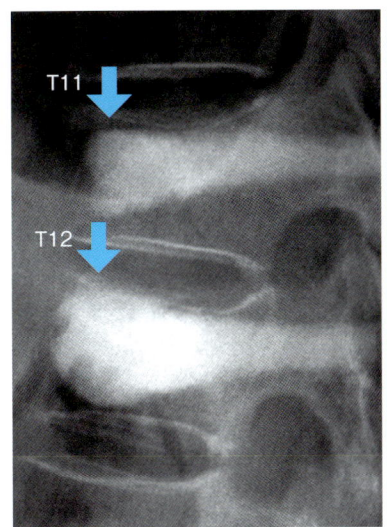

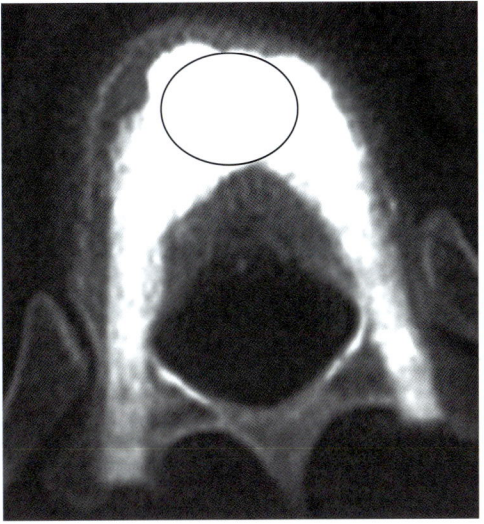

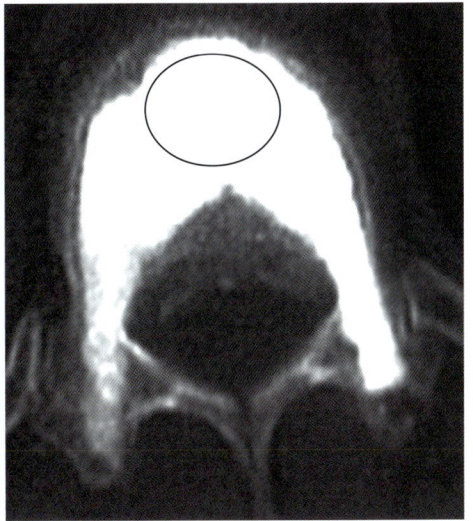

> **注意ポイント 10**
>
> 　充填ノズル先端は必ず骨腔最深部まで持っていって充填を開始する．そうすればたとえ少量の貯留血液があっても，それと CPC が血液と混合することなく貯留液を上面に押し出しながら骨腔を CPC で満たすことが可能となる．これにより血液混入による最高圧縮強度の損失を防ぐことができる．
> 　CPC 充填開始から終了までは通常 5-10 秒程度となり，練和開始から約 2 分 30 秒以内に充填が終了する．

⑩洗浄と閉創

　暖めた生理食塩水で余分な CPC を洗い流し，固形化するまで創を洗浄しながら待機する．数分で固形化したのを確かめてから閉創する．

　手術時間は慣れれば 45-70 分，出血量は 20-30 m*l* 以内である．

> **注意ポイント 11**
>
> 　手術の成否は，椎体の前方荷重部に一塊となる十分な強度をもった CPC の硬化体を形成することができるかどうかにかかっている（図 18）．

### 5）注意すべき合併症

- CPC の早期 fragmentation（血液が多量に混入し，硬化完了までに荷重した場合）
- CPC の椎体外漏出（経静脈性セメント肺塞栓による致死的合併症を含む）
- 感染
- 神経損傷
- 大血管損傷
- 術後早期隣接椎体骨折

#### 図19 セメントの椎体外漏出防止策

Biportal 術式では，CPC の経静脈性漏出や，後壁損傷部からの脊柱管内漏出は経験していない．これは，椎体内の骨腔と，両側椎弓根孔を介する両側ポータル内の空間が完全に交通し，この状態で片側椎弓根からセメントガンで高粘性 CPC を充填しても，対側に開通する椎弓根孔が圧抜き孔として作用するため，セメント充填時に骨腔の内圧はほとんど上昇しない．そのためきわめてセメントの漏れは生じにくい．

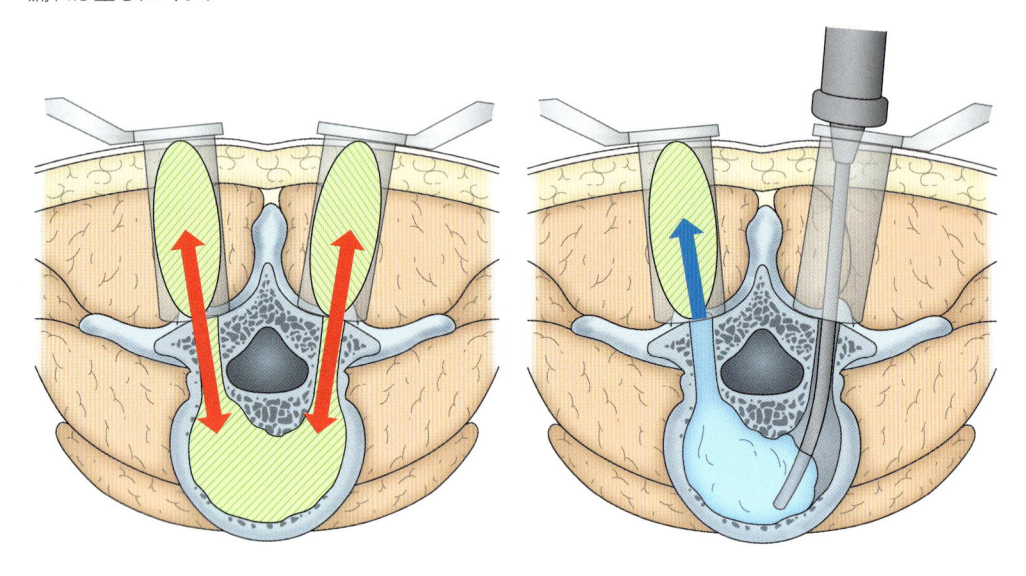

> **注意ポイント 12**
>
> 　一般に経皮的椎体形成術では，頻度はきわめて少ないものの，セメントの経静脈性漏出による致死性セメント肺塞栓や，脊柱管内漏出による重篤な神経麻痺の報告がある．また，隣接椎間板への漏出は隣接椎体骨折の発生要因となることが知られている．
>
> 　Biportal 術式では，いまだ 1 例の経静脈性漏出も発生せず，後壁損傷を有する偽関節例に適用しても損傷後壁部から CPC の脊柱管内漏出は経験していない．
>
> 　これは，椎体内の骨腔と，両側椎弓根孔を介する両側ポータル内の空間が完全に交通して大気圧と等しい状態となり，この状態で片側椎弓根からセメントガンで高粘性 CPC を充填しても，対側に開通する椎弓根孔が圧抜き孔として作用するため，セメント充填時に骨腔の内圧はほとんど上昇しない．そのためきわめてセメントの漏れが生じにくく，安全性の高い術式となっている（図 19）．
>
> 　術後の隣接椎体の骨折発生は，腰痛再発の主因となっている．骨粗鬆症性椎体圧潰の症例は，自然経過においても続発性骨折の発生が高率に危惧されるので，椎体形成術後はなおさら骨粗鬆症に対する治療が重要となる．最近では，PTH 製剤も使用可能となり，その椎体骨折発生抑止効果に期待している．

### 6）後療法

- 術後 12 時間はベッド上で荷重をかけずに臥床安静とし，以後半硬性胸腰仙椎装具を用いて離床する．2010 年秋より早期硬化型 CPC が使用可能となり，術後安静期間は 12 時間に短縮した．
- 術後 3 カ月は少なくとも装具による外固定を奨励．

＜武政龍一＞

# V

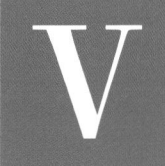

# 脊柱側弯症手術

## Section 1 後方固定術

# A 特発性側弯症に対する後方固定術

### 1) 適応疾患

- 思春期特発性側弯症に関しては胸椎カーブで45°以上，腰椎カーブで35°以上を対象としている．
- カーブの急激な進行がない限り，成長が終了するまで装具療法にて待機する．

### 2) 術前準備

- カーブタイプと可撓性の評価（側屈や牽引下X線）と固定範囲の決定
- 貯血400 m$l$×3-4回
- MRIやCTMなどで脊髄空洞症や脊髄係留症候群の除外
- CTによる椎弓根径と大動脈の位置関係
- インプラントの選択

  椎弓根スクリューに関してはロッド連結部に可動性を有さない単軸タイプ，自由に可動する多軸タイプ，あるいは1平面上に可動する2軸タイプがある．またスクリュー直上にロッドが連結するもの以外にオフセットで連結するものもある．単軸タイプは椎体に直接矯正力を加えることができ，多軸タイプは連結が容易である．最近では多軸タイプであってもロック機構を利用して矯正時に単軸タイプのように用いることができるタイプのものもある．

  ロッドに関しては直径が5.5-6.35 mmのものが主流で，素材は純チタン，チタン合金，コバルトクロム，ステンレスなどが存在する．強固な胸椎椎弓根スクリューが多用されるようになってから矯正によりロッドの弯曲が減弱し，胸椎後弯も減少する弊害が報告されており，より硬いか太いロッドが好まれる傾向にある．

  我々が用いている椎弓根スクリューは主に多軸タイプのものでロッドをある程度離れている部分からスクリューヘッド部分に引き寄せる整復コネクターを用いている（図1）．

### 3) 手術体位

- 腰椎が前弯位となるよう股関節は屈曲させない体位とする．当院ではスポンジを工夫して使用している．

### 4) 手術手技

①展開
- 固定予定範囲の後部脊椎を外側は横突起まで十分に露出する．この際に隣接椎間の支持組織（近位棘上靱帯，遠位腰椎椎間関節など）を温存しておかなければならない．

②骨切りおよび軟部組織の解離
- Ponte osteotomyを行う．まず頭側椎体の下関節突起を切除する．棘突起基部を切除すると黄色靱帯を確認できるのでこれを切離する．さらにV字に尾側椎体の上関節突起を外側まで切りつなげると後部脊椎の連

**図1** 様々な椎弓根スクリューおよび整復コネクター

左から単軸（A），多軸（B），頭尾側方向のみ自由度を有するスクリュー（C），整復コネクター（D）

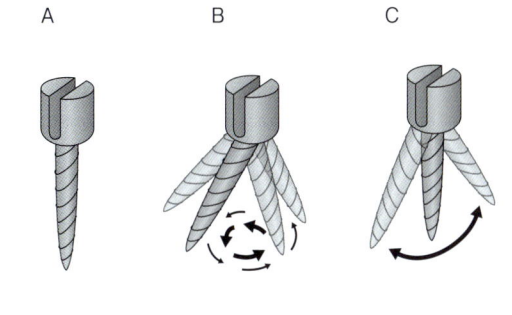

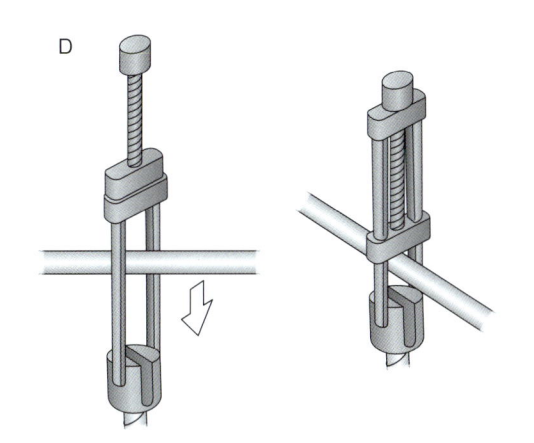

**図2** Ponte osteotomy

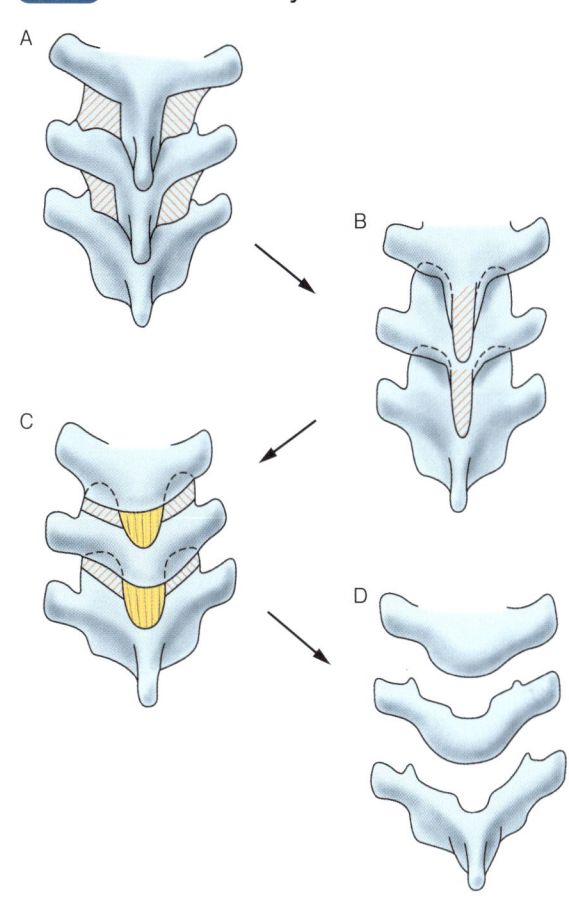

続性は完全に解離できる（図2）．これにより前額面の変形矯正のみではなく，矢状面矯正もコントロールが容易になる．つまり胸椎後弯の過小が多いなか，後部脊椎の物理的距離の延長が後弯獲得に有利と考える（図3）．

> **注意ポイント ①**
> 
> 下関節突起は横突起基部の尾側まで切除しておく．さらにV字に上関節突起を切離していくことで上関節突起の頭側にアプローチできるので比較的薄い部分で切離しやすい（図4）．

- 可橈性が不十分であれば胸椎レベルでは肋横関節の解離（図5）を行い，腰椎レベルでは経椎間孔進入より椎間板の廓清を行うこともある．

③アンカーの設置

- 胸椎椎弓根スクリューに関しては，椎弓根内側骨皮質より2 mm以内の穿破およびin-out-inによる刺入は許容範囲とみなしている報告が多い．我々は全症例に対しフリーハンドによる刺入を行っているが，椎弓根外径がスクリュー横径に満たない場合においても椎弓根内に海綿骨が存在する場合はほとんど刺入可能である．椎弓根狭部を正確にとらえる限り，椎弓根の皮質骨を拡張もしくは一部をカットしながらスクリューは刺入され直径4-5 mmの内側部分の穿破は2 mm以内にとどまると考えられている．

> **注意ポイント ②**
> 
> カーブパターンによって異なるが下位胸椎の左側においては大動脈が近接しており，外側への逸脱にも十分配慮してスクリュー長を決定する（図6）．

A．特発性側弯症に対する後方固定術

**図3** 矢状面アライメントのための骨切り

A：胸椎後弯の過小もしくは胸椎前弯のこともある．
B：黄色靱帯の切離などにより後方開大が容易となる．後部脊椎の拡大が後弯獲得につながる．

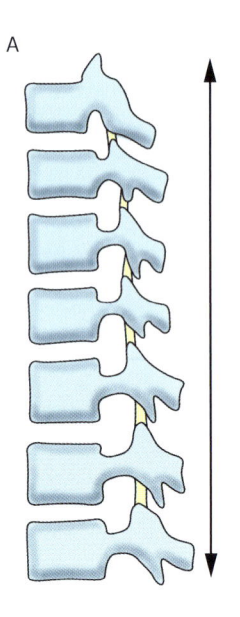

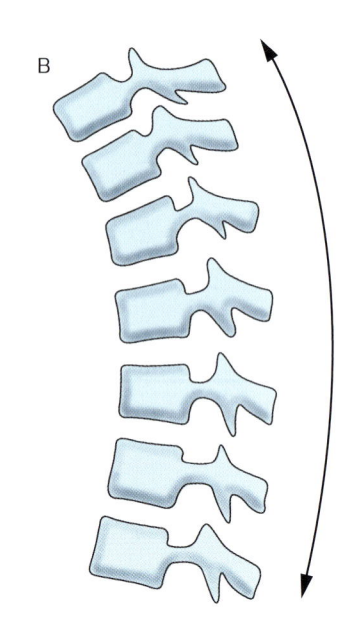

**図4** 側面から見た胸椎椎間関節

上関節突起は頭側で切離するほうが容易である．

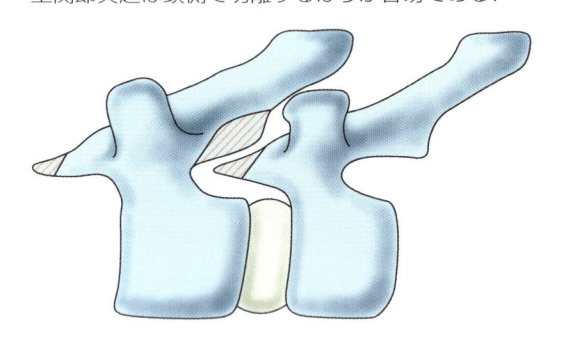

**図5** 肋横関節の解離

横突起切除の際に十分解離を行う．肋骨頭付近まで鈍的に解離を進めることもある．

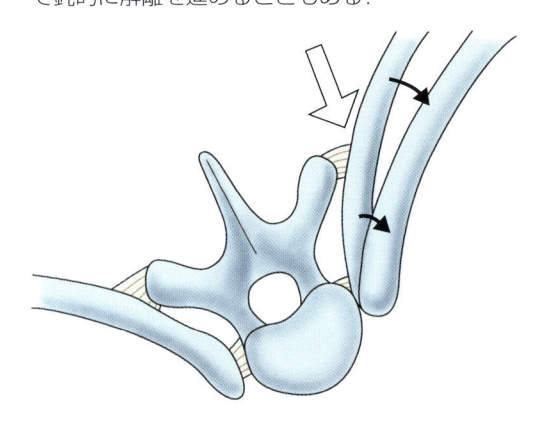

**図6** 凹側椎弓根スクリューに近接する大動脈

凹側椎弓根と隣接する大動脈．

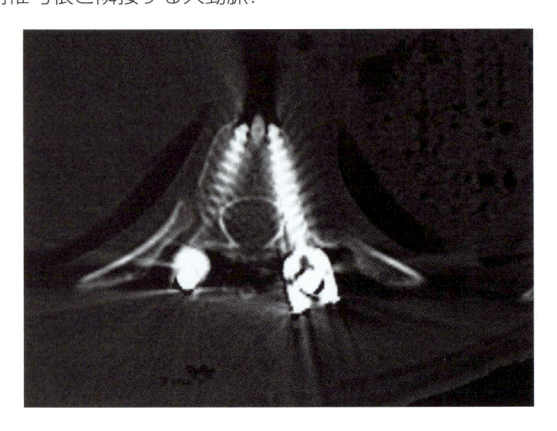

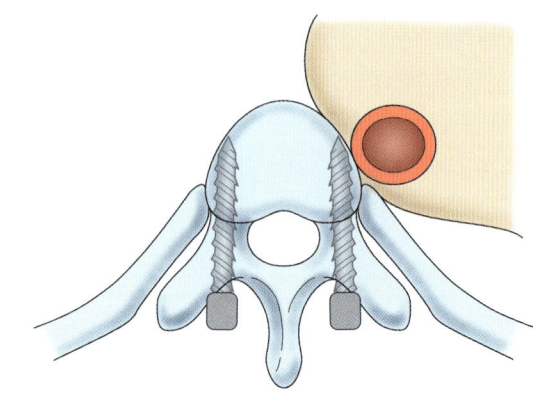

**図7** transverse-lamina claw hook の設置

**図8** 上位胸椎カーブの整復
上位胸椎カーブはロッド回旋前に整復しておく．

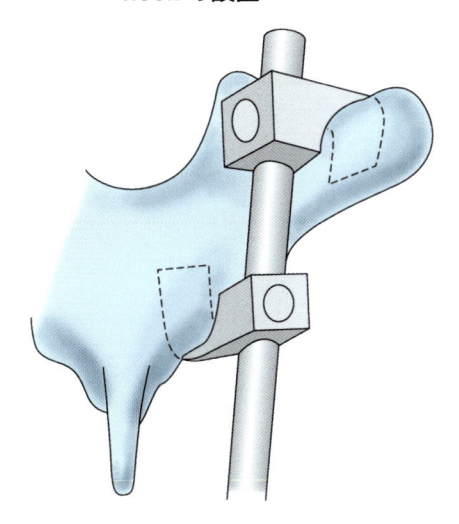

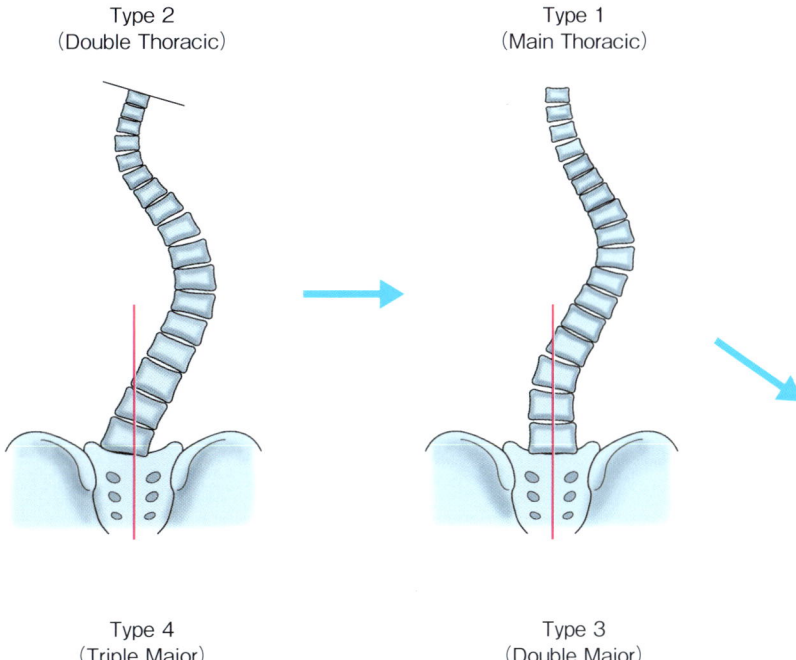

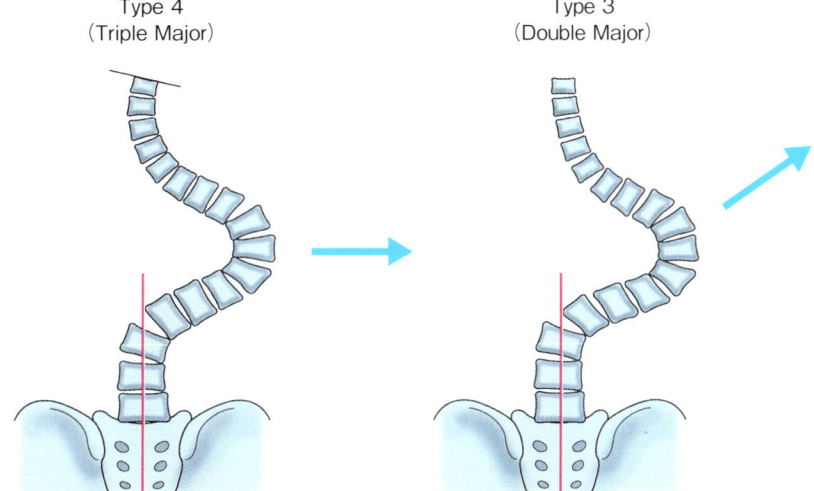

Type 2 (Double Thoracic)　Type 1 (Main Thoracic)

Type 4 (Triple Major)　Type 3 (Double Major)

- 主胸椎カーブの凹側に関しては矯正率を左右する重要なアンカー設置となるためできる限り PS 刺入を行うが，不可能な椎体に関しては高分子ポリエチレンケーブルを用いた椎弓下ワイヤリングを併用する．
- 固定近位端はフックを用いることがある．この場合は transverse-lamina claw hook 設置を行うほうが固定力はより強固である（図7）．

> **注意ポイント 3**
> 近位固定端まで矯正のコントロールを必要とする場合，つまり上位胸椎カーブの回旋変形が強い症例や，矯正により術後に左肩高位が予想される症例にはできる限り近位固定端にも椎弓根スクリュー設置を心がけている．

④矯正操作
- カーブパターンにもよるが Lenke type 3 のようなダブルカーブには凹側からあらかじめベンディングしたロッドを挿入する．Lenke type 2，4 といった胸椎ダブルカーブがあればロッド挿入後に上位胸椎カーブを

**図9** 回旋矯正

ドライバーとスクリューがロックすることにより（A），直接矯正力を椎体に加えることで回旋変形の矯正を行う（B）.

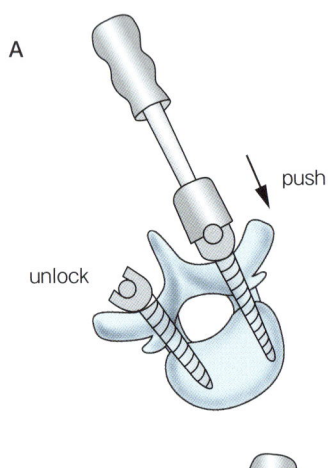

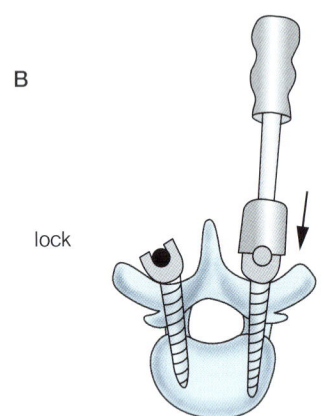

**図10** in situ bender による胸椎後弯の獲得

椎弓根スクリューの引き抜きを避けるように，頭側を押し込むよう心がける．

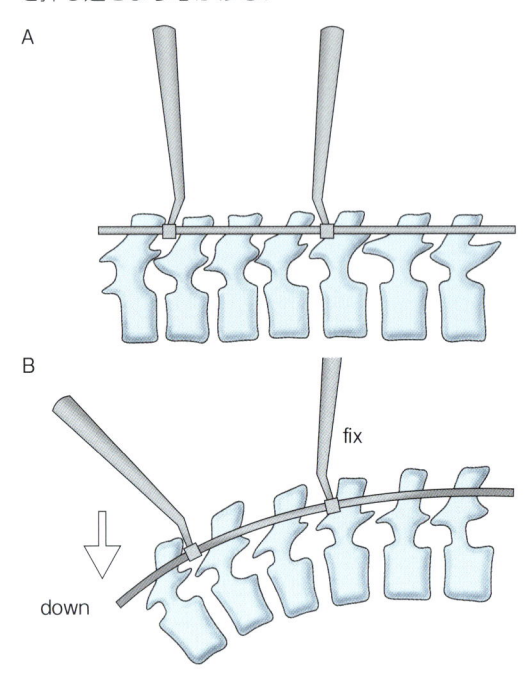

in situ bending によってシングルカーブにしておく．胸椎におけるロッドの弯曲が後弯形成に重要であるため，挿入前に十分に弯曲をつけておく（図8）.

- 整復コネクターで凹側ロッドとスクリューの間をある程度締結しておいて，引き上げるようにロッドを90°回旋させる．その後，整復コネクターにてロッドとスクリューの間を完全に連結する．この際にスクリューの引き抜けに注意しながらまんべんなく締結していく．ロッドにそって椎体が引き寄せられるが，ある程度残存したカーブは in situ bending によって整える．

> **注意ポイント 4**
> 
> 神経モニタリングにて各操作おきに脊髄の状態を確認する．

- 回旋変形の矯正に移る．ロッドの入っていない凸側の多軸タイプのスクリューヘッドをロックしてドライバーに連結することで椎体を把持できる．凸側から押し込む力を加えることで回旋変形に矯正を加えた後，凹側スクリューとロッド間をロックする．これを尾側から頭側方向に進める（図9）．インプラントの種類によってはロッド2本を設置後，回旋矯正を行うこともある．

> **注意ポイント 5**
> 
> 矯正を進めていくなかで胸椎の後弯が減弱する方向にロッドがしなってくることがあれば適宜 in situ bender で上位胸椎を押し込むように後弯を付加する（図10）．

**図11** 凸側ロッドの挿入

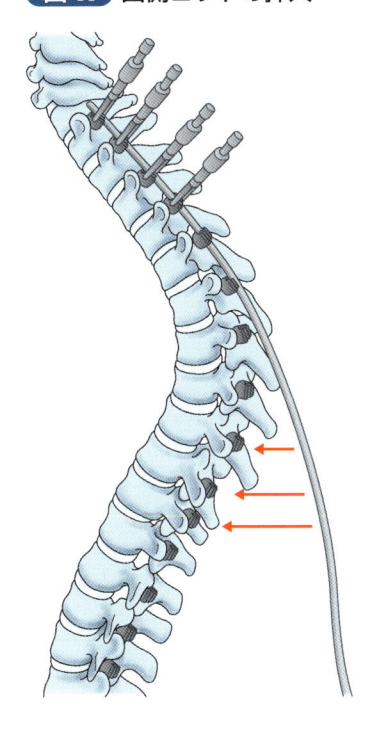

**図12** 前額面矯正
過度の脊椎伸長を避けるため，凸側を短縮してから凹側の開大を行っている．

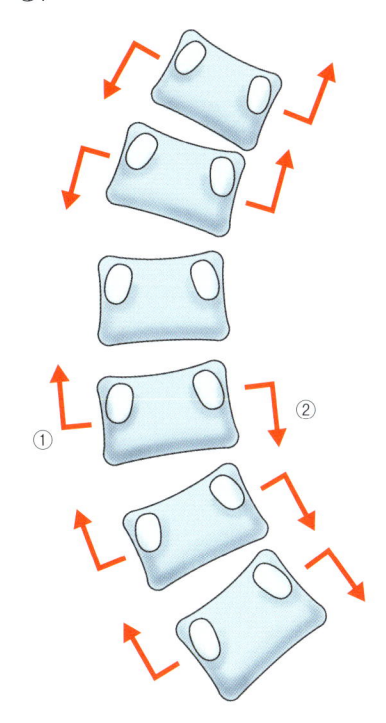

- 次に凸側ロッドを設置する．弯曲はやや低減させたものを挿入し，胸椎ハンプを抑え込むようにする（図11）．
- 最後に前額面の椎体傾斜を矯正すべく凸側では頂椎を中心にスクリュー間にコンプレッションを加え，凹側ではディストラクションを加える（図12）．

> **注意ポイント ⑥**
> 最後に2本のロッド間を連結するコネクターを使用する場合は，後弯の頂椎を避け，low profile のもので死腔を最小限にする．

⑤デコルチケーション
- 十分に海綿骨からの出血が確認できるまで椎弓背側の皮質骨および椎間関節面にデコルチケーションを加える．

> **注意ポイント ⑦**
> 特に尾側端の椎弓は偽関節のリスクが高いため，隣接椎間関節に注意しながら十分にデコルチケーションを加える．

⑥骨移植
- 自家骨は基本的には局所骨にハイドロキシアパタイトなどの骨補填材を併用する．十分な骨切りと棘突起，横突起があれば通常は腸骨採骨を回避できる．

⑦閉創
- 基本的にドレーンの留置は行っていない．

### 5）注意すべき合併症

①椎弓根スクリューの重要臓器への逸脱

②神経損傷（矯正時の脊髄障害，骨切り時の神経根障害など）

③その他，出血，感染，インプラントのゆるみ，脱転，脊椎バランスの代償不全，深部静脈血栓症など

### 6）後療法

- 術後コルセットは基本的に不要としている．
- 6-10 カ月間，運動を禁止している．

<鈴木哲平　宇野耕吉>

## Section 1 後方固定術

# B 先天性側弯症に対する後方固定術

　先天性側弯症ではその椎骨の形態異常より様々なタイプの側弯変形をきたす．3次元的な変形であり，側弯，後弯，前弯などが複雑に組み合わされる．しかも，それが同じセグメントに複雑に存在し，症例ごとの差が大きい．本稿では，後方からの奇形椎摘出術の手技は胸腰椎部の前後合併手術における後方手術部分と同様な手技となるので，後者を例にあげてその手術方法について述べることにする．

## 1) 手術適応症例

- 悪化を示す先天性側弯症
    1. 形成異常（半椎，非対称性蝶形椎，楔状椎）
        - 下位腰椎の傾斜が強い
        - 体幹バランス（冠状，矢状，肩）の不良
        - 下位隣接椎の二次的楔型変形を引き起こす
        - 局所後弯を伴う
        - 上位胸椎に存在し斜頚の原因となる
    2. 分節異常
    3. 混合型

> **注意ポイント ①**
> 　混合型や分節異常においては一度悪化してしまうとどんなに高度な手術をしても良好な成績を得ることはほとんど不可能といってよく，むしろ危険性が高まるだけである．よって，初診医や幼少期に診察した整形外科医は十分な配慮をして，たとえ数度の悪化でも幼少期だからまだ心配ないなどとして放置に近い経過観察をせずに，早期に専門医にコンサルトしてその治療方針について相談すべきである．

- 高度胸郭変形を伴う先天性側弯症
- 神経症状を伴う先天性側弯症

## 2) 術前準備

- 全身状態，神経学的な評価と脊椎以外の合併疾患の有無をチェック
- 骨成熟度，体幹バランス，胸腰椎・腰椎部の後弯の有無，変形の部位とタイプ，flexibility などを機能写，牽引写真で評価
- 奇形椎，胸郭変形，脊髄の形態を CT による詳細な3次元的形態や MRI，脊髄造影などを用いて評価
- 手術方針に従って出血量を予想し，自己血貯血スケジュールの作成と採血
- 特に胸郭変形が強く，呼吸機能低下がある場合には呼吸訓練を術前より指導
- 高度でも flexible な弯曲の場合には頭蓋-重力牽引を施行

### 図1 前方手術における椎体，椎間板の展開

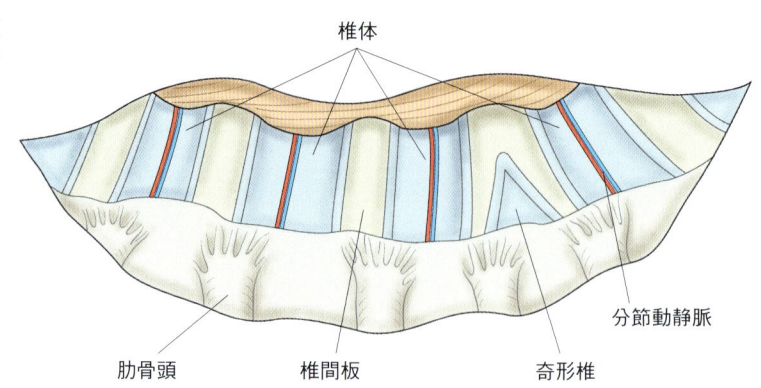

椎体／肋骨頭／椎間板／奇形椎／分節動静脈

### 図2 椎間板切除

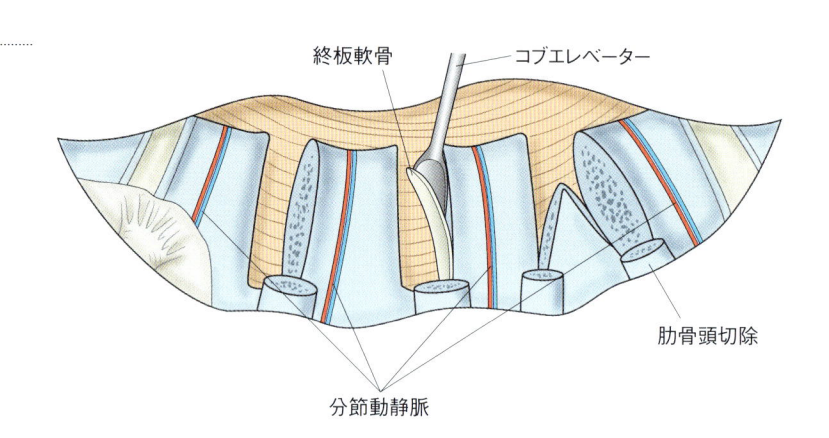

終板軟骨／コブエレベーター／分節動静脈／肋骨頭切除

## 3）前方手術体位

- 凸側を上にした側臥位
- 下にした肩関節に対する機械的ストレスを軽減するため，腋窩パッドを入れて肩関節を保護

## 4）前方手術手技

### ①皮切と展開

- 骨切り予定部分を参考にして切除肋骨を決定し，同肋骨の直上を斜切開し，骨膜下剝離後肋骨切除を行う．胸膜を剝離鉗子で鈍的に穴を開けて開胸し，開胸器を設置する．
- 胸腰椎移行部では横隔膜を切離するので，切除肋骨先端部位で後腹膜腔を確認し剝離し椎体に達する．
- 胸膜は脊柱縦方向に切開し，ツッペル鉗子にて鈍的に剝離を椎体の反対側まで可及的に進める．外側は肋骨頭が完全に確認できるまで剝離する（図1）．

### ②椎間板切除と前方解離

- 骨切り部位以外でも固定範囲に含まれる椎間も可能な限り解離すべきで，切除範囲の肋骨頭を切除し，椎間板をその後縁まで露出する．各椎間板，軟骨終板を鋭匙鉗子とコブエレベーターを使用して切除する．
- 骨切り部位の椎間板も切除し，奇形椎の骨切りを行う際は奇形椎体後縁をメルクマールにして術前計画に基づいた範囲で奇形椎体を切除する．分節動静脈は可能な限り温存して結紮切離しないようにする（図2）．
- 後方部分を骨切りをする場合には後縦靱帯まで切離するが，硬膜外静脈叢からの出血が生じやすくアビテンなどの止血剤にて圧迫止血する．

**図3** 椎間板腔への骨移植

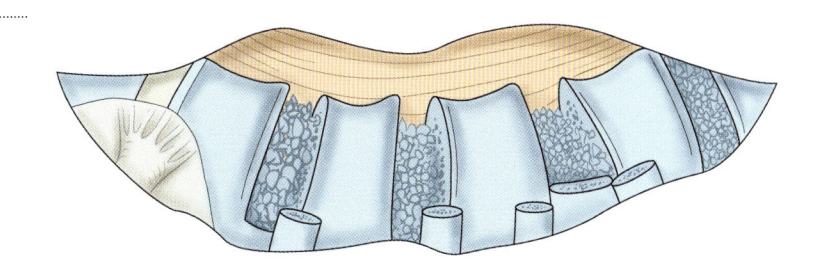

> **注意ポイント ②**
> 　　前方操作において奇形椎体の摘出や楔状骨切りを行う場合は後方部分をどの程度まで切除できるかが，重要なポイントになる．椎間板のみならず，椎体後縁を確認し，そこから脊柱管の位置を確認して後縦靱帯も切離する．この操作を前方からしておくと後方で行う骨切り操作がより容易となる．

③骨移植と閉胸
- 解離した欠損部には肋骨をばらばらにして可及的に移植する（図3）．
- 胸膜を縫合し，16 Fr または 20 Fr の胸腔ドレーンを留置して閉胸する．筋層を層ごとに縫合し，皮下組織，皮膚を縫合する．

## 5）後方手術体位

- Hall の 4 点フレームを手術台に設置するか，Jackson table を使用して腹臥位とする．腰椎の前弯を保持する必要から股関節は除圧術のように屈曲させず軽度屈曲位または伸展位とする．
- 脊髄電位モニタリング用の電極を手術部位やチャンネル数を考慮して大腿四頭筋，大腿屈筋，前脛骨筋，腓腹筋直上につける．
- 奇形椎の位置を前もって把握するため，その位置を予測して直上と頭尾側に 3 本の 18 G 注射針を刺入し X 線写真撮影にて確認する．

> **注意ポイント ③**
> 　　奇形椎の位置が後方から明らかに確認できるときは問題ないが，症例によっては必ずしも容易ではないことがある．このような場合には術前検査で得た 3DCT 画像と 2，3 カ所にマーキングした術直前の写真を比較しながら確認する必要がある．レベル間違いには人一倍気を配り，安易に決めつけるのは危険である．

## 6）後方手術手技（後方単独手術ではここから）

①皮切と展開
- 背側縦切開にて皮膚切開を置き，棘突起を中央の軟骨を半切して凹側，凸側の順で骨膜下に傍脊柱筋をコブエレベーターで剥離する（図4）．
- 外側は横突起がしっかり確認できる部位まで剥離して椎間関節部位も関節包を切除して露出する（図5）．

> **注意ポイント ④**
> 　　後方からの剥離の際，固定上位端と下端の剥離には注意する必要がある．隣接椎との連続性は大変重要で，棘上靱帯，棘間靱帯は温存しなければならない．

**図4** 後方からの展開（PVM剥離）　　**図5** 切除椎頭尾側の関節包切除　　**図6** スクリュー刺入

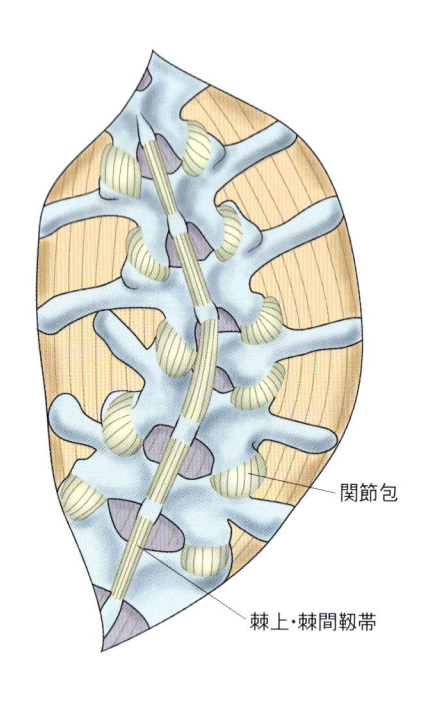

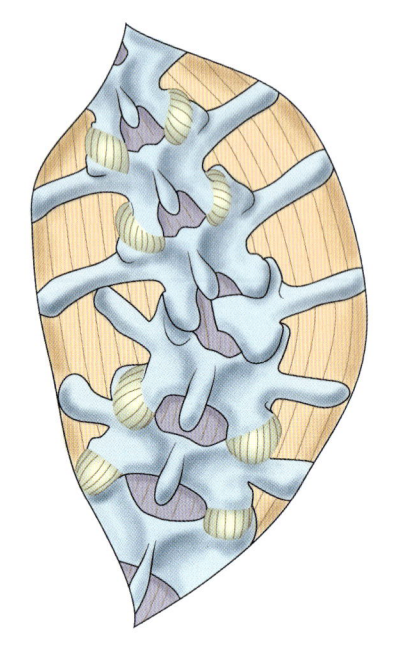

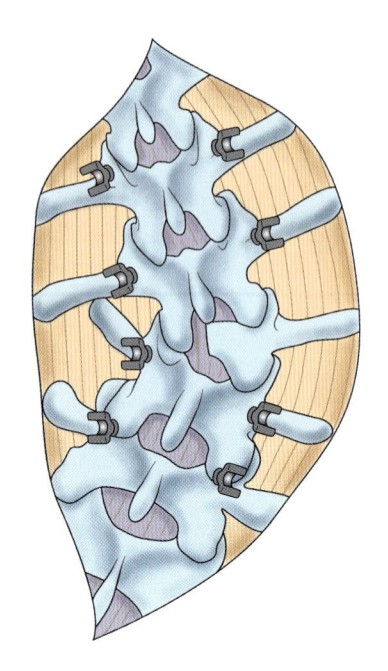

― 関節包

― 棘上・棘間靱帯

② スクリュー（フック，ワイヤー）設置
- 椎弓根スクリューの刺入は解剖学的ランドマークを頼りに行うが，ナビゲーションシステムなどがあればより確実に刺入できる．特に先天性奇形椎骨は椎弓根の大きさや位置には症例ごとの差が大きく，スクリュー逸脱する危険性は高い（図6）．

> **注意ポイント 5**
>
> スクリューが入らない場合にはフックを設置するが，フックの位置とスクリューの位置がオフセットになることも多々あるので，フックの選択には注意が必要である．近接している場合にはオフセットフックが必要になる．

③ 奇形椎切除
- 椎弓はできるだけ一塊にして摘出する．完全椎弓の場合には両側に溝を掘るようにして椎弓切除を行い，半椎弓の場合には黄色靱帯を切除してから半椎弓の頭尾側からその外側をケリソンで切除して一塊に切除する（図7）．

> **注意ポイント 6**
>
> これは矯正時に前方の椎間板スペースの間隙が大きく残る場合に支柱移植骨として使用できる可能性があるからである．小児の半椎摘出では骨癒合も良好で，将来の成長の過程で予期せぬ状況になることもあり，安易に金属ケージを使用するべきではない．また，硬膜外には比較的脂肪組織が多く，移植用にできるだけ一塊にして取って最後に移植しておく．

- 椎弓切除は下関節突起を完全に峡部まで落とし，切除予定の椎弓根の内側から椎間孔に出て行く神経根をしっかり露出する．
- 周囲組織にある硬膜外の静脈叢と神経根の伴走血管はバイポーラーで止血し，切離する．
- 上関節突起もケリソンを用いて外側方向へ切除し，その後外側で腰椎なら横突起，胸椎なら肋骨基部を露出して切除する．

**図7** 半椎の骨膜下剥離

**図8** 部分切除と深部への骨膜剥離

**図9** piece by piece による半椎切除

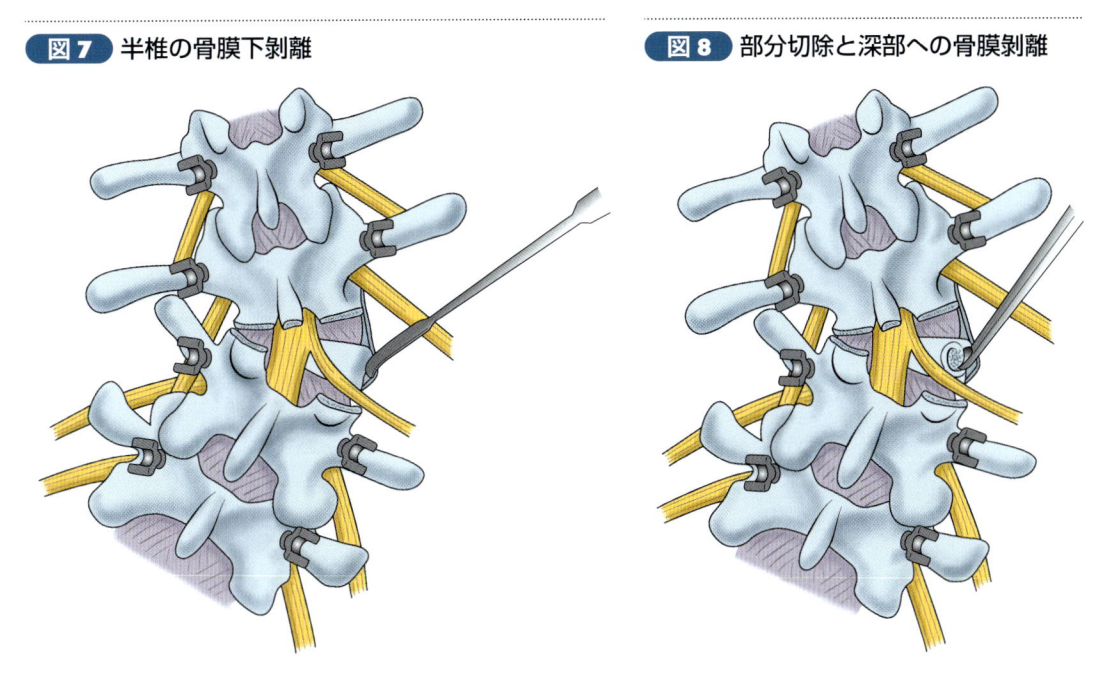

**図10** 横断面からみた半椎切除の順序

A：半椎頭尾側への椎弓根スクリュー刺入
B：半椎椎弓根の可及的切除
C：骨膜下での深部への剥離
剥離鉗子
D：半椎椎体の切除

- 椎弓根を全周性に周囲組織から剥離し（図7），その外側の骨膜を2本の剥離子を用いて丁寧に骨膜を温存しながら前方の椎体に向かって剥離を進める（図8）．この時点で，前方から切除した部位と交わり，容易に骨切りが完遂する．後方単独手術では，ある程度剥離したら椎弓根の外側から骨を piece by piece に切除する（図9）．横断面からみた剥離と骨切除のイメージは図10のようになる．

> **注意ポイント 7**
>
> 椎骨を high-speed drill で削除していく方法もあるが，これは移植用の骨を失ってしまう．本手術の対象の多くは小児であり，可能な限り移植骨を腸骨から採取せず，局所骨で行うのが理想である．そのために骨を鋭匙鉗子などでコツコツと切除して移植骨として使用すべきである．

**図11** 前方への骨移植

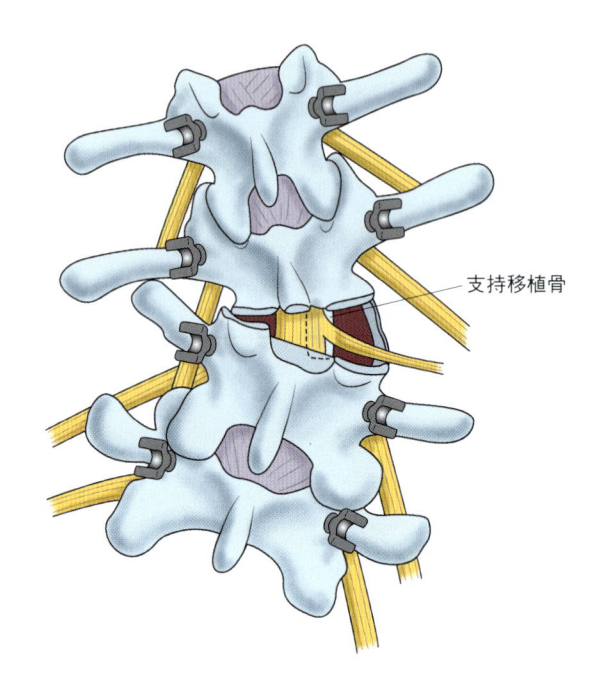

支持移植骨

④骨移植
- 局所骨は摘出してできた間隙に可及的に詰め込むが，側弯の矯正角度と間隙の大きさをチェックし，矯正しても間隙が完全に埋まらない場合には一塊にして切除した椎弓を適当な大きさにして支柱骨として移植する（図11）．

⑤**ロッド設置と矯正**
- 凹側と凸側で矯正した時のイメージを浮かべてロッドを適当な長さに切り，下位腰椎なら前弯を腰椎上位や胸腰椎移行部ならそのまま，胸椎なら若干後弯がつくように曲げてスクリューにロッドを取り付ける．
- 比較的多椎間の矯正固定で，後弯がなければ凹側にロッドをまずとりつけて矯正するが，短い範囲の矯正固定であれば，両側のロッドを設置してから矯正操作にはいる．
- 半椎の場合には，凸側のロッドの compression をかけてゆっくり矯正する．側弯の程度によっては凹側のロッドに distraction をかけて矯正を追加する（図12）．

⑥X線写真での確認，追加骨移植と脂肪移植
- X線写真撮影にて矯正の程度を確認し，さらなる矯正を追加するかどうか決定する．
- 矯正が終了したら凹側の椎間関節部に残りの骨を移植して椎間関節固定をする．また，硬膜が露出している部分にはあらかじめ取っておいた脂肪組織を移植する．

> **注意ポイント 8**
>
> 後方骨移植としては半椎の場合には切除椎反対側の椎間関節部位に残った骨を移植し，両側の場合には椎弓を en bloc に切除してその骨片を矯正後に残存した椎弓間に挟まるように細工して移植する．

- トランスバースコネクターは安定化のためにできるだけ設置すべきである．

⑦閉創
- 筋層下にドレナージチューブを留置し，硬膜外疼痛対策用の硬膜外チューブを留置して筋層を縫合し皮下組織，皮膚を層ごとに縫合する．

**図12** 側弯の矯正

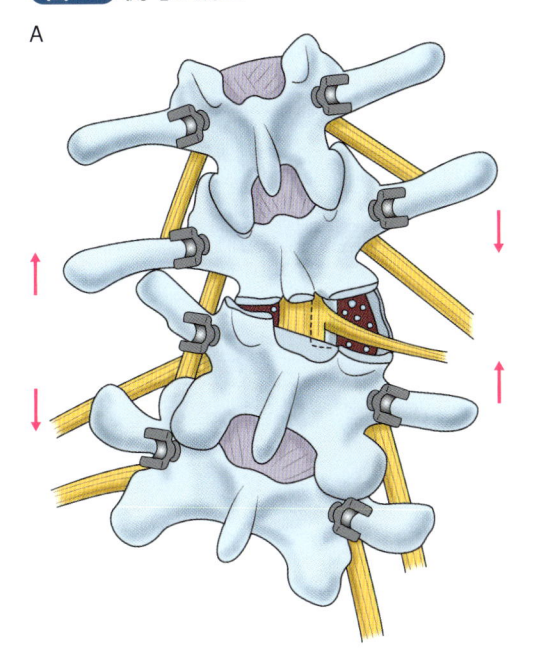

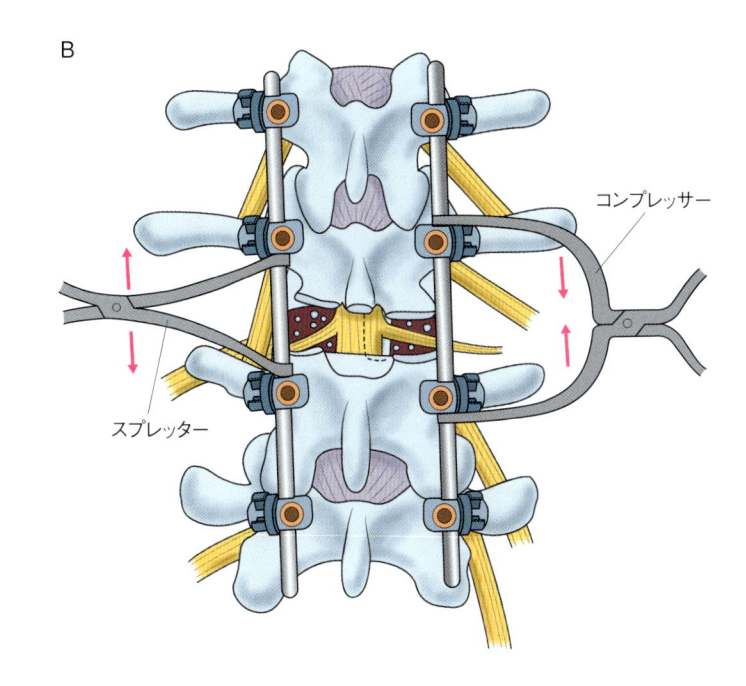

## 7) 注意すべき合併症

①切除椎骨や固定範囲決定でのレベル間違い
②骨切り操作時における神経組織の障害
③分節動静脈からの出血
④インストゥルメンテーション関連；無理な compression を椎弓根スクリュー間にかけない，矯正は矯正力で無理やり行うのではなく十分な解離により無理のないかたちで行うのが基本．

## 8) 後療法

　小児の先天性側弯症や後弯症の骨切りでは矯正後の固定性が症例により異なる．骨が硬い症例ではまず問題ないが，骨が弱くスクリューの効きが悪い症例では決して安心できない．筆者は小児の理解力の乏しさから硬性体幹装具を作製して3カ月装着することを原則にしている．運動に関しては全例で術後半年間の禁止とし，その後骨癒合の状態をみて徐々に運動開始を指導している．

&lt;川上紀明&gt;

## Section 2　前方固定術

# A　特発性側弯症に対する前方固定術

　近年，脊柱側弯症手術は後方法により行われることが多い．脊椎前方アプローチは胸腰椎側弯症や腰椎側弯症によい適応であるが，胸腰椎移行部の解剖に熟知していなければ手術が順調には行うことができず，また合併症のリスクが高まる．

### 1）前方手術の適応

　主に特発性側弯症における胸腰椎および腰椎カーブに適応がある．具体的には，最もよい適応は，①胸腰椎・腰椎のシングル・カーブ（Lenke 分類：Type 5）である．また，時に，前後合併手術を行うとして，②ダブル・メジャー・カーブのうち Lenke 分類：Type 3 および Type 6 の胸腰椎・腰椎カーブに適応がある．通常，Cobb 角 45° 以上に手術の適応があるが，近年，成長期が終了後の成人期における変性側弯の進行と腰部痛，下肢痛の発生の懸念から L4 傾斜角が大きい症例や，コブ角 35° 以上の症例にも手術の適応があるともされつつある．また，著しい美容上の問題点がある症例や，体幹バランスが損なわれている場合や，成人においては腰背部痛を訴える症例にも適応がある．

### 2）手術体位　（図1）

　通常胸腰椎・腰椎側弯症は左カーブであるので，正確に右側臥位をとることが重要である．通常，左側から進入する．胸腰椎前方手術は標識となるものが後方手術に比べ少ないため，体位はきわめて重要である．側臥位の支持は体幹の前方からは，胸骨，恥骨を前方より押さえ，後方からは，胸椎と仙骨を4点で押さえる．また，頭部や頚椎の位置に十分注意し右側臥位が維持できるように努める．腋窩神経や血管に圧迫力が加わらな

#### 図1　体位のとり方

完全な右下側臥位とし体幹が垂直，脊柱がまっすぐであることを確認する．
4点支持とし，腓骨頭や腋窩に圧迫がないことを確認する．腹部への圧迫がないことも確認する．

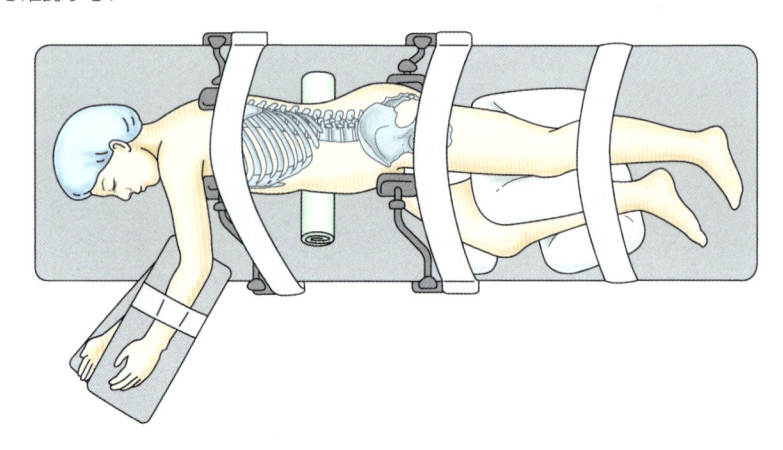

いように，柔らかいパッドなどを工夫して設置する．進入側の下肢は伸展位で対側は股関節と膝関節ともに屈曲位とする．また，腓骨神経麻痺の発生にも注意し，腓骨頭の圧迫がないように注意する．上肢は枕を挿入し静脈灌流を妨げないようにする．脊柱へのアプローチとオリエンテーションが容易になるように，側弯が強くなるように，枕などでカーブを下から圧迫しておくのがよい．しかし，側弯の矯正を行うときに，矯正の妨げともなるため，必ずはずさなければならない．

> **注意ポイント ①**
> 矯正前は枕などにより側腹部よりカーブを圧迫しカーブをより強くしておくとアプローチが容易である．

### 3）手術手技（図2）

#### ①皮切と肋骨の展開と切除

切除予定の肋骨に沿った斜切開にて進入する．通常，胸膜外後腹膜アプローチを基本とする．腹部への皮切の延長は上前腸骨棘2横指内縁を指標として，下位の処置するべき椎体を考慮して行う．切除する肋骨はあら

---

**図2** 椎体へのアプローチのための肋骨の露呈と切除

A：皮切
B：肋骨の展開・切除
C：肋骨・胸膜・横隔膜の位置関係（後面）
D：肋骨・胸膜・横隔膜の位置関係（側面）

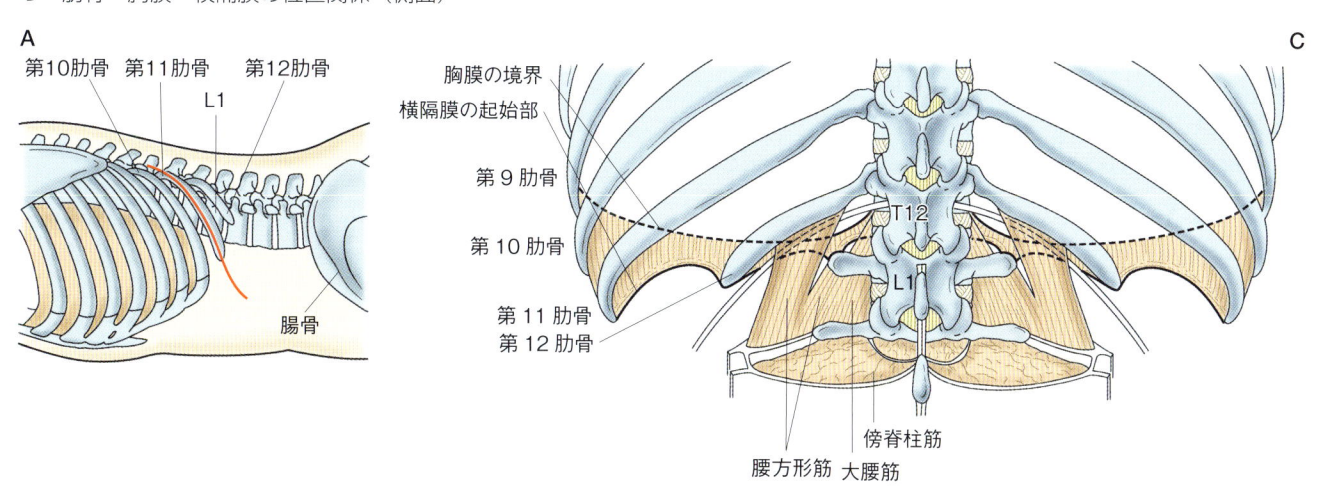

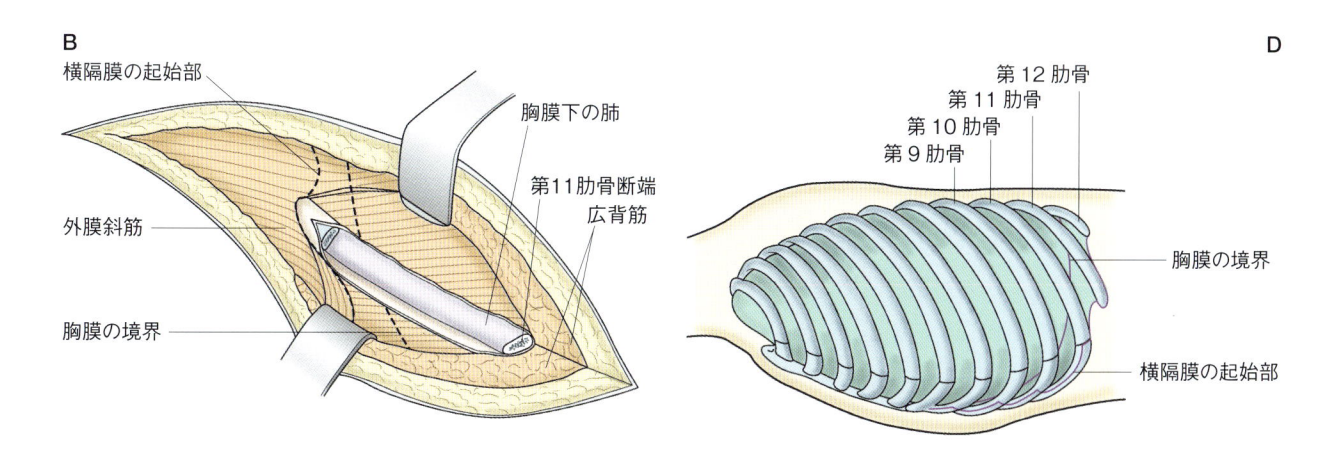

### 図3 ▶ 後腹膜腔の展開

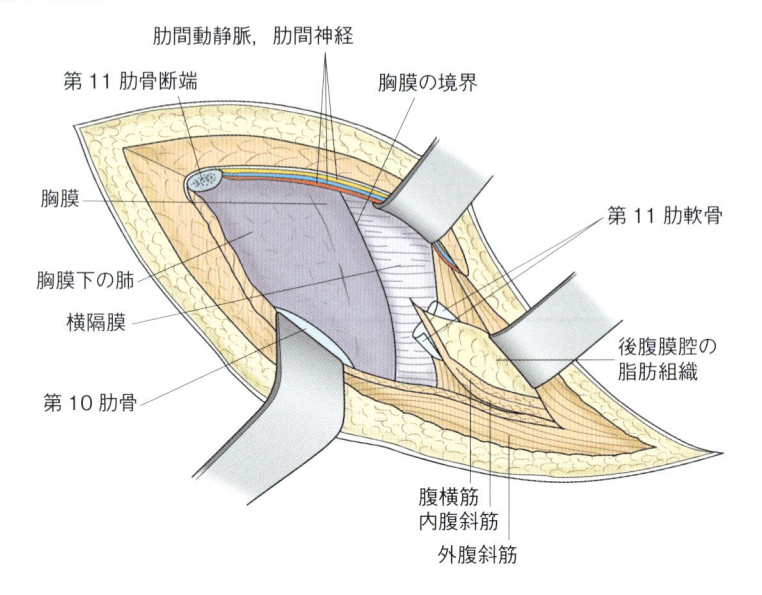

かじめX線でふさわしいレベルを確認しておくのがよい．通常頂椎の椎体の2つ上位ときに1つ上位の肋骨を切除する（第11肋骨切除の場合として解説を継続する）．切除した肋骨は移植骨として用いる．肋骨を骨膜下に全周性に剥離し前方は軟骨の境界で切離する．軟骨は縦割し，メルクマールとしてナイロン糸をおく．このとき，胸膜損傷を起こさないように慎重に行う．

通常この部位が横隔膜，胸膜，腹膜の接点となる．

②後腹膜腔の展開（図3）

縦割した肋軟骨の延長部から腹壁の切開を進める．第11肋骨であれば，その先端は横隔膜の胸壁付着部よりさらに下方に位置するので，すぐに後腹膜腔に進入可能である．

③胸膜の剥離と横隔膜（図4）

胸膜を胸壁から剥離する．この際，肋間神経および肋間動静脈を傷つけないように十分注意する．胸膜と胸壁の剥離の際には，ツッペルや綿棒などを用いて，胸膜に傷をつけないように，丁寧に胸膜と胸壁の間の粗い線維組織を剥離する．たとえ，胸膜に小さな穴が開いたとしても，すぐに修復を図らずに剥離を進める．修復を行う場合は後に行う．修復は細い針で縫うか，胸膜がよらない場合は脂肪や筋肉を用いて行う．修復がどうしてもできないときは術後に胸腔ドレーン（20 Frもしくは24 Fr）を留置する．

> **注意ポイント ②**
> 胸膜に穴があいた時は，修復を急がない．開創時に縫うか筋肉や脂肪で穴をふさぎ縫うとよい．小さな穴であれば処置は不要である．

④横隔膜の展開と切離（図5）

横隔膜の胸壁付着部を上方から確認し，同時に横隔膜後腹膜腔側，つまり，下方よりみて確認する．横隔膜を切離するために，胸膜の下端と横隔膜上面の境界を注意深く観察して確認し，横隔膜を胸壁付着部から再建する際に，縛りやすいように2 cmほど残し，電気メスを用いて切開する．横隔膜を十分後方まで切離する．これにより胸膜外腔と後腹膜腔が連続した状態で展開されることになる．

⑤椎体および椎間板側面の展開（図6）

大腰筋椎間板付着部から，椎間板レベルで前方から後方に剥離し，これを後方へよける．椎間板レベルには分節動静脈が存在しないので安全である．固定する範囲に関わる側面の分節動静脈を結紮し，切断する（時に，

### 図4 胸膜の剥離

- ツッペル
- 先が鈍なツッペルでていねいに粗な線維組織を剥離していく．
- 肋骨を切除後，壁側胸膜と臓側胸膜の間を剥離する．
- 胸膜
- 骨膜
- 第10または第11肋骨
- たとえ胸膜に小さな穴があいても，そのまま操作を継続する．穴は，手術終了時に吸収糸で縫合する．T11，T12椎体側面の胸膜の折り返し部が破れやすいので注意が必要である．

### 図5 胸膜の剥離と横隔膜の切除

- 第11肋骨断端
- 横隔膜
- 第11肋軟骨
- ケリー鉗子
- 胸膜下の肺
- ステイスーチャー
- 第11肋軟骨
- ケリー鉗子
- 後腹膜脂肪組織

### 図6 椎体の分節動静脈の結紮と処理

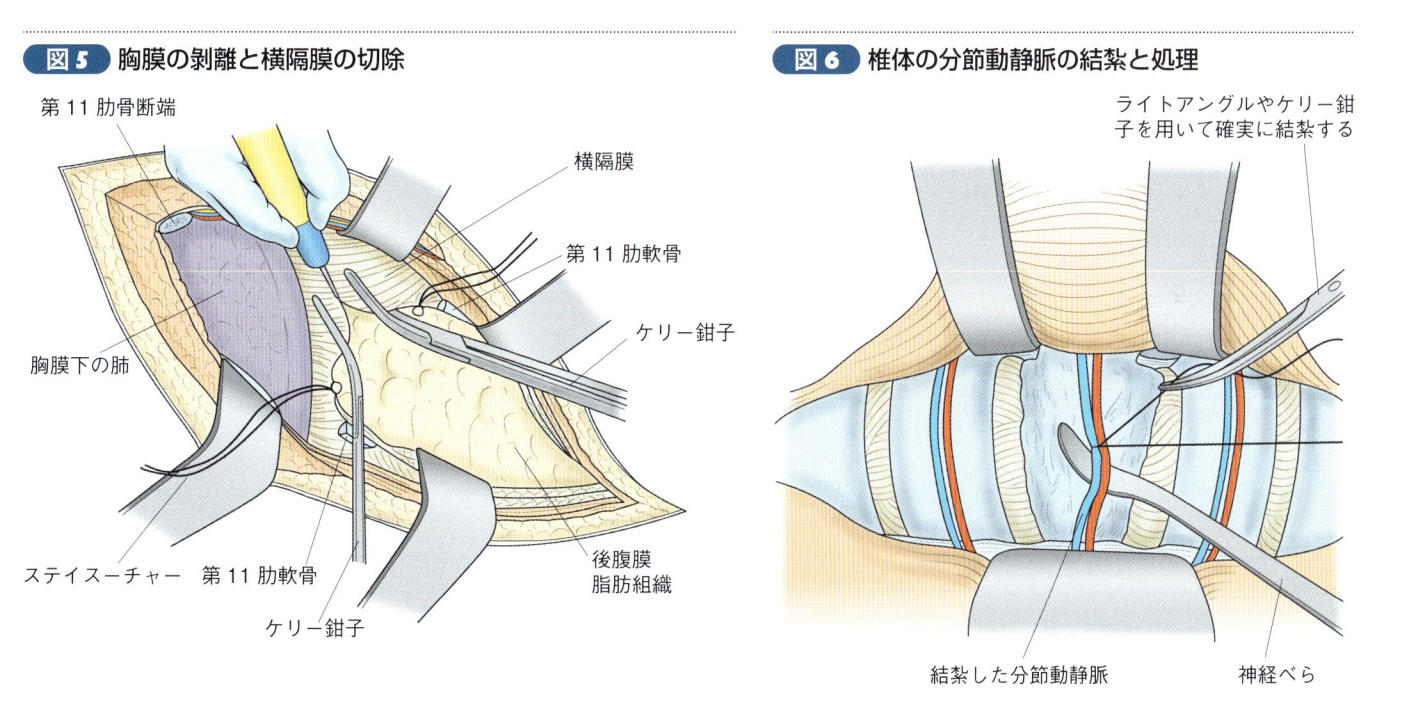

- ライトアングルやケリー鉗子を用いて確実に結紮する
- 結紮した分節動静脈
- 神経べら

結紮・切断しないでもインプラントが設置可能なこともある）．同時に，進入側の椎体側方と前方を展開する．分節動静脈が細い場合はバイポーラなどで焼いて処理するが，確実な結紮のためには弯曲のあるヘラなどで椎体から離し，ケリー鉗子などで糸を通し確実に結紮するべきである．

⑥椎間板切除と軟骨終板切除（図7）

椎間板に尖刃を入れ切開する．パンチ・ロンジュールなどを用いできるだけ椎間板を切除し，また鋭匙なども適宜利用する．固定予定の椎間の椎間板の切除を椎体終板も含め徹底的に行う．椎間板をできる限り対側ま

**図7** 椎間板の切除と軟骨終板の切除

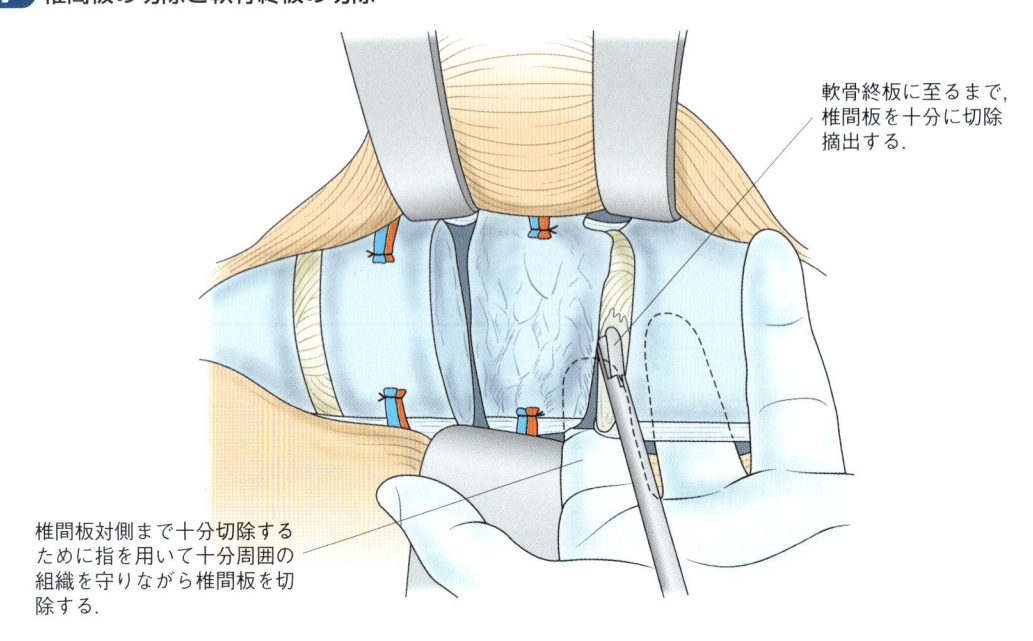

軟骨終板に至るまで，椎間板を十分に切除摘出する．

椎間板対側まで十分切除するために指を用いて十分周囲の組織を守りながら椎間板を切除する．

**図8** 椎体ステープルのサイズの決定とスケープルの設置
A：術前のX線写真を用いてあらかじめステープルのサイズをテンプレートをもとに決めておく．
B：椎体ステープルの設置

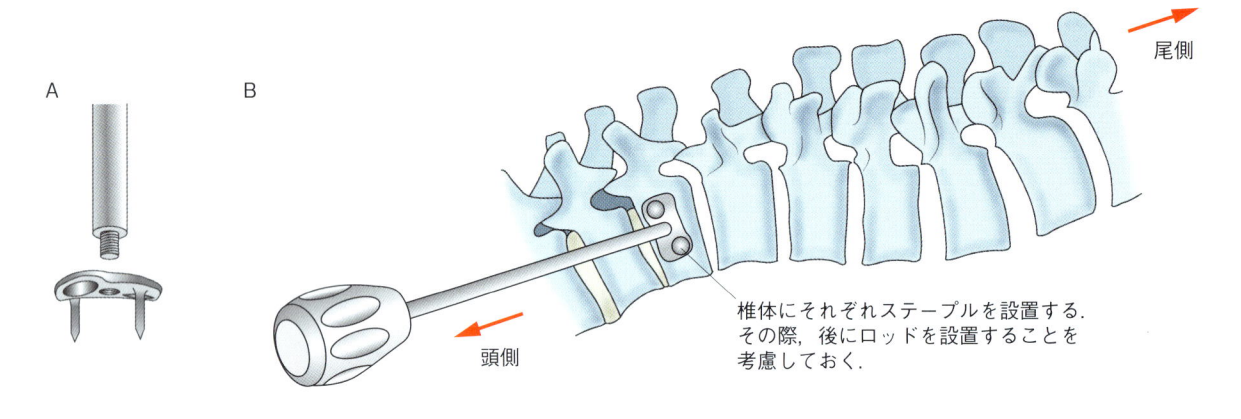

A　B

尾側
頭側

椎体にそれぞれステープルを設置する．その際，後にロッドを設置することを考慮しておく．

で十分に切除する．椎体終板を指標として対側まで到達する．コブエレベーターなどを用いて軟骨終板を取り除くのがよい．この十分な操作は骨癒合を左右する．

## 4）インストゥルメンテーション

### ①ステープルの設置（図8）

　術前のX線写真を参考としてあらかじめ適切なサイズのステープルを選択しておくとよい．脊柱変形の回旋変形を十分考慮して，ステープルを設置する．ステープルは頭側から尾側に設置する．椎体により大きさが異なるので適切なサイズのステープルを選択する．前方にスクリューを設置するためにステープルはなるべく椎体の後方に設置するように心がけるべきである．このため，胸椎では肋骨頭のすぐ前方に設置するようにする．後でロッドを設置するのにあたり，苦労しないようにスクリューとステープルの位置は十分に考慮して設置する．

### 図9 ステープルとスクリューの設置

A：オールを用いての下穴作成
B：後方スクリューの設置．引き続き，前方スクリューの設置
C：すべての椎体へのステープルとスクリューの設置

A

後方および前方スクリューを設置するためにオールを用いて下穴を作成する．

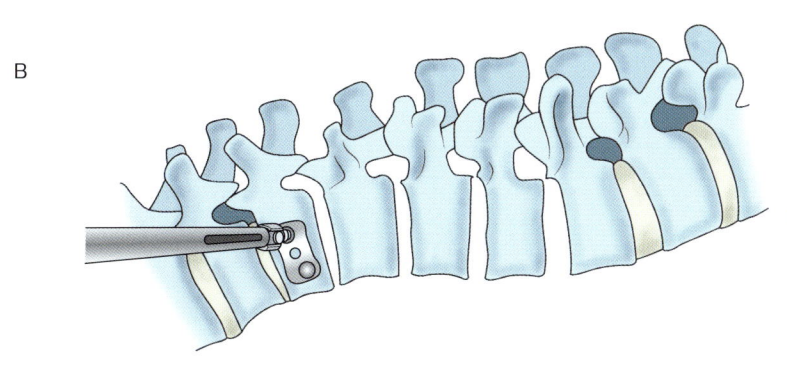

B

オールにて作成した下穴に沿って後方スクリューを設置する．次に前方スクリューを設置する．この時，脊柱管内にスクリューが入らないように十分注意するとともに，両スクリューが干渉しないように注意する．図Dのように設置することが望ましい．

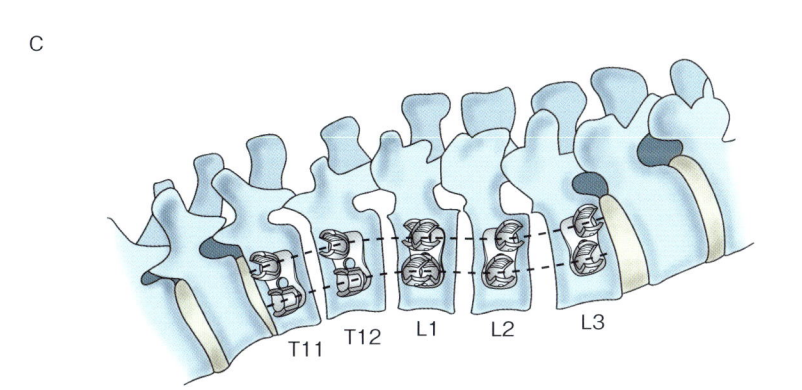

C

T11　T12　L1　L2　L3

すべての椎体にステープルとスクリューを設置する．この時，後にロッドを設置する際に苦労しないように十分考慮したステープルとスクリューの設置位置が重要である．

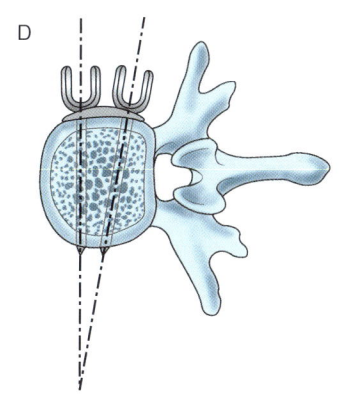

D

適切なスクリュー設置は後方スクリューは約10°前方に傾け，前方スクリューはステープルに垂直に，もしくはやや後方に傾けて設置する．固定性を十分考慮しつつ，脊柱管内に入らぬよう注意する．

②スクリューの設置（図9）

　各椎体にスクリューを設置するためにオールを用いて椎体に下穴を作成する．骨が硬いときは必要に応じてタップを行っておく．脊柱管にスクリューが入らないように，そして大血管に接触しないように十分に注意しスクリューを設置する．スクリューの固定性を高め，矯正の強力なアンカーとするために，必ず上下端の椎体は対側の骨皮質も貫くようにする．可能な限り中間椎体も対側の骨皮質を貫くように心がけるべきである．

A．特発性側弯症に対する前方固定術

### 図10 骨移植

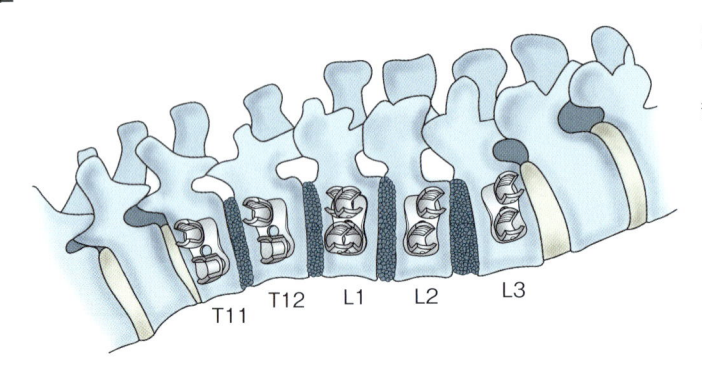

ステープルとスクリューを設置した後，肋骨チップの移植骨を各椎間に十分に充塡する．

#### 注意ポイント 3

後に，ロッドを設置するのに苦労しないようにステープルとスクリューを設置する．曲げたロッドを設置しやすいように十分考えて，整えてライン・アップすることが重要である．

#### 注意ポイント 4

後方スクリューは約10°前方に傾け，ステープルに垂直に後方スクリューを設置する．脊柱骨内に入らぬように十分注意する．前方のスクリューはステープルに対して垂直もしくはやや後方に傾けて設置する．スクリュー設置強度を増すために上下端椎はスクリューを両皮質を貫くことが重要である．いずれのスクリューも脊柱管内に入らないように十分注意するべきである．

③肋骨チップの椎間への移植（図10）

採取した肋骨をできるだけ小さな骨片とし，肋骨チップとする．一部骨皮質を残したものを残しておく．これを各椎間に尾側から順に移植する．自家骨は骨癒合に最も適切であるが，肋骨チップが少ないときには$\beta$-TCPを含んだ人工骨を追加して用いる．しかしこういった人工骨は自家骨に比べ骨癒合に関しての効果は劣る．腰椎の前弯を形成することが重要であるが，このために移植骨を十分に充塡したケージを椎間の前方に設置することもある．

#### 注意ポイント 5

良好な腰椎前弯形成のために前方に皮質骨を，後方にボーン・チップを移植するように心がける．ときにメッシュ・ケージを用いるのもよい．

④ロッドの設置（図11）

適切な長さのロッドを用意し，脊柱の矢状面を考慮したロッドのベンディングを行う．十分な固定性を得るために，ロッドの上下端は3mm以上出るように心がける．ロッドの設置においては，設置したステープルの位置がきわめて重要である．ステープルの設置のライン・アップが悪いとこの時点でロッドの設置は大変苦労することとなる．まず，カンティ・レバー・テクニックを用いて後方ロッドから設置する．ロッドは近位から遠位に設置していく．ロッドをスクリュー・ヘッドに落とし込み，ブレイクオフセットスクリューをスクリュー・ヘッドに仮固定して行く．

⑤後方ロッド・ローテーションおよびコンプレッション（図12）

後方ロッドをすべてのスクリュー・ヘッドに落とし込み，ブレイクオフセットスクリューをスクリュー・ヘッドに仮固定した状態で，ロッドをロッド・グリッパーで強く把持し，後ろから前に向かって90°ローテーションさせる．この前にロッドの設置方向を十分確認しておくことが重要である．この操作により，変形の矯正と

**図11 後方ロッドの設置**

A：カンティ・レバー操作により後方ロッドを設置．

設置したスクリュー・ヘッドに沿って，後方ロッドをブレイクオフセットスクリューを用いて設置する．形成したロッドの弯曲に沿って椎体は固定されていく．

B：ロッドとスクリューをブレイクオフセットスクリューを用い固定．

後方ロッドをブレイクオフセットスクリューを用いてすべてのスクリューに固定する．カンティ・レバー操作により変形は矯正されていく．

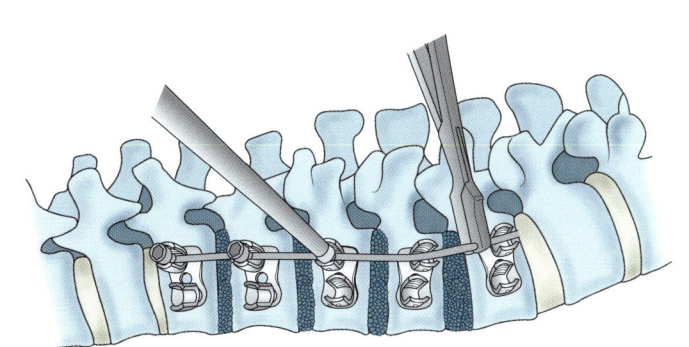

**図12 変形の矯正**

A：椎体のデローテーションによる矯正．後方ロッドを回転させ矯正．

バイス・グリップなどを用いたデローテーション操作により，側弯の矯正とともに前弯の形成を行う．

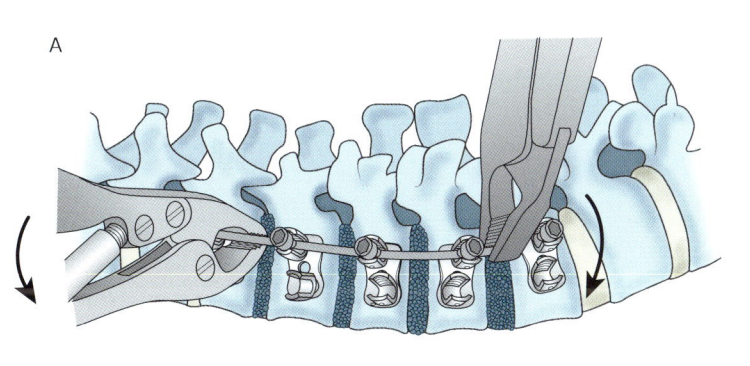

B：適切な前弯形成を行うためにコンプレッションを追加．

さらに，コンプレッション操作を加え，前弯を適切に形成する．前弯形成が完成する．

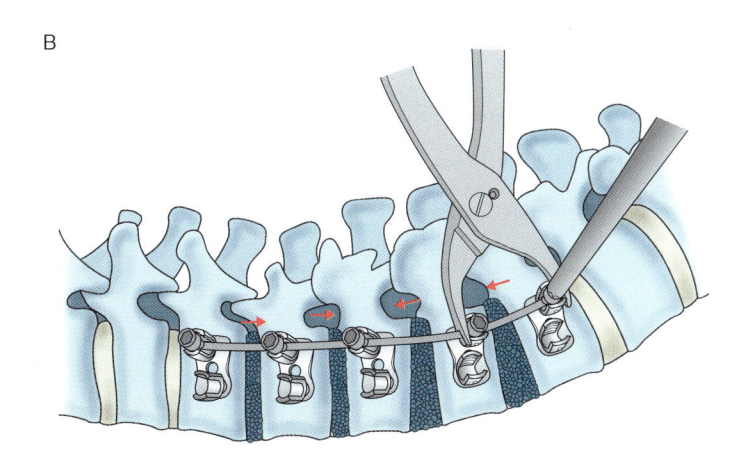

ともに前弯の獲得がなされる．さらに，頂椎のセット・スクリューを強固に固定し，頂椎を中心に両端に向けてコンプレッションを加えさらに矯正に有効に働くようにする．

> **図13** ブレイクオフセットスクリューのねじ切りとクロスリンクの設置

A：前方ロッドの設置とブレイクオフセットスクリューのねじ切り．
B：クロスリンクの設置

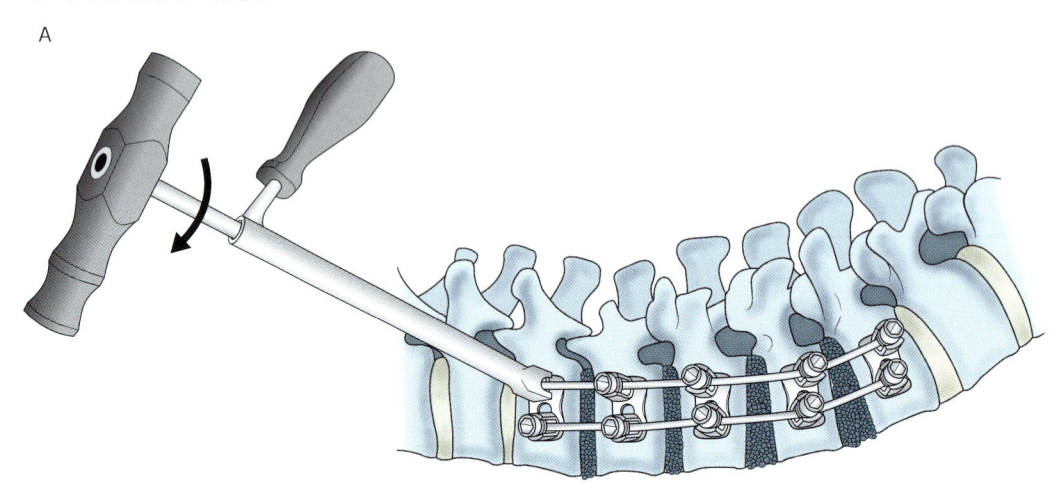

A

後方と同様に前方に適切に弯曲したロッドを設置する．前方・後方ロッドをすべてブレイクオフセットスクリューで固定した後，レンチで最終固定を行う．

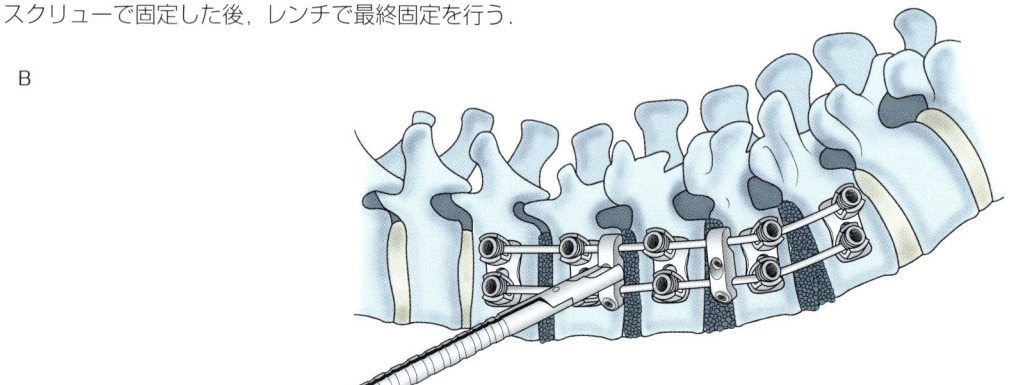

B

力学強度を増すために，適切なサイズのクロスリンクを設置する．

⑥前方ロッドの設置とブレイクオフセットスクリューの最終固定とクロスリンクの設置（図13）

　前方ロッドをスクリュー・ヘッドにブレイクオフセットスクリューを用いて設置しておく．あくまでも矯正は後方ロッドによるものとして，前方ロッドは安定のためのものとする．次に，正面および側面のX線撮影を行い，脊柱変形の矯正，インプラントとスクリューの位置，移植骨の状態（特にケージの位置）を十分確認した後，カウンタートルクレンチを用いて，ブレイクオフセットスクリューのねじ切りを行う．この時点で，すべての固定が確実に行われていることを十分確認する．クロスリンクプテンプレートを用いて，適切なサイズのクロスリンクプレートを選択し，これを設置し力学的強度を高める．

> ▶ **注意ポイント ⑥**
> 　術中X線にてスクリューの位置，矯正を確認し最終的に閉創にとりかかる．

⑦インストゥルメンテーションの完成（図14）

⑧創の閉創

　胸膜・横隔膜移行部の遠位から胸膜の閉創を行う．胸膜・肋骨骨膜を含めしっかりと糸で縫う．この時，肋間神経を縫わないように十分注意するべきである．筋層は層ごとに合わせて縫い，皮下組織と皮膚を縫い閉創する．ドレーンを留置するのが通常である．

**図14** インストゥルメンテーションの完成

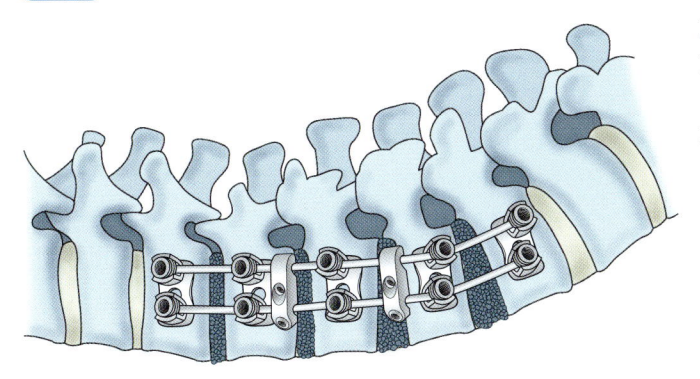

X線にて確認し，変形矯正操作とインストゥルメンテーションは完成となり，閉創に移る．

> **注意ポイント ⑦**
> 
> 　横隔膜は非常に弱い筋線維であり再建が難しいことが多い．可及的に再建するにとどまることも多い．

＜高相晶士＞

### Section 2 前方固定術

# B 内視鏡下前方矯正固定術

### 1）適応疾患

- 特発性側弯症胸椎カーブ（本稿ではこれについて記載）
- 特発性側弯症腰腰椎カーブの前方矯正固定術も胸壁体壁の小切開で行える（本稿では触れない）

> **注意ポイント ①**
> 第 5-11 胸椎や第 6-12 胸椎カーブがよい適応である．コブ角は 65°ぐらいまでがよい適応である．第 1 腰椎椎体へは胸腔内からスクリューを挿入できるがオリエンテーションに注意を払いながら行う．

### 2）術前準備

- 脊柱長尺 X 線（立位正面，左右 bending 正面，上下肢牽引正面，立位側面），CT，MRI 検査を行う．カーブの範囲，カーブの硬さ，椎体の形，大動脈の位置，キアリ変形や脊髄空洞症のないことを確認．
- ダブルルーメンの気管内挿管チューブ
- 内視鏡，光源装置，モニター，ポート，小開創器
- 内視鏡用剥離子，内視鏡用肺圧排子，超音波凝固切開装置
- ECIF 手術セット
- 筆者は近年椎体へのスクリュー挿入はナビゲーションを用いて行うので，モバイル 3D X 線透視装置，ナビゲーション装置

### 3）手術体位

- 麻酔はダブルルーメンの気管内チューブを用いて片肺換気で行う．
- 側弯凸側を上の完全側臥位にセットする．筆者は Jackson 手術台の側臥位専用テーブルを使用している．

> **注意ポイント ②**
> 術中に体幹が背側や腹側へ倒れないように固定する．背板や胸板が X 線透視の妨げにならないように配置する．

### 4）手術手技

①皮切

- 胸壁腋窩線上の肋間にポートを設置．頭尾・腹背方向ともに，椎体にまっすぐにスクリューを挿入できる位置にポートを設定する（図 1A）．
- あるいは，いくつかの小切開（ミニオープン）で行う（図 1B）．ミニオープンでは肋骨をカットしたり切

**図1** 皮切
A：胸壁に椎体にまっすぐスクリューを挿入できる位置にポートを設置．
B：胸壁にいくつかの小切開（ミニオープン）を設置．

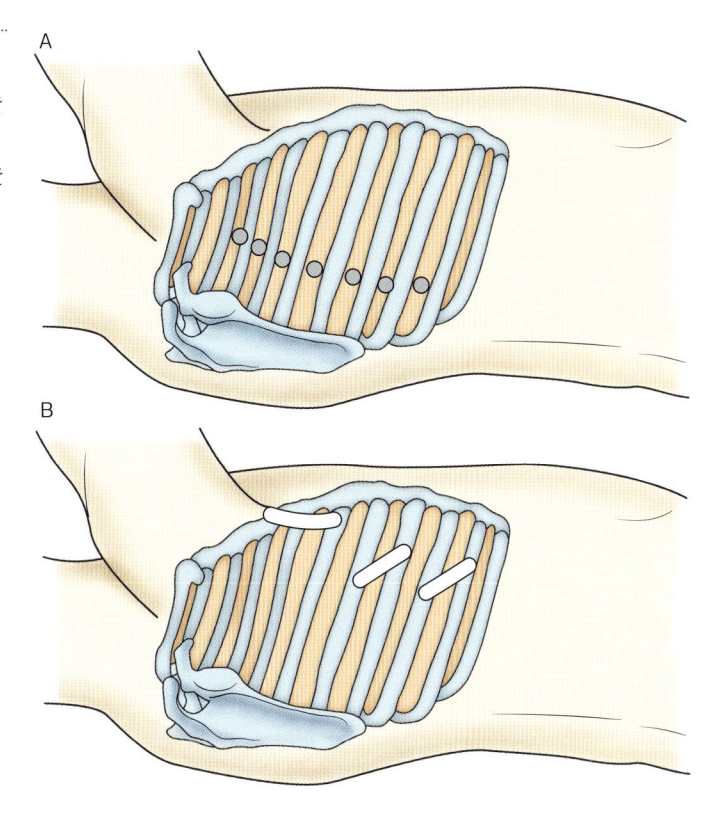

除したりして展開を拡大して手術を行ってもよい．また，直視もできて3次元的に全体構造を把握しやすい．腋窩開胸から頭側の3本のスクリュー，他の2つのミニオープンからそれぞれ2本ずつスクリューを挿入してもよい．

- 術前に胸壁にマーカーをセットしてCTスキャンを撮影すること，ならびに術中にX線撮影やX線透視を行ってポートやミニオープンの位置を決定する．

②**椎体剥離展開**
- 内視鏡を胸腔内に挿入して内部を観察確認する．
- 肋骨頭を確認したうえで胸膜を切開剥離して椎体を展開する．椎体腹背中央レベルで頭尾方向に胸膜を切開剥離して椎体椎間板ならびに分節動静脈を展開する（図2A）．同時に肋骨頭を剥離展開するが交感神経幹は温存する（図2B）．
- 超音波凝固切開装置を用いて分節動静脈を凝固切断する．
- 切離した胸膜の断端を鉗子で把持して，その下方を椎体に沿って剥離，ガーゼを挿入して椎体対側側面に位置する大動脈や奇静脈を椎体より遠ざける（図2C）．

> ▶ **注意ポイント 3**
>
> 肋骨頭は脊柱管前壁に一致する（上位胸椎ではやや前方に，下位胸椎ではやや後方に位置する）のでそれを基準として脊柱管前壁の位置に注意しながら操作を行う．第5胸椎レベルで奇静脈本管が上大静脈へ向かうので，これを損傷しないように注意する．第11，12胸椎では分節動静脈の走行に破格もある．

③**椎体へのスクリュー挿入**
- 肋骨頭からの距離を測定するガイドを用いて，スクリューを挿入する位置を決定する．通常，椎体前後径の中央付近でよい．スクリューを挿入する方向についてはX線透視を併用するほうが安全である．スクリュー

### 図2 椎体剝離展開

A：椎体腹背中央レベルで頭尾方向に胸膜切開．
B：椎体椎間板，分節動静脈ならびに肋骨頭を剝離展開．交感神経幹は温存．
C：胸膜下にガーゼを挿入して大動脈や奇静脈を椎体より遠ざける．

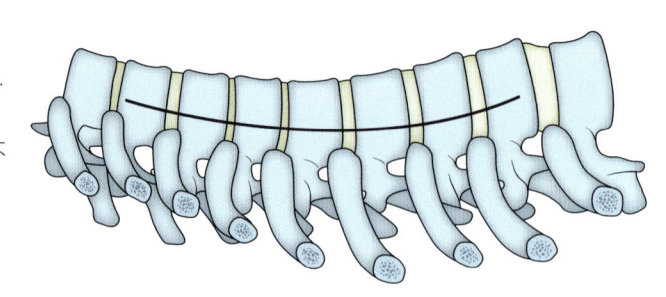

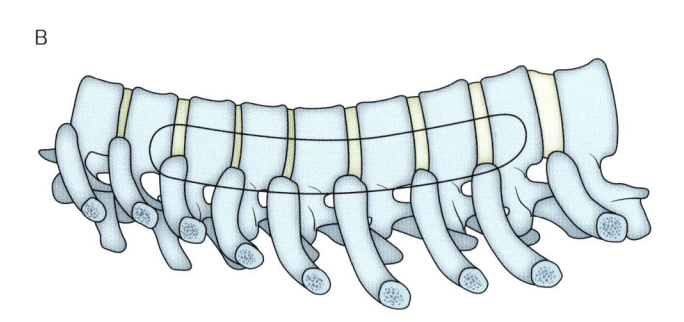

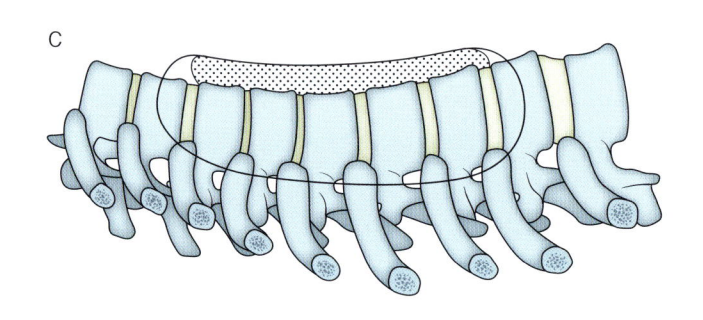

の長さはプローブを用いて決める（図3A-D）．

- 筆者は近年ナビゲーションを用いてスクリューを挿入している（図3E）．椎体にレファレンスアレイを設置し，プローブやスクリュードライバーに赤外線反射ボールを取り付けて術中キャリブレーションを行ってナビゲーションを行う．モバイル3DX線透視装置（シーメンスのアルカディスオービック）で作製した3次元画像をナビゲーションシステム（ブレインラボのコリブリ）へ転送，前方ナビゲーションを行いながら椎体にスクリューを挿入する．
- スクリュー挿入位置を椎体中央から頭側か尾側へずらして分節動静脈を避けて挿入することは可能である（第11，12胸椎など）．

> **注意ポイント ④**
>
> 椎体の回旋と頭尾の傾きに応じてスクリュー挿入の位置方向を制御する．スクリューの長さの決定にはプローブを挿入してプローブが反対側骨皮質に達したところで長さを測定，その長さに3 mm前後を加えた長さのスクリューを挿入する．スクリューは反対側の骨皮質を貫通する必要がある．しかし，長く突出することは避ける．ナビゲーションを用いてスクリューを挿入する時は，位置・方向のみでなく，シミュレーション機能を用いてスクリューの長さを正確に決定できる．無論，ナビゲーションのみに頼るのは危険である．

**図3** 椎体へのスクリュー挿入

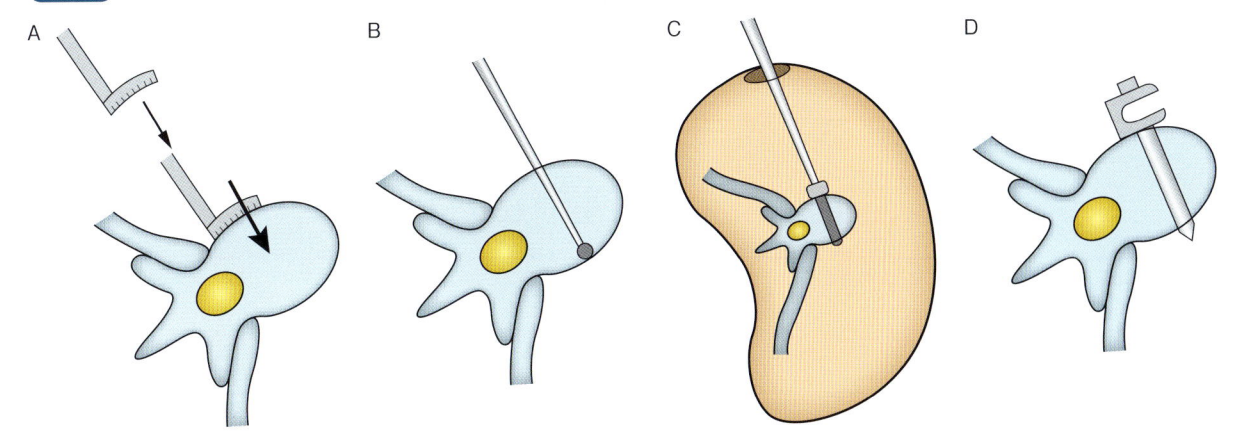

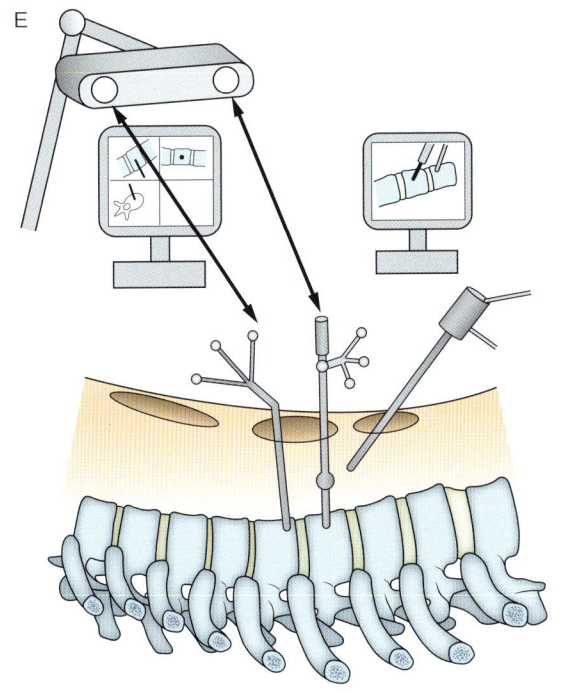

A-D：肋骨頭からの距離を測定するガイドを用いてスクリューの挿入位置を決定．スクリューの長さはプローブを用いて決定する．スクリューの挿入方向はX線透視を用いて決定する．

E：モバイル3DX線透視装置で作製した3次元画像をナビゲーションシステムへ転送．前方ナビゲーションを行いながら椎体にスクリューを挿入する．

④ロッドのスクリューヘッドへの挿入
- ポートあるいはミニオープンからトライアルロッドを挿入して，挿入するロッドの長さを決定する．
- ポートあるいはミニオープンからロッドを胸腔内に挿入して，ロッドプリングデバイスやロッドプッシャーを用いてスクリューヘッドにロッドを挿入する（図4A，B）．

⑤脊柱変形矯正
- 矯正操作の前に，椎間板終板切除を行う．肋骨頭を一部切除して，周囲の放射状靱帯を除去する．椎間板の後方部分も一部切除しておく．脊椎の可撓性を増大させるためである．無論，椎間板の部分切除は椎体へのスクリュー挿入の前に行ってもよい．

矯正方法は2通りある．

- 1つはストレートのロッドをスクリューヘッドに挿入して，各スクリューヘッドに矯正シャフトを装着して，各矯正シャフトを体外でアウトリガーに装着して圧縮操作で矯正する（図5A）．もう1つは，生理的な胸椎後弯に近い角度に弯曲させたロッドをスクリューヘッドに挿入して，そのロッドをポートから挿入したロッドローテーターを用いて，あるいはミニオープンであれば小ロッドグリッパーを用いて，ロッドを背側へ回旋させて側弯を後弯へと矯正する（図5B）．さらにアウトリガーを用いて圧縮矯正を加える．

**図4** ロッドのスクリューヘッドへの挿入

A，B：ポートあるいはミニオープンからロッドを胸腔内に挿入．ロッドブリングデバイスやロッドプッシャーを用いてスクリューヘッドにロッドを挿入する．

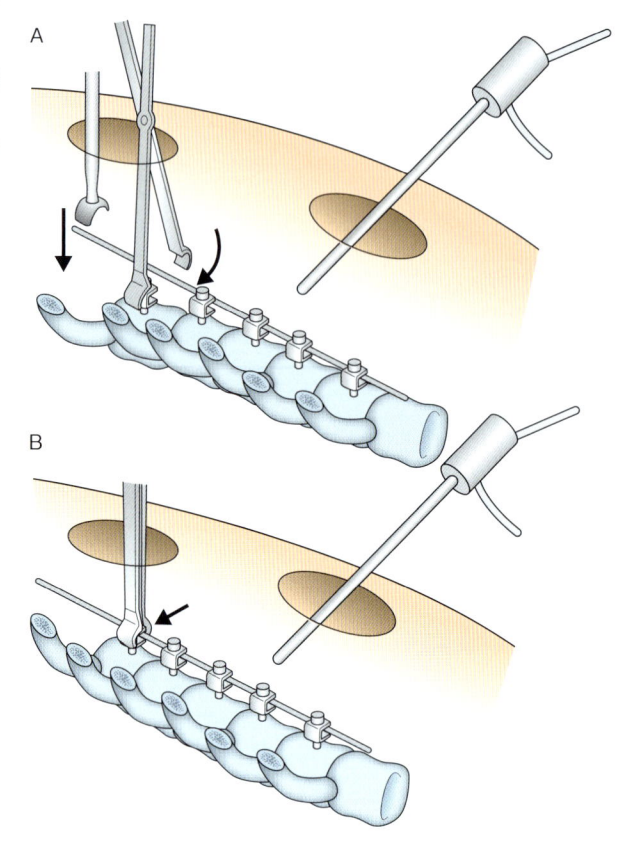

- 無論，椎体の減捻操作を追加することは可能である．
- 最後に，小ねじを締めてスクリューとロッドを締結固定する．

⑥骨移植
- 骨移植は，椎間板や終板を切除して肋骨をチップ状にしたものをパックする．矯正前にパックしてもよい．（図6A）．
- あるいはカットした肋骨片を椎間板をまたいで頭尾の椎体へインレイグラフトとして打ち込む（図6B）

⑦閉創
- 胸腔内を十分に洗浄．
- 肺損傷があれば修復．
- 胸腔ドレーンを設置．
- 筋肉，皮下組織，皮膚縫合を行って閉創する．
- ミニオープンであれば肋骨の修復も行うこともある．

## 5）注意すべき合併症

①肺損傷

②大動脈，奇静脈，分節動静脈損傷

③硬膜，脊髄損傷

④肋間神経損傷，胸背神経損傷

⑤上腕動静脈神経損傷

⑥乳び胸

### 図5 脊柱変形矯正

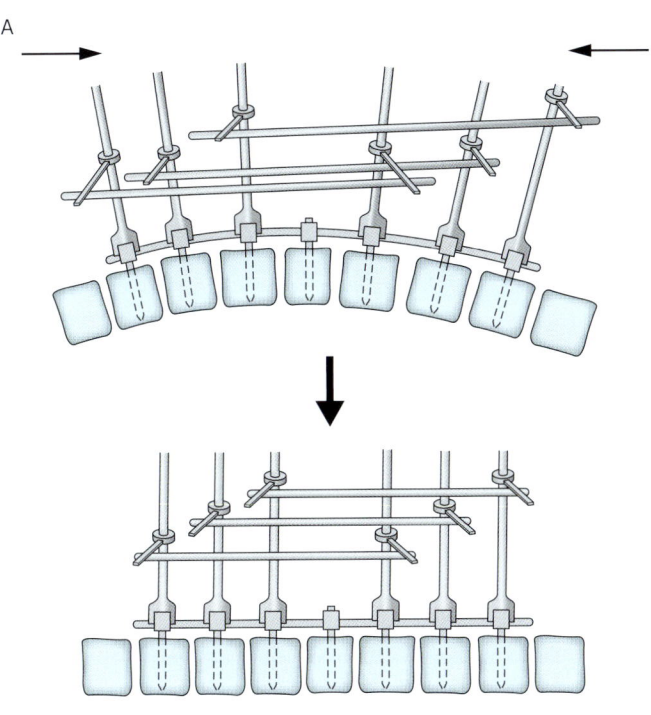

A: 各スクリューヘッドに矯正シャフトを装着．各矯正シャフトを体外でアウトリガーに装着．圧縮操作で矯正する．
B: ロッドローテーターあるいは小ロッドグリッパーを用いて背側へロッドを回旋させて矯正する．

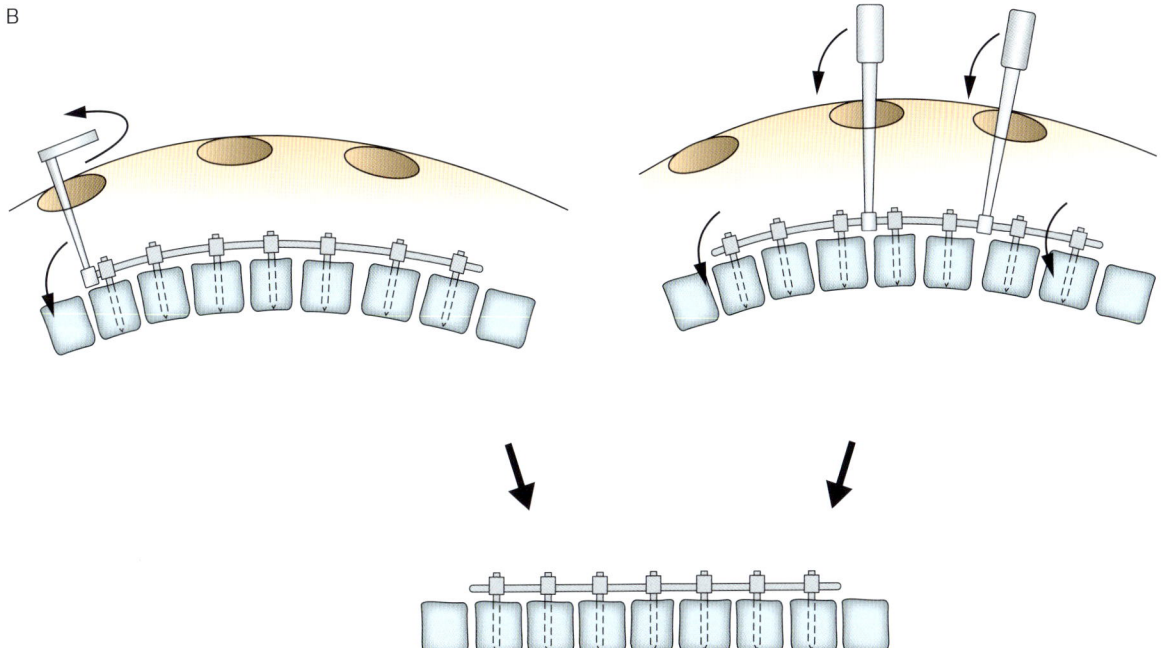

## 6) 後療法

- 疼痛のコントロールのうえで，頻回の体位変換，早期の起座，深呼吸などを行う．
- 広範な無気肺を生じれば気管支鏡による去痰が必要になる場合もありうる．
- 胸腔ドレーンは血性排液が止まったところで抜去してもよい．排液量 100（あるいは 200）ml/日以下であれば抜去する．
- 硬性コルセットを採型作成，装着して歩行させる．
- 胸水や矯正損失や骨癒合のチェックを行う．

B．内視鏡下前方矯正固定術

### 図6 骨移植

A：椎間板や終板を切除して肋骨チップをパックする．
B：カットした肋骨片を椎間板をまたいで頭尾の椎体へ打ち込む．

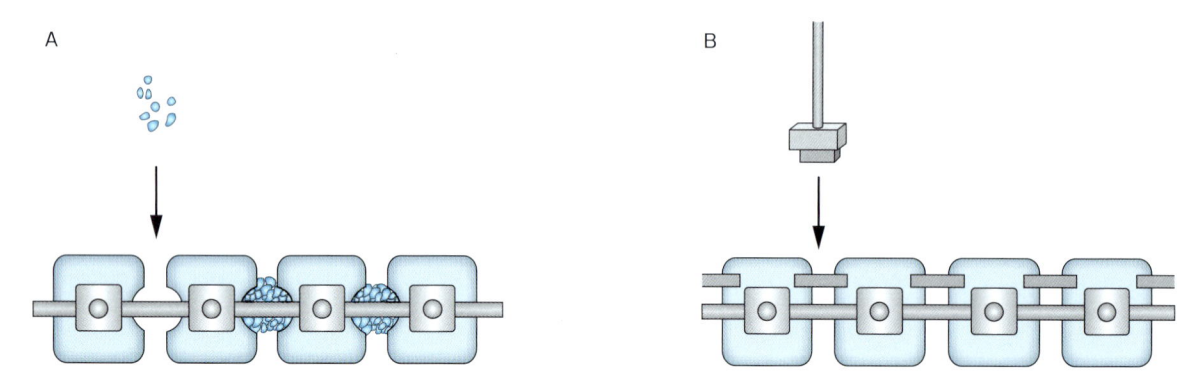

### 文献

1) 江原宗平, 上村幹男, 立岩 裕, 他. 胸腔鏡視下に脊柱変形の前方矯正固定術を行うシステムの開発. A preliminary report. 脊柱変形. 1998; 13: 203-5.
2) Ebara S, Kamimura M, Itoh H, et al. A new system for the anterior restoration and fixation of thoracic spinal deformities using an endoscopic approach. Spine. 2000; 25: 876-83.
3) 江原宗平. 脊柱側弯症に対する胸腔鏡下手術―最小侵襲による脊椎外科―. 最新の脊椎外科. 新世代の整形外科手術7巻. 東京: メジカルビュー社; 2000. p.12-21.
4) 江原宗平, 樽崎勝己, 髙橋 淳, 他. 胸腰椎移行部カーブに対する縦方向切開での手術. 脊柱変形. 2005; 20: 91-5.
5) 江原宗平. 胸腔鏡視下脊椎手術. 整形外科. 2006; 57: 1148-56.
6) 江原宗平, 樽崎勝己, 中村 功, 他. わが国の脊椎内視鏡下手術の現状と問題点. 胸腔鏡視下脊椎前方手術 その適応・問題・対策. 日本整形外科学会雑誌. 2006; 80: 841-51.
7) 江原宗平. 胸腔鏡下手術 基本手技の実際. 四之宮謙一, 出沢 明, 編. 脊椎内視鏡手術. 東京: 南江堂; 2007. p.185-201.
8) 江原宗平. より低侵襲, より正確, より効果的な脊柱側弯症手術を目指して. 第40回日本側弯症学会抄録集. 2007. p.23.
9) 江原宗平, 樽崎勝己, 金森康夫, 他. 脊椎内視鏡手術の進歩 胸腔鏡視下脊椎前方手術. 日本整形外科学会雑誌. 2008; 82: 1049-55.

＜江原宗平＞

# 索 引

## 【あ】

| 足クローヌス | 49 |
| 圧迫止血 | 254 |
| 圧迫性頚髄症 | 152 |
| アライメント | 198 |

## 【い】

| 医原性不安定症 | 337 |
| 医原性分離症 | 339 |
| 一塩基多型 | 7 |
| インストゥルメンテーション | 456 |

## 【え】

| エアードリル | 92 |
| 鋭匙 | 94 |
| 栄養動静脈孔 | 278 |
| 嚥下困難 | 137 |
| 嚥下障害 | 188 |

## 【お】

| 横隔膜 | 277,280,446,454 |
| 横隔膜脚 | 277,280 |
| 黄色靱帯 | 3,9,180,322,342 |
| 黄色靱帯骨化症 | 236 |
| 黄色靱帯囊腫 | 308 |
| 横突起 | 238,372 |
| 横突間靱帯 | 355 |
| 横肋突靱帯 | 20 |
| 大塚法 | 247 |
| オステオトーム | 92 |
| オフセットコネクター | 246 |

## 【か】

| 開胸アプローチ | 220,225 |
| 下位頚椎 | 28 |
| 回旋変形 | 279,441 |
| 開創器 | 90 |
| 外側塊 | 207 |
| 外側塊スクリュー | 123,198 |
| 外側開窓術 | 326 |
| 外側陥凹部狭窄 | 348 |
| 下関節突起骨折 | 317,357 |
| 下肢伸展挙上テスト | 46 |
| 荷重位-仰臥位側面像比較 | 425 |
| 下大静脈 | 413 |
| 片開き式椎弓形成術 | 247 |
| 片開き法 | 163 |
| 皮切部位 | 310 |
| 間欠跛行 | 44 |
| 鉗子 | 89 |
| 環軸関節 | 27 |
| 環軸関節亜脱臼 | 132 |
| 環軸関節固定（術） | 126,132 |
| 環軸関節変形性関節症 | 132 |
| 環軸椎亜脱臼 | 120 |
| 間接除圧 | 258 |
| 関節リウマチ | 136 |
| 環椎 | 16,17 |
| 環椎後頭骨癒合症 | 126 |

## 【き】

| 偽関節 | 423 |
| 逆 Trendelenburg 体位 | 152 |
| 逆行性射精 | 414 |
| 吸引管 | 88 |
| 胸郭 | 33 |
| 胸腔ドレーン | 282 |
| 胸骨縦割アプローチ | 220,221 |
| 胸椎後縦靱帯骨化症 | 247,257 |
| 胸椎椎間板ヘルニア | 247 |
| 胸椎破裂骨折 | 247 |
| 胸膜 | 454 |
| 胸膜外アプローチ | 227 |
| 胸膜外・後腹膜アプローチ | 275 |
| 胸膜損傷 | 280,282 |
| 胸腰椎移行部 | 21 |
| 胸腰椎破裂骨折 | 399 |
| 棘間靱帯 | 3,320 |
| 棘上靱帯 | 3,320 |
| 局所骨 | 443 |
| 棘突起 | 232,320,447 |
| 棘突起拡大 | 156 |
| 棘突起スプレッダー | 158 |
| 棘突起ワイヤリング | 196 |

## 【く】

| くも膜 | 11 |
| クロスリンク | 460 |

## 【け】

| 形成異常 | 445 |
| 痙性歩行 | 44 |
| 頚椎化膿性脊椎炎 | 184 |
| 経椎間孔腰椎椎体間固定術（TLIF） | 388 |
| 頚椎症性筋萎縮症 | 178 |
| 頚椎症性神経根症 | 184 |
| 頚椎症性脊髄症 | 163,168,184 |
| 頚椎正常可動域 | 27 |
| 頚椎前方脱臼 | 193 |
| 頚椎脱臼骨折 | 184 |
| 頚椎椎間板ヘルニア | 182,184 |
| 頚椎椎弓根スクリュー | 206 |
| 頚椎椎体骨折 | 193 |
| 頚動脈結節 | 185 |
| 頚動脈損傷 | 139 |
| 経皮的髄核摘出術 | 366 |
| 経皮的髄核融解術 | 368 |
| 頚部神経根症 | 178 |
| 頚部選択的筋解離術 | 213 |
| 鶏歩 | 44 |
| 血管芽細胞腫 | 288 |
| ケリソン | 95 |
| ケリソンパンチ | 235 |
| ゲルピー開創器 | 153,154 |
| 肩甲舌骨筋 | 185 |
| 原発性脊椎悪性腫瘍 | 262 |
| 原発性脊椎良性腫瘍 | 262 |
| 顕微鏡 | 170,346 |

## 【こ】

| 抗菌薬 | 65 |
| 抗血栓薬 | 63 |
| 後根 | 14,180 |
| 後根神経節 | 337,356 |

| 後根動脈 | 16 |
| --- | --- |
| 後縦靱帯 | 3,9 |
| 後縦靱帯骨化症 | 163,220 |
| 鉤状椎体関節 | 18,19 |
| 鉤状突起 | 19,28 |
| 項靱帯 | 153,170 |
| 後正中溝 | 285 |
| 後脊髄動脈 | 14,16 |
| 後側方固定術（PLF） | 370 |
| 後側方法 | 359 |
| 後頭頚椎固定 | 206 |
| 後頭骨軸椎間固定術 | 126 |
| 後頭骨スクリュー | 124 |
| 後頭骨プレート | 200 |
| 後頭-軸椎角 | 137 |
| 後内側椎骨静脈 | 128 |
| 後腹膜 | 412 |
| 後腹膜腔 | 276,277,454 |
| 後壁損傷 | 424 |
| 後方固定術 | 237 |
| 後方シフト | 259 |
| 後方進入胸髄前方除圧・脊椎固定術 | 247 |
| 後方進入椎体間固定術（PLIF） | 380 |
| 後方進入法 | 247 |
| 後方短縮（術） | 273 |
| 硬膜 | 11 |
| 硬膜外血腫・膿瘍除去術 | 305 |
| 硬膜管 | 10 |
| 硬膜欠損 | 191 |
| 硬膜損傷 | 125,317,356 |
| 硬膜内髄外腫瘍 | 292 |
| 後弯矯正 | 206,245 |
| 誤嚥性肺炎 | 188 |
| 呼吸困難 | 137 |
| 骨移植 | 242,450 |
| 骨化巣 | 235 |
| 骨化巣摘出 | 190 |
| 骨腔造影 | 433 |
| 骨腔掻爬 | 430 |
| 骨溝 | 165 |
| 骨シンチグラフィー | 60 |
| 骨性除圧 | 335 |
| 骨粗鬆症性椎体骨折 | 423 |
| 骨伝導能 | 423 |
| 骨ノミ | 92 |
| 骨膜 | 449 |

| 骨膜剥離子 | 91 |
| --- | --- |
| コブ | 91 |
| コラーゲン線維 | 6 |

### 【さ】

| サージカルエンドポイント | 339 |
| --- | --- |
| サージカルナビゲーション | 70 |
| 最外側ヘルニア | 354 |
| 細菌性髄膜炎 | 291 |
| 再発ヘルニア | 351 |
| 左肩高位 | 441 |
| 鎖骨骨折用固定帯 | 236 |
| 3次元MRI | 333 |
| サンドイッチ状骨移植 | 196 |

### 【し】

| 軸性疼痛 | 167 |
| --- | --- |
| 軸椎 | 16,17 |
| 軸椎歯突起骨折 | 143 |
| 軸椎歯突起骨折偽関節 | 132 |
| 止血剤 | 97 |
| 歯尖靱帯 | 17,18 |
| 失調性歩行 | 44 |
| 歯突起骨 | 132 |
| 刺入角度 | 237 |
| 斜視内視鏡 | 311,350 |
| 終板 | 6 |
| 10秒テスト | 46 |
| 手術刀 | 87 |
| 手術部位誤認 | 316,356 |
| 手術用顕微鏡 | 96 |
| 手術用ルーペ | 234 |
| 術後硬膜外血腫 | 176,317,357 |
| 術後成績不良 | 337 |
| 術後せん妄 | 64 |
| 術後疼痛 | 64 |
| 術中CT | 73 |
| 術中エコー | 273 |
| 術中機能モニタリング | 258 |
| 腫瘍脊椎骨全摘術 | 262 |
| 上位頚椎 | 27 |
| 上衣腫 | 284 |
| 上関節突起関節面 | 31 |
| 上甲状腺動脈 | 185 |
| 静脈血栓塞栓症 | 64 |
| 静脈叢 | 138 |
| 食道損傷 | 148 |

| 神経間溝 | 180 |
| --- | --- |
| 神経根 | 11,342 |
| 神経根奇形 | 357 |
| 神経根造影 | 59,333 |
| 神経根ブロック | 59 |
| 神経障害性疼痛 | 337 |
| 神経鞘腫 | 292 |
| 人工硬膜 | 97 |

### 【す】

| 髄液嚢腫 | 255 |
| --- | --- |
| 髄液漏 | 254,261,290 |
| 髄核 | 5,37 |
| 髄核鉗子 | 96,344 |
| 髄節性運動麻痺 | 167 |
| 髄節動静脈 | 277 |
| スクリュー | 457,458 |
| スタンツェ | 95 |
| ステープル | 457,458 |
| ステロイド療法 | 337 |
| スペーサー | 160 |

### 【せ】

| 星細胞腫 | 284 |
| --- | --- |
| 生体活性セメント | 423 |
| 正中進入法 | 319 |
| 正中仙骨動脈 | 413 |
| 整復操作 | 194,195 |
| 脊髄灰白質 | 12 |
| 脊髄空洞症 | 255,438 |
| 脊髄係留症候群 | 438 |
| 脊髄枝（神経根髄質動脈） | 15,16 |
| 脊髄神経 | 11 |
| 脊髄髄節 | 10 |
| 脊髄全周除圧術 | 257 |
| 脊髄造影 | 58 |
| 脊髄損傷 | 125,254 |
| 脊髄電位モニタリング | 447 |
| 脊髄白質 | 12 |
| 脊髄・馬尾腫瘍切除術 | 305 |
| 脊髄モニタリング | 284 |
| 脊髄誘発電位 | 194 |
| 脊柱管狭窄 | 343 |
| 脊柱管除圧 | 279 |
| 脊柱管内嚢腫病変 | 308 |
| 脊柱管内漏出 | 436 |
| 脊柱後方筋群 | 4 |

| | |
|---|---|
| 脊柱前方筋群 | 4 |
| 脊柱側弯症 | 452 |
| 脊椎固定 | 253 |
| 脊椎の構造 | 2 |
| 切除幅 | 232 |
| セメント肺塞栓 | 436 |
| 線維輪 | 5,37 |
| 遷延治癒 | 423 |
| 浅頚筋膜 | 146 |
| 前根 | 14,180 |
| 前根動脈 | 16 |
| 前縦靱帯 | 3,7 |
| 前脊髄動脈 | 14,16 |
| 選択的椎弓形成術 | 165,167,168 |
| 仙腸関節 | 25 |
| 仙椎化 | 24 |
| 全椎間関節切除 | 252 |
| 先天性側弯症 | 445 |
| 　　合併症 | 451 |
| 　　後療法 | 451 |
| 剪刀 | 88 |
| 前方アプローチ | 405 |
| 前方インストゥルメンテーション | 267,268 |
| 前方固定術 | 452 |
| 前方手術 | 446 |
| 　　適応 | 452 |
| 前方スクリュー固定法 | 143 |

## 【そ】

| | |
|---|---|
| 創管理 | 67 |
| 双極凝固鑷子 | 88 |
| 足関節上腕血圧比 | 61 |
| 塞栓術 | 262 |
| 側弯 | 279 |
| 側溝掘削 | 156 |
| ソフトカラー | 142 |

## 【た】

| | |
|---|---|
| 大腿神経伸展テスト | 46 |
| 大動脈 | 413 |
| ダイヤモンドバー | 234,248 |
| 多裂筋腱性部 | 341 |
| ダンベル腫瘍 | 292 |

## 【ち】

| | |
|---|---|
| チゼル | 92 |
| 遅発性対麻痺 | 269 |
| 中心（溝）動脈 | 16 |
| チュブラーレトラクター | 311,349 |
| 　　設置部位 | 334 |
| 超音波メス | 94 |
| 腸管 | 412 |
| 腸骨採骨 | 443 |
| 蝶番 | 165 |
| 直接修復術 | 415 |

## 【つ】

| | |
|---|---|
| 椎間開窓術 | 300 |
| 椎間可動域 | 8 |
| 椎間関節 | 28,179,321,372 |
| 椎間関節貫通スクリュー | 123 |
| 椎間関節嚢腫 | 300,308 |
| 椎間関節破壊 | 339 |
| 椎間関節包 | 447 |
| 椎間孔 | 270 |
| 椎間孔狭窄 | 212 |
| 椎間孔除圧 | 154 |
| 椎間板 | 5,37,406,446,454,455 |
| 椎間板減圧（蒸散）術 | 367 |
| 椎間板穿刺 | 366 |
| 椎間板造影 | 59 |
| 椎間板内酵素注入療法 | 368 |
| 椎間板嚢腫 | 308 |
| 椎弓下ワイヤリング | 441 |
| 椎弓形成術 | 163 |
| 椎弓根 | 270 |
| 椎弓根スクリュー | 122,237,263,264,273,374,375,448 |
| 椎弓根内進入椎弓根部分切除術 | 326 |
| 椎弓根螺子 | 132 |
| 椎弓スペーサー | 250 |
| 椎弓切除術 | 231,305 |
| 椎弓の菲薄化 | 173 |
| 椎骨動脈（VA） | 18,120,207 |
| 椎骨動脈損傷 | 125,131,133 |
| 椎体 | 454,456 |
| 椎体圧潰 | 423 |
| 椎体外漏出 | 435 |
| 椎体偽関節 | 269 |
| 椎体形成術 | 423 |
| 椎体後壁 | 271 |
| 椎体終板 | 408 |
| 椎体スペーサー | 279 |
| 椎体破裂骨折 | 275 |
| 椎体プレート | 279 |

## 【て】

| | |
|---|---|
| 低栄養 | 62 |
| 低侵襲手術 | 415 |
| 転移性脊椎腫瘍 | 262 |
| 電気メス | 88 |

## 【と】

| | |
|---|---|
| 頭蓋固定装置 | 208 |
| 疼痛性跛行 | 44 |
| 糖尿病 | 62 |
| 頭皮クリップ | 199 |
| 特発性側弯症 | 275 |
| 徒手筋力テスト | 50,51 |
| トライアルロッド | 200 |
| ドレナージ | 99 |

## 【な】

| | |
|---|---|
| 内視鏡下後方除圧術 | 309 |
| 内視鏡下前方矯正固定 | 462 |
| 内視鏡下椎間板摘出術 | 347 |
| 中西法 | 143 |
| ナビゲーションシステム | 308 |
| 軟膜 | 11 |

## 【に・ね】

| | |
|---|---|
| 尿管 | 409 |
| 粘膜剥離子 | 96 |

## 【は】

| | |
|---|---|
| ハイドロキシアパタイト | 402 |
| バイポーラ電気メス | 88 |
| 白線 | 411 |
| 鋏 | 88 |
| 馬尾・神経根損傷 | 317,357 |
| ハロークラウン | 190 |
| ハローベスト | 148,198 |
| ハローリング | 190 |
| 半椎 | 445,449 |
| 反応性グリオーシス | 287 |
| ハンマー | 92 |

## 【ひ】

| | |
|---|---|
| 膝クローヌス | 49 |
| 皮膚分節 | 51 |

## 【ふ】

| | |
|---|---|
| フィーラー | 240,241 |
| フィラデルフィアカラー | 144,148 |
| 腹膜 | 407,411 |
| 腹膜外路 | 406 |
| 部分椎弓切除 | 342 |
| ブレイクオフセットスクリュー | 460 |
| プレート・ロッドシステム | 120 |
| プローブ | 240,241 |
| プロテオグリカン | 6 |
| 分節異常 | 445 |
| 分節動脈 | 15,265,407,455 |

## 【へ】

| | |
|---|---|
| 壁側胸膜 | 228 |
| ペディクルサウンダー | 240,241 |
| 変形矯正 | 459 |
| 片側進入両側除圧 | 308 |

## 【ほ】

| | |
|---|---|
| 縫合糸 | 98 |
| 放射状肋骨頭靱帯 | 20 |
| 傍脊柱筋 | 371 |
| ポリエチレンケーブル | 140 |
| ポリネックカラー | 142 |

## 【ま・み】

| | |
|---|---|
| マイクロドップラー | 288 |
| 右開胸 | 226 |
| ミルキング | 344 |

## 【め・も】

| | |
|---|---|
| メイフィールド頭蓋固定器 | 120,190,262,263 |
| モスキート鉗子 | 234 |

## 【や・ゆ】

| | |
|---|---|
| ヤコビー線 | 341 |
| 輸血 | 65 |
| 癒着性くも膜炎 | 290 |

## 【よ】

| | |
|---|---|
| 腰仙靱帯 | 337,355 |
| 腰椎 | 405 |
| 腰椎化 | 24 |
| 腰椎椎間板ヘルニア | 300,341,347 |
| 腰椎椎体後方終板障害 | 347 |
| 腰椎分離部修復術 | 415 |
| 腰椎変性すべり症 | 300,305 |
| 腰部脊柱管狭窄症 | 300,305,308,319 |
| 翼状靱帯 | 17,18 |

## 【ら・り・れ】

| | |
|---|---|
| ラスピング | 430 |
| リウエル鉗子 | 91,238 |
| 隆椎 | 19 |
| リン酸カルシウムセメント | 423 |
| 隣接椎体骨折 | 435 |
| リンパ管 | 278,282 |
| レベル確認 | 335 |

## 【ろ・わ】

| | |
|---|---|
| 肋横関節 | 439 |
| 肋横突関節 | 20 |
| 肋骨頭関節 | 20 |
| 肋骨の展開 | 453 |
| ロッド | 450,459 |
| ワイヤリング | 195 |

## 【A】

| | |
|---|---|
| ABI | 61 |
| Adamkiewicz 動脈 | 14,15 |
| air leak test | 189 |
| Anderson & D'Alonzo 分類 | 143 |

## 【B】

| | |
|---|---|
| Babinski 反射 | 49 |
| Barsony | 18 |
| Biportal法 | 423 |
| Brooks 法 | 128,141 |
| Brown-Séquard 症候群 | 13 |

## 【C】

| | |
|---|---|
| C1 外側塊 スクリュー | 129,130 |
| C2 isthmus | 135 |
| C2 椎弓根スクリュー | 129 |
| C2ドーム式尾側部分椎弓切除 | 156 |
| C5 麻痺 | 161,169 |
| calcium phosphate cement（CPC） | 423 |
| 椎体形成術 | 423 |
| Caspar 開創器 | 90,186,346 |
| chondroitinase ABC | 368 |
| constrained type | 211 |
| coupled motion | 7 |
| CT angiography | 133 |
| CUSA | 287 |

## 【D】

| | |
|---|---|
| decortication | 140,242,267 |
| dekyphosis | 245,258 |
| dermatome | 51 |
| DML | 332 |
| dynamic plate | 188 |

## 【E】

| | |
|---|---|
| embolization | 262 |
| en bloc laminectomy | 264 |
| exiting nerve | 360 |
| extension unit | 168 |

## 【F】

| | |
|---|---|
| far-out syndrome | 24 |
| finger escape sign | 46 |
| finger navigation | 311,350 |
| fluoronavigation | 70,71 |
| fragmentation | 435 |
| functional spinal unit（FSU） | 5 |

## 【G】

| | |
|---|---|
| Goel-Harms 法 | 136 |
| gutter | 257 |

## 【H】

| | |
|---|---|
| hidden zone | 364 |
| high riding VA | 18,135 |
| high speed bur | 365 |
| hinge 側 | 249 |
| Hoffmann 反射 | 48 |
| hydroxyapatite | 423 |

## 【J・K】

| | |
|---|---|
| Jackson テスト | 44 |
| Kemp テスト | 44,45 |

## 【L】

| | |
|---|---|
| lamination | 13 |
| ligamentotaxis | 399 |
| Love 神経鉤 | 343 |
| lumbarization | 24 |

| | | |
|---|---|---|
| Luschka 関節 | | 18,19,186 |

## 【M】

| | |
|---|---|
| Magerl 法 | 126,199 |
| Mayfield tongue | 120,190,262,263 |
| McGraw 法 | 141 |
| MED | 347 |
| 　手術難易度 | 347 |
| ME-MILD | 319 |
| MEP（motor evoked potential） | 251 |
| migrated herniation | 365 |
| MMP-7 | 368 |
| MMT | 50 |
| motion preservation surgery | 404 |
| MR angiography | 134 |

## 【O】

| | |
|---|---|
| O-C2 角 | 137 |
| open 側 | 249 |
| OPLL | 247 |
| 　掘削 | 252 |
| Os odontoideum | 132 |

## 【P】

| | |
|---|---|
| pedicle-rib unit | 241 |
| PMMA セメント | 423 |
| Ponte osteotomy | 438 |
| posterior lumbar interbody fusion（PLIF） | 380 |
| posterolateral approach | 359 |
| protrusion | 344 |

## 【R】

| | |
|---|---|
| RA | 136 |
| retraction position | 137 |
| Romberg sign | 47 |

## 【S】

| | |
|---|---|
| sacralization | 24 |
| SCEP（spinal cord evoked potential） | 252 |
| SNAP | 332 |
| SNP | 7 |
| spinal drainage | 291 |

| | |
|---|---|
| Spurling テスト | 44,45 |
| subligamentous extrusion | 344 |
| surgical threadwire | 264 |

## 【T】

| | |
|---|---|
| TLS triangle | 332,333,354 |
| transforaminal approach | 358 |
| transforaminal lumbar interbody fusion（TLIF） | 388 |
| transligamentous extrusion | 344 |
| traversing nerve | 360 |
| Trömner 反射 | 48 |

## 【V】

| | |
|---|---|
| VA groove | 135 |
| vacuum cleft | 426 |

## 【W】

| | |
|---|---|
| Wartenberg 反射 | 48 |
| Willis 動脈輪 | 206 |
| Wiltse アプローチ | 374 |

カラーアトラス 脊椎・脊髄外科　©

| 発　行 | 2013 年 1 月 5 日　　　初版 1 刷 |
|---|---|

編著者　山　下　敏　彦

発行者　　株式会社　中外医学社
　　　　　代表取締役　青　木　　滋

〒 162-0805　東京都新宿区矢来町 62
電　　話　　03-3268-2701（代）
振替口座　　00190-1-98814 番

印刷/製本　三報社印刷（株）　　　　〈HI・SH〉
ISBN 978-4-498-05470-7　　　　Printed in Japan

**JCOPY**　＜(社)出版者著作権管理機構 委託出版物＞

本書の無断複写は著作権法上での例外を除き禁じられています．
複写される場合は，そのつど事前に，(社)出版者著作権管理機構
(電話 03-3513-6969, FAX 03-3513-6979, e-mail: info@jcopy.
or.jp) の許諾を得てください．